The Orthopaedics Volume

Interpretation
of Clinical Pathway
and Therapeutic Drugs

2018年 版

临床路径治疗药物释义

INTERPRETATION OF CLINICAL PATHWAY AND THERAPEUTIC DRUGS

骨科分册（中册）

《临床路径治疗药物释义》专家组 编

U0218953

中国协和医科大学出版社

图书在版编目（CIP）数据

临床路径治疗药物释义·骨科分册．中册/《临床路径治疗药物释义》专家组编．—北京：中国协和医科大学出版社，2018.9

ISBN 978-7-5679-1126-0

Ⅰ．①临…　Ⅱ．①临…　Ⅲ．①骨疾病-用药法　Ⅳ．①R452

中国版本图书馆 CIP 数据核字（2018）第 139294 号

临床路径治疗药物释义·骨科分册（中册）

编　　　者：《临床路径治疗药物释义》专家组
责 任 编 辑：许进力　王朝霞
丛书总策划：林丽开
本 书 策 划：张晶晶　许进力

出版发行：**中国协和医科大学出版社**
　　　　　（北京东单三条九号　邮编100730　电话65260431）
网　　址：www.pumcp.com
经　　销：新华书店总店北京发行所
印　　刷：北京文昌阁彩色印刷有限责任公司

开　　本：787×1092　　1/16 开
印　　张：54.25
字　　数：1086 千字
版　　次：2018 年 9 月第 1 版
印　　次：2018 年 9 月第 1 次印刷
定　　价：218.00 元

ISBN 978-7-5679-1126-0

骨科临床路径及相关释义编审专家名单

（按姓氏笔画排序）

于峥嵘　北京大学第一医院
马　赛　北京积水潭医院
马建兵　西安交通大学医学院附属红会医院
王　飞　河北医科大学第三医院
王　蕾　上海交通大学医学院附属瑞金医院
王以朋　中国医学科学院北京协和医院
王满宜　北京积水潭医院
韦　祎　北京积水潭医院
牛晓辉　北京积水潭医院
尹星华　北京积水潭医院
邓志平　北京积水潭医院
田　文　北京积水潭医院
田　伟　北京积水潭医院
冯　华　北京积水潭医院
冯　硕　北京积水潭医院
边　鹏　山东省立医院
朱仕文　北京积水潭医院
刘　宁　暨南大学第一附属医院
刘　波　北京积水潭医院
刘忠军　北京大学第三医院
刘爱民　中国医学科学院北京协和医院
关振鹏　北京大学人民医院
孙　宁　北京积水潭医院
孙　扬　北京积水潭医院
孙　旭　北京积水潭医院
纪　方　第二军医大学附属长海医院
李　宁　北京积水潭医院
李　旭　北京积水潭医院
李　远　北京积水潭医院
李文军　北京积水潭医院
李晓峰　广西医科大学第二附属医院
杨德金　北京积水潭医院
肖　斌　北京积水潭医院

吴昕峰　北京积水潭医院
吴韬宏　广西医科大学第二附属医院
邱　勇　南京市鼓楼医院
何　川　第二军医大学附属长海医院
余　斌　南方医科大学南方医院创伤骨科
余可谊　中国医学科学院北京协和医院
沈靖南　广州中山大学附属第一医院
张　宁　北京积水潭医院
张　纪　北京积水潭医院
张　堃　西安交通大学医学院附属红会医院
张鲁燕　山东大学齐鲁医院
陈仲强　北京大学国际医院
陈甜甜　山东大学齐鲁医院
邵宏翊　北京积水潭医院
易传军　北京积水潭医院
金大地　南方医科大学南方医院
周　力　北京积水潭医院
周一新　北京积水潭医院
周非非　北京大学第三医院
鱼　锋　北京积水潭医院
郑　山　北京积水潭医院
郑国权　中国人民解放军总医院
郎　昭　北京积水潭医院
郜永斌　北京积水潭医院
姜保国　北京大学人民医院
宫可同　天津市天津医院
姚建华　中国人民解放军陆军总医院
秦安京　首都医科大学附属复兴医院
柴益民　上海市第六人民医院
徐青镭　青岛大学附属医院
翁习生　中国医学科学院北京协和医院
郭　阳　北京积水潭医院
唐杞衡　北京积水潭医院
唐佩福　中国人民解放军总医院
黄　真　北京积水潭医院
崔冠宇　北京积水潭医院
梁炳生　山西医科大学附属第二医院
董　扬　上海市第六人民医院
韩　骁　北京积水潭医院
曾炳芳　上海交通大学第六医院
温树正　内蒙古医科大学第二附属医院

蔡　林　武汉大学中南医院
裴福兴　四川大学华西医院
阚世廉　天津市天津医院
薛云皓　北京积水潭医院

《临床路径治疗药物释义》编审专家名单

编写指导专家

金有豫　首都医科大学

孙忠实　中国人民解放军海军总医院

李大魁　中国医学科学院北京协和医院

王汝龙　首都医科大学附属北京友谊医院

孙春华　北京医院

贡联兵　中国人民解放军第305医院

李玉珍　北京大学人民医院

王育琴　首都医科大学宣武医院

汤致强　国家癌症中心/国家肿瘤临床医学研究中心/中国医学科学院北京协和医学院肿瘤医院

郭代红　中国人民解放军总医院

胡　欣　北京医院

史录文　北京大学医学部

翟所迪　北京大学第三医院

赵志刚　首都医科大学附属北京天坛医院

梅　丹　中国医学科学院北京协和医院

崔一民　北京大学第一医院

编　委（按姓氏笔画排序）

丁玉峰　华中科技大学同济医学院附属同济医院

卜书红　南方医科大学南方医院

马满玲　哈尔滨医科大学附属第一医院

王伟兰　中国人民解放军总医院

王咏梅　首都医科大学附属北京佑安医院

王晓玲　首都医科大学附属北京儿童医院

方建国　华中科技大学同济医学院附属同济医院

史亦丽　中国医学科学院北京协和医院

吕迁洲　复旦大学附属中山医院

朱　珠　中国医学科学院北京协和医院

朱　曼　中国人民解放军总医院

刘丽宏　首都医科大学附属北京朝阳医院

刘丽萍　中国人民解放军第302医院

刘皋林　上海交通大学附属第一人民医院

孙路路　首都医科大学附属北京世纪坛医院

杜　光　南方医科大学南方医院
杜广清　首都医科大学附属北京康复医院
李　静　煤炭总医院
李国辉　国家癌症中心/国家肿瘤临床医学研究中心/中国医学科学院北京协和医学院肿瘤医院
李雪宁　复旦大学附属中山医院
杨会霞　清华大学第二附属医院
杨莉萍　北京医院
吴建龙　深圳市第二人民医院
沈　素　首都医科大学附属北京友谊医院
张　渊　上海交通大学附属第六人民医院
张相林　中日友好医院
张艳华　北京大学肿瘤医院
陆奇志　广西壮族自治区江滨医院
陆瑶华　上海交通大学附属第六人民医院
陈瑞玲　首都医科大学附属北京天坛医院
林　阳　首都医科大学附属北京安贞医院
周　颖　北京大学第一医院
屈　建　安徽省立医院
侯　宁　山东省立医院
侯连兵　南方医科大学南方医院
徐小薇　中国医学科学院北京协和医院
郭海飞　北京大学第六医院
陶　玲　中山大学附属第三医院
蔡　芸　中国人民解放军总医院

《临床路径治疗药物释义·骨科分册》参编专家名单

（按姓氏笔画排序）

丁玉峰	卜书红	于峥嵘	马　赛	马建兵	马满玲	王　飞	王　蕾
王以朋	王伟兰	王汝龙	王咏梅	王育琴	王晓玲	王满宜	韦祎文
牛晓辉	方建国	尹星华	邓志平	田　文	田　伟	史亦丽	史录文
冯　华	冯　硕	边　鹏	吕迁洲	朱　珠	朱　曼	朱仕文	刘　宁
刘　波	刘丽宏	刘丽萍	刘忠军	刘皋林	刘爱民	关振鹏	汤致强
孙　宁	孙　扬	孙旭宁	孙忠实	孙春华	孙路路	纪　方	贡联兵
杜　光	杜广清	李晓峰	李雪宁	李　远	李　静	李大魁	李文军
李玉珍	李国辉	吴韫宏	邱　勇	杨会霞	杨莉萍	杨德	肖　斌
吴昕峰	吴建龙	张　纪	张　堃	何　渊	余　斌	余可谊	沈　素
沈靖南	张　宁	陈仲强	陈甜甜	张　渊	张相林	张艳华	张鲁燕
陆奇志	陆瑶华	周　力	周　颖	陈瑞玲	邵宏翊	林阳	易传军
金大地	金有豫	屈　建	赵志刚	周一新	周非非	鱼　锋	郑　山
郑国权	郎　昭	姚建华	秦安京	胡　欣	郜永斌	侯　宁	侯连兵
姜保国	宫可同	郭海飞	唐杞衡	柴益民	徐小薇	徐青镭	翁习生
郭　阳	郭代红	梁炳生	唐　扬	唐佩福	陶　玲	黄　真	梅　丹
崔一民	崔冠宇	阚世廉	董　扬	韩　骁	曾炳芳	温树正	蔡　芸
蔡　林	裴福兴		翟所迪	薛云皓			

序 一

作为公立医院改革试点工作的重要任务之一，实施临床路径管理对于促进医疗服务管理向科学化、规范化、专业化、精细化发展，落实国家基本药物制度，降低不合理医药费用，和谐医患关系，保障医疗质量和医疗安全等都具有十分重要的意义，是继医院评审、"以患者为中心"医院改革之后第三次医院管理的新发展。

临床路径是应用循证医学证据，综合多学科、多专业主要临床干预措施所形成的"疾病医疗服务计划标准"，是医院管理深入到病种管理的体现，主要功能是规范医疗行为、增强治疗行为和时间计划、提高医疗质量和控制不合理治疗费用，具有很强的技术指导性。它既包含了循证医学和"以患者为中心"等现代医疗质量管理概念，也具有重要的卫生经济学意义。临床路径管理起源于西方发达国家，至今已有30余年的发展历史。美国、德国等发达国家以及我国台湾、香港地区都已经应用了大量常见病、多发病的临床路径，并取得了一些成功的经验。20世纪90年代中期以来，我国北京、江苏、浙江和山东等部分医院也进行了很多有益的尝试和探索。截至目前，全国8400余家公立医院开展了临床路径管理工作，临床路径管理范围进一步扩大；临床路径累计印发数量达到1212个，涵盖30余个临床专业，基本实现临床常见、多发疾病全覆盖，基本满足临床诊疗需要。国内外的实践证明，实施临床路径管理，对于规范医疗服务行为，促进医疗质量管理从粗放式的质量管理，进一步向专业化、精细化的全程质量管理转变具有十分重要的作用。

经过一段时间临床路径试点与推广工作，对适合我国国情的临床路径管理制度、工作模式、运行机制以及质量评估和持续改进体系进行了探索。希望通过《临床路径释义》一书，对临床路径相关内容进行答疑解惑及补充说明，帮助医护人员和管理人员准确地理解、把握和正确运用临床路径，起到一定的作用。

中华医学会　会长

序 二

2009 年 3 月，《中共中央 国务院关于深化医药卫生体制改革的意见》和国务院《医药卫生体制改革近期重点实施方案（2009～2011 年）》发布以来，医药卫生体制改革五项重点改革取得明显进展。

为了把医药卫生体制改革持续推向深入，"十二五"期间，要以建设符合我国国情的基本医疗卫生制度为核心，加快健全全民医保体系，巩固完善基本药物制度和基层医疗卫生机构运行新机制，积极推进公立医院改革，建立现代化医院管理制度，规范诊疗行为，调动医务人员积极性。

开展临床路径工作是用于医务保健优化、系统化、标准化和质量管理的重要工具之一。临床路径在医疗机构中的实施可为医院管理提供标准和依据，是医院内涵建设的基础。

为更好地贯彻国务院办公厅关于开展医疗卫生体制改革的有关精神，帮助各级医疗机构开展临床路径管理，保证临床路径试点工作顺利进行，受卫生部委托，中国医学科学院承担了组织编写《临床路径释义》的工作。其中《临床路径治疗药物释义》一书笔者深感尤其值得推荐。本书就临床路径及释义的"治疗方案选择""选择用药方案"中所涉及药物相关信息做了详尽阐述，既是临床路径标准化的参考依据，也是帮助临床医生了解药物知识的最佳平台。

本书由金有豫教授主持并组织国内专家编写。在通读全书后，我认为本书有几个非常鲜明的特点：一是开创性。作为一本临床指导类图书，《临床路径治疗药物释义》在紧密结合临床用药实践指导合理用药和个体化给药，整合"医"和"药"方面作了开创性的工作。二是包容性极强。这本书既可为临床医生提供切实可行的指导，对药学工作者也颇具参考价值。书中对药品信息资料进行了系统整理，涵盖了药品的政策和学术来源。三是延伸性。《临床路径治疗药物释义》这本书对路径病种所对应的选择用药提供了拓展阅读，指出资料来源与出处，便于临床医师进一步查阅详细内容。

笔者相信，随着更多有关《临床路径释义》及《临床路径治疗药物释义》的图书不断问世，医护人员和卫生管理人员将能更准确地理解、把握和运用临床路径，从而结合本院实际情况合理配置医疗资源，规范医疗行为，提高医疗质量，保证医疗安全。

中国工程院　院　士
中国药学会　理事长

序 三

开展临床路径工作是实现医疗保健最优化、系统化、标准化和质量管理的重要工具之一。临床路径在医疗机构中的实施为医院管理提供标准和依据,是医院管理的抓手,是实实在在的医院内涵建设的基础,是一场重要的医院管理革命。

在医院管理实践中,规范医疗行为、提高医疗质量、降低医疗费用、防止过度医疗是世界各国都在努力寻求解决的问题。研究与实践证明,临床路径管理是解决上述问题的有效途径之一,尤其在整合优化资源、节省成本、避免不必要检查与药物应用、建立较好医疗组合、减少文书作业、降低人为疏失、提高医疗服务质量等诸多方面具有明显优势。因此,实施临床路径管理在医改中扮演着重要角色。国家卫生和计划生育委员会(原卫生部)于 2011 年 1 月公布的《2011 年卫生工作要点》中特别把"继续制定常见病、多发病临床路径,增加实施病种数量,扩大临床路径实施覆盖面"作为一项公立医院的改革任务来布置。到目前为止,临床路径试点工作已进行两年多。对绝大多数医院而言,这是一项全新的、有挑战性的工作,不可避免地会遇到若干问题,既有临床方面,也有管理方面的问题,尤其对临床路径的理解需要统一思想,并在实践中探索解决问题的最佳方案。

为更好地贯彻国务院办公厅医药卫生体制改革的有关精神,帮助各级医疗机构开展临床路径管理,保证临床路径试点工作顺利进行,受国家卫生和计划生育委员会(原卫生部)委托,中国医学科学院承担了组织编写《临床路径释义》的工作。中国协和医科大学出版社在组织专家编写《临床路径释义》过程中,根据《临床路径》及《临床路径释义》内容,又组织国内临床药学、药理专家共同编写了《临床路径治疗药物释义》,就临床路径及释义的"治疗方案选择""选择用药方案"中所涉及药物相关信息做了补充说明。

这本《临床路径治疗药物释义·骨科分册》就是该丛书中的重要分册。随着科学技术的发展和进步,骨科学在诊断、治疗方面有了很大的进展,其中包括微创外科的开展、在关节、脊柱、创伤、肿瘤等各个领域内开展许多新的治疗理念和新技术、新术式。尤其值得一提的是,随着材料科学的发展,各种内固定器械以及人工关节、人工椎体等各种内植入物的性能更趋完善。在此过程中,进一步实现骨科用药的规范化、提高骨科治疗效果、改善患者转归尤为重要。这本"药物释义"的问世可以帮助骨科从业人员更加准确地理解、解读临床路径的每一个具体操作流程,把握和正确运用临床路径,使临床路径的实施真正起到规范医疗行为、提高医疗质量的作用。

中国工程院　院士

前 言

　　临床路径是由医院管理人员、医师、护师、药师、医技师等多学科专家共同参与，针对特定病种或病例组合的诊疗流程，整合检查、检验、诊断、治疗和护理等多种诊疗措施而制定的标准化、表格化的诊疗规范。开展临床路径工作是实现医疗保健优化、系统化、标准化和全程质量管理的重要途径。

　　为更好地贯彻国务院办公厅医药卫生体制改革的有关精神，帮助各级医疗机构开展临床路径管理，保证临床路径工作顺利开展，受国家卫生和计划生育委员会委托，中国医学科学院承担了组织编写《临床路径释义》的工作。在此基础上，中国协和医科大学出版社组织国内临床药学、药理学等领域的专家共同编写了《临床路径治疗药物释义》，就临床路径及相关释义中涉及药物的部分进行了补充释义和拓展阅读。

　　参加本书编写的专家大多数亲身经历了医院临床路径试点工作。他们根据临床路径各病种的具体特点，设计了便于临床医师在诊疗过程中查阅的药品表单，对药物信息进行了系统、简明阐述。全书涵盖了药品的政策和学术来源，并在临床路径及相关释义中，对"治疗方案选择""选择用药方案""术前、术中、术后"用药、"医师表单医嘱用药"等项下涉及相关药物的信息进行了归纳整理。

　　随着医药科技的不断进步，临床路径将根据循证医学的原则动态修正；与此同时，不同地域的不同医疗机构也应根据自身情况，合理制定适合本地区、本院实际情况的临床路径。因时间和条件限制，书中的不足之处在所难免，欢迎同行诸君批评指正。

编　者
2018 年 5 月

目 录

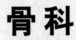

第一篇

骨科
临床路径及相关释义

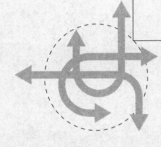

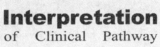

Interpretation
of Clinical Pathway

第一章

血管瘤临床路径释义

一、血管瘤编码

1. 原编码：

疾病名称及编码：未提供编码

2. 修改编码：

疾病名称及编码：血管瘤（ICD-10：D18.0）

手术操作名称及编码：血管瘤切除术（ICD-9-CM-3：86.3）

二、临床路径检索方法

D18.0 伴 86.3

三、血管瘤临床路径标准住院流程

（一）适用对象

第一诊断为血管瘤。行血管瘤切除术。

> **释义**
>
> ■ 适用对象编码见上。
> ■ 本临床路径适用对象为第一诊断为血管瘤，且治疗方式为手术切除的患者。
> ■ 需除外其他诊断，如血管内皮瘤、血管肉瘤、动脉瘘等。

（二）诊断依据

根据《临床诊疗指南·手外科学分册》（中华医学会编著，人民卫生出版社，2007），《手外科学（第2版）》（王澍寰主编，人民卫生出版社，2006）。

1. 病史：手和前臂的任何部位、任何组织内大小不一肿物，一般为先天性。

2. 体征：肿瘤表面为蓝色或紫红色，其范围不规则，随血管瘤所侵及的组织范围而异。肿瘤呈可压缩性，即大小呈可变性。用力压迫肿瘤或抬高患肢肿瘤体积缩小，反之则恢复原状，患肢下垂时体积还可增大。

3. 超声、血管造影、MRI检查。

5. 病理组织学检查确诊。

> **释义**
>
> ■ 本路径的制订主要参考国内外权威参考书籍。
> ■ 此类患者多数发生于肢体，常为单发。
> ■ 临床查体肿瘤体积可因位置发生变化。

> ■ 大部分肿瘤 B 超检查可明确诊断。血管造影或磁共振检查可提供更为清晰的影像。

（三）治疗方案的选择及依据

根据《临床诊疗指南·手外科学分册》（中华医学会编著，人民卫生出版社，2007），《手外科学（第 2 版）》（王澍寰主编，人民卫生出版社，2006）。

1. 血管瘤。
2. 保守治疗无效时选择手术治疗。

> **释义**
>
> ■ 保守治疗无效时，出现疼痛、出血、肿瘤增大的情况可以进行手术治疗。

（四）标准住院日为 7~15 天

> **释义**
>
> ■ 术前完善病历、化验检查 2 日，手术 1 日，术后 48 小时内复查伤口 1 次，如果有出血较多，术后可以预防性应用抗菌药物 3 天；有需要输血的可能。

（五）进入路径标准

1. 第一诊断必须符合血管瘤诊断标准。
2. 当患者同时具有其他疾病，但在住院期间不需要特殊处理也不影响第一诊断的临床路径流程实施时，可以进入路径。
3. 病情需手术治疗。

> **释义**
>
> ■ 需除外其他诊断，如血管内皮瘤、血管肉瘤、动脉瘘等。
> ■ 出现疼痛、出血、肿瘤增大的情况可以进行手术治疗。

（六）术前准备 3~5 天

1. 必需的检查项目：
（1）血常规、尿常规。
（2）肝肾功能、电解质、血糖。
（3）凝血功能。
（4）感染性疾病筛查（乙型肝炎、丙型肝炎、艾滋病、梅毒等）。
（5）X 线胸片、心电图。

（6）局部 X 线片、彩超、MRI。

2. 根据患者病情可选择：

（1）肺功能、超声心动图（老年人或既往有相关病史者）。

（2）有相关疾病者必要时请相应科室会诊。

> **释义**
>
> ■ 必需的检查项目是了解患者全身情况以评估手术风险的检查，进入路径的患者均需完成。

（七）选择用药

无

（八）手术日为入院第 4~6 天

1. 麻醉方式：局部麻醉+强化或全身麻醉。

2. 手术方式：肿物局部切口。

3. 输血：视术中情况而定。

（九）术后住院恢复 5~11 天

术后处理：

1. 抗菌药物：按照《抗菌药物临床应用指导原则（2015 年版）》（国卫办医发〔2015〕43 号）执行。

2. 术后镇痛：参照《骨科常见疼痛的处理专家建议》。

3. 术后康复：支具保护下逐渐进行功能锻炼。

> **释义**
>
> ■ 术后 48 小时内需复查切口，拔除引流，若切口无异常，可适当延长复查间隔时间。
>
> ■ 如果血管瘤比较大、手术时间较长或出血较多，有需要输血可能。

（十）出院标准

1. 体温正常，常规化验指标无明显异常。

2. 伤口情况良好：引流管拔除，伤口无感染征象（或可在门诊处理的伤口情况），无皮瓣坏死。

3. 没有需要住院处理的并发症和（或）合并症。

> **释义**
>
> ■ 术后第一次复查切口在 48 小时内，术后复查 X 线片，关节位置良好、皮肤无坏死表现、切口无感染征象即可出院。
>
> ■ 出院后可在门诊复查切口 1~2 次。

（十一）变异及原因分析

1. 并发症：手术的一些并发症而延期治疗，如局部神经血管损伤、血肿、感染等情况。

2. 合并症：如患者自身有及较多合并症，如糖尿病、心脑血管疾病等，手术后这些疾病可能加重，需同时治疗，或需延期治疗并增加费用。

3. 病理情况：若病理回报结果与血管瘤不符合，则需要退出临床路径。

> **释义**
>
> ■ 如果局部皮肤发红，则需延长住院，每天复查切口直至皮肤恢复正常。
>
> ■ 合并症较多时，可能会增加住院时间。
>
> ■ 内科并发症可以门诊或转科治疗。
>
> ■ 少数情况下，病理可能与临床诊断血管瘤不一致，此时要退出路径。

四、推荐表单

（一）医师表单

血管瘤临床路径医师表单

适用对象：第一诊断为血管瘤（ICD10：D18.0）

行血管瘤切除术（ICD-9-CM-3：86.3）

患者姓名：	性别：　　年龄：　　门诊号：	住院号：
住院日期：　　年　月　日	出院日期：　　年　月　日	标准住院日：7~15天

时间	住院第1天	住院第2天	住院第3天（手术日前1天）
主要诊疗工作	□ 询问病史及体格检查 □ 完成病历书写 □ 开化验单及相关检查单 □ 上级医师查房与术前评估 □ 上级医师查房 □ 根据化验及相关检查结果对患者的手术风险进行评估，必要者请相关科室会诊	□ 上级医师查房 □ 继续完成术前化验检查 □ 完成必要的相关科室会诊	□ 根据病史、体检、平片、彩超、MRI等行术前讨论，确定手术方案 □ 完成必要的相关科室会诊 □ 完成术前准备与术前评估 □ 完成术前小结、上级医师查房记录等病历书写 □ 签署手术知情同意书、自费用品协议书、输血同意书 □ 向患者及家属交代病情及围术期注意事项
重点医嘱	**长期医嘱：** □ 护理常规 □ 二级护理 □ 饮食 □ 患者既往基础用药 **临时医嘱：** □ 血常规、尿常规 □ 凝血功能 □ 肝肾功能、电解质、血糖 □ 感染性疾病筛查 □ X线胸片、心电图 □ 局部平片、彩超、MRI □ 心肌酶、肺功能、超声心动图（根据病情需要决定） □ 请相关科室会诊	**长期医嘱：** □ 护理常规 □ 二级护理 □ 饮食 □ 患者既往基础用药 **临时医嘱：** □ 根据会诊科室要求安排检查和化验单	**临时医嘱：** □ 术前医嘱：常规准备明日在全身麻醉/局部麻醉+强化下行/肿物切除术 □ 术前禁食、禁水 □ 抗菌药物皮试 □ 配血 □ 一次性导尿包
医师签名			

时间	住院第 4 天（手术日）	住院第 5 天 （术后第 1 日）	住院第 6 天 （术后第 2 日）
主要诊疗工作	□ 手术 □ 术者完成手术记录 □ 住院医师完成术后病程记录 □ 上级医师查房 □ 注意出血、血运 □ 向患者及家属交代手术过程概况及术后注意事项	□ 上级医师查房，注意病情变化 □ 完成常规病历书写 □ 注意引流量 □ 注意观察体温 □ 注意神经功能变化	□ 上级医师查房 □ 完成常规病历书写 □ 根据引流情况明确是否拔除引流管 □ 注意观察体温 □ 注意神经功能变化 □ 注意伤口情况
重点医嘱	长期医嘱： □ 全身麻醉/局部麻醉+强化后护理常规 □ 一级护理 □ 明日/普食/糖尿病饮食/低盐低脂饮食 □ 伤口引流记量 □ 留置尿管 □ 抗菌药物 □ 激素 □ 神经营养药物 临时医嘱： □ 心电血压监护、吸氧 □ 补液（根据病情） □ 其他特殊医嘱	长期医嘱： □ 饮食 □ 一级护理 □ 脱水剂（根据情况） □ 激素 □ 神经营养药物 □ 消炎镇痛药物 □ 雾化吸入（根据情况） □ 抗凝治疗（根据情况） 临时医嘱： □ 通便 □ 镇痛 □ 补液	长期医嘱： □ 饮食 □ 一级护理 □ 拔除尿管 □ 拔除引流（根据情况） 临时医嘱： □ 换药（根据情况） □ 补液（根据情况）
医师签名			

时间	住院第 7 天 （术后第 3 日）	住院第 8 天 （出院前 1 日）	住院第 9 天 （出院日）
主要诊疗工作	□ 上级医师查房 □ 完成常规病历书写 □ 注意观察体温 □ 注意伤口情况 □ 根据引流情况明确是否拔除引流管	□ 上级医师查房 □ 完成常规病历书写 □ 注意观察体温 □ 注意伤口情况	□ 上级医师查房，进行手术及伤口评估，确定有无手术并发症和切口愈合不良情况，明确能否出院 □ 完成出院记录、病案首页、出院证明书等，向患者交代出院后的注意事项，如返院复诊的时间、地点，发生紧急情况时的处理等 □ 患者办理出院手续，出院
重点医嘱	长期医嘱： □ 饮食 □ 一级护理 □ 拔除引流（根据情况） 临时医嘱： □ 换药（根据情况） □ 补液（根据情况）	长期医嘱： □ 饮食 □ 二级护理 临时医嘱： □ 换药（根据情况）	出院医嘱： □ 出院带药：神经营养药物、消炎镇痛药 □ 预约拆线时间
医师签名			

（二）护士表单

血管瘤临床路径护士表单

适用对象：第一诊断为血管瘤的患者

行血管瘤切除术（ICD-9-CM-3：86.3）

患者姓名：	性别： 年龄： 门诊号：	住院号：
住院日期： 年 月 日	出院日期： 年 月 日	标准住院日：7~15 日

时间	住院第 1 天	住院第 2 天	住院第 3 天（手术日前 1 天）
主要护理工作	□ 介绍病区环境、设施 □ 介绍患者主管医师和责任护士 □ 入院常规宣教 □ 患肢皮肤评估 □ 告知辅助检查的注意事项	□ 护理等级评定 □ 药物过敏史 □ 既往病史 □ 在陪检护士指导下完成辅助检查 □ 做好晨晚间护理 □ 定期巡视病房	□ 术前常规准备（腕带、对接单） □ 术区备皮 □ 术前宣教 □ 心理护理 □ 造影护理
病情变异记录	□ 无 □ 有，原因： 1. 2.	□ 无 □ 有，原因： 1. 2.	□ 无 □ 有，原因： 1. 2.
护士签名			

时间	住院第4天（手术日）	住院第5天 （术后第1日）	住院第6天 （术后第2日）
主要护理工作	□ 基础护理：根据麻醉方式做好口腔、拍背等基础护理。患肢舒适卧位 □ 血运观察：观察患肢血运及渗出情况，植皮患者注意供皮区切口护理 □ 疼痛护理：根据疼痛程度选择合理镇痛方法	□ 饮食指导：禁烟酒，忌生冷辛辣刺激性食物，给予适度补钙 □ 切口护理：为减少出血倾向，加压包扎时注意血运的观察 □ 心理护理	□ 饮食指导：禁烟酒，忌生冷辛辣刺激性食物，给予适度补钙 □ 切口护理：为减少出血倾向，加压包扎时注意血运的观察 □ 心理护理
病情变异记录	□ 无 □ 有，原因： 1. 2.	□ 无 □ 有，原因： 1. 2.	□ 无 □ 有，原因： 1. 2.
护士签名			

时间	住院第 7 天 （术后第 3 日）	住院第 8 天 （出院前 1 日）	住院第 9 天 （出院日）
主要护理工作	□ 饮食指导：禁烟酒，忌生冷辛辣刺激性食物，给予适度补钙 □ 切口护理：为减少出血倾向，加压包扎时注意血运的观察 □ 心理护理	□ 饮食指导：禁烟酒，忌生冷辛辣刺激性食物，给予适度补钙 □ 切口护理：为减少出血倾向，加压包扎时注意血运的观察 □ 心理护理	□ 出院指导：根据病理结果，告知相关注意事项。预防瘢痕以及血管瘤复发 □ 告知随诊的意义 □ 告知出院流程
病情变异记录	□ 无　□ 有，原因： 1. 2.	□ 无　□ 有，原因： 1. 2.	□ 无　□ 有，原因： 1. 2.
护士签名			

（三）患者表单

血管瘤临床路径患者表单

适用对象：第一诊断为血管瘤的患者

行血管瘤切除术（ICD-9-CM-3：86.3）

患者姓名：	性别： 年龄： 门诊号：	住院号：
住院日期： 年 月 日	出院日期： 年 月 日	标准住院日：7~15 日

时间	入院	术前	手术当天
医患配合	□ 配合询问病史、收集资料，请务必详细告知既往史、用药史、过敏史 □ 配合进行体格检查 □ 有任何不适请告知医师	□ 配合完善胃镜检查前相关检查、化验，如采血、留尿、心电图、X线胸片 □ 医师与患者及家属介绍病情及胃镜检查谈话、胃镜检查前签字	□ 配合完善相关检查、化验，如采血、留尿、胃镜 □ 配合医师摆好检查体位
护患配合	□ 配合测量体温、脉搏、呼吸3次，血压、体重1次 □ 配合完成入院护理评估（简单询问病史、过敏史、用药史） □ 接受入院宣教（环境介绍、病室规定、订餐制度、贵重物品保管等） □ 配合执行探视和陪伴制度 □ 有任何不适请告知护士	□ 配合测量体温、脉搏、呼吸3次，询问大便1次 □ 接受胃镜检查前宣教 □ 接受饮食宣教 □ 接受药物宣教	□ 配合测量体温、脉搏、呼吸3次，询问大便1次 □ 送内镜中心前，协助完成核对，带齐影像资料及用药 □ 返回病房后，配合接受生命体征的监测 □ 配合检查意识（全身麻醉者） □ 配合缓解疼痛 □ 接受胃镜检查后宣教 □ 接受饮食宣教：胃镜当天禁食 □ 接受药物宣教 □ 有任何不适请告知护士
饮食	□ 遵医嘱饮食	□ 遵医嘱饮食	□ 胃镜检查前禁食、禁水 □ 胃镜检查后，根据医嘱2小时后试饮水，无恶心、呕吐可进少量流食或者半流食
排泄	□ 正常排尿便	□ 正常排尿便	□ 正常排尿便
活动	□ 正常活动	□ 正常活动	□ 正常活动

时间	手术后	出院
医患配合	□ 配合腹部检查 □ 配合完善术后检查：如采血、留尿便等	□ 接受出院前指导 □ 知道复查程序 □ 获取出院诊断书
护患配合	□ 配合定时监测生命体征、每日询问大便 □ 配合检查腹部 □ 接受输液、服药等治疗 □ 接受进食、进水、排便等生活护理 □ 配合活动，预防皮肤压力伤 □ 注意活动安全，避免坠床或跌倒 □ 配合执行探视及陪伴	□ 接受出院宣教 □ 办理出院手续 □ 获取出院带药 □ 知道服药方法、作用、注意事项 □ 知道复印病历程序
饮食	□ 遵医嘱饮食	□ 遵医嘱饮食
排泄	□ 正常排尿便	□ 正常排尿便
活动	□ 正常适度活动，避免疲劳	□ 正常适度活动，避免疲劳

附：原表单（2016 年版）

血管瘤临床路径表单

适用对象：第一诊断为血管瘤的患者

患者姓名：	性别：　　年龄：　　门诊号：	住院号：
住院日期：　　年　月　日	出院日期：　　年　月　日	标准住院日：7~15 日

时间	住院第 1 天	住院第 2 天	住院第 3 天（手术日前 1 天）
主要诊疗工作	□ 询问病史及体格检查 □ 完成病历书写 □ 开化验单及相关检查单 □ 上级医师查房与术前评估 □ 上级医师查房 □ 根据化验及相关检查结果对患者的手术风险进行评估，必要时请相关科室会诊	□ 上级医师查房 □ 继续完成术前化验检查 □ 完成必要的相关科室会诊	□ 根据病史、体检、平片、彩超、MRI 等行术前讨论，确定手术方案 □ 完成必要的相关科室会诊 □ 完成术前准备与术前评估 □ 完成术前小结、上级医师查房记录等病历书写 □ 签署手术知情同意书、自费用品协议书、输血同意书 □ 向患者及家属交代病情及围术期注意事项
重点医嘱	**长期医嘱：** □ 护理常规 □ 二级护理 □ 饮食 □ 患者既往基础用药 **临时医嘱：** □ 血常规、尿常规 □ 凝血功能 □ 肝肾功能、电解质、血糖 □ 感染性疾病筛查 □ X 线胸片、心电图 □ 局部平片、彩超、MRI □ 心肌酶、肺功能、超声心动图（根据病情需要决定） □ 请相关科室会诊	**长期医嘱：** □ 护理常规 □ 二级护理 □ 饮食 □ 患者既往基础用药 **临时医嘱：** □ 根据会诊科室要求安排检查和化验单	**临时医嘱：** □ 术前医嘱：常规准备明日在全身麻醉/局部麻醉+强化下行/肿物切除术 □ 术前禁食、禁水 □ 抗菌药物皮试 □ 配血 □ 一次性导尿包
主要护理工作	□ 介绍病区环境、设施 □ 介绍患者主管医师和责任护士 □ 入院常规宣教 □ 患肢皮肤评估 □ 告知辅助检查的注意事项	□ 护理等级评定 □ 药物过敏史 □ 既往病史 □ 在陪检护士指导下完成辅助检查 □ 做好晨晚间护理 □ 定期巡视病房	□ 术前常规准备（腕带、对接单） □ 术区备皮 □ 术前宣教 □ 心理护理 □ 造影护理
病情变异记录	□ 无　□ 有，原因： 1. 2.	□ 无　□ 有，原因： 1. 2.	□ 无　□ 有，原因： 1. 2.
护士签名			
医师签名			

时间	住院第4天（手术日）	住院第5天 （术后第1日）	住院第6天 （术后第2日）
主要诊疗工作	□ 手术 □ 术者完成手术记录 □ 住院医师完成术后病程记录 □ 上级医师查房 □ 注意出血、血运 □ 向患者及家属交代手术过程概况及术后注意事项	□ 上级医师查房，注意病情变化 □ 完成常规病历书写 □ 注意引流量 □ 注意观察体温 □ 注意神经功能变化	□ 上级医师查房 □ 完成常规病历书写 □ 根据引流情况明确是否拔除引流管 □ 注意观察体温 □ 注意神经功能变化 □ 注意伤口情况
重点医嘱	长期医嘱： □ 全身麻醉/局部麻醉+强化后护理常规 □ 一级护理 □ 明日/普食/糖尿病饮食/低盐低脂饮食 □ 伤口引流记量 □ 留置尿管 □ 抗菌药物 □ 激素 □ 神经营养药物 临时医嘱： □ 心电血压监护、吸氧 □ 补液（根据病情） □ 其他特殊医嘱	长期医嘱： □ 饮食 □ 一级护理 脱水剂（根据情况） 激素 神经营养药物 消炎镇痛药物 □ 雾化吸入（根据情况） □ 抗凝治疗（根据情况） 临时医嘱： □ 通便 □ 镇痛 □ 补液	长期医嘱： □ 饮食 □ 一级护理 □ 拔除尿管 □ 拔除引流（根据情况） 临时医嘱： □ 换药（根据情况） □ 补液（根据情况）
主要护理工作	□ 基础护理：根据麻醉方式做好口腔、拍背等基础护理。患肢舒适卧位 □ 血运观察：观察患肢血运及渗出情况，植皮患者注意供皮区切口护理 □ 疼痛护理：根据疼痛程度，选择合理镇痛方法	□ 饮食指导：禁烟酒，忌生冷辛辣刺激性食物，给予适度补钙 □ 切口护理：为减少出血倾向，加压包扎时，注意血运的观察 □ 心理护理	□ 饮食指导：禁烟酒，忌生冷辛辣刺激性食物，给予适度补钙 □ 切口护理：为减少出血倾向，加压包扎时注意血运的观察 □ 心理护理
病情变异记录	□ 无　□ 有，原因： 1. 2.	□ 无　□ 有，原因： 1. 2.	□ 无　□ 有，原因： 1. 2.
护士签名			
医师签名			

时间	住院第 7 天 （术后第 3 日）	住院第 8 天 （出院前 1 日）	住院第 9 天 （出院日）
主要诊疗工作	□ 上级医师查房 □ 完成常规病历书写 □ 注意观察体温 □ 注意伤口情况 □ 根据引流情况明确是否拔除引流管	□ 上级医师查房 □ 完成常规病历书写 □ 注意观察体温 □ 注意伤口情况	□ 上级医师查房，进行手术及伤口评估，确定有无手术并发症和切口愈合不良情况，明确能否出院 □ 完成出院记录、病案首页、出院证明书等，向患者交代出院后的注意事项，如：返院复诊的时间、地点，发生紧急情况时的处理等 □ 患者办理出院手续，出院
重点医嘱	长期医嘱： □ 饮食 □ 一级护理 □ 拔除引流（根据情况） 临时医嘱： □ 换药（根据情况） □ 补液（根据情况）	长期医嘱： □ 饮食 □ 二级护理 临时医嘱： □ 换药（根据情况）	出院医嘱： □ 出院带药：神经营养药物、消炎镇痛药、 □ 预约拆线时间
主要护理工作	□ 饮食指导：禁烟酒，忌生冷辛辣刺激性食物，给予适度补钙 □ 切口护理：为减少出血倾向，加压包扎时，注意血运的观察 □ 心理护理	□ 饮食指导：禁烟酒，忌生冷辛辣刺激性食物，给予适度补钙 □ 切口护理：为减少出血倾向，加压包扎时，注意血运的观察 □ 心理护理	□ 出院指导：根据病理结果，告知相关注意事项。预防瘢痕以及血管瘤复发 □ 告知随诊的意义 □ 告知出院流程
病情变异记录	□ 无　□ 有，原因： 1. 2.	□ 无　□ 有，原因： 1. 2.	□ 无　□ 有，原因： 1. 2.
护士签名			
医师签名			

第二章

第一腕掌关节炎临床路径释义

一、第一腕掌关节炎编码

1. 原编码：

疾病名称及编码：第一腕掌关节炎（ICD-10：M13.991）

手术操作名称及编码：关节镜下第一腕掌关节成形术（ICD-9-CM-3：80.231）

开放性第一腕掌关节成形术（ICD-9-CM-3：81.312）

第一腕掌关节置换术（ICD-9-CM-3：79.36）

2. 修改编码：

疾病名称及编码：第一腕掌关节炎（ICD-10：M18）

手术操作名称及编码：关节镜下第一腕掌关节成形术（ICD-9-CM-3：80.23）

开放性第一腕掌关节成形术（ICD-9-CM-3：81.75）

第一腕掌关节置换术（ICD-9-CM-3：81.74）

二、临床路径检索方法

M18 伴（80.23 / 81.75 / 81.74）

三、第一腕掌关节炎临床路径标准住院流程

（一）适用对象

ICD-10：M13.991

行关节镜下第一腕掌关节成形术（80.231）或开放性第一腕掌关节成形术（81.312）或第一腕掌关节融合术（81.261）或第一腕掌关节置换术（ICD-9-CM-3：79.36）。

> **释义**
>
> - 适用对象编码参见第一部分。
> - 本路径适用的对象为需要手术的第一诊断为第一腕掌关节炎患者。
> - 手术治疗方式包括第一腕掌关节成形术，即大多角骨全部或部分切除加韧带重建术或关节融合术，有取骨植骨可能，还包括关节置换术。

（二）诊断依据

根据《手外科学（第3版）》（王澍寰主编，人民卫生出版社，2011），《手外科手术学（第2版）》（顾玉东、王澍寰、侍德主编，复旦大学出版社，2010），《格林手外科手术学（第6版）》（北京积水潭医院译，人民军医出版社，2012）。

1. 病史：第一腕掌关节反复疼痛的病史，用力握持、拿捏及旋转动作时疼痛明显。

2. 体检有明确体征：第一腕掌关节局部水肿、触痛，拇指活动受限。研磨试验阳性，第一腕掌关节可有背侧脱位及掌指关节过伸畸形。

3. 辅助检查：第一腕掌关节 X 线片可明确诊断。

> **释义**
>
> ■ 第一腕掌关节反复疼痛的病史。
> ■ 体征：局部水肿、触痛；拇指活动受限；研磨试验阳性；第一腕掌关节可有背侧脱位及掌指关节过伸畸形。
> ■ X 线检查对早期诊断很重要。X 线检查无法明确诊断时可行 CT、MRI 检查。CT 对关节炎的分期有诊断作用。

（三）治疗方案的选择及依据

根据《手外科学（第 3 版）》（王澍寰主编，人民卫生出版社，2011），《手外科手术学（第 2 版）》（顾玉东、王澍寰、侍德主编，复旦大学出版社，2010），《格林手外科手术学（第 6 版）》（北京积水潭医院译，人民军医出版社，2012）。

1. 伴有持续性疼痛、功能障碍的患者均有手术指征。
2. 无手术禁忌证。

> **释义**
>
> ■ 症状、体征、病史符合。
> ■ 无手术禁忌证。
> ■ 可选择关节融合、关节成形、韧带重建（异体肌腱悬吊）。

（四）标准住院日为 7~10 天

> **释义**
>
> ■ 患者入院后，完成常规术前检查和影像学检查 1~4 天，手术 1 天，术后换药，观察伤口 3~5 天。

（五）进入路径标准

1. 第一诊断必须符合第一腕掌关节炎（ICD-10：M13.991）。
2. 当患者同时具有其他疾病诊断时，但在住院期间不需要特殊处理也不影响第一诊断的临床路径流程实施时，可以进入路径。
3. 除外大小舟关节关节炎。

> **释义**
>
> ■ 第一诊断必须符合第一腕掌关节炎。
> ■ 当患者同时具有其他疾病诊断时，但在住院期间不需要特殊处理也不影响第一诊断的临床路径流程实施时，可以进入路径。
> ■ 需要除外邻近关节病。

（六）术前准备2~3天

1. 必需的检查项目：

（1）血常规、尿常规。

（2）肝肾功能、电解质、血糖。

（3）凝血功能。

（4）感染性疾病筛查（乙型肝炎、丙型肝炎、艾滋病、梅毒等）。

（5）第一腕掌关节X线片，正位、侧位及斜位（必要时CT）。

（6）X线胸片、心电图。

2. 根据患者病情可选择：

（1）超声心动图、血气分析和肺功能（高龄或既往有心、肺部病史者）。

（2）腕关节CT和（或）MRI。

（3）有相关疾病者必要时请相关科室会诊。

> **释义**
>
> ■ 必需的检查项目是了解患者全身情况以评估手术风险的检查，进入路径的患者均需完成。
>
> ■ CT与MRI检查是为研究关节炎的严重程度。

（七）选择用药

1. 抗菌药物：按照《抗菌药物临床应用指导原则（2015年版）》（国卫办医发〔2015〕43号）执行。

2. 预防静脉血栓栓塞症处理：参照《中国骨科大手术后静脉血栓栓塞症预防指南》。

> **释义**
>
> ■ 如果有异体肌腱移植，需术前半小时及术后不超过72小时预防应用抗菌药物，如果切口有红肿的感染迹象，可延长抗菌药物使用时间，需在病历中记载。

（八）手术日为入院第3~4天

1. 麻醉方式：神经阻滞麻醉或全身麻醉。

2. 手术方式：关节镜下第一腕掌关节成形术（80.231）或开放性第一腕掌关节成形术（81.312）或第一腕掌关节融合术（81.261）或第一腕掌关节置换术（ICD-9-CM-3：79.36）。

3. 手术内植物：克氏针、接骨板或人工关节。

4. 关节成形术石膏外固定4~6周。

（九）术后住院恢复3~5天

1. 必须复查的检查项目：第一腕掌关节X线片。

2. 术后处理：

（1）抗菌药物：按照《抗菌药物临床应用指导原则（2015年版）》（国卫办医发〔2015〕43号）执行。

（2）术后镇痛：参照《骨科常见疼痛的处理专家建议》。

（3）术后康复：以主动锻炼为主，被动锻炼为辅。

> **释义**
>
> ■ 术后48小时内需复查切口，拔除引流，若切口无异常，可适当延长复查间隔。
>
> ■ 术后2周切口拆除缝线，石膏需制动4~6周。

（十）出院标准

1. 体温正常，常规化验指标无明显异常。
2. 伤口愈合良好：引流管拔除，伤口无感染征象（或可在门诊处理的伤口情况）、无皮瓣坏死。
3. 术后X线片第一腕掌关节位置良好，关节融合位置满意，关节置换后关节假体位置良好。
4. 没有需要住院处理的并发症和（或）合并症。

> **释义**
>
> ■ 术后第一次复查切口在48小时内，术后复查X线片，关节位置良好。
>
> ■ 皮肤无坏死表现，切口无感染征象即可出院。
>
> ■ 出院后可在门诊复查切口1~2次。

（十一）变异及原因分析

1. 围术期并发症：深静脉血栓形成、伤口感染、脱位、神经血管损伤等，造成住院日延长和费用增加。
2. 内科合并症：老年患者常合并内科疾病，如脑血管或心血管病、糖尿病、血栓等，手术可能导致基础疾病加重而需要进一步治疗，从而延长治疗时间，并增加住院费用。
3. 植入材料的选择：由于术式不同，使用不同的内固定材料，可能导致住院费用存在差异。

> **释义**
>
> ■ 如果局部皮肤发红，则需延长住院，每天复查切口直至皮肤恢复正常。
>
> ■ 内科并发症可以门诊或转科治疗。

四、推荐表单

（一）医师表单

第一腕掌关节炎临床路径医师表单

适用对象：第一诊断为第一腕掌关节炎（ICD-10：M18）

行关节镜下第一腕掌关节成形术（ICD-9-CM-3：80.23），开放性第一腕掌关节成形术（ICD-9-CM-3：81.75），第一腕掌关节置换术（ICD-9-CM-3：81.74）

患者姓名：		性别： 年龄： 门诊号：	住院号：
住院日期： 年 月 日		出院日期： 年 月 日	标准住院日：7~10 天

时间	住院第 1 天	住院第 2 天	住院第 3 天（手术日前 1 天）
临床诊断与病情评估	□ 临床诊断：第一诊断为第一腕掌关节炎 □ 病情评估：评估患者病情有无明显改变	□ 临床诊断：第一诊断为第一腕掌关节炎 □ 病情评估：评估患者病情有无明显改变	□ 临床诊断：第一诊断为第一腕掌关节炎 □ 病情评估：评估患者病情有无明显改变
主要诊疗工作	□ 询问病史及体格检查 □ 完成病历书写 □ 开化验单及相关检查 □ 上级医师查房及术前评估	□ 上级医师查房确定临床诊断与鉴别诊断 □ 鉴别诊断需要的辅助检查	□ 根据病史、体格检查、平片及 MRI 检查等进行术前讨论，确定手术方案及麻醉方法 □ 根据检查结果对患者的手术风险进行评估 □ 完成必要的相关科室会诊 □ 完成术前准备、术前评估、术前小结、上级医师查房记录等病历书写 □ 签署手术知情同意书、自费用品协议书 □ 向患者及家属交代病情及围术期的注意事项
重点医嘱	长期医嘱： □ 手外科护理常规 □ 二级护理 □ 饮食 □ 患者既往基础用药 临时医嘱： □ 血常规、尿常规 □ 凝血功能 □ 肝肾功能、电解质、血糖 □ 感染性疾病筛查 □ X 线胸片、心电图 □ 腕部 X 线片或 CT 或磁共振检查（根据病情需要决定） □ 请相关科室会诊（根据情况）	长期医嘱： □ 二级护理 □ 饮食 临时医嘱： □ 根据检查结果进行相关的进一步检查或提请相关科室会诊	长期医嘱： □ 二级护理 □ 饮食 □ 临时医嘱： □ 术前医嘱：常规准备明日在臂丛麻醉或全身麻醉下行关节镜下第一腕掌关节成形术或开放性第一腕掌关节成形术或第一腕掌关节融合术或第一腕掌关节置换术 □ 术前禁食、禁水
医师签名			

时间	住院第4天 （手术当日）	住院第5天 （术后第1日）	住院第6天 （术后第2日）
临床诊断与病情评估	□ 临床诊断：第一诊断为第一腕掌关节炎 □ 病情评估：评估患者病情有无明显改变	□ 临床诊断：第一诊断为第一腕掌关节炎 □ 病情评估：评估患者病情有无明显改变	□ 临床诊断：第一诊断为第一腕掌关节炎 □ 病情评估：评估患者病情有无明显改变
主要诊疗工作	□ 手术 □ 术者完成手术记录 □ 住院医师完成术后病程记录 □ 上级医师查房 □ 注意患肢肿胀程度、运动及感觉情况 □ 向患者及家属交代手术过程概况及术后注意事项 □ 如果有，注意观察外固定的松紧度等情况	□ 上级医师查房，注意病情变化 □ 完成常规病历书写 □ 注意引流量，根据引流情况明确是否拔除引流管 □ 注意观察体温 □ 注意患肢肿胀程度、运动及感觉情况 □ 如果有，注意观察外固定的松紧度等情况 □ 复查X线片	□ 上级医师查房 □ 完成常规病历书写 □ 根据引流情况明确是否拔除引流管 □ 注意观察体温 □ 注意患肢肿胀程度、运动及感觉情况 □ 注意伤口情况 □ 如果有注意观察外固定的松紧度等情况
重点医嘱	长期医嘱： □ 全身麻醉/臂丛麻醉+强化后护理常规 □ 术后护理常规 □ 特殊疾病护理或一级护理 □ 明日普食、糖尿病饮食、低盐低脂饮食 临时医嘱： □ 心电血压监护、吸氧 □ 补液（根据病情） □ 镇痛	长期医嘱： □ 术后护理常规 □ 饮食 □ 一级护理 □ 脱水（根据情况） □ 镇痛药物 □ 理疗 □ 雾化吸入（根据情况） □ 抗凝治疗（根据情况） 临时医嘱： □ 换药 □ 镇痛	长期医嘱： □ 饮食 □ 一级护理 □ 理疗 □ 拔除引流（根据情况） 临时医嘱： □ 换药（根据情况） □ 补液（根据情况）
医师签名			

时间	住院第 7 天	住院第 8 天 （出院前 1 日）	住院第 9 天 （出院当日）
临床 诊断 与 病情 评估	□ 临床诊断：第一诊断为第一 　腕掌关节炎 □ 病情评估：评估患者病情有 　无明显改变	□ 临床诊断：第一诊断为第一 　腕掌关节炎 □ 病情评估：评估患者病情有 　无明显改变	□ 临床诊断：第一诊断为第 　一腕掌关节炎 □ 病情评估：评估患者病情 　有无明显改变
主 要 诊 疗 工 作	□ 上级医师查房 □ 完成常规病历书写 □ 注意观察体温变化 □ 注意患肢肿胀程度、运动及 　感觉情况 □ 注意伤口情况 □ 如果有，注意观察外固定的 　松紧度等情况	□ 上级医师查房，进行手术及 　伤口评估，确定有无手术并 　发症和切口愈合不良情况， 　明确能否出院 □ 完成出院记录、病案首页、 　出院诊断书、病程记录等 □ 向患者交代出院后的注意事 　项，如返院复诊的时间、地 　点，发生紧急情况时的处 　理等	□ 患者办理出院手续，出院
医师 签名			

（二）护士表单

第一腕掌关节炎临床路径护士表单

适用对象：第一诊断为第一腕掌关节炎（ICD-10：M18）

行关节镜下第一腕掌关节成形术（ICD-9-CM-3：80.23），开放性第一腕掌关节
成形术（ICD-9-CM-3：81.75），第一腕掌关节置换术（ICD-9-CM-3：81.74）

患者姓名：	性别： 年龄： 门诊号：		住院号：		
住院日期： 年 月 日	出院日期： 年 月 日		标准住院日：7~10 日		

时间	住院第 1 天			住院第 2 天			住院第 3 天（手术日前 1 天）		
主要护理工作	□ 核对个人信息，告知医保事宜 □ 入院宣教 □ 安全教育 □ 介绍主管医师和责任护士 □ 晨检注意事项			□ 正确采集及留取标本 □ 辅助检查目的及配合 □ 护理等级评定 □ 术前疼痛评估 □ 做好晨晚间护理			□ 术前常规准备（腕带、对接单）、术区备皮 □ 术前宣教 □ 心理护理 □ 保证良好睡眠		
病情变异记录	□ 无 □ 有，原因： 1. 2.			□ 无 □ 有，原因： 1. 2.			□ 无 □ 有，原因： 1. 2.		
特殊医嘱									
护士签名	白班	小夜	大夜	白班	小夜	大夜	白班	小夜	大夜

时间	住院第 4 天 （手术当日）			住院第 5 天 （术后第 1 日）			住院第 6 天 （术后第 2 日）		
主要护理工作	□ 常规护理：监测生命体征；确认禁食、禁水 □ 准确对接患者；安全护理 □ 石膏托护理：保持患肢功能位 □ 疼痛护理：评估与术前对照，对症护理，宣教镇痛方法			□ 饮食指导：禁烟酒，忌生冷辛辣刺激性食物。 □ 管路护理：做好拔管前护理 □ 伤口护理：密切观察伤口敷料渗出情况 □ 功能锻炼：1~2 周屈伸、外展、内收、对掌、抓握训练 □ 心理护理			□ 饮食指导：禁烟酒，忌生冷辛辣刺激性食物 □ 管路护理：做好拔管前护理 □ 伤口护理：密切观察伤口敷料渗出情况 □ 功能锻炼：1~2 周屈伸、外展、内收、对掌、抓握训练 □ 心理护理		
病情变异记录	□ 无 □ 有，原因： 1. 2.			□ 无 □ 有，原因： 1. 2.			□ 无 □ 有，原因： 1. 2.		
特殊医嘱									
护士签名	白班	小夜	大夜	白班	小夜	大夜	白班	小夜	大夜

时间	住院第7天			住院第8天 （出院前1日）			住院第9天 （出院当日）		
主要护理工作	□ 饮食指导：禁烟酒，忌生冷辛辣刺激性食物 □ 管路护理：做好拔管前护理 □ 伤口护理：密切观察伤口敷料渗出情况 □ 功能锻炼：1~2周屈伸、外展、内收、对掌、抓握训练 □ 心理护理			□ 饮食指导：禁烟酒，忌生冷辛辣刺激性食物。 □ 管路护理：做好拔管前护理 □ 伤口护理：密切观察伤口敷料渗出情况 □ 功能锻炼：1~2周屈伸、外展、内收、对掌、抓握训练 □ 心理护理			□ 功能锻炼：3~4周拇指肌力练习；5周作业训练 □ 瘢痕护理：告知预防瘢痕的意义及方法 □ 告知随诊的意义 □ 告知出院流程		
病情变异记录	□ 无　□ 有，原因： 1. 2.			□ 无　□ 有，原因： 1. 2.			□ 无　□ 有，原因： 1. 2.		
特殊医嘱									
护士签名	白班	小夜	大夜	白班	小夜	大夜	白班	小夜	大夜

（三）患者表单

第一腕掌关节炎临床路径患者表单

适用对象：第一诊断为第一腕掌关节炎（ICD-10：M18）

行关节镜下第一腕掌关节成形术（ICD-9-CM-3：80.23），开放性第一腕掌关节成形术（ICD-9-CM-3：81.75），第一腕掌关节置换术（ICD-9-CM-3：81.74）

患者姓名：		性别：　　年龄：　　门诊号：		住院号：
住院日期：　　年　月　日		出院日期：　　年　月　日		标准住院日：7~10 日

时间	入院	术前	手术当天
医患配合	□ 配合询问病史、收集资料，请务必详细告知既往史、用药史、过敏史 □ 配合进行体格检查 □ 有任何不适请告知医师	□ 配合完善胃镜检查前相关检查、化验，如采血、留尿、心电图、X 线胸片 □ 医师与患者及家属介绍病情及胃镜检查谈话、胃镜检查前签字	□ 配合完善相关检查、化验，如采血、留尿、胃镜 □ 配合医师摆好检查体位
护患配合	□ 配合测量体温、脉搏、呼吸 3 次，血压、体重 1 次 □ 配合完成入院护理评估（简单询问病史、过敏史、用药史） □ 接受入院宣教（环境介绍、病室规定、订餐制度、贵重物品保管等） □ 配合执行探视和陪伴制度 □ 有任何不适请告知护士	□ 配合测量体温、脉搏、呼吸 3 次，询问大便 1 次 □ 接受胃镜检查前宣教 □ 接受饮食宣教 □ 接受药物宣教	□ 配合测量体温、脉搏、呼吸 3 次，询问大便 1 次 □ 送内镜中心前，协助完成核对，带齐影像资料及用药 □ 返回病房后，配合接受生命体征的测量 □ 配合检查意识（全身麻醉者） □ 配合缓解疼痛 □ 接受胃镜检查后宣教 □ 接受饮食宣教：胃镜当天禁食 □ 接受药物宣教 □ 有任何不适请告知护士
饮食	□ 遵医嘱饮食	□ 遵医嘱饮食	□ 胃镜检查前禁食、禁水 □ 胃镜检查后，根据医嘱 2 小时后试饮水，无恶心、呕吐可进少量流食或半流食
排泄	□ 正常排尿便	□ 正常排尿便	□ 正常排尿便
活动	□ 正常活动	□ 正常活动	□ 正常活动

时间	手术后	出院
医患 配合	□ 配合腹部检查 □ 配合完善术后检查：如采血、留尿便等	□ 接受出院前指导 □ 知道复查程序 □ 获取出院诊断书
护患配合	□ 配合定时监测生命体征，每日询问大便情况 □ 配合检查腹部 □ 接受输液、服药等治疗 □ 接受进食、进水、排便等生活护理 □ 配合活动，预防皮肤压力伤 □ 注意活动安全，避免坠床或跌倒 □ 配合执行探视及陪伴	□ 接受出院宣教 □ 办理出院手续 □ 获取出院带药 □ 知道服药方法、作用、注意事项 □ 知道复印病历程序
饮食	□ 遵医嘱饮食	□ 遵医嘱饮食
排泄	□ 正常排尿便	□ 正常排尿便
活动	□ 正常适度活动，避免疲劳	□ 正常适度活动，避免疲劳

附：原表单（2016 年版）

第一腕掌关节炎临床路径表单

适用对象：第一诊断为上消化道出血的患者（ICD-10：M18）

患者姓名：		性别： 年龄： 门诊号：		住院号：
住院日期： 年 月 日		出院日期： 年 月 日		标准住院日：7~10 日

时间	住院第 1 天	住院第 2 天	住院第 3 天（手术日前 1 天）
临床诊断与病情评估	□ 临床诊断：第一诊断为第一腕掌关节炎 □ 病情评估：评估患者病情有无明显改变	□ 临床诊断：第一诊断为第一腕掌关节炎 □ 病情评估：评估患者病情有无明显改变	□ 临床诊断：第一诊断为第一腕掌关节炎 □ 病情评估：评估患者病情有无明显改变
主要诊疗工作	□ 询问病史及体格检查 □ 完成病历书写 □ 开化验单及相关检查 □ 上级医师查房及术前评估	□ 上级医师查房确定临床诊断与鉴别诊断 □ 鉴别诊断需要的辅助检查	□ 根据病史、体格检查、平片及 MRI 检查等进行术前讨论，确定手术方案及麻醉方法 □ 根据检查结果对患者的手术风险进行评估 □ 完成必要的相关科室会诊 □ 完成术前准备、术前评估、术前小结、上级医师查房记录等病历书写 □ 签署手术知情同意书、自费用品协议书 □ 向患者及家属交代病情及围术期的注意事项
重点医嘱	长期医嘱： □ 手外科护理常规 □ 二级护理 □ 饮食 □ 患者既往基础用药 临时医嘱： □ 血常规、尿常规 □ 凝血功能 □ 肝肾功能、电解质、血糖 □ 感染性疾病筛查 □ X 线胸片、心电图 □ 腕部 X 线片或 CT 或磁共振检查（根据病情需要决定） □ 请相关科室会诊（根据情况）	长期医嘱： □ 二级护理 □ 饮食 临时医嘱： □ 根据检查结果进行相关的进一步检查或提请相关科室会诊	长期医嘱： □ 二级护理 □ 饮食 □ 临时医嘱： □ 术前医嘱：常规准备明日在臂丛麻醉或全身麻醉下行关节镜下第一腕掌关节成形术或开放性第一腕掌关节成形术或第一腕掌关节融合术或第一腕掌关节置换术 □ 术前禁食、禁水
主要护理工作	□ 核对个人信息，告知医保事宜 □ 入院宣教 □ 安全教育 □ 介绍主管医师和责任护士 □ 晨检注意事项	□ 正确采集及留取标本 □ 辅助检查目的及配合 □ 护理等级评定 □ 术前疼痛评估 □ 做好晨晚间护理	□ 术前常规准备（腕带、对接单）、术区备皮 □ 术前宣教 □ 心理护理 □ 保证良好睡眠

时间	住院第 1 天			住院第 2 天			住院第 3 天（手术日前 1 天）		
病情 变异 记录	□无 □有，原因： 1. 2.			□无 □有，原因： 1. 2.			□无 □有，原因： 1. 2.		
特殊 医嘱									
护士 签名	白班	小夜	大夜	白班	小夜	大夜	白班	小夜	大夜
医师 签名									

时间	住院第 4 天 （手术当日）	住院第 5 天 （术后第 1 日）	住院第 6 天 （术后第 2 日）
临床 诊断 与 病情 评估	□ 临床诊断：第一诊断为第 一腕掌关节炎 □ 病情评估：评估患者病情 有无明显改变	□ 临床诊断：第一诊断为第一 腕掌关节炎 □ 病情评估：评估患者病情 有无明显改变	□ 临床诊断：第一诊断为第一 腕掌关节炎 □ 病情评估：评估患者病情 有无明显改变
主 要 诊 疗 工 作	□ 手术 □ 术者完成手术记录 □ 住院医师完成术后病程记录 □ 上级医师查房 □ 注意患肢肿胀程度、运动 及感觉情况 □ 向患者及家属交代手术过 程概况及术后注意事项 □ 如果有，注意观察外固定 的松紧度等情况	□ 上级医师查房，注意病情变化 □ 完成常规病历书写 □ 注意引流量，根据引流情况 明确是否拔除引流管 □ 注意观察体温 □ 注意患肢肿胀程度、运动及 感觉情况 □ 如果有，注意观察外固定的 松紧度等情况 □ 复查 X 线片	□ 上级医师查房 □ 完成常规病历书写 □ 根据引流情况明确是否拔除 引流管 □ 注意观察体温 □ 注意患肢肿胀程度、运动及 感觉情况 □ 注意伤口情况 □ 如果有，注意观察外固定的 松紧度等情况
重 点 医 嘱	**长期医嘱：** □ 全身麻醉/臂丛麻醉+强化 后护理常规 □ 术后护理常规 □ 特殊疾病护理或一级护理 □ 明日普食、糖尿病饮食、 低盐低脂饮食 **临时医嘱：** □ 心电血压监护、吸氧 □ 补液（根据病情） □ 镇痛	**长期医嘱：** □ 术后护理常规 □ 饮食 □ 一级护理 □ 脱水（根据情况） □ 镇痛药物 □ 理疗 □ 雾化吸入（根据情况） □ 抗凝治疗（根据情况） **临时医嘱：** □ 换药 □ 镇痛	**长期医嘱：** □ 饮食 □ 一级护理 □ 理疗 □ 拔除引流（根据情况） **临时医嘱：** □ 换药（根据情况） □ 补液（根据情况）
主要 护理 工作	□ 常规护理：监测生命体征； 确认禁食、禁水 □ 准确对接患者；安全护理 □ 石膏托护理：保持患肢功 能位 □ 疼痛护理：评估与术前对 照，对症护理，宣教镇痛 方法	□ 饮食指导：禁烟酒，忌生冷 辛辣刺激性食物 □ 管路护理：做好拔管前护理 □ 伤口护理：密切观察伤口敷 料渗出情况 □ 功能锻炼：1~2 周屈伸、外 展、内收、对掌、抓握训练 □ 心理护理	□ 饮食指导：禁烟酒，忌生冷 辛辣刺激性食物 □ 管路护理：做好拔管前护理 □ 伤口护理：密切观察伤口敷 料渗出情况。 □ 功能锻炼：1~2 周屈伸、外 展、内收、对掌、抓握训练 □ 心理护理
病情 变异 记录	□ 无 □ 有，原因： 1. 2.	□ 无 □ 有，原因： 1. 2.	□ 无 □ 有，原因： 1. 2.
特殊 医嘱			
护士 签名	白班 / 小夜 / 大夜	白班 / 小夜 / 大夜	白班 / 小夜 / 大夜
医师 签名			

时间	住院第 7 天	住院第 8 天 （出院前 1 日）	住院第 9 天 （出院当日）
临床 诊断 与 病情 评估	□ 临床诊断：第一诊断为第一 　腕掌关节炎 □ 病情评估：评估患者病情有 　无明显改变	□ 临床诊断：第一诊断为第一 　腕掌关节炎 □ 病情评估：评估患者病情有 　无明显改变	□ 临床诊断：第一诊断为第 　一腕掌关节炎 □ 病情评估：评估患者病情 　有无明显改变
主 要 诊 疗 工 作	□ 上级医师查房 □ 完成常规病历书写 □ 注意观察体温变化 □ 注意患肢肿胀程度、运动及 　感觉情况 □ 注意伤口情况 □ 如果有，注意观察外固定的 　松紧度等情况	□ 上级医师查房，进行手术及 　伤口评估，确定有无手术并 　发症和切口愈合不良情况， 　明确能否出院 □ 完成出院记录、病案首页、 　出院诊断书、病程记录等 □ 向患者交代出院后的注意事 　项，如返院复诊的时间、地 　点，发生紧急情况时的处理等	□ 患者办理出院手续，出院
重 点 医 嘱	**长期医嘱：** □ 手外科术后护理常规 □ 二级护理 □ 饮食 □ 理疗 **临时医嘱：** □ 换药	**出院医嘱：** □ 嘱　日拆线换药（根据出院 　时间决定） □ 如果有，外固定时间 □ 1 个月后门诊复诊 □ 如有不适，随时来诊	
主要 护理 工作	□ 饮食指导：禁烟酒，忌生冷 　辛辣刺激性食物 □ 管路护理：做好拔管前护理 □ 伤口护理：密切观察伤口敷 　料渗出情况 □ 功能锻炼：1~2 周屈伸、外 　展、内收、对掌、抓握训练 □ 心理护理	□ 饮食指导：禁烟酒，忌生冷 　辛辣刺激性食物 □ 管路护理：做好拔管前护理 □ 伤口护理：密切观察伤口敷 　料渗出情况 □ 功能锻炼：1~2 周屈伸、外 　展、内收、对掌、抓握训练 □ 心理护理	□ 功能锻炼：3~4 周拇指肌 　力练习；5 周作业训练 □ 瘢痕护理：告知预防瘢痕 　的意义及方法 □ 告知随诊的意义 □ 告知出院流程
病情 变异 记录	□ 无　□ 有，原因： 1. 2.	□ 无　□ 有，原因： 1. 2.	□ 无　□ 有，原因： 1. 2.
特殊 医嘱			
护士 签名	白班 ｜ 小夜 ｜ 大夜	白班 ｜ 小夜 ｜ 大夜	白班 ｜ 小夜 ｜ 大夜
医师 签名			

第三章

手舟骨骨折临床路径释义

一、手舟骨骨折编码

1. 原编码：

疾病名称及编码：手舟骨骨折（ICD-10：S62.001）

手术操作名称及编码：切开或闭合复位内固定术（ICD-9-CM-3：79.33010）

2. 修改编码：

疾病名称及编码：手舟骨骨折（ICD-10：S62.000）

手术操作名称及编码：开放性复位术伴固定术（ICD-9-CM-3：79.3301）

闭合性复位术伴固定术（ICD-9-CM-3：79.1301）

骨折内固定术（不伴复位）（ICD-9-CM-3：78.5401）

二、临床路径检索方法

S62.0伴（78.5401+79.3301／79.1301）

三、手舟骨骨折临床路径标准住院流程

（一）适用对象

第一诊断为手舟骨骨折（ICD-10：S62.001），行切开或闭合复位内固定术（ICD-9-CM-3：79.33010）。

> **释义**
>
> ■ 适用对象编码参见第一部分。
> ■ 本路径适用的对象为手舟骨骨折需要手术治疗患者。
> ■ 手术治疗方式为开放性复位伴固定术或闭合复位内固定术。

（二）诊断依据

根据《临床诊疗指南·骨科分册》（中华医学会编著，人民卫生出版社，2008），《外科学（下册）》（8年制和7年制教材临床医学专用，第3版，人民卫生出版社，2015）。

1. 病史：外伤史。

2. 体检有明确体征：患手肿胀、疼痛、活动受限。

3. 辅助检查：手部X线片和CT显示手舟骨骨折。

> **释义**
>
> ■ 有时外伤病史可能不明确。
> ■ 体征：局部水肿、触痛；拇指活动受限。

> ■ X 线检查对诊断很重要。X 线检查无法明确诊断时可行 CT、MRI 检查。CT 对关节炎的分期有诊断作用。

（三）进入路径标准

1. 第一诊断必须符合 ICD-10：S62.001 手舟骨骨折疾病编码。
2. 当患者同时具有其他疾病诊断，但在住院期间不需要特殊处理也不影响第一诊断的临床路径流程实施时，可以进入路径。
3. 闭合性手舟骨骨折。
4. 除外病理性骨折。

> **释义**
>
> ■ 症状、体征、病史符合。
> ■ 无手术禁忌证。

（四）标准住院日 7~15 天

> **释义**
>
> ■ 患者入院后，完成常规术前检查和影像学检查 1~4 天，手术 1 天，术后换药，观察伤口 3~5 天。

（五）住院期间的检查项目

1. 必需的检查项目：
（1）血常规、尿常规。
（2）肝肾功能、血电解质、血糖。
（3）凝血功能。
（4）感染性疾病筛查（乙型肝炎、丙型肝炎、艾滋病、梅毒等）。
（5）X 线胸片、心电图。
（6）单腕正侧位片和单腕 CT。
2. 根据患者病情进行的检查项目：
（1）肺功能、超声心动图（老年人或既往有相关病史者）。
（2）对于合并糖尿病的请相关科室调整血糖。
（3）有相关疾病者必要时请相应科室会诊。

> **释义**
>
> ■ 必需的检查项目是了解患者全身情况以评估手术风险的检查，进入路径的患者均需完成。
> ■ CT 检查对于骨折线稳定性判断有帮助。

（六）治疗方案的选择

切开或闭合复位内固定术。

> **释义**
>
> ■ 如果没有移位可以进行闭合复位内固定术。如果移位>1mm，考虑切开复位内固定。

（七）预防性抗菌药物选择与使用时机

术前半小时及术后 24 小时预防应用抗菌药物。

> **释义**
>
> ■ 如果有内固定，需术前半小时及术后不超过 72 小时预防应用抗菌药物，如果切口有红肿的感染迹象，可延长抗菌药物使用时间，需在病历中记载。

（八）手术日

为入院第 3~5 天。

（九）术后恢复 4~15 天

> **释义**
>
> ■ 术后 48 小时内需复查切口，拔除引流，若切口无异常，可适当延长复查间隔。
> ■ 术后两周切口拆除缝线，石膏需制动 4~6 周。
> ■ 指导训练，如需要可转至康复科继续治疗。

（十）出院标准

1. 体温正常，常规化验指标无明显异常。
2. 伤口愈合良好：伤口无感染征象（或可在门诊处理的伤口情况），无皮肤坏死。
3. 没有需要住院处理的并发症和（或）合并症。

> **释义**
>
> ■ 术后第一次复查切口在 48 小时内，术后复查 X 线片，骨折位置良好。
> ■ 皮肤无坏死表现，切口无感染征象即可出院。
> ■ 出院后可在门诊复查切口 1~2 次。

（十一）变异及原因分析

1. 围术期并发症：伤口感染、皮下血肿等造成住院日延长和费用增加。

2. 内科合并症：老年患者常合并基础疾病，如脑血管或心血管病、糖尿病、血栓等，手术可能导致这些疾病加重而需要进一步治疗，从而延长治疗时间，并增加住院费用。

释义

- 如果局部皮肤发红，则需延长住院，每天复查切口直至皮肤恢复正常。
- 内科并发症可以门诊或转科治疗。
- 骨折线位置不同，内固定物选择的类型不同。

四、推荐表单

（一）医师表单

手舟骨骨折临床路径医师表单

适用对象：第一诊断为手舟骨骨折（ICD-10：S62.000）

行开放性复位术伴固定术（ICD-9-CM-3：79.3301），闭合性复位术伴固定术（ICD-9-CM-3：79.1301），骨折内固定术（不伴复位）（ICD-9-CM-3：78.5401）

患者姓名：	性别： 年龄： 门诊号：		住院号：
住院日期：　年　月　日	出院日期：　年　月　日		标准住院日：15 日

时间		住院第 1~3 天（住院日）		住院第 2~4 天（手术日）
主要诊疗工作		□ 询问病史、体格检查、基本诊断 □ 完成入院记录、首次病程记录 □ 上级医师查房，必要时全科会诊，制订手术方案 □ 完成术前三级医师查房及术前小结 □ 向患者及家属交代病情，签署手术知情同意书 □ 完善术前各项检查、术前准备 □ 麻醉师查看患者，签署麻醉知情同意书		□ 完成手术 □ 完成手术记录、术后记录及术后上级医师查房记录 □ 向患者家属交代手术情况及术后注意事项 □ 全身麻醉患者术后送入 ICU 病房，苏醒后返回病房 □ 麻醉师术后随访
重点医嘱	护理级别	□ 长嘱，一级护理，持续性 □ 长嘱，二级护理，持续性 □ 长嘱，三级护理，持续性	护理级别	□ 长嘱，一级护理，持续性 □ 长嘱，二级护理，持续性 □ 长嘱，三级护理，持续性
	膳食选择	□ 长嘱，普食，持续性 □ 长嘱，母乳喂养，持续性 □ 长嘱，糖尿病饮食，持续性 □ 长嘱，低盐低脂糖尿病饮食，持续性 □ 长嘱，流食，持续性 □ 长嘱，半流食，持续性	膳食选择	□ 长嘱，普食，持续性 □ 长嘱，母乳喂养，持续性 □ 长嘱，糖尿病饮食，持续性 □ 长嘱，低盐低脂糖尿病饮食，持续性 □ 长嘱，流食，持续性 □ 长嘱，半流食，持续性
	术前检验	□ 临嘱，急检血细胞分析+超敏 C 反应，共 1 次，一次性 □ 临嘱，血凝分析（急检），共 1 次，一次性 □ 临嘱，急检传染病抗体检测，共 1 次，一次性 □ 临嘱，急检血糖，共 1 次，一次性	手术申请医嘱	□ 临嘱，手术申请，共 1 次，一次性 □ 临嘱，拟明日在全身麻醉下行手舟骨骨折切开复位内固定术 □ 临嘱，拟明日在臂丛麻醉下行畸形矫正术 □ 临嘱，术晨禁食、禁水 □ 临嘱，术区备皮 □ 临嘱，地西泮注射液（2ml：10mg×10 支），每次 2ml，共 1 支，一次性 □ 临嘱，地西泮注射液（2ml：10mg×10 支），每次 0.5ml，共 1 支，一次性 □ 临嘱，硫酸阿托品注射液（1ml：0.5mg），每次 1ml，共 1 支，一次性 □ 临嘱，硫酸阿托品注射液（1ml：0.5mg），每次 0.3ml，共 1 支，一次性 □ 临嘱，导尿（进口），共 1 次，一次性

续　表

时间		住院第1~3天（住院日）		住院第2~4天（手术日）
重点医嘱	术前常规检查	□ 临嘱，血细胞分析（五分类），共1次，一次性 □ 临嘱，血凝分析，共1次，一次性 □ 临嘱，传染病综合抗体，共1次，一次性 □ 临嘱，尿常规分析，共1次，一次性 □ 临嘱，肝肾糖脂组合，共1次，一次性	抗菌药物试敏	□ 临嘱，头孢替唑钠皮试，共1次，一次性 □ 临嘱，青霉素钠皮试，共1次，一次性 □ 临嘱，磺苄西林钠皮试，共1次，一次性
	电诊检查	□ 临嘱，常规心电图检查（电），共1次，一次性 □ 临嘱，床头常规心电图检查，共1次，一次性	术后医嘱	□ 长嘱，术后医嘱，持续性
	影像学检查	□ 临嘱，上肢摄影（门诊），共1次，一次性 □ 临嘱，上肢摄影（门诊），共1次，一次性 □ 临嘱，下肢摄影（门诊），共1次，一次性 □ 临嘱，下肢摄影（门诊），共1次，一次性 □ 临嘱，胸腹部摄影（门诊），共1次，一次性 □ 临嘱，上肢摄影（门诊），共1次，一次性 □ 临嘱，上肢摄影（门诊），共1次，一次性 □ 临嘱，上肢CT（门诊楼），共1次，一次性 □ 临嘱，上肢CT（门诊楼），共1次，一次性	术后护理等级	□ 长嘱，一级护理，持续性 □ 长嘱，二级护理，持续性 □ 长嘱，三级护理，持续性
	手术申请医嘱	□ 临嘱，手术申请，共1次，一次性 □ 临嘱，拟明日在全身麻醉下行手舟骨骨折切开复位内固定术 □ 临嘱，拟明日在臂丛麻醉下行手舟骨骨折切开复位内固定术 □ 临嘱，拟急诊在臂丛麻醉下行手舟骨骨折切开复位内固定术 □ 临嘱，拟急诊在局部麻醉下行手舟骨骨折切开复位内固定术 □ 临嘱，拟明日在局部麻醉下行掌骨骨折切开复位内固定术 □ 临嘱，术晨禁食、禁水 □ 临嘱，术区备皮 □ 临嘱，地西泮注射液（2ml：10mg×10支），每次2ml，共1支，一次性 □ 临嘱，地西泮注射液（2ml：10mg×10支），每次0.5ml，共1支，一次性 □ 临嘱，硫酸阿托品注射液（1ml：0.5mg），每次1ml，共1支，一次性 □ 临嘱，硫酸阿托品注射液（1ml：0.5mg），每次0.3ml，共1支，一次性 □ 临嘱，导尿（进口），共1次，一次性	术后膳食选择	□ 长嘱，普食，持续性 □ 长嘱，禁食、禁水，持续性 □ 长嘱，母乳喂养，持续性 □ 长嘱，流食，持续性 □ 长嘱，半流食，持续性 □ 长嘱，糖尿病饮食，持续性 □ 长嘱，低盐低脂糖尿病饮食，持续性

续　表

时间		住院第 1~3 天（住院日）		住院第 2~4 天（手术日）
重点医嘱	抗菌药物试敏	□ 临嘱，头孢替唑钠皮试，共 1 次，一次性 □ 临嘱，青霉素钠皮试，共 1 次，一次性 □ 临嘱，磺苄西林钠皮试，共 1 次，一次性	术后复查	□ 临嘱，5%葡萄糖注射液（100ml：5g），每次 100ml，共 3 袋，每天上午 1 次 □ 临嘱，注射用门冬氨酸阿奇霉素（0.25g），每次 0.5g，共 6 瓶，每天上午 1 次 □ 临嘱，0.9%氯化钠注射液（250ml：2.25g/袋），每次 2502ml，共 22 袋，每天 2 次 □ 临嘱，注射用青霉素钠（160 万 U），每次 800 万 U，共 10 支，每天 2 次 □ 临嘱，0.9%氯化钠注射液（250ml：2.25g/袋），每次 2502ml，共 22 袋，每天 2 次 □ 临嘱，注射用青霉素钠（160 万 U），每次 800 万 U，共 10 支，每天 2 次 □ 临嘱，0.9%氯化钠注射液（250ml：2.25g），每次 250ml，共 2 袋，每天 2 次 □ 临嘱，注射用头孢替唑钠（0.5g），每次 2g，共 8 支，每天 2 次 □ 临嘱，0.9%氯化钠注射液（250ml：2.25g/袋），每次 250ml，共 4 袋，每天 2 次 □ 临嘱，注射用磺苄西林钠（1g/支），每次 2g，共 8 支，每天 2 次 □ 临嘱，0.9%氯化钠注射液（250ml：2.25g/袋），每次 250ml，共 2 袋，每天上午 1 次 □ 临嘱，克林霉素磷酸酯注射液（10ml：0.9g），每次 1.8g，共 4 支，每天上午 1 次
	术前预防用药	□ 临嘱，0.9%氯化钠注射液（250ml：2.25g/袋），每次 250ml，共 2 袋，每天 2 次 □ 临嘱，注射用磺苄西林钠（1g/支），每次 2g，共 4 支，每天 2 次 □ 临嘱，0.9%氯化钠注射液（250ml：2.25g/袋），每次 250ml，共 2 袋，一次性 □ 临嘱，注射用头孢替唑钠（0.5g），每次 2g，共 8 支，一次性 □ 临嘱，0.9%氯化钠注射液（250ml：2.25g/袋），每次 250ml，共 1 袋，一次性 □ 临嘱，克林霉素磷酸酯注射液（10ml：0.9g），每次 1.8g，共 2 支，一次性	术后消肿	□ 长嘱，参芎葡萄糖注射液（100ml/瓶），每次 100ml，每天 2 次 □ 长嘱，5%葡萄糖注射液（250ml：12.5g），每次 250ml，每天 1 次 □ 长嘱，大株红景天注射液（5ml/支），每次 10ml，每天 1 次 □ 长嘱，0.9%氯化钠注射液（250ml：2.25g/袋），每次 250ml，每天 1 次 □ 长嘱，大株红景天注射液（5ml/支），每次 10ml，每天 1 次
			促进骨折愈合	□ 长嘱，0.9%氯化钠注射液（250ml：2.25g/袋），每次 250ml，每天上午 1 次 □ 长嘱，骨瓜提取物注射液（5ml：25mg/支），每次 100mg，每天上午 1 次
医师签名				

时间	住院第 3~7 天		住院第 6~15 天	
主要诊疗工作	□ 上级医师查房并做手术效果及术后恢复情况评估 □ 完成术后各级医师查房记录及术后病程记录 □ 完成术后每日换药工作 □ 观察有无术后及麻醉后并发症的出现		□ 上级医师查房，并观察手术切口愈合情况及有无并发症的出现 □ 完成术后各级医师查房记录及病程记录 □ 完成每日换药工作	
重点医嘱	术后护理等级	□ 长嘱，一级护理，持续性 □ 长嘱，二级护理，持续性 □ 长嘱，三级护理，持续性	术后等级护理	□ 长嘱，一级护理，持续性 □ 长嘱，二级护理，持续性 □ 长嘱，三级护理，持续性
	术后膳食选择	□ 长嘱，普食，持续性 □ 长嘱，禁食、禁水，持续性 □ 长嘱，母乳喂养，持续性 □ 长嘱，流食，持续性 □ 长嘱，半流食，持续性 □ 长嘱，糖尿病饮食，持续性 □ 长嘱，低盐低脂糖尿病饮食，持续性	术后膳食选择	□ 长嘱，普食，持续性 □ 长嘱，母乳喂养，持续性 □ 长嘱，糖尿病饮食，持续性 □ 长嘱，低盐低脂糖尿病饮食，持续性 □ 长嘱，流食，持续性 □ 长嘱，半流食，持续性
	术后抗菌药物应用	□ 长嘱，0.9% 氯化钠注射液（100ml：0.9g），每次 100ml，每天 2 次 □ 长嘱，注射用头孢替唑钠（0.75g），每次 0.75g，每天 2 次 □ 长嘱，0.9% 氯化钠注射液（250ml：2.25g），每次 250ml，每天 2 次 □ 长嘱，注射用头孢替唑钠（0.75g），每次 1.5g，每天 2 次 □ 长嘱，5% 葡萄糖注射液（100ml：5g），每次 100ml，每天上午 1 次 □ 长嘱，注射用门冬氨酸阿奇霉素（0.25g），每次 0.25g，每天上午 1 次 □ 长嘱，5% 葡萄糖注射液（250ml：12.5g），每次 250ml，每天上午 1 次 □ 长嘱，注射用门冬氨酸阿奇霉素（0.25g），每次 0.5g，每天上午 1 次 □ 长嘱，0.9% 氯化钠注射液（100ml：0.9g），每次 100ml，每天 2 次 □ 长嘱，注射用青霉素钠（160 万 U），每次 320 万 U，每天 2 次 □ 长嘱，0.9% 氯化钠注射液（250ml：2.25g），每次 250ml，每天 2 次 □ 长嘱，注射用青霉素钠（160 万 U），每次 800 万 U，每天 2 次	术后抗菌药物应用	□ 长嘱，0.9% 氯化钠注射液（100ml：0.9g），每次 100ml，每天 2 次 □ 长嘱，注射用头孢替唑钠（0.75g），每次 .75g，每天 2 次 □ 长嘱，0.9% 氯化钠注射液（250ml：2.25g），每次 250ml，每天 2 次 □ 长嘱，注射用头孢替唑钠（0.75g），每次 1.5g，每天 2 次 □ 长嘱，5% 葡萄糖注射液（100ml：5g），每次 100ml，每天上午 1 次 □ 长嘱，注射用门冬氨酸阿奇霉素（0.25g），每次 0.25g，每天上午 1 次 □ 长嘱，5% 葡萄糖注射液（250ml：12.5g），每次 250ml，每天上午 1 次 □ 长嘱，注射用门冬氨酸阿奇霉素（0.25g），每次 0.5g，每天上午 1 次 □ 长嘱，0.9% 氯化钠注射液（100ml：0.9g），每次 100ml，每天 2 次 □ 长嘱，注射用青霉素钠（160 万 U），每次 320 万 U，每天 2 次 □ 长嘱，0.9% 氯化钠注射液（250ml：2.25g），每次 250ml，每天 2 次 □ 长嘱，注射用青霉素钠（160 万 U），每次 800 万 U，每天 2 次
	换药	□ 临嘱，特大换药，每次 1 次，共 1 次，一次性 □ 临嘱，石膏拆除术，共 1 次，一次性	换药	□ 临嘱，特大换药，每次 1 次，共 1 次，一次性 □ 临嘱，石膏拆除术，共 1 次，一次性
			通知出院	□ 临嘱，通知出院，共 1 次，一次性
医师签名				

（二）护士表单

手舟骨骨折临床路径护士表单

适用对象：第一诊断为手舟骨骨折（ICD-10：S62.000）

行开放性复位术伴固定术（ICD-9-CM-3：79.3301），闭合性复位术伴固定术（ICD-9-CM-3：79.1301），骨折内固定术（不伴复位）（ICD-9-CM-3：78.5401）

患者姓名：	性别：	年龄：	门诊号：	住院号：
住院日期： 年 月 日	出院日期： 年 月 日		标准住院日：15 日	

时间	住院第 1~3 天（住院日）	住院第 2~4 天（手术日）
主要护理工作	□ 护士接诊，监测生命体征、建立入院病理 □ 进行入院宣教，向患者本人及家属交代临床路径，并交代相关注意事项 □ 完成术前各项常规检查 □ 做术前准备	□ 术前生命体征测量 □ 佩戴腕带，看护患者由手术室护理人员接入手术室 □ 患者安返病房后接患者，监测生命体征 □ 术后心理和生活护理
病情变异记录	□ 无 □ 有，原因： 1. 2.	□ 无 □ 有，原因： 1. 2.
护士签名		
医师签名		

时间	住院第 3~7 天	住院第 6~15 天
主要护理工作	□ 护士接诊，监测生命体征、建立入院病理 □ 进行入院宣教，向患者本人及家属交代临床路径，并交代相关注意事项 □ 完成术前各项常规检查 □ 做术前准备	□ 术前生命体征测量 □ 佩戴腕带，看护患者由手术室护理人员接入手术室 □ 患者安返病房后接患者，监测生命体征 □ 术后心理和生活护理
病情变异记录	□ 无 □ 有，原因： 1. 2.	□ 无 □ 有，原因： 1. 2.
护士签名		
医师签名		

（三）患者表单

手舟骨骨折临床路径患者表单

适用对象：第一诊断为手舟骨骨折（ICD-10：S62.000）

行开放性复位术伴固定术（ICD-9-CM-3：79.3301），闭合性复位术伴固定术（ICD-9-CM-3：79.1301），骨折内固定术（不伴复位）（ICD-9-CM-3：78.5401）

患者姓名：	性别： 年龄： 门诊号：	住院号：
住院日期： 年 月 日	出院日期： 年 月 日	标准住院日：15 日

时间	入院	术前	手术当天
医患配合	□ 配合询问病史、收集资料，请务必详细告知既往史、用药史、过敏史 □ 配合进行体格检查 □ 有任何不适请告知医师	□ 配合完善胃镜检查前相关检查、化验，如采血、留尿、心电图、X 线胸片 □ 医师与患者及家属介绍病情及胃镜检查谈话、胃镜检查前签字	□ 配合完善相关检查、化验，如采血、留尿、胃镜 □ 配合医师摆好检查体位
护患配合	□ 配合测量体温、脉搏、呼吸3 次，血压、体重1 次 □ 配合完成入院护理评估（简单询问病史、过敏史、用药史） □ 接受入院宣教（环境介绍、病室规定、订餐制度、贵重物品保管等） □ 配合执行探视和陪伴制度 □ 有任何不适请告知护士	□ 配合测量体温、脉搏、呼吸3 次，询问大便1 次 □ 接受胃镜检查前宣教 □ 接受饮食宣教 □ 接受药物宣教	□ 配合测量体温、脉搏、呼吸3 次，询问大便1 次 □ 送内镜中心前，协助完成核对，带齐影像资料及用药 □ 返回病房后，配合接受生命体征的监测 □ 配合检查意识（全身麻醉者） □ 配合缓解疼痛 □ 接受胃镜检查后宣教 □ 接受饮食宣教：胃镜当天禁食 □ 接受药物宣教 □ 有任何不适请告知护士
饮食	□ 遵医嘱饮食	□ 遵医嘱饮食	□ 胃镜检查前禁食、禁水 □ 胃镜检查后，根据医嘱2 小时后试饮水，无恶心、呕吐可进少量流食或者半流食
排泄	□ 正常排尿便	□ 正常排尿便	□ 正常排尿便
活动	□ 正常活动	□ 正常活动	□ 正常活动

时间	手术后	出院
医患配合	□ 配合腹部检查 □ 配合完善术后检查：如采血、留尿便等	□ 接受出院前指导 □ 知道复查程序 □ 获取出院诊断书
护患配合	□ 配合定时监测生命体征、每日询问大便 □ 配合检查腹部 □ 接受输液、服药等治疗 □ 接受进食、进水、排便等生活护理 □ 配合活动，预防皮肤压力伤 □ 注意活动安全，避免坠床或跌倒 □ 配合执行探视及陪伴	□ 接受出院宣教 □ 办理出院手续 □ 获取出院带药 □ 知道服药方法、作用、注意事项 □ 知道复印病历程序
饮食	□ 遵医嘱饮食	□ 遵医嘱饮食
排泄	□ 正常排尿便	□ 正常排尿便
活动	□ 正常适度活动，避免疲劳	□ 正常适度活动，避免疲劳

附：原表单（2016 年版）

手舟骨骨折临床路径表单

适用对象：第一诊断为手舟骨骨折（ICD-10：S62.001）

行切开或闭合复位内固定术（ICD-9-CM-3：79.33010）

患者姓名：	性别：	年龄：	门诊号：	住院号：
住院日期： 年 月 日	出院日期： 年 月 日			标准住院日：15 日

时间		住院第 1~3 天（住院日）		住院第 2~4 天（手术日）
主要诊疗工作		□ 询问病史、体格检查、基本诊断 □ 完成入院记录、首次病程记录 □ 上级医师查房，必要时全科会诊，制订手术方案 □ 完成术前三级医师查房及术前小结 □ 向患者及家属交代病情，签署手术知情同意书 □ 完善术前各项检查，术前准备 □ 麻醉师查看患者，签署麻醉知情同意书		□ 完成手术 □ 完成手术记录、术后记录及术后上级医师查房记录 □ 向患者家属交代手术情况及术后注意事项 □ 全身麻醉患者术后送入 ICU 病房，苏醒后返回病房 □ 麻醉师术后随访
重点医嘱	护理级别	□ 长嘱，一级护理，持续性 □ 长嘱，二级护理，持续性 □ 长嘱，三级护理，持续性	护理级别	□ 长嘱，一级护理，持续性 □ 长嘱，二级护理，持续性 □ 长嘱，三级护理，持续性
	膳食选择	□ 长嘱，普食，持续性 □ 长嘱，母乳喂养，持续性 □ 长嘱，糖尿病饮食，持续性 □ 长嘱，低盐低脂糖尿病饮食，持续性 □ 长嘱，流食，持续性 □ 长嘱，半流食，持续性	膳食选择	□ 长嘱，普食，持续性 □ 长嘱，母乳喂养，持续性 □ 长嘱，糖尿病饮食，持续性 □ 长嘱，低盐低脂糖尿病饮食，持续性 □ 长嘱，流食，持续性 □ 长嘱，半流食，持续性
	术前检验	□ 临嘱，急检血细胞分析+超敏 C 反应，共 1 次，一次性 □ 临嘱，血凝分析（急检），共 1 次，一次性 □ 临嘱，急检传染病抗体检测，共 1 次，一次性 □ 临嘱，急检血糖，共 1 次，一次性	手术申请医嘱	□ 临嘱，手术申请，共 1 次，一次性 □ 临嘱，拟明日在全身麻醉下行手舟骨骨折切开复位内固定术 □ 临嘱，拟明日在臂丛麻醉下行畸形矫正术 □ 临嘱，术晨禁食、禁水 □ 临嘱，术区备皮 □ 临嘱，地西泮注射液（2ml：10mg×10支），每次 2ml，共 1 支，一次性 □ 临嘱，地西泮注射液（2ml：10mg×10支），每次 0.5ml，共 1 支，一次性 □ 临嘱，硫酸阿托品注射液（1ml：0.5mg），每次 1ml，共 1 支，一次性 □ 临嘱，硫酸阿托品注射液（1ml：0.5mg），每次 0.3ml，共 1 支，一次性 □ 临嘱，导尿（进口），共 1 次，一次性

续　表

时间		住院第1~3天（住院日）		住院第2~4天（手术日）
重点医嘱	术前常规检查	□ 临嘱，血细胞分析（五分类），共1次，一次性 □ 临嘱，血凝分析，共1次，一次性 □ 临嘱，传染病综合抗体，共1次，一次性 □ 临嘱，尿常规分析，共1次，一次性 □ 临嘱，肝肾糖脂组合，共1次，一次性	抗菌药物试敏	□ 临嘱，头孢替唑钠皮试，共1次，一次性 □ 临嘱，青霉素钠皮试，共1次，一次性 □ 临嘱，磺苄西林钠皮试，共1次，一次性
	电诊检查	□ 临嘱，常规心电图检查（电），共1次，一次性 □ 临嘱，床头常规心电图检查，共1次，一次性	术后医嘱	□ 长嘱，术后医嘱，持续性
	影像学检查	□ 临嘱，上肢摄影（门诊），共1次，一次性 □ 临嘱，上肢摄影（门诊），共1次，一次性 □ 临嘱，下肢摄影（门诊），共1次，一次性 □ 临嘱，下肢摄影（门诊），共1次，一次性 □ 临嘱，胸腹部摄影（门诊），共1次，一次性 □ 临嘱，上肢摄影（门诊），共1次，一次性 □ 临嘱，上肢摄影（门诊），共1次，一次性 □ 临嘱，上肢CT（门诊楼），共1次，一次性 □ 临嘱，上肢CT（门诊），共1次，一次性	术后护理等级	□ 长嘱，一级护理，持续性 □ 长嘱，二级护理，持续性 □ 长嘱，三级护理，持续性
	手术申请医嘱	□ 临嘱，手术申请，共1次，一次性 □ 临嘱，拟明日在全身麻醉下行手舟骨骨折切开复位内固定术 □ 临嘱，拟明日在臂丛麻醉下行手舟骨骨折切开复位内固定术 □ 临嘱，拟急诊在臂丛麻醉下行手舟骨骨折切开复位内固定术 □ 临嘱，拟急诊在局部麻醉下行手舟骨骨折切开复位内固定术 □ 临嘱，拟明日在局部麻醉下行掌骨骨折切开复位内固定术 □ 临嘱，术晨禁食、禁水 □ 临嘱，术区备皮 □ 临嘱，地西泮注射液（2ml：10mg×10支），每次2ml，共1支，一次性 □ 临嘱，地西泮注射液（2ml：10mg×10支），每次0.5ml，共1支，一次性 □ 临嘱，硫酸阿托品注射液（1ml：0.5mg），每次1ml，共1支，一次性 □ 临嘱，硫酸阿托品注射液（1ml：0.5mg），每次0.3ml，共1支，一次性 □ 临嘱，导尿（进口），共1次，一次性	术后膳食选择	□ 长嘱，普食，持续性 □ 长嘱，禁食、禁水，持续性 □ 长嘱，母乳喂养，持续性 □ 长嘱，流食，持续性 □ 长嘱，半流食，持续性 □ 长嘱，糖尿病饮食，持续性 □ 长嘱，低盐低脂糖尿病饮食，持续性

续　表

时间	住院第 1~3 天（住院日）		住院第 2~4 天（手术日）
重点医嘱	抗菌药物试敏	□ 临嘱，头孢替唑钠皮试，共 1 次，一次性 □ 临嘱，青霉素钠皮试，共 1 次，一次性 □ 临嘱，磺苄西林钠皮试，共 1 次，一次性	术后复查	□ 临嘱，5%葡萄糖注射液（100ml：5g），每次 100ml，共 3 袋，每天上午 1 次 □ 临嘱，注射用门冬氨酸阿奇霉素（0.25g），每次 0.5g，共 6 瓶，每天上午 1 次 □ 临嘱，0.9%氯化钠注射液（250ml：2.25g/袋），每次 2502ml，共 22 袋，每天 2 次 □ 临嘱，注射用青霉素钠（160 万 U），每次 800 万 U，共 10 支，每天 2 次 □ 临嘱，0.9%氯化钠注射液（250ml：2.25g/袋），每次 2502ml，共 22 袋，每天 2 次 □ 临嘱，注射用青霉素钠（160 万 U），每次 800 万 U，共 10 支，每天 2 次 □ 临嘱，0.9%氯化钠注射液（250ml：2.25g），每次 250ml，共 2 袋，每天 2 次 □ 临嘱，注射用头孢替唑钠（0.5g），每次 2g，共 8 支，每天 2 次 □ 临嘱，0.9%氯化钠注射液（250ml：2.25g/袋），每次 250ml，共 4 袋，每天 2 次 □ 临嘱，注射用磺苄西林钠（1g/支），每次 2g，共 8 支，每天 2 次 □ 临嘱，0.9%氯化钠注射液（250ml：2.25g/袋），每次 250ml，共 2 袋，每天上午 1 次 □ 临嘱，克林霉素磷酸酯注射液（10ml：0.9g），每次 1.8g，共 4 支，每天上午 1 次
	术前预防用药	□ 临嘱，0.9%氯化钠注射液（250ml：2.25g/袋），每次 250ml，共 2 袋，每天 2 次 □ 临嘱，注射用磺苄西林钠（1g/支），每次 2g，共 4 支，每天 2 次 □ 临嘱，0.9%氯化钠注射液（250ml：2.25g/袋），每次 250ml，共 2 袋，一次性 □ 临嘱，注射用头孢替唑钠（0.5g），每次 2g，共 8 支，一次性 □ 临嘱，0.9%氯化钠注射液（250ml：2.25g/袋），每次 250ml，共 1 袋，一次性 □ 临嘱，克林霉素磷酸酯注射液（10ml：0.9g），每次 1.8g，共 2 支，一次性	术后消肿	□ 长嘱，参芎葡萄糖注射液（100ml/瓶），每次 100ml，每天 2 次 □ 长嘱，5%葡萄糖注射液（250ml：12.5g），每次 250ml，每天 1 次 □ 长嘱，大株红景天注射液（5ml/支），每次 10ml，每天 1 次 □ 长嘱，0.9%氯化钠注射液（250ml：2.25g/袋），每次 250ml，每天 1 次 □ 长嘱，大株红景天注射液（5ml/支），每次 10ml，每天 1 次
			促进骨折愈合	□ 长嘱，0.9%氯化钠注射液（250ml：2.25g/袋），每次 250ml，每天上午 1 次 □ 长嘱，骨瓜提取物注射液（5ml：25mg/支），每次 100mg，每天上午 1 次

续　表

时间	住院第1~3天（住院日）	住院第2~4天（手术日）
主要 护理 工作	□ 护士接诊，监测生命体征、建立入院病理 □ 进行入院宣教，向患者本人及家属交代临床路径， 　并交代相关注意事项 □ 完成术前各项常规检查 □ 做术前准备	□ 术前生命体征监测 □ 佩戴腕带，看护患者由手术室护理人员接 　入手术室 □ 患者安返病房后接患者，监测生命体征 □ 术后心理和生活护理
病情 变异 记录	□ 无　□ 有，原因： 1. 2.	□ 无　□ 有，原因： 1. 2.
护士 签名		
医师 签名		

时间		住院第 3~7 天	住院第 6~15 天
主要诊疗工作		□ 上级医师查房并做手术效果及术后恢复情况评估 □ 完成术后各级医师查房记录及术后病程记录 □ 完成术后每日换药工作 □ 观察有无术后及麻醉后并发症的出现	□ 上级医师查房，并观察手术切口愈合情况及有无并发症的出现 □ 完成术后各级医师查房记录及病程记录 □ 完成每日换药工作
重点医嘱	术后护理等级	□ 长嘱，一级护理，持续性 □ 长嘱，二级护理，持续性 □ 长嘱，三级护理，持续性	术后等级护理 □ 长嘱，一级护理，持续性 □ 长嘱，二级护理，持续性 □ 长嘱，三级护理，持续性
	术后膳食选择	□ 长嘱，普食，持续性 □ 长嘱，禁食、禁水，持续性 □ 长嘱，母乳喂养，持续性 □ 长嘱，流食，持续性 □ 长嘱，半流食，持续性 □ 长嘱，糖尿病饮食，持续性 □ 长嘱，低盐低脂糖尿病饮食，持续性	术后膳食选择 □ 长嘱，普食，持续性 □ 长嘱，母乳喂养，持续性 □ 长嘱，糖尿病饮食，持续性 □ 长嘱，低盐低脂糖尿病饮食，持续性 □ 长嘱，流食，持续性 □ 长嘱，半流食，持续性
	术后抗菌药物应用	□ 长嘱，0.9%氯化钠注射液（100ml：0.9g），每次100ml，每天2次 □ 长嘱，注射用头孢替唑钠（0.75g），每次0.75g，每天2次 □ 长嘱，0.9%氯化钠注射液（250ml：2.25g），每次250ml，每天2次 □ 长嘱，注射用头孢替唑钠（0.75g），每次1.5g，每天2次 □ 长嘱，5%葡萄糖注射液（100ml：5g），每次100ml，每天上午1次 □ 长嘱，注射用门冬氨酸阿奇霉素（0.25g），每次0.25g，每天上午1次 □ 长嘱，5%葡萄糖注射液（250ml：12.5g），每次250ml，每天上午1次 □ 长嘱，注射用门冬氨酸阿奇霉素（0.25g），每次0.5g，每天上午1次 □ 长嘱，0.9%氯化钠注射液（100ml：0.9g），每次100ml，每天2次 □ 长嘱，注射用青霉素钠（160万U），每次320万U，每天2次 □ 长嘱，0.9%氯化钠注射液（250ml：2.25g），每次250ml，每天2次 □ 长嘱，注射用青霉素钠（160万U），每次800万U，每天2次	术后抗菌药物应用 □ 长嘱，0.9%氯化钠注射液（100ml：0.9g），每次100ml，每天2次 □ 长嘱，注射用头孢替唑钠（0.75g），每次0.75g，每天2次 □ 长嘱，0.9%氯化钠注射液（250ml：2.25g），每次250ml，每天2次 □ 长嘱，注射用头孢替唑钠（0.75g），每次1.5g，每天2次 □ 长嘱，5%葡萄糖注射液（100ml：5g），每次100ml，每天上午1次 □ 长嘱，注射用门冬氨酸阿奇霉素（0.25g），每次0.25g，每天上午1次 □ 长嘱，5%葡萄糖注射液（250ml：12.5g），每次250ml，每天上午1次 □ 长嘱，注射用门冬氨酸阿奇霉素（0.25g），每次0.5g，每天上午1次 □ 长嘱，0.9%氯化钠注射液（100ml：0.9g），每次100ml，每天2次 □ 长嘱，注射用青霉素钠（160万U），每次320万U，每天2次 □ 长嘱，0.9%氯化钠注射液（250ml：2.25g），每次250ml，每天2次 □ 长嘱，注射用青霉素钠（160万U），每次800万U，每天2次
	换药	□ 临嘱，特大换药，每次1次，共1次，一次性 □ 临嘱，石膏拆除术，共1次，一次性	换药 □ 临嘱，特大换药，每次1次，共1次，一次性 □ 临嘱，石膏拆除术，共1次，一次性
			通知出院 □ 临嘱，通知出院，共1次，一次性

续　表

时间	住院第 3~7 天	住院第 6~15 天
主要护理工作	□ 护士接诊，监测生命体征、建立入院病理 □ 进行入院宣教，向患者本人及家属交代临床路径，并交代相关注意事项 □ 完成术前各项常规检查 □ 做术前准备	□ 术前生命体征监测 □ 佩戴腕带，看护患者由手术室护理人员接入手术室 □ 患者安返病房后接患者，监测生命体征 □ 术后心理和生活护理
病情变异记录	□ 无　□ 有，原因： 1. 2.	□ 无　□ 有，原因： 1. 2.
护士签名		
医师签名		

第四章

新鲜稳定型舟骨骨折临床路径释义

一、新鲜稳定型舟骨近端骨折编码

1. 原编码：

疾病名称及编码：新鲜稳定型舟骨近端骨折（ICD-10：S62.001）

手术操作名称及编码：腕骨骨折开放性复位术伴固定术（ICD-9-CM-3：79.331）

2. 修改编码：

疾病名称及编码：稳定型舟骨近端骨折（ICD-10：S62.0）

手术操作名称及编码：腕骨骨折开放性复位术伴固定术（ICD-9-CM-3：79.3301）

腕骨内固定术（ICD-9-CM-3：78.5401）

二、临床路径检索方法

S62.0 伴（78.5401+79.3301）

三、新鲜稳定型舟骨近端骨折临床路径标准住院流程

（一）适用对象

第一诊断为新鲜稳定型舟骨近端骨折（ICD-10：S62.001）。

行腕骨骨折开放性复位术伴固定术（ICD-9-CM-3：79.331）。

> **释义**
>
> ■ 适用对象编码参见第一部分。
>
> ■ 本路径适用的对象为需要舟骨近端骨折。
>
> ■ 手术治疗方式为开放性复位伴固定术

（二）诊断依据

根据《格林手外科手术学》（北京积水潭译，第6版，人民军医出版社，2012）。

1. 病史：外伤史。

2. 体格检查：患侧腕部肿胀、疼痛、活动受限。

3. 辅助检查：X线平片、CT检查。

> **释义**
>
> ■ 有时外伤病史可能不明确。
>
> ■ 体征：局部水肿、触痛；拇指活动受限。
>
> ■ X线检查对诊断很重要。X线检查无法明确诊断时，可行CT、MRI检查。CT
> 对关节炎的分期有诊断作用。

（三）治疗方案的选择及依据

根据《格林手外科手术学》（北京积水潭译，第 6 版，人民军医出版社，2012）。

无移位的可经皮或切开内固定。

> **释义**
>
> ■ 症状、体征、病史符合。
> ■ 无手术禁忌证。

（四）标准住院日为 7~9 天

> **释义**
>
> ■ 患者入院后，完成常规术前检查和影像学检查 1~4 天，手术 1 天，术后换药，观察伤口 3~5 天。

（五）进入路径标准

1. 第一诊断必须符合新鲜稳定型舟骨近端骨折（ICD-10：S62.001）。
2. 外伤引起的单纯的、新鲜的、稳定的舟骨骨折。
3. 除外病理性骨折。
4. 除外合并其他部位的骨折和损伤。
5. 除外对舟骨骨折手术治疗有较大影响的疾病（如心脑血管疾病）。
6. 需要进行手术治疗。

（六）术前准备（术前评估）2~3 天

所必需的检查项目：

1. 血常规、血型、尿常规+镜检、电解质检查、肝肾功能、凝血功能检查、感染性疾病筛查。
2. 胸部 X 线片、心电图。
3. X 线平片、腕部 CT 检查。
4. 其他根据病情需要而定：如血气分析、肺功能检查、超声心动图、动态心电图、双下肢血管彩色超声。

> **释义**
>
> ■ 必需的检查项目是了解患者全身情况以评估手术风险的检查，进入路径的患者均需完成。
> ■ CT 对于骨折线稳定性判断有帮助。

（七）预防性抗菌药物选择与使用时机

1. 按《抗菌药物临床应用指导原则（2015 年版）》（国卫办医发〔2015〕43 号）选择用药。

2. 预防性用药时间为术前 30 分钟。

3. 手术超时 3 小时加用 1 次。

4. 术中出血量>1500ml 时加用 1 次。

5. 术后 3 天内停止使用预防性抗菌药物，可根据患者切口、体温等情况适当延长使用时间。

> **释义**
>
> ■ 如果有内固定，需术前半小时及术后不超过 72 小时预防应用抗菌药物，如果切口有红肿的感染迹象，可延长抗菌药物使用时间，需在病历中记载。

（八）手术日为入院第 3~4 天

1. 麻醉方式：臂丛麻醉或全身麻醉。

2. 手术方式：舟骨骨折内固定术。

3. 手术内固定物：空心加压螺钉。

4. 术中用药：麻醉用药、抗菌药。

5. 输血：根据出血情况。

（九）术后住院恢复 4~6 天

1. 必需复查的项目：血常规、凝血功能、X 线检查。

2. 必要时复查的项目：电解质、肝肾功能、CT。

3. 术后用药：

（1）抗菌药物：按《抗菌药物临床应用指导原则（2015 年版）》（国卫办医发〔2015〕43 号）执行。

（2）其他对症药物：消肿、镇痛等药物。

4. 保护下功能锻炼。

> **释义**
>
> ■ 术后 48 小时内需复查切口，拔除引流，若切口无异常，可适当延长复查间隔。
>
> ■ 术后 2 周切口拆除缝线，石膏需制动 4~6 周。
>
> ■ 指导训练，可需要转至康复科继续治疗

（十）出院标准（围绕一般情况、切口情况、第一诊断转归）

1. 体温正常、常规化验无明显异常。

2. X 线片证实复位固定符合标准。

3. 切口无异常。

4. 无与本病相关的其他并发症。

> **释义**
>
> ■ 术后第一次复查切口在 48 小时内，术后复查 X 线片，骨折位置良好。
>
> ■ 皮肤无打疱表现、切口无感染征象即可出院。
>
> ■ 出院后可在门诊复查切口 1~2 次。

（十一）有无变异及原因分析

1. 并发症：本病常伴有其他部位损伤，应严格掌握入选标准。但仍有一些患者因骨折本身带来的一些合并症而延期治疗，如大量出血需术前输血、血栓形成、血肿引起体温增高等。

2. 合并症：老年人本身有许多合并症，如骨质疏松、糖尿病、心脑血管疾病等，骨折后这些疾病可能加重，需同时治疗，而需延期治疗。

3. 内固定物选择：根据骨折类型选择适当的内固定物。

> **释义**
>
> - 如果局部皮肤发红，则需延长住院，每天复查切口直至皮肤恢复正常。
> - 内科并发症可以门诊或转科治疗。
> - 骨折线位置不同，内固定物选择的类型不同。

四、推荐表单

（一）医师表单

新鲜稳定型舟骨近端骨折临床路径医师表单

适用对象：第一诊断为稳定型舟骨近端骨折（ICD-10：S62.0）

行腕骨骨折开放性复位术伴固定术（ICD-9-CM-3：79.3301），腕骨内固定术（ICD-9-CM-3：78.5401）

患者姓名：	性别： 年龄： 门诊号：	住院号：
住院日期： 年 月 日	出院日期： 年 月 日	标准住院日：7~9 日

时间	住院第 1 天	住院第 2 天	住院第 3 天（手术日前 1 天）
临床诊断与病情评估	□ 临床诊断：第一诊断为新鲜稳定型舟骨近端骨折 □ 病情评估：评估患者病情有无明显改变	□ 临床诊断：第一诊断为新鲜稳定型舟骨近端骨折 □ 病情评估：评估患者病情有无明显改变	□ 临床诊断：第一诊断为新鲜稳定型舟骨近端骨折 □ 病情评估：评估患者病情有无明显改变
主要诊疗工作	□ 询问病史及体格检查 □ 完成病历书写 □ 开化验单及相关检查单 □ 上级医师查房与术前评估 □ 上级医师查房 □ 根据化验及相关检查结果对患者的手术风险进行评估，必要时请相关科室会诊	□ 上级医师查房 □ 继续完成术前化验检查 □ 完成必要的相关科室会诊	□ 根据病史、体检、局部平片、CT 等行术前讨论，确定手术方案 □ 完成必要的相关科室会诊 □ 完成术前准备与术前评估 □ 完成术前小结、上级医师查房记录等病历书写 □ 签署手术知情同意书、自费用品协议书、输血同意书 □ 向患者及家属交代病情及围术期注意事项
重点医嘱	**长期医嘱：** □ 手外科护理常规 □ 二级护理 □ 饮食 □ 患者既往基础用药 **临时医嘱：** □ 血常规、尿常规 □ 凝血功能 □ 肝肾功能、电解质、血糖 □ 感染性疾病筛查 □ X 线胸片、心电图 □ 局部平片、CT □ 心肌酶、肺功能、超声心动图（根据病情需要决定） □ 请相关科室会诊	**长期医嘱：** □ 手外科护理常规 □ 二级护理 □ 饮食 □ 患者既往基础用药 **临时医嘱：** □ 根据会诊科室要求安排检查和化验单	**临时医嘱：** □ 术前医嘱：常规准备明日在局部麻醉或臂丛麻醉下行舟骨近端骨折切开复位内固定术 □ 术前禁食、禁水 □ 抗菌药物皮试 □ 配血 □ 一次性导尿包
医师签名			

时间	住院第 4 天	住院第 5 天	住院第 6 天
临床诊断与病情评估	□ 临床诊断：第一诊断为新鲜稳定型舟骨近端骨折 □ 病情评估：评估患者病情有无明显改变	□ 临床诊断：第一诊断为新鲜稳定型舟骨近端骨折 □ 病情评估：评估患者病情有无明显改变	□ 临床诊断：第一诊断为新鲜稳定型舟骨近端骨折 □ 病情评估：评估患者病情有无明显改变
主要诊疗工作	□ 手术 □ 术者完成手术记录 □ 住院医师完成术后病程记录 □ 上级医师查房 □ 注意出血、血运 □ 向患者及家属交代手术过程概况及术后注意事项	□ 上级医师查房，注意病情变化 □ 完成常规病历书写 □ 注意引流量 □ 注意观察体温	□ 上级医师查房 □ 完成常规病历书写 □ 根据引流情况明确是否拔除引流管 □ 注意观察体温 □ 注意伤口情况
重点医嘱	长期医嘱： □ 臂丛麻醉护理常规 □ 一级护理 □ 明日普食/糖尿病饮食/低盐低脂饮食 □ 伤口引流记量 □ 留置尿管 □ 抗菌药物 临时医嘱： □ 心电血压监护、吸氧 □ 补液（根据病情） □ 其他特殊医嘱	长期医嘱： □ 饮食 □ 一级护理 □ 脱水剂（根据情况） □ 消炎镇痛药物 □ 雾化吸入（根据情况） □ 抗凝治疗（根据情况） 临时医嘱： □ 复查局部平片 □ 通便 □ 镇痛 □ 补液	长期医嘱： □ 饮食 □ 一级护理 □ 拔除尿管 □ 拔除引流（根据情况） 临时医嘱： □ 换药（根据情况） □ 补液（根据情况）
医师签名			

时间	住院第 7 天	住院第 8 天	住院第 9 天（出院日）
临床诊断与病情评估	□ 临床诊断：第一诊断为新鲜稳定型舟骨近端骨折 □ 病情评估：评估患者病情有无明显改变	□ 临床诊断：第一诊断为新鲜稳定型舟骨近端骨折 □ 病情评估：评估患者病情有无明显改变	□ 临床诊断：第一诊断为新鲜稳定型舟骨近端骨折 □ 病情评估：评估患者病情有无明显改变
主要诊疗工作	□ 上级医师查房 □ 完成常规病历书写 □ 注意观察体温 □ 注意伤口情况 □ 根据引流情况明确是否拔除引流管	□ 上级医师查房 □ 完成常规病历书写 □ 注意观察体温 □ 注意伤口情况	□ 上级医师查房，进行手术及伤口评估，确定有无手术并发症和切口愈合不良情况，明确能否出院 □ 完成出院记录、病案首页、出院证明书等，向患者交代出院后的注意事项，如返院复诊的时间、地点，发生紧急情况时的处理等 □ 患者办理出院手续，出院
重点医嘱	长期医嘱： □ 饮食 □ 一级护理 □ 拔除引流（根据情况） 临时医嘱： □ 换药（根据情况） □ 补液（根据情况）	长期医嘱： □ 术后护理常规 □ 饮食 □ 二级护理 临时医嘱： □ 换药（根据情况）	出院医嘱： □ 出院带药：神经营养药物、消炎镇痛药、口服抗菌药物 □ 预约拆线时间
医师签名			

（二）护士表单

新鲜稳定型舟骨近端骨折临床路径护士表单

适用对象：第一诊断为稳定型舟骨近端骨折（ICD-10：S62.0）

行腕骨骨折开放性复位术伴固定术（ICD-9-CM-3：79.3301），腕骨内固定术

（ICD-9-CM-3：78.5401）

患者姓名：	性别：　　年龄：　　门诊号：	住院号：
住院日期：　　年　月　日	出院日期：　　年　月　日	标准住院日：7~9日

时间	住院第1天			住院第2天			住院第3天（手术日前1天）		
主要护理工作	□ 介绍病区环境、设施 □ 介绍患者主管医师和责任护士 □ 入院常规宣教 □ 心理评估 □ 告知辅助检查的注意事项			□ 护理等级评定 □ 药物过敏史 □ 既往病史 □ 在陪检护士指导下完成辅助检查 □ 做好晨晚间护理 □ 评估"三高征"			□ 术前常规准备（腕带、对接单） □ 术区备皮 □ 术前宣教 □ 心理护理 □ 告知进清淡饮食 □ 妥善保管义齿、贵重物品		
病情变异记录	□ 无　□ 有，原因： 1. 2.			□ 无　□ 有，原因： 1. 2.			□ 无　□ 有，原因： 1. 2.		
特殊医嘱									
护士签名	白班	小夜	大夜	白班	小夜	大夜	白班	小夜	大夜

时间	住院第 4 天	住院第 5 天	住院第 6 天
主要护理工作	□ 监测生命体征 □ 排空膀胱 □ 根据麻醉方式对症术后护理 □ 切口及引流护理 □ 肢体护理：使用上肢垫，抬高制动 □ 疼痛护理 □ 石膏托护理 □ 关节镜术后切口护理 □ 疼痛护理	□ 饮食指导：禁烟酒，忌生冷辛辣刺激性食物 □ 并发症观察：内出血、感染、血肿 □ 切口护理：按时换药，监测体温，观察血运，密切关注肿胀程度。 □ 石膏护理，加压包扎观察护理 □ 心理护理	□ 饮食指导：禁烟酒，忌生冷辛辣刺激性食物 □ 并发症观察：内出血、感染、血肿 □ 切口护理：按时换药，监测体温，观察血运，密切关注肿胀程度 □ 石膏护理，加压包扎观察护理 □ 心理护理
病情变异记录	□ 无　□ 有，原因： 1. 2.	□ 无　□ 有，原因： 1. 2.	□ 无　□ 有，原因： 1. 2.
特殊医嘱			
护士签名	白班　　小夜　　大夜	白班　　小夜　　大夜	白班　　小夜　　大夜

（三）患者表单

新鲜稳定型舟骨近端骨折临床路径患者表单

适用对象：第一诊断为稳定型舟骨近端骨折（ICD-10：S62.0）

行腕骨骨折开放性复位术伴固定术（ICD-9-CM-3：79.3301），腕骨内固定术（ICD-9-CM-3：78.5401）

患者姓名：	性别：　　年龄：　　门诊号：	住院号：
住院日期：　　年　月　日	出院日期：　　年　月　日	标准住院日：7~10 日

时间	入院	术前	手术当天
医患配合	□ 配合询问病史、收集资料，请务必详细告知既往史、用药史、过敏史 □ 配合进行体格检查 □ 有任何不适请告知医师	□ 配合完善胃镜检查前相关检查、化验，如采血、留尿、心电图、X线胸片 □ 医师与患者及家属介绍病情及胃镜检查谈话、胃镜检查前签字	□ 配合完善相关检查、化验，如采血、留尿、胃镜 □ 配合医师摆好检查体位
护患配合	□ 配合测量体温、脉搏、呼吸3次、血压、体重1次 □ 配合完成入院护理评估（简单询问病史、过敏史、用药史） □ 接受入院宣教（环境介绍、病室规定、订餐制度、贵重物品保管等） □ 配合执行探视和陪伴制度 □ 有任何不适请告知护士	□ 配合测量体温、脉搏、呼吸3次、询问大便1次 □ 接受胃镜检查前宣教 □ 接受饮食宣教 □ 接受药物宣教	□ 配合测量体温、脉搏、呼吸3次、询问大便1次 □ 送内镜中心前，协助完成核对，带齐影像资料及用药 □ 返回病房后，配合接受生命体征的监测 □ 配合检查意识（全身麻醉者） □ 配合缓解疼痛 □ 接受胃镜检查后宣教 □ 接受饮食宣教：胃镜当天禁食 □ 接受药物宣教 □ 有任何不适请告知护士
饮食	□ 遵医嘱饮食	□ 遵医嘱饮食	□ 胃镜检查前禁食、禁水 □ 胃镜检查后，根据医嘱2小时后试饮水，无恶心、呕吐进少量流食或者半流食
排泄	□ 正常排尿便	□ 正常排尿便	□ 正常排尿便
活动	□ 正常活动	□ 正常活动	□ 正常活动

时间	手术后	出院
医患配合	□ 配合腹部检查 □ 配合完善术后检查：如采血、留尿便等	□ 接受出院前指导 □ 知道复查程序 □ 获取出院诊断书
护患配合	□ 配合定时监测生命体征、每日询问大便 □ 配合检查腹部 □ 接受输液、服药等治疗 □ 接受进食、进水、排便等生活护理 □ 配合活动，预防皮肤压力伤 □ 注意活动安全，避免坠床或跌倒 □ 配合执行探视及陪伴	□ 接受出院宣教 □ 办理出院手续 □ 获取出院带药 □ 知道服药方法、作用、注意事项 □ 知道复印病历程序
饮食	□ 遵医嘱饮食	□ 遵医嘱饮食
排泄	□ 正常排尿便	□ 正常排尿便
活动	□ 正常适度活动，避免疲劳	□ 正常适度活动，避免疲劳

时间	住院第 7 天	住院第 8 天	住院第 9 天（出院日）
主要护理工作	□ 饮食指导：禁烟酒，忌生冷辛辣刺激性食物 □ 并发症观察：内出血、感染、血肿 □ 切口护理：按时换药，监测体温，观察血运，密切关注肿胀程度 □ 石膏护理，加压包扎观察护理 □ 心理护理	□ 饮食指导：禁烟酒，忌生冷辛辣刺激性食物 □ 并发症观察：内出血、感染、血肿 □ 切口护理：按时换药，监测体温，观察血运，密切关注肿胀程度 □ 石膏护理，加压包扎观察护理 □ 心理护理	□ 功能锻炼：患肢不可过早负荷过重 □ 瘢痕护理：告知拆线时间、预防瘢痕的意义及方法 □ 告知随诊的意义 □ 告知出院流程
病情变异记录	□ 无 □ 有，原因： 1. 2.	□ 无 □ 有，原因： 1. 2.	□ 无 □ 有，原因： 1. 2.
特殊医嘱			
护士签名	白班　小夜　大夜	白班　小夜　大夜	白班　小夜　大夜
医师签名			

附：原表单（2016年版）

新鲜稳定型舟骨近端骨折临床路径表单

适用对象：第一诊断为新鲜稳定型舟骨近端骨折患者（ICD-10：S62001）

患者姓名：　　　　　　　性别：　　年龄：　　门诊号：　　　住院号：

住院日期：　年　月　日　　出院日期：　年　月　日　　标准住院日：7~9日

时间	住院第1天	住院第2天	住院第3天 （手术日前1天）
临床诊断与病情评估	□ 临床诊断：第一诊断为新鲜稳定型舟骨近端骨折 □ 病情评估：评估患者病情有无明显改变	□ 临床诊断：第一诊断为新鲜稳定型舟骨近端骨折 □ 病情评估：评估患者病情有无明显改变	□ 临床诊断：第一诊断为新鲜稳定型舟骨近端骨折 □ 病情评估：评估患者病情有无明显改变
主要诊疗工作	□ 询问病史及体格检查 □ 完成病历书写 □ 开化验单及相关检查单 □ 上级医师查房与术前评估 □ 上级医师查房 □ 根据化验及相关检查结果对患者的手术风险进行评估，必要时请相关科室会诊	□ 上级医师查房 □ 继续完成术前化验检查 □ 完成必要的相关科室会诊	□ 根据病史、体检、局部平片、CT等行术前讨论，确定手术方案 □ 完成必要的相关科室会诊 □ 完成术前准备与术前评估 □ 完成术前小结、上级医师查房记录等病历书写 □ 签署手术知情同意书、自费用品协议书、输血同意书 □ 向患者及家属交代病情及围术期注意事项
重点医嘱	**长期医嘱：** □ 手外科护理常规 □ 二级护理 □ 饮食 □ 患者既往基础用药 **临时医嘱：** □ 血常规、尿常规 □ 凝血功能 □ 肝肾功能、电解质、血糖 □ 感染性疾病筛查 □ X线胸片、心电图 □ 局部平片、CT □ 心肌酶、肺功能、超声心动图（根据病情需要决定） □ 请相关科室会诊	**长期医嘱：** □ 手外科护理常规 □ 二级护理 □ 饮食 □ 患者既往基础用药 **临时医嘱：** □ 根据会诊科室要求安排检查和化验单	**临时医嘱：** □ 术前医嘱：常规准备明日在局部麻醉或臂丛麻醉下行舟骨近端骨折切开复位内固定术 □ 术前禁食、禁水 □ 抗菌药物皮试 □ 配血 □ 一次性导尿包

续 表

时间	住院第 1 天	住院第 2 天	住院第 3 天（手术日前 1 天）
主要护理工作	☐ 介绍病区环境、设施 ☐ 介绍患者主管医师和责任护士 ☐ 入院常规宣教 ☐ 心理评估 ☐ 告知辅助检查的注意事项	☐ 护理等级评定 ☐ 药物过敏史 ☐ 既往病史 ☐ 在陪检护士指导下完成辅助检查 ☐ 做好晨晚间护理 ☐ 评估"三高征"	☐ 术前常规准备（腕带、对接单） ☐ 术区备皮 ☐ 术前宣教 ☐ 心理护理 ☐ 告知进清淡饮食 ☐ 妥善保管义齿、贵重物品
病情变异记录	☐ 无 ☐ 有，原因： 1. 2.	☐ 无 ☐ 有，原因： 1. 2.	☐ 无 ☐ 有，原因： 1. 2.
特殊医嘱			
护士签名	白班 | 小夜 | 大夜	白班 | 小夜 | 大夜	白班 | 小夜 | 大夜
医师签名			

时间	住院第 4 天	住院第 5 天	住院第 6 天
临床诊断与病情评估	□ 临床诊断：第一诊断为新鲜稳定型舟骨近端骨折 □ 病情评估：评估患者病情有无明显改变	□ 临床诊断：第一诊断为新鲜稳定型舟骨近端骨折 □ 病情评估：评估患者病情有无明显改变	□ 临床诊断：第一诊断为新鲜稳定型舟骨近端骨折 □ 病情评估：评估患者病情有无明显改变
主要诊疗工作	□ 手术 □ 术者完成手术记录 □ 住院医师完成术后病程记录 □ 上级医师查房 □ 注意出血、血运 □ 向患者及家属交代手术过程概况及术后注意事项	□ 上级医师查房，注意病情变化 □ 完成常规病历书写 □ 注意引流量 □ 注意观察体温	□ 上级医师查房 □ 完成常规病历书写 □ 根据引流情况明确是否拔除引流管 □ 注意观察体温 □ 注意伤口情况
重点医嘱	**长期医嘱：** □ 臂丛麻醉护理常规 □ 一级护理 □ 明日普食/糖尿病饮食/低盐低脂饮食 □ 伤口引流记量 □ 留置尿管 □ 抗菌药物 **临时医嘱：** □ 心电血压监护、吸氧 □ 补液（根据病情） □ 其他特殊医嘱	**长期医嘱：** □ 饮食 □ 一级护理 □ 脱水剂（根据情况） □ 消炎镇痛药物 □ 雾化吸入（根据情况） □ 抗凝治疗（根据情况） **临时医嘱：** □ 复查局部平片 □ 通便 □ 镇痛 □ 补液	**长期医嘱：** □ 饮食 □ 一级护理 □ 拔除尿管 □ 拔除引流（根据情况） **临时医嘱：** □ 换药（根据情况） □ 补液（根据情况）
主要护理工作	□ 监测生命体征 □ 排空膀胱 □ 根据麻醉方式对症术后护理 □ 切口及引流护理 □ 肢体护理：使用上肢垫，抬高制动 □ 疼痛护理 □ 石膏托护理 □ 关节镜术后切口护理	□ 饮食指导：禁烟酒，忌生冷辛辣刺激性食物 □ 并发症观察：内出血、感染、血肿 □ 切口护理：按时换药，监测体温，观察血运，密切关注肿胀程度 □ 石膏护理，加压包扎观察护理 □ 心理护理	□ 饮食指导：禁烟酒，忌生冷辛辣刺激性食物 □ 并发症观察：内出血、感染、血肿 □ 切口护理：按时换药，监测体温，观察血运，密切关注肿胀程度 □ 石膏护理，加压包扎观察护理 □ 心理护理
病情变异记录	□ 无　□ 有，原因： 1. 2.	□ 无　□ 有，原因： 1. 2.	□ 无　□ 有，原因： 1. 2.
特殊医嘱			

护士签名	白班	小夜	大夜	白班	小夜	大夜	白班	小夜	大夜
医师签名									

时间	住院第7天	住院第8天	住院第9天（出院日）
临床诊断与病情评估	□ 临床诊断：第一诊断为新鲜稳定型舟骨近端骨折 □ 病情评估：评估患者病情有无明显改变	□ 临床诊断：第一诊断为新鲜稳定型舟骨近端骨折 □ 病情评估：评估患者病情有无明显改变	□ 临床诊断：第一诊断为新鲜稳定型舟骨近端骨折 □ 病情评估：评估患者病情有无明显改变
主要诊疗工作	□ 上级医师查房 □ 完成常规病历书写 □ 注意观察体温 □ 注意伤口情况 □ 根据引流情况明确是否拔除引流管	□ 上级医师查房 □ 完成常规病历书写 □ 注意观察体温 □ 注意伤口情况	□ 上级医师查房，进行手术及伤口评估，确定有无手术并发症和切口愈合不良情况，明确能否出院 □ 完成出院记录、病案首页、出院证明书等，向患者交代出院后的注意事项，如返院复诊的时间、地点，发生紧急情况时的处理等 □ 患者办理出院手续，出院
重点医嘱	长期医嘱： □ 饮食 □ 一级护理 □ 拔除引流（根据情况） 临时医嘱： □ 换药（根据情况） □ 补液（根据情况）	长期医嘱： □ 术后护理常规 □ 饮食 □ 二级护理 临时医嘱： □ 换药（根据情况）	出院医嘱： □ 出院带药：神经营养药物、消炎镇痛药、口服抗菌药物 □ 预约拆线时间
主要护理工作	□ 饮食指导：禁烟酒，忌生冷辛辣刺激性食物 □ 并发症观察：内出血、感染、血肿 □ 切口护理：按时换药，监测体温，观察血运，密切关注肿胀程度 □ 石膏护理，加压包扎观察护理 □ 心理护理	□ 饮食指导：禁烟酒，忌生冷辛辣刺激性食物 □ 并发症观察：内出血、感染、血肿 □ 切口护理：按时换药，监测体温，观察血运，密切关注肿胀程度 □ 石膏护理，加压包扎观察护理 □ 心理护理	□ 功能锻炼：患肢不可过早负荷过重 □ 瘢痕护理：告知拆线时间，预防瘢痕的意义及方法 □ 告知随诊的意义 □ 告知出院流程
病情变异记录	□ 无 □ 有，原因： 1. 2.	□ 无 □ 有，原因： 1. 2.	□ 无 □ 有，原因： 1. 2.
特殊医嘱			
护士签名	白班 小夜 大夜	白班 小夜 大夜	白班 小夜 大夜
医师签名			

第五章

单发掌骨骨折临床路径释义

一、单发掌骨骨折编码

  1. 原编码：

疾病名称及编码：单发掌骨骨折（ICD-10：S62.301）

手术操作名称及编码：切开复位内固定术（ICD-9-CM-3：79.33005）

  2. 修改编码：

疾病名称及编码：单发掌骨骨折（ICD-10：S62.3）

第一掌骨骨折（ICD-10：S62.2）

手术操作名称及编码：单发掌骨骨折切开复位内固定术（ICD-9-CM-3：79.3302）

第一掌骨基底骨折伴第一腕掌关节半脱位闭合复位、外固定架固定

（ICD-9-CM-3：79.0302，78.1402）

二、临床路径检索方法

（S62.3 伴 79.3302）/S62.2 伴 （79.0302 + 78.1402）

三、单发掌骨骨折临床路径标准住院流程

（一）适用对象

第一诊断为单发掌骨骨折（ICD-10：S62.301），行切开复位内固定术（ICD-9-CM-3：
79.33005）。

> **释义**
>
>   ■ 适用对象编码见上。
>
>   ■ 本路径适用对象为临床诊断为单发掌骨骨折，有明显成角畸形、旋转移位或
> 侧方移位，经手法整复无法达到复位标准，或复位后不稳定的患者。包括掌骨颈骨
> 折、掌骨基底骨折以及腕掌关节骨折脱位者。第一掌骨基底骨折伴第一腕掌关节半
> 脱位闭合复位、外固定架治疗的患者也可纳入此标准。

（二）诊断依据

根据《临床诊疗指南·骨科分册》（中华医学会编著，人民卫生出版社，2008），《外科学
（下册）》（8 年制和 7 年制教材临床医学专用，第 3 版，人民卫生出版社，2015）。

  1. 病史：外伤史。

  2. 查体有明确体征：患手肿胀、疼痛、活动受限。

  3. 辅助检查：手部 X 线片显示掌骨骨折。

> **释义**
>
> ■ 本路径的制订主要参考国内外权威参考书籍。
>
> ■ 手部外伤后因软组织损伤或骨折均可出现疼痛、肿胀的表现，部分患者对疼痛耐受性好，即使骨折也能有效的屈伸指活动，因此不能单纯以活动不受限作为除外骨折的标准。对于掌骨冠状面斜形骨折，从外观及活动上并不能鉴别是否骨折，所以只要外伤后有软组织肿胀即需拍 X 线片明确是否骨折。
>
> ■ 需要拍手部正位、侧位、斜位 X 线片，三个位置缺一不可。

（三）进入路径标准

1. 第一诊断必须符合 ICD-10：S62.301 掌骨骨折疾病编码。
2. 当患者同时具有其他疾病诊断，但在住院期间不需要特殊处理也不影响第一诊断的临床路径流程实施时，可以进入路径。
3. 闭合性掌骨骨折。
4. 除外病理性骨折。

> **释义**
>
> ■ 第一诊断应为单发掌骨骨折，有明显移位，保守治疗功能欠佳或患者不耐受长时间制动。对于掌骨干横行骨折及掌骨颈成角的骨折，首先应试行闭合复位。
>
> ■ 如果闭合复位未能达到标准，或者不稳定型骨折可纳入此临床路径。
>
> ■ 掌骨基底骨折伴腕掌关节半脱位的患者也可纳入此路径。

（四）标准住院日 7~15 天

> **释义**
>
> ■ 术前完善病历、化验检查 1 日，手术 1 日，术后 48 小时内复查伤口 1 次，因有内固定物，术后可以预防性应用抗菌药物 3 天。

（五）住院期间的检查项目

1. 必需的检查项目：
（1）血常规、尿常规。
（2）肝肾功能、血电解质、血糖。
（3）凝血功能。
（4）感染性疾病筛查（乙型肝炎、丙型肝炎、艾滋病、梅毒等）。
（5）X 线胸片、心电图。
（6）单手正斜位片。
2. 根据患者病情进行的检查项目：
（1）肺功能、超声心动图（老年人或既往有相关病史者）。

（2）对于合并糖尿病的请相关科室调整血糖。

（3）有相关疾病者必要时请相应科室会诊。

> **释义**
>
> ■ 必需的检查项目是了解患者全身情况以评估手术风险的检查，进入路径的患者均需完成。
>
> ■ 一定要拍手部的正位、侧位、斜位片，因为第2~5掌骨位于同一平面，任何单一位置的X线片均无法除外掌骨骨折，必要时可以拍掌骨CT协助诊治。往往患者在门急诊就诊时就已拍过X线片检查。

（六）治疗方案的选择

切开复位内固定术。

> **释义**
>
> ■ 第一掌骨基底骨折伴第一腕掌关节半脱位的患者可选择闭合复位、外固定架植入。

（七）预防性抗菌药物选择与使用时机

术前半小时及术后24小时预防应用抗菌药物。

> **释义**
>
> ■ 手术伴有金属内固定物，需术前半小时及术后不超过72小时预防应用抗菌药物，如果切口有红肿的感染迹象，可延长抗菌药物使用时间，需在病历中记载。

（八）手术日为入院第3~5天

（九）术后恢复4~20天

> **释义**
>
> ■ 术后2周切口拆除缝线，可酌情早期功能锻炼，主要是手指充分屈伸指，避免肌腱粘连。术后6周拍片复查骨折愈合情况，然后每月复查一次X线片直至骨折完全愈合。

（十）出院标准

1. 体温正常，常规化验指标无明显异常。
2. 伤口愈合良好：伤口无感染征象（或可在门诊处理的伤口情况），无皮肤坏死。
3. 没有需要住院处理的并发症和（或）合并症。

> **释义**
> ■ 术后第一次复查切口在 48 小时内，切口无感染征象即可出院。
> ■ 出院后可在门诊复查切口 1~2 次。

（十一）变异及原因分析

1. 围术期并发症：伤口感染、皮下血肿等造成住院日延长和费用增加。

2. 内科合并症：老年患者常合并基础疾病，如脑血管或心血管病、糖尿病、血栓等，手术可能导致这些疾病加重而需要进一步治疗，从而延长治疗时间，并增加住院费用。

> **释义**
> ■ 部分患者伤后肿胀严重，可待局部软组织消肿后再行手术治疗。
> ■ 如果局部皮肤发红，则需延长住院，每天复查切口直至皮肤恢复正常。
> ■ 内科并发症可以门诊或转科治疗。

四、推荐表单

（一）医师表单

单发掌骨骨折临床路径医师表单

适用对象：第一诊断为单发掌骨骨折（ICD-10：S62.3），第一掌骨骨折（ICD-10：S62.2）
行单发掌骨骨折切开复位内固定术（ICD-9-CM-3：79.3302），第一掌骨基底骨
折伴第一腕掌关节半脱位闭合复位、外固定架固定（ICD-9-CM-3：79.0302，
78.1402）

患者姓名：		性别：	年龄：	门诊号：	住院号：
住院日期： 年 月 日		出院日期： 年 月 日			标准住院日：4~7日

时间		住院第1天（住院日）		住院第2天（住院日）
主要诊疗工作		□ 询问病史、体格检查、基本诊断 □ 完成入院记录、首次病程记录 □ 上级医师查房，必要时全科会诊，制订手术方案 □ 完成术前三级医师查房及术前小结		□ 向患者及家属交代病情，签署"手术知情同意书" □ 完善术前各项检查，术前准备 □ 麻醉师查看患者，签署"麻醉知情同意书"
重点医嘱	护理级别	□ 长嘱，三级护理，持续性	护理级别	□ 长嘱，三级护理，持续性
	膳食选择	□ 长嘱，普食，持续性	膳食选择	□ 长嘱，普食，持续性
	术前检验		手术申请医嘱	□ 临嘱，手术申请，共1次，一次性 □ 临嘱，拟明日在全身麻醉下行掌骨骨折切开复位内固定术 □ 临嘱，术晨禁食、禁水 □ 临嘱，术区备皮
	术前常规检查	□ 临嘱，血细胞分析（五分类），共1次，一次性 □ 临嘱，血凝分析，共1次，一次性 □ 临嘱，传染病综合抗体，共1次，一次性 □ 临嘱，尿常规分析，共1次，一次性 □ 临嘱，肝肾糖脂组合，共1次，一次性	抗菌药物试敏	□ 临嘱，头孢替唑钠皮试，共1次，一次性
	电诊检查	□ 临嘱，常规心电图检查（电），共1次，一次性	术中带药	□ 临嘱，注射用头孢替唑钠（0.5g），每次2g，共8支，一次性 □ 临嘱，0.9%氯化钠注射液（250ml：2.25g/袋），每次250ml，共1袋，一次性
	影像学检查	□ 临嘱，上肢摄影（门诊），共1次，一次性 □ 临嘱，胸腹部摄影（门诊），共1次，一次性		□ 长嘱，三级护理，持续性
	抗菌药物试敏	□ 临嘱，头孢替唑钠皮试，共1次，一次性	术后复查	

时间	住院第1天（住院日）	住院第2天（住院日）
主要 护理 工作	□ 护士接诊，监测生命体征、建立入院病历 □ 进行入院宣教，向患者本人及家属交代临床路径， 　并交代相关注意事项 □ 完成术前各项常规检查 □ 做术前准备	
病情 变异 记录	□ 无　□ 有，原因： 1. 2.	□ 无　□ 有，原因： 1. 2.
护士 签名		
医师 签名		

时间		住院第 3 天		住院第 4 天
主要 诊疗 工作		□ 完成手术 □ 完成术后各级医师查房记录及术后病程记录 □ 观察有无术后及麻醉后并发症的出现		□ 上级医师查房，并观察手术切口愈合情况 　　及有无并发症的出现 □ 完成术后各级医师查房记录及病程记录 □ 完成每日换药工作
重点 医嘱	术后 护理 等级	□ 长嘱，二级护理，持续性	术后 等级 护理	□ 长嘱，二级护理，持续性
	术后 膳食 选择	□ 长嘱，普食，持续性	术后 膳食 选择	□ 长嘱，普食，持续性
	术后 抗菌 药物 应	□ 长嘱，0.9% 氯化钠注射液（100ml： 　　0.9g），每次 100ml，每天 2 次 □ 长嘱，注射用头孢替唑钠（0.75g），每次 　　0.75g，每天 2 次	术后 抗菌 药物 应	□ 长嘱，0.9%氯化钠注射液（100ml： 　　0.9g），每次 100ml，每天 2 次 □ 长嘱，注射用头孢替唑钠 　　（0.75g），每次 0.75g，每天 2 次
			换药	□ 临嘱，特大换药，每次 1 次，共 1 　　次，一次性
			通知 出院	□ 临嘱，通知出院，共 1 次，一次性
主要 护理 工作		□ 观察患者病情变化、外固定及敷料包扎情况 □ 患者术后心理及生活护理		□ 观察患者病情变化、外固定及敷料包扎 　情况 □ 患者术后心理及生活护理
病情 变异 记录		□ 无　□ 有，原因： 1. 2.		□ 无　□ 有，原因： 1. 2.
护士 签名				
医师 签名				

（二）护士表单

单发掌骨骨折临床路径护士表单

适用对象：第一诊断为单发掌骨骨折（ICD-10：S62.3），第一掌骨骨折（ICD-10：S62.2）
　　　　　行单发掌骨骨折切开复位内固定术（ICD-9-CM-3：79.3302），第一掌骨基底骨
　　　　　折伴第一腕掌关节半脱位闭合复位、外固定架固定（ICD-9-CM-3：79.0302，
　　　　　78.1402）

患者姓名：	性别： 年龄： 门诊号：	住院号：
住院日期： 年 月 日	出院日期： 年 月 日	标准住院日：4~7日

时间	住院第 1 天	住院第 2 天
健康宣教	□ 入院宣教 □ 介绍主管医师、护士 □ 介绍环境、设施 □ 介绍住院注意事项 □ 介绍探视和陪伴制度 □ 介绍贵重物品制度	□ 药物宣教 □ 完成术前核对，手术肢体佩戴腕带，手指指别标记
护理处置	□ 核对患者，佩戴腕带 □ 建立入院护理病历 □ 协助患者留取各种标本 □ 测量体重	□ 禁食、禁水
基础护理	□ 三级护理 □ 晨晚间护理 □ 排泄管理 □ 患者安全管理	□ 二级护理 □ 晨晚间护理 □ 患者安全管理
专科护理	□ 护理查体 □ 病情观察 □ 主要是手指局部软组织情况 □ 需要时，填写跌倒及压疮防范表 □ 需要时，请家属陪伴 □ 确定饮食种类 □ 心理护理	□ 病情观察 □ 观察术后患者手指血运及外敷料渗血情况 □ 心理护理
重点医嘱	□ 详见医嘱执行单	□ 详见医嘱执行单
病情变异记录	□ 无 □ 有，原因： 1. 2.	□ 无 □ 有，原因： 1. 2.
护士签名		

时间	住院第 3 天	住院第 4 天 （出院日）
健康宣教	□ 术后宣教 □ 药物作用及频率 □ 饮食、活动指导	□ 出院宣教 □ 复查时间 □ 服药方法 □ 活动休息 □ 指导饮食 □ 指导办理出院手续
护理处置	□ 遵医嘱完成相关检查	□ 办理出院手续 □ 书写出院小结
基础护理	□ 二级护理 □ 晨晚间护理 □ 排泄管理 □ 患者安全管理	□ 三级护理 □ 晨晚间护理 □ 协助或指导进食、进水 □ 协助或指导活动 □ 患者安全管理
专科护理	□ 病情观察 □ 监测生命体征 □ 观察指端血运及外敷料渗血情况 □ 心理护理	□ 病情观察 □ 监测生命体征 □ 协助医师换药 □ 出院指导 □ 心理护理
重点医嘱	□ 详见医嘱执行单	□ 详见医嘱执行单
病情变异记录	□ 无　□ 有，原因： 1. 2.	□ 无　□ 有，原因： 1. 2.
护士签名		

（三）患者表单

单发掌骨骨折临床路径患者表单

适用对象：第一诊断为单发掌骨骨折（ICD-10：S62.3），第一掌骨骨折（ICD-10：S62.2）
　　　　　行单发掌骨骨折切开复位内固定术（ICD-9-CM-3：79.3302），第一掌骨基底骨
　　　　　折伴第一腕掌关节半脱位闭合复位、外固定架固定（ICD-9-CM-3：79.0302，
　　　　　78.1402）

患者姓名：	性别：　　年龄：　　门诊号：	住院号：
住院日期：　　年　月　日	出院日期：　　年　月　日	标准住院日：4~7日

时间	入院	手术日
医患配合	□ 配合询问病史、收集资料，请务必详细告知既往史、用药史、过敏史 □ 配合进行体格检查 □ 有任何不适请告知医师 □ 配合完善术前相关检查、化验，如采血、留尿、心电图、X线胸片 □ 医师与患者及家属介绍病情及术前谈话、签字	
护患配合	□ 配合测量体温、脉搏、呼吸3次，血压、体重1次 □ 配合完成入院护理评估（简单询问病史、过敏史、用药史） □ 接受入院宣教（环境介绍、病室规定、订餐制度、贵重物品保管等） □ 配合执行探视和陪伴制度 □ 有任何不适请告知护士	□ 配合测量体温、脉搏、呼吸3次，询问大便1次 □ 接受手术前宣教 □ 接受饮食宣教 □ 接受药物宣教
饮食	□ 遵医嘱饮食	□ 遵医嘱饮食
排泄	□ 正常排尿便	□ 正常排尿便
活动	□ 正常活动	□ 正常活动

时间	住院第 3 天	出院
医患配合	□ 配合完成术后访视	□ 接受出院前指导 □ 知道复查程序 □ 获取出院诊断书
护患配合	□ 配合定时监测生命体征 □ 接受输液、服药等治疗 □ 接受进食、进水、排便等生活护理 □ 配合活动，预防皮肤压力伤 □ 注意活动安全，避免坠床或跌倒 □ 配合执行探视及陪伴	□ 接受出院宣教 □ 办理出院手续 □ 获取出院带药 □ 知道服药方法、作用、注意事项 □ 知道复印病历程序
饮食	□ 遵医嘱饮食	□ 遵医嘱饮食
排泄	□ 正常排尿便	□ 正常排尿便
活动	□ 正常适度活动，避免疲劳	□ 正常适度活动，避免疲劳

附：原表单（2016 年版）

单发掌骨骨折临床路径表单

适用对象：第一诊断为单发掌骨骨折（ICD-10：S62.301）

行切开复位内固定术（ICD-9-CM-3：79.33005）

患者姓名：	性别： 年龄： 门诊号：	住院号：
住院日期：　　年　月　日	出院日期：　　年　月　日	标准住院日：7~15 日

时间		住院第 1~3 天	住院第 2~4 天
主要诊疗工作		□ 询问病史、体格检查、基本诊断 □ 完成入院记录、首次病程记录 □ 上级医师查房，必要时全科会诊，制订手术方案 □ 完成术前三级医师查房及术前小结 □ 向患者及家属交代病情，签署"手术知情同意书" □ 完善术前各项检查，术前准备 □ 麻醉师查看患者，签署"麻醉知情同意书"	□ 完成手术 □ 完成手术记录、术后记录及术后上级医师查房记录 □ 向患者家属交代手术情况及术后注意事项 □ 全身麻醉患者术后送入 ICU 病房，苏醒后返回病房 □ 麻醉师术后随访
重点医嘱	护理级别	□ 长嘱，一级护理，持续性 □ 长嘱，二级护理，持续性 □ 长嘱，三级护理，持续性	护理级别 □ 长嘱，一级护理，持续性 □ 长嘱，二级护理，持续性 □ 长嘱，三级护理，持续性
	膳食选择	□ 长嘱，普食，持续性 □ 长嘱，母乳喂养，持续性 □ 长嘱，糖尿病饮食，持续性 □ 长嘱，低盐低脂糖尿病饮食，持续性 □ 长嘱，流食，持续性 □ 长嘱，半流食，持续性	膳食选择 □ 长嘱，普食，持续性 □ 长嘱，母乳喂养，持续性 □ 长嘱，糖尿病饮食，持续性 □ 长嘱，低盐低脂糖尿病饮食，持续性 □ 长嘱，流食，持续性 □ 长嘱，半流食，持续性
	术前检验	□ 临嘱，急检血细胞分析+超敏 C 反应，共 1 次，一次性 □ 临嘱，血凝分析（急检），共 1 次，一次性 □ 临嘱，急检传染病抗体检测，共 1 次，一次性 □ 临嘱，急检血糖，共 1 次，一次性	手术申请医嘱 □ 临嘱，手术申请，共 1 次，一次性 □ 临嘱，拟明日在全身麻醉下行舟骨骨折切开复位内固定术 □ 临嘱，拟明日在臂丛麻醉下行畸形矫正术 □ 临嘱，术晨禁食、禁水 □ 临嘱，术区备皮 □ 临嘱，地西泮注射液（2ml：10mg×10 支），每次 2ml，共 1 支，一次性 □ 临嘱，地西泮注射液（2ml：10mg×10 支），每次 0.5ml，共 1 支，一次性 □ 临嘱，硫酸阿托品注射液（1ml：0.5mg），每次 1ml，共 1 支，一次性 □ 临嘱，硫酸阿托品注射液（1ml：0.5mg），每次 0.3ml，共 1 支，一次性 □ 临嘱，导尿（进口），共 1 次，一次性

续　表

时间		住院第 1~3 天		住院第 2~4 天
重点医嘱	术前常规检查	□ 临嘱，血细胞分析（五分类），共 1 次，一次性 □ 临嘱，血凝分析，共 1 次，一次性 □ 临嘱，传染病综合抗体，共 1 次，一次性 □ 临嘱，尿常规分析，共 1 次，一次性 □ 临嘱，肝肾糖脂组合，共 1 次，一次性	抗菌药物试敏	□ 临嘱，头孢替唑钠皮试，共 1 次，一次性 □ 临嘱，青霉素钠皮试，共 1 次，一次性 □ 临嘱，磺苄西林钠皮试，共 1 次，一次性
	电诊检查	□ 临嘱，常规心电图检查，共 1 次，一次性 □ 临嘱，床头常规心电图检查，共 1 次，一次性	术后医嘱	□ 长嘱，术后医嘱，持续性
	影像学检查	□ 临嘱，上肢摄影（门诊），共 1 次，一次性 □ 临嘱，上肢摄影（门诊），共 1 次，一次性 □ 临嘱，下肢摄影（门诊），共 1 次，一次性 □ 临嘱，下肢摄影（门诊），共 1 次，一次性 □ 临嘱，胸腹部摄影（门诊），共 1 次，一次性 □ 临嘱，上肢摄影（门诊），共 1 次，一次性 □ 临嘱，上肢摄影（门诊），共 1 次，一次性 □ 临嘱，上肢 CT（门诊楼），共 1 次，一次性 □ 临嘱，上肢 CT（门诊楼），共 1 次，一次性	术后护理等级	□ 长嘱，一级护理，持续性 □ 长嘱，二级护理，持续性 □ 长嘱，三级护理，持续性
	手术申请医嘱	□ 临嘱，手术申请，共 1 次，一次性 □ 临嘱，拟明日在全身麻醉下行舟骨骨折切开复位内固定术 □ 临嘱，拟明日在臂丛麻醉下行舟骨骨折切开复位内固定术 □ 临嘱，拟急诊在臂丛麻醉下行舟骨骨折切开复位内固定 □ 临嘱，拟急诊在局部麻醉下行舟骨骨折切开复位内固定 □ 临嘱，拟明日在局部麻醉下行掌骨骨折切开复位内固定术 □ 临嘱，术晨禁食、禁水 □ 临嘱，术区备皮 □ 临嘱，地西泮注射液（2ml：10mg×10 支），每次 2ml，共 1 支，一次性 □ 临嘱，地西泮注射液（2ml：10mg×10 支），每次 0.5ml，共 1 支，一次性 □ 临嘱，硫酸阿托品注射液（1ml：0.5mg），每次 1ml，共 1 支，一次性 □ 临嘱，硫酸阿托品注射液（1ml：0.5mg），每次 0.3ml，共 1 支，一次性 □ 临嘱，导尿（进口），共 1 次，一次性	术后膳食选择	□ 长嘱，普食，持续性 □ 长嘱，禁食、禁水，持续性 □ 长嘱，母乳喂养，持续性 □ 长嘱，流食，持续性 □ 长嘱，半流食，持续性 □ 长嘱，糖尿病饮食，持续性 □ 长嘱，低盐低脂糖尿病饮食，持续性

续　表

时间		住院第 1~3 天		住院第 2~4 天
重点医嘱	抗菌药物试敏	□ 临嘱，头孢替唑钠皮试，共 1 次，一次性 □ 临嘱，青霉素钠皮试，共 1 次，一次性 □ 临嘱，磺苄西林钠皮试，共 1 次，一次性	术后复查	□ 临嘱，5% 葡萄糖注射液（100ml：5g），每次 100ml，共 3 袋，每天上午 1 次 □ 临嘱，注射用门冬氨酸阿奇霉素（0.25g），每次 0.5g，共 6 瓶，每天上午 1 次 □ 临嘱，0.9%氯化钠注射液（250ml：2.25g/袋），每次 2502ml，共 22 袋，每天 2 次 □ 临嘱，注射用青霉素钠（160 万 U），每次 800 万 IU，共 10 支，每天 2 次 □ 临嘱，0.9%氯化钠注射液（250ml：2.25g/袋），每次 2502ml，共 22 袋，每天 2 次 □ 临嘱，注射用青霉素钠（160 万单位），每次 800 万 IU，共 10 支，每天 2 次 □ 临嘱，0.9%氯化钠注射液（250ml：2.25g），每次 250ml，共 2 袋，每天 2 次 □ 临嘱，注射用头孢替唑钠（0.5g），每次 2g，共 8 支，每天 2 次 □ 临嘱，0.9%氯化钠注射液（250ml：2.25g/袋），每次 250ml，共 4 袋，每天 2 次 □ 临嘱，注射用磺苄西林钠（1g/支），每次 2g，共 8 支，每天 2 次 □ 临嘱，0.9%氯化钠注射液（250ml：2.25g/袋），每次 250ml，共 2 袋，每天上午 1 次 □ 临嘱，克林霉素磷酸酯注射液（10ml：0.9g），每次 1.8g，共 4 支，每天上午 1 次
	术前预防用药	□ 临嘱，0.9% 氯化钠注射液（250ml：2.25g/袋），每次 250ml，共 2 袋，每天 2 次 □ 临嘱，注射用磺苄西林钠（1g/支），每次 2g，共 4 支，每天 2 次 □ 临嘱，0.9% 氯化钠注射液（250ml：2.25g/袋），每次 250ml，共 2 袋，一次性 □ 临嘱，注射用头孢替唑钠（0.5g），每次 2g，共 8 支，一次性 □ 临嘱，0.9% 氯化钠注射液（250ml：2.25g/袋），每次 250ml，共 1 袋，一次性 □ 临嘱，克林霉素磷酸酯注射液（10ml：0.9g），每次 1.8g，共 2 支，一次性	石膏固定术	□ 临嘱，石膏固定术（大），共 1 次，一次性 □ 临嘱，高分子夹板（7.5×30cm，MSF312），每次 1 片，共 1 片，一次性

续　表

时间	住院第 1~3 天		住院第 2~4 天
重点医嘱		术后消肿	□ 长嘱，参芎葡萄糖注射液（100ml/瓶），每次 100ml，每天 2 次 □ 长嘱，5% 葡萄糖注射液（250ml：12.5g），每次 250ml，每天 1 次 □ 长嘱，大株红景天注射液（5ml/支），每次 10ml，每天 1 次 □ 长嘱，0.9% 氯化钠注射液（250ml：2.25g/袋），每次 250ml，每天 1 次 □ 长嘱，大株红景天注射液（5ml/支），每次 10ml，每天 1 次
		促进骨折愈合	□ 长嘱，0.9% 氯化钠注射液（250ml：2.25g/袋），每次 250ml，每天上午 1 次 □ 长嘱，骨瓜提取物注射液（5ml：25mg/支），每次 100mg，每天上午 1 次
主要护理工作	□ 护士接诊，监测生命体征、建立入院病理 □ 进行入院宣教，向患者本人及家属交代临床路径，并交代相关注意事项 □ 完成术前各项常规检查 □ 做术前准备		□ 术前生命体征监测 □ 佩戴腕带，看护患者由手术室护理人员接入手术室 □ 患者安返病房后接患者，监测生命体征 □ 术后心理和生活护理
病情变异记录	□ 无　□ 有，原因： 1. 2.		□ 无　□ 有，原因： 1. 2.
护士签名			
医师签名			

时间		住院第 3~7 天		住院第 6~15 天
主要诊疗工作		□ 上级医师查房并做手术效果及术后恢复情况评估 □ 完成术后各级医师查房记录及术后病程记录 □ 完成术后每日换药工作 □ 观察有无术后及麻醉后并发症		□ 上级医师查房，并观察手术切口愈合情况及有无并发症的出现 □ 完成术后各级医师查房记录及病程记录 □ 完成每日换药工作
重点医嘱	术后护理等级	□ 长嘱，一级护理，持续性 □ 长嘱，二级护理，持续性 □ 长嘱，三级护理，持续性	术后等级护理	□ 长嘱，一级护理，持续性 □ 长嘱，二级护理，持续性 □ 长嘱，三级护理，持续性
	术后膳食选择	□ 长嘱，普食，持续性 □ 长嘱，禁食、禁水，持续性 □ 长嘱，母乳喂养，持续性 □ 长嘱，流食，持续性 □ 长嘱，半流食，持续性 □ 长嘱，糖尿病饮食，持续性 □ 长嘱，低盐低脂糖尿病饮食，持续性	术后膳食选择	□ 长嘱，普食，持续性 □ 长嘱，母乳喂养，持续性 □ 长嘱，糖尿病饮食，持续性 □ 长嘱，低盐低脂糖尿病饮食，持续性 □ 长嘱，流食，持续性 □ 长嘱，半流食，持续性
	术后抗菌药物应	□ 长嘱，0.9% 氯化钠注射液（100ml：0.9g），每次 100ml，每天 2 次 □ 长嘱，注射用头孢替唑钠（0.75g），每次 0.75g，每天 2 次 □ 长嘱，0.9% 氯化钠注射液（250ml：2.25g），每次 250ml，每天 2 次 □ 长嘱，注射用头孢替唑钠（0.75g），每次 1.5g，每天 2 次 □ 长嘱，5% 葡萄糖注射液（100ml：5g），每次 100ml，每天上午 1 次 □ 长嘱，注射用门冬氨酸阿奇霉素（0.25g），每次 0.25g，每天上午 1 次 □ 长嘱，5% 葡萄糖注射液（250ml：12.5g），每次 250ml，每天上午 1 次 □ 长嘱，注射用门冬氨酸阿奇霉素（0.25g），每次 0.5g，每天上午 1 次 □ 长嘱，0.9% 氯化钠注射液（100ml：0.9g），每次 100ml，每天 2 次 □ 长嘱，注射用青霉素钠（160 万 U），每次 320 万 IU，每天 2 次 □ 长嘱，0.9% 氯化钠注射液（250ml：2.25g），每次 250ml，每天 2 次 □ 长嘱，注射用青霉素钠（160 万 U），每次 800 万 IU，每天 2 次	术后抗菌药物应	□ 长嘱，0.9% 氯化钠注射液（100ml：0.9g），每次 100ml，每天 2 次 □ 长嘱，注射用头孢替唑钠（0.75g），每次 0.75g，每天 2 次 □ 长嘱，0.9% 氯化钠注射液（250ml：2.25g），每次 250ml，每天 2 次 □ 长嘱，注射用头孢替唑钠（0.75g），每次 1.5g，每天 2 次 □ 长嘱，5% 葡萄糖注射液（100ml：5g），每次 100ml，每天上午 1 次 □ 长嘱，注射用门冬氨酸阿奇霉素（0.25g），每次 0.25g，每天上午 1 次 □ 长嘱，5% 葡萄糖注射液（250ml：12.5g），每次 250ml，每天上午 1 次 □ 长嘱，注射用门冬氨酸阿奇霉素（0.25g），每次 0.5g，每天上午 1 次 □ 长嘱，0.9% 氯化钠注射液（100ml：0.9g），每次 100ml，每天 2 次 □ 长嘱，注射用青霉素钠（160 万 U），每次 320 万 IU，每天 2 次 □ 长嘱，0.9% 氯化钠注射液（250ml：2.25g），每次 250ml，每天 2 次 □ 长嘱，注射用青霉素钠（160 万 U），每次 800 万 IU，每天 2 次
	换药	□ 临嘱，特大换药，每次 1 次，共 1 次，一次性 □ 临嘱，石膏拆除术，共 1 次，一次性	换药	□ 临嘱，特大换药，每次 1 次，共 1 次，一次性 □ 临嘱，石膏拆除术，共 1 次，一次性
			通知出院	□ 临嘱，通知出院，共 1 次，一次性

续　表

时间	住院第3~7天	住院第6~15天
主要护理工作	□ 观察患者病情变化、外固定及敷料包扎情况 □ 患者术后心理及生活护理	□ 观察患者病情变化、外固定及敷料包扎情况 □ 患者术后心理及生活护理
病情变异记录	□ 无　□ 有，原因： 1. 2.	□ 无　□ 有，原因： 1. 2.
护士签名		
医师签名		

第六章

多发掌骨骨折临床路径释义

一、多发掌骨骨折编码

1. 原编码：

疾病名称及编码：多发掌骨骨折（ICD-10：S62.301）

手术操作名称及编码：切开复位内固定术（ICD-9-CM-3：79.33005）

2. 修改编码：

疾病名称及编码：多发掌骨骨折（ICD-10：S62.4）

手术操作名称及编码：多发掌骨骨折切开复位内固定术（ICD-9-CM-3：79.0302）

二、临床路径检索方法

S62.4 伴 79.0302

三、多发掌骨骨折临床路径标准住院流程

（一）适用对象

第一诊断为多发掌骨骨折（ICD-10：S62.301），行切开复位内固定术（ICD-9-CM-3：79.33005）。

> **释义**
>
> ■ 适用对象编码见上。
>
> ■ 本路径适用对象为临床诊断为多发掌骨骨折，有明显成角畸形、旋转移位或侧方移位，经手法整复无法达到复位标准或复位后不稳定的患者。包括掌骨颈骨折、掌骨基底骨折以及腕掌关节骨折脱位者。

（二）诊断依据

根据《临床诊疗指南·骨科分册》（中华医学会编著，人民卫生出版社，2008），《外科学（下册）》（8 年制和 7 年制教材临床医学专用，第 3 版，人民卫生出版社，2015）。

1. 病史：外伤史。

2. 体检有明确体征：患手肿胀、疼痛、活动受限。

3. 辅助检查：手部 X 线片显示多发掌骨骨折。

> **释义**
>
> ■ 本路径的制订主要参考国内外权威参考书籍。
>
> ■ 手部外伤后因软组织损伤或骨折均可出现疼痛、肿胀的表现，部分患者对疼痛耐受性好，即使骨折也能有效地屈伸指活动，因此不能单纯以活动不受限作为除外

骨折的标准。对于掌骨冠状面斜形骨折，从外观及活动上并不能鉴别是否骨折，所以只要外伤后有软组织肿胀即需拍 X 线片明确是否骨折。

- 需要拍手部正、侧、斜位 X 线片，三个位置缺一不可。

（三）进入路径标准

1. 第一诊断必须符合 ICD-10：S62.301 掌骨骨折疾病编码。
2. 当患者同时具有其他疾病诊断，但在住院期间不需要特殊处理也不影响第一诊断的临床路径流程实施时，可以进入路径。
3. 闭合性多发掌骨骨折。
4. 除外病理性骨折。

释义

- 第一诊断应为多发闭合性掌骨骨折，有明显移位，保守治疗功能欠佳或者患者不耐受长时间制动。
- 如果闭合复位未能达到标准，或者不稳定型骨折可纳入此临床路径。
- 掌骨基底骨折伴腕掌关节半脱位的患者也可纳入此路径。

（四）标准住院日 10~20 天

释义

- 可参考单发掌骨骨折的住院天数标准，术前完善病历、化验检查 1 日，手术 1 日，术后 48 小时内复查伤口一次，因有内固定物，术后可以预防性应用抗菌药物 3 天。
- 多发掌骨骨折软组织反应比较大，在肿胀严重的时候不适合手术治疗，可暂时外固定，给予消肿治疗，待肿胀消退后再行手术治疗，此时可适当延长住院时间。

（五）住院期间的检查项目

1. 必需的检查项目：
（1）血常规、尿常规。
（2）肝肾功能、血电解质、血糖。
（3）凝血功能。
（4）感染性疾病筛查（乙型肝炎、丙型肝炎、艾滋病、梅毒等）。
（5）X 线胸片、心电图。
（6）单手正斜位片。
2. 根据患者病情进行的检查项目：
（1）肺功能、超声心动图（老年人或既往有相关病史者）。
（2）对于合并糖尿病的请相关科室调整血糖。

（3）有相关疾病者必要时请相应科室会诊。

> **释义**
>
> ■必需的检查项目是了解患者全身情况以评估手术风险的检查，进入路径的患者均需完成。
>
> ■一定要拍手部的正位、侧位、斜位片，因为第 2~5 掌骨位于同一平面，任何单一位置的 X 线片均无法除外掌骨骨折，必要时可以拍掌骨 CT 协助诊治。往往患者在门急诊就诊时就已拍过 X 线片检查。

（六）治疗方案的选择

切开复位内固定术。

（七）预防性抗菌药物选择与使用时机

术前半小时及术后 24 小时预防应用抗菌药物。

> **释义**
>
> ■手术伴有金属内固定物，需术前半小时及术后不超过 72 小时预防应用抗菌药物，如果切口有红肿的感染迹象，可延长抗菌药物使用时间，需在病历中记载。

（八）手术日为入院第 3~5 天

> **释义**
>
> ■根据软组织情况决定手术时间。

（九）术后恢复 4~20 天

> **释义**
>
> ■术后 2 周切口拆除缝线，可酌情早期功能锻炼，主要是手指充分屈伸，避免肌腱粘连。术后 6 周拍片复查骨折愈合情况，然后每月复查一次 X 线片直至骨折完全愈合。

（十）出院标准

1. 体温正常，常规化验指标无明显异常。
2. 伤口愈合良好：伤口无感染征象（或可在门诊处理的伤口情况），无皮肤坏死。
3. 没有需要住院处理的并发症和（或）合并症。

> 释义
>
> ■ 术后第一次复查切口在 48 小时内，切口无感染征象即可出院。
> ■ 出院后可在门诊复查切口 1~2 次。

（十一）变异及原因分析

1. 围术期并发症：伤口感染、皮下血肿等造成住院日延长和费用增加。
2. 内科合并症：老年患者常合并基础疾病，如脑血管或心血管病、糖尿病、血栓等，手术可能导致这些疾病加重而需要进一步治疗，从而延长治疗时间，并增加住院费用。

> 释义
>
> ■ 部分患者伤后肿胀严重，可待局部软组织消肿后再行手术治疗。
> ■ 如果局部皮肤发红，则需延长住院，每天复查切口直至皮肤恢复正常。
> ■ 内科并发症可以门诊或转科治疗。

四、推荐表单

（一）医师表单

多发掌骨骨折临床路径医师表单

适用对象：第一诊断为多发掌骨骨折（ICD-10：S62.4）

行多发掌骨骨折切开复位内固定术（ICD-9-CM-3：79.0302）

患者姓名：		性别：	年龄：	门诊号：	住院号：
住院日期：	年 月 日	出院日期：	年 月 日		标准住院日：4~7日

时间		住院第1天（住院日）	住院第2天（住院日）
主要诊疗工作		□ 询问病史、体格检查、基本诊断 □ 完成入院记录、首次病程记录 □ 上级医师查房，必要时全科会诊，制订手术方案 □ 完成术前三级医师查房及术前小结	□ 向患者及家属交代病情，签署"手术知情同意书" □ 完善术前各项检查，术前准备 □ 麻醉师查看患者，签署"麻醉知情同意书"
重点医嘱	护理级别	□ 长嘱，三级护理，持续性	护理级别	□ 长嘱，三级护理，持续性
	膳食选择	□ 长嘱，普食，持续性	膳食选择	□ 长嘱，普食，持续性
	术前检验		手术申请医嘱	□ 临嘱，手术申请，共1次，一次性 □ 临嘱，拟明日在全身麻醉下行掌骨骨折切开复位内固定术 □ 临嘱，术晨禁食、禁水 □ 临嘱，术区备皮
	术前常规检查	□ 临嘱，血细胞分析（五分类），共1次，一次性 □ 临嘱，血凝分析，共1次，一次性 □ 临嘱，传染病综合抗体，共1次，一次性 □ 临嘱，尿常规分析，共1次，一次性 □ 临嘱，肝肾糖脂组合，共1次，一次性	抗菌药物试敏	□ 临嘱，头孢替唑钠皮试，共1次，一次性
	电诊检查	□ 临嘱，常规心电图检查（电），共1次，一次性	术中带药	□ 临嘱，注射用头孢替唑钠（0.5g），每次2g，共8支，一次性 □ 临嘱，0.9%氯化钠注射液（250ml：2.25g/袋），每次250ml，共1袋，一次性
	影像学检查	□ 临嘱，上肢摄影（门诊），共1次，一次性 □ 临嘱，胸腹部摄影（门诊），共1次，一次性		□ 长嘱，三级护理，持续性

续　表

时间		住院第1天（住院日）	住院第2天（住院日）
重点医嘱	抗菌药物试敏	□ 临嘱，头孢替唑钠皮试，共1次，一次性 □ 临嘱，青霉素钠皮试，共1次，一次性 □ 临嘱，磺苄西林钠皮试，共1次，一次性	术后复查	□ 临嘱，5%葡萄糖注射液（100ml：5g），每次100ml，共3袋，每天上午1次 □ 临嘱，注射用门冬氨酸阿奇霉素（0.25g），每次0.5g，共6瓶，每天上午1次 □ 临嘱，0.9%氯化钠注射液（250ml：2.25g/袋），每次2502ml，共22袋，每天2次 □ 临嘱，注射用青霉素钠（160万U），每次800万IU，共10支，每天2次 □ 临嘱，0.9%氯化钠注射液（250ml：2.25g/袋），每次2502ml，共22袋，每天2次 □ 临嘱，注射用青霉素钠（160万U），每次800万IU，共10支，每天2次 □ 临嘱，0.9%氯化钠注射液（250ml：2.25g），每次250ml，共2袋，每天2次 □ 临嘱，注射用头孢替唑钠（0.5g），每次2g，共8支，每天2次 □ 临嘱，0.9%氯化钠注射液（250ml：2.25g/袋），每次250ml，共4袋，每天2次 □ 临嘱，注射用磺苄西林钠（1g/支），每次2g，共8支，每天2次 □ 临嘱，0.9%氯化钠注射液（250ml：2.25g/袋），每次250ml，共2袋，每天上午1次 □ 临嘱，克林霉素磷酸酯注射液（10ml：0.9g），每次1.8g，共4支，每天上午1次

时间	住院第1天（住院日）	住院第2天（住院日）
主要护理工作	□ 护士接诊，监测生命体征、建立入院病历 □ 进行入院宣教，向患者本人及家属交代临床路径，并交代相关注意事项 □ 完成术前各项常规检查 □ 做术前准备	
病情变异记录	□ 无　□ 有，原因： 1. 2.	□ 无　□ 有，原因： 1. 2.
医师签名		

时间		住院第3天		住院第4天
主要 诊疗 工作		□ 完成手术 □ 完成术后各级医师查房记录及术后病程记录 □ 观察有无术后及麻醉后并发症		□ 上级医师查房，并观察手术切口愈合情况及 　 有无并发症 □ 完成术后各级医师查房记录及病程记录 □ 完成每日换药工作
重 点 医 嘱	术后 护理 等级	□ 长嘱，二级护理，持续性	术后 等级 护理	□ 长嘱，二级护理，持续性
	术后 膳食 选择	□ 长嘱，普食，持续性	术后 膳食 选择	□ 长嘱，普食，持续性
	术后 抗菌 药物 应	□ 长嘱，0.9%氯化钠注射液（100ml： 　 0.9g），每次100ml，每天2次 □ 长嘱，注射用头孢替唑钠（0.75g），每 　 次0.75g，每天2次	术后 抗菌 药物 应	□ 长嘱，0.9%氯化钠注射液（100ml： 　 0.9g），每次100ml，每天2次 □ 长嘱，注射用头孢替唑钠（0.75g）， 　 每次0.75g，每天2次
			换药	□ 临嘱，特大换药，每次1次，共1次， 　 一次性
			通知 出院	□ 临嘱，通知出院，共1次，一次性
主要 护理 工作		□ 观察患者病情变化、外固定及敷料包扎情况 □ 患者术后心理及生活护理		□ 观察患者病情变化、外固定及敷料包扎情况 □ 患者术后心理及生活护理
病情 变异 记录		□ 无　□ 有，原因： 1. 2.		□ 无　□ 有，原因： 1. 2.
医师 签名				

（二）护士表单

多发掌骨骨折临床路径护士表单

适用对象：第一诊断为多发掌骨骨折（ICD-10：S62.4）

行多发掌骨骨折切开复位内固定术（ICD-9-CM-3：79.0302）

患者姓名：		性别：	年龄：	门诊号：	住院号：
住院日期： 年 月 日		出院日期： 年 月 日			标准住院日：4~7日

时间	住院第 1 天	住院第 2 天
健康宣教	□ 入院宣教 □ 介绍主管医师、护士 □ 介绍环境、设施 □ 介绍住院注意事项 □ 介绍探视和陪伴制度 □ 介绍贵重物品制度	□ 药物宣教 □ 完成术前核对，手术肢体佩戴腕带，手指指别标记
护理处置	□ 核对患者，佩戴腕带 □ 建立入院护理病历 □ 协助患者留取各种标本 □ 测量体重	□ 禁食、禁水
基础护理	□ 三级护理 □ 晨晚间护理 □ 排泄管理 □ 患者安全管理	□ 二级护理 □ 晨晚间护理 □ 患者安全管理
专科护理	□ 护理查体 □ 病情观察：主要是手指局部软组织情况 □ 需要时，填写跌倒及压疮防范表 □ 需要时，请家属陪伴 □ 确定饮食种类 □ 心理护理	□ 病情观察 □ 观察术后患者手指血运及外敷料渗血情况 □ 心理护理
重点医嘱	□ 详见医嘱执行单	□ 详见医嘱执行单
病情变异记录	□ 无 □ 有，原因： 1. 2.	□ 无 □ 有，原因： 1. 2.
护士签名		

时间	住院第 3 天	住院第 4 天 （出院日）
健康宣教	□ 术后宣教 □ 药物作用及频率 □ 饮食、活动指导	□ 出院宣教 □ 复查时间 □ 服药方法 □ 活动休息 □ 指导饮食 □ 指导办理出院手续
护理处置	□ 遵医嘱完成相关检查	□ 办理出院手续 □ 书写出院小结
基础护理	□ 二级护理 □ 晨晚间护理 □ 排泄管理 □ 患者安全管理	□ 三级护理 □ 晨晚间护理 □ 协助或指进食、水 □ 协助或指导活动 □ 患者安全管理
专科护理	□ 病情观察 □ 监测生命体征 □ 观察指端血运及外敷料渗血情况 □ 心理护理	□ 病情观察 □ 监测生命体征 □ 协助医师换药 □ 出院指导 □ 心理护理
重点医嘱	□ 详见医嘱执行单	□ 详见医嘱执行单
病情变异记录	□ 无　□ 有，原因： 1. 2.	□ 无　□ 有，原因： 1. 2.
护士签名		

（三）患者表单

单发掌骨骨折临床路径患者表单

适用对象：第一诊断为多发掌骨骨折（ICD-10：S62.4）

　　　　　行多发掌骨骨折切开复位内固定术（ICD-9-CM-3：79.0302）

| 患者姓名： | | 性别： | 年龄： | 门诊号： | 住院号： |

| 住院日期： | 年 月 日 | 出院日期： | 年 月 日 | 标准住院日：4~7日 |

时间	入院	手术日
医患配合	□ 配合询问病史、收集资料，请务必详细告知既往史、用药史、过敏史 □ 配合进行体格检查 □ 有任何不适请告知医师 □ 配合完善术前相关检查、化验，如采血、留尿、心电图、X线胸片 □ 医师与患者及家属介绍病情及术前谈话、签字	
护患配合	□ 配合测量体温、脉搏、呼吸3次，血压、体重1次 □ 配合完成入院护理评估（简单询问病史、过敏史、用药史） □ 接受入院宣教（环境介绍、病室规定、订餐制度、贵重物品保管等） □ 配合执行探视和陪伴制度 □ 有任何不适请告知护士	□ 配合测量体温、脉搏、呼吸3次，询问大便1次 □ 接受手术前宣教 □ 接受饮食宣教 □ 接受药物宣教
饮食	□ 遵医嘱饮食	□ 遵医嘱饮食
排泄	□ 正常排尿便	□ 正常排尿便
活动	□ 正常活动	□ 正常活动

时间	住院第 3 天	出院
医患配合	□ 配合完成术后访视	□ 接受出院前指导 □ 知道复查程序 □ 获取出院诊断书
护患配合	□ 配合定时监测生命体征 □ 接受输液、服药等治疗 □ 接受进食、进水、排便等生活护理 □ 配合活动，预防皮肤压力伤 □ 注意活动安全，避免坠床或跌倒 □ 配合执行探视及陪伴	□ 接受出院宣教 □ 办理出院手续 □ 获取出院带药 □ 知道服药方法、作用、注意事项 □ 知道复印病历程序
饮食	□ 遵医嘱饮食	□ 遵医嘱饮食
排泄	□ 正常排尿便	□ 正常排尿便
活动	□ 正常适度活动，避免疲劳	□ 正常适度活动，避免疲劳

附：原表单（2016 年版）

多发掌骨骨折临床路径表单

适用对象：第一诊断为多发掌骨骨折（ICD-10：S62.301）
行切开复位内固定术（ICD-9-CM-3：79.33005）

患者姓名：		性别：	年龄：	门诊号：	住院号：
住院日期： 年 月 日		出院日期： 年 月 日			标准住院日：7~20 日

时间		住院第 1~3 天（住院日）	住院第 2~4 天（手术日）
主要诊疗工作		□ 询问病史、体格检查、基本诊断 □ 完成入院记录、首次病程记录 □ 上级医师查房，必要时全科会诊，制订手术方案 □ 完成术前三级医师查房及术前小结 □ 向患者及家属交代病情，签署"手术知情同意书" □ 完善术前各项检查，术前准备 □ 麻醉师查看患者，签署"麻醉知情同意书"	□ 完成手术 □ 完成手术记录、术后记录及术后上级医师查房记录 □ 向患者家属交代手术情况及术后注意事项 □ 全身麻醉患者术后送入 ICU 病房，苏醒后返回病房 □ 麻醉师术后随访
重点医嘱	护理级别	□ 长嘱，一级护理，持续性 □ 长嘱，二级护理，持续性 □ 长嘱，三级护理，持续性	护理级别：□ 长嘱，一级护理，持续性 □ 长嘱，二级护理，持续性 □ 长嘱，三级护理，持续性
	膳食选择	□ 长嘱，普食，持续性 □ 长嘱，母乳喂养，持续性 □ 长嘱，糖尿病饮食，持续性 □ 长嘱，低盐低脂糖尿病饮食，持续性 □ 长嘱，流食，持续性 □ 长嘱，半流食，持续性	膳食选择：□ 长嘱，普食，持续性 □ 长嘱，母乳喂养，持续性 □ 长嘱，糖尿病饮食，持续性 □ 长嘱，低盐低脂糖尿病饮食，持续性 □ 长嘱，流食，持续性 □ 长嘱，半流食，持续性
	术前检验	□ 临嘱，急检血细胞分析+超敏 C 反应，共 1 次，一次性 □ 临嘱，血凝分析（急检），共 1 次，一次性 □ 临嘱，急检传染病抗体检测，共 1 次，一次性 □ 临嘱，急检血糖，共 1 次，一次性	手术申请医嘱：□ 临嘱，手术申请，共 1 次，一次性 □ 临嘱，拟明日在全身麻醉下行舟骨骨折切开复位内固定术 □ 临嘱，拟明日在臂丛麻醉下行畸形矫正术 □ 临嘱，术晨禁食、禁水 □ 临嘱，术区备皮 □ 临嘱，地西泮注射液（2ml：10mg×10 支），每次 2ml，共 1 支，一次性 □ 临嘱，地西泮注射液（2ml：10mg×10 支），每次 0.5ml，共 1 支，一次性 □ 临嘱，硫酸阿托品注射液（1ml：0.5mg），每次 1ml，共 1 支，一次性 □ 临嘱，硫酸阿托品注射液（1ml：0.5mg），每次 0.3ml，共 1 支，一次性 □ 临嘱，导尿（进口），共 1 次，一次性

续 表

时间		住院第1~3天（住院日）		住院第2~4天（手术日）
重点医嘱	术前常规检查	□ 临嘱，血细胞分析（五分类），共1次，一次性 □ 临嘱，血凝分析，共1次，一次性 □ 临嘱，传染病综合抗体，共1次，一次性 □ 临嘱，尿常规分析，共1次，一次性 □ 临嘱，肝肾糖脂组合，共1次，一次性	抗菌药物试敏	□ 临嘱，头孢替唑钠皮试，共1次，一次性 □ 临嘱，青霉素钠皮试，共1次，一次性 □ 临嘱，磺苄西林钠皮试，共1次，一次性
	电诊检查	□ 临嘱，常规心电图检查（电），共1次，一次性 □ 临嘱，床头常规心电图检查，共1次，一次性	术后医嘱	□ 长嘱，术后医嘱，持续性
	影像学检查	□ 临嘱，上肢摄影（门诊），共1次，一次性 □ 临嘱，上肢摄影（门诊），共1次，一次性 □ 临嘱，下肢摄影（门诊），共1次，一次性 □ 临嘱，下肢摄影（门诊），共1次，一次性 □ 临嘱，胸腹部摄影（门诊），共1次，一次性 □ 临嘱，上肢摄影（门诊），共1次，一次性 □ 临嘱，上肢摄影（门诊），共1次，一次性 □ 临嘱，上肢CT（门诊楼），共1次，一次性 □ 临嘱，上肢CT（门诊楼），共1次，一次性	术后护理等级	□ 长嘱，一级护理，持续性 □ 长嘱，二级护理，持续性 □ 长嘱，三级护理，持续性
	手术申请医嘱	□ 临嘱，手术申请，共1次，一次性 □ 临嘱，拟明日在全身麻醉下行舟骨骨折切开复位内固定术 □ 临嘱，拟明日在臂丛麻醉下行舟骨骨折切开复位内固定术 □ 临嘱，拟急诊在臂丛麻醉下行舟骨骨折切开复位内固定术 □ 临嘱，拟急诊在局部麻醉下行舟骨骨折切开复位内固定术 □ 临嘱，拟明日在局部麻醉下行掌骨骨折切开复位内固定术 □ 临嘱，术晨禁食、禁水 □ 临嘱，术区备皮 □ 临嘱，地西泮注射液（2ml：10mg×10支），每次2ml，共1支，一次性 □ 临嘱，地西泮注射液（2ml：10mg×10支），每次0.5ml，共1支，一次性 □ 临嘱，硫酸阿托品注射液（1ml：0.5mg），每次1ml，共1支，一次性 □ 临嘱，硫酸阿托品注射液（1ml：0.5mg），每次0.3ml，共1支，一次性 □ 临嘱，导尿（进口），共1次，一次性	术后膳食选择	□ 长嘱，普食，持续性 □ 长嘱，禁食、禁水，持续性 □ 长嘱，母乳喂养，持续性 □ 长嘱，流食，持续性 □ 长嘱，半流食，持续性 □ 长嘱，糖尿病饮食，持续性 □ 长嘱，低盐低脂糖尿病饮食，持续性

续 表

时间		住院第1~3天（住院日）		住院第2~4天（手术日）
重点医嘱	抗菌药物试敏	□ 临嘱，头孢替唑钠皮试，共1次，一次性 □ 临嘱，青霉素钠皮试，共1次，一次性 □ 临嘱，磺苄西林钠皮试，共1次，一次性	术后复查	□ 临嘱，5%葡萄糖注射液（100ml：5g），每次100ml，共3袋，每天上午1次 □ 临嘱，注射用门冬氨酸阿奇霉素（0.25g），每次0.5g，共6瓶，每天上午1次 □ 临嘱，0.9%氯化钠注射液（250ml：2.25g/袋），每次2502ml，共22袋，每天2次 □ 临嘱，注射用青霉素钠（160万U），每次800万IU，共10支，每天2次 □ 临嘱，0.9%氯化钠注射液（250ml：2.25g/袋），每次2502ml，共22袋，每天2次 □ 临嘱，注射用青霉素钠（160万U），每次800万IU，共10支，每天2次 □ 临嘱，0.9%氯化钠注射液（250ml：2.25g），每次250ml，共2袋，每天2次 □ 临嘱，注射用头孢替唑钠（0.5g），每次2g，共8支，每天2次 □ 临嘱，0.9%氯化钠注射液（250ml：2.25g/袋），每次250ml，共4袋，每天2次 □ 临嘱，注射用磺苄西林钠（1g/支），每次2g，共8支，每天2次 □ 临嘱，0.9%氯化钠注射液（250ml：2.25g/袋），每次250ml，共2袋，每天上午1次 □ 临嘱，克林霉素磷酸酯注射液（10ml：0.9g），每次1.8g，共4支，每天上午1次
	术前预防用药	□ 临嘱，0.9%氯化钠注射液（250ml：2.25g/袋），每次250ml，共2袋，每天2次 □ 临嘱，注射用磺苄西林钠（1g/支），每次2g，共4支，每天2次 □ 临嘱，0.9%氯化钠注射液（250ml：2.25g/袋），每次250ml，共2袋，一次性 □ 临嘱，注射用头孢替唑钠（0.5g），每次2g，共8支，一次性 □ 临嘱，0.9%氯化钠注射液（250ml：2.25g/袋），每次250ml，共1袋，一次性 □ 临嘱，克林霉素磷酸酯注射液（10ml：0.9g），每次1.8g，共2支，一次性	石膏固定术	□ 临嘱，石膏固定术（大），共1次，一次性 □ 临嘱，高分子 夹板（7.5×30cm，MSF312），每次1片，共1片，一次性

续　表

时间	住院第 1~3 天（住院日）		住院第 2~4 天（手术日）
重点医嘱		术后消肿	□ 长嘱，参芍葡萄糖注射液（100ml/瓶），每次 100ml，每天 2 次 □ 长嘱，5% 葡萄糖注射液（250ml：12.5g），每次 250ml，每天 1 次 □ 长嘱，大株红景天注射液（5ml/支），每次 10ml，每天 1 次 □ 长嘱，0.9% 氯化钠注射液（250ml：2.25g/袋），每次 250ml，每天 1 次 □ 长嘱，大株红景天注射液（5ml/支），每次 10ml，每天 1 次
		促进骨折愈合	□ 长嘱，0.9% 氯化钠注射液（250ml：2.25g/袋），每次 250ml，每天上午 1 次 □ 长嘱，骨瓜提取物注射液（5ml：25mg/支），每次 100mg，每天上午 1 次
主要护理工作	□ 护士接诊，监测生命体征、建立入院病理 □ 进行入院宣教，向患者本人及家属交代临床路径，并交代相关注意事项 □ 完成术前各项常规检查 □ 做术前准备		□ 术前生命体征监测 □ 佩戴腕带，看护患者由手术室护理人员接入手术室 □ 患者安返病房后接患者，监测生命体征 □ 术后心理和生活护理
病情变异记录	□ 无　□ 有，原因： 1. 2.		□ 无　□ 有，原因： 1. 2.
护士签名			
医师签名			

时间		住院第 3~7 天		住院第 6~15 天
主要诊疗工作		☐ 上级医师查房并做手术效果及术后恢复情况评估 ☐ 完成术后各级医师查房记录及术后病程记录 ☐ 完成术后每日换药工作 ☐ 观察有无术后及麻醉后并发症		☐ 上级医师查房，并观察手术切口愈合情况及有无并发症 ☐ 完成术后各级医师查房记录及病程记录 ☐ 完成每日换药工作
重点医嘱	术后护理等级	☐ 长嘱，一级护理，持续性 ☐ 长嘱，二级护理，持续性 ☐ 长嘱，三级护理，持续性	术后等级护理	☐ 长嘱，一级护理，持续性 ☐ 长嘱，二级护理，持续性 ☐ 长嘱，三级护理，持续性
	术后膳食选择	☐ 长嘱，普食，持续性 ☐ 长嘱，禁食、禁水，持续性 ☐ 长嘱，母乳喂养，持续性 ☐ 长嘱，流食，持续性 ☐ 长嘱，半流食，持续性 ☐ 长嘱，糖尿病饮食，持续性 ☐ 长嘱，低盐低脂糖尿病饮食，持续性	术后膳食选择	☐ 长嘱，普食，持续性 ☐ 长嘱，母乳喂养，持续性 ☐ 长嘱，糖尿病饮食，持续性 ☐ 长嘱，低盐低脂糖尿病饮食，持续性 ☐ 长嘱，流食，持续性 ☐ 长嘱，半流食，持续性
	术后抗菌药物应用	☐ 长嘱，0.9% 氯化钠注射液（100ml：0.9g），每次 100ml，每天 2 次 ☐ 长嘱，注射用头孢替唑钠（0.75g），每次 0.75g，每天 2 次 ☐ 长嘱，0.9% 氯化钠注射液（250ml：2.25g），每次 250ml，每天 2 次 ☐ 长嘱，注射用头孢替唑钠（0.75g），每次 1.5g，每天 2 次 ☐ 长嘱，5% 葡萄糖注射液（100ml：5g），每次 100ml，每天上午 1 次 ☐ 长嘱，注射用门冬氨酸阿奇霉素（0.25g），每次 0.25g，每天上午 1 次 ☐ 长嘱，5% 葡萄糖注射液（250ml：12.5g），每次 250ml，每天上午 1 次 ☐ 长嘱，注射用门冬氨酸阿奇霉素（0.25g），每次 0.5g，每天上午 1 次 ☐ 长嘱，0.9% 氯化钠注射液（100ml：0.9g），每次 100ml，每天 2 次 ☐ 长嘱，注射用青霉素钠（160 万 U），每次 320 万 IU，每天 2 次 ☐ 长嘱，0.9% 氯化钠注射液（250ml：2.25g），每次 250ml，每天 2 次 ☐ 长嘱，注射用青霉素钠（160 万 U），每次 800 万 IU，每天 2 次	术后抗菌药物应用	☐ 长嘱，0.9% 氯化钠注射液（100ml：0.9g），每次 100ml，每天 2 次 ☐ 长嘱，注射用头孢替唑钠（0.75g），每次 0.75g，每天 2 次 ☐ 长嘱，0.9% 氯化钠注射液（250ml：2.25g），每次 250ml，每天 2 次 ☐ 长嘱，注射用头孢替唑钠（0.75g），每次 1.5g，每天 2 次 ☐ 长嘱，5% 葡萄糖注射液（100ml：5g），每次 100ml，每天上午 1 次 ☐ 长嘱，注射用门冬氨酸阿奇霉素（0.25g），每次 0.25g，每天上午 1 次 ☐ 长嘱，5% 葡萄糖注射液（250ml：12.5g），每次 250ml，每天上午 1 次 ☐ 长嘱，注射用门冬氨酸阿奇霉素（0.25g），每次 0.5g，每天上午 1 次 ☐ 长嘱，0.9% 氯化钠注射液（100ml：0.9g），每次 100ml，每天 2 次 ☐ 长嘱，注射用青霉素钠（160 万 U），每次 320 万 IU，每天 2 次 ☐ 长嘱，0.9% 氯化钠注射液（250ml：2.25g），每次 250ml，每天 2 次 ☐ 长嘱，注射用青霉素钠（160 万 U），每次 800 万 IU，每天 2 次
	换药	☐ 临嘱，特大换药，每天 1 次，共 1 次，一次性 ☐ 临嘱，石膏拆除术，共 1 次，一次性	换药	☐ 临嘱，特大换药，每天 1 次，共 1 次，一次性 ☐ 临嘱，石膏拆除术，共 1 次，一次性
			通知出院	☐ 临嘱，通知出院，共 1" "，一次性

续 表

时间	住院第 3~7 天	住院第 6~15 天
主要 护理 工作	□ 观察患者病情变化、外固定及敷料包扎情况 □ 患者术后心理及生活护理	□ 观察患者病情变化、外固定及敷料包扎 　情况 □ 患者术后心理及生活护理
病情 变异 记录	□ 无　□ 有，原因： 1. 2.	□ 无　□ 有，原因： 1. 2.
护士 签名		
医师 签名		

第七章

尺骨撞击综合征临床路径释义

一、尺骨撞击综合征编码

1. 原编码：

疾病名称及编码：尺骨撞击综合征（ICD-10：S63.551）（腕关节扭伤和劳损）

手术操作名称及编码：关节镜下尺骨短缩术、开放性尺骨截骨短缩术（ICD-9-CM-3：77.834）

2. 修改编码：

疾病名称及编码：尺骨撞击综合征（ICD-10：M24.812）

手术操作名称及编码：关节镜下尺骨短缩术、开放性尺骨截骨短缩术（ICD-9-CM-3：77.8303）

二、临床路径检索方法

M24.812 伴 77.8303

三、尺骨撞击综合征临床路径标准住院流程

（一）适用对象

第一诊断为尺骨撞击综合征（ICD-10：S63.551 腕关节扭伤和劳损），行关节镜下尺骨短缩术或开放性尺骨截骨短缩术（ICD-9-CM-3：77.834）。

> **释义**
>
> ■ 适用对象编码参见第一部分
> ■ 本路径适用对象为临床诊断为尺骨撞击综合征的患者。

（二）诊断依据

根据《手外科学（第3版）》（王澍寰主编，人民卫生出版社，2011），《手外科手术学（第2版）》（顾玉东、王澍寰、侍德主编，复旦大学出版社，2010），《格林手外科手术学（第6版）》（北京积水潭医院译，人民军医出版社，2012）。

1. 病史：腕尺侧疼痛、局部肿胀以及偶尔的活动受限。
2. 体检有明确体征：握拳尺偏时疼痛加剧，尤其合并主动旋前和旋后时，尺骨头和三角骨周围存在掌背侧压痛。
3. 辅助检查：标准的腕关节正侧位 X 线片、腕关节 MRI。

> **释义**
>
> ■ 本路径的制订主要参考国内权威参考书籍和诊疗指南。

■ 病史、临床体征和辅助检查是诊断尺骨撞击综合征的初步依据，多数患者表现为慢性的腕尺侧疼痛、局限性肿胀以及偶尔的活动受限。疼痛多在握拳尺偏位时加剧，尤其在施加的旋前和旋后时。尺骨头和三角骨周围存在掌背侧的压痛。可以拍摄标准的腕关节 X 线片以评估腕关节和远尺桡关节的关节炎情况。必要时可以采用 MRI 检查，以方便看到月骨和三角骨的囊性改变，有时伴有 TFCC 的穿孔。

（三）治疗方案的选择及依据

根据《手外科学（第 3 版）》（王澍寰主编，人民卫生出版社，2011），《手外科手术学（第 2 版）》（顾玉东、王澍寰、侍德主编，复旦大学出版社，2010），《格林手外科手术学（第 6 版）》（北京积水潭医院译，人民军医出版社，2012）。

根据尺骨正变异的情况选择术式。

> **释义**
>
> ■ 本病确诊后需要根据患者的症状进行综合治疗，包括保守治疗和手术治疗。
> ■ 保守治疗包括改变运动习惯以避免腕尺偏时的反复应力刺激，可以服用非甾体类的抗炎药物、佩戴腕关节支具等。
> ■ 手术治疗适用于临床和影像学存在撞击但不伴有远尺桡关节炎、且上述治疗无效的患者，手术的目的是减轻腕尺侧的负荷。手术方式可以是腕关节镜辅助下施行，也可以直接开放手术。

（四）标准住院日为 7~10 天

> **释义**
>
> ■ 临床上诊断为尺骨撞击综合征的患者入院后，手术前的各项准备 3~4 天，包括详细的术前体检以明确手术是否能缓解患者的疼痛症状，总住院时间不超过 10 天符合本路径要求。

（五）进入路径标准

1. 第一诊断必须符合 ICD-10：S63.551 腕关节扭伤和劳损疾病编码。
2. 当患者同时具有其他疾病诊断时，但在住院期间不需要特殊处理也不影响第一诊断的临床路径流程实施时，可以进入路径。
3. 除外月骨无菌性坏死、腕关节韧带损伤以及 TFCC 损伤。

> **释义**
>
> ■ 进入本路径的患者第一诊断是尺骨撞击综合征，需除外腕关节不稳定、月骨坏死、远尺桡关节炎等疾患。

■入院后常规检查发现有基础疾病，如高血压、冠状动脉粥样硬化性心脏病、糖尿病、肝肾功能不全等，经系统评估后对疾病诊断治疗无特殊影响者可进入路径。但可能增加医疗费用，延长住院时间。

（六）术前准备 3~4 天

1. 必需的检查项目：
（1）血常规、尿常规。
（2）肝肾功能、电解质、血糖。
（3）凝血功能。
（4）感染性疾病筛查（乙型肝炎、丙型肝炎、艾滋病、梅毒等）。
（5）腕关节正侧位 X 线片（必要时 CT），腕关节 MRI。
（6）X 线胸片、心电图。

2. 根据患者病情可选择：
（1）超声心动图、血气分析和肺功能（高龄或既往有心、肺部病史者）。
（2）有相关疾病者必要时请相关科室会诊。

> **释义**
>
> ■血常规、尿常规是最基本的两大常规检查，进入路径的患者均需完成。肝肾功能、电解质、血糖、凝血功能、心电图、X 线胸片可评估有无基础疾病，是否影响住院时间、费用及其治疗预后；感染性疾病筛查（乙型肝炎、丙型肝炎、艾滋病、梅毒等）有助于预防交叉感染；腕关节 X 线片、必要时 CT 和 MRI 有助于评估截骨的量和预后。
>
> ■有基础病的患者需要术前和相关科室会诊协助解决。

（七）选择用药

1. 抗菌药物：按照《抗菌药物临床应用指导原则（2015 年版）》（国卫办医发〔2015〕43 号）执行。

2. 预防静脉血栓栓塞症处理：参照《中国骨科大手术后静脉血栓栓塞症预防指南》。

> **释义**
>
> ■尺骨短缩的患者由于使用内固定物、再加上有的患者还在关节镜辅助下进行手术，因此需要在术前 30 分钟和术后 2~3 天预防性使用抗菌药物，以防止术后感染的发生，具体参照《抗菌药物临床应用指导原则（2015 年版）》（国卫办医发〔2015〕43 号）执行。
>
> ■由于此类患者并不需要术后长时间卧床，一般并不需要预防静脉血栓栓塞的药物，但对于术前有高危因素的患者，需要参照《中国骨科大手术后静脉血栓栓塞症预防指南》用药。

（八）手术日为入院第 3~4 天

1. 麻醉方式：神经阻滞麻醉或全身麻醉。
2. 手术方式：行关节镜下尺骨短缩术或开放性尺骨截骨短缩术（ICD-9-CM-3：77.834）。
3. 手术内植物：接骨板、螺钉。
4. 输血：无。

> **释义**
>
> ■ 尺骨短缩截骨术一般采用臂丛阻滞麻醉，平卧位即可，如果麻醉效果不理想，也可以采用全身麻醉的方式手术。
> ■ 手术可以在关节镜辅助下施行，也可以直接施行开放的尺骨短缩截骨术。
> ■ 最好采用尺骨短缩系统来截骨，这样截骨长度相对精确，截骨面接触好，加压效果可靠，手术操作相对简单。
> ■ 术中需要照相来确认螺钉的长度和截骨长度。
> ■ 手术一般无需输血。

（九）术后住院恢复 3~7 天

1. 必需复查的检查项目：腕关节正侧位片、尺骨正侧位片。
2. 必要时查凝血功能、肝肾功能、电解质。
3. 术后处理：
（1）抗菌药物：按照《抗菌药物临床应用指导原则（2015 年版）》（国卫办医发〔2015〕43 号）执行。
（2）术后镇痛：参照《骨科常见疼痛的处理专家建议》。
（3）术后康复：以主动锻炼为主，被动锻炼为辅。

> **释义**
>
> ■ 术后换药后重新拍腕关节的 X 线片，包括正侧位片。根据患者的全身恢复情况来决定是否复查血常规、肝肾功能等。
> ■ 术后需要采取镇痛措施，具体可以参照《骨科常见疼痛的处理专家建议》。
> ■ 术后抗菌药物的使用一般为 2~3 天，具体药物按照《抗菌药物临床应用指导原则（2015 年版）》（国卫办医发〔2015〕43 号）执行。
> ■ 术后需要康复训练，以主动不负重为主。

（十）出院标准

1. 体温正常，常规化验指标无明显异常。
2. 伤口愈合良好：引流管拔除，伤口无感染征象（或可在门诊处理的伤口情况）、无皮瓣坏死。
3. 术后 X 线片证实尺骨短缩长度及内固定满意。
4. 没有需要住院处理的并发症和（或）合并症。

> 释义
>
> ■ 患者出院前应完成所有必需检查项目，并观察临床症状是否减轻或消失，排除仍然需要住院处理的并发症和（或）合并症。

（十一）变异及原因分析

1. 围术期并发症：深静脉血栓形成、伤口感染、脱位、神经血管损伤等，造成住院日延长和费用增加。
2. 内科合并症：老年患者常合并内科疾病，如脑血管或心血管病、糖尿病、血栓等，骨折手术可能导致基础疾病加重而需要进一步治疗，从而延长治疗时间，并增加住院费用。
3. 植入材料的选择：由于术式不同，使用不同的内固定材料，可能导致住院费用存在差异。

> 释义
>
> ■ 在治疗期间如发现有其他严重基础疾病，需调整药物治疗或继续其他基础疾病的治疗，则中止本路径。
>
> ■ 认可的变异原因主要是指患者入选路径后，在检查及治疗过程中发现患者合并存在事前未预知的、对本路径治疗可能产生影响的情况，需要中止执行路径或延长治疗时间、增加治疗费用。医师需在表单中明确说明。
>
> ■ 因患者方面的主观原因导致执行路径出现变异，需医师在表单中予以说明。

四、推荐表单

（一）医师表单

尺骨撞击综合征临床路径医师表单

适用对象：第一诊断为尺骨撞击综合征（ICD-10：M24.812）

行关节镜下尺骨短缩术、开放性开放性尺骨截骨短缩术（ICD-9-CM-3：77.8303）

患者姓名：	性别： 年龄： 门诊号：	住院号：
住院日期： 年 月 日	出院日期： 年 月 日	标准住院日：7~10 日

时间	住院第 1 天	住院第 2 天	住院第 3 天 （手术日前 1 天）
主要诊疗工作	□ 询问病史及体格检查 □ 完成病历书写 □ 开化验单及相关检查 □ 上级医师查房及术前评估	□ 上级医师查房确定临床诊断与鉴别诊断 □ 鉴别诊断需要的辅助检查	□ 根据病史、体格检查、平片及MRI 检查等进行术前讨论，确定手术方案及麻醉方法 □ 根据检查结果对患者的手术风险进行评估 □ 完成必要的相关科室会诊 □ 完成术前准备、术前评估、术前小结、上级医师查房记录等病历书写 □ 签署手术知情同意书、自费用品协议书 □ 向患者及家属交代病情及围术期的注意事项
重点医嘱	长期医嘱： □ 手外科护理常规 □ 二级护理 □ 饮食 □ 患者既往基础用药 临时医嘱： □ 血常规、血型、尿常规 □ 凝血功能 □ 肝肾功能、电解质、血糖 □ 感染性疾病筛查 □ X 线胸片、心电图 □ 肌电图 □ 腕部 X 线片或 CT、颈椎 X 线片或磁共振检查（根据病情需要决定） □ 请相关科室会诊（根据情况）	长期医嘱： □ 二级护理 □ 饮食 临时医嘱： □ 根据检查结果进行相关的进一步检查或提请相关科室会诊	长期医嘱： □ 二级护理 □ 饮食 临时医嘱： □ 术前医嘱：常规准备明日在臂丛麻醉或全身麻醉下行关节镜下尺骨短缩术或开放性尺骨截骨短缩术 □ 术前禁食、禁水
病情变异记录	□ 无 □ 有，原因： 1. 2.	□ 无 □ 有，原因： 1. 2.	□ 无 □ 有，原因： 1. 2.
医师签名			

时间	住院第 4 天 （手术日）	住院第 5 天 （术后第 1 天）	住院第 6 天 （术后第 2 天）
主要诊疗工作	□ 手术 □ 术者完成手术记录 □ 住院医师完成术后 □ 上级医师查房 □ 注意患肢肿胀程度、运动及感觉情况 □ 向患者及家属交代手术过程概况及术后注意事项 □ 如有，注意观察外固定的松紧度等情况	□ 上级医师查房，注意病情变化 □ 完成常规病历书写 □ 注意引流量，根据引流情况明确是否拔除引流管 □ 注意患肢肿胀程度、运动及感觉情况 □ 如有，注意观察外固定的松紧度等情况 □ 复查 X 线片	□ 上级医师查房，注意病情变化 □ 完成常规病历书写 □ 注意引流量，根据引流情况明确是否拔除引流管 □ 注意观察体温，注意神经功能变化 □ 注意患肢肿胀程度、运动及感觉情况 □ 如有，注意观察外固定的松紧度等情况
重点医嘱	长期医嘱： □ 全身麻醉或臂丛麻醉+强化后护理常规 □ 术后护理常规 □ 特殊疾病护理或一级护理 □ 明日普食、糖尿病饮食、低盐低脂饮食 临时医嘱： □ 心电血压监护、吸氧 □ 补液（根据病情） □ 镇痛	长期医嘱： □ 术后护理常规 □ 饮食 □ 一级护理 □ 脱水（根据情况） □ 激素 □ 镇痛药 □ 理疗 □ 雾化吸入（根据情况） □ 抗凝治疗（根据情况） 临时医嘱： □ 换药 □ 镇痛	长期医嘱： □ 饮食 □ 一级护理 □ 理疗 □ 拔除引流（根据情况） 临时医嘱： □ 换药（根据情况） □ 补液（根据情况）
病情变异记录	□ 无　□ 有，原因： 1. 2.	□ 无　□ 有，原因： 1. 2.	□ 无　□ 有，原因： 1. 2.
医师签名			

时间	住院第 7 天 （术后第 3 天）	住院第 8 天 （术后第 4 天）	住院第 9 天 （出院日）
主要诊疗工作	□ 上级医师查房 □ 完成常规病历书写 □ 注意观察体温变化 □ 注意伤口情况 □ 注意患肢肿胀程度、运动及感觉情况 □ 如有，注意观察外固定的松紧度等情况	□ 上级医师查房，进行手术及伤口评估，确定有无手术并发症和切口愈合不良情况，明确能否出院 □ 完成出院记录、病案首页、出院诊断书、病程记录等 □ 向患者交代出院后的注意事项，如返院复诊的时间、地点，发生紧急情况时的处理等	□ 患者办理出院手续，出院
重点医嘱	**长期医嘱：** □ 手外科术后护理常规 □ 二级护理 □ 饮食 □ 理疗 **临时医嘱：** □ 换药	**出院医嘱：** □ 嘱　日拆线换药（根据出院时间决定） □ 1 个月后门诊复诊 □ 如有不适，随时来诊	
病情变异记录	□ 无　□ 有，原因： 1. 2.	□ 无　□ 有，原因： 1. 2.	□ 无　□ 有，原因： 1. 2.
医师签名			

（二）护士表单

尺骨撞击综合征临床路径护士表单

适用对象：第一诊断为尺骨撞击综合征（ICD-10：M24.812）

　　　　　行关节镜下尺骨短缩术、开放性开放性尺骨截骨短缩术（ICD-9-CM-3：77.8303）

患者姓名：		性别：　　年龄：　　门诊号：	住院号：
住院日期：　　年　月　日		出院日期：　　年　月　日	标准住院日：7~10 日

时间	住院第 1 天	住院第 2 天	住院第 3 天（手术前 1 天）
健康宣教	□ 准备好床单位 □ 介绍病区环境、设施 □ 介绍患者主管医师和责任护士 □ 入院常规宣教 □ 评估患者全身状况及心理状态 □ 告知辅助检查的注意事项	□ 告知相关检查注意事项 □ 患肢活动度评定	□ 术前宣教 □ 关节镜手术提供信息支持
护理处置	□ 核对患者，佩戴腕带 □ 建立入院护理病历 □ 协助患者留取各种标本 □ 监测生命体征 □ 测量身高、体重	□ 药物过敏史 □ 既往病史 □ 在陪检护士指导下完成辅助检查	□ 术前常规准备（腕带、对接单） □ 指导床上如厕注意事项 □ 术区备皮
基础护理	□ 护理等级评定 □ 晨晚间护理 □ 入院宣教	□ 二级护理 □ 晨晚间护理 □ 巡视病房	□ 二级护理 □ 晨晚间护理 □ 巡视病房
专科护理	□ 护理查体 □ 病情观察 □ 患肢活动情况 □ 需要时填写跌倒及压疮防范表 □ 需要时请家属陪伴 □ 告知辅助检查的注意事项 □ 心理护理	□ 病情观察 □ 患肢活动情况 □ 遵医嘱完成相关检查 □ 心理护理	□ 病情观察 □ 患肢活动情况 □ 因势利导，提供心理护理
重点医嘱	□ 详见医嘱执行单	□ 详见医嘱执行单	□ 详见医嘱执行单
病情变异记录	□ 无　□ 有，原因： 1. 2.	□ 无　□ 有，原因： 1. 2.	□ 无　□ 有，原因： 1. 2.
护士签名			

时期	住院第 4 天 （手术日）	住院第 5 天 （术后第 1 天）	住院第 6 天 （术后第 2 天）
健康 宣教	□ 术后宣教 □ 饮食、活动指导	□ 饮食指导，如禁烟酒，忌生 冷辛辣刺激性食物	□ 饮食指导，如禁烟酒，忌 生冷辛辣刺激性食物
护理 处置	□ 局部麻醉/臂丛麻醉/全身麻 醉术后护理常规护理 □ 特殊疾病护理或一级护理 □ 术后 6 小时普食、糖尿病饮 食、低盐低脂饮食 □ 心电监护、吸氧	□ 术后护理常规护理	□ 术后护理常规护理
基础 护理	□ 特殊疾病护理或一级护理 □ 晨晚间护理 □ 巡视病房	□ 一级护理 □ 晨晚间护理 □ 巡视病房	□ 一级护理 □ 晨晚间护理 □ 巡视病房
专科 护理	□ 加压包扎观察：观察患肢血 运情况，尤其注意毛细血管 反流 □ 石膏护理：松紧度适宜，防 止压伤 □ 切口观察：引流液量、性状、 颜色观察；切口周边皮肤观 察，是否有血肿	□ 体温观察：尤其行关节镜手 术的患者严密监测体温 □ 管路护理：做好留置针、引 流管及尿管护理 □ 心理护理 □ 疼痛护理	□ 体温观察：尤其行关节镜 手术的患者严密监测体温 □ 管路护理：做好留置针、 引流管及尿管护理 □ 心理护理 □ 疼痛护理
重点 医嘱	□ 详见医嘱执行单	□ 详见医嘱执行单	□ 详见医嘱执行单
病情 变异 记录	□ 无　□ 有，原因： 1. 2.	□ 无　□ 有，原因： 1. 2.	□ 无　□ 有，原因： 1. 2.
护士 签名			

时间	住院第7天 （术后第3天）	住院第8天 （术后第4天）	住院第9日 （术后第5天）
健康 宣教	□ 饮食指导，如禁烟酒，忌生 冷辛辣刺激性食物	□ 饮食指导，如禁烟酒，忌生 冷辛辣刺激性食物 □ 告知门诊复查时间	□ 出院宣教 □ 告知随诊意义 □ 告知出院流程
护理 处置	□ 术后护理常规护理	□ 术后护理常规护理	□ 术后护理常规护理 □ 办理出院手续
基础 护理	□ 二级护理 □ 晨晚间护理 □ 巡视病房	□ 二级护理 □ 晨晚间护理 □ 巡视病房	□ 二级护理 □ 晨晚间护理 □ 巡视病房
专 科 护 理	□ 体温观察：尤其行关节镜手 术的患者严密监测体温 □ 管路护理：做好留置针、引 流管及尿管护理 □ 心理护理 □ 疼痛护理	□ 体温观察：尤其行关节镜手 术的患者严密监测体温 □ 管路护理：做好留置针、引 流管及尿管护理 □ 心理护理 □ 疼痛护理	□ 功能锻炼：讲解术后功能 锻炼的重要性，指导患者 遵医嘱循序渐进地正确地 进行功能锻炼 □ 瘢痕护理：告知预防及粘 连的意义及方法
重点 医嘱	□ 详见医嘱执行单	□ 详见医嘱执行单	□ 详见医嘱执行单
病情 变异 记录	□ 无　□ 有，原因： 1. 2.	□ 无　□ 有，原因： 1. 2.	□ 无　□ 有，原因： 1. 2.
护士 签名			

（三）患者表单

尺骨撞击综合征临床路径患者表单

适用对象：第一诊断为尺骨撞击综合征（ICD-10：M24.812）

行关节镜下尺骨短缩术、开放性开放性尺骨截骨短缩术（ICD - 9 - CM - 3：77.8303）

患者姓名：	性别：	年龄：	门诊号：	住院号：
住院日期： 年 月 日	出院日期： 年 月 日			标准住院日：7~10 日

时间	入院	术前	手术当天
医患配合	□ 配合询问病史、收集资料，请务必详细告知既往史、用药史、过敏史 □ 配合进行体格检查 □ 有任何不适请告知医师	□ 配合完善相关检查、化验，如采血、留尿、心电图、X线胸片 □ 医师与患者及家属介绍病情及术前检查及术前谈话	□ 配合医师摆好手术体位 □ 配合完成手术
护患配合	□ 配合测量体温、脉搏、呼吸3次，血压、体重1次 □ 配合完成入院护理评估（简单询问病史、过敏史、用药史） □ 接受入院宣教（环境介绍、病室规定、订餐制度、贵重物品保管等） □ 配合执行探视和陪伴制度 □ 有任何不适请告知护士	□ 配合测量体温、脉搏、呼吸3次、询问大便1次 □ 接受术前宣教	□ 配合测量体温、脉搏、呼吸3次、询问大便1次 □ 送手术室前，协助完成核对，带齐影像资料及用药 □ 返回病房后，配合接受生命体征的测量 □ 配合检查意识（全身麻醉者） □ 配合缓解疼痛 □ 接受术后宣教 □ 有任何不适请告知护士
饮食	□ 遵医嘱饮食	□ 遵医嘱饮食	□ 术前6~8小时禁食、禁水 □ 术后，遵医嘱饮食
排泄	□ 正常排尿便	□ 正常排尿便	□ 正常排尿便
活动	□ 正常活动	□ 正常活动	□ 正常活动

时间	术后	出院
医患配合	□ 接受药物指导 □ 接受功能锻炼指导	□ 接受出院前指导 □ 知道复查程序 □ 获取出院诊断书
护患配合	□ 配合定时监测生命体征，每日询问大便情况 □ 配合体位指导 □ 配合饮食指导 □ 配合术后复查 X 线片 □ 接受输液、服药等治疗 □ 接受进食、进水、排便等生活护理 □ 配合活动，预防皮肤压力伤 □ 注意活动安全，避免坠床或跌倒 □ 配合执行探视及陪伴	□ 接受出院宣教 □ 办理出院手续 □ 知道复印病历程序
饮食	□ 遵医嘱饮食	□ 遵医嘱饮食
排泄	□ 正常排尿便	□ 正常排尿便
活动	□ 正常适度活动，避免疲劳	□ 正常适度活动，避免疲劳

附：原表单（2016 年版）

尺骨撞击综合征临床路径表单

适用对象：第一诊断为尺骨撞击综合征患者（ICD-10：S63.551）

患者姓名：	性别： 年龄： 门诊号：	住院号：
住院日期： 年 月 日	出院日期： 年 月 日	标准住院日：7~10 日

时间	住院第 1 天	住院第 2 天	住院第 3 天（手术日前 1 天）
临床诊断与病情评估	□ 临床诊断：第一诊断为尺骨撞击综合征 □ 病情评估：评估患者病情有无明显改变	□ 临床诊断：第一诊断为尺骨撞击综合征 □ 病情评估：评估患者病情有无明显改变	□ 临床诊断：第一诊断为尺骨撞击综合征 □ 病情评估：评估患者病情有无明显改变
主要诊疗工作	□ 询问病史及体格检查 □ 完成病历书写 □ 开化验单及相关检查 □ 上级医师查房及术前评估	□ 上级医师查房确定临床诊断与鉴别诊断 □ 鉴别诊断需要的辅助检查	□ 根据病史、体格检查、平片及 MRI 检查等进行术前讨论，确定手术方案及麻醉方法 □ 根据检查结果对患者的手术风险进行评估 □ 完成必要的相关科室会诊 □ 完成术前准备、术前评估、术前小结、上级医师查房记录等病历书写 □ 签署手术知情同意书、自费用品协议书 □ 向患者及家属交代病情及围术期的注意事项
重点医嘱	长期医嘱： □ 手外科护理常规 □ 二级护理 □ 饮食 □ 患者既往基础用药 临时医嘱： □ 血常规、尿常规 □ 凝血功能 □ 肝肾功能、电解质、血糖 □ 感染性疾病筛查 □ 胸片、心电图 □ 腕部 X 线片或 CT 或磁共振检查（根据病情需要决定） □ 请相关科室会诊（根据情况）	长期医嘱： 二级护理 □ 饮食 临时医嘱： □ 根据检查结果进行相关的进一步检查或提请相关科室会诊	长期医嘱： □ 二级护理 □ 饮食 临时医嘱： □ 术前医嘱：常规准备明日在臂丛麻醉或全身麻醉下行关节镜下尺骨短缩术或开放性尺骨截骨短缩术 □ 术前禁食、禁水

续　表

时间	住院第 1 天	住院第 2 天	住院第 3 天（手术日前 1 天）
主要护理工作	□ 准备床单位，妥善安置患者，做好四测记录 □ 评估患者全身状况及心理状态 □ 询问病史及药物过敏史，做好记录 □ 告知辅助检查的注意事项 □ 入院宣教	□ 护理等级评定 □ 药物过敏史 □ 既往病史 □ 在陪检护士指导下完成辅助检查 □ 做好晨晚间护理 □ 巡视病房	□ 术前常规准备（腕带、对接单） □ 术区备皮 □ 术前宣教 □ 心理护理 □ 关节镜手术提供信息支持 □ 指导床上如厕注意事项 □ 因势利导，提供心理支持
病情变异记录	□ 无　□ 有，原因： 1. 2.	□ 无　□ 有，原因： 1. 2.	□ 无　□ 有，原因： 1. 2.
特殊医嘱			
护士签名	白班　｜　小夜　｜　大夜	白班　｜　小夜　｜　大夜	白班　｜　小夜　｜　大夜
医师签名			

时间	住院第 4 天 （手术当日）	住院第 5 天 （术后第 1 日）	住院第 6 天 （术后第 2 日）
临床诊断与病情评估	□ 临床诊断：第一诊断为尺骨撞击综合征 □ 病情评估：评估患者病情有无明显改变	□ 临床诊断：第一诊断为尺骨撞击综合征 □ 病情评估：评估患者病情有无明显改变	□ 临床诊断：第一诊断为尺骨撞击综合征 □ 病情评估：评估患者病情有无明显改变
主要诊疗工作	□ 手术 □ 术者完成手术记录 □ 住院医师完成术后病程记录 □ 上级医师查房 □ 注意患肢肿胀程度、运动及感觉情况 □ 向患者及家属交代手术过程概况及术后注意事项 □ 如有，注意观察外固定的松紧度等情况	□ 上级医师查房，注意病情变化 □ 完成常规病历书写 □ 注意引流量，根据引流情况明确是否拔除引流管 □ 注意观察体温 □ 注意患肢肿胀程度、运动及感觉情况 □ 如有，注意观察外固定的松紧度等情况 □ 复查 X 线片	□ 上级医师查房 □ 完成常规病历书写 □ 根据引流情况明确是否拔除引流管 □ 注意观察体温 □ 注意患肢肿胀程度、运动及感觉情况 □ 注意伤口情况 □ 如有，注意观察外固定的松紧度等情况
重点医嘱	**长期医嘱：** □ 全身麻醉/臂丛麻醉+强化后护理常规 □ 术后护理常规 □ 特殊疾病护理或一级护理 □ 明日普食、糖尿病饮食、低盐低脂饮食 **临时医嘱：** □ 心电血压监护、吸氧 □ 补液（根据病情） □ 镇痛	**长期医嘱：** □ 术后护理常规 □ 饮食 □ 一级护理 □ 脱水（根据情况） □ 激素 □ 镇痛药物 □ 理疗 □ 雾化吸入（根据情况） □ 抗凝治疗（根据情况） **临时医嘱：** □ 换药 □ 镇痛	**长期医嘱：** □ 饮食 □ 一级护理 □ 理疗 □ 拔除引流（根据情况） **临时医嘱：** □ 换药（根据情况） □ 补液（根据情况）
主要护理工作	□ 全身麻醉术后护理：严密观察病情，做好护理记录 □ 加压包扎观察：观察患肢血运情况，尤其注意毛细血管反流 □ 石膏托护理：松紧度适宜，防止压伤 □ 切口观察：引流液量、性状、颜色观察。切口周边皮肤观察，是否有血肿	□ 饮食指导：禁烟酒，忌生冷辛辣刺激性食物 □ 体温观察：尤其行关节镜手术的患者严密监测体温，预防切口感染 □ 管路护理：做好留置针、引流管及尿管护理 □ 心理护理 □ 疼痛护理	□ 饮食指导：禁烟酒，忌生冷辛辣刺激性食物 □ 体温观察：尤其行关节镜手术的患者严密监测体温，预防切口感染 □ 管路护理：做好留置针、引流管及尿管护理 □ 心理护理 □ 疼痛护理
病情变异记录	□ 无　□ 有，原因： 1. 2.	□ 无　□ 有，原因： 1. 2.	□ 无　□ 有，原因： 1. 2.

续　表

时间	住院第 4 天 （手术当日）			住院第 5 天 （术后第 1 日）			住院第 6 天 （术后第 2 日）		
特殊 医嘱									
护士 签名	白班	小夜	大夜	白班	小夜	大夜	白班	小夜	大夜
医师 签名									

时间	住院第 7 天	住院第 8 天 （出院前 1 日）	住院第 9 天 （出院当日）
临床诊断与病情评估	□ 临床诊断：第一诊断为尺骨撞击综合征 □ 病情评估：评估患者病情有无明显改变	□ 临床诊断：第一诊断为尺骨撞击综合征 □ 病情评估：评估患者病情有无明显改变	□ 临床诊断：第一诊断为尺骨撞击综合征 □ 病情评估：评估患者病情有无明显改变
主要诊疗工作	□ 上级医师查房 □ 完成常规病历书写 □ 注意观察体温变化 □ 注意患肢肿胀程度、运动及感觉情况 □ 注意伤口情况 □ 注意观察外固定的松紧度等情况	□ 上级医师查房，进行手术及伤口评估，确定有无手术并发症和切口愈合不良情况，明确能否出院 □ 完成出院记录，病案首页，出院诊断书，病程记录等 □ 向患者交代出院后的注意事项，如返院复诊的时间、地点，发生紧急情况时的处理等	□ 患者办理出院手续，出院
重点医嘱	**长期医嘱：** □ 手外科术后护理常规 □ 二级护理 □ 饮食 □ 理疗 **临时医嘱：** □ 换药	**出院医嘱：** □ 日拆线换药（根据出院时间决定） □ 如果有外固定时间 □ 1 个月后门诊复诊 □ 如有不适，随时来诊 □ 是否需要说明休息？	
主要护理工作	□ 饮食指导：禁烟酒，忌生冷辛辣刺激性食物 □ 体温观察：尤其行关节镜手术的患者严密监测体温，预防切口感染 □ 管路护理：做好留置针、引流管及尿管护理 □ 心理护理 □ 疼痛护理	□ 饮食指导：禁烟酒，忌生冷辛辣刺激性食物 □ 体温观察：尤其行关节镜手术的患者严密监测体温，预防切口感染 □ 管路护理：做好留置针、引流管及尿管护理 □ 心理护理 □ 疼痛护理	□ 功能锻炼：在医师指导下，进行各阶段功能锻炼 □ 瘢痕护理：告知预防瘢痕的意义及方法 □ 告知随诊的意义 □ 告知出院流程
病情变异记录	□ 无　□ 有，原因： 1. 2.	□ 无　□ 有，原因： 1. 2.	□ 无　□ 有，原因： 1. 2.
特殊医嘱			
护士签名	白班　　小夜　　大夜	白班　　小夜　　大夜	白班　　小夜　　大夜
医师签名			

第八章

伸肌腱自发断裂临床路径释义

一、伸肌腱自发性断裂编码

1. 原编码：

疾病名称及编码：伸肌腱自发性断裂（ICD-10：S66.951）

手术操作名称及编码：手部肌腱缝合术（ICD-9-CM-3：82.451）

　　　　　　　　　　手部肌腱移位术（ICD-9-CM-3：82.561）

　　　　　　　　　　肌腱移植术（ICD-9-CM-3：83.811）

2. 修改编码：

疾病名称及编码：手部伸肌腱自发性断裂（ICD-10：M66.204）

手术操作名称及编码：手部肌腱缝合术（ICD-9-CM-3：82.4501）

　　　　　　　　　　手部肌腱移位术（ICD-9-CM-3：82.5601）

　　　　　　　　　　肌腱移植术（ICD-9-CM-3：83.8100）

　　　　　　　　　　异体肌腱移植术（ICD-9-CM-3：83.8101）

二、临床路径检索方法

M66.204 伴（82.4501 / 82.5601 / 83.81）

三、伸肌腱自发性断裂临床路径标准住院流程

（一）适用对象

第一诊断为伸肌腱自发性断裂（ICD-10：S66.951）。行手部肌腱缝合术（ICD-9-CM-3：82.451）、手部肌腱移位术（ICD-9-CM-3：82.561）肌腱移植术（ICD-9-CM-3：83.811）。

> **释义**
>
> ■ 适用对象编码见上。
>
> ■ 本临床路径适用对象为第一诊断为伸肌腱自发断裂，需行伸肌腱探查修复、自体或异体肌腱移植以及肌腱移位的患者。
>
> ■ 适用对象不包括开放性外伤导致的肌腱断裂，或者神经功能障碍导致的伸肌功能障碍的患者。

（二）诊断依据

根据《手外科学》（第3版，王澍寰主编，人民卫生出版社，2011）。

1. 病史：无明显外伤史或只有轻微的动作即发生肌腱断裂，有大量手部重复屈伸动作中或类风湿性关节炎、骨折、滑膜炎、痛风等病史。

2. 体格检查：患肢手指（5指中任何一指或多个手指）突发背伸无力或不能，无患区神经功能障碍及其他肌肉、肌腱损伤，无明显肿物可触及。体表脂肪层较薄、体表标志明显者在肌

腱走行区明显空虚，伸指时不能触及肌腱滑动和张力。

3. 辅助检查：手及前臂彩超及 MRI 检查。

> **释义**
>
> ■ 本路径的制订主要参考国内外权威参考书籍。
>
> ■ 此类患者多数无明显外伤史或者较轻的外伤史，突然发生伸指功能丧失，部分患者发病时为一个手指，逐渐影响多个手指的伸指功能。
>
> ■ 临床查体需除外桡神经功能障碍导致的伸肌功能障碍。
>
> ■ B 超检查可显示伸肌腱连续性中断。

（三）治疗方案的选择及依据

根据《手外科学》（第 3 版，王澍寰主编，人民卫生出版社，2011）。

肌腱自发性断裂：由于长时间的磨损、炎性侵袭等作用，肌腱断端多粗糙、不整齐，不宜做直接缝合。需根据断裂的部位、功能影响、年龄及职业要求，选择手术方案。

1. 新鲜肌腱自发性断裂：断端损伤不严重、无明显短缩者，可直接行伸肌腱缝合术。

2. 陈旧肌腱自发性断裂：断端短缩、缺损大者，可行肌腱移位术/移植术。

> **释义**
>
> ■ 自发性肌腱断裂的患者多为滑膜炎性病变长时间侵袭肌腱，或者骨折畸形愈合的粗糙面长期磨损，肌腱腱纤维逐渐断裂，继而完全断裂，因此此类患者的肌腱断端质量很差，难以直接缝合，若勉强缝合，会导致肌腱长度短缩。
>
> ■ 可行的治疗方式为自体或异体肌腱移植修复，也可选择肌腱移位、与邻近同功能的连续性完好的肌腱同步编织缝合等方法。

（四）标准住院日为 4~7 天

> **释义**
>
> ■ 术前完善病历、化验检查 1 日，手术 1 日，术后 48 小时内复查伤口一次，如果有异体肌腱移植，术后可以预防性应用抗菌药物 3 天；若自体肌腱移植或肌腱移位，则术后预防性应用抗菌药物一次即可。

（五）进入路径标准

1. 第一诊断必需符合 ICD-10：S66.951 伸肌腱自发性断裂疾病编码。

2. 病变局限，仅行肌腱缝合术、移植术或移位术即可修复伸指功能。

3. 除外已无法修复断裂的伸肌腱，需行关节融合的患者。

4. 除外伸指肌腱 I 区断裂、表现为锤状指的患者。

5. 除外所有伸肌腱近止点处撕脱或同时伴有撕脱性骨折的患者。

6. 除外伸肌腱于腱腹联合处断裂的患者。

7. 除外术中见明显的痛风石、肿瘤或病理性滑膜炎等造成肌腱断裂，手术时需同时处理病因的情况。

8. 除外合并其他部位的外伤性肌腱断裂或自发性断裂。

9. 除外对伸肌腱自发性断裂有较大影响的疾病（如心脑血管疾病或糖尿病等）。

10. 除外对创口愈合有影响的疾病（如糖尿病等）。

11. 除外需要在患肢以外其他部位切取肌腱作为移植物供体的情况。

12. 除外癔症、癫痫等原因造成的不定期肢体不自主抽搐的情况 。

（六）术前准备（术前评估）3 天

所必需的检查项目：

1. 血常规、血型、尿常规、肝肾功能、出凝血时间、常规免疫检查。

2. 胸部 X 线片、心电图。

3. 手及前臂彩超及 MRI 检查。

> **释义**
>
> ■ 必需的检查项目是了解患者全身情况、以评估手术风险的检查，进入路径的患者均需完成。
>
> ■ 伸指肌腱的功能为伸掌指关节，而不是伸指间关节，所以患者表现为掌指关节屈曲畸形，不能主动伸直，但被动伸直不受限。
>
> ■ 沿伸指肌腱走行在前臂远端背侧以远进行彩超检查可发现肌腱连续性中断。

（七）预防性抗菌药物选择与使用时机

1. 按《抗菌药物临床应用指导原则（2015 年版）》（国卫办医发〔2015〕43 号）选择用药。

2. 预防性用药时间为术前 30 分钟。

3. 术后 3 天内停止使用预防性抗菌药物，可根据患者切口、体温等情况适当延长使用时间。

> **释义**
>
> ■ 如果有异体肌腱移植，需术前半小时及术后不超过 72 小时预防应用抗菌药物，如果切口有红肿的感染迹象，可延长抗菌药物使用时间，需在病历中记载。

（八）手术日

为入院第 4~6 天。

（九）术后住院恢复第 5~8 天

1. 必需观察的项目：每日局部换药，观察切口皮肤血运变化、肿胀及渗出情况，酌情调整包扎松紧度及引流条。

2. 观察体温变化及切口红、肿、热、痛情况，防止或及时处理局部感染。

3. 术后用药：

（1）抗菌药物：按《抗菌药物临床应用指导原则（2015 年版）》（国卫办医发〔2015〕43 号）执行。

（2）其他对症药物：改善循环、消肿、镇痛等。

4. 物理治疗。

5. 正确、确实的石膏外托固定。

> **释义**
>
> ■ 术后 48 小时内需复查切口，拔除引流，若切口无异常，可适当延长复查间隔。
>
> ■ 术后 2 周切口拆除缝线，石膏需制动 4 周。
>
> ■ 滑膜炎症状明显者可以服用非甾体类消炎药。
>
> ■ 滑膜炎为无菌性炎症，应用非甾体类消炎药可以减轻炎行反应，避免炎行组织进一步破坏其他组织。

（十）出院标准（围绕一般情况、切口情况、第一诊断转归）

1. 体温正常、常规化验无明显异常。

2. 切口无异常，外固定完好。

3. 无与本病相关的其他并发症。

> **释义**
>
> ■ 术后第一次复查切口在 48 小时内，切口无感染征象即可出院。
>
> ■ 出院后可在门诊复查切口 1~2 次。

（十一）有无变异及原因分析

1. 并发症：本病因病情轻重程度和患者就诊时间的不确定性，相应采取的治疗方法有所不同，应严格掌握入选标准。入选的患者仍有术中无法修复肌腱的连续性和运动功能、术后切口感染累及肌腱、创口长期不愈合的风险。术后石膏托外固定松动、患肢不适当活动等意外原因造成修复后肌腱再次断裂的也应视为变异情况。

2. 合并症：部分患者合并痛风、类风湿关节炎、糖尿病、滑膜炎、肌腱滑膜结核等疾病，术后可能会影响切口的愈合、皮肤血运、肢体肿胀和远期肌腱粘连程度，需同时治疗或延期治疗。

> **释义**
>
> ■ 如果局部皮肤发红，则需延长住院，每天复查切口直至皮肤恢复正常。
>
> ■ 内科并发症可以门诊或转科治疗。

四、推荐表单

（一）医师表单

伸肌腱自发性断裂临床路径医师表单

适用对象：第一诊断为手部伸肌腱自发性断裂（ICD-10：M66.204）

　　　　　行手部肌腱缝合术（ICD-9-CM-3：82.4501），手部肌腱移位术（ICD-9-CM-3：82.5601），肌腱移植术（ICD-9-CM-3：83.8100），异体肌腱移植术（ICD-9-CM-3：83.8101）

患者姓名：	性别： 年龄： 门诊号：	住院号：
住院日期： 年 月 日	出院日期： 年 月 日	标准住院日：4~7日

时间	住院第 1 天	住院第 2 天 （手术前 1 日）
临床诊断与病情评估	□ 临床诊断：第一诊断为伸肌腱自发性断裂 □ 病情评估：评估患者病情有无明显改变	□ 临床诊断：第一诊断为伸肌腱自发性断裂 □ 病情评估：评估患者病情有无明显改变
主要诊疗工作	□ 询问病史及体格检查 □ 完成病历书写 □ 开化验单及相关检查 □ 上级医师查房与术前评估 □ 上级医师查房	□ 完成必要的相关科室会诊 □ 完成术前准备与术前评估 □ 完成术前小结、上级医师查房记录等病历书写 □ 签署手术知情同意书、自费用品协议书 □ 向患者及家属交代病情及围术期的注意事项
重点医嘱	长期医嘱： □ 手外科护理常规 □ 二级护理 □ 饮食 □ 患者既往基础用药 临时医嘱： □ 血常规、尿常规、凝血功能、肝肾功能、电解质、血糖 □ 感染性疾病筛查、X 线胸片、心电图 □ 请相关科室会诊（根据情况）	长期医嘱： □ 二级护理 □ 饮食 □ 患者既往基础用药 临时医嘱： □ 术前医嘱：常规准备 □ 明日在全身麻醉或臂丛麻醉下行手部伸肌腱探查、缝合术，肌腱移位/移植术 □ 术前禁食、禁水 □ 如需预防性使用抗菌药物，抗菌药物试敏
主要护理工作	□ 核对个人信息，告知医保事宜 □ 入院宣教 □ 安全教育 □ 介绍主管医师和责任护士 □ 晨检注意事项	□ 术前常规准备（腕带、对接单） □ 术区备皮 □ 术前宣教 □ 心理护理 □ 告知术前禁食、禁水注意事项
病情变异记录	□ 无 □ 有，原因： 1. 2.	□ 无 □ 有，原因： 1. 2.

时间	住院第 1 天			住院第 2 天 （手术前 1 日）		
特殊 医嘱						
护士 签名	白班	小夜	大夜	白班	小夜	大夜
医师 签名						

时间	住院第3天 （手术当日）	住院第4天 （术后第1日）	住院第5天 （出院日）
临床诊断与病情评估	□ 临床诊断：第一诊断为伸肌腱自发性断裂 □ 病情评估：评估者病情有无明显改变	□ 临床诊断：第一诊断为伸肌腱自发性断裂 □ 病情评估：评估患者病情有无明显改变	□ 临床诊断：第一诊断为伸肌腱自发性断裂 □ 病情评估：评估患者病情有无明显改变
主要诊疗工作	□ 手术，术后给予石膏托外固定 □ 术者完成手术记录 □ 住院医师完成术后病程记录 □ 上级医师查房 □ 向患者及家属交代手术过程概况及术后注意事项	□ 上级医师查房，注意病情变化 □ 完成常规病历书写 □ 注意引流量，根据引流情况明确是否拔除引流管 □ 注意观察体温 □ 注意伤口情况 □ 注意石膏托外固定是否确实	□ 完成出院记录、病案首页、出院诊断书 □ 向患者交代出院后的注意事项，如返院复诊的时间、地点，发生紧急情况时的处理，外固定时间及去除外固定后的功能练习等
重点医嘱	长期医嘱： □ 全身麻醉/臂丛麻醉+强化后护理常规 □ 术后护理常规 □ 特殊疾病护理或一级护理 □ 明日普食 □ 抬高患肢 □ 患者既往基础用药 临时医嘱： □ 心电血压监测、吸氧补液（根据病情） □ 术前30分钟抗菌药物静脉滴注	长期医嘱： □ 术后护理常规 □ 一级护理 □ 饮食 □ 脱水剂（根据情况） □ 镇痛药物 □ 理疗 □ 抬高患肢 □ 患者既往基础用药 临时医嘱： □ 换药 □ 镇痛	出院医嘱： □ 嘱＿＿日拆线换药，去除外固定（根据出院时间决定） □ 在医师指导下适当功能锻炼，以防止肌腱粘连 □ 1个月后门诊复诊 □ 如有不适，随时来诊
主要护理工作	□ 常规护理：监测生命体征 □ 确认禁食、禁水 □ 准确对接患者；安全护理 □ 疼痛护理：评估与术前对照，对症护理，宣教镇痛方法 □ 注意患肢肿胀程度	□ 饮食指导：禁烟酒，忌生冷辛辣刺激性食物 □ 切口护理：密切观察伤口敷料渗出情况。按时换药，防止感染 □ 疼痛护理：若患肢疼痛，可视情况遵医嘱合理使用镇痛药 □ 术后心理与生活护理 □ 观察术区血运及肿胀情况	□ 告知出院流程，指导患者办理出院手续
病情变异记录	□ 无 □ 有，原因： 1. 2.	□ 无 □ 有，原因： 1. 2.	□ 无 □ 有，原因： 1. 2.
特殊医嘱			
护士签名	白班	小夜	大夜	白班	小夜	大夜	白班	小夜	大夜
医师签名									

（二）护士表单

自发性伸肌腱断裂临床路径护士表单

适用对象：第一诊断为手部伸肌腱自发性断裂（ICD-10：M66.204）

行手部肌腱缝合术（ICD-9-CM-3：82.4501），手部肌腱移位术（ICD-9-CM-3：82.5601），肌腱移植术（ICD-9-CM-3：83.8100），异体肌腱移植术（ICD-9-CM-3：83.8101）

患者姓名：	性别： 年龄： 门诊号：	住院号：
住院日期： 年 月 日	出院日期： 年 月 日	标准住院日：4~7日

时间	住院第1天	住院第2天	住院第3天
健康宣教	□ 入院宣教 □ 介绍主管医师、护士 □ 介绍环境、设施 □ 介绍住院注意事项 □ 介绍探视和陪伴制度 □ 介绍贵重物品制度	□ 药物宣教 □ 完成术前核对，手术肢体佩戴腕带，手指指别标记	□ 药物宣教
护理处置	□ 核对患者，佩戴腕带 □ 建立入院护理病历 □ 协助患者留取各种标本 □ 测量体重	□ 禁食、禁水	
基础护理	□ 三级护理 □ 晨晚间护理 □ 排泄管理 □ 患者安全管理	□ 二级护理 □ 晨晚间护理 □ 患者安全管理	□ 二级护理 □ 晨晚间护理 □ 患者安全管理
专科护理	□ 护理查体 □ 病情观察 □ 主要是手指局部软组织情况 □ 需要时，填写跌倒及压疮防范表 □ 需要时，请家属陪伴 □ 确定饮食种类 □ 心理护理	□ 病情观察 □ 心理护理 □	□ 病情观察 □ 观察术后患者手指血运及外敷料渗血情况 □ 心理护理
重点医嘱	□ 详见医嘱执行单	□ 详见医嘱执行单	□ 详见医嘱执行单
病情变异记录	□ 无 □ 有，原因： 1. 2.	□ 无 □ 有，原因： 1. 2.	□ 无 □ 有，原因： 1. 2.
护士签名			

时间	住院第 3 天	住院第 4 天 （出院日）
健康宣教	□ 术后宣教 □ 药物作用及频率 □ 饮食、活动指导	□ 出院宣教 □ 复查时间 □ 服药方法 □ 活动休息 □ 指导饮食 □ 指导办理出院手续
护理处置	□ 遵医嘱完成相关检查	□ 办理出院手续 □ 书写出院小结
基础护理	□ 二级护理 □ 晨晚间护理 □ 排泄管理 □ 患者安全管理	□ 三级护理 □ 晨晚间护理 □ 协助或指导进食、进水 □ 协助或指导活动 □ 患者安全管理
专科护理	□ 病情观察 □ 监测生命体征 □ 观察指端血运及外敷料渗血情况 □ 心理护理	□ 病情观察 □ 监测生命体征 □ 协助医师换药 □ 出院指导 □ 心理护理
重点医嘱	□ 详见医嘱执行单	□ 详见医嘱执行单
病情变异记录	□ 无 □ 有，原因： 1. 2.	□ 无 □ 有，原因： 1. 2.
护士签名		

（三）患者表单

自发性伸肌腱断裂临床路径患者表单

适用对象：第一诊断为手部伸肌腱自发性断裂（ICD-10：M66.204）

行手部肌腱缝合术（ICD-9-CM-3：82.4501），手部肌腱移位术（ICD-9-CM-3：82.5601），肌腱移植术（ICD-9-CM-3：83.8100），异体肌腱移植术（ICD-9-CM-3：83.8101）

患者姓名：		性别：　　年龄：　　门诊号：	住院号：
住院日期：　　年　月　日		出院日期：　　年　月　日	标准住院日：4~7日

时间	入院	手术日
医患配合	□ 配合询问病史、收集资料，请务必详细告知既往史、用药史、过敏史 □ 配合进行体格检查 □ 有任何不适请告知医师 □ 配合完善术前相关检查、化验，如采血、留尿、心电图、X线胸片 □ 医师与患者及家属介绍病情及术前谈话、签字	
护患配合	□ 配合测量体温、脉搏、呼吸 3 次，血压、体重 1 次 □ 配合完成入院护理评估（简单询问病史、过敏史、用药史） □ 接受入院宣教（环境介绍、病室规定、订餐制度、贵重物品保管等） □ 配合执行探视和陪伴制度 □ 有任何不适请告知护士	□ 配合测量体温、脉搏、呼吸 3 次，询问大便 1 次 □ 接受手术前宣教 □ 接受饮食宣教 □ 接受药物宣教
饮食	□ 遵医嘱饮食	□ 遵医嘱饮食
排泄	□ 正常排尿便	□ 正常排尿便
活动	□ 正常活动	□ 正常活动

时间	住院第 3 天	出院
医患 配合	□ 配合完成术后访视	□ 接受出院前指导 □ 知道复查程序 □ 获取出院诊断书
护 患 配 合	□ 配合定时监测生命体征 □ 接受输液、服药等治疗 □ 接受进食、进水、排便等生活护理 □ 配合活动，预防皮肤压力伤 □ 注意活动安全，避免坠床或跌倒 □ 配合执行探视及陪伴	□ 接受出院宣教 □ 办理出院手续 □ 获取出院带药 □ 知道服药方法、作用、注意事项 □ 知道复印病历程序
饮 食	□ 遵医嘱饮食	□ 遵医嘱饮食
排 泄	□ 正常排尿便	□ 正常排尿便
活 动	□ 正常适度活动，避免疲劳	□ 正常适度活动，避免疲劳

附：原表单（2016 年版）

伸肌腱自发性断裂临床路径表单

适用对象：第一诊断为伸肌腱自发性断裂患者（ICD-10：S66.951）

患者姓名：	性别：　　年龄：　　门诊号：	住院号：
住院日期：　　年　月　日	出院日期：　　年　月　日	标准住院日：7~9 日

时间	住院第 1 天	住院第 2 天	住院第 3 天（手术前 1 日）
临床诊断与病情评估	□ 临床诊断：第一诊断为伸肌腱自发性断裂 □ 病情评估：评估患者病情有无明显改变	□ 临床诊断：第一诊断为伸肌腱自发性断裂 □ 病情评估：评估患者病情有无明显改变	□ 临床诊断：第一诊断为伸肌腱自发性断裂 □ 病情评估：评估患者病情有无明显改变
主要诊疗工作	□ 询问病史及体格检查 □ 完成病历书写 □ 开化验单及相关检查 □ 上级医师查房与术前评估 □ 上级医师查房	□ 根据病史、查体、超声、MRI 等行术前讨论，确定手术方案、决定麻醉方式 □ 根据化验及相关检查结果对患者的手术风险进行评估，必要时请相关科室会诊	□ 完成必要的相关科室会诊 □ 完成术前准备与术前评估 □ 完成术前小结、上级医师查房记录等病历书写 □ 签署手术知情同意书、自费用品协议书 □ 向患者及家属交代病情及围术期的注意事项
重点医嘱	长期医嘱： □ 手外科护理常规 □ 二级护理 □ 饮食 □ 患者既往基础用药 临时医嘱： □ 血常规、尿常规、凝血功能、肝肾功能、电解质、血糖 □ 感染性疾病筛查、X 线胸片、心电图 □ 请相关科室会诊（根据情况）	长期医嘱： □ 二级护理 □ 饮食 □ 患者既往基础用药 临时医嘱： □ 根据检查结果进行相关的进一步检查，或提请相关科室会诊	长期医嘱： □ 二级护理 □ 饮食 □ 患者既往基础用药 临时医嘱： □ 术前医嘱：常规准备 □ 明日在全身麻醉或臂丛麻醉下行手部伸肌腱探查、缝合术，肌腱移位/移植术 □ 术前禁食、禁水 □ 如需预防性使用抗菌药物，抗菌药物试敏
主要护理工作	□ 核对个人信息，告知医保事宜 □ 入院宣教 □ 安全教育 □ 介绍主管医师和责任护士 □ 晨检注意事项	□ 正确采集及留取标本 □ 护理等级评定 □ 药物过敏史 □ 既往病史 □ 在陪检护士指导下完成辅助检查 □ 做好晨晚间护理	□ 术前常规准备（腕带、对接单） □ 术区备皮 □ 术前宣教 □ 心理护理 □ 告知术前禁食、禁水注意事项

续 表

时间	住院第 1 天			住院第 2 天			住院第 3 天 （手术前 1 日）		
病情 变异 记录	□无 □有，原因： 1. 2.			□无 □有，原因： 1. 2.			□无 □有，原因： 1. 2.		
特殊 医嘱									
护士 签名	白班	小夜	大夜	白班	小夜	大夜	白班	小夜	大夜
医师 签名									

时间	住院第4天 （手术当日）	住院第5天 （术后第1日）	住院第6天 （术后第2日）
临床诊断与病情评估	□ 临床诊断：第一诊断为伸肌腱自发性断裂 □ 病情评估：评估患者病情有无明显改变	□ 临床诊断：第一诊断为伸肌腱自发性断裂 □ 病情评估：评估患者病情有无明显改变	□ 临床诊断：第一诊断为伸肌腱自发性断裂 □ 病情评估：评估患者病情有无明显改变
主要诊疗工作	□ 手术，术后给予石膏托外固定 □ 术者完成手术记录 □ 住院医师完成术后病程记录 □ 上级医师查房 □ 向患者及家属交代手术过程概况及术后注意事项	□ 上级医师查房，注意病情变化 □ 完成常规病历书写 □ 注意引流量，根据引流情况明确是否拔除引流管 □ 注意观察体温 □ 注意伤口情况 □ 注意石膏托外固定是否确实	□ 上级医师查房 □ 完成常规病历书写 □ 根据引流情况明确是否拔除引流管 □ 注意观察体温 □ 注意伤口情况 □ 注意石膏托外固定是否确实
重点医嘱	长期医嘱： □ 全身麻醉/臂丛麻醉+强化后护理常规 □ 术后护理常规 □ 特殊疾病护理或一级护理 □ 明日普食 □ 抬高患肢 □ 患者既往基础用药 临时医嘱： □ 心电及血压监护、吸氧、补液（根据病情） □ 术前30分钟抗菌药物静脉滴注	长期医嘱： □ 术后护理常规 □ 一级护理 □ 饮食 □ 脱水剂（根据情况） □ 镇痛药物 □ 理疗 □ 抬高患肢 □ 患者既往基础用药 临时医嘱： □ 换药 □ 镇痛	长期医嘱： □ 术后护理常规 □ 一级护理 □ 饮食 □ 理疗 □ 脱水剂（根据情况） □ 拔除引流（根据情况） □ 抬高患肢 □ 患者既往基础用药 临时医嘱： □ 换药（根据情况）
主要护理工作	□ 常规护理：监测生命体征 □ 确认禁食、禁水 □ 准础对接患者；安全护理 □ 疼痛护理：评估与术前对照，对症护理，宣教镇痛方法 □ 注意患肢肿胀程度	□ 饮食指导：禁烟酒，忌生冷辛辣刺激性食物 □ 切口护理：密切观察伤口敷料渗出情况。按时换药，防止感染 □ 疼痛护理：若患肢疼痛，可视情况遵医嘱合理使用镇痛药 □ 术后心理与生活护理 □ 观察术区血运及肿胀情况	□ 观察患者情况 □ 观察术区血运及肿胀情况
病情变异记录	□ 无 □ 有，原因： 1. 2.	□ 无 □ 有，原因： 1. 2.	□ 无 □ 有，原因： 1. 2.
特殊医嘱			
护士签名	白班　小夜　大夜	白班　小夜　大夜	白班　小夜　大夜
医师签名			

时间	住院第7天 （术后第3日）	住院第8天 （出院前日）	住院第9天 （出院日）
临床诊断与病情评估	□ 临床诊断：第一诊断为伸肌腱自发性断裂 □ 病情评估：评估患者病情有无明显改变	□ 临床诊断：第一诊断为伸肌腱自发性断裂 □ 病情评估：评估患者病情有无明显改变	□ 临床诊断：第一诊断为伸肌腱自发性断裂 □ 病情评估：评估患者病情有无明显改变
主要诊疗工作	□ 上级医师查房 □ 完成常规病历书写 □ 注意观察体温 □ 注意伤口情况，有无感染	□ 上级医师查房，进行手术及伤口评估，确定有无手术并发症和切口愈合不良情况，明确能否出院 □ 完成病程记录等	□ 完成出院记录、病案首页、出院诊断书 □ 向患者交代出院后的注意事项，如返院复诊的时间、地点，发生紧急情况时的处理，外固定时间及去除外固定后的功能练习等
重点医嘱	长期医嘱： □ 手外科术后护理常规 □ 二级护理 □ 饮食 □ 理疗 □ 患者既往基础用药 临时医嘱： □ 换药	长期医嘱： □ 手外科术后护理常规 □ 二级护理 □ 饮食 □ 理疗 □ 患者既往基础用药 临时医嘱： □ 换药	出院医嘱： □ 嘱____日拆线换药，去除外固定（根据出院时间决定） □ 在医师指导下适当功能锻炼，以防止肌腱粘连 □ 1个月后门诊复诊 □ 如有不适，随时来诊
主要护理工作	□ 观察患者情况 □ 观察术区血运及肿胀情况，有无切口感染 □ 观察石膏托外固定情况	□ 观察石膏托外固定情况 □ 瘢痕护理：告知预防瘢痕的意义及方法 □ 告知随诊的意义 □ 协助患者及家属做好出院准备	□ 告知出院流程，指导患者办理出院手续
病情变异记录	□ 无　□ 有，原因： 1. 2.	□ 无　□ 有，原因： 1. 2.	□ 无　□ 有，原因： 1. 2.
特殊医嘱			
护士签名	白班　小夜　大夜	白班　小夜　大夜	白班　小夜　大夜
医师签名			

第九章

闭合伸肌腱损伤（1 区）临床路径释义

一、闭合伸肌腱损伤（1 区）编码

1. 原编码：

疾病名称及编码：闭合性伸肌腱损伤（1 区）（ICD-10：S66.902）

手术操作名称及编码：伸肌腱修复术（ICD-9-CM-3：82.4401）

2. 修改编码：

疾病名称及编码：闭合性伸肌腱损伤（1 区）（ICD-10：S66.3）

手术操作名称及编码：手部伸肌腱缝合术（ICD-9-CM-3：82.4501）

手肌腱再附着（ICD-9-CM-3：82.5300）

手部肌腱止点重建术（ICD-9-CM-3：82.5301）

二、临床路径检索方法

S66.3 伴（82.4501/ 82.53）

三、闭合伸肌腱损伤（1 区）临床路径标准住院流程

（一）适用对象

第一诊断为闭合性伸肌腱损伤（1 区）（ICD-10：S66.902），行伸肌腱修复术（ICD-9-CM-3：82.4401）。

> **释义**
>
> ■ 适用对象编码见上。
>
> ■ 本路径适用对象为临床诊断为单纯性指伸肌腱损伤（1 区），经保守治疗未愈合的患者，如合并末节指骨基底撕脱骨折的患者需进入其他相应路径。

（二）诊断依据

根据《临床诊疗指南·骨科学分册》（中华医学会编著，人民卫生出版社，2008），《外科学（下册）》（8 年制和 7 年制教材临床医学专用，第 3 版，人民卫生出版社，2015）。

1. 病史：单指明确的外伤史。

2. 体征：单指末节不能主动伸直，局部肿胀、疼，轻度疼痛。

3. X 线检查：无骨折的表现。

> **释义**
>
> ■ 本路径的制订主要参考国内外权威参考书籍。

■外伤史不能作为诊断的主要依据，临床常见一些患者并无明显外伤史，而是生活常用动作如搓澡、弹指等动作后出现症状。主要症状是单个手指（少数为多个）末节主动背伸功能丧失，查体时可见手指远指间关节屈曲畸形，不能主动背伸，但被动背伸无受限，多数情况下关节外软组织无明显肿胀、淤斑。

■需要拍单指侧位 X 线片除外末节指骨基底骨折。

（三）进入路径标准

1. 第一诊断必须符合 ICD-10：S66.902 闭合性伸肌腱损伤（1区）疾病编码。

2. 如患有其他疾病，但住院期间不需要特殊处理，也不影响第一诊断的临床路径流程实施时，可以进入路径。

3. 不合并骨折。

释义

■在早期该损伤需经严格的保守治疗，即持续佩戴远指间关节过伸位支具6周，改为夜间佩戴支具2周，所以急性期损伤的患者不应当纳入此临床路径。

■如果未经保守治疗或保守治疗无效，而患者自觉末节不能伸直功能障碍明显者可纳入此临床路径。

■少数情况下合并末节指骨基底背侧碎屑样骨折的患者也可纳入此临床路径。

（四）标准住院日 7~15 天

释义

■诊断明确的患者手术治疗无需这么长时间的住院日，一般术前完善病历、化验检查1日，手术1日，术后48小时内复查伤口一次，总住院时间不超过5天符合路径要求。

（五）住院期间的检查项目

1. 必需的检查项目：

（1）血常规、尿常规。

（2）肝肾功能、血电解质、血糖。

（3）凝血功能。

（4）感染性疾病筛查（乙型肝炎、丙型肝炎、艾滋病、梅毒等）。

（5）胸片、心电图。

（6）手指正侧位片。

2. 根据患者病情进行的检查项目：

（1）肺功能、超声心动图（老年人或既往有相关病史者）。

（2）对于合并糖尿病的患者请相关科室调整血糖。

（3）有相关疾病者必要时请相应科室会诊。

释义

■ 必需的检查项目是了解患者全身情况以评估手术风险的检查，进入路径的患者均需完成。

■ 一定要拍单个手指的正侧位片以除外末节指骨基底背侧的撕脱骨折，如果拍片体位不正确，容易遗漏骨折，导致治疗方式选择错误。往往患者在门急诊就诊时就已做过这项检查。

（六）治疗方案的选择

伸肌腱修复术，远侧指间关节克氏针固定术。

释义

■ 确切地说，该术式应当是"指伸肌腱紧缩、远侧指间关节克氏针固定术"。因为这类损伤机制为指伸肌腱从末节指骨基底骨性止点处撕脱，在肌腱断端与骨性止点之间为瘢痕连接，导致肌腱长度略延长，末节无法伸直。

■ 如果在靠近止点的部位操作，实际上是在瘢痕区操作，影响术后恢复，所以需将手术区略靠近，在真正的腱性部位操作，使两断端均为腱性成分，可以减少术后的复发。

（七）预防性抗菌药物选择与使用时机

术前半小时及术后 24 小时预防应用抗菌药物。

释义

■ 手术创伤小、切口暴露时间短，仅术前半小时及术后 24 小时预防应用抗菌药物即可。

（八）手术日为入院第3~5天

释义

■ 如果术前检查未发现合并疾病影响麻醉及手术，可在入院第 2 天即可手术治疗。

（九）术后恢复4~11天

释义

■ 术后 2 周切口拆除缝线，克氏针制动 6 周。

（十）出院标准

1. 体温正常，常规化验指标无明显异常。
2. 伤口愈合良好：伤口无感染征象（或可在门诊处理的伤口情况），无皮肤坏死。
3. 术后复查 X 线满意。
4. 没有需要住院处理的并发症和（或）合并症。

> **释义**
>
> ■ 术后第一次复查切口在 48 小时内，切口无感染征象即可出院。

（十一）变异及原因分析

1. 围术期并发症：伤口感染、皮下血肿等造成住院日延长和费用增加。
2. 内科合并症：老年患者常合并基础疾病，如脑血管或心血管病、糖尿病、血栓等，手术可能导致这些疾病加重而需要进一步治疗，从而延长治疗时间，并增加住院费用。

> **释义**
>
> ■ 很少出现围术期并发症，偶尔会出现局部皮肤血运差的情况，在手术显露肌腱时注意保护皮瓣血运，避免皮瓣掀起太薄。
>
> ■ 如果局部皮肤发红，则需延长住院，每天复查切口直至皮肤恢复正常。
>
> ■ 内科并发症可以门诊或转科治疗。

四、推荐表单

（一）医师表单

闭合伸肌腱损伤（1区）临床路径医师表单

适用对象：第一诊断为闭合性伸肌腱损伤（1区）（ICD-10：S66.3）

行手部伸肌腱缝合术（ICD-9-CM-3：82.4501），手肌腱再附着（ICD-9-CM-3：82.5300），手部肌腱止点重建术（ICD-9-CM-3：82.5301）

患者姓名：		性别： 年龄： 门诊号：		住院号：
住院日期： 年 月 日		出院日期： 年 月 日		标准住院日：7~15日

时间		住院第1天（住院日）		住院第2（手术日）
主要诊疗工作		□ 询问病史、体格检查、基本诊断 □ 完成入院记录、首次病程记录 □ 上级医师查房，必要时全科会诊，制订 手术方案 □ 完成术前三级医师查房及术前小结 □ 向患者及家属交代病情，签署"手术知情同意书" □ 完善术前各项检查，术前准备 □ 麻醉师查看患者，签署"麻醉知情同意书"		□ 完成手术 □ 完成手术记录、术后记录及术后上级医师查房记录 □ 向患者家属交代手术情况及术后注意事项
重点医嘱	护理级别	□ 长嘱，三级护理，持续性	护理级别	□ 长嘱，二级护理，持续性
	膳食选择	□ 长嘱，普食，持续性	膳食选择	□ 长嘱，普食，持续性
	术前常规检查	□ 临嘱，血细胞分析（五分类），共1次，一次性 □ 临嘱，血凝分析，共1次，一次性 □ 临嘱，传染病综合抗体，共1次，一次性 □ 临嘱，尿常规分析，共1次，一次性 □ 临嘱，肝肾糖脂组合，共1次，一次性		
	心电图诊检查	□ 临嘱，常规心电图检查（电），共1次，一次性	术后医嘱	□ 长嘱，术后医嘱，持续性
	影像学检查	□ 临嘱，上肢摄影，共1次，一次性 □ 临嘱，胸部摄影，共1次，一次性	术后护理等级	□ 长嘱，二级护理，持续性
	手术申请医嘱	□ 临嘱，手术申请，共1次，一次性 □ 临嘱，拟明日在臂丛麻醉下行指伸肌腱紧缩修复、远侧指间关节克氏针固定术 □ 临嘱，术晨禁食、禁水 □ 临嘱，术区备皮	术后膳食选择	□ 长嘱，普食，持续性
	抗菌药物试敏	□ 临嘱，头孢替唑钠皮试，共1次，一次性	术后复查	

续　表

时间	住院第1天（住院日）		住院第2（手术日）	
重点医嘱	术前预防用药	□ 临嘱，注射用头孢替唑钠（0.5g），每次2g，共8支，一次性 □ 临嘱，0.9%氯化钠注射液（250ml：2.25g/袋），每次250ml，共1袋，一次性	术后预防用药	□ 临嘱，注射用头孢替唑钠（0.5g），每次2g，共8支，一次性 □ 临嘱，0.9%氯化钠注射液（250ml：2.25g/袋），每次250ml，共1袋，一次性
病情变异记录		□无 □有，原因： 1. 2.		□无 □有，原因： 1. 2.
医师签名				

时间		住院第 3 天		住院第 4 天
主要诊疗工作		□ 上级医师查房，并做手术效果及术后恢复情况评估 □ 完成术后各级医师查房记录及术后病程记录 □ 观察有无术后及麻醉后并发症		□ 上级医师查房，并观察手术切口愈合情况及有无并发症 □ 完成术后各级医师查房记录及病程记录 □ 完成伤口复查工作
重点医嘱	术后护理等级	□ 长嘱，二级护理，持续性	术后等级护理	□ 长嘱，二级护理，持续性
	术后膳食选择	□ 长嘱，普食，持续性	术后膳食选择	□ 长嘱，普食，持续性
	术后抗菌药物应	□ 无需应用抗菌药物	术后抗菌药物应	□ 无需应用抗菌药物
	换药		换药	□ 临嘱，换药 1 次，共 1 次，一次性
			通知出院	□ 临嘱，通知出院，共 1 次，一次性
病情变异记录		□ 无　□ 有，原因： 1. 2.		□ 无　□ 有，原因： 1. 2.
医师签名				

（二）护士表单

闭合伸肌腱损伤（1区）临床路径护士表单

适用对象：第一诊断为闭合性伸肌腱损伤（1区）（ICD-10：S66.3）
行手部伸肌腱缝合术（ICD-9-CM-3：82.4501），手肌腱再附着（ICD-9-CM-3：82.5300），手部肌腱止点重建术（ICD-9-CM-3：82.5301）

患者姓名：		性别：	年龄：	门诊号：	住院号：
住院日期： 年 月 日		出院日期： 年 月 日			标准住院日：7~15日

时间	住院第1天	住院第2天
健康宣教	□ 入院宣教 □ 介绍主管医师、护士 □ 介绍环境、设施 □ 介绍住院注意事项 □ 介绍探视和陪伴制度 □ 介绍贵重物品制度	□ 药物宣教 □ 完成术前核对，手术肢体佩戴腕带，手指指别标记
护理处置	□ 核对患者，佩戴腕带 □ 建立入院护理病历 □ 协助患者留取各种标本 □ 测量体重	□ 禁食、禁水 □
基础护理	□ 三级护理 □ 晨晚间护理 □ 排泄管理 □ 患者安全管理	□ 二级护理 □ 晨晚间护理 □ 患者安全管理
专科护理	□ 护理查体 □ 病情观察，主要是手指局部软组织情况 □ 需要时，填写跌倒及压疮防范表 □ 需要时，请家属陪伴 □ 确定饮食种类 □ 心理护理	□ 病情观察 □ 观察术后患者手指血运及外敷料渗血情况 □ 心理护理 □
重点医嘱	□ 详见医嘱执行单	□ 详见医嘱执行单
病情变异记录	□ 无 □ 有，原因： 1. 2.	□ 无 □ 有，原因： 1. 2.
护士签名		

时间	住院第 3 天	住院第 4 天 （出院日）
健康宣教	□ 术后宣教 □ 药物作用及频率 □ 饮食、活动指导	□ 出院宣教 □ 复查时间 □ 服药方法 □ 活动休息 □ 指导饮食 □ 指导办理出院手续
护理处置	□ 遵医嘱完成相关检查	□ 办理出院手续 □ 书写出院小结
基础护理	□ 二级护理 □ 晨晚间护理 □ 排泄管理 □ 患者安全管理	□ 三级护理 □ 晨晚间护理 □ 协助或指导进食、进水 □ 协助或指导活动 □ 患者安全管理
专科护理	□ 病情观察 □ 监测生命体征 □ 观察指端血运及外敷料渗血情况 □ 心理护理	□ 病情观察 □ 监测生命体征 □ 协助医师换药 □ 出院指导 □ 心理护理
重点医嘱	□ 详见医嘱执行单	□ 详见医嘱执行单
病情变异记录	□ 无 □ 有，原因： 1. 2.	□ 无 □ 有，原因： 1. 2.
护士签名		

（三）患者表单

闭合伸肌腱损伤（1区）临床路径患者表单

适用对象：第一诊断为闭合性伸肌腱损伤（1区）（ICD-10：S66.3）
　　　　　行手部伸肌腱缝合术（ICD-9-CM-3：82.4501），手肌腱再附着（ICD-9-CM-3：82.5300），手部肌腱止点重建术（ICD-9-CM-3：82.5301）

患者姓名：		性别：　　　年龄：　　门诊号：	住院号：
住院日期：　　年　月　日		出院日期：　　年　月　日	标准住院日：7~15日

时间	入院	手术日
医患配合	□ 配合询问病史、收集资料，请务必详细告知既往史、用药史、过敏史 □ 配合进行体格检查 □ 有任何不适请告知医师 □ 配合完善术前相关检查、化验，如采血、留尿、心电图、X线胸片 □ 医师与患者及家属介绍病情及术前谈话、签字	
护患配合	□ 配合测量体温、脉搏、呼吸3次，血压、体重1次 □ 配合完成入院护理评估（简单询问病史、过敏史、用药史） □ 接受入院宣教（环境介绍、病室规定、订餐制度、贵重物品保管等） □ 配合执行探视和陪伴制度 □ 有任何不适请告知护士	□ 配合测量体温、脉搏、呼吸3次，询问大便1次 □ 接受手术前宣教 □ 接受饮食宣教 □ 接受药物宣教
饮食	□ 遵医嘱饮食	□ 遵医嘱饮食
排泄	□ 正常排尿便	□ 正常排尿便
活动	□ 正常活动	□ 正常活动

时间	住院第 3 天	出院
医患配合	□ 配合完成术后访视	□ 接受出院前指导 □ 知道复查程序 □ 获取出院诊断书
护患配合	□ 配合定时监测生命体征 □ 接受输液、服药等治疗 □ 接受进食、进水、排便等生活护理 □ 配合活动，预防皮肤压力伤 □ 注意活动安全，避免坠床或跌倒 □ 配合执行探视及陪伴制度	□ 接受出院宣教 □ 办理出院手续 □ 获取出院带药 □ 知道服药方法、作用、注意事项 □ 知道复印病历程序
饮食	□ 遵医嘱饮食	□ 遵医嘱饮食
排泄	□ 正常排尿便	□ 正常排尿便
活动	□ 正常适度活动，避免疲劳	□ 正常适度活动，避免疲劳

附：原表单（2016 年版）

闭合伸肌腱损伤（1 区）临床路径表单

适用对象：第一诊断为闭合性伸肌腱损伤（1 区）（ICD-10：S66.902）

行伸肌腱修复术（ICD-9-CM-3：82.4401）

患者姓名：		性别：	年龄：	门诊号：	住院号：
住院日期：	年 月 日	出院日期：	年 月 日		标准住院日：7~15 日

时间		住院第 1~3 天（住院日）		住院第 2~4 天（手术日）
主要诊疗工作		□ 询问病史、体格检查、基本诊断 □ 完成入院记录、首次病程记录 □ 上级医师查房，必要时全科会诊，制订手术方案 □ 完成术前三级医师查房及术前小结 □ 向患者及家属交代病情，签署"手术知情同意书" □ 完善术前各项检查、术前准备 □ 麻醉师查看患者，签署"麻醉知情同意书"		□ 完成手术 □ 完成手术记录、术后记录及术后上级医师查房记录 □ 向患者家属交代手术情况及术后注意事项 □ 全身麻醉患者术后送入 ICU 病房，苏醒后返回病房 □ 麻醉师术后随访
重点医嘱	护理级别	□ 长嘱，一级护理，持续性 □ 长嘱，二级护理，持续性 □ 长嘱，三级护理，持续性	护理级别	□ 长嘱，一级护理，持续性 □ 长嘱，二级护理，持续性 □ 长嘱，三级护理，持续性
	膳食选择	□ 长嘱，普食，持续性 □ 长嘱，母乳喂养，持续性 □ 长嘱，糖尿病饮食，持续性 □ 长嘱，低盐、低脂糖尿病饮食，持续性 □ 长嘱，流食，持续性 □ 长嘱，半流食，持续性	膳食选择	□ 长嘱，普食，持续性 □ 长嘱，母乳喂养，持续性 □ 长嘱，糖尿病饮食，持续性 □ 长嘱，低盐、低脂糖尿病饮食，持续性 □ 长嘱，流食，持续性 □ 长嘱，半流食，持续性
	术前检验	□临嘱，急检血细胞分析+超敏 C 反应，共 1 次，一次性 □临嘱，血凝分析（急检），共 1 次，一次性 □临嘱，急检传染病抗体检测，共 1 次，一次性 □临嘱，急检血糖，共 1 次，一次性	手术申请医嘱	□临嘱，手术申请，共 1 次，一次性 □临嘱，拟明日在全身麻醉下行舟骨骨折切开复位内固定术 □临嘱，拟明日在臂丛麻醉下行畸形矫正术 □临嘱，术晨禁食、禁水 □临嘱，术区备皮 □临嘱，地西泮注射液（2ml：10mg×10支），每次 2ml，共 1 支，一次性 □临嘱，地西泮注射液（2ml：10mg×10支），每次 0.5ml，共 1 支，一次性. □临嘱，硫酸阿托品注射液（1ml：0.5mg），每次 1ml，共 1 支，一次性 □临嘱，硫酸阿托品注射液（1ml：0.5mg），每次 0.3ml，共 1 支，一次性 □临嘱，导尿（进口），共 1 次，一次性

续　表

时间		住院第1~3天（住院日）		住院第2~4天（手术日）
重点医嘱	术前常规检查	□ 临嘱，血细胞分析（五分类），共1次，一次性 □ 临嘱，血凝分析，共1次，一次性 □ 临嘱，传染病综合抗体，共1次，一次性 □ 临嘱，尿常规分析，共1次，一次性 □ 临嘱，肝肾糖脂组合，共1次，一次性	抗菌药物试敏	□ 临嘱，头孢替唑钠皮试，共1次，一次性 □ 临嘱，青霉素钠皮试，共1次，一次性 □ 临嘱，磺苄西林钠皮试，共1次，一次性
	电诊检查	□ 临嘱，常规心电图检查（电），共1次，一次性 □ 临嘱，床头常规心电图检查，共1次，一次性	术后医嘱	□ 长嘱，术后医嘱，持续性
	影像学检查	□ 临嘱，上肢摄影（门诊），共1次，一次性 □ 临嘱，上肢摄影（门诊），共1次，一次性 □ 临嘱，下肢摄影（门诊），共1次，一次性 □ 临嘱，下肢摄影（门诊），共1次，一次性 □ 临嘱，胸腹部摄影（门诊），共1次，一次性 □ 临嘱，上肢摄影（门诊），共1次，一次性 □ 临嘱，上肢摄影（门诊），共1次，一次性 □ 临嘱，上肢CT（门诊楼），共1次，一次性 □ 临嘱，上肢CT（门诊楼），共1次，一次性	术后护理等级	□ 长嘱，一级护理，持续性 □ 长嘱，二级护理，持续性 □ 长嘱，三级护理，持续性
	手术申请医嘱	□ 临嘱，手术申请，共1次，一次性 □ 临嘱，拟明日在全身麻醉下行舟骨骨折切开复位内固定术 □ 临嘱，拟明日在臂丛麻醉下行舟骨骨折切开复位内固定术 □ 临嘱，拟急诊在臂丛麻醉下行舟骨骨折切开复位内固定术 □ 临嘱，拟急诊在局部麻醉下行舟骨骨折切开复位内固定术 □ 临嘱，拟明日在局部麻醉下行掌骨骨折切开复位内固定术 □ 临嘱，术晨禁食、禁水 □ 临嘱，术区备皮 □ 临嘱，地西泮注射液（2ml：10mg×10支），每次2ml，共1支，一次性 □ 临嘱，地西泮注射液（2ml：10mg×10支），每次0.5ml，共1支，一次性 □ 临嘱，硫酸阿托品注射液（1ml：0.5mg），每次1ml，共1支，一次性 □ 临嘱，硫酸阿托品注射液（1ml：0.5mg），每次0.3ml，共1支，一次性 □ 临嘱，导尿（进口），共1次，一次性	术后膳食选择	□ 长嘱，普食，持续性 □ 长嘱，禁食、禁水，持续性 □ 长嘱，母乳喂养，持续性 □ 长嘱，流食，持续性 □ 长嘱，半流食，持续性 □ 长嘱，糖尿病饮食，持续性 □ 长嘱，低盐、低脂糖尿病饮食，持续性

续　表

时间		住院第 1~3 天（住院日）		住院第 2~4 天（手术日）
重点医嘱	抗菌药物试敏	□ 临嘱，头孢替唑钠皮试，共 1 次，一次性 □ 临嘱，青霉素钠皮试，共 1 次，一次性 □ 临嘱，磺苄西林钠皮试，共 1 次，一次性	术后复查	□ 临嘱，5% 葡萄糖注射液（100ml：5g），每次 100ml，共 3 袋，每天上午 1 次 □ 临嘱，注射用门冬氨酸阿奇霉素（0.25g），每次 0.5g，共 6 瓶，每天上午 1 次 □ 临嘱，0.9% 氯化钠注射液（250ml：2.25g/袋），每次 2502ml，共 22 袋，每天 2 次 □ 临嘱，注射用青霉素钠（160 万单位），每次 800 万 IU，共 10 支，每天 2 次 □ 临嘱，0.9% 氯化钠注射液（250ml：2.25g/袋），每次 2502ml，共 22 袋，每天 2 次 □ 临嘱，注射用青霉素钠（160 万单位），每次 800 万 IU，共 10 支，每天 2 次 □ 临嘱，0.9% 氯化钠注射液（250ml：2.25g），每次 250ml，共 2 袋，每天 2 次 □ 临嘱，注射用头孢替唑钠（0.5g），每次 2g，共 8 支，每天 2 次 □ 临嘱，0.9% 氯化钠注射液（250ml：2.25g/袋），每次 250ml，共 4 袋，每天 2 次 □ 临嘱，注射用磺苄西林钠（1g/支），每次 2g，共 8 支，每天 2 次 □ 临嘱，0.9% 氯化钠注射液（250ml：2.25g/袋），每次 250ml，共 2 袋，每天上午 1 次 □ 临嘱，克林霉素磷酸酯注射液（10ml：0.9g），每次 1.8g，共 4 支，每天上午 1 次
	术前预防用药	□ 临嘱，0.9% 氯化钠注射液（250ml：2.25g/袋），每次 250ml，共 2 袋，每天 2 次 □ 临嘱，注射用磺苄西林钠（1g/支），每次 2g，共 4 支，每天 2 次 □ 临嘱，0.9% 氯化钠注射液（250ml：2.25g/袋），每次 250ml，共 2 袋，一次性 □ 临嘱，注射用头孢替唑钠（0.5g），每次 2g，共 8 支，一次性 □ 临嘱，0.9% 氯化钠注射液（250ml：2.25g/袋），每次 250ml，共 1 袋，一次性 □ 临嘱，克林霉素磷酸酯注射液（10ml：0.9g），每次 1.8g，共 2 支，一次性	术后消肿	□ 长嘱，参芎葡萄糖注射液（100ml/瓶），每次 100ml，每天 2 次 □ 长嘱，5% 葡萄糖注射液（250ml：12.5g），每次 250ml，每天 1 次 □ 长嘱，大株红景天注射液（5ml/支），每次 10ml，每天 1 次 □ 长嘱，0.9% 氯化钠注射液（250ml：2.25g/袋），每次 250ml，每天 1 次 □ 长嘱，大株红景天注射液（5ml/支），每次 10ml，每天 1 次

时间	住院第1~3天（住院日）	住院第2~4天（手术日）
主要护理工作	□ 护士接诊，监测生命体征、建立入院病历 □ 进行入院宣教，向患者本人及家属交代临床路径，并交代相关注意事项 □ 完成术前各项常规检查 □ 做术前准备	□ 术前生命体征监测 □ 佩戴腕带，看护患者由手术室护理人员接入手术室 □ 患者安返病房后接患者，监测生命体征 □ 术后心理和生活护理
病情变异记录	□ 无　□ 有，原因： 1. 2.	□ 无　□ 有，原因： 1. 2.
护士签名		
医师签名		

时间		住院第 3~7 天	住院第 6~15 天
主要诊疗工作		□ 上级医师查房，并做手术效果及术后恢复情况评估 □ 完成术后各级医师查房记录及术后病程记录 □ 完成术后每日换药工作 □ 观察有无术后及麻醉后并发症	□ 上级医师查房，并观察手术切口愈合情况及有无并发症 □ 完成术后各级医师查房记录及病程记录 □ 完成每日换药工作
重点医嘱	术后护理等级	□ 长嘱，一级护理，持续性 □ 长嘱，二级护理，持续性 □ 长嘱，三级护理，持续性	术后等级护理 □ 长嘱，一级护理，持续性 □ 长嘱，二级护理，持续性 □ 长嘱，三级护理，持续性
	术后膳食选择	□ 长嘱，普食，持续性 □ 长嘱，禁食、禁水，持续性 □ 长嘱，母乳喂养，持续性 □ 长嘱，流食，持续性 □ 长嘱，半流食，持续性 □ 长嘱，糖尿病饮食，持续性 □ 长嘱，低盐、低脂糖尿病饮食，持续性	术后膳食选择 □ 长嘱，普食，持续性 □ 长嘱，母乳喂养，持续性 □ 长嘱，糖尿病饮食，持续性 □ 长嘱，低盐、低脂糖尿病饮食，持续性 □ 长嘱，流食，持续性 □ 长嘱，半流食，持续性
	术后抗菌药物应	□ 长嘱，0.9% 氯化钠注射液（100ml：0.9g），每次 100ml，每天 2 次 □ 长嘱，注射用头孢替唑钠（0.75g），每次 0.75g，每天 2 次 □ 长嘱，0.9% 氯化钠注射液（250ml：2.25g），每次 250ml，每天 2 次 □ 长嘱，注射用头孢替唑钠（0.75g），每次 1.5g，每天 2 次 □ 长嘱，5% 葡萄糖注射液（100ml：5g），每次 100ml，每天上午 1 次 □ 长嘱，注射用门冬氨酸阿奇霉素（0.25g），每次 0.25g，每天上午 1 次 □ 长嘱，5% 葡萄糖注射液（250ml：12.5g），每次 250ml，每天上午 1 次 □ 长嘱，注射用门冬氨酸阿奇霉素（0.25g），每次 0.5g，每天上午 1 次 □ 长嘱，0.9% 氯化钠注射液（100ml：0.9g），每次 100ml，每天 2 次 □ 长嘱，注射用青霉素钠（160 万单位），每次 320 万 IU，每天 2 次 □ 长嘱，0.9% 氯化钠注射液（250ml：2.25g），每次 250ml，每天 2 次 □ 长嘱，注射用青霉素钠（160 万单位），每次 800 万 IU，每天 2 次	术后抗菌药物应 □ 长嘱，0.9% 氯化钠注射液（100ml：0.9g），每次 100ml，每天 2 次 □ 长嘱，注射用头孢替唑钠（0.75g），每次 0.75g，每天 2 次 □ 长嘱，0.9% 氯化钠注射液（250ml：2.25g），每次 250ml，每天 2 次 □ 长嘱，注射用头孢替唑钠（0.75g），每次 1.5g，每天 2 次 □ 长嘱，5% 葡萄糖注射液（100ml：5g），每次 100ml，每天上午 1 次 □ 长嘱，注射用门冬氨酸阿奇霉素（0.25g），每次 0.25g，每天上午 1 次 □ 长嘱，5% 葡萄糖注射液（250ml：12.5g），每次 250ml，每天上午 1 次 □ 长嘱，注射用门冬氨酸阿奇霉素（0.25g），每次 0.5g，每天上午 1 次 □ 长嘱，0.9% 氯化钠注射液（100ml：0.9g），每次 100ml，每天 2 次 □ 长嘱，注射用青霉素钠（160 万单位），每次 320 万 IU，每天 2 次 □ 长嘱，0.9% 氯化钠注射液（250ml：2.25g），每次 250ml，每天 2 次 □ 长嘱，注射用青霉素钠（160 万单位），每次 800 万 IU，每天 2 次
	换药	□ 临嘱，特大换药，每次 1 次，共 1 次，一次性 □ 临嘱，石膏拆除术，共 1 次，一次性	换药 □ 临嘱，特大换药，每天 1 次，共 1 次，一次性 □ 临嘱，石膏拆除术，共 1 次，一次性
			通知出院 □ 临嘱，通知出院，共 1 次，一次性

时间	住院第 3~7 天	住院第 6~15 天
主要 护理 工作	□ 观察患者病情变化、外固定及敷料包扎情况 □ 患者术后心理及生活护理	□ 观察患者病情变化、外固定及敷料包扎 情况 □ 患者术后心理及生活护理
病情 变异 记录	□ 无　□ 有，原因： 1. 2.	□ 无　□ 有，原因： 1. 2.
护士 签名		
医师 签名		

第十章
腓总神经卡压临床路径释义

一、腓总神经卡压编码

1. 原编码：

疾病名称及编码：腓总神经卡压（ICD-10：G57.302）

手术操作名称及编码：神经松解术（ICD-9-CM-3：04.492）

2. 修改编码：

疾病名称及编码：腓总神经卡压（ICD-10：G57.303）

手术操作名称及编码：腓总神经松解术（ICD-9-CM-3：04.4915）

二、临床路径检索方法

G57.303 伴 04.4915

三、腓总神经卡压临床路径标准住院流程

（一）适用对象

第一诊断为腓总神经卡压（ICD-10：G57.302），行局部韧带切开减压，神经松解术（ICD-9-CM-3：04.492）。

> **释义**
>
> ■ 本路径适用对象为腓总神经卡压，如因各种原因的创伤、肿瘤、炎症等所致，可以进入该相应路径，但需同时增加相应处理的费用。

（二）诊断依据

根据《周围神经卡压性疾病》（陈德松，曹光富主编，上海医科大学出版社，1999），《外科学》（孙衍庆主编，北京大学医学出版社，2005）。

1. 病史：除局部占位性病变外，多有外伤史、不良体位等诱因。
2. 体征：小腿酸乏无力、前外侧麻木或足下垂。
3. 辅助检查：肌电图支持。

> **释义**
>
> ■ 由于腓总神经位置表浅，在皮下直接位于腓骨头表面，因此极易损伤或卡压。一些日常小的动作如跷腿、下蹲等均可能导致。而长时间手术、石膏、支具和绷带均可直接压迫此处。膝关节周围骨折、韧带损伤甚至行膝关节镜检查都可引起腓总神经卡压。非创伤性因素包括起于上胫腓关节的囊肿、神经内囊肿、脂肪瘤以及骨痂等。

　　■典型的患者可主诉足下垂，但初始症状也可表现为行走时因足无力而容易绊倒。小腿外侧可酸乏无力，甚至有疼痛感，其他感觉障碍和疼痛区还可包括足背（累及腓浅神经）和第一趾蹼间（累及腓深神经）。

　　■肌电图可用于辅助诊断。此外，B超检查可明确提示卡压的存在，且对导致卡压的原因有明确提示，包括神经外肿物和神经内肿物。X线平片也可提示骨性异常的存在，对于某些病变，尚需MRI检查。

（三）治疗方案的选择及依据

根据《临床诊疗指南·手外科学分册》（中华医学会编著，人民卫生出版社，2007），《外科学》（孙衍庆主编，北京大学医学出版社，2005）。

1. 腓总神经卡压。
2. 保守治疗无效时选择手术治疗。

> 释义
>
> 　　■病史+体征+肌电图检查可诊断腓总神经卡压，有时还需辅助B超、X线平片和MRI检查。
>
> 　　■对于缓慢起病的多数病例，一般应在保守治疗3~4个月无效后方考虑手术。保守治疗的方法包括制动、理疗和神经营养药，可根据实际情况选用。
>
> 　　■对于有神经症状明确，有明确导致压迫的原因，经B超或者MRI确认神经压迫明显者，应考虑早期手术治疗。

（四）标准住院日为7~9天

> 释义
>
> 　　■怀疑腓总神经损伤的患者入院后，术前准备2~3天，明确诊断后可于第3~4天行手术治疗，术后观察3~5天可出院，总住院时间不超过9天符合本路径要求。

（五）进入路径标准

1. 第一诊断必须符合腓总神经卡压。
2. 当患者同时具有其他疾病，但在住院期间不需要特殊处理也不影响第一诊断的临床路径流程实施时，可以进入路径。
3. 病情需手术治疗。

> 释义
>
> 　　■本路径适用对象为腓总神经卡压，如因各种原因的创伤、肿瘤、炎症等所致，可以进入该相应路径，但需同时增加相应处理的费用。

■ 入院后常规检查发现有基础疾病，如高血压、冠状动脉粥样硬化性心脏病、糖尿病、肝肾功能不全等，经系统评估后对疾病诊断治疗无特殊影响者，可进入路径。但可能增加医疗费用，延长住院时间。

■ 符合手术适应证，需要进行手术治疗者进入。

（六）术前准备2~3天

1. 必需的检查项目：

(1) 血常规、尿常规。

(2) 肝肾功能、电解质、血糖。

(3) 凝血功能。

(4) 感染性疾病筛查（乙型肝炎、丙型肝炎、艾滋病、梅毒等）。

(5) X线胸片、心电图。

(6) 腓骨小头处X线片。

(7) 术前需要肌电图、诱发电位检查。

2. 根据患者病情可选择：

(1) 肺功能、超声心动图（老年人或既往有相关病史者）。

(2) CT、MRI。

(3) 有相关疾病者必要时请相应科室会诊。

释义

■ 血常规、尿常规、X线胸片和心电图是最基本的常规检查，进入路径的患者均需完成。肝肾功能、电解质、血糖、凝血功能、心电图、X线胸片可评估有无基础疾病，是否影响住院时间、费用及其治疗预后。肌电图是为了进一步确诊腓总神经损伤及其部位，明确神经损伤无恢复迹象，需要手术治疗。腓骨小头处的X线平片有助于提供可能导致神经损伤的骨性因素。B超或者MRI可明确神经压迫明显者，还可提供导致腓总神经损伤的软组织原因。

■ 对于老年患者，或者有相关病史者，应行肺功能和超声心动图检查，以确保患者可经受手术。

■ 由于合并糖尿病可导致伤口感染、神经生长缓慢等问题，因此，应经相关科室调整血糖后方可进行手术，推荐控制在7~8mmol/L。

■ 合并其他可能影响手术进程或者恢复的疾病，应在相关科室会诊完成，明确无明显影响后进行手术。

（七）选择用药

抗菌药物：按照《抗菌药物临床应用指导原则（2015年版）》（国卫办医发〔2015〕43号）执行。

释义

> ■ 预防性抗菌药物常规剂量在术前半小时使用，如果手术时间超过 4~6 小时，可以术中加用一次。术后 24 小时按照常规剂量给药，对于手术时间长、出血多、有植入物等情况，可延长使用时间 48~72 小时。

（八）手术日为入院第 4~6 天

1. 麻醉方式：硬膜外麻醉或全身麻醉。
2. 手术方式：腓骨小头处探查，松解神经卡压。
3. 手术内植物：防粘连膜或液体。

释义

> ■ 在完成常规检查，确诊病变为腓总神经卡压，并且有手术适应证，无手术禁忌证的情况下考虑手术治疗。
> ■ 手术麻醉的方式可以根据手术时间和患者的状况而定，可能单纯腰麻、腰麻+硬膜外麻醉或者全身麻醉。
> ■ 手术体位以侧卧位为佳，根据术者习惯也可采用俯卧位，或者仰卧位后大腿垫高屈膝位。
> ■ 切口以腓骨头下方，从近端后侧向远端前方弧形切口。松解的范围需依据压迫的位置进行定位，应充分松解腓总神经及其分支周围可能形成卡压的结构。

（九）术后住院恢复 5~9 天

1. 观察神经功能恢复情况。
2. 术后处理：
（1）抗菌药物：按照《抗菌药物临床应用指导原则（2015 年版）》（国卫办医发〔2015〕43 号）执行。
（2）术后镇痛：参照《骨科常见疼痛的处理专家建议》。
（3）脱水药物、神经营养药物及电刺激。
（4）部分患者可根据病情给予抗凝治疗。
（5）术后康复：适当进行功能锻炼。

释义

> ■ 预防性抗菌药物的使用按照常规参照标准进行即可。
> ■ 术后注意镇痛治疗，可根据具体情况选择口服非甾体类镇痛药、肌内注射麻醉类镇痛药，或者使用镇痛泵镇痛。
> ■ 术后第 2 天检查伤口情况，更换伤口敷料。
> ■ 根据引流量拔除引流管。
> ■ 术后第 2 天开始关节活动度练习，并逐渐增多。
> ■ 如腕关节主动背伸受限，可佩戴腕背伸腕托。
> ■ 达到下述出院标准后可出院继续治疗。

（十）出院标准

1. 体温正常，常规化验指标无明显异常。

2. 伤口情况良好：引流管拔除，伤口无感染征象（或可在门诊处理的伤口情况），无皮瓣坏死。

3. 没有需要住院处理的并发症和（或）合并症。

> **释义**
>
> ■ 出院标准主要是与伤口情况有关，在化验检查和伤口检查良好的情况下应考虑出院。
>
> ■ 没有发生相关并发症和（或）合并症，或者已经处理好，无需进一步住院治疗。

（十一）变异及原因分析

1. 围术期并发症：伤口感染、血管损伤和伤口血肿等造成住院日延长和费用增加。

2. 内科合并症：老年患者常合并基础疾病，如脑血管或心血管病、糖尿病、血栓等，手术可能导致这些疾病加重而需要进一步治疗，从而延长治疗时间，并增加住院费用。

> **释义**
>
> ■ 并发症和合并症的发生应根据具体情况进行治疗，住院时间和住院费用相应延长和增加。

四、推荐表单

（一）医师表单

腓总神经卡压临床路径医师表单

适用对象：第一诊断为腓总神经卡压（ICD-10：G57.303）

行腓总神经松解术（ICD-9-CM-3：04.4915）

患者姓名：	性别：　年龄：　门诊号：	住院号：
住院日期：　　年　月　日	出院日期：　　年　月　日	标准住院日：7~10日

时间	住院第 1 天	住院第 2 天	住院第 3 天（手术日前 1 天）
临床诊断与病情评估	□ 临床诊断：第一诊断为腓总神经卡压 □ 病情评估：评估患者病情有无明显改变	□ 临床诊断：第一诊断为腓总神经卡压 □ 病情评估：评估患者病情有无明显改变	□ 临床诊断：第一诊断为腓总神经卡压 □ 病情评估：评估患者病情有无明显改变
主要诊疗工作	□ 询问病史及体格检查 □ 完成病历书写 □ 开化验单及相关检查 □ 上级医师查房与术前评估 □ 上级医师查房	□ 根据病史、体检、平片、电生理等行术前讨论，确定手术方案、决定麻醉方式 □ 根据化验及相关检查结果对患者的手术风险进行评估，必要请相关科室会诊 □ 完成必要的相关科室会诊	□ 完成术前准备与术前评估 □ 完成术前小结、上级医师查房记录等病历书写 □ 签署手术知情同意书、自费用品协议书 □ 向患者及家属交代病情及围术期的注意事项
重点医嘱	**长期医嘱：** □ 手外科护理常规 □ 二级护理 □ 饮食 □ 患者既往基础用药 **临时医嘱：** □ 血常规、尿常规 □ 凝血功能 □ 肝肾功能、电解质、血糖 □ 感染性疾病筛查 □ 胸片、心电图 □ 肌电图 □ 膝关节 X 线片、CT、磁共振检查（根据病情需要决定） □ 请相关科室会诊（根据情况）	**长期医嘱：** □ 二级护理 □ 饮食	**长期医嘱：** □ 二级护理 □ 饮食 **临时医嘱：** □ 术前医嘱：常规准备明日在硬膜外麻醉或全身麻醉下行开放性腓总神经松解术 □ 术前禁食、禁水
病情变异记录	□ 无　□ 有，原因： 1. 2.	□ 无　□ 有，原因： 1. 2.	□ 无　□ 有，原因： 1. 2.
特殊医嘱			
医师签名			

时间	住院第4天 （手术日）	住院第5天 （术后第1天）	住院第6天 （术后第2天）
临床诊断与病情评估	□ 临床诊断：第一诊断为腓总神经卡压 □ 病情评估：评估患者病情有无明显改变	□ 临床诊断：第一诊断为腓总神经卡压 □ 病情评估：评估患者病情有无明显改变	□ 临床诊断：第一诊断为腓总神经卡压 □ 病情评估：评估患者病情有无明显改变
主要诊疗工作	□ 手术 □ 术者完成手术记录 □ 住院医师完成术后病程记录 □ 上级医师查房 □ 注意神经功能的变化 □ 向患者及家属交代手术过程概况及术后注意事项	□ 上级医师查房，注意病情变化 □ 完成常规病历书写 □ 注意引流量，根据引流情况明确是否拔除引流管 □ 注意观察体温、血压、脉搏等一般状态 □ 注意神经功能变化	□ 上级医师查房，注意病情变化 □ 完成常规病历书写 □ 注意引流量，根据引流情况明确是否拔除引流管 □ 注意观察体温等一般状态 □ 注意神经功能变化
重点医嘱	长期医嘱： □ 全身麻醉/局部麻醉+强化后护理常规 □ 术后护理常规 □ 特殊疾病护理或一级护理 □ 术后6小时普食、糖尿病饮食、低盐低脂饮食 □ 神经营养药物 临时医嘱： □ 心电血压监护、吸氧 □ 补液（根据病情）	长期医嘱： □ 术后护理常规 □ 饮食 □ 一级护理 □ 脱水（根据情况） □ 激素 □ 神经营养药物 □ 镇痛药物 □ 理疗 □ 雾化吸入（根据情况） □ 抗凝治疗（根据情况） 临时医嘱： □ 换药 □ 镇痛 □ 补液	长期医嘱： □ 饮食 □ 一级护理 □ 理疗 □ 拔除引流（根据情况） □ 拔除引流后可行电刺激 临时医嘱： □ 换药（根据情况） □ 补液（根据情况）
病情变异记录	□ 无　□ 有，原因： 1. 2.	□ 无　□ 有，原因： 1. 2.	□ 无　□ 有，原因： 1. 2.
特殊医嘱			
医师签名			

时间	住院第 7 天 （术后第 3 天）	住院第 8 天 （出院前 1 日）	住院第 9 天 （出院日）
临床诊断与病情评估	□ 临床诊断：第一诊断为腓总神经卡压 □ 病情评估：评估患者病情有无明显改变	□ 临床诊断：第一诊断为腓总神经卡压 □ 病情评估：评估患者病情有无明显改变	□ 临床诊断：第一诊断为腓总神经卡压 □ 病情评估：评估患者病情有无明显改变
主要诊疗工作	□ 上级医师查房 □ 完成常规病历书写 □ 注意观察体温 □ 注意神经功能变化 □ 注意伤口情况	□ 上级医师查房，进行手术及伤口评估，确定有无手术并发症和切口愈合不良情况，明确能否出院 □ 完成出院记录、病案首页、出院诊断书、病程记录等 □ 向患者交代出院后的注意事项，如返院复诊的时间、地点，发生紧急情况时的处理等	□ 患者办理出院手续，出院
重点医嘱	**长期医嘱：** □ 手外科术后护理常规 □ 二级护理 □ 饮食 □ 神经营养药物 □ 脱水（根据情况） □ 镇痛药物 □ 理疗 **临时医嘱：** □ 换药 □ 补液	**出院医嘱：** □ 嘱　日拆线换药（根据出院时间决定） □ 1 个月后门诊复诊 □ 如有不适，随时来诊	
病情变异记录	□ 无　□ 有，原因： 1. 2.	□ 无　□ 有，原因： 1. 2.	□ 无　□ 有，原因： 1. 2.
特殊医嘱			
医师签名			

（二）护士表单

腓总神经卡压临床路径护士表单

适用对象：第一诊断为腓总神经卡压患者（ICD-10：G57.302）
　　　　　行腓总神经松解术（ICD-9-CM-3：04.4915）

患者姓名：	性别：　年龄：　门诊号：	住院号：
住院日期：　年　月　日	出院日期：　年　月　日	标准住院日：7~10 日

时间	住院第 1 天	住院第 2 天	住院第 3 天（手术日前 1 天）
健康宣教	□ 入院宣教 □ 介绍主管医师、护士 □ 介绍环境、设施 □ 介绍住院注意事项 □ 介绍探视和陪伴制度	□ 药物宣教 □ 解答患者的相关疑虑 □ 告知神经损伤的临床特点 □ 告知神经卡压的性质和病变特点	□ 手术前宣教 □ 宣教手术前准备及手术后注意事项 □ 告知手术后饮食 □ 告知患者在手术中配合医师 □ 主管护士与患者沟通，消除患者紧张情绪 □ 告知手术后可能出现的情况及应对方式
护理处置	□ 核对患者，佩戴腕带 □ 建立入院护理病历 □ 协助患者留取各种标本 □ 测量体重 □ 评估活动能力	□ 协助医师完成手术前的相关化验 □ 护理等级评定	□ 术前常规准备（腕带、对接单） □ 术区备皮 □ 术后床上如厕模拟训练
基础护理	□ 三级护理 □ 晨晚间护理 □ 排泄管理 □ 患者安全管理	□ 三级护理 □ 晨晚间护理 □ 排泄管理 □ 患者安全管理	□ 二级护理 □ 晨晚间护理 □ 患者安全管理
专科护理	□ 护理查体 □ 告知辅助检查的注意事项 □ 确定饮食种类 □ 心理护理	□ 病情观察 □ 神经功能改变 □ 肿物变化的观察 □ 遵医嘱完成相关检查 □ 心理护理	□ 病情观察 □ 神经功能改变 □ 肿物变化的观察 □ 遵医嘱完成相关检查 □ 心理护理
重点医嘱	□ 详见医嘱执行单	□ 详见医嘱执行单	□ 详见医嘱执行单
病情变异记录	□ 无　□ 有，原因： 1. 2.	□ 无　□ 有，原因： 1. 2.	□ 无　□ 有，原因： 1. 2.
护士签名			

时间	住院第 4 天 （手术日）	住院第 5 天 （术后第 1 天）	住院第 6 天 （术后第 2 天）
健康宣教	□ 手术当日宣教 □ 告知饮食、体位要求 □ 告知手术后需禁食 4~6 小时 □ 给予患者及家属心理支持 □ 再次明确探视陪伴须知 □ 手术后宣教 □ 再次告知饮食、体位要求 □ 告知患者家属辅助观察患者精神状态	□ 饮食指导：禁烟酒，忌生冷辛辣刺激性食物	□ 饮食指导：禁烟酒，忌生冷辛辣刺激性食物
护理处置	□ 手术接患者时核对患者信息 □ 患者基本信息 □ 手术肢体和部位并标记 □ 核对术中带药 □ 核对病历和影像资料 □ 摘除患者义齿 □ 摘除患者佩戴的眼镜、首饰等物品 □ 接手术后患者 □ 核对患者及资料 □ 即刻监护患者的生命体征 □ 记录患者的液体和引流 □ 记录其他带回患者资料	□ 完成当日医嘱核对	□ 完成当日医嘱核对
基础护理	□ 二级或一级护理 □ 遵医嘱补液和抗菌药物 □ 心电血压监护、吸氧 □ 患者安全管理	□ 二级或一级护理 □ 遵医嘱补液和抗菌药物 □ 口腔护理、拍背咳痰，鼓励早期下床活动 □ 患者安全管理	□ 二级或一级护理 □ 遵医嘱补液和抗菌药物 □ 口腔护理、拍背咳痰，鼓励早期下床活动 □ 患者安全管理
专科护理	□ 体位护理：合理使用肢体垫，舒适卧位 □ 肢体观察：观察患肢血运情况，注意感觉功能变化 □ 切口观察：观察敷料渗出情况，注意血运变化 □ 引流护理：密切引流液的观察，保持引流管无受压、折曲，引流通畅 □ 管路护理：做好管路观察、记录，标识及维护护理 □ 疼痛护理 □ 心理护理	□ 肢体护理：保持下肢处于中立位，避免过度外展。防止冷热伤 □ 疼痛护理：若患肢疼痛，可视情况遵医嘱合理使用镇痛药 □ 预防血栓护理 □ 用药观察护理 □ 伤口护理 □ 心理护理	□ 肢体护理：保持下肢处于中立位，避免过度外展。防止冷热伤 □ 疼痛护理：若患肢疼痛，可视情况遵医嘱合理使用镇痛药 □ 预防血栓护理 □ 用药观察护理 □ 伤口护理 □ 心理护理
重点医嘱	□ 详见医嘱执行单	□ 详见医嘱执行单	□ 详见医嘱执行单
病情变异记录	□ 无　□ 有，原因： 1. 2.	□ 无　□ 有，原因： 1. 2.	□ 无　□ 有，原因： 1. 2.
护士签名			

时间	住院第 7 天 （术后第 3 天）	住院第 8 天 （术后第 4 天）	住院第 9~15 天 （出院日）
健康宣教	□ 饮食指导：禁烟酒，忌生冷辛辣刺激性食物	□ 饮食指导：禁烟酒，忌生冷辛辣刺激性食物	□ 出院宣教 □ 复查时间 □ 服药方法 □ 指导办理出院手续 □ 电刺激治疗、肌肉按摩防止肌肉萎缩，患肢不可过早负重，按期服用促神经生长药物的方法及意义
护理处置	□ 完成当日医嘱核对	□ 完成当日医嘱核对	□ 办理出院手续 □ 书写出院小结
基础护理	□ 二级或一级护理 □ 遵医嘱补液和抗菌药物 □ 口腔护理、拍背咳痰，鼓励早期下床活动 □ 患者安全管理	□ 二级或一级护理 □ 遵医嘱补液和抗菌药物 □ 口腔护理、拍背咳痰，鼓励早期下床活动 □ 患者安全管理	□ 三级护理 □ 患者安全管理
专科护理	□ 肢体护理：保持下肢处于中立位，避免过度外展。防止冷热伤 □ 疼痛护理：若患肢疼痛，可视情况遵医嘱合理使用镇痛药 □ 预防血栓护理 □ 用药观察护理 □ 伤口护理 □ 心理护理	□ 肢体护理：保持下肢处于中立位，避免过度外展。防止冷热伤 □ 疼痛护理：若患肢疼痛，可视情况遵医嘱合理使用镇痛药 □ 预防血栓护理 □ 用药观察护理 □ 伤口护理 □ 心理护理	□ 瘢痕护理：告知预防瘢痕的意义及方法 □ 功能锻炼：早期开始足背伸动作，每日 3 次，每次 15 组，同时按摩足部放松。监测疼痛、麻木恢复情况
重点医嘱	□ 详见医嘱执行单	□ 详见医嘱执行单	□ 详见医嘱执行单
病情变异记录	□ 无　□ 有，原因： 1. 2.	□ 无　□ 有，原因： 1. 2.	□ 无　□ 有，原因： 1. 2.
护士签名			

（三）患者表单

腓总神经卡压临床路径患者表单

适用对象：第一诊断为腓总神经卡压（ICD-10：G57.303）

行腓总神经松解术（ICD-9-CM-3：04.4915）

患者姓名：	性别：　年龄：　门诊号：	住院号：
住院日期：　　年　月　日	出院日期：　　年　月　日	标准住院日：7~10 日

时间	入院	术前	手术当天
医患配合	□ 配合询问病史、收集资料，请务必详细告知既往史、用药史、过敏史 □ 配合进行体格检查 □ 有任何不适请告知医师	□ 配合完善手术检查前相关检查、化验，如采血、留尿、心电图、X 线胸片 □ 医师与患者及家属介绍病情及手术检查谈话、胃镜检查前签字	□ 配合完善相关检查、化验，如采血、留尿 □ 配合医师摆好检查体位
护患配合	□ 配合测量体温、脉搏、呼吸3 次，血压、体重 1 次 □ 配合完成入院护理评估（简单询问病史、过敏史、用药史） □ 接受入院宣教（环境介绍、病室规定、订餐制度、贵重物品保管等） □ 配合执行探视和陪伴制度 □ 有任何不适请告知护士	□ 配合测量体温、脉搏、呼吸3 次，询问大便 1 次 □ 接受手术前宣教 □ 接受饮食宣教 □ 接受药物宣教	□ 配合测量体温、脉搏、呼吸 3 次、询问大便 1 次 □ 送手术室前，协助完成核对，带齐影像资料及用药 □ 返回病房后，配合接受生命体征的监测 □ 配合检查意识（全身麻醉者） □ 配合缓解疼痛 □ 接受手术后宣教 □ 接受饮食宣教：手术当天禁食 □ 接受药物宣教 □ 有任何不适请告知护士
饮食	□ 遵医嘱饮食	□ 遵医嘱饮食	□ 手术前禁食、禁水 □ 手术后，根据医嘱 4~6 小时后试饮水，无恶心呕吐进少量流食或半流食
排泄	□ 正常排尿便	□ 正常排尿便	□ 正常排尿便
活动	□ 正常活动	□ 正常活动	□ 正常活动

时间	手术后	出院
医患配合	□ 配合肢体检查 □ 配合完善术后检查，如采血、留尿便等	□ 接受出院前指导 □ 知道复查程序 □ 获取出院诊断书
护患配合	□ 配合定时监测生命体征，每日询问大便情况 □ 配合检查伤口 □ 接受输液、服药等治疗 □ 接受进食、进水、排便等生活护理 □ 配合活动，预防皮肤压力伤 □ 注意活动安全，避免坠床或跌倒 □ 配合执行探视及陪伴	□ 接受出院宣教 □ 办理出院手续 □ 获取出院带药 □ 知道服药方法、作用、注意事项 □ 知道复印病历程序
饮食	□ 遵医嘱饮食	□ 遵医嘱饮食
排泄	□ 正常排尿便	□ 正常排尿便
活动	□ 正常适度活动，避免疲劳	□ 正常适度活动，避免疲劳

附：原表单（2016 年版）

腓总神经卡压临床路径表单

适用对象：第一诊断为腓总神经卡压患者（ICD-10：G57.302）

患者姓名：	性别：　年龄：　门诊号：	住院号：
住院日期：　　年　月　日	出院日期：　　年　月　日	标准住院日：7-10 日

时间	住院第 1 天	住院第 2 天	住院第 3 天（手术日前 1 天）
临床诊断与病情评估	□ 临床诊断：第一诊断为腓总神经卡压 □ 病情评估：评估患者病情有无明显改变	□ 临床诊断：第一诊断为腓总神经卡压 □ 病情评估：评估患者病情有无明显改变	□ 临床诊断：第一诊断为腓总神经卡压 □ 病情评估：评估患者病情有无明显改变
主要诊疗工作	□ 询问病史及体格检查 □ 完成病历书写 □ 开化验单及相关检查 □ 上级医师查房及术前评估 □ 上级医师查房	□ 根据病史、体检、平片、电生理等行术前讨论，确定手术方案，决定麻醉方式 □ 根据化验及相关检查结果对患者的手术风险进行评估，必要者请相关科室会诊 □ 完成必要的相关科室会诊	□ 完成术前准备与术前评估 □ 完成术前小结、上级医师查房记录等病历书写 □ 签署手术知情同意书、自费用品协议书 □ 向患者及家属交代病情及围术期的注意事项
重点医嘱	**长期医嘱：** □ 手外科护理常规 □ 二级护理 □ 饮食 □ 患者既往基础用药 **临时医嘱：** □ 血常规、尿常规 □ 凝血功能 □ 肝肾功能、电解质、血糖 □ 感染性疾病筛查 □ 胸片、心电图 □ 肌电图 □ 膝关节 X 线片或 CT 或磁共振检查（根据病情需要决定） □ 请相关科室会诊（根据情况）	**长期医嘱：** □ 二级护理 □ 饮食	**长期医嘱：** □ 二级护理 □ 饮食 **临时医嘱：** □ 术前医嘱：常规准备明日在硬膜外麻醉或全身麻醉下行开放性腓总神经松解术 □ 术前禁食、禁水
主要护理工作	□ 介绍病区环境、设施；介绍患者主管医师和责任护士；入院常规宣教；评估活动能力，安全护理；告知辅助检查的注意事项	□ 护理等级评定；药物过敏史；既往病史；在陪检护士指导下完成辅助检查；做好晨晚间护理	□ 术前常规准备（腕带、对接单）；术区备皮；术前宣教；心理护理；术后如厕模拟训练

续　表

时间	住院第 1 天			住院第 2 天			住院第 3 天（手术日前 1 天）		
病情 变异 记录	□无　□有，原因： 1. 2.			□无　□有，原因： 1. 2.			□无　□有，原因： 1. 2.		
特殊 医嘱									
护士 签名	白班	小夜	大夜	白班	小夜	大夜	白班	小夜	大夜
医师 签名									

时间	住院第 4 天 （手术日）	住院第 5 天 （术后第 1 天）	住院第 6 天 （术后第 2 天）
临床诊断与病情评估	□ 临床诊断：第一诊断为腓总神经卡压 □ 病情评估：评估患者病情有无明显改变	□ 临床诊断：第一诊断为腓总神经卡压 □ 病情评估：评估患者病情有无明显改变	□ 临床诊断：第一诊断为腓总神经卡压 □ 病情评估：评估患者病情有无明显改变
主要诊疗工作	□ 手术 □ 术者完成手术记录 □ 住院医师完成术后病程记录 □ 上级医师查房 □ 注意神经功能的变化 □ 向患者及家属交代手术过程概况及术后注意事项	□ 上级医师查房，注意病情变化 □ 完成常规病历书写 □ 注意引流量，根据引流情况明确是否拔除引流管 □ 注意观察体温血压脉搏等一般状态 □ 注意神经功能变化	□ 上级医师查房，注意病情变化 □ 完成常规病历书写 □ 注意引流量，根据引流情况明确是否拔除引流管 □ 注意观察体温等一般状态 □ 注意神经功能变化
重点医嘱	**长期医嘱：** □ 全身麻醉/局部麻醉+强化后护理常规 □ 术后护理常规 □ 特殊疾病护理或一级护理 □ 术后 6 小时普食、糖尿病饮食、低盐低脂饮食 □ 神经营养药物 **临时医嘱：** □ 心电血压监护、吸氧 □ 补液（根据病情）	**长期医嘱：** □ 术后护理常规 □ 饮食 □ 一级护理 □ 脱水（根据情况） □ 激素 □ 神经营养药物 □ 镇痛药物 □ 理疗 □ 雾化吸入（根据情况） □ 抗凝治疗（根据情况） **临时医嘱：** □ 换药 □ 镇痛 □ 补液	**长期医嘱：** □ 饮食 □ 一级护理 □ 理疗 □ 拔除引流（根据情况） □ 拔除引流后可行电刺激 **临时医嘱：** □ 换药（根据情况） □ 补液（根据情况）
主要护理工作	□ 体位护理：合理使用肢体垫，舒适卧位 □ 切口观察：观察敷料渗出情况，注意血运变化 □ 疼痛护理：指导患者正确使用镇痛泵	□ 饮食指导：禁烟酒，忌生冷辛辣刺激性食物 □ 引流护理：密切观察伤口敷料渗出情况。保持引流管无受压、折曲，引流通畅 □ 肢体护理：保持下肢处于中立位，避免过度外展。防止冷热伤 □ 预防血栓护理	□ 饮食指导：禁烟酒，忌生冷辛辣刺激性食物 □ 引流护理：密切观察伤口敷料渗出情况。保持引流管无受压、折曲，引流通畅 □ 肢体护理：保持下肢处于中立位，避免过度外展。防止冷热伤 □ 预防血栓护理
病情变异记录	□ 无　□ 有，原因： 1. 2.	□ 无　□ 有，原因： 1. 2.	□ 无　□ 有，原因： 1. 2.
特殊医嘱			
护士签名	白班　　小夜　　大夜	白班　　小夜　　大夜	白班　　小夜　　大夜
医师签名			

时间	住院第7天 （术后第3天）			住院第8天 （出院前1日）			住院第9天 （出院日）		
临床 诊断 与 病情 评估	□ 临床诊断：第一诊断为腓总 神经卡压 □ 病情评估：评估者病情有 无明显改变			□ 临床诊断：第一诊断为腓总 神经卡压 □ 病情评估：评估患者病情有 无明显改变			□ 临床诊断：第一诊断为腓 总神经卡压 □ 病情评估：评估患者病情 有无明显改变		
主 要 诊 疗 工 作	□ 上级医师查房 □ 完成常规病历书写 □ 注意观察体温 □ 注意神经功能变化 □ 注意伤口情况			□ 上级医师查房，进行手术及 伤口评估，确定有无手术并 发症和切口愈合不良情况， 明确能否出院 □ 完成出院记录、病案首页、 出院诊断书、病程记录等 □ 向患者交代出院后的注意事 项，如返院复诊的时间、地 点，发生紧急情况时的处理等			□ 患者办理出院手续，出院		
重 点 医 嘱	长期医嘱： □ 手外科术后护理常规 □ 二级护理 □ 饮食 □ 神经营养药物 □ 脱水（根据情况） □ 镇痛药物 □ 理疗 临时医嘱： □ 换药 □ 补液			出院医嘱： □ 嘱　日拆线换药（根据出院 时间决定） □ 1个月后门诊复诊 □ 如有不适，随时来诊					
主要 护理 工作	□ 饮食指导：禁烟酒，忌生冷 辛辣刺激性食物 □ 引流护理：密切观察伤口敷 料渗出情况。保持引流管无 受压、折曲，引流通畅 □ 肢体护理：保持下肢处于中 立位，避免过度外展。防止 冷热伤 □ 预防血栓护理			□ 饮食指导：禁烟酒，忌生冷 辛辣刺激性食物 □ 引流护理：密切观察伤口敷 料渗出情况保持引流管无受 压、折曲，引流通畅 □ 肢体护理：保持下肢处于中 立位，避免过度外展。防止 冷热伤 □ 预防血栓护理			□ 功能锻炼：早期开始足背 伸动作，每日3次，每次 15组，同时按摩足部放松。 监测疼痛、麻木恢复情况 □ 瘢痕护理：告知预防瘢痕 的意义及方法 □ 告知随诊的意义 □ 告知出院流程 □ 告知营养神经药物使用方法		
病情 变异 记录	□ 无　□ 有，原因： 1. 2.			□ 无　□ 有，原因： 1. 2.			□ 无　□ 有，原因： 1. 2.		
特殊 医嘱									
护士 签名	白班	小夜	大夜	白班	小夜	大夜	白班	小夜	大夜
医师 签名									

第十一章

桡神经损伤临床路径释义

一、桡神经损伤编码

1. 原编码：

疾病名称及编码：单侧桡神经损伤（ICD-10：S54.201）

手术操作名称及编码：桡神经松解术（ICD-9-CM-3：04.4904）

2. 修改编码：

疾病名称及编码：桡神经损害（ICD-10：G56.300）

桡神经麻痹（ICD-10：G56.301）

手术操作名称及编码：桡神经松解术（ICD-9-CM-3：04.4909）

二、临床路径检索方法

G56.3 伴 04.4909

三、桡神经损伤临床路径标准住院流程

（一）适用对象

第一诊断为单侧桡神经损伤（ICD-10：S54.201）。

行桡神经松解术（ICD-9-CM-3：04.4904）。

> **释义**
>
> ■ 本路径适用对象为原发性桡神经损伤，如因各种原因的创伤、肿瘤、炎症等原因所致，需要进入其他相应路径。

（二）诊断依据

根据《临床诊疗指南·骨科分册》（中华医学会编著，人民卫生出版社，2008），《外科学（下册）》（8 年制和 7 年制教材临床医学专用，人民卫生出版社）。

1. 病史：无明确外伤史。

2. 体征：单侧伸腕、伸指、伸拇功能障碍伴虎口区感觉麻木。

3. 肌电图检查：有桡神经损伤的表现。

4. B 超检查：桡神经卡压或沙漏样狭窄。

> **释义**
>
> ■ 病史+主诉+体征+肌电图+B 超检查是诊断原发性桡神经损伤的初步依据。
>
> ■ 患者无明确外伤及手术史，否则进入其他路径。患者可能有之前与桡神经损伤无关的小状况，如感冒、其他部位手术以及小的牵拉动作等。

> ■根据桡神经损伤位置不同，患者可主诉伸腕、伸指、伸拇功能障碍伴虎口区感觉麻木（提示损伤位置在上臂，累及桡神经主干），也可主诉伸拇和伸指障碍，但无虎口区感觉麻木（提示损伤位置在肘部和前臂近端，累及骨间后神经）。
>
> ■体检要注意检查麻痹肌肉的功能外，还需特别注意其他桡神经支配肌肉。此外，还要注意上肢其他区域感觉和肌力异常。
>
> ■肌电图检查应该最早在损伤后 3 周进行。除检查桡神经外，还需检查其他神经和肌肉，以除外其他疾病和损伤。
>
> ■B 超检查有助于确定桡神经损伤的存在、部位和性质。

（三）进入路径标准

1. 第一诊断必须符合 ICD-10：S54.201 桡神经损伤疾病编码。
2. 如患有其他疾病，但住院期间不需要特殊处理，也不影响第一诊断的临床路径流程实施时，可以进入路径。
3. 不合并颈椎病。

> **释义**
>
> ■本路径适用对象为原发性桡神经损伤，如因各种原因的创伤、肿瘤、炎症等原因所致，需要进入其他相应路径。
>
> ■入院后常规检查发现有基础疾病，如高血压、冠状动脉粥样硬化性心脏病、糖尿病、肝肾功能不全等，经系统评估后对溃疡病诊断治疗无特殊影响者，可进入路径。但可能增加医疗费用，延长住院时间。
>
> ■需常规检查桡神经以外的其他上肢神经的感觉和肌肉功能，以除外病变因颈椎病变引起，或者与桡神经损伤合并存在。

（四）标准住院日 7~15 天

> **释义**
>
> ■怀疑桡神经损伤的患者入院后，肌电图前准备 1~2 天，第 2~3 天行肌电图和B 超检查。明确诊断后，可于第 5 天左右行手术治疗，术后观察 3~5 天可出院，总住院时间不超过 15 天符合本路径要求。

（五）住院期间的检查项目

1. 必需的检查项目：
（1）血常规、尿常规。
（2）肌电图、肝肾功能、血电解质、血糖。
（3）凝血功能。
（4）感染性疾病筛查（乙型肝炎、丙型肝炎、艾滋病、梅毒等）。

（5）X线胸片、心电图。

2. 根据患者病情进行的检查项目：

（1）肺功能、超声心动图（老年人或既往有相关病史者）。

（2）对于合并糖尿病的请相关科室调整血糖。

（3）有相关疾病者必要时请相应科室会诊。

> **释义**
>
> ■ 血常规、尿常规、X线胸片和心电图是最基本的常规检查，进入路径的患者均需完成。肝肾功能、电解质、血糖、凝血功能、心电图、X线胸片可评估有无基础疾病，是否影响住院时间、费用及其治疗预后。肌电图是为了进一步确诊桡神经损伤及其部位，以除外其他损伤。
>
> ■ 对于老年患者或有相关病史者，应行肺功能和超声心动图检查，以确保患者可经受手术。
>
> ■ 由于合并糖尿病可导致伤口感染、神经生长缓慢等问题，因此，应经相关科室调整血糖后方可进行手术，推荐控制在7~8mmol/L。
>
> ■ 合并其他可能影响手术进程或者恢复的疾病，应在相关科室会诊完成，明确无明显影响后进行手术。

（六）治疗方案的选择

桡神经松解术，局部神经受压严重可考虑放置防粘连膜。

> **释义**
>
> ■ 术前应根据病史+体检+肌电图+B超确定损伤的位置，如果伸腕功能未累及，考虑损伤位置在前臂近端至上臂远端的区域。如果累及伸腕功能，考虑损伤位置在上臂远端以近的区域。
>
> ■ 切口应根据损伤位置进行选择。
>
> ■ 松解的范围依据压迫位置而定，可能是骨间后神经也可能是桡神经主干。损伤如果是卡压导致的，要松解所有可能导致卡压的因素。如果神经有沙漏样狭窄，则需要切开神经外膜，松解神经上所有狭窄的外膜或系膜，但应注意保护神经的完整性。
>
> ■ 对于神经压迫明显者，在完成彻底松解基础上，可放置防粘连膜。

（七）预防性抗菌药物选择与使用时机

术前半小时及术后24小时预防应用抗菌药物。

> **释义**
>
> ■ 预防性抗菌药物常规剂量在术前半小时使用，如果手术时间超过4小时，可以术中加用一次。术后24小时按照常规剂量给药，对于手术时间长、出血多、有植入物等情况，可延长使用时间到48~72小时。

（八）手术日为入院第3~5天

> **释义**
>
> ■ 在完成常规检查，确诊病变为桡神经损伤，并且有手术适应证，无手术禁忌证的情况下考虑手术治疗。

（九）术后恢复4~11天

> **释义**
>
> ■ 术后注意镇痛治疗，可根据具体情况选择口服非甾体类镇痛药、肌内注射麻醉类镇痛药，或者使用镇痛泵镇痛。
> ■ 术后第2天检查伤口情况，更换伤口敷料。
> ■ 根据引流量拔除引流管。
> ■ 术后第2天开始关节活动度练习，并逐渐增多。
> ■ 如腕关节主动背伸受限，可佩带腕背伸腕托。
> ■ 达到下述出院标准后可出院继续治疗。

（十）出院标准

1. 体温正常，常规化验指标无明显异常。
2. 伤口愈合良好：引流管拔除，伤口无感染征象（或可在门诊处理的伤口情况），无皮肤坏死。
3. 术后复查肌电图满意。
4. 没有需要住院处理的并发症和（或）合并症。

> **释义**
>
> ■ 出院标准主要是与伤口情况有关，在化验检查和伤口检查良好的情况下应考虑出院。神经损伤修复时间不能确定，根据患者恢复情况酌情安排出院。
> ■ 没有发生相关并发症和（或）合并症，或者已经处理好，无需进一步住院治疗。

（十一）变异及原因分析

1. 围术期并发症：伤口感染、皮下血肿等造成住院日延长和费用增加。
2. 内科合并症：老年患者常合并基础疾病，如脑血管或心血管病、糖尿病、血栓等，手术可能导致这些疾病加重而需要进一步治疗，从而延长治疗时间，并增加住院费用。

> **释义**
>
> ■ 并发症和合并症的发生应根据具体情况进行治疗，住院时间和住院费用相应延长和增加。

四、推荐表单

（一）医师表单

桡神经损伤临床路径医师表单

适用对象：第一诊断为桡神经损害（ICD-10：G56.300），桡神经麻痹（ICD-10：G56.301）

行桡神经松解术（ICD-9-CM-3：04.4909）

患者姓名：		性别：　　年龄：　　门诊号：	住院号：
住院日期：　　年　月　日		出院日期：　　年　月　日	标准住院日：7~15 日

时间	住院第 1 天	住院第 2 天	住院第 3 天（手术日前 1 天）
临床诊断与病情评估	□ 临床诊断：第一诊断为单侧桡神经损伤 □ 病情评估：评估患者病情有无明显改变	□ 临床诊断：第一诊断为单侧桡神经损伤 □ 病情评估：评估患者病情有无明显改变	□ 临床诊断：第一诊断为单侧桡神经损伤 □ 病情评估：评估患者病情有无明显改变
主要诊疗工作	□ 询问病史及体格检查 □ 完成病历书写 □ 开化验单及相关检查 □ 上级医师查房与术前评估 □ 上级医师查房	□ 根据病史、体检、平片、电生理等行术前讨论，确定手术方案、决定麻醉方式 □ 根据化验及相关检查结果对患者的手术风险进行评估，必要时请相关科室会诊 □ 完成必要的相关科室会诊	□ 完成术前准备与术前评估 □ 完成术前小结、上级医师查房记录等病历书写 □ 签署手术知情同意书、自费用品协议书 □ 向患者及家属交代病情及围术期的注意事项
重点医嘱	长期医嘱： □ 手外科护理常规 □ 二级护理 □ 饮食 □ 患者既往基础用药 临时医嘱： □ 血常规、尿常规 □ 凝血功能 □ 肝肾功能、电解质、血糖 □ 感染性疾病筛查 □ X 线胸片、心电图 □ 肌电图 □ 上臂和肘关节 X 线片或 CT 或磁共振检查（根据病情需要决定） □ 请相关科室会诊（根据情况）	长期医嘱： □ 二级护理 □ 饮食	长期医嘱： □ 二级护理 □ 饮食 临时医嘱： □ 术前医嘱：常规准备明日在臂丛神经阻滞麻醉或全身麻醉下行桡神经松解术 □ 术前禁食、禁水
病情变异记录	□ 无　□ 有，原因： 1. 2.	□ 无　□ 有，原因： 1. 2.	□ 无　□ 有，原因： 1. 2.
特殊医嘱			
医师签名			

时间	住院第 4 天 （手术日）	住院第 5 天 （术后第 1 天）	住院第 6 天 （术后第 2 天）
临床诊断与病情评估	□ 临床诊断：第一诊断为单侧桡神经损伤 □ 病情评估：评估患者病情有无明显改变	□ 临床诊断：第一诊断为单侧桡神经损伤 □ 病情评估：评估患者病情有无明显改变	□ 临床诊断：第一诊断为单侧桡神经损伤 □ 病情评估：评估患者病情有无明显改变
主要诊疗工作	□ 手术 □ 术者完成手术记录 □ 住院医师完成术后病程记录 □ 上级医师查房 □ 注意神经功能的变化 □ 向患者及家属交代手术过程概况及术后注意事项	□ 上级医师查房，注意病情变化 □ 完成常规病历书写 □ 注意引流量，根据引流情况明确是否拔除引流管 □ 注意观察体温、血压、脉搏等 □ 注意神经功能变化	□ 上级医师查房，注意病情变化 □ 完成常规病历书写 □ 注意引流量，根据引流情况明确是否拔除引流管 □ 注意观察体温等一般状态 □ 注意神经功能变化
重点医嘱	长期医嘱： □ 全身麻醉/局部麻醉+强化后护理常规 □ 术后护理常规 □ 特殊疾病护理或一级护理 □ 术后 6 小时普食、糖尿病饮食、低盐低脂饮食 □ 神经营养药物 临时医嘱： □ 心电血压监护、吸氧 □ 补液（根据病情）	长期医嘱： □ 术后护理常规 □ 饮食 □ 一级护理 □ 脱水剂（根据情况） □ 激素 □ 神经营养药物 □ 镇痛药物 □ 理疗 □ 雾化吸入（根据情况） □ 抗凝治疗（根据情况） 临时医嘱： □ 换药 □ 镇痛 □ 补液	长期医嘱： □ 饮食 □ 一级护理 □ 理疗 □ 拔除引流（根据情况） □ 拔除引流后可行电刺激 临时医嘱： □ 换药（根据情况） □ 补液（根据情况）
病情变异记录	□ 无　□ 有，原因： 1. 2.	□ 无　□ 有，原因： 1. 2.	□ 无　□ 有，原因： 1. 2.
特殊医嘱			
医师签名			

时间	住院第 7 天 （术后第 3 天）	住院第 8 天 （出院前一日）	住院第 9 天 （出院日）
临床 诊断 与 病情 评估	□ 临床诊断：第一诊断为单侧 　桡神经损伤 □ 病情评估：评估患者病情有 　无明显改变	□ 临床诊断：第一诊断为单侧 　桡神经损伤 □ 病情评估：评估患者病情有 　无明显改变	□ 临床诊断：第一诊断为单 　侧桡神经损伤 □ 病情评估：评估患者病情 　有无明显改变
主 要 诊 疗 工 作	□ 上级医师查房 □ 完成常规病历书写 □ 注意观察体温 □ 注意神经功能变化 □ 注意伤口情况	□ 上级医师查房，进行手术及 　伤口评估，确定有无手术并 　发症和切口愈合不良情况， 　明确能否出院 □ 完成出院记录、病案首页、 　出院诊断书、病程记录等 □ 向患者交代出院后的注意事 　项，如返院复诊的时间、地 　点，发生紧急情况时的处 　理等	□ 患者办理出院手续，出院
重 点 医 嘱	**长期医嘱：** □ 手外科术后护理常规 □ 二级护理 □ 饮食 □ 神经营养药物 □ 脱水剂（根据情况） □ 镇痛药物 □ 理疗 **临时医嘱：** □ 换药 □ 补液	**出院医嘱：** □ 嘱　　日拆线换药（根据出院 　时间决定） □ 1 个月后门诊复诊 □ 如有不适，随时来诊	
病情 变异 记录	□ 无　□ 有，原因： 1. 2.	□ 无　□ 有，原因： 1. 2.	□ 无　□ 有，原因： 1. 2.
特殊 医嘱			
医师 签名			

（二）护士表单

桡神经损伤临床路径护士表单

适用对象：第一诊断为桡神经损害（ICD-10：G56.300），桡神经麻痹（ICD-10：G56.301）
行桡神经松解术（ICD-9-CM-3：04.4909）

患者姓名：		性别： 年龄： 门诊号：		住院号：
住院日期： 年 月 日		出院日期： 年 月 日		标准住院日：7~15 日

时间	住院第 1 天	住院第 2 天	住院第 3 天（手术日前 1 天）
健康宣教	□ 入院宣教 □ 介绍主管医师、护士 □ 介绍环境、设施 □ 介绍住院注意事项 □ 介绍探视和陪伴制度	□ 药物宣教 □ 解答患者的相关疑虑 □ 告知神经损伤的临床特点 □ 告知神经损伤的性质和病变特点	□ 手术前宣教 □ 宣教手术前准备及手术后注意事项 □ 告知手术后饮食 □ 告知患者在手术中配合医师 □ 主管护士与患者沟通，消除患者紧张情绪 □ 告知手术后可能出现的情况及应对方式
护理处置	□ 核对患者，佩戴腕带 □ 建立入院护理病历 □ 协助患者留取各种标本 □ 测量体重 □ 评估活动能力	□ 协助医师完成手术前的相关化验 □ 护理等级评定	□ 术前常规准备（腕带、对接单） □ 术区备皮 □ 术后床上如厕模拟训练
基础护理	□ 三级护理 □ 晨晚间护理 □ 排泄管理 □ 患者安全管理	□ 三级护理 □ 晨晚间护理 □ 排泄管理 □ 患者安全管理	□ 二级护理 □ 晨晚间护理 □ 患者安全管理
专科护理	□ 护理查体 □ 告知辅助检查的注意事项 □ 确定饮食种类 □ 心理护理	□ 病情观察 □ 神经功能改变 □ 肿物变化的观察 □ 遵医嘱完成相关检查 □ 心理护理	□ 病情观察 □ 神经功能改变 □ 肿物变化的观察 □ 遵医嘱完成相关检查 □ 心理护理
重点医嘱	□ 详见医嘱执行单	□ 详见医嘱执行单	□ 详见医嘱执行单
病情变异记录	□ 无 □ 有，原因： 1. 2.	□ 无 □ 有，原因： 1. 2.	□ 无 □ 有，原因： 1. 2.
护士签名			

时间	住院第4天（手术日）	住院第5天（术后第1天）	住院第6天（术后第2天）
健康宣教	□ 手术当日宣教 □ 告知饮食、体位要求 □ 告知手术后需禁食4~6小时 □ 给予患者及家属心理支持 □ 再次明确探视陪伴须知 □ 手术后宣教 □ 再次告知饮食、体位要求 □ 告知患者家属辅助观察患者精神状态	□ 饮食指导：禁烟酒，忌生冷辛辣刺激性食物	□ 饮食指导：禁烟酒，忌生冷辛辣刺激性食物
护理处置	□ 手术接患者时核对患者信息 □ 患者基本信息 □ 手术肢体和部位并标记 □ 核对术中带药 □ 核对病历和影像资料 □ 摘除患者义齿 □ 摘除患者佩戴的眼镜\首饰等物品 □ 接手术后患者 □ 核对患者及资料 □ 即刻监护患者的生命体征 □ 记录患者的液体和引流 □ 记录其他带回患者资料	□ 完成当日医嘱核对	□ 完成当日医嘱核对
基础护理	□ 二级或一级护理 □ 遵医嘱补液和抗菌药物 □ 心电血压监护、吸氧 □ 患者安全管理	□ 二级或一级护理 □ 遵医嘱补液和抗菌药物 □ 口腔护理、拍背咳痰，鼓励早期下床活动 □ 患者安全管理	□ 二级或一级护理 □ 遵医嘱补液和抗菌药物 □ 口腔护理、拍背咳痰，鼓励早期下床活动 □ 患者安全管理
专科护理	□ 体位护理：合理使用肢体垫，舒适卧位 □ 肢体观察：观察患肢血运情况，注意感觉功能变化 □ 切口观察：观察敷料渗出情况，注意血运变化 □ 引流护理：密切引流液的观察，保持引流管无受压、折曲，引流通畅 □ 管路护理：做好管路观察、记录，标识及维护护理 □ 疼痛护理 □ 心理护理	□ 肢体护理：保持上肢抬高处于中立位，避免过度外展。防止冷热伤 □ 疼痛护理：若患肢疼痛，可视情况遵医嘱合理使用镇痛药 □ 用药观察护理 □ 伤口护理 □ 心理护理	□ 肢体护理：保持上肢抬高处于中立位，避免过度外展。防止冷热伤 □ 疼痛护理：若患肢疼痛，可视情况遵医嘱合理使用镇痛药 □ 用药观察护理 □ 伤口护理 □ 心理护理
重点医嘱	□ 详见医嘱执行单	□ 详见医嘱执行单	□ 详见医嘱执行单
病情变异记录	□ 无　□ 有，原因： 1. 2.	□ 无　□ 有，原因： 1. 2.	□ 无　□ 有，原因： 1. 2.
护士签名			

时间	住院第7天（术后第3天）	住院第8天（术后第4天）	住院第9~15天（出院日）
健康宣教	□ 饮食指导：禁烟酒，忌生冷辛辣刺激性食物	□ 饮食指导：禁烟酒，忌生冷辛辣刺激性食物	□ 出院宣教 □ 复查时间 □ 服药方法 □ 指导办理出院手续 □ 电刺激治疗、肌肉按摩防止肌肉萎缩，患肢不可过早负重，按期服用促神经生长药物的方法及意义
护理处置	□ 完成当日医嘱核对	□ 完成当日医嘱核对	□ 办理出院手续 □ 书写出院小结
基础护理	□ 二级或一级护理 □ 遵医嘱补液和抗菌药物 □ 口腔护理、拍背咳痰，鼓励早期下床活动 □ 患者安全管理	□ 二级或一级护理 □ 遵医嘱补液和抗菌药物 □ 口腔护理、拍背咳痰，鼓励早期下床活动 □ 患者安全管理	□ 三级护理 □ 患者安全管理
专科护理	□ 肢体护理：保持抬高处于中立位，避免过度外展。防止冷热伤 □ 疼痛护理：若患肢疼痛，可视情况遵医嘱合理使用镇痛药 □ 用药观察护理 □ 伤口护理 □ 心理护理	□ 肢体护理：保持下肢处于中立位，避免过度外展。防止冷热伤 □ 疼痛护理：若患肢疼痛，可视情况遵医嘱合理使用镇痛药 □ 用药观察护理 □ 伤口护理 □ 心理护理	□ 瘢痕护理：告知预防瘢痕的意义及方法 □ 功能锻炼：早期开始足背伸动作，每日3次，每次15组，同时按摩足部放松。监测疼痛、麻木恢复情况
重点医嘱	□ 详见医嘱执行单	□ 详见医嘱执行单	□ 详见医嘱执行单
病情变异记录	□ 无 □ 有，原因： 1. 2.	□ 无 □ 有，原因： 1. 2.	□ 无 □ 有，原因： 1. 2.
护士签名			

（三）患者表单

桡神经损伤临床路径患者表单

适用对象：第一诊断为桡神经损害（ICD-10：G56.300），桡神经麻痹（ICD-10：G56.301）

行桡神经松解术（ICD-9-CM-3：04.4909）

患者姓名：	性别： 年龄： 门诊号：	住院号：
住院日期： 年 月 日	出院日期： 年 月 日	标准住院日：7~15日

时间	入院	术前	手术当天
医患配合	□ 配合询问病史、收集资料，请务必详细告知既往史、用药史、过敏史 □ 配合进行体格检查 □ 有任何不适请告知医师	□ 配合完善手术检查前相关检查、化验，如采血、留尿、心电图、X线胸片 □ 医师与患者及家属介绍病情及手术检查谈话、胃镜检查前签字	□ 配合完善相关检查、化验，如采血、留尿 □ 配合医师摆好检查体位
护患配合	□ 配合测量体温、脉搏、呼吸3次，血压、体重1次 □ 配合完成入院护理评估（简单询问病史、过敏史、用药史） □ 接受入院宣教（环境介绍、病室规定、订餐制度、贵重物品保管等） □ 配合执行探视和陪伴制度 □ 有任何不适请告知护士	□ 配合测量体温、脉搏、呼吸3次，询问大便1次 □ 接受手术前宣教 □ 接受饮食宣教 □ 接受药物宣教	□ 配合测量体温、脉搏、呼吸3次，询问大便1次 □ 送手术室前，协助完成核对，带齐影像资料及用药 □ 返回病房后，配合接受生命体征的监测 □ 配合检查意识（全身麻醉者） □ 配合缓解疼痛 □ 接受手术后宣教 □ 接受饮食宣教：手术当天禁食 □ 接受药物宣教 □ 有任何不适请告知护士
饮食	□ 遵医嘱饮食	□ 遵医嘱饮食	□ 手术前禁食、禁水 □ 手术后，根据医嘱4~6小时后试饮水，无恶心、呕吐可进少量流食或者半流食
排泄	□ 正常排尿便	□ 正常排尿便	□ 正常排尿便
活动	□ 正常活动	□ 正常活动	□ 正常活动

时间	手术后	出院
医患配合	□ 配合肢体检查 □ 配合完善术后检查：如采血、留尿便等	□ 接受出院前指导 □ 知道复查程序 □ 获取出院诊断书
护患配合	□ 配合定时监测生命体征，每日询问大便情况 □ 配合检查伤口 □ 接受输液、服药等治疗 □ 接受进食、进水、排便等生活护理 □ 配合活动，预防皮肤压力伤 □ 注意活动安全，避免坠床或跌倒 □ 配合执行探视及陪伴	□ 接受出院宣教 □ 办理出院手续 □ 获取出院带药 □ 知道服药方法、作用、注意事项 □ 知道复印病历程序
饮食	□ 遵医嘱饮食	□ 遵医嘱饮食
排泄	□ 正常排尿便	□ 正常排尿便
活动	□ 正常适度活动，避免疲劳	□ 正常适度活动，避免疲劳

附：原表单（2016 年版）

桡神经损伤临床路径表单

适用对象：第一诊断为单侧桡神经损伤（ICD-10：S54.201）

行桡神经松解术（ICD-9-CM-3：04.4904）

患者姓名：	性别：	年龄：	门诊号：	住院号：
住院日期：　　年　月　日	出院日期：　　年　月　日			标准住院日：7~15 日

时间		住院第 1~3 天（住院日）		住院第 2~4 天（手术日）
主要诊疗工作		□ 询问病史、体格检查、基本诊断 □ 完成入院记录、首次病程记录 □ 上级医师查房，必要时全科会诊，制订手术方案 □ 完成术前三级医师查房及术前小结 □ 向患者及家属交代病情，签署手术知情同意书 □ 完善术前各项检查，术前准备 □ 麻醉师查看患者，签署麻醉知情同意书		□ 完成手术 □ 完成手术记录、术后记录及术后上级医师查房记录 □ 向患者家属交代手术情况及术后注意事项 □ 全身麻醉患者术后送入 ICU 病房，待苏醒后返回病房 □ 麻醉师术后随访
重点医嘱	护理级别	□ 长嘱，一级护理，持续性 □ 长嘱，二级护理，持续性 □ 长嘱，三级护理，持续性	护理级别	□ 长嘱，一级护理，持续性 □ 长嘱，二级护理，持续性 □ 长嘱，三级护理，持续性
	膳食选择	□ 长嘱，普食，持续性 □ 长嘱，母乳喂养，持续性 □ 长嘱，糖尿病饮食，持续性 □ 长嘱，低盐低脂糖尿病饮食，持续性 □ 长嘱，流食，持续性 □ 长嘱，半流食，持续性	膳食选择	□ 长嘱，普食，持续性 □ 长嘱，母乳喂养，持续性 □ 长嘱，糖尿病饮食，持续性 □ 长嘱，低盐低脂糖尿病饮食，持续性 □ 长嘱，流食，持续性 □ 长嘱，半流食，持续性
	术前检验	□ 临嘱，急检血细胞分析+超敏 C 反应，共 1 次，一次性 □ 临嘱，血凝分析（急检），共 1 次，一次性 □ 临嘱，急检传染病抗体检测，共 1 次，一次性 □ 临嘱，急检血糖，共 1 次，一次性	手术申请医嘱	□ 临嘱，手术申请，共 1 次，一次性 □ 临嘱，拟明日在全身麻醉下行舟骨骨折切开复位内固定术 □ 临嘱，拟明日在臂丛麻醉下行畸形矫正术 □ 临嘱，术晨禁食、禁水 □ 临嘱，术区备皮 □ 临嘱，地西泮注射液（2ml：10mg×10 支），每次 2ml，共 1 支，一次性 □ 临嘱，地西泮注射液（2ml：10mg×10 支），每次 .5ml，共 1 支，一次性 □ 临嘱，硫酸阿托品注射液（1ml：0.5mg），每次 1ml，共 1 支，一次性 □ 临嘱，硫酸阿托品注射液（1ml：0.5mg），每次 .3ml，共 1 支，一次性 □ 临嘱，导尿（进口），共 1 次，一次性

续　表

时间		住院第1~3天（住院日）		住院第2~4天（手术日）
重点医嘱	术前常规检查	□ 临嘱，血细胞分析（五分类），共1次，一次性 □ 临嘱，血凝分析，共1次，一次性 □ 临嘱，传染病综合抗体，共1次，一次性 □ 临嘱，尿常规分析，共1次，一次性 □ 临嘱，肝肾糖脂组合，共1次，一次性	抗菌药物试敏	□ 临嘱，头孢替唑钠皮试，共1次，一次性 □ 临嘱，青霉素钠皮试，共1次，一次性 □ 临嘱，磺苄西林钠皮试，共1次，一次性
	电诊检查	□ 临嘱，常规心电图检查（电），共1次，一次性 □ 临嘱，床头常规心电图检查，共1次，一次性	术后医嘱	□ 长嘱，术后医嘱，持续性
	影像学检查	□ 临嘱，上肢摄影（门诊），共1次，一次性 □ 临嘱，上肢摄影（门诊），共1次，一次性 □ 临嘱，下肢摄影（门诊），共1次，一次性 □ 临嘱，下肢摄影（门诊），共1次，一次性 □ 临嘱，胸腹部摄影（门诊），共1次，一次性 □ 临嘱，上肢摄影（门诊），共1次，一次性 □ 临嘱，上肢摄影（门诊），共1次，一次性 □ 临嘱，上肢CT（门诊楼），共1次，一次性 □ 临嘱，上肢CT（门诊楼），共1次，一次性	术后护理等级	□ 长嘱，一级护理，持续性 □ 长嘱，二级护理，持续性 □ 长嘱，三级护理，持续性
	手术申请医嘱	□ 临嘱，手术申请，共1次，一次性 □ 临嘱，拟明日在全身麻醉下行舟骨骨折切开复位内固定术 □ 临嘱，拟明日在臂丛麻醉下行舟骨骨折切开复位内固定术 □ 临嘱，拟急诊在臂丛麻醉下行舟骨骨折切开复位内固定术 □ 临嘱，拟急诊在局部麻醉下行舟骨骨折切开复位内固定术 □ 临嘱，拟明日在局部麻醉下行掌骨骨折切开复位内固定术 □ 临嘱，术晨禁食、禁水 □ 临嘱，术区备皮 □ 临嘱，地西泮注射液（2ml：10mg×10支），每次2ml，共1支，一次性 □ 临嘱，地西泮注射液（2ml：10mg×10支），每次.5ml，共1支，一次性 □ 临嘱，硫酸阿托品注射液（1ml：0.5mg），每次1ml，共1支，一次性 □ 临嘱，硫酸阿托品注射液（1ml：0.5mg），每次.3ml，共1支，一次性 □ 临嘱，导尿（进口），共1次，一次性	术后膳食选择	□ 长嘱，普食，持续性 □ 长嘱，禁食、禁水，持续性 □ 长嘱，母乳喂养，持续性 □ 长嘱，流食，持续性 □ 长嘱，半流食，持续性 □ 长嘱，糖尿病饮食，持续性 □ 长嘱，低盐低脂糖尿病饮食，持续性

续 表

时间	住院第 1~3 天（住院日）		住院第 2~4 天（手术日）
重点医嘱	抗菌药物试敏	□ 临嘱，头孢替唑钠皮试，共 1 次，一次性 □ 临嘱，青霉素钠皮试，共 1 次，一次性 □ 临嘱，磺苄西林钠皮试，共 1 次，一次性	术后复查	□ 临嘱，5%葡萄糖注射液（100ml：5g），每次 100ml，共 3 袋，每天上午 1 次 □ 临嘱，注射用门冬氨酸阿奇霉素（0.25g），每次.5g，共 6 瓶，每天上午 1 次 □ 临嘱，0.9%氯化钠注射液（250ml：2.25g/袋），每次 2502ml，共 22 袋，每天 2 次 □ 临嘱，注射用青霉素钠（160 万 U），每次 800 万 U，共 10 支，每天 2 次 □ 临嘱，0.9%氯化钠注射液（250ml：2.25g/袋），每次 2502ml，共 22 袋，每天 2 次 □ 临嘱，注射用青霉素钠（160 万 U），每次 800 万 U，共 10 支，每天 2 次 □ 临嘱，0.9%氯化钠注射液（250ml：2.25g），每次 250ml，共 2 袋，每天 2 次 □ 临嘱，注射用头孢替唑钠（0.5g），每次 2g，共 8 支，每天 2 次 □ 临嘱，0.9%氯化钠注射液（250ml：2.25g/袋），每次 250ml，共 4 袋，每天 2 次 □ 临嘱，注射用磺苄西林钠（1g/支），每次 2g，共 8 支，每天 2 次 □ 临嘱，0.9%氯化钠注射液（250ml：2.25g/袋），每次 250ml，共 2 袋，每天上午 1 次 □ 临嘱，克林霉素磷酸酯注射液（10ml：0.9g），每次 1.8g，共 4 支，每天上午 1 次
	术前预防用药	□ 临嘱，0.9%氯化钠注射液（250ml：2.25g/袋），每次 250ml，共 2 袋，每天 2 次 □ 临嘱，注射用磺苄西林钠（1g/支），每次 2g，共 4 支，每天 2 次 □ 临嘱，0.9%氯化钠注射液（250ml：2.25g/袋），每次 250ml，共 2 袋，一次性 □ 临嘱，注射用头孢替唑钠（0.5g），每次 2g，共 8 支，一次性 □ 临嘱，0.9%氯化钠注射液（250ml：2.25g/袋），每次 250ml，共 1 袋，一次性 □ 临嘱，克林霉素磷酸酯注射液（10ml：0.9g），每次 1.8g，共 2 支，一次性	术后消肿	□ 长嘱，参芎葡萄糖注射液（100ml/瓶），每次 100ml，每天 2 次 □ 长嘱，5%葡萄糖注射液（250ml：12.5g），每次 250ml，每天 1 次 □ 长嘱，大株红景天注射液（5ml/支），每次 10ml，每天 1 次 □ 长嘱，0.9%氯化钠注射液（250ml：2.25g/袋），每次 250ml，每天 1 次 □ 长嘱，大株红景天注射液（5ml/支），每次 10ml，每天 1 次
			神经营养	□ 长嘱，0.9%氯化钠注射液（250ml：2.25g/袋），每次 250ml，每天上午 1 次 □ 长嘱，注射用复方三维 B（Ⅱ）（复方），每次 2 支，每天上午 1 次

续　表

时间	住院第1~3天（住院日）	住院第2~4天（手术日）
主要护理工作	□ 护士接诊，监测生命体征、建立入院病历 □ 进行入院宣教，向患者本人及家属交代临床路径，并交代相关注意事项 □ 完成术前各项常规检查 □ 做术前准备	□ 术前生命体征监测 □ 佩戴腕带，看护患者由手术室护理人员接入手术室 □ 患者安返病房后接患者，监测生命体征 □ 术后心理和生活护理
病情变异记录	□ 无　□ 有，原因： 1. 2.	□ 无　□ 有，原因： 1. 2.
护士签名		
医师签名		

时间	住院第 3~7 天	住院第 6~15 天
主要诊疗工作	□ 上级医师查房并做手术效果及术后恢复情况评估 □ 完成术后各级医师查房记录及术后病程记录 □ 完成术后每日换药工作 □ 观察有无术后及麻醉后并发症的出现	□ 上级医师查房，并观察手术切口愈合情况及有无并发症的出现 □ 完成术后各级医师查房记录及病程记录 □ 完成每日换药工作

重点医嘱				
术后护理等级	□ 长嘱，一级护理，持续性 □ 长嘱，二级护理，持续性 □ 长嘱，三级护理，持续性	术后等级护理	□ 长嘱，一级护理，持续性 □ 长嘱，二级护理，持续性 □ 长嘱，三级护理，持续性
术后膳食选择	□ 长嘱，普食，持续性 □ 长嘱，禁食、禁水，持续性 □ 长嘱，母乳喂养，持续性 □ 长嘱，流食，持续性 □ 长嘱，半流食，持续性 □ 长嘱，糖尿病饮食，持续性 □ 长嘱，低盐低脂糖尿病饮食，持续性	术后膳食选择	□ 长嘱，普食，持续性 □ 长嘱，母乳喂养，持续性 □ 长嘱，糖尿病饮食，持续性 □ 长嘱，低盐低脂糖尿病饮食，持续性 □ 长嘱，流食，持续性 □ 长嘱，半流食，持续性
术后抗菌药物应	□ 长嘱，0.9% 氯化钠注射液（100ml：0.9g），每次 100ml，每天 2 次 □ 长嘱，注射用头孢替唑钠（0.75g），每次 .75g，每天 2 次 □ 长嘱，0.9% 氯化钠注射液（250ml：2.25g），每次 250ml，每天 2 次 □ 长嘱，注射用头孢替唑钠（0.75g），每次 1.5g，每天 2 次 □ 长嘱，5% 葡萄糖注射液（100ml：5g），每次 100ml，每天上午 1 次 □ 长嘱，注射用门冬氨酸阿奇霉素（0.25g），每次 .25g，每天上午 1 次 □ 长嘱，5% 葡萄糖注射液（250ml：12.5g），每次 250ml，每天上午 1 次 □ 长嘱，注射用门冬氨酸阿奇霉素（0.25g），每次 .5g，每天上午 1 次 □ 长嘱，0.9% 氯化钠注射液（100ml：0.9g），每次 100ml，每天 2 次 □ 长嘱，注射用青霉素钠（160 万 U），每次 320 万 U，每天 2 次 □ 长嘱，0.9% 氯化钠注射液（250ml：2.25g），每次 250ml，每天 2 次 □ 长嘱，注射用青霉素钠（160 万 U），每次 800 万 U，每天 2 次	术后抗菌药物应	□ 长嘱，0.9% 氯化钠注射液（100ml：0.9g），每次 100ml，每天 2 次 □ 长嘱，注射用头孢替唑钠（0.75g），每次 .75g，每天 2 次 □ 长嘱，0.9% 氯化钠注射液（250ml：2.25g），每次 250ml，每天 2 次 □ 长嘱，注射用头孢替唑钠（0.75g），每次 1.5g，每天 2 次 □ 长嘱，5% 葡萄糖注射液（100ml：5g），每次 100ml，每天上午 1 次 □ 长嘱，注射用门冬氨酸阿奇霉素（0.25g），每次 .25g，每天上午 1 次 □ 长嘱，5% 葡萄糖注射液（250ml：12.5g），每次 250ml，每天上午 1 次 □ 长嘱，注射用门冬氨酸阿奇霉素（0.25g），每次 .5g，每天上午 1 次 □ 长嘱，0.9% 氯化钠注射液（100ml：0.9g），每次 100ml，每天 2 次 □ 长嘱，注射用青霉素钠（160 万 U），每次 320 万 U，每天 2 次 □ 长嘱，0.9% 氯化钠注射液（250ml：2.25g），每次 250ml，每天 2 次 □ 长嘱，注射用青霉素钠（160 万 U），每次 800 万 U，每天 2 次
换药	□ 临嘱，特大换药，每次 1 次，共 1 次，一次性 □ 临嘱，石膏拆除术，共 1 次，一次性	换药	□ 临嘱，特大换药，每次 1 次，共 1 次，一次性 □ 临嘱，石膏拆除术，共 1 次，一次性
		通知出院	□ 临嘱，通知出院，共 1 次，一次性

续　表

时间	住院第 3~7 天	住院第 6~15 天
主要护理工作	□ 观察患者病情变化、外固定及敷料包扎情况 □ 患者术后心理及生活护理	□ 观察患者病情变化、外固定及敷料包扎情况 □ 患者术后心理及生活护理
病情变异记录	□ 无　□ 有，原因： 1. 2.	□ 无　□ 有，原因： 1. 2.
护士签名		
医师签名		

第十二章

腕尺管综合征临床路径释义

一、腕尺管综合征编码

1. 原编码：

疾病名称及编码：腕尺管综合征（ICD-10：S64.051）

手术操作名称及编码：局部韧带切开减压，神经松解术（ICD-9-CM-3：04.491）

2. 修改编码：

疾病名称及编码：腕尺管综合征（ICD-10：G56.204）

手术操作名称及编码：尺神经松解术（ICD-9-CM-3：04.4908）

二、临床路径检索方法

G56.204 伴 04.4908

三、腕尺管综合征临床路径标准住院流程

（一）适用对象

第一诊断为腕尺管综合征（ICD-10：S64.051），行局部韧带切开减压，神经松解术（ICD-9-CM-3：04.491）。

> **释义**
> ■ 适用对象编码参见第一部分。
> ■ 本路径适用对象为临床诊断腕尺管综合征的患者。

（二）诊断依据

根据《临床诊疗指南·手外科学分册》（中华医学会编著，人民卫生出版社，2007），《外科学》（孙衍庆主编，北京大学医学出版社，2005）。

1. 病史：无明显外伤史。

2. 体征：环指、小指麻木，感觉减退或消失；手指无力，尤以对捏功能及精细动作差；尺神经腕背支支配手背尺侧感觉正常，而环指尺侧小指掌侧感觉异常，小鱼际肌、骨间肌萎缩，环指、小指呈爪形手畸形伴手指分开、合拢受限。

3. 辅助检查：肌电图支持。

> **释义**
> ■ 本路径的制订主要参考国内权威参考书籍和诊疗指南。

■ 病史、临床体征和辅助检查是诊断腕尺管综合征的主要依据。由于腕尺管的自身解剖特点，压迫神经出现的症状表现多样，可能是感觉功能障碍，也可能是感觉、运动功能都有问题，也可能是以运动功能障碍为主。因此，对于腕尺管内神经的卡压，特别是单独的运动功能受累的患者，除了常规的肌电图检查外，还应进行影像学检查，包括超声和 X 线片。

（三）治疗方案的选择及依据

根据《临床诊疗指南·手外科学分册》（中华医学会编著，人民卫生出版社，2007），《外科学》（孙衍庆主编，北京大学医学出版社，2005）。

1. 腕尺管综合征。
2. 保守治疗无效时选择手术治疗。

> 释义
>
> ■ 本病确诊后需要根据患者的症状进行综合治疗，包括保守治疗和手术治疗。
> ■ 保守治疗包括神经营养药物和佩戴腕关节支具等。
> ■ 手术治疗适用于临床和影像学存在明显压迫、且上述治疗无效的患者，手术的目的就是要解除局部的卡压因素。手术方式是腕尺管切开减压、尺神经探查松解术，如果有肿物需要切除肿物。

（四）标准住院日为 7~9 天

> 释义
>
> ■ 临床上诊断为腕尺管综合征的患者入院后，手术前的各项准备 3~4 天，包括详细的术前体检以明确手术是否能缓解患者的症状，总住院时间不超过 9 天符合本路径要求。

（五）进入路径标准

1. 第一诊断必须符合腕尺管综合征。
2. 当患者同时具有其他疾病，但在住院期间不需要特殊处理也不影响第一诊断的临床路径流程实施时，可以进入路径。
3. 病情需手术治疗。

> 释义
>
> ■ 进入本路径的患者第一诊断是腕尺管综合征，需除外神经炎、肘管综合征、胸出口综合征以及颈椎病、周围神经病等疾患。

　　■ 入院后常规检查发现有基础疾病，如高血压、冠状动脉粥样硬化性心脏病、糖尿病、肝肾功能不全等，经系统评估后对溃疡病诊断治疗无特殊影响者，可进入路径，但可能增加医疗费用，延长住院时间。

（六）术前准备2~3天

1. 必需的检查项目：

（1）血常规、尿常规。

（2）肝肾功能、电解质、血糖。

（3）凝血功能。

（4）感染性疾病筛查（乙型肝炎、丙型肝炎、艾滋病、梅毒等）。

（5）X线胸片、心电图。

（6）腕关节X线片或CT、MRI。

（7）术前需要肌电图、诱发电位检查。

2. 根据患者病情可选择：

（1）肺功能、超声心动图（老年人或既往有相关病史者）。

（2）腕部B超。

（3）有相关疾病者必要时请相应科室会诊。

> **释义**
>
> 　　■ 血常规、尿常规是最基本的两大常规检查，进入路径的患者均需完成。肝肾功能、电解质、血糖、凝血功能、心电图、X线胸片可评估有无基础疾病，是否影响住院时间、费用及其治疗预后；感染性疾病筛查（乙型肝炎、丙型肝炎、艾滋病、梅毒等）有助于预防交叉感染；腕关节X线片、必要时CT或MRI来确认有无钩骨的骨折；超声检查确认有无局部的神经水肿和肿物压迫；肌电图是鉴别腕尺管局部卡压还是尺神经其他部位卡压的有效检查手段。
>
> 　　■ 有基础病的患者需要术前和相关科室会诊协助解决。

（七）选择用药

抗菌药物：按照《抗菌药物临床应用指导原则（2015年版）》（国卫办医发〔2015〕43号）执行。

> **释义**
>
> 　　■ 腕尺管部位的尺神经探查松解因局部结构相对复杂，手术要在放大镜下操作，相对时间较长，因此需要在术前30分钟和术后24小时预防性使用抗菌药物，以防止术后感染的发生，具体要按照《抗菌药物临床应用指导原则（2015年版）》（国卫办医发〔2015〕43号）执行。

（八）手术日为入院第4~6天

1. 麻醉方式：臂丛麻醉或全身麻醉。
2. 手术方式：腕部探查，松解神经卡压因素。
3. 手术内植物：防粘连膜或液体。

> **释义**
>
> ■ 腕尺管部位尺神经探查松解术一般采用臂丛阻滞麻醉，平卧位即可，如果麻醉效果不理想，也可以采用全身麻醉的方式手术。
> ■ 手术一般需要在放大镜下操作。
> ■ 手术一般无需输血。

（九）术后住院恢复5~9天

1. 观察神经功能恢复情况。
2. 术后处理：
（1）抗菌药物：按照《抗菌药物临床应用指导原则（2015年版）》（国卫办医发〔2015〕43号）执行。
（2）术后镇痛：参照《骨科常见疼痛的处理专家建议》。
（3）给予脱水药物和神经营养药物及电刺激。
（4）部分患者可根据病情给予抗凝治疗。
（5）术后康复：适当进行功能锻炼。

> **释义**
>
> ■ 术后第2天麻醉消失后就需要重新评估患者的临床症状，并详细记录。根据患者的全身恢复情况来决定是否复查血常规、肝肾功能等。
> ■ 术后需要采取镇痛措施，具体可以参照《骨科常见疼痛的处理专家建议》。
> ■ 术后抗菌药物的使用一般为术后24小时，具体药物按照《抗菌药物临床应用指导原则（2015年版）》（国卫办医发〔2015〕43号）执行。
> ■ 术后需要康复训练，以主动不负重为主。

（十）出院标准

1. 体温正常，常规化验指标无明显异常。
2. 伤口情况良好：引流管拔除，伤口无感染征象（或可在门诊处理的伤口情况），无皮瓣坏死。
3. 没有需要住院处理的并发症和（或）合并症。

> **释义**
>
> ■ 患者出院前应完成所有必需的检查项目，并观察临床症状是否减轻或消失，排除仍然需要住院处理的并发症和（或）合并症。

(十一) 变异及原因分析

1. 围术期并发症：伤口感染、血管损伤和伤口血肿等造成住院日延长和费用增加。

2. 内科合并症：老年患者常合并基础疾病，如脑血管或心血管病、糖尿病、血栓等，手术可能导致这些疾病加重而需要进一步治疗，从而延长治疗时间，并增加住院费用。

释义

■ 在治疗期间如发现有其他严重基础疾病，需调整药物治疗或继续其他基础疾病的治疗，则中止本路径。

■ 认可的变异原因主要是指患者入选路径后，在检查及治疗过程中发现患者合并存在事前未预知的、对本路径治疗可能产生影响的情况，需要中止执行路径或延长治疗时间、增加治疗费用。医师需在表单中明确说明。

■ 因患者方面的主观原因导致执行路径出现变异，需医师在表单中予以说明。

四、推荐表单

（一）医师表单

腕尺管综合征临床路径医师表单

适用对象：第一诊断为腕尺管综合征（ICD-10：G56.204）
行尺神经松解术（ICD-9-CM-3：04.4908）

患者姓名：		性别：	年龄：	门诊号：	住院号：

住院日期： 年 月 日	出院日期： 年 月 日	标准住院日：7~9日

时间	住院第 1 天	住院第 2 天	住院第 3 天 （手术日前 1 天）
主要诊疗工作	□ 询问病史及体格检查 □ 完成病历书写 □ 开化验单及相关检查 □ 上级医师查房	□ 根据病史、体检、平片、电生理等行术前讨论，确定手术方案决定麻醉方式 □ 根据化验及相关检查结果对患者的手术风险进行评估，必要时请相关科室会诊 □ 完成必要的相关科室会诊	□ 完成术前准备与术前评估 □ 完成术前小结、上级医师查房记录等病历书写 □ 签署手术知情同意书、自费用品协议书 □ 向患者及家属交代病情及围术期的注意事项
重点医嘱	**长期医嘱：** □ 手外科护理常规 □ 二级护理 □ 饮食 □ 患者既往基础用药 **临时医嘱：** □ 血常规、血型、尿常规 □ 凝血功能 □ 肝肾功能、电解质、血糖 □ 感染性疾病筛查 □ X 线胸片、心电图 □ 肌电图 □ 腕部 X 线片或 CT、颈椎 X 线片或磁共振检查（根据病情需要决定）	**长期医嘱：** □ 二级护理 □ 饮食 **临时医嘱：** □ 请相关科室会诊（根据情况）	**长期医嘱：** □ 二级护理 □ 饮食 **临时医嘱：** □ 术前医嘱：常规准备明日在局部麻醉、臂丛麻醉或全身麻醉下行开放性腕尺侧横韧带切开减压术及神经松解术 □ 术前禁食、禁水
病情变异记录	□ 无 □ 有，原因： 1. 2.	□ 无 □ 有，原因： 1. 2.	□ 无 □ 有，原因： 1. 2.
医师签名			

时间	住院第 4 天 （手术日）	住院第 5 天 （术后第 1 天）	住院第 6 天 （术后第 2 天）
主 要 诊 疗 工 作	□ 手术 □ 术者完成手术记录 □ 住院医师完成术后病程记录 □ 上级医师查房 □ 注意神经功能的变化 □ 向患者及家属交代手术过程概况及术后注意事项	□ 上级医师查房，注意病情变化 □ 完成常规病历书写 □ 注意引流量，根据引流情况明确是否拔除引流管 □ 注意观察体温血压脉搏等一般状态 □ 注意神经功能变化	□ 上级医师查房，注意病情变化 □ 完成常规病历书写 □ 注意引流量，根据引流情况明确是否拔除引流管 □ 注意观察体温等一般状态 □ 注意神经功能变化
重 点 医 嘱	**长期医嘱：** □ 全身麻醉/局部麻醉+强化后护理常规 □ 术后护理常规 □ 特殊疾病护理或一级护理 □ 术后 6 小时普食、糖尿病饮食、低盐低脂饮食 □ 神经营养药物 **临时医嘱：** □ 心电血压监护、吸氧 □ 补液（根据病情）	**长期医嘱：** □ 术后护理常规 □ 饮食 □ 一级护理 □ 脱水剂（根据情况） □ 神经营养药物 □ 理疗 □ 雾化吸入（根据情况） □ 抗凝治疗（根据情况） **临时医嘱：** □ 换药 □ 镇痛 □ 补液	**长期医嘱：** □ 饮食 □ 一级护理 □ 理疗 □ 拔除引流（根据情况） □ 拔除引流后可行电刺激 **临时医嘱：** □ 换药（根据情况） □ 补液（根据情况）
病情 变异 记录	□ 无　□ 有，原因： 1. 2.	□ 无　□ 有，原因： 1. 2.	□ 无　□ 有，原因： 1. 2.
医师 签名			

时间	住院第 7 天 （术后第 3 天）	住院第 8 天 （术后第 4 天）	住院第 9 天 （出院日）
主要诊疗工作	□ 上级医师查房 □ 完成常规病历书写 □ 注意观察体温 □ 注意神经功能变化 □ 注意伤口情况	□ 上级医师查房，进行手术及伤口评估，确定有无手术并发症和切口愈合不良情况，明确能否出院 □ 完成出院记录、病案首页、出院诊断书、病程记录等 □ 向患者交代出院后的注意事项，如返院复诊的时间、地点，发生紧急情况时的处理等	□ 患者办理出院手续，出院
重点医嘱	长期医嘱： □ 手外科术后护理常规 □ 二级护理 □ 饮食 □ 神经营养药物 □ 脱水剂（根据情况） □ 镇痛药物 □ 理疗 临时医嘱： □ 换药 □ 补液	出院医嘱： □ 嘱 日拆线换药（根据出院时间决定） □ 1 个月后门诊复诊 □ 如有不适，随时来诊	
病情变异记录	□ 无 □ 有，原因： 1. 2.	□ 无 □ 有，原因： 1. 2.	□ 无 □ 有，原因： 1. 2.
医师签名			

（二）护士表单

腕尺管综合征临床路径护士表单

适用对象：第一诊断为腕尺管综合征（ICD-10：G56.204）

　　　　　行尺神经松解术（ICD-9-CM-3：04.4908）

患者姓名：		性别：　　　年龄：　　　门诊号：	住院号：
住院日期：　　年　月　日		出院日期：　　年　月　日	标准住院日：7~9日

时间	住院第 1 天	住院第 2 天	住院第 3 天 （手术前 1 天）
健康宣教	□ 入院常规宣教 □ 介绍病区环境、设施 □ 介绍患者主管医师和责任护士 □ 患肢感觉功能评估 □ 告知辅助检查的注意事项	□ 告知检查后可能出现的情况及应对方式	□ 术前宣教 □ 关节镜手术提供信息支持
护理处置	□ 核对患者，佩戴腕带 □ 建立入院护理病历 □ 协助患者留取各种标本 □ 测量体重	□ 药物过敏史 □ 既往病史	□ 术前常规准备（腕带、对接单） □ 术区备皮
基础护理	□ 护理等级评定 □ 晨晚间护理 □ 入院宣教	□ 二级护理 □ 晨晚间护理 □ 巡视病房	□ 二级护理 □ 晨晚间护理 □ 巡视病房
专科护理	□ 护理查体 □ 病情观察 □ 患肢感觉功能 □ 告知辅助检查的注意事项 □ 心理护理	□ 在陪检护士指导下完成辅助检查 □ 病情观察 □ 患肢感觉功能 □ 心理护理	□ 病情观察 □ 患肢感觉、功能 □ 指导床上如厕注意事项 □ 心理护理
重点医嘱	□ 详见医嘱执行单	□ 详见医嘱执行单	□ 详见医嘱执行单
病情变异记录	□ 无　□ 有，原因： 1. 2.	□ 无　□ 有，原因： 1. 2.	□ 无　□ 有，原因： 1. 2.

时间	住院第 4 天 （手术日）	住院第 5 天 （术后第 1 天）	住院第 6 天 （术后第 2 天）
健康宣教	□ 术后宣教 □ 饮食、活动指导	□ 饮食指导，如禁烟酒，忌生冷辛辣刺激性食物 □ 用药护理：宣教促神经生长药物使用意义	□ 饮食指导，如禁烟酒，忌生冷辛辣刺激性食物 □ 用药护理：宣教促神经生长药物使用意义
护理处置	□ 局部麻醉/臂丛麻醉/全身麻醉术后护理常规 □ 术后护理常规 □ 特殊疾病护理或一级护理 □ 术后 6 小时普食、糖尿病饮食、低盐低脂饮食 □ 心电监护、吸氧	□ 术后护理常规 □ 记录引流液性质、颜色、量	□ 术后护理常规
基础护理	□ 特殊疾病护理或一级护理 □ 晨晚间护理 □ 巡视病房	□ 一级护理 □ 晨晚间护理 □ 巡视病房	□ 一级护理 □ 晨晚间护理 □ 巡视病房
专科护理	□ 体位护理：患肢制动抬高，促进回流。采取健侧卧位，避免患肢受压 □ 肢体观察：观察患肢血运及感觉变化情况 □ 疼痛护理：评估性质，对症护理 □ 心理护理	□ 体位护理：患肢制动抬高，促进回流。采取健侧卧位，避免患肢受压 □ 早期功能锻炼 □ 电刺激治疗护理 □ 心理护理	□ 体位护理：患肢制动抬高，促进回流。采取健侧卧位，避免患肢受压 □ 早期功能锻炼 □ 电刺激治疗护理 □ 心理护理
重点医嘱	□ 详见医嘱执行单	□ 详见医嘱执行单	□ 详见医嘱执行单
病情变异记录	□ 无　□ 有，原因： 1. 2.	□ 无　□ 有，原因： 1. 2.	□ 无　□ 有，原因： 1. 2.

时间	住院第 7 天 （术后第 3 天）	住院第 8 天 （术后第 4 天）	住院第 9 日 （术后第 5 天）
健康宣教	□ 饮食指导，如禁烟酒，忌生冷辛辣刺激性食物 □ 用药护理：宣教促神经生长药物使用意义	□ 饮食指导，如禁烟酒，忌生冷辛辣刺激性食物 □ 用药护理：宣教促神经生长药物使用意义 □ 告知门诊复查时间	□ 出院宣教 □ 告知随诊意义 □ 告知出院流程
护理处置	□ 术后护理常规	□ 术后护理常规	□ 术后护理常规 □ 办理出院手续
基础护理	□ 二级护理 □ 晨晚间护理 □ 巡视病房	□ 一级护理 □ 晨晚间护理 □ 巡视病房	□ 二级护理 □ 晨晚间护理 □ 巡视病房
专科护理	□ 体位护理：患肢制动抬高，促进回流。采取健侧卧位，避免患肢受压 □ 早期功能锻炼 □ 电刺激治疗护理 □ 心理护理	□ 体位护理：患肢制动抬高，促进回流。采取健侧卧位，避免患肢受压 □ 早期功能锻炼 □ 电刺激治疗护理 □ 心理护理	□ 功能锻炼：讲解术后功能锻炼的重要性，指导患者遵医嘱循序渐进地正确地进行功能锻炼 □ 瘢痕护理：告知预防及粘连的意义及方法
重点医嘱	□ 详见医嘱执行单	□ 详见医嘱执行单	□ 详见医嘱执行单
病情变异记录	□ 无　□ 有，原因： 1. 2.	□ 无　□ 有，原因： 1. 2.	□ 无　□ 有，原因： 1. 2.

（三）患者表单

腕尺管综合征临床路径患者表单

适用对象：第一诊断为腕尺管综合征（ICD-10：G56.204）

行尺神经松解术（ICD-9-CM-3：04.4908）

| 患者姓名： | | 性别： 年龄： 门诊号： | | 住院号： |

| 住院日期： 年 月 日 | | 出院日期： 年 月 日 | | 标准住院日：7~9日 |

时间	入院	术前	手术当天
医患配合	□ 配合询问病史、收集资料，请务必详细告知既往史、用药史、过敏史 □ 配合进行体格检查 □ 有任何不适请告知医师	□ 配合完善相关检查、化验，如采血、留尿、心电图、X线胸片 □ 医师与患者及家属介绍病情及术前检查及术前谈话	□ 配合医师摆好手术体位 □ 配合完成手术
护患配合	□ 配合测量体温、脉搏、呼吸3次，血压、体重1次 □ 配合完成入院护理评估（简单询问病史、过敏史、用药史） □ 接受入院宣教（环境介绍、病室规定、订餐制度、贵重物品保管等） □ 配合执行探视和陪伴制度 □ 有任何不适请告知护士	□ 配合测量体温、脉搏、呼吸3次，询问大便1次 □ 接受术前宣教	□ 配合测量体温、脉搏、呼吸3次，询问大便1次 □ 送手术室前，协助完成核对，带齐影像资料及用药 □ 返回病房后，配合接受生命体征的监测 □ 配合检查意识（全身麻醉者） □ 配合缓解疼痛 □ 接受术后宣教 □ 有任何不适请告知护士
饮食	□ 遵医嘱饮食	□ 遵医嘱饮食	□ 术前6~8小时禁食、禁水 □ 术后，遵医嘱饮食
排泄	□ 正常排尿便	□ 正常排尿便	□ 正常排尿便
活动	□ 正常活动	□ 正常活动	□ 正常活动

时间	术后	出院
医患配合	□ 接受药物指导 □ 接受功能锻炼指导	□ 接受出院前指导 □ 知道复查程序 □ 获取出院诊断书
护患配合	□ 配合定时监测生命体征、每日询问大便 □ 配合体位指导 □ 配合饮食指导 □ 配合用药指导 □ 接受输液、服药等治疗 □ 接受进食、进水、排便等生活护理 □ 配合活动，预防皮肤压力伤 □ 注意活动安全，避免坠床或跌倒 □ 配合执行探视及陪伴	□ 接受出院宣教 □ 办理出院手续 □ 知道复印病历程序
饮食	□ 遵医嘱饮食	□ 遵医嘱饮食
排泄	□ 正常排尿便	□ 正常排尿便
活动	□ 正常适度活动，避免疲劳	□ 正常适度活动，避免疲劳

附：原表单（2016 年版）

腕尺管综合征临床路径表单

适用对象：第一诊断为腕尺管综合征患者（ICD-10：S64.051）

患者姓名：		性别：	年龄：	门诊号：	住院号：
住院日期： 年 月 日		出院日期： 年 月 日			标准住院日：7~9 日

时间	住院第 1 天	住院第 2 天	住院第 3 天 （手术日前 1 天）
临床诊断与病情评估	□ 临床诊断：第一诊断为腕尺管综合征 □ 病情评估：评估患者病情有无明显改变	□ 临床诊断：第一诊断为腕尺管综合征 □ 病情评估：评估患者病情有无明显改变	□ 临床诊断：第一诊断为腕尺管综合征 □ 病情评估：评估患者病情有无明显改变
主要诊疗工作	□ 询问病史及体格检查 □ 完成病历书写 □ 开化验单及相关检查 □ 上级医师查房	□ 根据病史、体检、平片、电生理等行术前讨论，确定手术方案，决定麻醉方式 □ 根据化验及相关检查结果对患者的手术风险进行评估，必要时请相关科室会诊	□ 完成术前准备与术前评估 □ 完成术前小结、上级医师查房记录等病历书写 □ 签署手术知情同意书、自费用品协议书 □ 向患者及家属交代病情及围术期的注意事项
重点医嘱	长期医嘱： □ 手外科护理常规 □ 二级护理 □ 饮食 □ 患者既往基础用药 临时医嘱： □ 血常规、血型、尿常规 □ 凝血功能 □ 肝肾功能、电解质、血糖 □ 感染性疾病筛查 □ X 线胸片、心电图 □ 肌电图 □ 腕部 X 线片或 CT、颈椎 X 线片或磁共振检查（根据病情需要决定）	长期医嘱： □ 二级护理 □ 饮食 临时医嘱： □ 请相关科室会诊（根据情况）	长期医嘱： □ 二级护理 □ 饮食 临时医嘱： □ 术前医嘱：常规准备明日在局部麻醉、臂丛麻醉或全身麻醉下行开放性腕尺侧横韧带切开减压术及神经松解术 □ 术前禁食、禁水
主要护理工作	□ 介绍病区环境、设施 □ 介绍患者主管医师和责任护士 □ 入院常规宣教 □ 患肢感觉功能评估 □ 告知辅助检查的注意事项	□ 护理等级评定 □ 药物过敏史 □ 既往病史 □ 在陪检护士指导下完成辅助检查 □ 做好晨晚间护理 □ 上肢神经功能评定	□ 术前常规准备（腕带、对接单） □ 术区备皮 □ 术前宣教 □ 心理护理

续 表

时间	住院第 1 天			住院第 2 天			住院第 3 天 （手术日前 1 天）		
病情 变异 记录	□ 无　□ 有，原因： 1. 2.			□ 无　□ 有，原因： 1. 2.			□ 无　□ 有，原因： 1. 2.		
特殊 医嘱									
护士 签名	白班	小夜	大夜	白班	小夜	大夜	白班	小夜	大夜
医师 签名									

时间	住院第 4 天 （手术日）	住院第 5 天 （术后第 1 天）	住院第 6 天 （术后第 2 天）
临床诊断与病情评估	□ 临床诊断：第一诊断为腕尺管综合征 □ 病情评估：评估患者病情有无明显改变	□ 临床诊断：第一诊断为腕尺管综合征 □ 病情评估：评估患者病情有无明显改变	□ 临床诊断：第一诊断为腕尺管综合征 □ 病情评估：评估患者病情有无明显改变
主要诊疗工作	□ 手术 □ 术者完成手术记录 □ 住院医师完成术后病程记录 □ 上级医师查房 □ 注意神经功能的变化 □ 向患者及家属交代手术过程概况及术后注意事项	□ 上级医师查房，注意病情变化 □ 完成常规病历书写 □ 注意引流量，根据引流情况明确是否拔除引流管 □ 注意观察体温、血压、脉搏等一般状态 □ 注意神经功能变化	□ 上级医师查房，注意病情变化 □ 完成常规病历书写 □ 注意引流量，根据引流情况明确是否拔除引流管 □ 注意观察体温等一般状态 □ 注意神经功能变化
重点医嘱	长期医嘱： □ 全身麻醉/局部麻醉+强化后护理常规 □ 术后护理常规 □ 特殊疾病护理或一级护理 □ 术后 6 小时普食、糖尿病饮食、低盐低脂饮食 □ 神经营养药物 临时医嘱： □ 心电血压监护、吸氧 □ 补液（根据病情）	长期医嘱： □ 术后护理常规 □ 饮食 □ 一级护理 □ 脱水剂（根据情况） □ 神经营养药物 □ 理疗 □ 雾化吸入（根据情况） □ 抗凝治疗（根据情况） 临时医嘱： □ 换药 □ 镇痛 □ 补液	长期医嘱： □ 饮食 □ 一级护理 □ 理疗 □ 拔除引流（根据情况） □ 拔除引流后可行电刺激 临时医嘱： □ 换药（根据情况） □ 补液（根据情况）
主要护理工作	□ 体位护理：患肢制动抬高，促进回流。采取健侧卧位，避免患肢受压 □ 肢体观察：观察患肢血运及感觉变化情况 □ 疼痛护理：评估性质，对症护理	□ 饮食指导：禁烟酒，忌生冷辛辣刺激性食物 □ 用药护理：宣教促神经生长药物使用意义 □ 早期功能锻炼 □ 电刺激治疗护理 □ 心理护理	□ 饮食指导：禁烟酒，忌生冷辛辣刺激性食物 □ 用药护理：宣教促神经生长药物使用意义 □ 早期功能锻炼 □ 电刺激治疗护理 □ 心理护理
病情变异记录	□ 无 □ 有，原因： 1. 2.	□ 无 □ 有，原因： 1. 2.	□ 无 □ 有，原因： 1. 2.
特殊医嘱			
护士签名	白班　小夜　大夜	白班　小夜　大夜	白班　小夜　大夜
医师签名			

时间	住院第 7 天 （术后第 3 天）	住院第 8 天 （术后第 4 天）	住院第 9 天 （出院日）
临床诊断与病情评估	□ 临床诊断：第一诊断为腕尺管综合征 □ 病情评估：评估患者病情有无明显改变	□ 临床诊断：第一诊断为腕尺管综合征 □ 病情评估：评估患者病情有无明显改变	□ 临床诊断：第一诊断为腕尺管综合征 □ 病情评估：评估患者病情有无明显改变
主要诊疗工作	□ 上级医师查房 □ 完成常规病历书写 □ 注意观察体温 □ 注意神经功能变化 □ 注意伤口情况	□ 上级医师查房，进行手术及伤口评估，确定有无手术并发症和切口愈合不良情况，明确能否出院 □ 完成出院记录、病案首页、出院诊断书、病程记录等 □ 向患者交代出院后的注意事项，如返院复诊的时间、地点，发生紧急情况时的处理等	□ 患者办理出院手续，出院
重点医嘱	**长期医嘱：** □ 手外科术后护理常规 □ 二级护理 □ 饮食 □ 神经营养药物 □ 脱水剂（根据情况） □ 镇痛药物 □ 理疗 **临时医嘱：** □ 换药 □ 补液	**出院医嘱：** □ 嘱　日拆线换药（根据出院时间决定） □ 1 个月后门诊复诊 □ 如有不适，随时来诊	
主要护理工作	□ 饮食指导：禁烟酒，忌生冷辛辣刺激性食物 □ 用药护理：宣教促神经生长药物使用意义 □ 早期功能锻炼 □ 电刺激治疗护理 □ 心理护理	□ 饮食指导：禁烟酒，忌生冷辛辣刺激性食物 □ 用药护理：宣教促神经生长药物使用意义 □ 早期功能锻炼 □ 电刺激治疗护理 □ 心理护理	□ 功能锻炼：讲解术后功能锻炼的重要性，指导患者遵医嘱循序渐进地正确地进行功能锻炼 □ 瘢痕护理：告知预防瘢痕及粘连的意义及方法 □ 告知随诊的意义 □ 告知出院流程
病情变异记录	□ 无　□ 有，原因： 1. 2.	□ 无　□ 有，原因： 1. 2.	□ 无　□ 有，原因： 1. 2.
特殊医嘱			
护士签名	白班　小夜　大夜	白班　小夜　大夜	白班　小夜　大夜
医师签名			

第十三章

肘管综合征临床路径释义

一、肘管综合征编码

1. 原编码：

疾病名称及编码：肘管综合征（ICD-10：G56.205）

手术操作名称及编码：开放性或关节镜下减压术（ICD-9-CM-3：04.491）

2. 修改编码：

疾病名称及编码：肘管综合征（ICD-10：G56.202）

手术操作名称及编码：尺神经松解术（ICD-9-CM-3：04.4908）

二、临床路径检索方法

G56.202 伴 04.4908

三、肘管综合征临床路径标准住院流程

（一）适用对象

第一诊断为肘管综合征（ICD-10：G56.205），行开放性或关节镜下减压术（ICD-9-CM-3：04.491）。

> **释义**
> ■ 适用对象编码参见第一部分。
> ■ 本路径适用对象为临床诊断为肘管综合征的患者。

（二）诊断依据

根据《手外科学（第3版）》（王树寰主编，人民卫生出版社，2011），《手外科手术学（第2版）》（顾玉东、王澍寰、侍德主编，复旦大学出版社，2010），《格林手外科手术学（第6版）》（北京积水潭医院译，人民军医出版社，2012）。

1. 病史：无明显外伤史。

2. 体征：环指尺侧及小指、手背尺侧麻木，感觉减退或消失；手指无力，尤以对捏功能及精细动作差；前臂尺侧感觉正常，小鱼际肌、骨间肌萎缩，环指、小指呈爪形手畸形伴分并指受限，肘部 Tinel 征阳性。

3. 辅助检查：肘关节正侧位 X 线片，肘关节 B 超，肌电图支持。

> **释义**
> ■ 本路径的制订主要参考国内权威参考书籍和诊疗指南。

■ 病史、临床体征和辅助检查是诊断肘管综合征的主要依据。肘管内的尺神经卡压很常见，发病率仅次于腕管综合征。因为早期的肌电图表现并不明显，因此，诊断多依赖于临床检查。患者主诉多通常包括环指、小指的感觉异常和麻木，肘关节和前臂内侧的灼痛。屈肘关节的诱发试验阳性。严重者会出现爪形手。此外，触摸肘管部位会感觉肘管部位饱满，有时会触及来回滑移的尺神经。局部 Tinel 征阳性，有时伴有肘关节活动障碍。

■ 肘管综合征患者需要拍肘关节的 X 线片以及局部的超声，来确认关节的情况和局部神经是否有水肿和局部肿物的存在。

■ 肌电图是必需做的，有助于判断卡压的部位。

（三）治疗方案的选择及依据

根据《手外科学（第 3 版）》（王树寰主编，人民卫生出版社，2011），《手外科手术学（第 2 版）》（顾玉东、王澍寰、侍德主编，复旦大学出版社，2010），《格林手外科手术学（第 6 版）》（北京积水潭医院译，人民军医出版社，2012）。

1. 肘管综合征。
2. 保守治疗无效时选择手术治疗。

> **释义**
>
> ■ 本病确诊后需要根据患者的症状进行综合治疗，包括保守治疗和手术治疗。
> ■ 保守治疗包括神经营养药物和佩戴肘关节支具、改变睡觉或活动姿势等。
> ■ 手术治疗适用于临床和影像学存在明显压迫且上述治疗无效的患者，手术的目的就是要解除局部的卡压因素。手术方式是探查松解尺神经，如果有肿物需要切除肿物。尺神经松解的范围包括 Struthers 弓、内侧肌间隔、Osborne 韧带、尺侧腕屈肌的腱膜、肘后肌等。

（四）标准住院日为 7~9 天

> **释义**
>
> ■ 临床上诊断为肘管综合征的患者入院后，手术前的各项准备 3~4 天，包括详细的术前体检以明确手术是否能缓解患者的症状，总住院时间不超过 9 天符合本路径要求。

（五）进入路径标准

1. 第一诊断必须符合肘管综合征。
2. 当患者同时具有其他疾病，但在住院期间不需要特殊处理也不影响第一诊断的临床路径流程实施时，可以进入路径。
3. 病情需手术治疗。

> 释义
>
> ■ 进入本路径的患者第一诊断是肘管综合征，需除外神经炎、腕尺管综合征、胸出口综合征以及颈椎病、脊髓空洞症、周围神经病等疾患。
>
> ■ 入院后常规检查发现有基础疾病，如高血压、冠状动脉粥样硬化性心脏病、糖尿病、肝肾功能不全等，经系统评估后对溃疡病诊断治疗无特殊影响者，可进入路径。但可能增加医疗费用，延长住院时间。

（六）术前准备2~3天

1. 必需的检查项目：

（1）血常规、尿常规。

（2）肝肾功能、电解质、血糖。

（3）凝血功能。

（4）感染性疾病筛查（乙型肝炎、丙型肝炎、艾滋病、梅毒等）。

（5）X线胸片、心电图。

（6）肘关节X线片、彩超、肌电图。

2. 根据患者病情可选择：

（1）肺功能、超声心动图（老年人或既往有相关病史者）。

（2）术前可能需要肘关节尺神经B超或MRI检查。

（3）有相关疾病者必要时请相应科室会诊。

> 释义
>
> ■ 血常规、尿常规是最基本的两大常规检查，进入路径的患者均需完成。肝肾功能、电解质、血糖、凝血功能、心电图、X线胸片可评估有无基础疾病，是否影响住院时间、费用及其治疗预后；感染性疾病筛查（乙型肝炎、丙型肝炎、艾滋病、梅毒等）有助于预防交叉感染；腕关节X线片、必要时MRI、超声检查确认有无局部的神经水肿和肿物压迫；肌电图是鉴别肘管局部卡压还是尺神经其他部位卡压的有效检查手段。
>
> ■ 有基础病的患者需要术前和相关科室会诊协助解决。

（七）选择用药

抗菌药物：按照《抗菌药物临床应用指导原则（2015年版）》（国卫办医发〔2015〕43号）执行。

> 释义
>
> ■ 肘管部位的尺神经探查松解因局部结构相对复杂，手术要在放大镜下操作，相对时间较长，因此需要在术前30分钟和术后24小时预防性使用抗菌药物，以防止术后感染的发生，具体要按照《抗菌药物临床应用指导原则（2015年版）》（国卫办医发〔2015〕43号）执行。

（八）手术日为入院第4~6天

1. 麻醉方式：局部麻醉、臂丛神经阻滞麻醉或全身麻醉。
2. 手术方式：开放性尺神经松解前移术或关节镜下尺神经松解术。
3. 手术内植物：防粘连膜或液体。

> **释义**
>
> ■ 肘部尺神经探查松解术一般采用臂丛阻滞麻醉，平卧位即可，如果麻醉效果不理想，也可以采用全身麻醉的方式手术。
> ■ 手术一般需要在放大镜下操作。
> ■ 手术一般无需输血。
> ■ 可以采用关节镜辅助下手术。

（九）术后住院恢复5~9天

1. 观察神经功能恢复情况。
2. 术后处理：
（1）抗菌药物：按照《抗菌药物临床应用指导原则（2015年版）》（国卫办医发〔2015〕43号）执行。
（2）术后镇痛：参照《骨科常见疼痛的处理专家建议》。
（3）脱水药物和神经营养药物及电刺激。
（4）部分患者可根据病情给予抗凝治疗。
（5）术后康复：适当进行功能锻炼。

> **释义**
>
> ■ 术后第2天麻醉消失后就需要重新评估患者的临床症状，并详细记录。根据患者的全身恢复情况来决定是否复查血常规、肝肾功能等。
> ■ 术后需要采取镇痛措施，具体可以参照《骨科常见疼痛的处理专家建议》。
> ■ 术后抗菌药物的使用一般为术后24小时，具体药物按照《抗菌药物临床应用指导原则（2015年版）》（国卫办医发〔2015〕43号）执行。
> ■ 术后需要康复训练，以主动不负重为主。根据患者的情况来决定是否固定肘关节，一般可以采用石膏固定或棉垫加压屈肘位固定，有利于筋膜瓣的愈合。

（十）出院标准

1. 体温正常，常规化验指标无明显异常。
2. 伤口情况良好：引流管拔除，伤口无感染征象（或可在门诊处理的伤口情况）。
3. 没有需要住院处理的并发症和（或）合并症。

> **释义**
>
> ■ 患者出院前应完成所有必需的检查项目，并观察临床症状是否减轻或消失，排除仍然需要住院处理的并发症和（或）合并症。

（十一）变异及原因分析

1. 围术期并发症：伤口感染、血管损伤和伤口血肿等造成住院日延长和费用增加。
2. 内科合并症：老年患者常合并基础疾病，如脑血管或心血管病、糖尿病、血栓等，手术可能导致这些疾病加重而需要进一步治疗，从而延长治疗时间，并增加住院费用。

> 释义
>
> ■ 在治疗期间如发现有其他严重基础疾病，需调整药物治疗或继续其他基础疾病的治疗，则中止本路径。
>
> ■ 认可的变异原因主要是指患者入选路径后，在检查及治疗过程中发现患者合并存在术前未预知的、对本路径治疗可能产生影响的情况，需要中止执行路径或延长治疗时间、增加治疗费用。医师需在表单中明确说明。
>
> ■ 因患者方面的主观原因导致执行路径出现变异，需医师在表单中予以说明。
>
> ■ 如果使用关节镜辅助下手术，也会增加患者的住院费用。

四、推荐表单

（一）医师表单

肘管综合征临床路径医师表单

适用对象：第一诊断为肘管综合征（ICD-10：G56.202）

行尺神经松解术（ICD-9-CM-3：04.4908）

患者姓名：	性别： 年龄： 门诊号：	住院号：
住院日期： 年 月 日	出院日期： 年 月 日	标准住院日：7~9日

时间	住院第1天	住院第2天	住院第3天（手术日前1天）
主要诊疗工作	□ 询问病史及体格检查 □ 完成病历书写 □ 开化验单及相关检查 □ 上级医师查房与术前评估	□ 根据病史、体检、平片、电生理等行术前讨论，确定手术方案决定麻醉方式 □ 根据化验及相关检查结果对患者的手术风险进行评估，必要者请相关科室会诊	□ 完成术前准备与术前评估 □ 完成术前小结、上级医师查房记录等病历书写 □ 签署手术知情同意书、自费用品协议书 □ 向患者及家属交代病情及围术期的注意事项
重点医嘱	**长期医嘱：** □ 手外科护理常规 □ 二级护理 □ 饮食 □ 患者既往基础用药 **临时医嘱：** □ 血常规、尿常规 □ 凝血功能 □ 肝肾功能、电解质、血糖 □ 感染性疾病筛查 □ 胸片、心电图 □ 肌电图 □ 肘关节 X 线片或彩超或 CT、磁共振检查（根据病情需要决定） □ 请相关科室会诊（根据情况）	**长期医嘱：** □ 二级护理 □ 饮食 **临时医嘱：**	**长期医嘱：** □ 二级护理 □ 饮食 **临时医嘱：** □ 术前医嘱：常规准备明日在局部麻醉/臂丛麻醉/全身麻醉下行开放性/关节镜下尺神经松解术 □ 术前禁食、禁水
病情变异记录	□ 无 □ 有，原因： 1. 2.	□ 无 □ 有，原因： 1. 2.	□ 无 □ 有，原因： 1. 2.
医师签名			

日期	住院第 4 天 （手术日）	住院第 5 天 （术后第 1 天）	住院第 6 天 （术后第 2 天）
主要诊疗工作	□ 手术 □ 术者完成手术记录 □ 住院医师完成术后病程记录 □ 上级医师查房 □ 注意神经功能的变化 □ 向患者及家属交代手术过程概况及术后注意事项	□ 上级医师查房，注意病情变化 □ 完成常规病历书写 □ 注意引流量，根据引流情况明确是否拔除引流管 □ 注意观察体温、血压、脉搏等一般状态 □ 注意神经功能变化	□ 上级医师查房，注意病情变化 □ 完成常规病历书写 □ 注意引流量，根据引流情况明确是否拔除引流管 □ 注意观察体温等一般状态 □ 注意神经功能变化
重点医嘱	长期医嘱： □ 局部麻醉/臂丛麻醉/全身麻醉术后护理常规 □ 术后护理常规 □ 特殊疾病护理或一级护理 □ 术后 6 小时普食/糖尿病饮食/低盐低脂饮食 □ 神经营养药物 临时医嘱： □ 心电血压监护、吸氧 □ 补液（根据病情）	长期医嘱： □ 术后护理常规 □ 饮食 □ 一级护理 □ 脱水剂（根据情况） □ 激素 □ 神经营养药物 □ 镇痛药物 □ 理疗 □ 雾化吸入（根据情况） □ 抗凝治疗（根据情况） 临时医嘱： □ 换药 □ 镇痛 □ 补液	长期医嘱： □ 饮食 □ 一级护理 □ 理疗 □ 拔除引流（根据情况） □ 拔除引流后可行电刺激 临时医嘱： □ 换药（根据情况） □ 补液（根据情况）
病情变异记录	□ 无　□ 有，原因： 1. 2.	□ 无　□ 有，原因： 1. 2.	□ 无　□ 有，原因： 1. 2.
医师签名			

日期	住院第 7 天 （术后第 3 天）	住院第 8 天 （出院前 1 天）	住院第 9 天 （出院日）
主要诊疗工作	□ 上级医师查房 □ 完成常规病历书写 □ 注意观察体温 □ 注意神经功能变化 □ 注意伤口情况	□ 上级医师查房，进行手术及伤口评估，确定有无手术并发症和切口愈合不良情况，明确能否出院 □ 完成出院记录、病案首页、出院诊断书、病程记录等 □ 向患者交代出院后的注意事项，如返院复诊的时间、地点，发生紧急情况时的处理等	□ 患者办理出院手续，出院
重点医嘱	**长期医嘱：** □ 手外科术后护理常 □ 二级护理 □ 饮食 □ 神经营养药物 □ 脱水剂（根据情况） □ 镇痛药物 □ 理疗 **临时医嘱：** □ 换药 □ 补液	**出院医嘱：** □ 嘱　日拆线换药（根据出院时间决定） □ 1 个月后门诊复诊 □ 如有不适，随时来诊	
病情变异记录	□ 无　□ 有，原因： 1. 2.	□ 无　□ 有，原因： 1. 2.	□ 无　□ 有，原因： 1. 2.
医师签名			

（二）护士表单

肘管综合征临床路径护士表单

适用对象：第一诊断为肘管综合征（ICD-10：G56.202）

行尺神经松解术（ICD-9-CM-3：04.4908）

患者姓名：	性别：	年龄：	门诊号：	住院号：
住院日期： 年 月 日	出院日期： 年 月 日			标准住院日：7~9日

时间	住院第 1 天	住院第 2 天	住院第 3 天 （手术日前 1 天）
健康宣教	□ 入院常规宣教 □ 介绍病区环境、设施 □ 介绍患者主管医师和责任护士 □ 告知辅助检查的注意事项	□ 告知检查后可能出现的情况及应对方式	□ 术前宣教 □ 关节镜手术提供信息支持
护理处置	□ 核对患者，佩戴腕带 □ 建立入院护理病历 □ 患肢感觉功能评估 □ 协助患者留取各种标本 □ 测量体重	□ 药物过敏史 □ 既往病史	□ 术前常规准备（腕带、对接单） □ 术区备皮
基础护理	□ 护理等级评定 □ 晨晚间护理 □ 入院宣教	□ 二级护理 □ 晨晚间护理 □ 巡视病房	□ 二级护理 □ 晨晚间护理 □ 巡视病房
专科护理	□ 护理查体 □ 病情观察 □ 患肢感觉功能评估 □ 告知辅助检查的注意事项 □ 心理护理	□ 在陪检护士指导下完成辅助检查 □ 病情观察 □ 患肢感觉功能 □ 心理护理	□ 病情观察 □ 患肢感觉功能 □ 指导床上如厕注意事项 □ 心理护理
重点医嘱	□ 详见医嘱执行单	□ 详见医嘱执行单	□ 详见医嘱执行单
病情变异记录	□ 无 □ 有，原因： 1. 2.	□ 无 □ 有，原因： 1. 2.	□ 无 □ 有，原因： 1. 2.

日期	住院第 4 天 （手术日）	住院第 5 天 （术后第 1 天）	住院第 6 天 （术后第 2 天）
健康宣教	□ 术后宣教 □ 饮食、活动指导	□ 饮食指导，如禁烟酒，忌生冷辛辣刺激性食物 □ 用药护理：宣教促神经生长药物使用意义	□ 饮食指导，如禁烟酒，忌生冷辛辣刺激性食物 □ 用药护理：宣教促神经生长药物使用意义
护理处置	□ 局部麻醉/臂丛麻醉/全身麻醉术后护理常规护理 □ 术后护理常规护理 □ 特殊疾病护理或一级护理 □ 术后 6 小时普食/糖尿病饮食/低盐低脂饮食 □ 心电监护、吸氧	□ 术后护理常规护理 □ 记录引流液性质、颜色、量	□ 术后护理常规护理
基础护理	□ 特殊疾病护理或一级护理 □ 晨晚间护理 □ 巡视病房	□ 一级护理 □ 晨晚间护理 □ 巡视病房	□ 一级护理 □ 晨晚间护理 □ 巡视病房
专科护理	□ 体位护理：患肢制动抬高，促进回流。采取健侧卧位，避免患肢受压 □ 肢体观察：观察患肢血运及感觉变化情况 □ 疼痛护理：评估性质，对症护理 □ 心理护理	□ 体位护理：患肢制动抬高，促进回流。采取健侧卧位，避免患肢受压 □ 早期功能锻炼 □ 电刺激治疗护理 □ 心理护理	□ 体位护理：患肢制动抬高，促进回流。采取健侧卧位，避免患肢受压 □ 早期功能锻炼 □ 电刺激治疗护理 □ 心理护理
重点医嘱	□ 详见医嘱执行单	□ 详见医嘱执行单	□ 详见医嘱执行单
病情变异记录	□ 无　□ 有，原因： 1. 2.	□ 无　□ 有，原因： 1. 2.	□ 无　□ 有，原因： 1. 2.

日期	住院第7天 （术后第3天）	住院第8天 （术后第4天）	住院第9日 （术后第5天）
健康宣教	□ 饮食指导，如禁烟酒，忌生冷辛辣刺激性食物 □ 用药护理：宣教促神经生长药物使用意义	□ 饮食指导，如禁烟酒，忌生冷辛辣刺激性食物 □ 用药护理：宣教促神经生长药物使用意义 □ 告知门诊复查时间	□ 出院宣教 □ 告知随诊意义 □ 告知出院流程
护理处置	□ 术后护理常规护理	□ 术后护理常规护理	□ 术后护理常规护理 □ 办理出院手续
基础护理	□ 二级护理 □ 晨晚间护理 □ 巡视病房	□ 二级护理 □ 晨晚间护理 □ 巡视病房	□ 二级护理 □ 晨晚间护理 □ 巡视病房
专科护理	□ 体位护理：患肢制动抬高，促进回流。采取健侧卧位，避免患肢受压 □ 早期功能锻炼 □ 电刺激治疗护理 □ 心理护理	□ 体位护理：患肢制动抬高，促进回流。采取健侧卧位，避免患肢受压 □ 早期功能锻炼 □ 电刺激治疗护理 □ 心理护理	□ 功能锻炼：讲解术后功能锻炼的重要性，指导患者遵医嘱循序渐进地正确地进行功能锻炼 □ 瘢痕护理：告知预防及粘连的意义及方法
重点医嘱	□ 详见医嘱执行单	□ 详见医嘱执行单	□ 详见医嘱执行单
病情变异记录	□ 无　□ 有，原因： 1. 2.	□ 无　□ 有，原因： 1. 2.	□ 无　□ 有，原因： 1. 2.

（三）患者表单

肘管综合征临床路径患者表单

适用对象：第一诊断为肘管综合征（ICD-10：G56.202）

行尺神经松解术（ICD-9-CM-3：04.4908）

患者姓名：	性别：　　年龄：　　门诊号：	住院号：
住院日期：　　年　月　日	出院日期：　　年　月　日	标准住院日：7~9日

时间	入院	术前	手术当天
医患配合	□ 配合询问病史、收集资料，请务必详细告知既往史、用药史、过敏史 □ 配合进行体格检查 □ 有任何不适请告知医师	□ 配合完善相关检查、化验，如采血、留尿、心电图、X线胸片 □ 医师与患者及家属介绍病情及术前检查和术前谈话	□ 配合医师摆好手术体位 □ 配合完成手术
护患配合	□ 配合监测体温、脉搏、呼吸3次，血压、体重1次 □ 配合完成入院护理评估（简单询问病史、过敏史、用药史） □ 接受入院宣教（环境介绍、病室规定、订餐制度、贵重物品保管等） □ 配合执行探视和陪伴制度 □ 有任何不适请告知护士	□ 配合测量体温、脉搏、呼吸3次，询问大便1次 □ 接受术前宣教	□ 配合测量体温、脉搏、呼吸3次，询问大便1次 □ 送手术室前，协助完成核对，带齐影像资料及用药 □ 返回病房后，配合接受生命体征的监测 □ 配合检查意识（全身麻醉者） □ 配合缓解疼痛 □ 接受术后宣教 □ 有任何不适请告知护士
饮食	□ 遵医嘱饮食	□ 遵医嘱饮食	□ 术前6~8小时禁食、禁水 □ 术后，遵医嘱饮食
排泄	□ 正常排尿便	□ 正常排尿便	□ 正常排尿便
活动	□ 正常活动	□ 正常活动	□ 正常活动

时间	术后	出院
医患配合	□ 接受药物指导 □ 接受功能锻炼指导	□ 接受出院前指导 □ 知道复查程序 □ 获取出院诊断书
护患配合	□ 配合定时监测生命体征，每日询问大便情况 □ 配合体位指导 □ 配合饮食指导 □ 配合用药指导 □ 接受输液、服药等治疗 □ 接受进食、进水、排便等生活护理 □ 配合活动，预防皮肤压力伤 □ 注意活动安全，避免坠床或跌倒 □ 配合执行探视及陪伴	□ 接受出院宣教 □ 办理出院手续 □ 知道复印病历程序
饮食	□ 遵医嘱饮食	□ 遵医嘱饮食
排泄	□ 正常排尿便	□ 正常排尿便
活动	□ 正常适度活动，避免疲劳	□ 正常适度活动，避免疲劳

附：原表单（2016 年版）

肘管综合征临床路径表单

适用对象：第一诊断为肘管综合征患者（ICD-10：G56.205）

患者姓名：	性别： 年龄： 门诊号：	住院号：
住院日期： 年 月 日	出院日期： 年 月 日	标准住院日：7~9 日

日期	住院第 1 天	住院第 2 天	住院第 3 天（手术日前 1 天）
临床诊断与病情评估	□ 临床诊断：第一诊断为肘管综合征 □ 病情评估：评估患者病情有无明显改变	□ 临床诊断：第一诊断为肘管综合征 □ 病情评估：评估患者病情有无明显改变	□ 临床诊断：第一诊断为肘管综合征 □ 病情评估：评估患者病情有无明显改变
主要诊疗工作	□ 询问病史及体格检查 □ 完成病历书写 □ 开化验单及相关检查 □ 上级医师查房与术前评估 □ 上级医师查房	□ 根据病史、体检、平片、电生理等行术前讨论，确定手术方案决定麻醉方式 □ 根据化验及相关检查结果对患者的手术风险进行评估，必要时请相关科室会诊	□ 完成术前准备与术前评估 □ 完成术前小结、上级医师查房记录等病历书写 □ 签署手术知情同意书、自费用品协议书 □ 向患者及家属交代病情及围术期的注意事项
重点医嘱	长期医嘱： □ 手外科护理常规 □ 二级护理 □ 饮食 □ 患者既往基础用药 临时医嘱： □ 血常规、尿常规 □ 凝血功能 □ 肝肾功能、电解质、血糖 □ 感染性疾病筛查 □ X 线胸片、心电图 □ 肌电图 □ 肘关节 X 线片或彩超或 CT、磁共振检查（根据病情需要决定） □ 请相关科室会诊（根据情况）	长期医嘱： □ 二级护理 □ 饮食 临时医嘱：	长期医嘱： □ 二级护理 □ 饮食 临时医嘱： □ 术前医嘱：常规准备明日在局部麻醉/臂丛麻醉/全身麻醉下行开放性/关节镜下尺神经松解术 □ 术前禁食、禁水
主要护理工作	□ 介绍病区环境、设施 □ 介绍患者主管医生和责任护士 □ 入院常规宣教 □ 患肢感觉功能评估 □ 告知辅助检查的注意事项	□ 护理等级评定 □ 药物过敏史 □ 既往病史 □ 在陪检护士指导下完成辅助检查 □ 做好晨晚间护理 □ 上肢神经功能评定	□ 术前常规准备（腕带、对接单） □ 术区备皮 □ 术前宣教 □ 心理护理

续 表

日期	住院第 1 天			住院第 2 天			住院第 3 天（手术日前 1 天）		
病情变异记录	□无 □有，原因： 1. 2.			□无 □有，原因： 1. 2.			□无 □有，原因： 1. 2.		
特殊医嘱									
护士签名	白班	小夜	大夜	白班	小夜	大夜	白班	小夜	大夜
医师签名									

日期	住院第 4 天（手术日）	住院第 5 天（术后第 1 天）	住院第 6 天（术后第 2 天）
临床诊断与病情评估	□ 临床诊断：第一诊断为肘管综合征 □ 病情评估：评估患者病情有无明显改变	□ 临床诊断：第一诊断为肘管综合征 □ 病情评估：评估患者病情有无明显改变	□ 临床诊断：第一诊断为肘管综合征 □ 病情评估：评估患者病情有无明显改变
主要诊疗工作	□ 手术 □ 术者完成手术记录 □ 住院医师完成术后病程记录 □ 上级医师查房 □ 注意神经功能的变化 □ 向患者及家属交代手术过程概况及术后注意事项	□ 上级医师查房，注意病情变化 □ 完成常规病历书写 □ 注意引流量，根据引流情况明确是否拔除引流管 □ 注意观察体温、血压、脉搏等一般状态 □ 注意神经功能变化	□ 上级医师查房，注意病情变化 □ 完成常规病历书写 □ 注意引流量，根据引流情况明确是否拔除引流管 □ 注意观察体温等一般状态 □ 注意神经功能变化
重点医嘱	长期医嘱： □ 局部麻醉/臂丛麻醉/全身麻醉术后护理常规 □ 术后护理常规 □ 特殊疾病护理/一级护理 □ 术后 6 小时普食/糖尿病饮食/低盐低脂饮食 □ 神经营养药物 临时医嘱： □ 心电血压监护、吸氧 □ 补液（根据病情）	长期医嘱： □ 术后护理常规 □ 饮食 □ 一级护理 □ 脱水剂（根据情况） □ 激素 □ 神经营养药物 □ 镇痛药物 □ 理疗 □ 雾化吸入（根据情况） □ 抗凝治疗（根据情况） 临时医嘱： □ 换药 □ 镇痛 □ 补液	长期医嘱： □ 饮食 □ 一级护理 □ 理疗 □ 拔除引流（根据情况） □ 拔除引流后可行电刺激 临时医嘱： □ 换药（根据情况） □ 补液（根据情况）
主要护理工作	□ 体位护理：患肢制动抬高，促进回流。采取健侧卧位，避免患肢受压 □ 肢体观察：观察患肢血运及感觉变化情况 □ 疼痛护理：评估性质，对症护理	□ 饮食指导：禁烟酒，忌生冷辛辣刺激性食物 □ 用药护理：宣教促神经生长药物使用意义 □ 早期功能锻炼 □ 电刺激治疗护理 □ 心理护理	□ 饮食指导：禁烟酒，忌生冷辛辣刺激性食物 □ 用药护理：宣教促神经生长药物使用意义 □ 早期功能锻炼 □ 电刺激治疗护理 □ 心理护理
病情变异记录	□ 无 □ 有，原因： 1. 2.	□ 无 □ 有，原因： 1. 2.	□ 无 □ 有，原因： 1. 2.
特殊医嘱			
护士签名	白班　小夜　大夜	白班　小夜　大夜	白班　小夜　大夜
医师签名			

日期	住院第7天（术后第3天）	住院第8天（出院前1天）	住院第9天（出院日）
临床诊断与病情评估	□ 临床诊断：第一诊断为肘管综合征 □ 病情评估：评估患者病情有无明显改变	□ 临床诊断：第一诊断为肘管综合征 □ 病情评估：评估患者病情有无明显改变	□ 临床诊断：第一诊断为肘管综合征 □ 病情评估：评估患者病情有无明显改变
主要诊疗工作	□ 上级医师查房 □ 完成常规病历书写 □ 注意观察体温 □ 注意神经功能变化 □ 注意伤口情况	□ 上级医师查房，进行手术及伤口评估，确定有无手术并发症和切口愈合不良情况，明确能否出院 □ 完成出院记录、病案首页、出院诊断书、病程记录等 □ 向患者交代出院后的注意事项，如返院复诊的时间、地点，发生紧急情况时的处理等	□ 患者办理出院手续，出院
重点医嘱	长期医嘱： □ 手外科术后护理常 □ 二级护理 □ 饮食 □ 神经营养药物 □ 脱水剂（根据情况） □ 镇痛药物 □ 理疗 临时医嘱： □ 换药 □ 补液	出院医嘱： □ 嘱　日拆线换药（根据出院时间决定） □ 1个月后门诊复诊 □ 如有不适，随时来诊	
主要护理工作	□ 饮食指导：禁烟酒，忌生冷辛辣刺激性食物 □ 用药护理：宣教促神经生长药物使用意义 □ 早期功能锻炼 □ 电刺激治疗护理 □ 心理护理	□ 饮食指导：禁烟酒，忌生冷辛辣刺激性食物 □ 用药护理：宣教促神经生长药物使用意义 □ 早期功能锻炼 □ 电刺激治疗护理 □ 心理护理	□ 功能锻炼：讲解术后功能锻炼的重要性，指导患者遵医嘱循序渐进地正确地进行功能锻炼 □ 瘢痕护理：告知预防瘢痕及粘连的意义及方法 □ 告知随诊的意义 □ 告知出院流程
病情变异记录	□ 无　□ 有，原因： 1. 2.	□ 无　□ 有，原因： 1. 2.	□ 无　□ 有，原因： 1. 2.
特殊医嘱			
护士签名	白班　小夜　大夜	白班　小夜　大夜	白班　小夜　大夜
医师签名			

第十四章

臂丛神经鞘瘤临床路径释义

一、臂丛神经鞘瘤编码

1. 原编码：

疾病名称及编码：臂丛神经鞘瘤（ICD：D36.001）

手术操作名称及编码：臂丛神经鞘瘤切除术

2. 修改编码：

疾病名称及编码：臂丛神经鞘瘤（ICD-10：D36.113 M95600/0）

手术操作名称及编码：臂丛神经鞘瘤切除术（ICD-9-CM-3：04.0715）

二、临床路径检索方法

（D36.113M95600/0）伴 04.0715

三、臂丛神经鞘瘤临床路径标准住院流程

（一）适用对象

第一诊断为臂丛神经鞘瘤（ICD-10：D36.001），行臂丛神经鞘瘤切除术。

（二）诊断依据

根据《临床诊疗指南·手外科学分册》（中华医学会编著，人民卫生出版社，2007），《手外科学（第 2 版）》（王澍寰主编，人民卫生出版社，2006）。

1. 病史：锁骨上窝局部明显放射性疼痛肿物。

2. 体征：肿瘤与神经走行方向一致，呈圆形或椭圆形肿块。早期无明显症状，肿瘤增大压迫神经时可出现局部肿块、肢体酸痛、疼痛及受累神经支配区放射痛。肿块边界清楚、活动，按压或叩击肿瘤时有麻痛感沿神经干向肢体远端放射。偶有肌肉麻痹、运动功能障碍。

3. 彩超见臂丛神经肿物。

4. MRI 可显示臂丛神经肿物及与臂丛神经关系。

> **释义**
>
> ■ 肿物位于锁骨上窝，部分为患者无意中发现无症状性肿物，也可因肢体酸痛、肩部不适等就诊。
>
> ■ 查体主要需要注意肿物的位置、大小、形状、按压时的疼痛和有无放射痛或者不适感等，根据肿物的部位，上述特征可能不尽相同。
>
> ■ 臂丛神经的神经鞘瘤有时也可导致神经功能障碍，因此，应根据神经症状检查相应神经区域感觉与运动功能及肌电图检查。
>
> ■ 超声和 MRI 检查可提示肿物的具体特点，尤其可提示神经与肿物的关系。与神经主干相对，肿物的偏心性生长是其特点，而神经大体结构均正常。

（三）治疗方案的选择及依据

根据《临床诊疗指南·手外科学分册》（中华医学会编著，人民卫生出版社，2007），《手外科学（第2版）》（王澍寰主编，人民卫生出版社，2006）。

1. 臂丛神经鞘瘤。
2. 明确肿物选择手术治疗。

> **释义**
>
> ■ 病史+体征+影像学检查（B超和MRI）可提示臂丛神经鞘瘤。
> ■ 对于肿物较小、无神经症状的患者，可以定期复查，密切观察。
> ■ 对于肿物较大、生长速度快或有神经症状者，应考虑手术治疗需要注意的是，显微镜下手术，术后神经症状暂时可能加重。

（四）标准住院日为7~15天

> **释义**
>
> ■ 怀疑臂丛神经鞘瘤的患者入院后，术前准备2~4天，明确诊断后可于第4~5天行手术治疗，术后观察3~10天可出院，总住院时间不超过15天符合本路径要求。

（五）进入路径标准

1. 第一诊断必须符合神经鞘瘤诊断标准。
2. 当患者同时具有其他疾病，但在住院期间不需要特殊处理也不影响第一诊断的临床路径流程实施时，可以进入路径。
3. 病情需手术治疗。

> **释义**
>
> ■ 本路径适用对象为臂丛神经鞘瘤，如因各种原因的创伤、肿瘤、炎症等原因所致，可以进入该相应路径，但需同时增加相应处理的费用。
> ■ 入院后常规检查发现有基础疾病，如高血压、冠状动脉粥样硬化性心脏病、糖尿病、肝肾功能不全等，经系统评估后对疾病诊断治疗无特殊影响者，可进入路径，但可能增加医疗费用，延长住院时间。
> ■ 符合手术适应证，需要进行手术治疗者进入。

（六）术前准备3~5天

1. 必需的检查项目：
（1）血常规、尿常规。
（2）肝肾功能、电解质、血糖。
（3）凝血功能。
（4）感染性疾病筛查（乙型肝炎、丙型肝炎、艾滋病、梅毒等）。

（5）X 线胸片、心电图。

（6）局部彩超和 MRI。

2. 根据患者病情可选择：

（1）肺功能、超声心动图（老年人或既往有相关病史者）。

（2）有相关疾病者必要时请相应科室会诊。

释义

■ 血常规、尿常规、X 线胸片、心电图和肌电图是最基本的常规检查，进入路径的患者均需完成。肝肾功能、电解质、血糖、凝血功能、心电图、X 线胸片可评估有无基础疾病，是否影响住院时间、费用及其治疗预后。B 超和 MRI 是为了进一步确诊肿物的部位及其毗邻关系为手术治疗提供帮助。

■ 对于老年患者或有相关病史者，应行肺功能和超声心动图检查，以确保患者可耐受手术。

■ 由于合并糖尿病可导致伤口感染、神经生长缓慢等问题，因此，应经相关科室调整血糖后方可进行手术，推荐血糖控制在 7~8mmol/L。

■ 合并其他可能影响手术进程或者恢复的疾病，应在相关科室会诊完成、明确无明显影响后进行手术。

（七）选择用药

术前半小时及术后 24 小时预防应用抗菌药物。

释义

■ 预防性抗菌药物常规剂量在术前半小时使用，如果手术时间超过 4~6 小时，可以术中加用 1 次。术后 24 小时按照常规剂量给药，对于手术时间长、出血多、有植入物等情况，可延长使用时间到 48~72 小时。

（八）手术日为入院第 4~6 天

1. 麻醉方式：全身麻醉。

2. 手术方式：肿物局部切除术。

3. 输血：视术中情况而定。

释义

■ 手术需全身麻醉。

■ 手术体位为仰卧位，颈肩后垫高。颈后仰，头偏向一侧。

■ 切口在锁骨上窝横行切口。根据术前的定位寻找相应部位，保护正常神经结构后切除肿物。

■ 肿物应送病理检查。

■ 手术一般无需输血，但是对于肿物邻近锁骨下血管者，应有输血准备。

（九）术后住院恢复5~11天

术后处理：

1. 抗菌药物：按照《抗菌药物临床应用指导原则（2015年版）》（国卫办医发〔2015〕43号）执行。

2. 术后镇痛：参照《骨科常见疼痛的处理专家建议》。

> **释义**
>
> ■ 预防性抗菌药物的使用按照常规参照标准进行即可。
> ■ 术后注意镇痛治疗，可根据具体情况选择口服非甾体类镇痛药、肌内注射麻醉类镇痛药，或者使用镇痛泵镇痛。
> ■ 术后第2天检查伤口情况，更换伤口敷料。
> ■ 根据引流量拔除引流管。
> ■ 术后第2天开始关节活动度练习，并逐渐增多。
> ■ 达到下述出院标准后可出院继续治疗。

（十）出院标准

1. 体温正常，常规化验指标无明显异常。

2. 伤口情况良好：引流管拔除，伤口无感染征象（或可在门诊处理的伤口情况），无皮瓣坏死。

3. 没有需要住院处理的并发症和（或）合并症。

> **释义**
>
> ■ 出院标准主要是与伤口情况有关，在化验检查和伤口检查良好的情况下应考虑出院。
> ■ 没有发生相关并发症和（或）合并症，或者已经处理好，无需进一步住院治疗。

（十一）变异及原因分析

内科合并症：老年患者常合并基础疾病，如脑血管或心血管病、糖尿病、血栓等，手术可能导致这些疾病加重而需要进一步治疗，从而延长治疗时间，并增加住院费用。

> **释义**
>
> 并发症和合并症的发生应根据具体情况进行治疗，住院时间和住院费用相应延长和增加。

四、推荐表单

（一）医师表单

臂丛神经鞘瘤临床路径医师表单

适用对象：第一诊断为臂丛神经鞘瘤（ICD-10：D36.113 M95600/0）

行臂丛神经鞘瘤切除术（ICD-9-CM-3：04.0715）

患者姓名：	性别： 年龄： 门诊号：	住院号：
住院日期： 年 月 日	出院日期： 年 月 日	标准住院日：7~15 日

时间	住院第 1 天	住院第 2 天	住院第 3 天（手术日前 1 天）
临床诊断与病情评估	□ 第一诊断为臂丛神经鞘瘤 □ 病情评估：评估病情有无明显变化	□ 第一诊断为臂丛神经鞘瘤 □ 病情评估：评估病情有无明显变化	□ 第一诊断为臂丛神经鞘瘤 □ 病情评估：评估病情有无明显变化
主要诊疗工作	□ 询问病史及体格检查 □ 完成病历书写 □ 开化验单及相关检查单 □ 上级医师查房与术前评估 □ 根据化验及相关检查结果对患者的手术风险进行评估，必要者请相关科室会诊	□ 上级医师查房 □ 继续完成术前化验检查 □ 完成必要的相关科室会诊	□ 根据病史、体检、彩超、MRI 等行术前讨论，确定手术方案 □ 完成必要的相关科室会诊 □ 完成术前准备与术前评估 □ 完成术前小结、上级医师查房记录等病历书写 □ 签署手术知情同意书、自费用品协议书、输血同意书 □ 向患者及家属交代病情及围术期注意事项
重点医嘱	**长期医嘱：** □ 手外科护理常规 □ 二级护理 □ 饮食 □ 患者既往基础用药 **临时医嘱：** □ 血常规、尿常规 □ 凝血功能 □ 肝肾功能、电解质、血糖 □ 感染性疾病筛查 □ 胸片、心电图 □ 局部平片、彩超、MRI □ 心肌酶、肺功能、超声心动图（根据病情需要决定） □ 请相关科室会诊	**长期医嘱：** □ 手外科护理常规 □ 二级护理 □ 饮食 □ 患者既往基础用药 **临时医嘱：** □ 根据会诊科室要求安排检查和化验单	**临时医嘱：** □ 术前医嘱：常规准备明日在全身麻醉下行肿物切除术 □ 术前禁食、禁水 □ 抗菌药物皮试 □ 配血 □ 一次性导尿包

续　表

时间	住院第 1 天	住院第 2 天	住院第 3 天（手术日前 1 天）
病情 变异 记录	□无　□有，原因： 1. 2.	□无　□有，原因： 1. 2.	□无　□有，原因： 1. 2.
特殊 医嘱			
医师 签名			

时间	住院第 4 天	住院第 5 天	住院第 6 天
临床诊断与病情评估	□ 第一诊断为臂丛神经鞘瘤 □ 病情评估：评估病情有无明显变化	□ 第一诊断为臂丛神经鞘瘤 □ 病情评估：评估病情有无明显变化	□ 第一诊断为臂丛神经鞘瘤 □ 病情评估：评估病情有无明显变化
主要诊疗工作	□ 手术 □ 肿物送检病理 □ 术者完成手术记录 □ 住院医师完成术后病程记录 □ 上级医师查房 □ 注意出血、血运情况 □ 向患者及家属交代手术过程概况及术后注意事项	□ 上级医师查房，注意病情变化 □ 完成常规病历书写 □ 注意引流量 □ 注意观察体温 □ 注意神经功能变化	□ 上级医师查房 □ 完成常规病历书写 □ 根据引流情况明确是否拔除引流管 □ 注意观察体温 □ 注意神经功能变化 □ 注意伤口情况
重点医嘱	长期医嘱： □ 全身麻醉护理常规 □ 一级护理 □ 明日普食/糖尿病饮食/低盐低脂饮食 □ 伤口引流记量 □ 留置尿管 □ 抗菌药物 □ 激素 □ 神经营养药物 临时医嘱： □ 心电血压监护、吸氧 □ 补液（根据病情） □ 其他特殊医嘱	长期医嘱： □ 饮食 □ 一级护理 □ 脱水（根据情况） □ 激素 □ 神经营养药物 □ 消炎镇痛药物 □ 雾化吸入（根据情况） □ 抗凝治疗（根据情况） 临时医嘱： □ 通便 □ 镇痛 □ 补液	长期医嘱： □ 饮食 □ 一级护理 □ 拔除尿管 □ 拔除引流（根据情况） 临时医嘱： □ 换药（根据情况） □ 补液（根据情况）
病情变异记录	□ 无　□ 有，原因： 1. 2.	□ 无　□ 有，原因： 1. 2.	□ 无　□ 有，原因： 1. 2.
特殊医嘱			
医师签名			

时间	住院第7天	住院第8天	住院第9~15天（出院日）
临床诊断与病情评估	□ 第一诊断为臂丛神经鞘瘤 □ 病情评估：评估病情有无明显变化	□ 第一诊断为臂丛神经鞘瘤 □ 病情评估：评估病情有无明显变化	□ 第一诊断为臂丛神经鞘瘤 □ 病情评估：评估病情有无明显变化
主要诊疗工作	□ 上级医师查房 □ 完成常规病历书写 □ 注意观察体温 □ 注意伤口情况 □ 根据引流情况明确是否拔除引流管	□ 上级医师查房 □ 完成常规病历书写 □ 注意观察体温 □ 注意伤口情况	□ 上级医师查房，进行手术及伤口评估，确定有无手术并发症和切口愈合不良情况，明确能否出院 □ 完成出院记录、病案首页、出院证明书等，向患者交代出院后的注意事项，如返院复诊的时间、地点，发生紧急情况时的处理等 □ 患者办理出院手续，出院
重点医嘱	长期医嘱： □ 饮食 □ 一级护理 □ 停抗菌药物 □ 拔除引流（根据情况） 临时医嘱： □ 换药（根据情况） □ 补液（根据情况）	长期医嘱： □ 饮食 □ 二级护理 临时医嘱： □ 换药（根据情况）	出院医嘱： □ 出院带药：神经营养药物、消炎镇痛药、口服抗菌药物 □ 预约拆线时间
病情变异记录	□ 无 □ 有，原因： 1. 2.	□ 无 □ 有，原因： 1. 2.	□ 无 □ 有，原因： 1. 2.
特殊医嘱			
医师签名			

（二）护士表单

臂丛神经鞘瘤临床路径护士表单

适用对象：第一诊断为臂丛神经鞘瘤（ICD-10：D36.113　M95600/0）

行臂丛神经鞘瘤切除术（ICD-9-CM-3：04.0715）

患者姓名：	性别：　年龄：　门诊号：	住院号：
住院日期：　　年　月　日	出院日期：　　年　月　日	标准住院日：7~15 日

时间	住院第 1 天	住院第 2 天	住院第 3 天（手术日前 1 天）
健康宣教	□ 入院宣教 □ 介绍主管医师、护士 □ 介绍环境、设施 □ 介绍住院注意事项 □ 介绍探视和陪伴制度 □ 介绍贵重物品制度	□ 药物宣教 □ 解答患者的相关疑虑 □ 告知神经损伤的临床特点 □ 告知神经鞘瘤的性质和病变特点	□ 手术前宣教 □ 宣教手术前准备及手术后注意事项 □ 告知手术后饮食 □ 告知患者在手术中配合医师 □ 主管护士与患者沟通，消除患者紧张情绪 □ 告知手术后可能出现的情况及应对方式
护理处置	□ 核对患者，佩戴腕带 □ 建立入院护理病历 □ 协助患者留取各种标本 □ 测量体重	□ 协助医师完成手术前的相关化验 □ 护理等级评定	□ 术前常规准备（腕带、对接单） □ 术区备皮 □ 女性患者发型准备 □ 术后床上如厕模拟训练 □ 吸气练习
基础护理	□ 三级护理 □ 晨晚间护理 □ 排泄管理 □ 患者安全管理	□ 三级护理 □ 晨晚间护理 □ 排泄管理 □ 患者安全管理	□ 二级或一级护理 □ 晨晚间护理 □ 患者安全管理
专科护理	□ 护理查体 □ 告知辅助检查的注意事项 □ 确定饮食种类 □ 心理护理	□ 病情观察 □ 神经功能改变 □ 肿物变化的观察 □ 遵医嘱完成相关检查 □ 心理护理	□ 病情观察 □ 神经功能改变 □ 肿物变化的观察 □ 遵医嘱完成相关检查 □ 心理护理
重点医嘱	□ 详见医嘱执行单	□ 详见医嘱执行单	□ 详见医嘱执行单
病情变异记录	□ 无　□ 有，原因： 1. 2.	□ 无　□ 有，原因： 1. 2.	□ 无　□ 有，原因： 1. 2.
护士签名			

时间	住院第 4 天（手术日）	住院第 5 天（术后第 1 天）	住院第 6 天（术后第 2 天）
健康宣教	□ 手术当日宣教 □ 告知饮食、体位要求 □ 告知手术后需禁食 4~6 小时 □ 给予患者及家属心理支持 □ 再次明确探视陪伴须知 □ 手术后宣教 □ 再次告知饮食、体位要求 □ 告知患者家属辅助观察患者精神状态	□ 饮食指导：禁烟酒，忌生冷辛辣刺激性食物	□ 饮食指导：禁烟酒，忌生冷辛辣刺激性食物
护理处置	□ 手术接患者时核对患者信息 □ 患者基本信息 □ 手术肢体和部位并标记 □ 核对术中带药 □ 核对病历和影像资料 □ 摘除患者义齿 □ 摘除患者佩戴的眼镜、首饰等物品 □ 接手术后患者 □ 核对患者及资料 □ 即刻监护患者的生命体征 □ 记录患者的液体和引流量 □ 记录其他带回的患者资料	□ 完成当日医嘱核对	□ 完成当日医嘱核对
基础护理	□ 二级或一级护理 □ 遵医嘱补液和抗菌药物 □ 心电血压监护、吸氧 □ 患者安全管理	□ 二级或一级护理 □ 遵医嘱补液和抗菌药物 □ 口腔护理、拍背咳痰，鼓励早期下床活动 □ 患者安全管理	□ 二级或一级护理 □ 遵医嘱补液和抗菌药物 □ 口腔护理、拍背咳痰，鼓励早期下床活动 □ 患者安全管理
专科护理	□ 体位护理：去枕平卧，头偏向一侧 □ 肢体观察：观察患肢血运情况，注意感觉功能变化 □ 引流护理：密切观察引流液的质量，必要时使用盐袋压迫止血 □ 管路护理：做好管路观察、记录、标识及维护护理 □ 疼痛护理 □ 心理护理	□ 疼痛护理：若患肢疼痛，可视情况遵医嘱合理使用镇痛药。 □ 用药观察护理 □ 伤口护理 □ 心理护理	□ 疼痛护理：若患肢疼痛，可视情况遵医嘱合理使用镇痛药 □ 用药观察护理 □ 伤口护理 □ 心理护理
重点医嘱	□ 详见医嘱执行单	□ 详见医嘱执行单	□ 详见医嘱执行单
病情变异记录	□ 无　□ 有，原因： 1. 2.	□ 无　□ 有，原因： 1. 2.	□ 无　□ 有，原因： 1. 2.
护士签名			

时间	住院第 7 天（术后第 3 天）	住院第 8 天（术后第 4 天）	住院第 9~15 天（出院日）
健康宣教	□ 饮食指导：禁烟酒，忌生冷辛辣刺激性食物	□ 饮食指导：禁烟酒，忌生冷辛辣刺激性食物	□ 出院宣教 □ 复查时间 □ 服药方法 □ 指导办理出院手续 □ 电刺激治疗、肌肉按摩防止肌肉萎缩，患肢不可过早负重，按期服用促神经生长药物的方法
护理处置	□ 完成当日医嘱核对	□ 完成当日医嘱核对	□ 办理出院手续 □ 书写出院小结
基础护理	□ 二级或一级护理 □ 遵医嘱补液和抗菌药物 □ 口腔护理、拍背咳痰，鼓励早期下床活动 □ 患者安全管理	□ 二级或一级护理 □ 遵医嘱补液和抗菌药物 □ 口腔护理、拍背咳痰，鼓励早期下床活动 □ 患者安全管理	□ 三级护理 □ 患者安全管理
专科护理	□ 疼痛护理：若患肢疼痛，可视情况遵医嘱合理使用镇痛药 □ 用药观察护理 □ 伤口护理 □ 心理护理	□ 疼痛护理：若患肢疼痛，可视情况遵医嘱合理使用镇痛药 □ 用药观察护理 □ 伤口护理 □ 心理护理	□ 瘢痕护理：告知预防瘢痕的意义及方法
重点医嘱	□ 详见医嘱执行单	□ 详见医嘱执行单	□ 详见医嘱执行单
病情变异记录	□ 无　□ 有，原因： 1. 2.	□ 无　□ 有，原因： 1. 2.	□ 无　□ 有，原因： 1. 2.
护士签名			

（三）患者表单

臂丛神经鞘瘤临床路径患者表单

适用对象：第一诊断为臂丛神经鞘瘤（ICD-10：D36.113　M95600/0）

行臂丛神经鞘瘤切除术（ICD-9-CM-3：04.0715）

患者姓名：	性别：　年龄：　门诊号：	住院号：
住院日期：　年　月　日	出院日期：　年　月　日	标准住院日：7~15 日

时间	入院	术前	手术当天
医患配合	□ 配合询问病史、收集资料，请务必详细告知既往史、用药、过敏史 □ 配合进行体格检查 □ 有任何不适请告知医师	□ 配合完善手术检查前相关检查、化验，如采血、留尿、心电图、X 线胸片 □ 医师与患者及家属介绍病情及手术检查谈话、胃镜检查前签字	□ 配合完善相关检查、化验 □ 如采血、留尿 □ 配合医师摆好检查体位
护患配合	□ 配合测量体温、脉搏、呼吸3 次，血压、体重 1 次 □ 配合完成入院护理评估（简单询问病史、过敏史、用药史） □ 接受入院宣教（环境介绍、病室规定、订餐制度、贵重物品保管等） □ 配合执行探视和陪伴制度 □ 有任何不适请告知护士	□ 配合测量体温、脉搏、呼吸3 次，询问大便 1 次 □ 接受手术前宣教 □ 接受饮食宣教 □ 接受药物宣教	□ 配合测量体温、脉搏、呼吸 3 次、询问大便 1 次 □ 送手术室前，协助完成核对，带齐影像资料及用药 □ 返回病房后，配合接受生命体征的测量 □ 配合检查意识（全身麻醉者） □ 配合缓解疼痛 □ 接受手术后宣教 □ 接受饮食宣教：手术当天禁食 □ 接受药物宣教 □ 有任何不适告知护士
饮食	□ 遵医嘱饮食	□ 遵医嘱饮食	□ 手术前禁食、禁水 □ 手术后，根据医嘱 4~6 小时后试饮水，无恶心、呕吐可进少量流食或半流食
排泄	□ 正常排尿便	□ 正常排尿便	□ 正常排尿便
活动	□ 正常活动	□ 正常活动	□ 正常活动

时间	手术后	出院
医患配合	□ 配合肢体检查 □ 配合完善术后检查，如采血，留尿、便等	□ 接受出院前指导 □ 知道复查程序 □ 获取出院诊断书
护患配合	□ 配合定时监测生命体征，每日询问大便情况 □ 配合检查伤口 □ 接受输液、服药等治疗 □ 接受进食、进水、排便等生活护理 □ 配合活动，预防皮肤压力伤 □ 注意活动安全，避免坠床或跌倒 □ 配合执行探视及陪伴	□ 接受出院宣教 □ 办理出院手续 □ 获取出院带药 □ 知道服药方法、作用、注意事项 □ 知道复印病历程序
饮食	□ 遵医嘱饮食	□ 遵医嘱饮食
排泄	□ 正常排尿便	□ 正常排尿便
活动	□ 正常适度活动，避免疲劳	□ 正常适度活动，避免疲劳

附：原表单（2016 年版）

臂丛神经鞘瘤临床路径表单

适用对象：第一诊断为臂丛神经鞘瘤患者（ICD-10：D36.001）

患者姓名：	性别： 年龄： 门诊号：	住院号：
住院日期： 年 月 日	出院日期： 年 月 日	标准住院日：7~15 日

时间	住院第 1 天	住院第 2 天	住院第 3 天（手术日前 1 天）
临床诊断与病情评估	□ 第一诊断为臂丛神经鞘瘤 □ 病情评估：评估病情有无明显变化	□ 第一诊断为臂丛神经鞘瘤 □ 病情评估：评估病情有无明显变化	□ 第一诊断为臂丛神经鞘瘤 □ 病情评估：评估病情有无明显变化
主要诊疗工作	□ 询问病史及体格检查 □ 完成病历书写 □ 开化验单及相关检查单 □ 上级医师查房与术前评估 □ 根据化验及相关检查结果对患者的手术风险进行评估，必要时请相关科室会诊	□ 上级医师查房 □ 继续完成术前化验检查 □ 完成必要的相关科室会诊	□ 根据病史、体检、彩超、MRI 等行术前讨论，确定手术方案 □ 完成必要的相关科室会诊 □ 完成术前准备与术前评估 □ 完成术前小结、上级医师查房记录等病历书写 □ 签署手术知情同意书、自费用品协议书、输血同意书 □ 向患者及家属交代病情及围术期注意事项
重点医嘱	**长期医嘱：** □ 手外科护理常规 □ 二级护理 □ 饮食 □ 患者既往基础用药 **临时医嘱：** □ 血常规、尿常规 □ 凝血功能 □ 肝肾功能、电解质、血糖 □ 感染性疾病筛查 □ X 线胸片、心电图 □ 局部平片、彩超、MRI □ 心肌酶、肺功能、超声心动图（根据病情需要决定） □ 请相关科室会诊	**长期医嘱：** □ 手外科护理常规 □ 二级护理 □ 饮食 □ 患者既往基础用药 **临时医嘱：** □ 根据会诊科室要求安排检查和化验单	**临时医嘱：** □ 术前医嘱：常规准备明日在全身麻醉下行肿物切除术 □ 术前禁食、禁水 □ 抗菌药物皮试 □ 配血 □ 一次性导尿包
主要护理工作	□ 介绍病区环境、设施；介绍患者主管医师和责任护士；入院常规宣教；患者全身评估；告知辅助检查的注意事项；心理评估及护理	□ 护理等级评定；药物过敏史；既往病史；在陪检护士指导下完成辅助检查；做好晨晚间护理；解答患者的相关疑虑；失功能肢体保护	□ 术前常规准备（腕带、对接单）；术区备皮；女性患者发型准备；术前宣教；心理护理；告知手术相关配合；术后床上如厕模拟训练；吸气练习

时间	住院第 1 天			住院第 2 天			住院第 3 天（手术日前 1 天）		
病情 变异 记录	□无 □有，原因： 1. 2.			□无 □有，原因： 1. 2.			□无 □有，原因： 1. 2.		
特殊 医嘱									
护士 签名	白班	小夜	大夜	白班	小夜	大夜	白班	小夜	大夜
医师 签名									

时间	住院第 4 天	住院第 5 天	住院第 6 天
临床诊断与病情评估	□ 第一诊断为臂丛神经鞘瘤 □ 病情评估：评估病情有无明显变化	□ 第一诊断为臂丛神经鞘瘤 □ 病情评估：评估病情有无明显变化	□ 第一诊断为臂丛神经鞘瘤 □ 病情评估：评估病情有无明显变化
主要诊疗工作	□ 手术 □ 肿物送检病理 □ 术者完成手术记录 □ 住院医师完成术后病程记录 □ 上级医师查房 □ 注意出血及血运情况 □ 向患者及家属交代手术过程概况及术后注意事项	□ 上级医师查房，注意病情变化 □ 完成常规病历书写 □ 注意引流量 □ 注意观察体温 □ 注意神经功能变化	□ 上级医师查房 □ 完成常规病历书写 □ 根据引流情况明确是否拔除引流管 □ 注意观察体温 □ 注意神经功能变化 □ 注意伤口情况
重点医嘱	长期医嘱： □ 全身麻醉护理常规 □ 一级护理 □ 明日/普食/糖尿病饮食/低盐低脂饮食 □ 伤口引流记量 □ 留置尿管 □ 抗菌药物 □ 激素 □ 神经营养药物 临时医嘱： □ 心电血压监护、吸氧 □ 补液（根据病情） □ 其他特殊医嘱	长期医嘱： □ 饮食 □ 一级护理 □ 脱水（根据情况） □ 激素 □ 神经营养药物 □ 消炎镇痛药物 □ 雾化吸入（根据情况） □ 抗凝治疗（根据情况） 临时医嘱： □ 通便 □ 镇痛 □ 补液	长期医嘱： □ 饮食 □ 一级护理 □ 拔除尿管 □ 拔除引流（根据情况） 临时医嘱： □ 换药（根据情况） □ 补液（根据情况）
主要护理工作	□ 体位护理：去枕平卧，头偏向一侧 □ 肢体观察：观察患肢血运情况，注意感觉功能变化 □ 引流护理：密切观察引流液，必要时使用盐袋压迫止血 □ 管路护理：做好管路观察、记录，标识及维护护理 □ 疼痛护理	□ 饮食指导：禁烟酒，忌生冷辛辣刺激性食物 □ 基础护理：口腔护理、拍背咳痰，鼓励早期下床活动 □ 疼痛护理：若患肢疼痛，可视情况遵医嘱合理使用镇痛药 □ 心理护理 □ 用药观察护理	□ 饮食指导：禁烟酒，忌生冷辛辣刺激性食物 □ 基础护理：口腔护理、拍背咳痰，鼓励早期下床活动 □ 疼痛护理：若患肢疼痛，可视情况遵医嘱合理使用镇痛药 □ 心理护理 □ 用药观察护理
病情变异记录	□ 无　□ 有，原因： 1. 2.	□ 无　□ 有，原因： 1. 2.	□ 无　□ 有，原因： 1. 2.

续　表

时间	住院第 4 天			住院第 5 天			住院第 6 天		
特殊医嘱									
护士签名	白班	小夜	大夜	白班	小夜	大夜	白班	小夜	大夜
医师签名									

时间	住院第 7 天	住院第 8 天	住院第 9~15 天（出院日）
临床诊断与病情评估	□ 第一诊断为臂丛神经鞘瘤 □ 病情评估：评估病情有无明显变化	□ 第一诊断为臂丛神经鞘瘤 □ 病情评估：评估病情有无明显变化	□ 第一诊断为臂丛神经鞘瘤 □ 病情评估：评估病情有无明显变化
主要诊疗工作	□ 上级医师查房 □ 完成常规病历书写 □ 注意观察体温 □ 注意伤口情况 □ 根据引流情况明确是否拔除引流管	□ 上级医师查房 □ 完成常规病历书写 □ 注意观察体温 □ 注意伤口情况	□ 上级医师查房，进行手术及伤口评估，确定有无手术并发症和切口愈合不良情况，明确能否出院 □ 完成出院记录、病案首页、出院证明书等，向患者交代出院后的注意事项，如：返院复诊的时间、地点，发生紧急情况时的处理等 □ 患者办理出院手续，出院
重点医嘱	**长期医嘱：** □ 饮食 □ 一级护理 □ 停抗菌药物 □ 拔除引流（根据情况） **临时医嘱：** □ 换药（根据情况） □ 补液（根据情况）	**长期医嘱：** □ □ 饮食 □ 二级护理 **临时医嘱：** □ 换药（根据情况）	**出院医嘱：** □ 出院带药：神经营养药物、消炎镇痛药、口服抗菌药物 □ 预约拆线时间
主要护理工作	□ 饮食指导：禁烟酒，忌生冷辛辣刺激性食物 □ 基础护理：口腔护理、拍背咳痰，鼓励早期下床活动 □ 疼痛护理：若患肢疼痛，可视情况遵医嘱合理使用镇痛药 □ 心理护理 □ 用药观察护理	□ 饮食指导：禁烟酒，忌生冷辛辣刺激性食物 □ 基础护理：口腔护理、拍背咳痰，鼓励早期下床活动 □ 疼痛护理：若患肢疼痛，可视情况遵医嘱合理使用镇痛药 □ 心理护理 □ 用药观察护理	□ 出院指导：电刺激治疗、肌肉按摩防止肌肉萎缩，患肢不可过早负重，按期服用促神经生长药物的方法 □ 瘢痕护理：告知预防瘢痕的意义及方法 □ 告知随诊的意义 □ 告知出院流程
病情变异记录	□ 无 □ 有，原因： 1. 2.	□ 无 □ 有，原因： 1. 2.	□ 无 □ 有，原因： 1. 2.
特殊医嘱			
护士签名	白班 / 小夜 / 大夜	白班 / 小夜 / 大夜	白班 / 小夜 / 大夜
医师签名			

第十五章

腱鞘囊肿临床路径释义

一、腱鞘囊肿编码

1. 原编码：

疾病名称及编码：腱鞘囊肿（ICD-10：M67.401）

手术操作名称及编码：腱鞘囊肿切除术（ICD-9-CM-3：83.312）

2. 修改编码：

疾病名称及编码：腱鞘囊肿（ICD-10：M67.400）

肌腱腱鞘囊肿（ICD-10：M67.401）

关节腱鞘囊肿（ICD-10：M67.402）

手术操作名称及编码：腱鞘囊肿切除术（ICD-9-CM-3：83.3101）

二、临床路径检索方法

M67.4 伴 83.31

三、腱鞘囊肿临床路径标准住院流程

（一）适用对象

第一诊断为腱鞘囊肿（ICD-10：M67.401），行腱鞘囊肿切除术（ICD-9：CM-3：83.312）。

> **释义**
>
> ■ 本路径适用对象为临床诊断为腱鞘囊肿的患者。手术方法为腱鞘囊肿切除术。

（二）诊断依据

根据《手外科学》（第3版，王澍寰编著，人民卫生出版社，2011）、《手外科手术学》（第2版，顾玉东、王澍寰、侍德主编，复旦大学出版社，2010）、《格林手外科手术学》（第6版，北京积水潭医院译，人民军医出版社，2012）。

1. 病史：腕部或手指的肿物，可伴有疼痛。

2. 体格检查：多发生于关节附近和腱鞘囊性肿物，最常见部位为腕背桡侧、腕掌部桡侧、掌指关节及手指近节掌侧的屈肌腱腱鞘上；一般边界清楚，表面光滑。发生于腕部的囊肿多有活动度，质软或韧，大小不等；发生于掌指关节或手指掌侧的囊肿多呈米粒大小，质硬。多数囊肿局部有压痛，亦可引起腕部力量减弱或压迫神经导致感觉或运动障碍。

3. 辅助检查：彩超检查、MRI 有助于明确诊断。

> **释义**
>
> ■ 病史和体检是诊断腱鞘囊肿的初步依据，根据好发部位和临床特点诊断多无困难。诊断需要排除肿瘤，B 超检查有助于鉴别诊断。MRI 虽然也可以确诊，但费用较高，并非必要检查。

（三）治疗方案的选择及依据

根据《手外科学》（第 3 版，王澍寰编著，人民卫生出版社，2011）、《手外科手术学》（第 2 版，顾玉东、王澍寰、侍德主编，复旦大学出版社，2010）、《格林手外科手术学》（第 6 版，北京积水潭医院译，人民军医出版社，2012）。

1. 腕及手部的腱鞘囊肿。
2. 观察或保守治疗无效，或引起疼痛、无力、麻木等症状者行手术治疗。

> **释义**
>
> ■ 腱鞘囊肿多不会自行消失，部分病例会继续增大，影响外观。手术指征以患者意愿为主，合并疼痛或神经压迫表现时可以手术治疗。

（四）标准住院日为 7~10 天

（五）进入路径标准

1. 第一诊断必须符合 ICD-10：M67.401 腱鞘囊肿疾病编码。
2. 位于腕背、腕掌侧或手指部位的腱鞘囊肿，但除外黏液囊肿。
3. 除外多次复发、局部瘢痕严重的囊肿。
4. 除外病变范围广泛，引起严重畸形或肢体功能障碍，或切除后影响可能导致严重功能障碍者。
5. 除外对手术治疗有较大影响的疾病（如心脑血管疾病、糖尿病等）。
6. 需要进行手术治疗，且患者及家属同意手术治疗。

> **释义**
>
> ■ 入院第一诊断必须符合腱鞘囊肿，如合并其他疾病但不影响第一诊断临床路径流程时也可以进入路径。
>
> ■ 位于指间关节背侧的黏液囊肿、多次复发的囊肿、病变范围广、估计术后可能出现并发症，以及存在影响手术的基础病的患者应该进入其他临床路径。
>
> ■ 患者及家属的意愿是手术的重要指征。

（六）术前准备（术前评估）1~3 天

所必需的检查项目：

1. 血常规、血型、尿常规、肝肾功能、血糖、凝血功能检查、感染性疾病筛查。
2. 胸部 X 线片、心电图。

3. 囊肿彩超检查；必要时行 MRI 检查。

4. 其他根据患者情况需要而定：如超声心动图、动态心电图等。

5. 有相关疾病者必要时请相应科室会诊。

> **释义**
>
> ■ 血常规、尿常规、肝肾功能、血糖、凝血功能、感染性疾病筛查、X 线胸片和心电图为手术前的常规检查，进入路径的患者均需完成。B 超是除外肿瘤的重要辅助检查，进入路径患者必须完成，必要时可以行 MRI 检查。根据病情，有慢性呼吸系统疾病患者必要时需要检查肺功能，有慢性心血管系统疾病的患者需要检查超声心动图、动态心电图等。合并糖尿病的患者需要控制血糖后再进行手术。合并其他影响手术的疾病患者必要时需要请相关科室会诊。

（七）预防性抗菌药物选择与使用时机

1. 按《抗菌药物临床应用指导原则》（卫医发〔2015〕43 号）选择用药。

2. 预防性用药时间为术前 30 分钟。

3. 手术超时 3 小时加用 1 次。

4. 术后 3 天内停止使用预防性抗菌药物，可根据患者切口、体温等情况适当延长使用时间。

（八）手术日为入院第 3~4 天

1. 麻醉方式：局部麻醉、臂丛阻滞麻醉或全身麻醉。

2. 手术方式：囊肿切除术。

3. 术中用药：麻醉用药、抗菌药。

4. 术后病理：所切除肿瘤组织送病理科做病理检查。

> **释义**
>
> ■ 腕部囊肿切除后蒂部应该处理干净，关节囊破损需要进行修复。掌指关节和近节指骨掌侧的腱鞘囊肿切除时需要切除部分屈肌腱鞘。

（九）术后住院恢复 5~6 天

1. 必须复查的项目：无。

2. 必要时复查的项目：彩超、血常规、肝肾功能、血糖、凝血功能检查等。

3. 术后用药：

（1）抗菌药物：按《抗菌药物临床应用指导原则》（卫医发〔2015〕43 号）执行。

（2）其他对症药物：止血、营养神经、改善循环、消肿、镇痛等。

4. 保护下手部功能锻炼。

> **释义**
>
> ■ 腕部腱鞘囊肿切除后修复关节囊、韧带的患者需要术后石膏制动 3 周，鼓励患者屈伸活动手指，以防止肌腱粘连。3 周后去除石膏开始腕关节主动活动练习。
>
> ■ 手指屈肌腱鞘上的囊肿术后无需制动。

（十）出院标准（根据一般情况、切口情况、第一诊断转归）

1. 体温正常、常规化验无明显异常。

2. 切口无异常。

3. 无与本病相关的其他并发症。

4. 病理回报符合腱鞘囊肿诊断。

> **释义**
>
> ■ 出院时患者切口应该没有感染迹象。没有其他与本病相关的并发症。
>
> ■ 术中所见符合腱鞘囊肿的患者可以不必等待病理回报，存疑时需等待病理回报，符合腱鞘囊肿诊断方可出院。

（十一）有无变异及原因分析

1. 并发症：尽管严格掌握入选标准，但仍有一些患者因肿瘤累及范围超过预期，手术后出现一些并发症而延期治疗，如局部神经血管损伤、关节囊或韧带损伤、感染、皮肤坏死等情况。

2. 合并症：如患者自身有较多合并症，如糖尿病、心脑血管疾病等，手术后这些疾病可能加重，需同时治疗，或需延期治疗。

3. 病理情况：若病理回报结果与腱鞘囊肿不符合，则需要退出临床路径。

> **释义**
>
> ■ 部分患者囊肿较大，蒂部较宽，无法直接修复。手指屈肌腱鞘囊肿与指神经血管束相邻，切除时切口小、显露不彻底时容易误伤。
>
> ■ 患者合并糖尿病时需要控制血糖后再行手术。合并心脑血管疾病等对手术有影响或手术可能加重病情时，应延期或中止腱鞘囊肿的治疗。
>
> ■ 病理结果回报与腱鞘囊肿不符合者应该进入其他相应临床路径。

四、腱鞘囊肿临床路径推荐表单

(一) 医师表单

腱鞘囊肿临床路径医师表单

适用对象：第一诊断为腱鞘囊肿 (ICD - 10：M67.400)，肌腱腱鞘囊肿 (ICD - 10：M67.401)，关节腱鞘囊肿 (ICD-10：M67.402)

行腱鞘囊肿切除术 (ICD-9-CM-3：83.3101)

患者姓名：	性别： 年龄： 门诊号：	住院号：
住院日期： 年 月 日	出院日期： 年 月 日	标准住院日：7~10 日

时间	住院第 1 天	住院第 2 天	住院第 3 天 (手术日前 1 天)
主要诊疗工作	□ 询问病史与体格检查 □ 完成首次病程记录 □ 完成大病历 □ 开具常规检查、化验单 □ 上级医师查房 □ 确定诊断	□ 上级医师查房与手术前评估 □ 确定手术方案和麻醉方式 □ 根据化验及相关检查结果对患者的手术风险进行评估，必要时请相关科室会诊 □ 完成必要的相关科室会诊	□ 完成术前小结、上级医师查房记录 □ 完成术前准备与术前评估 □ 签署手术知情同意书、自费用品协议书 □ 向患者及家属交代病情及围术期的注意事项
重点医嘱	长期医嘱： □ 手外科护理常规 □ 二级护理 □ 饮食医嘱 (普食/流食/糖尿病饮食) 临时医嘱： □ 血常规、血型 □ 尿常规 □ 凝血功能 □ 肝肾功能、血糖电解质 □ 感染性疾病筛查 □ 胸部 X 线检查 □ 心电图 □ 彩超检查 (必要时) □ MRI (必要时)	长期医嘱： □ 手外科护理常规 □ 二级护理 □ 饮食医嘱 (普食/流食/糖尿病饮食) 临时医嘱： □ 请相关科室会诊	长期医嘱： □ 手外科护理常规 □ 二级护理 □ 饮食医嘱 (普食/流食/糖尿病饮食) 临时医嘱： □ 明日在局部麻醉、臂丛麻醉或全身麻醉下行腱鞘囊肿切除术 □ 术晨禁食、禁水 □ 术区备皮 □ 抗菌药物皮试 (必要时)
主要护理工作	□ 介绍病区环境、设施 □ 介绍患者主管医师和责任护士 □ 入院常规宣教 □ 讲解疾病相关知识 □ 告知辅助检查的注意事项	□ 护理等级评定 □ 药物过敏史 □ 既往病史 □ 在陪检护士指导下完成辅助检查 □ 评估关节功能 □ 做好晨晚间护理	□ 术前常规准备 (腕带、对接单) □ 术区备皮 □ 术前宣教 □ 心理护理
病情变异记录	□ 无 □ 有，原因： 1. 2.	□ 无 □ 有，原因： 1. 2.	□ 无 □ 有，原因： 1. 2.

续　表

时间	住院第 1 天	住院第 2 天	住院第 3 天（手术日前 1 天）
特殊 医嘱			
护士 签名			
医师 签名			

时间	住院第 4 天 （手术日）	住院第 5 天 （术后第 1 天）	住院第 6~8 天 （出院前 1 天）
主要诊疗工作	□ 实施手术 □ 切除肿物送检病理 □ 完成术后病程记录 □ 24 小时内完成手术记录 □ 上级医师查房 □ 向患者及家属交代手术过程概况及术后注意事项 □ 检查有无手术并发症及相应处理 □ 注意创口有无活动性出血	□ 查看患者 □ 上级医师查房 □ 完成术后病程记录 □ 向患者及其家属交代手术后注意事项 □ 换药，观察切口情况，拔除引流（根据情况） □ 注意血运及肿胀情况 □ 注意有无发热 □ 复查血常规（必要时） □ 指导患肢功能锻炼	□ 上级医师查房 □ 收回病理报告单，根据病理结果向患者及家属进一步交代病情 □ 切口换药，进行伤口评估，确定有无手术并发症和切口愈合不良情况，明确能否出院 □ 完成出院记录、病案首页、出院诊断书、病程记录等 □ 向患者交代出院后的注意事项，如返院复诊的时间、地点，发生紧急情况时的处理等
重点医嘱	**长期医嘱：** □ 术后护理常规 □ 特殊疾病护理 □ 普食/流食/糖尿病饮食（术后 6 小时后） □ 心电监护或生命体征监测 □ 吸氧 □ 留置导尿（必要时） □ 术后抗菌药物（根据情况） □ 术后营养神经药物应用（必要时） □ 中频理疗（必要时） **临时医嘱：** □ 补液（必要时） □ 术后止血药物（必要时） □ 术后镇痛药物（必要时）	**长期医嘱：** □ 术后护理常规 □ 一级护理 □ 饮食医嘱（普食/流食/糖尿病饮食） □ 术后抗菌药物（根据情况） □ 术后营养神经药物应用（必要时） □ 术后改善循环药物应用（必要时） □ 中频理疗（必要时） **临时医嘱：** □ 补液（必要时） □ 术后镇痛药物（必要时） □ 复查血常规（必要时）	**长期医嘱：** □ 二级护理 □ 饮食医嘱（普食/流食/糖尿病饮食） □ 术后营养神经药物应用（必要时） □ 术后改善循环药物应用（必要时） □ 中频理疗（必要时） **临时医嘱：** □ 术后镇痛药物（必要时）
主要护理工作	□ 体位护理：患肢抬高，减轻肿胀；全身麻醉（小儿）患者去枕平卧头偏一侧 □ 病情观察：观察切口渗血情况，保持敷料干燥清洁 □ 加强巡视：满足患者需要	□ 饮食指导：营养搭配合理，禁烟酒，忌生冷辛辣刺激性食物 □ 功能锻炼：进行适当功能锻炼 □ 疼痛护理：视术后疼痛情况遵医嘱合理使用镇痛药 □ 心理护理	□ 饮食指导：营养搭配合理，禁烟酒，忌生冷辛辣刺激性食物 □ 功能锻炼：进行适当功能锻炼 □ 疼痛护理：视术后疼痛情况遵医嘱合理使用镇痛药 □ 心理护理
病情变异记录	□ 无 □ 有，原因： 1. 2.	□ 无 □ 有，原因： 1 2.	□ 无 □ 有，原因： 1. 2.

续　表

时间	住院第 4 天 （手术日）	住院第 5 天 （术后第 1 天）	住院第 6~8 天 （出院前 1 天）
特殊 医嘱			
护士 签名			
医师 签名			

时间	住院第 6~8 天 （出院前 1 天）	住院第 7~10 天 （出院日）
主要诊疗工作	□ 上级医师查房 □ 收回病理报告单，根据病理结果向患者及家属进一步交代病情 □ 切口换药，进行伤口评估，确定有无手术并发症和切口愈合不良情况，明确能否出院 □ 完成出院记录、病案首页、出院诊断书、病程记录等 □ 向患者交代出院后的注意事项，如返院复诊的时间、地点，发生紧急情况时的处理等	□ 患者办理出院手续，出院
重点医嘱	**长期医嘱：** □ 二级护理 □ 饮食医嘱（普食/流食/糖尿病饮食） □ 术后营养神经药物应用（必要时） □ 术后改善循环药物应用（必要时） □ 中频理疗（必要时） **临时医嘱：** □ 术后镇痛药物（必要时）	**临时医嘱：** □ 今日出院
主要护理工作	□ 饮食指导：营养搭配合理，禁烟酒，忌生冷辛辣刺激性食物 □ 功能锻炼：进行适当功能锻炼 □ 疼痛护理：视术后疼痛情况遵医嘱合理使用镇痛药 □ 心理护理	□ 出院指导：注意患部的休息，避免过量的劳动方式；保持正确姿势；用热水洗手足，自行按摩 □ 瘢痕护理：告知预防瘢痕的意义及方法 □ 告知随诊的意义 □ 告知出院流程
病情变异记录	□ 无　□ 有，原因： 1. 2.	□ 无　□ 有，原因： 1. 2.
特殊医嘱		
护士签名		
医师签名		

（二）护士表单

腱鞘囊肿临床路径护士表单

适用对象：第一诊断为腱鞘囊肿 （ICD－10：M67.400），肌腱腱鞘囊肿 （ICD－10：M67.401），关节腱鞘囊肿 （ICD－10：M67.402）

行腱鞘囊肿切除术 （ICD-9-CM-3：83.3101）

患者姓名：		性别： 年龄： 门诊号：	住院号：
住院日期： 年 月 日		出院日期： 年 月 日	标准住院日：7~10 日

时间	住院第 1 天 （住院日）	住院第 2~3 天 （术前准备日）	住院第 4 天 （手术日）
健康宣教	□ 入院宣教 □ 介绍主管医师、护士 □ 介绍环境、设施 □ 介绍住院注意事项 □ 介绍探视和陪伴制度 □ 介绍贵重物品制度	□ 药物宣教 □ 术前宣教 □ 宣教手术前准备及术后注意事项 □ 告知术后饮食 □ 告知患者麻醉前应注意事项 □ 主管护士与患者沟通，消除患者紧张情绪 □ 告知术后可能出现的情况及应对方式	□ 术前当日宣教 □ 告知饮食、体位要求 □ 给予患者及家属心理支持 □ 再次明确探视陪伴须知
护理处置	□ 核对患者，佩戴腕带 □ 建立入院护理病历 □ 协助患者留取各种标本 □ 测量体重	□ 协助医师完成术前的相关化验 □ 术区备皮 □ 禁食、禁水	□ 送患者至手术室 □ 核对患者资料及带药 □ 接患者 □ 核对患者及资料
基础护理	□ 三级护理 □ 晨晚间护理 □ 患者安全管理	□ 三级护理 □ 晨晚间护理 □ 患者安全管理	□ 二级或一级护理 □ 晨晚间护理 □ 患者安全管理
专科护理	□ 护理查体 □ 病情观察 □ 需要时，请家属陪伴 □ 确定饮食种类 □ 心理护理	□ 病情观察 □ 遵医嘱完成相关检查 □ 心理护理	□ 遵医嘱予补液 □ 病情观察 □ 肢体血运 □ 敷料渗血情况 □ 心理护理
重点医嘱	□ 详见医嘱执行单	□ 详见医嘱执行单	□ 详见医嘱执行单
病情变异记录	□ 无 □ 有，原因： 1. 2.	□ 无 □ 有，原因： 1. 2.	□ 无 □ 有，原因： 1. 2.
护士签名			

时间	住院第 5~9 天（术后）	住院第 6~10 天 （出院日）
健康宣教	□ 术后宣教 □ 活动指导	□ 出院宣教 □ 复查时间 □ 服药方法 □ 指导锻炼 □ 指导办理出院手续
护理处置	□ 遵医嘱完成相关处理	□ 办理出院手续
基础护理	□ 二级护理 □ 晨晚间护理 □ 患者安全管理	□ 三级护理 □ 晨晚间护理 □ 患者安全管理
专科护理	□ 病情观察 □ 伤口敷料 □ 肢体血运 □ 心理护理	□ 病情观察 □ 出院指导 □ 心理护理
重点医嘱	□ 详见医嘱执行单	□ 详见医嘱执行单
病情变异记录	□ 无 □ 有，原因： 1. 2.	□ 无 □ 有，原因： 1. 2.
护士签名		

（三）患者表单

腱鞘囊肿临床路径患者表单

适用对象：第一诊断为腱鞘囊肿（ICD-10：M67.400），肌腱腱鞘囊肿（ICD-10：M67.401），关节腱鞘囊肿（ICD-10：M67.402）

行腱鞘囊肿切除术（ICD-9-CM-3：83.3101）

患者姓名：	性别： 年龄： 门诊号：	住院号：
住院日期： 年 月 日	出院日期： 年 月 日	标准住院日：7~10日

时间	入院	术前	手术当天
医患配合	□ 配合询问病史、收集资料，请务必详细告知既往史、用药史、过敏史 □ 配合进行体格检查 □ 有任何不适请告知医师	□ 配合完善术前相关检查、化验，如采血、留尿、心电图、X线胸片 □ 医师与患者及家属介绍病情及术前谈话、签字；麻醉谈话、签字	□ 配合完善相关检查、化验 □ 配合医师标记切口 □ 配合医师摆好体位
护患配合	□ 配合测量体温、脉搏、呼吸3次，血压、体重1次 □ 配合完成入院护理评估（简单询问病史、过敏史、用药史） □ 接受入院宣教（环境介绍、病室规定、订餐制度、贵重物品保管等） □ 配合执行探视和陪伴制度 □ 有任何不适请告知护士	□ 配合测量体温、脉搏、呼吸3次 □ 接受术前宣教 □ 接受药物宣教 □ 接受术区备皮	□ 配合测量体温、脉搏、呼吸3次 □ 送手术室前，协助完成核对，带齐影像资料及用药 □ 返回病房后，配合接受生命体征的测量 □ 配合检查意识（全身麻醉者） □ 接受术后宣教 □ 接受药物宣教 □ 有任何不适请告知护士
饮食	□ 遵医嘱饮食	□ 遵医嘱饮食	□ 术前禁食、禁水
排泄	□ 正常排尿便	□ 正常排尿便	□ 正常排尿便
活动	□ 正常活动	□ 正常活动	□ 正常活动

时间	术后	出院
医患配合	□ 配合医师指导进行功能锻炼 □ 配合更换敷料	□ 接受出院前指导 □ 知道复查程序 □ 获取出院诊断书
护患配合	□ 配合定时监测生命体征 □ 接受输液、服药等治疗 □ 配合活动 □ 注意活动安全，避免坠床或跌倒 □ 配合执行探视及陪伴	□ 接受出院宣教 □ 办理出院手续 □ 获取出院带药 □ 知道服药方法、作用、注意事项 □ 知道功能锻炼方法 □ 知道复印病历程序
饮食	□ 遵医嘱饮食	□ 遵医嘱饮食
排泄	□ 正常排尿便	□ 正常排尿便
活动	□ 正常活动	□ 正常活动

附：原表单（2016 年版）

腱鞘囊肿临床路径表单

适用对象：第一诊断为腱鞘囊肿患者　　　　ICD-10：M67.401

患者姓名：	性别：　　年龄：　　门诊号：	住院号：
住院日期：　　年　月　日	出院日期：　　年　月　日	标准住院日：7~10 日

时间	住院第 1 天	住院第 2 天	住院第 3 天（手术日前 1 天）
主要诊疗工作	□ 询问病史与体格检查 □ 完成首次病程记录 □ 完成大病历 □ 开具常规检查、化验单 □ 上级医师查房 □ 确定诊断	□ 上级医师查房与手术前评估 □ 确定手术方案和麻醉方式 □ 根据化验及相关检查结果对患者的手术风险进行评估，必要时请相关科室会诊 □ 完成必要的相关科室会诊	□ 完成术前小结、上级医师查房记录 □ 完成术前准备与术前评估 □ 签署手术知情同意书、自费用品协议书 □ 向患者及家属交代病情及围术期的注意事项
重点医嘱	长期医嘱： □ 手外科护理常规 □ 二级护理 □ 饮食医嘱（普食/流食/糖尿病饮食） 临时医嘱： □ 血常规、血型 □ 尿常规 □ 凝血功能 □ 肝肾功能、血糖电解质 □ 感染性疾病筛查 □ 胸部 X 线检查 □ 心电图 □ 彩超检查（必要时） □ MRI（必要时）	长期医嘱： □ 手外科护理常规 □ 二级护理 □ 饮食医嘱（普食/流食/糖尿病饮食） 临时医嘱： □ 请相关科室会诊	长期医嘱： □ 手外科护理常规 □ 二级护理 □ 饮食医嘱（普食/流食/糖尿病饮食） 临时医嘱： □ 明日在局部麻醉、臂丛麻醉或全身麻醉下行腱鞘囊肿切除术 □ 术晨禁食、禁水 □ 术区备皮 □ 抗菌药物皮试（必要时）
主要护理工作	□ 介绍病区环境、设施 □ 介绍患者主管医师和责任护士 □ 入院常规宣教 □ 讲解疾病相关知识 □ 告知辅助检查的注意事项	□ 护理等级评定 □ 药物过敏史 □ 既往病史 □ 在陪检护士指导下完成辅助检查 □ 评估关节功能 □ 做好晨晚间护理	□ 术前常规准备（腕带、对接单） □ 术区备皮 □ 术前宣教 □ 心理护理
病情变异记录	□ 无　□ 有，原因： 1. 2.	□ 无　□ 有，原因： 1. 2.	□ 无　□ 有，原因： 1. 2.
特殊医嘱			
护士签名			
医师签名			

时间	住院第 4 天 （手术日）	住院第 5 天 （术后第 1 天）
主要诊疗工作	□ 实施手术 □ 切除肿物送检病理 □ 完成术后病程记录 □ 24 小时内完成手术记录 □ 上级医师查房 □ 向患者及家属交代手术过程概况及术后注意事项 □ 检查有无手术并发症及相应处理 □ 注意创口有无活动性出血	□ 查看患者 □ 上级医师查房 □ 完成术后病程记录 □ 向患者及其家属交代手术后注意事项 □ 换药，观察切口情况，拔除引流（根据情况） □ 注意血运及肿胀情况 □ 注意有无发热 □ 复查血常规（必要时） □ 指导患肢功能锻炼
重点医嘱	**长期医嘱：** □ 术后护理常规 □ 特殊疾病护理 □ 普食/流食/糖尿病饮食（术后 6 小时后） □ 心电监护或生命体征监测 □ 吸氧 □ 留置导尿（必要时） □ 术后抗菌药物（根据情况） □ 术后营养神经药物应用（必要时） □ 中频理疗（必要时） **临时医嘱：** □ 补液（必要时） □ 术后止血药物（必要时） □ 术后镇痛药物（必要时）	**长期医嘱：** □ 术后护理常规 □ 一级护理 □ 饮食医嘱（普食/流食/糖尿病饮食） □ 术后抗菌药物（根据情况） □ 术后营养神经药物应用（必要时） □ 术后改善循环药物应用（必要时） □ 中频理疗（必要时） **临时医嘱：** □ 补液（必要时） □ 术后镇痛药物（必要时） □ 复查血常规（必要时）
主要护理工作	□ 体位护理：患肢抬高，减轻肿胀。全身麻醉（小儿）患者去枕平卧，头偏一侧 □ 病情观察：观察切口渗血情况，保持敷料干燥清洁 □ 加强巡视：满足患者需要	□ 饮食指导：营养搭配合理，禁烟酒，忌生冷辛辣刺激性食物 □ 功能锻炼：进行适当功能锻炼 □ 疼痛护理：视术后疼痛情况遵医嘱合理使用镇痛药 □ 心理护理
病情变异记录	□ 无 □ 有，原因： 1. 2.	□ 无 □ 有，原因： 1. 2.
特殊医嘱		
护士签名		
医师签名		

时间	住院第 6~8 天 （出院前 1 天）	住院第 7~10 天 （出院日）
主要诊疗工作	□ 上级医师查房 □ 收回病理报告单，根据病理结果向患者及家属进一步交代病情 □ 切口换药，进行伤口评估，确定有无手术并发症和切口愈合不良情况，明确能否出院 □ 完成出院记录、病案首页、出院诊断书、病程记录等 □ 向患者交代出院后的注意事项，如：返院复诊的时间，地点，发生紧急情况时的处理等	□ 患者办理出院手续，出院
重点医嘱	**长期医嘱：** □ 二级护理 □ 饮食医嘱（普食/流食/糖尿病饮食） □ 术后营养神经药物应用（必要时） □ 术后改善循环药物应用（必要时） □ 中频理疗（必要时） **临时医嘱：** □ 术后镇痛药物（必要时）	**临时医嘱：** □ 今日出院
主要护理工作	□ 饮食指导：营养搭配合理，禁烟酒，忌生冷辛辣刺激性食物。 □ 功能锻炼：进行适当功能锻炼。 □ 疼痛护理：视术后疼痛情况遵医嘱合理使用镇痛药。 □ 心理护理	□ 出院指导：注意患部的休息避免过量的劳动方式；保持正确姿势；用热水洗手足，自行按摩 □ 瘢痕护理：告知预防瘢痕的意义及方法 □ 告知随诊的意义 □ 告知出院流程
病情变异记录	□ 无　□ 有，原因： 1. 2.	□ 无　□ 有，原因： 1. 2.
特殊医嘱		
护士签名		
医师签名		

第十六章

单发手指狭窄性腱鞘炎临床路径释义

一、单发手指狭窄性腱鞘炎编码

1. 原编码：

疾病名称及编码：单发手指狭窄性腱鞘炎（ICD-10：M65.893）

手术操作名称及编码：腱鞘切开术（ICD-9-CM-3：3.0101）

2. 修改编码：

疾病名称及编码：单发手指狭窄性腱鞘炎（ICD-10：M65.911）

手术操作名称及编码：腱鞘切开术（ICD-9-CM-3：83.0101）

二、临床路径检索方法

M65.911 伴 83.0101

三、单发手指狭窄性腱鞘炎临床路径标准住院流程

（一）适用对象

第一诊断为单发手指狭窄性腱鞘炎（ICD-10：M65.893），行腱鞘切开术（ICD-9-CM-3：83.0101）。

> **释义**
>
> ■ 本路径适用对象为临床诊断为单发性狭窄性腱鞘炎的患者，如为同一肢体的多发性腱鞘炎，也可进入此路径。

（二）诊断依据

根据《临床诊疗指南·骨科分册》（中华医学会编著，人民卫生出版社，2008），《外科学（下册）》（8年制和7年制教材临床医学专用，第3版，人民卫生出版社，2015）。

1. 病史：无外伤史。

2. 体检有明确体征：患指肿胀、疼痛、活动受限，弹响。

3. 辅助检查：手部X线片。

> **释义**
>
> ■ 病史和体检是诊断腱鞘炎的初步依据，患者没有外伤史，表现为患指掌指关节掌侧肿胀、压痛、活动受限和弹响。部分患者晨起症状明显，活动后减轻。X线平片一般没有阳性发现，B超检查可见滑膜增生和腱鞘增厚等表现。

（三）进入路径标准

1. 第一诊断必须符合 ICD-10：M65.893 单发手指狭窄性腱鞘炎疾病编码。
2. 当患者同时具有其他疾病诊断，但在住院期间不需要特殊处理也不影响第一诊断的临床路径流程实施时，可以进入路径。
3. 除外骨折。

> **释义**
>
> ■ 本病经保守治疗无效后可以手术治疗，入院第一诊断必须符合单发手指狭窄性腱鞘炎，如合并其他疾病但不影响第一诊断临床路径流程时也可以进入路径。
>
> ■ 骨折时也可以表现为肿胀、疼痛和活动受限，必须有 X 线平片除外骨折。

（四）标准住院日 5~15 天

> **释义**
>
> ■ 腱鞘炎患者入院后，术前准备 1~2 天，手术日 1 天，术后 2~3 天换药，并指导患者功能练习，为避免术后肌腱粘连，影响手术疗效，部分患者需要在医师指导下进行功能锻炼，总住院时间不超过 15 天符合本路径要求。

（五）住院期间的检查项目

1. 必需的检查项目：
（1）血常规、尿常规。
（2）肝肾功能、血电解质、血糖。
（3）凝血功能。
（4）感染性疾病筛查（乙型肝炎、丙型肝炎、艾滋病、梅毒等）。
（5）X 线胸片、心电图。
2. 根据患者病情进行的检查项目：
（1）肺功能、超声心动图（老年人或既往有相关病史者）。
（2）对于合并糖尿病的请相关科室调整血糖。
（3）有相关疾病者必要时请相应科室会诊。

> **释义**
>
> ■ 血常规、尿常规、肝肾功能、电解质、血糖、凝血功能、感染性疾病筛查、X 线胸片和心电图为手术前的常规检查，进入路径的患者均需完成。根据病情，有慢性呼吸系统疾病患者必要时需要检查肺功能，有慢性心血管系统疾病的患者需要检查超声心动图。合并糖尿病的患者需要控制血糖后再进行手术。合并其他影响手术的疾病患者必要时需要请相关科室会诊。

（六）治疗方案的选择

腱鞘切开术。

> **释义**
>
> ■ 手术方法为腱鞘切开术，可以切除部分腱鞘，但并非必需。注意保护指神经血管束。

（七）预防性抗菌药物选择与使用时机

术前半小时及术后 24 小时预防应用抗菌药物。

> **释义**
>
> ■一般情况下无需使用抗菌药物。
>
> ■特殊人群可使用抗菌药物，预防性用药时间为术前 30 分钟；术后 24 小时停止使用预防性抗菌药物。如患者切口、体温等出现异常情况，可适当延长使用时间。

（八）手术日为入院第 3~5 天

（九）术后恢复 4~11 天

> **释义**
>
> ■ 术后恢复期需要指导患者功能练习，鼓励患者进行手指主动屈伸活动，避免肌腱粘连，术后 12~14 天拆线。

（十）出院标准

1. 体温正常，常规化验指标无明显异常。
2. 伤口愈合良好：引流管拔除，伤口无感染征象（或可在门诊处理的伤口情况），无皮肤坏死。
3. 没有需要住院处理的并发症和（或）合并症。

> **释义**
>
> ■ 患者出院时没有需要住院处理的并发症或合并症，能够自主完成功能练习。如果患者不能自主完成功能练习，则需要继续住院在医师指导下进行锻炼，拆线后出院。

（十一）变异及原因分析

1. 围术期并发症：伤口感染、皮下血肿等造成住院日延长和费用增加。
2. 内科合并症：老年患者常合并基础疾病，如脑血管或心血管病、糖尿病、血栓等，手术可能导致这些疾病加重而需要进一步治疗，从而延长治疗时间，并增加住院费用。

释义

■ 老年患者合并基础疾病，手术可能导致这些疾病加重而需要进一步治疗时，需中止并退出本路径。

■ 认可的变异原因主要是指患者入选路径后，在检查及治疗过程中发现患者合并存在术前未预知的、对本路径治疗可能产生影响的情况，需要中止执行路径或延长治疗时间、增加治疗费用。医师需在表单中明确说明。

■ 因患者方面的主观原因导致执行路径出现变异，需医师在表单中予以说明。

四、推荐表单

（一）医师表单

单发手指狭窄性腱鞘炎临床路径医师表单

适用对象：第一诊断为单发手指狭窄性腱鞘炎（ICD-10：M65.911）

行腱鞘切开术（ICD-9-CM-3：83.0101）

患者姓名：	性别：	年龄：	门诊号：	住院号：
住院日期：　　年　月　日	出院日期：　　年　月　日		标准住院日：15 日	

时间	住院第 1~3 天（住院日）		住院第 2~4 天（手术日）	
主要诊疗工作	□ 询问病史、体格检查、基本诊断 □ 完成入院记录、首次病程记录 □ 上级医师查房，必要时全科会诊，制订手术方案 □ 完成术前三级医师查房及术前小结 □ 向患者及家属交代病情，签署"手术知情同意书" □ 完善术前各项检查，术前准备 □ 麻醉师查看患者，签署"麻醉知情同意书"		□ 完成手术 □ 完成手术记录、术后记录及术后上级医师查房记录 □ 向患者家属交代手术情况及术后注意事项 □ 全身麻醉患者术后送入 ICU 病房，苏醒后返回病房 □ 麻醉师术后随访	
重点医嘱	护理级别	□ 长嘱，一级护理，持续性 □ 长嘱，二级护理，持续性 □ 长嘱，三级护理，持续性	护理级别	□ 长嘱，一级护理，持续性 □ 长嘱，二级护理，持续性 □ 长嘱，三级护理，持续性
	膳食选择	□ 长嘱，普食，持续性 □ 长嘱，母乳喂养，持续性 □ 长嘱，糖尿病饮食，持续性 □ 长嘱，低盐低脂糖尿病饮食，持续性 □ 长嘱，流食，持续性 □ 长嘱，半流食，持续性	膳食选择	□ 长嘱，普食，持续性 □ 长嘱，母乳喂养，持续性 □ 长嘱，糖尿病饮食，持续性 □ 长嘱，低盐低脂糖尿病饮食，持续性 □ 长嘱，流食，持续性 □ 长嘱，半流食，持续性
	术前检验	□ 临嘱，急检血细胞分析+超敏 C 反应，共 1 次，一次性 □ 临嘱，血凝分析（急检），共 1 次，一次性 □ 临嘱，急检传染病抗体检测，共 1 次，一次性 □ 临嘱，急检血糖，共 1 次，一次性	手术申请医嘱	□ 临嘱，手术申请，共 1 次，一次性 □ 临嘱，拟明日在全身麻醉下行舟骨骨折切开复位内固定术 □ 临嘱，拟明日在臂丛麻醉下行畸形矫正术 □ 临嘱，术晨禁食、禁水 □ 临嘱，术区备皮 □ 临嘱，地西泮注射液（2ml：10mg＊10 支），每次 2ml，共 1 支，一次性． □ 临嘱，地西泮注射液（2ml：10mg×10 支），每次 0.5ml，共 1 支，一次性 □ 临嘱，硫酸阿托品注射液（1ml：0.5mg），每次 1ml，共 1 支，一次性 □ 临嘱，硫酸阿托品注射液（1ml：0.5mg），每次 0.3ml，共 1 支，一次性 □ 临嘱，导尿（进口），共 1 次，一次性

续　表

时间		住院第1~3天（住院日）		住院第2~4天（手术日）
重点医嘱	术前常规检查	□ 临嘱，血细胞分析（五分类），共1次，一次性 □ 临嘱，血凝分析，共1次，一次性 □ 临嘱，传染病综合抗体．，共1次，一次性 □ 临嘱，尿常规分析，共1次，一次性 □ 临嘱，肝肾糖脂组合，共1次，一次性	抗菌药物试敏	□ 临嘱，头孢替唑钠皮试，共1次，一次性 □ 临嘱，青霉素钠皮试，共1次，一次性 □ 临嘱，磺苄西林钠皮试，共1次，一次性
	电诊检查	□ 临嘱，常规心电图检查（电），共1次，一次性 □ 临嘱，床头常规心电图检查，共1次，一次性	术后医嘱	□ 长嘱，术后医嘱，持续性
	影像学检查	□ 临嘱，上肢摄影（门诊），共1次，一次性 □ 临嘱，上肢摄影（门诊），共1次，一次性 □ 临嘱，下肢摄影（门诊），共1次，一次性 □ 临嘱，下肢摄影（门诊），共1次，一次性 □ 临嘱，胸腹部摄影（门诊），共1次，一次性 □ 临嘱，上肢摄影（门诊），共1次，一次性 □ 临嘱，上肢摄影（门诊），共1次，一次性 □ 临嘱，上肢CT（门诊楼），共1次，一次性 □ 临嘱，上肢CT（门诊楼），共1次，一次性	术后护理等级	□ 长嘱，一级护理，持续性 □ 长嘱，二级护理，持续性 □ 长嘱，三级护理，持续性
	手术申请医嘱	□ 临嘱，手术申请，共1次，一次性 □ 临嘱，拟明日在全身麻醉下行舟骨骨折切开复位内固定术 □ 临嘱，拟明日在臂丛麻醉下行舟骨骨折切开复位内固定术 □ 临嘱，拟急诊在臂丛麻醉下行舟骨骨折切开复位内固定术 □ 临嘱，拟急诊在局部麻醉下行舟骨骨折切开复位内固定术 □ 临嘱，拟明日在局部麻醉下行掌骨骨折切开复位内固定术 □ 临嘱，术晨禁食、禁水 □ 临嘱，术区备皮 □ 临嘱，地西泮注射液（2ml：10mg＊10支），每次2ml，共1支，一次性 □ 临嘱，地西泮注射液（2ml：10mg×10支），每次0.5ml，共1支，一次性 □ 临嘱，硫酸阿托品注射液（1ml：0.5mg），每次1ml，共1支，一次性 □ 临嘱，硫酸阿托品注射液（1ml：0.5mg），每次0.3ml，共1支，一次性 □ 临嘱，导尿（进口），共1次，一次性	术后膳食选择	□ 长嘱，普食，持续性 □ 长嘱，禁食、禁水，持续性 □ 长嘱，母乳喂养，持续性 □ 长嘱，流食，持续性 □ 长嘱，半流食，持续性 □ 长嘱，糖尿病饮食，持续性 □ 长嘱，低盐低脂糖尿病饮食，持续性

续　表

时间		住院第1~3天（住院日）	住院第2~4天（手术日）
重点医嘱	抗菌药物试敏	□ 临嘱，头孢替唑钠皮试，共1次，一次性 □ 临嘱，青霉素钠皮试，共1次，一次性 □ 临嘱，磺苄西林钠皮试，共1次，一次性	术后复查 □ 临嘱，上肢摄影（门诊），共1次，一次性 □ 临嘱，上肢摄影（门诊），共1次，一次性 □ 临嘱，上肢CT（门诊楼），共1次，一次性 □ 临嘱，上肢CT（门诊楼），共1次，一次性
	术前预防用药	□ 临嘱，0.9%氯化钠注射液（250ml：2.25g/袋），每次250ml，共2袋，每天2次 □ 临嘱，注射用磺苄西林钠（1g/支），每次2g，共4支，每天2次 □ 临嘱，0.9%氯化钠注射液（250ml：2.25g/袋），每次250ml，共2袋，一次性 □ 临嘱，注射用头孢替唑钠（0.5g），每次2g，共8支，一次性 □ 临嘱，0.9%氯化钠注射液（250ml：2.25g/袋），每次250ml，共1袋，一次性 □ 临嘱，克林霉素磷酸酯注射液（10ml：0.9g），每次1.8g，共2支，一次性	术后消肿 □ 长嘱，参芪葡萄糖注射液（100ml/瓶），每次100ml，每天2次 □ 长嘱，5%葡萄糖注射液（250ml：12.5g），每次250ml，每天1次 □ 长嘱，大株红景天注射液（5ml/支），每次10ml，每天1次 □ 长嘱，0.9%氯化钠注射液（250ml：2.25g/袋），每次250ml，每天1次 □ 长嘱，大株红景天注射液（5ml/支），每次10ml，每天1次
病情变异记录		□ 无　□ 有，原因： 1. 2.	□ 无　□ 有，原因： 1. 2.
护士签名			
医师签名			

时间		住院第 3~7 天	住院第 6~15 天
主要诊疗工作		□ 上级医师查房并做手术效果及术后恢复情况评估 □ 完成术后各级医师查房记录及术后病程记录 □ 完成术后每日换药工作 □ 观察有无术后及麻醉后并发症的出现	□ 上级医师查房，并观察手术切口愈合情况及有无并发症 □ 完成术后各级医师查房记录及病程记录 □ 完成每日换药工作
重点医嘱	术后护理等级	□ 长嘱，一级护理，持续性 □ 长嘱，二级护理，持续性 □ 长嘱，三级护理，持续性	**术后等级护理** □ 长嘱，一级护理，持续性 □ 长嘱，二级护理，持续性 □ 长嘱，三级护理，持续性
	术后膳食选择	□ 长嘱，普食，持续性 □ 长嘱，禁食、禁水，持续性 □ 长嘱，母乳喂养，持续性 □ 长嘱，流食，持续性 □ 长嘱，半流食，持续性 □ 长嘱，糖尿病饮食，持续性 □ 长嘱，低盐低脂糖尿病饮食，持续性	**术后膳食选择** □ 长嘱，普食，持续性 □ 长嘱，母乳喂养，持续性 □ 长嘱，糖尿病饮食，持续性 □ 长嘱，低盐低脂糖尿病饮食，持续性 □ 长嘱，流食，持续性 □ 长嘱，半流食，持续性
	术后抗菌药物应	□ 长嘱，0.9% 氯化钠注射液（100ml：0.9g），每次 100ml，每天 2 次 □ 长嘱，注射用头孢替唑钠（0.75g），每次 0.75g，每天 2 次 □ 长嘱，0.9% 氯化钠注射液（250ml：2.25g），每次 250ml，每天 2 次 □ 长嘱，注射用头孢替唑钠（0.75g），每次 1.5g，每天 2 次 □ 长嘱，5% 葡萄糖注射液（100ml：5g），每次 100ml，每天上午 1 次 □ 长嘱，注射用门冬氨酸阿奇霉素（0.25g），每次 0.25g，每天上午 1 次 □ 长嘱，5% 葡萄糖注射液（250ml：12.5g），每次 250ml，每天上午 1 次 □ 长嘱，注射用门冬氨酸阿奇霉素（0.25g），每次 0.5g，每天上午 1 次 □ 长嘱，0.9% 氯化钠注射液（100ml：0.9g），每次 100ml，每天 2 次 □ 长嘱，注射用青霉素钠（160 万 U），每次 320 万 IU，每天 2 次 □ 长嘱，0.9% 氯化钠注射液（250ml：2.25g），每次 250ml，每天 2 次 □ 长嘱，注射用青霉素钠（160 万 U），每次 800 万 IU，每天 2 次	**术后抗菌药物应** □ 长嘱，0.9% 氯化钠注射液（100ml：0.9g），每次 100ml，每天 2 次 □ 长嘱，注射用头孢替唑钠（0.75g），每次 .75g，每天 2 次 □ 长嘱，0.9% 氯化钠注射液（250ml：2.25g），每次 250ml，每天 2 次 □ 长嘱，注射用头孢替唑钠（0.75g），每次 1.5g，每天 2 次 □ 长嘱，5% 葡萄糖注射液（100ml：5g），每次 100ml，每天上午 1 次 □ 长嘱，注射用门冬氨酸阿奇霉素（0.25g），每次 0.25g，每天上午 1 次 □ 长嘱，5% 葡萄糖注射液（250ml：12.5g），每次 250ml，每天上午 1 次 □ 长嘱，注射用门冬氨酸阿奇霉素（0.25g），每次 0.5g，每天上午 1 次 □ 长嘱，0.9% 氯化钠注射液（100ml：0.9g），每次 100ml，每天 2 次 □ 长嘱，注射用青霉素钠（160 万 U），每次 320 万 IU，每天 2 次 □ 长嘱，0.9% 氯化钠注射液（250ml：2.25g），每次 250ml，每天 2 次 □ 长嘱，注射用青霉素钠（160 万 U），每次 800 万 IU，每天 2 次
	换药	□ 临嘱，特大换药，每次 1 次，共 1 次，一次性 □ 临嘱，石膏拆除术，共 1 次，一次性	**换药** □ 临嘱，特大换药，每次 1 次，共 1 次，一次性 □ 临嘱，石膏拆除术，共 1 次，一次性
			通知出院 □ 临嘱，通知出院，共 1 次，一次性

时间	住院第 3~7 天	住院第 6~15 天
病情 变异 记录	□无　□有，原因： 1. 2.	□无　□有，原因： 1. 2.
护士 签名		
医师 签名		

（二）护士表单

单发手指狭窄性腱鞘炎临床路径护士表单

适用对象：第一诊断为单发手指狭窄性腱鞘炎（ICD-10：M65.911）
行腱鞘切开术（ICD-9-CM-3：83.0101）

患者姓名：	性别： 年龄： 门诊号：	住院号：
住院日期： 年 月 日	出院日期： 年 月 日	标准住院日：15 日

时间	住院第 1 天	住院第 1~3 天	住院第 2~4 天
健康宣教	□ 入院宣教 □ 介绍主管医师、护士 □ 介绍环境、设施 □ 介绍住院注意事项 □ 介绍探视和陪伴制度 □ 介绍贵重物品制度	□ 药物宣教 □ 术前宣教 □ 宣教手术前准备及术后注意事项 □ 告知术后饮食 □ 告知患者麻醉前应注意事项 □ 主管护士与患者沟通，消除患者紧张情绪 □ 告知术后可能出现的情况及应对方式	□ 术前当日宣教 □ 告知饮食、体位要求 □ 给予患者及家属心理支持 □ 再次明确探视陪伴须知
护理处置	□ 核对患者，佩戴腕带 □ 建立入院护理病历 □ 协助患者留取各种标本 □ 测量体重	□ 协助医师完成术前的相关化验 □ 术区备皮 □ 禁食、禁水	□ 送患者至手术室 □ 核对患者资料及带药 □ 接患者 □ 核对患者及资料
基础护理	□ 三级护理 □ 晨晚间护理 □ 患者安全管理	□ 三级护理 □ 晨晚间护理 □ 患者安全管理	□ 二级或一级护理 □ 晨晚间护理 □ 患者安全管理
专科护理	□ 护理查体 □ 病情观察 □ 需要时，请家属陪伴 □ 确定饮食种类 □ 心理护理	□ 病情观察 □ 遵医嘱完成相关检查 □ 心理护理	□ 遵医嘱予补液 □ 观察肢体血运、敷料渗血情况 □ 心理护理
重点医嘱	□ 详见医嘱执行单	□ 详见医嘱执行单	□ 详见医嘱执行单
病情变异记录	□ 无 □ 有，原因： 1. 2.	□ 无 □ 有，原因： 1. 2.	□ 无 □ 有，原因： 1. 2.
护士签名			

时间	住院第 3~7 天 （术后）	住院第 6~15 天 （出院日）
健康宣教	□ 术后宣教 □ 活动指导	□ 出院宣教 □ 复查时间 □ 服药方法 □ 指导锻炼 □ 指导办理出院手续
护理处置	□ 遵医嘱完成相关处理	□ 办理出院手续
基础护理	□ 二级护理 □ 晨晚间护理 □ 患者安全管理	□ 三级护理 □ 晨晚间护理 □ 患者安全管理
专科护理	□ 观察伤口敷料、肢体血运情况 □ 心理护理	□ 病情观察 □ 出院指导 □ 心理护理
重点医嘱	□ 详见医嘱执行单	□ 详见医嘱执行单
病情变异记录	□ 无　□ 有，原因： 1. 2.	□ 无　□ 有，原因： 1. 2.
护士签名		

（三）患者表单

单发手指狭窄性腱鞘炎临床路径患者表单

适用对象：第一诊断为单发手指狭窄性腱鞘炎（ICD-10：M65.911）
行腱鞘切开术（ICD-9-CM-3：83.0101）

患者姓名：		性别： 年龄： 门诊号：	住院号：
住院日期： 年 月 日		出院日期： 年 月 日	标准住院日：15 日

时间	入院	术前	手术当天
医患配合	□ 配合询问病史、收集资料，请务必详细告知既往史、用药史、过敏史 □ 配合进行体格检查 □ 有任何不适请告知医师	□ 配合完善术前相关检查、化验，如采血、留尿、心电图、X 线胸片 □ 医师与患者及家属介绍病情及术前谈话、签字；麻醉谈话、签字	□ 配合完善相关检查、化验 □ 配合医师标记切口 □ 配合医师摆好体位
护患配合	□ 配合测量体温、脉搏、呼吸3 次，血压、体重1 次 □ 配合完成入院护理评估（简单询问病史、过敏史、用药史） □ 接受入院宣教（环境介绍、病室规定、订餐制度、贵重物品保管等） □ 配合执行探视和陪伴制度 □ 有任何不适请告知护士	□ 配合测量体温、脉搏、呼吸3 次 □ 接受术前宣教 □ 接受药物宣教 □ 接受术区备皮	□ 配合测量体温、脉搏、呼吸3 次 □ 送手术室前，协助完成核对，带齐影像资料及用药 □ 返回病房后，配合接受生命体征的监测 □ 配合检查意识（全身麻醉者） □ 接受术后宣教 □ 接受药物宣教 □ 有任何不适请告知护士
饮食	□ 遵医嘱饮食	□ 遵医嘱饮食	□ 术前禁食、禁水
排泄	□ 正常排尿便	□ 正常排尿便	□ 正常排尿便
活动	□ 正常活动	□ 正常活动	□ 正常活动

时间	术后	出院
医患配合	□ 配合医师指导进行功能锻炼 □ 配合更换敷料	□ 接受出院前指导 □ 知道复查程序 □ 获取出院诊断书
护患配合	□ 配合定时监测生命体征 □ 接受输液、服药等治疗 □ 配合活动 □ 注意活动安全，避免坠床或跌倒 □ 配合执行探视及陪伴	□ 接受出院宣教 □ 办理出院手续 □ 获取出院带药 □ 知道服药方法、作用、注意事项 □ 知道功能锻炼方法 □ 知道复印病历程序
饮食	□ 遵医嘱饮食	□ 遵医嘱饮食
排泄	□ 正常排尿便	□ 正常排尿便
活动	□ 正常活动	□ 正常活动

附：原表单（2016 年版）

单发手指狭窄性腱鞘炎临床路径表单

适用对象：第一诊断为单发手指狭窄性腱鞘炎（ICD-10：M65.893）

行腱鞘切开术（ICD-9-CM-3：83.0101）

患者姓名：	性别：	年龄：	门诊号：	住院号：
住院日期： 年 月 日	出院日期： 年 月 日			标准住院日：15 日

时间		住院第 1~3 天 （住院日）		住院第 2~4 天 （手术日）
主要诊疗工作		□ 询问病史、体格检查、基本诊断 □ 完成入院记录、首次病程记录 □ 上级医师查房，必要时全科会诊，制订手术方案 □ 完成术前三级医师查房及术前小结 □ 向患者及家属交代病情，签署"手术知情同意书" □ 完善术前各项检查，术前准备 □ 麻醉师查看患者，签署"麻醉知情同意书"		□ 完成手术 □ 完成手术记录、术后记录及术后上级医师查房记录 □ 向患者家属交代手术情况及术后注意事项 □ 全身麻醉患者术后送入 ICU 病房，苏醒后返回病房 □ 麻醉师术后随访
重点医嘱	护理级别	□ 长嘱，一级护理，持续性 □ 长嘱，二级护理，持续性 □ 长嘱，三级护理，持续性	护理级别	□ 长嘱，一级护理，持续性 □ 长嘱，二级护理，持续性 □ 长嘱，三级护理，持续性
	膳食选择	□ 长嘱，普食，持续性 □ 长嘱，母乳喂养，持续性 □ 长嘱，糖尿病饮食，持续性 □ 长嘱，低盐低脂糖尿病饮食，持续性 □ 长嘱，流食，持续性 □ 长嘱，半流食，持续性	膳食选择	□ 长嘱，普食，持续性 □ 长嘱，母乳喂养，持续性 □ 长嘱，糖尿病饮食，持续性 □ 长嘱，低盐低脂糖尿病饮食，持续性 □ 长嘱，流食，持续性 □ 长嘱，半流食，持续性
	术前检验	□ 临嘱，急检血细胞分析+超敏 C 反应，共 1 次，一次性 □ 临嘱，血凝分析（急检），共 1 次，一次性 □ 临嘱，急检传染病抗体检测，共 1 次，一次性 □ 临嘱，急检血糖，共 1 次，一次性	手术申请医嘱	□ 临嘱，手术申请，共 1 次，一次性 □ 临嘱，拟明日在全身麻醉下行舟骨骨折切开复位内固定术 □ 临嘱，拟明日在臂丛麻醉下行畸形矫正术 □ 临嘱，术晨禁食、禁水 □ 临嘱，术区备皮 □ 临嘱，地西泮注射液（2ml：10mg×10支），每次 2ml，共 1 支，一次性 □ 临嘱，地西泮注射液（2ml：10mg×10支），每次 0.5ml，共 1 支，一次性 □ 临嘱，硫酸阿托品注射液（1ml：0.5mg），每次 1ml，共 1 支，一次性 □ 临嘱，硫酸阿托品注射液（1ml：0.5mg），每次 0.3ml，共 1 支，一次性 □ 临嘱，导尿（进口），共 1 次，一次性

续 表

时间		住院第 1~3 天（住院日）		住院第 2~4 天（手术日）
重点医嘱	术前常规检查	□ 临嘱，血细胞分析（五分类），共1次，一次性 □ 临嘱，血凝分析，共1次，一次性 □ 临嘱，传染病综合抗体，共1次，一次性 □ 临嘱，尿常规分析，共1次，一次性 □ 临嘱，肝肾糖脂组合，共1次，一次性	抗菌药物试敏	□ 临嘱，头孢替唑钠皮试，共1次，一次性 □ 临嘱，青霉素钠皮试，共1次，一次性 □ 临嘱，磺苄西林钠皮试，共1次，一次性
	电诊检查	□ 临嘱，常规心电图检查（电），共1次，一次性 □ 临嘱，床头常规心电图检查，共1次，一次性	术后医嘱	□ 长嘱，术后医嘱，持续性
	影像学检查	□ 临嘱，上肢摄影（门诊），共1次，一次性 □ 临嘱，上肢摄影（门诊），共1次，一次性 □ 临嘱，下肢摄影（门诊），共1次，一次性 □ 临嘱，下肢摄影（门诊），共1次，一次性 □ 临嘱，胸腹部摄影（门诊），共1次，一次性 □ 临嘱，上肢摄影（门诊），共1次，一次性 □ 临嘱，上肢摄影（门诊），共1次，一次性 □ 临嘱，上肢CT（门诊楼），共1次，一次性 □ 临嘱，上肢CT（门诊楼），共1次，一次性	术后护理等级	□ 长嘱，一级护理，持续性 □ 长嘱，二级护理，持续性 □ 长嘱，三级护理，持续性
	手术申请医嘱	□ 临嘱，手术申请，共1次，一次性 □ 临嘱，拟明日在全身麻醉下行舟骨骨折切开复位内固定术 □ 临嘱，拟明日在臂丛麻醉下行舟骨骨折切开复位内固定术 □ 临嘱，拟急诊在臂丛麻醉下行舟骨骨折切开复位内固定术 □ 临嘱，拟急诊在局部麻醉下行舟骨骨折切开复位内固定术 □ 临嘱，拟明日在局部麻醉下行掌骨骨折切开复位内固定术 □ 临嘱，术晨禁食、禁水 □ 临嘱，术区备皮 □ 临嘱，地西泮注射液（2ml：10mg×10支），每次2ml，共1支，一次性 □ 临嘱，地西泮注射液（2ml：10mg×10支），每次0.5ml，共1支，一次性 □ 临嘱，硫酸阿托品注射液（1ml：0.5mg），每次1ml，共1支，一次性 □ 临嘱，硫酸阿托品注射液（1ml：0.5mg），每次0.3ml，共1支，一次性 □ 临嘱，导尿（进口），共1次，一次性	术后膳食选择	□ 长嘱，普食，持续性 □ 长嘱，禁食、禁水，持续性 □ 长嘱，母乳喂养，持续性 □ 长嘱，流食，持续性 □ 长嘱，半流食，持续性 □ 长嘱，糖尿病饮食，持续性 □ 长嘱，低盐低脂糖尿病饮食，持续性

续　表

时间		住院第 1~3 天 （住院日）		住院第 2~4 天 （手术日）
重点 医嘱	抗菌 药物 试敏	□ 临嘱，头孢替唑钠皮试，共 1 次，一 　次性 □ 临嘱，青霉素钠皮试，共 1 次，一次性 □ 临嘱，磺苄西林钠皮试，共 1 次，一 　次性	术后 复查	□ 临嘱，上肢摄影（门诊），共 1 次， 　一次性 □ 临嘱，上肢摄影（门诊），共 1 次， 　一次性 □ 临嘱，上肢 CT（门诊楼），共 1 次， 　一次性 □ 临嘱，上肢 CT（门诊楼），共 1 次， 　一次性
	术前 预防 用药	□ 临嘱，0.9%氯化钠注射液（250ml：2.25g/ 　袋），每次 250ml，共 2 袋，每天 2 次 □ 临嘱，注射用磺苄西林钠（1g/支），每 　次 2g，共 4 支，每天 2 次 □ 临嘱，0.9%氯化钠注射液（250ml：2.25g/ 　袋），每次 250ml，共 2 袋，一次性 □ 临嘱，注射用头孢替唑钠（0.5g），每次 　2g，共 8 支，一次性 □ 临嘱，0.9%氯化钠注射液（250ml：2.25g/ 　袋），每次 250ml，共 1 袋，一次性 □ 临嘱，克林霉素磷酸酯注射液（10ml： 　0.9g），每次 1.8g，共 2 支，一次性	术后 消肿	□ 长嘱，参芎葡萄糖注射液（100ml/ 　瓶），每次 100ml，每天 2 次 □ 长嘱，5% 葡萄糖注射液（250ml： 　12.5g），每次 250ml，每天 1 次 □ 长嘱，大株红景天注射液（5ml/支）， 　每次 10ml，每天 1 次 □ 长嘱，0.9%氯化钠注射液（250ml： 　2.25g/袋），每次 250ml，每天 1 次 □ 长嘱，大株红景天注射液（5ml/支）， 　每次 10ml，每天 1 次
主要 护理 工作		□ 护士接诊，监测生命体征、建立入院病理 □ 进行入院宣教，向患者本人及家属交代临床路 　径，并交代相关注意事项 □ 完成术前各项常规检查 □ 做术前准备		□ 术前生命体征监测 □ 佩戴腕带，看护患者由手术室护理人员接入 　手术室 □ 患者安返病房后接患者，监测生命体征 □ 术后心理和生活护理
病情 变异 记录		□ 无　□ 有，原因： 1. 2.		□ 无　□ 有，原因： 1. 2.
护士 签名				
医师 签名				

第十七章

腱鞘炎临床路径释义

一、腱鞘炎编码

1. 原编码：

疾病名称及编码：腱鞘炎（ICD-10：M65.992）

手术操作名称及编码：A1 滑车切除术

2. 修改编码：

疾病名称及编码：腱鞘炎（ICD-10：M65.910）

手术操作名称及编码：A1 滑车切除术（ICD-9-CM-3：83.3100）

二、临床路径检索方法

M65.910+83.31

三、腱鞘炎临床路径标准住院流程

（一）适用对象

第一诊断为腱鞘炎（ICD-10：M65.992），行 A1 滑车切除术。

> 释义
>
> ■ 本路径适用对象为临床诊断为腱鞘炎的患者，手术方法为 A1 腱鞘切开术。

（二）诊断依据

根据《手外科学》（第 3 版，王树寰主编，人民卫生出版社，2011）。

1. 病史。

2. 体征。

> 释义
>
> ■ 病史和体检是诊断腱鞘炎的初步依据，患者没有外伤史，表现为患指掌指关节掌侧肿胀，压痛，活动受限和弹响。部分患者晨起症状明显，活动后减轻。X 线平片可以没有阳性发现，B 超检查可见滑膜增生和腱鞘增厚等表现。

（三）选择治疗方案的依据

根据《手外科学》（第 3 版，王树寰主编，人民卫生出版社，2011）。

1. 符合手术适应证。

2. 能够耐受手术。

> **释义**
>
> ■ 以疼痛为主的患者经保守无效后可以手术治疗。以肌腱卡压，主动、被动活动受限为主的患者首选手术治疗。

（四）标准住院日

为≤1 天。

（五）进入路径标准

1. 第一诊断必须符合腱鞘炎疾病编码。

2. 当患者合并其他疾病，但住院期间不需要特殊处理也不影响第一诊断的临床路径流程实施时，可以进入路径。

> **释义**
>
> ■ 本病入院第一诊断必须符合腱鞘炎，如合并其他疾病但不影响第一诊断临床路径流程时也可以进入路径。

（六）术前准备（入院前）

术前必需检查的项目：

1. 血常规。

2. 凝血功能。

3. 感染性疾病筛查（乙型肝炎、丙型肝炎、艾滋病、梅毒等）。

4. X 线胸片、心电图。

> **释义**
>
> ■ 血常规、凝血功能、感染性疾病筛查、X 线胸片和心电图为手术前的常规检查，进入路径的患者均需完成。

（七）预防性抗菌药物选择与使用时机

按照《抗菌药物临床应用指导原则》（卫医发〔2015〕43 号）执行，并结合患者的病情决定抗菌药物的选择与使用时间。不用使用抗菌药物。

> **释义**
>
> ■ 本病可以不预防性使用抗菌药物。特殊患者可根据病情决定抗菌药物的选择和使用时间。

（八）手术日为入院当天

1. 麻醉方式：局部麻醉。

2. 手术方式：A1 滑车切除术。

3. 术中用药：麻醉用药等。

4 必要时石膏制动。

> **释义**
>
> ■ 多数情况下不需石膏制动。以肌腱卡压、活动受限为主的患者可能存在手指屈曲挛缩畸形，松解后可以在伸直位临时石膏制动，2 天后换药时即可去除，开始主动功能练习。

（九）术后住院恢复≤1 天

1. 根据患者病情变化可选择相应的检查项目。

2. 术后根据情况用药：

（1）术后抗菌药物：按照《抗菌药物临床应用指导原则》（卫医发〔2015〕43 号）执行，建议不用使用抗菌药物。

（2）镇痛药物。

（十）出院标准

1. 一般情况良好。

2. 伤口无异常。

> **释义**
>
> ■ 出院时应该没有伤口感染迹象，患者应该充分理解并学会术后功能练习方法。

（十一）变异及原因分析——需导致退出日间手术路径

1. 术中、术后出现并发症，需要进一步诊治，导致住院时间延长、费用增加。

2. 术后原伴随疾病控制不佳，需请相关科室会诊，进一步诊治。

3. 住院后出现其他内、外科疾病需进一步明确诊断。

> **释义**
>
> ■ 术后出现伤口感染或需要在医师指导下才能完成功能锻炼者可导致住院时间延长和费用增加。
>
> ■ 存在合并症者术后控制不佳者需请相关科室会诊，进一步诊治。住院期间出现其他疾病者应该转入其他临床路径进一步诊治。

四、推荐表单

（一）医师表单

腱鞘炎临床路径医师表单

适用对象：第一诊断为腱鞘炎（ICD-10：M65.910）

行 A1 滑车切除术（ICD-9-CM-3：83.3100）

患者姓名：		性别：	年龄：	门诊号：	住院号：
住院日期：	年 月 日	出院日期：	年 月 日		标准住院日≤1天

时间	住院前 （门诊）	住院第1天 （手术日）	住院第2天 （术后第1天，出院日）	出院第1天 （术后第2天）
主要诊疗工作	□ 开术前化验 □ 开术前检查 □ 开住院单 □ 通知住院处 □ 通知病房	□ 问病史，体格检查 □ 完成病历及上级医师查房 □ 完成医嘱 □ 补录门诊术前各项检查医嘱 □ 向患者及家属交代围术期注意事项 □ 签署手术知情同意书 □ 手术 □ 术后向患者及家属交代病情及注意事项 □ 完成术后病程记录及手术记录	□ 观察病情 □ 上级医师查房 □ 完成病程记录 □ 嘱患者下地活动 □ 观察伤口情况，伤口换药 □ 向患者及家属交代出院后注意事项 □ 嘱患者回院拆线 □ 完成出院病程记录 □ 出院 □ 定期复查	□ 术后护士电话随访
重点医嘱	□ 血常规 □ 感染性疾病筛查、凝血功能 □ X线胸片、心电图	**长期医嘱：** □ 手外科护理常规 □ 三级护理 □ 普食 □ A1滑车切除术后护理常规 □ 术后即可恢复术前饮食 **临时医嘱：** □ 血常规 □ 感染性疾病筛查、凝血功能 □ X线胸片、心电图 □ 手术医嘱 □ 输液	**长期医嘱：** □ 三级护理 **出院医嘱：** □ 今日出院	

时间	住院前 （门诊）	住院第 1 天 （手术日）	住院第 2 天 （术后第 1 天，出院日）	出院第 1 天 （术后第 2 天）
主要护理工作		□ 入院介绍 □ 术前相关检查指导 □ 术前常规准备及注意事项 □ 麻醉后注意事项 □ 术后引流管护理 □ 术后饮食、饮水注意事项 □ 术后活动指导	□ 术后饮食、饮水注意事项 □ 指导介绍出院手续 □ 遵医嘱定期复查	
病情变异记录	□ 无　□ 有，原因： 1. 2.	□ 无　□ 有，原因： 1. 2.	□ 无　□ 有，原因： 1. 2.	
护士签名				
医师签名				

（二）护士表单

腱鞘炎临床路径护士表单

适用对象：第一诊断为腱鞘炎（ICD-10：M65.910）

行 A1 滑车切除术（ICD-9-CM-3：83.3100）

患者姓名：		性别：	年龄：	门诊号：	住院号：
住院日期：	年 月 日	出院日期：	年 月 日		标准住院日≤1 天

时间	住院第 1 天 （住院日，手术日）	住院第 2 天 （术后第 1 天，出院日）
健康宣教	□ 入院宣教 □ 介绍主管医师、护士 □ 介绍环境、设施 □ 介绍住院注意事项 □ 介绍探视和陪伴制度 □ 介绍贵重物品制度 □ 药物宣教 □ 术前宣教 □ 宣教手术前准备及术后注意事项 □ 告知术后饮食 □ 告知患者麻醉前注意事项 □ 主管护士与患者沟通，消除患者紧张情绪 □ 告知术后可能出现的情况及应对方式	□ 术后宣教 □ 活动指导 □ 出院宣教 □ 复查时间 □ 服药方法 □ 指导锻炼 □ 指导办理出院手续
护理处置	□ 核对患者，佩戴腕带 □ 建立入院护理病历 □ 协助患者留取各种标本 □ 测量体重 □ 协助医师完成术前的相关化验 □ 术区备皮 □ 禁食、禁水 □ 送患者至手术室 □ 核对患者资料及带药 □ 接患者 □ 核对患者及资料	□ 遵医嘱完成相关处理 □ 办理出院手续 □
基础护理	□ 三级护理 □ 晨晚间护理 □ 患者安全管理	□ 二级护理 □ 晨晚间护理 □ 患者安全管理
专科护理	□ 护理查体 □ 病情观察 □ 需要时，请家属陪伴 □ 遵医嘱完成相关检查 □ 确定饮食种类 □ 心理护理	□ 病情观察 □ 遵医嘱完成相关检查 □ 心理护理

时间	住院第 1 天 （住院日，手术日）	住院第 2 天 （术后第 1 天，出院日）
重点 医嘱	□ 详见医嘱执行单	□ 详见医嘱执行单
病情 变异 记录	□ 无　□ 有，原因： 1. 2.	□ 无　□ 有，原因： 1. 2.
护士 签名		

（三）患者表单

腱鞘炎临床路径患者表单

适用对象：第一诊断为腱鞘炎（ICD-10：M65.910）

行 A1 滑车切除术（ICD-9-CM-3：83.3100）

患者姓名：		性别：	年龄：	门诊号：	住院号：
住院日期：	年　月　日	出院日期：	年　月　日		标准住院日≤1 天

时间	入院、手术日	术后、出院
医患配合	□ 配合询问病史、收集资料，请务必详细告知既往史、用药史、过敏史 □ 配合进行体格检查 □ 有任何不适请告知医师 □ 配合完善术前相关检查、化验，如采血、留尿、心电图、X 线胸片 □ 医师与患者及家属介绍病情及术前谈话、签字；麻醉谈话、签字 □ 配合医师标记切口 □ 配合医师摆好体位	□ 配合医师指导进行功能锻炼 □ 配合更换敷料 □ 接受出院前指导 □ 知道复查程序 □ 获取出院诊断书
护患配合	□ 配合测量体温、脉搏、呼吸 3 次，血压、体重 1 次 □ 配合完成入院护理评估（简单询问病史、过敏史、用药史） □ 接受入院宣教（环境介绍、病室规定、订餐制度、贵重物品保管等） □ 接受术前宣教 □ 接受药物宣教 □ 接受术区备皮 □ 有任何不适请告知护士	□ 接受出院宣教 □ 办理出院手续 □ 获取出院带药 □ 知道服药方法、作用、注意事项 □ 知道功能锻炼方法 □ 知道复印病历程序
饮食	□ 遵医嘱饮食	□ 遵医嘱饮食
排泄	□ 正常排尿便	□ 正常排尿便
活动	□ 正常活动	□ 正常活动

附：原表单（2016 年版）

腱鞘炎临床路径表单

适用对象：第一诊断为腱鞘炎
行 A1 滑车切除术

患者姓名：	性别： 年龄： 门诊号：	住院号：
住院日期： 年 月 日	出院日期： 年 月 日	标准住院日≤1 天

时间	住院前（门诊）	住院第 1 天（手术日）	住院第 2 天（术后第 1 天，出院日）	出院第 1 天（术后第 2 天）
主要诊疗工作	□ 开术前化验 □ 开术前检查 □ 开住院单 □ 通知住院处 □ 通知病房	□ 问病史，体格检查 □ 完成病历及上级医师查房 □ 完成医嘱 □ 补录门诊术前各项检查医嘱 □ 向患者及家属交代围术期注意事项 □ 签署手术知情同意书 □ 手术 □ 术后向患者及家属交代病情及注意事项 □ 完成术后病程记录及手术记录	□ 观察病情 □ 上级医师查房 □ 完成病程记录 □ 嘱患者下地活动 □ 观察伤口情况，伤口换药 □ 向患者及家属交代出院后注意事项 □ 嘱患者回院拆线 □ 完成出院病程记录 □ 出院 □ 定期复查	□ 术后护士电话随访
重点医嘱	□ 血常规 □ 感染性疾病筛查、凝血功能 □ X 线胸片、心电图	**长期医嘱：** □ 手外科护理常规 □ 三级护理 □ 普食 □ A1 滑车切除术后护理常规 □ 三级护理 □ 术后即可恢复术前饮食 **临时医嘱：** □ 血常规 □ 感染性疾病筛查、凝血功能 □ X 线胸片、心电图 □ 手术医嘱 □ 输液	**长期医嘱：** □ 三级护理 **出院医嘱：** □ 今日出院	

续　表

时间	住院前 （门诊）	住院第 1 天 （手术日）	住院第 2 天 （术后第 1 天，出院日）	出院第 1 天 （术后第 2 天）
主要 护理 工作		□ 入院介绍 □ 术前相关检查指导 □ 术前常规准备及注意事项 □ 麻醉后注意事项 □ 术后引流管护理 □ 术后饮食饮水注意事项 □ 术后活动指导	□ 术后饮食饮水注意事项 □ 指导介绍出院手续 □ 遵医嘱定期复查	
病情 变异 记录	□ 无　□ 有，原因： 1. 2.	□ 无　□ 有，原因： 1. 2.	□ 无　□ 有，原因： 1. 2.	
护士 签名				
医师 签名				

第十八章

拇指狭窄性腱鞘炎临床路径释义

一、拇指狭窄性腱鞘炎编码

1. 原编码：

疾病名称及编码：拇指狭窄性腱鞘炎（ICD-10：M65.992）

手术操作名称及编码：腱鞘切开术（ICD-9-CM-3：82.011）

2. 修改编码：

疾病名称及编码：扳机指（ICD-10：M65.300）

手术操作名称及编码：手部肌腱松解术（ICD-9-CM-3：82.0101）

二、临床路径检索方法

M65.3 伴 82.0101

三、拇指狭窄性腱鞘炎临床路径标准住院流程

（一）适用对象

第一诊断为拇指狭窄性腱鞘炎（ICD-10：M65.992），行腱鞘切开术（ICD-9：CM-3：82.011）。

> **释义**
>
> ■ 本路径适用对象为临床诊断为拇指狭窄性腱鞘炎的患者，手术方法为腱鞘切开术。

（二）诊断依据

根据《手外科学》（第3版，王澍寰编著，人民卫生出版社，2011）、《手外科手术学》（第2版，顾玉东、王澍寰、侍德主编，复旦大学出版社，2010）、《格林手外科手术学（上下册）》（第六版，北京积水潭医院译，人民军医出版社，2012）。

1. 病史：拇指屈伸活动受限，可伴有弹响、疼痛。

2. 体格检查：掌指关节掌侧局限性压痛，可有局部隆起，掌指关节平面可触及皮下结节性肿物，手指屈伸活动时可感到结节状肿物滑动及弹跳感，有时有弹响。

3. 辅助检查：必要时可行手部X线片或彩超检查，明确有无骨关节异常或滑膜炎。

> **释义**
>
> ■ 病史和体检是诊断腱鞘炎的初步依据，患者没有外伤史，表现为拇指掌指关节掌侧肿胀、压痛、活动受限和弹响。部分患者晨起症状明显，活动后减轻。X线平片可以没有阳性发现，B超检查可见滑膜增生和腱鞘增厚等表现。

（三）治疗方案的选择及依据

根据《手外科学》（第3版，王澍寰编著，人民卫生出版社，2011）、《手外科手术学》（第2版，顾玉东、王澍寰、侍德主编，复旦大学出版社，2010）、《格林手外科手术学（上下册）》（第6版，北京积水潭医院译，人民军医出版社，2012）。

1. 全身状况允许手术。
2. 保守治疗无效者需行手术。

（四）标准住院日为7~10天

> **释义**
>
> ■ 腱鞘炎患者入院后，术前准备1~2天，手术日1天，术后2~3天换药，并指导患者功能练习，为避免术后肌腱粘连，影响手术疗效，部分患者需要在医师指导下进行功能锻炼，总住院时间7~10天符合本路径要求。

（五）进入路径标准

1. 第一诊断必须符合 ICD-10：M65.992 拇指狭窄性腱鞘炎疾病编码。
2. 除外弥漫性肿胀，考虑肌腱滑膜炎的情况或肌腱断裂的情况。
3. 除外对手术治疗有较大影响的疾病（如心脑血管疾病、糖尿病等）。
4. 需要进行手术治疗。

> **释义**
>
> ■ 本病经保守治疗无效后可以手术治疗，入院第一诊断必须符合拇指狭窄性腱鞘炎，如合并其他疾病但不影响第一诊断临床路径流程时也可以进入路径。
>
> ■ 以肿胀和疼痛为主的患者应除外滑膜炎，以活动受限为主的患者应除外肌腱断裂或粘连等情况，术前B超检查有助于诊断。

（六）术前准备（术前评估）0~3天

所必需的检查项目：

1. 血常规、血型、尿常规、肝肾功能、血糖、血清电解质、凝血功能检查、感染性疾病筛查。
2. 胸部 X 线片、心电图。
3. 手部 X 线检查，必要时彩超检查。
4. 其他根据患者情况需要而定：如超声心动图、动态心电图等。
5. 有相关疾病者必要时请相应科室会诊。

> **释义**
>
> ■ 血常规、尿常规、肝肾功能、血糖、凝血功能、感染性疾病筛查、X 线胸片和心电图为手术前的常规检查，进入路径的患者均需完成。B 超是除外肿瘤的重要辅助检查，进入路径患者必须完成，必要时可以行 MRI 检查。根据病情，有慢性呼

吸系统疾病患者必要时需要检查肺功能，有慢性心血管系统疾病的患者需要检查超声心动图、动态心电图等。合并糖尿病的患者需要控制血糖后再进行手术。合并其他影响手术的疾病患者必要时需要请相关科室会诊。

（七）预防性抗菌药物选择与使用时机

1. 按《抗菌药物临床应用指导原则（2015 年版）》（国卫办医发〔2015〕43 号）选择用药。

2. 预防性用药时间为术前 30 分钟。

3. 术后 3 天内停止使用预防性抗菌药物，可根据患者切口、体温等情况适当延长使用时间。

（八）手术日为入院第 3~4 天

1. 麻醉方式：局部麻醉或臂丛麻醉或全身麻醉。

2. 手术方式：腱鞘切开术。

3. 术中用药：麻醉用药、抗菌药物（根据情况）。

（九）术后住院恢复 5~6 天

1. 必要时复查的项目：血常规，肝肾功能，血糖，电解质。

2. 术后用药：

（1）抗菌药物：按照《抗菌药物临床应用指导原则（2015 年版）》（国卫办医发〔2015〕43 号）。

（2）其他对症药物：营养神经、改善循环、消肿、镇痛等。

3. 医师指导下手部功能锻炼。

> **释义**
>
> ■ 术后应鼓励患者屈伸活动手指，以防止肌腱粘连。

（十）出院标准

1. 体温正常、常规化验无明显异常。

2. 切口无异常。

3. 无与本病相关的其他并发症。

> **释义**
>
> ■ 患者出院时没有需要住院处理的并发症或合并症，能够自主完成功能练习。如果患者不能自主完成功能练习，则需要继续住院在医师指导下进行锻炼。

（十一）有无变异及原因分析

1. 并发症：尽管严格掌握入选标准，但仍有一些患者因手术带来的一些并发症而延期治疗，如局部神经血管损伤、血肿、感染、严重肿胀影响功能锻炼等情况。

2. 合并症：如患者自身有及较多合并症，如糖尿病、心脑血管疾病等，手术后这些疾病可能加重，需同时治疗，或需延期治疗。

释义

■ 术后出现伤口感染或血肿，需要在医师指导下才能完成功能锻炼者可导致住院时间延长和费用增加。

■ 存在合并症者术后控制不佳者需请相关科室会诊，进一步诊治。

四、推荐表单

（一）医师表单

拇指狭窄性腱鞘炎临床路径医师表单

适用对象：第一诊断为扳机指（ICD-10：M65.300）

行手部肌腱松解术（ICD-9-CM-3：82.0101）

患者姓名：	性别： 年龄： 门诊号：	住院号：
住院日期： 年 月 日	出院日期： 年 月 日	标准住院日：7～10 日

时间	住院第 1 天	住院第 2 天	住院第 3 天 （手术日前 1 天）
临床诊断与病情评估	□ 第一诊断为拇指狭窄性腱鞘炎 □ 病情评估：评估病情有无明显变化	□ 第一诊断为拇指狭窄性腱鞘炎 □ 病情评估：评估病情有无明显变化	□ 第一诊断为拇指狭窄性腱鞘炎 □ 病情评估：评估病情有无明显变化
主要诊疗工作	□ 询问病史与体格检查 □ 完成首次病程记录 □ 完成大病历 □ 开具常规检查、化验单 □ 上级医师查房 □ 确定诊断	□ 上级医师查房与手术前评估 □ 确定手术方案和麻醉方式 □ 根据化验及相关检查结果对患者的手术风险进行评估，必要者请相关科室会诊 □ 完成必要的相关科室会诊	□ 完成术前小结、上级医师查房记录 □ 完成术前准备与术前评估 □ 签署手术知情同意书、自费用品协议书 □ 向患者及家属交代病情及围术期的注意事项
重点医嘱	长期医嘱： □ 手外科常规护理 □ 二级护理 □ 饮食医嘱（普食/流食/糖尿病饮食） 临时医嘱： □ 血常规、血型 □ 尿常规 □ 凝血功能 □ 肝肾功能血糖离子 □ 感染性疾病筛查 □ 胸部 X 线检查 □ 心电图 □ 肢体拍片（必要时） □ 局部浅表彩超（必要时）	长期医嘱： □ 手外科常规护理 □ 二级护理 □ 饮食医嘱（普食/流食/糖尿病饮食） 临时医嘱： □ 相关科室会诊	长期医嘱： □ 手外科常规护理 □ 二级护理 □ 饮食医嘱（普食/流食/糖尿病饮食） 临时医嘱： □ 明日在局部麻醉、臂丛麻醉或全身麻醉下行腱鞘切开术 □ 术晨禁食、禁水 □ 术区备皮 □ 抗菌药物皮试（必要时）
主要护理工作	□ 介绍病区环境、设施 □ 介绍患者主管医师和责任护士 □ 入院常规宣教 □ 儿童患者评估血管条件 □ 告知辅助检查的注意事项	□ 护理等级评定 □ 药物过敏史 □ 既往病史 □ 在陪检护士指导下完成辅助检查 □ 做好晨晚间护理	□ 术前常规准备（腕带、对接单） □ 术区备皮 □ 术前宣教 □ 心理护理 □ 术前模拟功能训练

续　表

时间	住院第 1 天			住院第 2 天			住院第 3 天 （手术日前 1 天）		
病情 变异 记录	□无　□有，原因： 1. 2.			□无　□有，原因： 1. 2.			□无　□有，原因： 1. 2.		
特殊 医嘱									
护士 签名	白班	小夜	大夜	白班	小夜	大夜	白班	小夜	大夜
医师 签名									

时间	住院第 4 天	住院第 5~8 天 （出院前日）	住院第 9 天 （出院日）
临床诊断与病情评估	□ 第一诊断为拇指狭窄性腱鞘炎 □ 病情评估：评估病情有无明显变化	□ 第一诊断为拇指狭窄性腱鞘炎 □ 病情评估：评估病情有无明显变化	□ 第一诊断为拇指狭窄性腱鞘炎 □ 病情评估：评估病情有无明显变化
主要诊疗工作	□ 实施手术 □ 完成术后病程记录 □ 24 小时内完成手术记录 □ 上级医师查房 □ 向患者及家属交代手术过程概况及术后注意事项 □ 检查有无手术并发症及相应处理	□ 查看患者 □ 上级医师查房 □ 完成术后病程记录 □ 向患者及其家属交代手术后注意事项 □ 换药，观察切口情况，拔除引流（根据情况） □ 注意血运及肿胀情况 □ 注意有无发热 □ 复查血常规（必要时） □ 指导患肢功能锻炼 □ 上级医师查房 □ 切口换药，进行伤口评估，确定有无手术并发症和切口愈合不良情况，明确能否出院 □ 完成出院记录，病案首页，出院诊断书，病程记录等 □ 向患者交代出院后的注意事项，如：返院复诊的时间，地点，发生紧急情况时的处理等	□ 患者办理出院手续
重点医嘱	长期医嘱： □ 术后常规护理 □ 一级护理 □ 饮食医嘱（普食/流食/糖尿病饮食） □ 术后抗菌药物（根据情况） □ 术后营养神经药物应用（必要时） □ 中频理疗（必要时） 临时医嘱： □ 术后镇痛药物（必要时） □ 复查血常规（必要时）	长期医嘱： □ 二级护理 □ 饮食医嘱（普食/流食/糖尿病饮食） □ 术后营养神经药物应用（必要时） □ 中频理疗（必要时） 临时医嘱： □ 术后镇痛药物（必要时）	临时医嘱： □ 今日出院

续　表

时间	住院第4天	住院第5~8天 （出院前日）		住院第9天 （出院日）		
主要 护理 工作	□ 切口护理：患肢抬高，防止 患肢肿胀。观察敷料的松紧 度及肢端末梢血运状况 □ 疼痛护理：儿童患者一般采 取分散注意力方式 □ 心理护理：尤其儿童患者， 要给予患儿安全感	□ 饮食指导：清淡易消化饮食 □ 功能锻炼：一般术后24小时 开始拇指对掌、背伸等动作 练习，防止粘连。儿童患者 需要家长督促从被动练习到 主动练习 □ 物理治疗		□ 功能锻炼：告知早期功能 锻炼的意义。儿童患者要 告知家长，不可因惧怕疼 痛而放弃功能锻炼 □ 瘢痕护理：告知预防瘢痕 的意义及方法 □ 告知随诊的意义 □ 告知出院流程		
病情 变异 记录	□ 无　□ 有，原因： 1. 2.	□ 无　□ 有，原因： 1. 2.		□ 无　□ 有，原因： 1. 2.		
特殊 医嘱						
护士 签名	白班	小夜	大夜	白班	小夜	大夜
医师 签名						

（二）护士表单

拇指狭窄性腱鞘炎临床路径护士表单

适用对象：第一诊断为扳机指（ICD-10：M65.300）

行手部肌腱松解术（ICD-9-CM-3：82.0101）

患者姓名：	性别： 年龄： 门诊号：	住院号：
住院日期： 年 月 日	出院日期： 年 月 日	标准住院日：7~10 日

时间	住院第 1 天（住院日）	住院第 2~3 天（术前准备日）	住院第 4 天（手术日）
健康宣教	□ 入院宣教 　介绍主管医师、护士 　介绍环境、设施 　介绍住院注意事项 　介绍探视和陪伴制度 　介绍贵重物品制度	□ 药物宣教 　术前宣教 　宣教手术前准备及术后注意事项 　告知术后饮食 　告知患者麻醉前应注意事项 　主管护士与患者沟通，消除患者紧张情绪 　告知术后可能出现的情况及应对方式	□ 术前当日宣教 　告知饮食、体位要求 　给予患者及家属心理支持 　再次明确探视陪伴须知
护理处置	□ 核对患者，佩戴腕带 　建立入院护理病历 　协助患者留取各种标本 　测量体重	□ 协助医师完成术前的相关化验 　术区备皮 　禁食、禁水	□ 送患者至手术室 　核对患者资料及带药 　接患者 　核对患者及资料
基础护理	□ 三级护理 　晨晚间护理 　患者安全管理	□ 三级护理 　晨晚间护理 　患者安全管理	□ 二级或一级护理 　晨晚间护理 　患者安全管理
专科护理	□ 护理查体 　病情观察 　需要时，请家属陪伴 　确定饮食种类 　心理护理	□ 病情观察 　遵医嘱完成相关检查 　心理护理	□ 遵医嘱予补液 □ 病情观察 □ 肢体血运 □ 敷料渗血情况 □ 心理护理
重点医嘱	□ 详见医嘱执行单	□ 详见医嘱执行单	□ 详见医嘱执行单
病情变异记录	□ 无 □ 有，原因： 1. 2.	□ 无 □ 有，原因： 1. 2.	□ 无 □ 有，原因： 1. 2.
护士签名			

时间	住院第 5~8 天 （术后）	住院第 9 天 （出院日）
健康宣教	□ 术后宣教 　活动指导	□ 出院宣教 　复查时间 　服药方法 　指导锻炼 　指导办理出院手续
护理处置	□ 遵医嘱完成相关处理	□ 办理出院手续
基础护理	□ 二级护理 　晨晚间护理 　患者安全管理	□ 三级护理 　晨晚间护理 　患者安全管理
专科护理	□ 病情观察 　伤口敷料 　肢体血运 □ 心理护理	□ 病情观察 　出院指导 　心理护理
重点医嘱	□ 详见医嘱执行单	□ 详见医嘱执行单
病情变异记录	□ 无　□ 有，原因： 1. 2.	□ 无　□ 有，原因： 1. 2.
护士签名		

（三）患者表单

拇指狭窄性腱鞘炎临床路径患者表单

适用对象：第一诊断为扳机指（ICD-10：M65.300）
　　　　　行手部肌腱松解术（ICD-9-CM-3：82.0101）

患者姓名：		性别：　年龄：　门诊号：	住院号：
住院日期：　　年　月　日		出院日期：　　年　月　日	标准住院日：7~10 日

时间	入院	术前	手术当天
医患配合	□ 配合询问病史、收集资料，请务必详细告知既往史、用药史、过敏史 □ 配合进行体格检查 □ 有任何不适请告知医师	□ 配合完善术前相关检查、化验，如采血、留尿、心电图、X 线胸片 □ 医师与患者及家属介绍病情及术前谈话、签字；麻醉谈话、签字	□ 配合完善相关检查、化验 □ 配合医师标记切口 □ 配合医师摆好体位
护患配合	□ 配合测量体温、脉搏、呼吸3 次、血压、体重 1 次 □ 配合完成入院护理评估（简单询问病史、过敏史、用药史） □ 接受入院宣教（环境介绍、病室规定、订餐制度、贵重物品保管等） □ 配合执行探视和陪伴制度 □ 有任何不适告知护士	□ 配合测量体温、脉搏、呼吸3 次、 □ 接受术前宣教 □ 接受药物宣教 □ 接受术区备皮	□ 配合测量体温、脉搏、呼吸 3 次 □ 送手术室前，协助完成核对，带齐影像资料及用药 □ 返回病房后，配合接受生命体征的测量 □ 配合检查意识（全身麻醉者） □ 接受术后宣教 □ 接受药物宣教 □ 有任何不适请告知护士
饮食	□ 遵医嘱饮食	□ 遵医嘱饮食	□ 术前禁食、禁水
排泄	□ 正常排尿便	□ 正常排尿便	□ 正常排尿便
活动	□ 正常活动	□ 正常活动	□ 正常活动

时间	术后	出院
医患配合	□ 配合医师指导进行功能锻炼 □ 配合更换敷料	□ 接受出院前指导 □ 知道复查程序 □ 获取出院诊断书
护患配合	□ 配合定时监测生命体征 □ 接受输液、服药等治疗 □ 配合活动 □ 注意活动安全，避免坠床或跌倒 □ 配合执行探视及陪伴	□ 接受出院宣教 □ 办理出院手续 □ 获取出院带药 □ 知道服药方法、作用、注意事项 □ 知道功能锻炼方法 □ 知道复印病历程序
饮食	□ 遵医嘱饮食	□ 遵医嘱饮食
排泄	□ 正常排尿便	□ 正常排尿便
活动	□ 正常活动	□ 正常活动

附：原表单（2016 年版）

拇指狭窄性腱鞘炎临床路径医师表单

适用对象：第一诊断为拇指狭窄性腱鞘炎患者（ICD-10：M65.992）

患者姓名：	性别：　　　年龄：　　　门诊号：	住院号：
住院日期：　　年　月　日	出院日期：　　年　月　日	标准住院日：7~10 日

时间	住院第 1 天	住院第 2 天	住院第 3 天（手术日前 1 天）
临床诊断与病情评估	□ 第一诊断为拇指狭窄性腱鞘炎 □ 病情评估：评估病情有无明显变化	□ 第一诊断为拇指狭窄性腱鞘炎 □ 病情评估：评估病情有无明显变化	□ 第一诊断为拇指狭窄性腱鞘炎 □ 病情评估：评估病情有无明显变化
主要诊疗工作	□ 询问病史与体格检查 □ 完成首次病程记录 □ 完成大病历 □ 开具常规检查、化验单 □ 上级医师查房 □ 确定诊断	□ 上级医师查房与手术前评估 □ 确定手术方案和麻醉方式 □ 根据化验及相关检查结果对患者的手术风险进行评估，必要者请相关科室会诊 □ 完成必要的相关科室会诊	□ 完成术前小结、上级医师查房记录 □ 完成术前准备与术前评估 □ 签署手术知情同意书、自费用品协议书 □ 向患者及家属交代病情及围术期的注意事项
重点医嘱	**长期医嘱：** □ 手外科常规护理 □ 二级护理 □ 饮食医嘱（普食/流食/糖尿病饮食） **临时医嘱：** □ 血常规、血型 □ 尿常规 □ 凝血功能 □ 肝肾功能血糖离子 □ 感染性疾病筛查 □ 胸部 X 线检查 □ 心电图 □ 肢体拍片（必要时） □ 局部浅表彩超（必要时）	**长期医嘱：** □ 手外科常规护理 □ 二级护理 □ 饮食医嘱（普食/流食/糖尿病饮食） **临时医嘱：** □ 相关科室会诊	**长期医嘱：** □ 手外科常规护理 □ 二级护理 □ 饮食医嘱（普食/流食/糖尿病饮食） **临时医嘱：** □ 明日在局部麻醉、臂丛麻醉或全身麻醉下行腱鞘切开术 □ 术晨禁食、禁水 □ 术区备皮 □ 抗菌药物皮试（必要时）
主要护理工作	□ 介绍病区环境、设施 □ 介绍患者主管医师和责任护士 □ 入院常规宣教 □ 儿童患者评估血管条件 □ 告知辅助检查的注意事项	□ 护理等级评定 □ 药物过敏史 □ 既往病史 □ 在陪检护士指导下完成辅助检查 □ 做好晨晚间护理	□ 术前常规准备（腕带、对接单） □ 术区备皮 □ 术前宣教 □ 心理护理 □ 术前模拟功能训练
病情变异记录	□ 无　□ 有，原因： 1. 2.	□ 无　□ 有，原因： 1. 2.	□ 无　□ 有，原因： 1. 2.

续　表

时间	住院第 1 天			住院第 2 天			住院第 3 天 （手术日前 1 天）		
特殊 医嘱									
护士 签名	白班	小夜	大夜	白班	小夜	大夜	白班	小夜	大夜
医师 签名									

时间	住院第 4 天	住院第 5~8 天 （出院前日）	住院第 9 天（出院日）
临床诊断与病情评估	□ 第一诊断为拇指狭窄性腱鞘炎 □ 病情评估：评估病情有无明显变化	□ 第一诊断为拇指狭窄性腱鞘炎 □ 病情评估：评估病情有无明显变化	□ 第一诊断为拇指狭窄性腱鞘炎 □ 病情评估：评估病情有无明显变化
主要诊疗工作	□ 实施手术 □ 完成术后病程记录 □ 24 小时内完成手术记录 □ 上级医师查房 □ 向患者及家属交代手术过程概况及术后注意事项 □ 检查有无手术并发症及相应处理	□ 查看患者 □ 上级医师查房 □ 完成术后病程记录 □ 向患者及其家属交代手术后注意事项 □ 换药，观察切口情况，拔除引流（根据情况） □ 注意血运及肿胀情况 □ 注意有无发热 □ 复查血常规（必要时） □ 指导患肢功能锻炼 □ 上级医师查房 □ 切口换药，进行伤口评估，确定有无手术并发症和切口愈合不良情况，明确能否出院 □ 完成出院记录，病案首页，出院诊断书，病程记录等 □ 向患者交代出院后的注意事项，如：返院复诊的时间，地点，发生紧急情况时的处理等	□ 患者办理出院手续
重点医嘱	**长期医嘱：** □ 术后常规护理 □ 一级护理 □ 饮食医嘱（普食/流食/糖尿病饮食） □ 术后抗菌药物（根据情况） □ 术后营养神经药物应用（必要时） □ 中频理疗（必要时） **临时医嘱：** □ 术后镇痛药物（必要时） □ 复查血常规（必要时）	**长期医嘱：** □ 二级护理 □ 饮食医嘱（普食/流食/糖尿病饮食） □ 术后营养神经药物应用（必要时） □ 中频理疗（必要时） **临时医嘱：** □ 术后镇痛药物（必要时）	**临时医嘱：** □ 今日出院

续　表

时间	住院第 4 天	住院第 5~8 天 （出院前日）	住院第 9 天（出院日）
主要护理工作	□ 切口护理：患肢抬高，防止患肢肿胀。观察敷料的松紧度及肢端末梢血运状况 □ 疼痛护理：儿童患者一般采取分散注意力方式 □ 心理护理：尤其儿童患者，要给予患儿安全感	□ 饮食指导：清淡易消化饮食 □ 功能锻炼：一般术后 24 小时开始拇指对掌、背伸等动作练习，防止粘连。儿童患者需要家长督促从被动练习到主动练习 □ 物理治疗	□ 功能锻炼：告知早期功能锻炼的意义。儿童患者要告知家长，不可因惧怕疼痛而放弃功能锻炼 □ 瘢痕护理：告知预防瘢痕的意义及方法 □ 告知随诊的意义 □ 告知出院流程
病情变异记录	□ 无　□ 有，原因： 1. 2.	□ 无　□ 有，原因： 1. 2.	□ 无　□ 有，原因： 1. 2.
特殊医嘱			
护士签名	白班　小夜　大夜	白班　小夜　大夜	白班　小夜　大夜
医师签名			

第十九章

桡骨茎突狭窄性腱鞘炎临床路径释义

一、桡骨茎突狭窄性腱鞘炎编码

1. 原编码：

疾病名称及编码：桡骨茎突狭窄性腱鞘炎（ICD-10：M65.435）

手术操作名称及编码：腱鞘切开术（ICD-9-CM-3：83.012）

2. 修改编码：

疾病名称及编码：桡骨茎突狭窄性腱鞘炎（ICD-10：M65.4）

手术操作名称及编码：腱鞘切开术（ICD-9-CM-3：82.0101）

二、临床路径检索方法

M65.4 伴 82.0101

三、桡骨茎突狭窄性腱鞘炎临床路径标准住院流程

（一）适用对象

第一诊断为桡骨茎突狭窄性腱鞘炎（ICD-10：M65.435），行腱鞘切开术（ICD-9-CM-3：83.012）。

> **释义**
>
> ■ 本路径适用对象为临床诊断为桡骨茎突狭窄性腱鞘炎的患者，手术方法为腱鞘切开术。

（二）诊断依据

根据《手外科学》（第3版，王澍寰编著，人民卫生出版社，2011）、《手外科手术学》（第2版，顾玉东、王澍寰、侍德主编，复旦大学出版社，2010）、《格林手外科手术学（上下册）》（第6版，北京积水潭医院译，人民军医出版社，2012）。

1. 病史：腕及拇指活动时疼痛、受限。

2. 体格检查：桡骨茎突处疼痛和压痛，有时可触及增厚的鞘管。拇指及腕关节屈伸活动时局部疼痛明显，伸拇及腕尺偏时疼痛加重；Finkelstein 征阳性；即拇指置于掌心、握拳、腕关节尺偏时桡骨茎突出现疼痛。

3. 辅助检查：必要时可行 X 线片或彩超检查，明确有无骨异常或滑膜炎。

> **释义**
>
> ■ 病史和体检结果是诊断桡骨茎突狭窄性腱鞘炎的初步依据，患者没有外伤史，妊娠哺乳期女性易患，表现为桡骨茎突处肿胀、压痛。拇指及腕关节屈伸活动时疼

痛明显，伸拇及腕尺偏时疼痛加重。Finkelstein 征阳性。X 线平片可以没有阳性发
现，B 超检查可见滑膜增生和腱鞘增厚等表现。

（三）治疗方案的选择及依据

根据《手外科学》（第 3 版，王澍寰编著，人民卫生出版社，2011）、《手外科手术学》（第 2
版，顾玉东、王澍寰、侍德主编，复旦大学出版社，2010）、《格林手外科手术学》（第 6 版，
北京积水潭医院译，人民军医出版社，2012）。

1. 全身状况允许手术。
2. 保守治疗无效者需行手术。

（四）标准住院日为 7~10 天

> 释义
>
> ■患者入院后，术前准备 1~2 天，手术日 1 天，术后 2~3 天换药，并指导患者
> 功能练习，为避免术后肌腱粘连，影响手术疗效，部分患者需要在医师指导下进行
> 功能锻炼，总住院时间 7~10 天符合本路径要求。

（五）进入路径标准

1. 第一诊断必须符合 ICD-10：M65.435 桡骨茎突狭窄性腱鞘炎疾病编码。
2. 除外弥漫性肿胀，考虑肌腱滑膜炎、交叉综合征或肌腱断裂的情况。
3. 除外对手术治疗有较大影响的疾病（如心脑血管疾病、糖尿病等）。
4. 需要进行手术治疗。

> 释义
>
> ■本病经保守治疗无效后可以手术治疗，入院第一诊断必须符合桡骨茎突狭窄
> 性腱鞘炎，如合并其他疾病但不影响第一诊断临床路径流程时也可以进入路径。
> ■诊断应除外滑膜炎、交叉综合征、肌腱断裂或粘连等情况，术前 B 超检查有
> 助于诊断。

（六）术前准备（术前评估）0~3 天

所必需的检查项目：

1. 血常规、血型、尿常规、肝肾功能、血糖、电解质、凝血功能检查、感染性疾病筛查。
2. 胸部 X 线片、心电图。
3. 手部 X 线检查，必要时彩超检查。
4. 其他根据患者情况需要而定；如超声心动图、动态心电图等。
5. 有相关疾病者必要时请相应科室会诊。

> **释义**
>
> ■ 血常规、尿常规、肝肾功能、血糖、凝血功能、感染性疾病筛查、X 线胸片和心电图为手术前的常规检查，进入路径的患者均需完成。B 超是除外肿瘤的重要辅助检查，进入路径患者必须完成，必要时可以行 MRI 检查。根据病情，有慢性呼吸系统疾病患者必要时需要检查肺功能，有慢性心血管系统疾病的患者需要检查超声心动图、动态心电图等。合并糖尿病的患者需要控制血糖后再进行手术。合并其他影响手术的疾病患者必要时需要请相关科室会诊。

（七）预防性抗菌药物选择与使用时机

1. 按《抗菌药物临床应用指导原则（2015 年版）》（国卫办医发〔2015〕43 号）选择用药。
2. 预防性用药时间为术前 30 分钟。
3. 术后 3 天内停止使用预防性抗菌药物，可根据患者切口、体温等情况适当延长使用时间。

（八）手术日为入院第 3~4 天

1. 麻醉方式：局部麻醉或臂丛麻醉或全身麻醉。
2. 手术方式：腱鞘切开术。
3. 术中用药：麻醉用药、抗菌药物（根据情况）。

（九）术后住院恢复 5~6 天

1. 必要时复查的项目：血常规、肝肾功能、血糖、电解质。
2. 术后用药：
（1）抗菌药物：按照《抗菌药物临床应用指导原则（2015 年版）》（国卫办医发〔2015〕43 号）执行。
（2）其他对症药物：营养神经、改善循环、消肿、镇痛等药物。
3. 医师指导下手部功能锻炼。

> **释义**
>
> ■ 术后应鼓励患者活动拇指和腕关节，以防止肌腱粘连。

（十）出院标准（根据一般情况、切口情况、第一诊断转归）

1. 体温正常、常规化验无明显异常。
2. 切口无异常。
3. 无与本病相关的其他并发症。

> **释义**
>
> ■ 患者出院时没有需要住院处理的并发症或合并症，能够自主完成功能练习。如果患者不能自主完成功能练习，则需要继续住院在医师指导下进行锻炼。

（十一）有无变异及原因分析

1. 并发症：尽管严格掌握入选标准，但仍有一些患者因手术带来的一些并发症而延期治疗，如局部神经血管损伤、血肿、感染、严重肿胀影响功能锻炼等情况。

2. 合并症：如患者自身有及较多合并症，如糖尿病、心脑血管疾病等，手术后这些疾病可能加重，需同时治疗，或需延期治疗。

> **释义**
>
> ■ 术后出现伤口感染或血肿，需要在医师指导下才能完成功能锻炼者可导致住院时间延长和费用增加；由于解剖变异，部分患者腕背第一伸肌鞘管内的肌腱之间还有隔膜存在，松解不彻底可能导致术后症状无改善。
>
> ■ 存在合并症者、术后控制不佳者需请相关科室会诊，进一步诊治。

四、推荐表单

（一）医师表单

桡骨茎突狭窄性腱鞘炎临床路径医师表单

适用对象：第一诊断为桡骨茎突狭窄性腱鞘炎（ICD-10：M65.4）

行腱鞘切开术（ICD-9-CM-3：82.0101）

患者姓名：	性别： 年龄： 门诊号：	住院号：
住院日期： 年 月 日	出院日期： 年 月 日	标准住院日：7~10 天

时间	住院第 1 天	住院第 2 天	住院第 3 天（手术日前 1 天）
临床诊断与病情评估	□ 第一诊断为桡骨茎突狭窄性腱鞘炎 □ 病情评估：评估患者病情有无明显变化	□ 第一诊断为桡骨茎突狭窄性腱鞘炎 □ 病情评估：评估患者病情有无明显变化	□ 第一诊断为桡骨茎突狭窄性腱鞘炎 □ 病情评估：评估患者病情有无明显变化
主要诊疗工作	□ 询问病史与体格检查 □ 完成首次病程记录 □ 完成大病历 □ 开具常规检查、化验单 □ 上级医师查房 □ 确定诊断	□ 上级医师查房与手术前评估 □ 确定手术方案和麻醉方式 □ 根据化验及相关检查结果对患者的手术风险进行评估，必要时请相关科室会诊 □ 完成必要的相关科室会诊	□ 完成术前小结、上级医师查房记录 □ 完成术前准备与术前评估 □ 签署手术知情同意书、自费用品协议书 □ 向患者及家属交代病情及围术期的注意事项
重点医嘱	**长期医嘱：** □ 手外科护理常规 □ 二级护理 □ 饮食医嘱（普食/流食/糖尿病饮食） **临时医嘱：** □ 血常规、血型 □ 尿常规 □ 凝血功能 □ 肝肾功能、血糖、电解质 □ 感染性疾病筛查 □ 胸部 X 线检查 □ 心电图 □ 肢体拍片（必要时） □ 局部浅表彩超（必要时）	**长期医嘱：** □ 手外科护理常规 □ 二级护理 □ 饮食医嘱（普食/流食/糖尿病饮食） **临时医嘱：** □ 请相关科室会诊	**长期医嘱：** □ 手外科护理常规 □ 二级护理 □ 饮食医嘱（普食/流食/糖尿病饮食） **临时医嘱：** □ 明日在局部麻醉、臂丛麻醉或全身麻醉下行腱鞘切开术 □ 术晨禁食、禁水 □ 术区备皮 □ 抗菌药物皮试（必要时）
主要护理工作	□ 介绍病区环境、设施 □ 介绍患者主管医师和责任护士 □ 入院常规宣教 □ 儿童患者评估血管条件 □ 告知辅助检查的注意事项	□ 护理等级评定 □ 药物过敏史 □ 既往病史 □ 在陪检护士指导下完成辅助检查 □ 做好晨晚间护理	□ 术前常规准备（腕带、对接单） □ 术区备皮 □ 术前宣教 □ 心理护理 □ 术前模拟功能训练

续　表

时间	住院第1天			住院第2天			住院第3天（手术日前1天）		
病情 变异 记录	□无　□有，原因： 1. 2.			□无　□有，原因： 1. 2.			□无　□有，原因： 1. 2.		
特殊 医嘱									
护士 签名	白班	小夜	大夜	白班	小夜	大夜	白班	小夜	大夜
医师 签名									

时间	住院第 4 天 （手术日）	住院第 5 天 （术后第 1 天）
临床 诊断 与 病情 评估	□ 第一诊断为桡骨茎突狭窄性腱鞘炎 □ 病情评估：评估患者病情有无明显变化	□ 第一诊断为桡骨茎突狭窄性腱鞘炎 □ 病情评估：评估患者病情有无明显变化
主 要 诊 疗 工 作	□ 实施手术 □ 完成术后病程记录 □ 24 小时内完成手术记录 □ 上级医师查房 □ 向患者及家属交代手术过程概况及术后注意 　事项 □ 检查有无手术并发症及相应处理	□ 查看患者 □ 上级医师查房 □ 完成术后病程记录 □ 向患者及其家属交代手术后注意事项 □ 换药，观察切口情况，拔除引流（根据情况） □ 注意血运及肿胀情况 □ 注意有无发热 □ 复查血常规（必要时） □ 指导患肢功能锻炼
重 点 医 嘱	长期医嘱： □ 术后护理常规 □ 特殊疾病护理 □ 普食/流食/糖尿病饮食（术后 6 小时后） □ 心电监护或生命体征监测 □ 吸氧 □ 留置导尿（必要时） □ 术后抗菌药物（根据情况） □ 术后营养神经药物应用（必要时） □ 中频理疗（必要时） 临时医嘱： □ 补液（必要时） □ 术后止血药物（必要时） □ 术后镇痛药物（必要时）	长期医嘱： □ 术后护理常规 □ 一级护理 □ 饮食医嘱（普食/流食/糖尿病饮食） □ 术后抗菌药物（根据情况） □ 术后营养神经药物应用（必要时） □ 中频理疗（必要时） 临时医嘱： □ 补液（必要时） □ 术后镇痛药物（必要时） □ 复查血常规（必要时）
主要 护理 工作	□ 切口护理：患肢抬高，防止患肢肿胀。观察敷 　料的松紧度及肢端末梢血运状况 □ 疼痛护理：儿童患者一般采取分散注意力方式 □ 心理护理：尤其儿童患者，要给予患儿安全感	□ 饮食指导：清淡易消化饮食 □ 功能锻炼：术后早期开始功能锻炼，但要循 　序渐进，主要进行拇指活动 □ 物理治疗
病情 变异 记录	□ 无　□ 有，原因： 1. 2.	□ 无　□ 有，原因： 1. 2.
特殊 医嘱		

护士 签名	白班	小夜	大夜	白班	小夜	大夜

医师 签名						

时间	住院第 6~9 天 （出院前 1 日）	住院第 7~10 天 （出院日）
临床 诊断 与 病情 评估	□ 第一诊断为桡骨茎突狭窄性腱鞘炎 □ 病情评估：评估患者病情有无明显变化	□ 第一诊断为桡骨茎突狭窄性腱鞘炎 □ 病情评估：评估患者病情有无明显变化
主 要 诊 疗 工 作	□ 上级医师查房 □ 切口换药，进行伤口评估，确定有无手术并发症 　 和切口愈合不良情况，明确能否出院 □ 完成出院记录、病案首页、出院诊断书、病程记 　 录等 □ 向患者交代出院后的注意事项，如返院复诊的时 　 间、地点，发生紧急情况时的处理等	□ 患者办理出院手续，出院
重 点 医 嘱	长期医嘱： □ 二级护理 □ 饮食（普食/流食/糖尿病饮食） □ 术后营养神经药物应用（必要时） □ 中频理疗（必要时） 临时医嘱： □ 术后镇痛药物（必要时）	临时医嘱： □ 今日出院
主要 护理 工作	□ 饮食指导：清淡易消化饮食。 □ 功能锻炼：术后早期开始功能锻炼，但要循序渐 　 进，主要进行拇指活动 □ 物理治疗	□ 功能锻炼：告知患者减少腕部和手指的动 　 作，正确指导患者按摩推拿；避免低温刺 　 激；加强拇指功能锻炼 □ 瘢痕护理：告知预防瘢痕的意义及方法 □ 告知随诊的意义 □ 告知出院流程
病情 变异 记录	□ 无 □ 有，原因： 1. 2.	□ 无 □ 有，原因： 1. 2.
特殊 医嘱		
护士 签名	白班　　　　　小夜　　　　　大夜	白班　　　　　小夜　　　　　大夜
医师 签名		

（二）护士表单

桡骨茎突狭窄性腱鞘炎临床路径护士表单

适用对象：第一诊断为桡骨茎突狭窄性腱鞘炎（ICD-10：M65.4）

行腱鞘切开术（ICD-9-CM-3：82.0101）

患者姓名：	性别： 年龄： 门诊号：	住院号：
住院日期： 年 月 日	出院日期： 年 月 日	标准住院日：7~10 天

时间	住院第 1 天（住院日）	住院第 2~3 天 （术前准备日）	住院第 4 天 （手术日）
健康宣教	□ 入院宣教 □ 介绍主管医师、护士 □ 介绍环境、设施 □ 介绍住院注意事项 □ 介绍探视和陪伴制度 □ 介绍贵重物品制度	□ 药物宣教 □ 术前宣教 □ 宣教手术前准备及术后注意事项 □ 告知术后饮食 □ 告知患者麻醉前应注意事项 □ 主管护士与患者沟通，消除患者紧张情绪 □ 告知术后可能出现的情况及应对方式	□ 术前当日宣教 □ 告知饮食、体位要求 □ 给予患者及家属心理支持 □ 再次明确探视陪伴须知
护理处置	□ 核对患者，佩戴腕带 □ 建立入院护理病历 □ 协助患者留取各种标本 □ 测量体重	□ 协助医师完成术前的相关化验 □ 术区备皮 □ 禁食、禁水	□ 送患者至手术室 □ 核对患者资料及带药 □ 接患者 □ 核对患者及资料
基础护理	□ 三级护理 □ 晨晚间护理 □ 患者安全管理	□ 三级护理 □ 晨晚间护理 □ 患者安全管理	□ 二级或一级护理 □ 晨晚间护理 □ 患者安全管理
专科护理	□ 护理查体 □ 病情观察 □ 需要时，请家属陪伴 □ 确定饮食种类 □ 心理护理	□ 病情观察 □ 遵医嘱完成相关检查 □ 心理护理	□ 遵医嘱予补液 □ 病情观察 □ 肢体血运 □ 敷料渗血情况 □ 心理护理
重点医嘱	□ 详见医嘱执行单	□ 详见医嘱执行单	□ 详见医嘱执行单
病情变异记录	□ 无 □ 有，原因： 1. 2.	□ 无 □ 有，原因： 1. 2.	□ 无 □ 有，原因： 1. 2.
护士签名			

时间	住院第 5~9 天（术后）	住院第 6~10 天 （出院日）
健康宣教	□ 术后宣教 □ 活动指导	□ 出院宣教 □ 复查时间 □ 服药方法 □ 指导锻炼 □ 指导办理出院手续
护理处置	□ 遵医嘱完成相关处理	□ 办理出院手续
基础护理	□ 二级护理 □ 晨晚间护理 □ 患者安全管理	□ 三级护理 □ 晨晚间护理 □ 患者安全管理
专科护理	□ 病情观察 □ 伤口敷料 □ 肢体血运 □ 心理护理	□ 病情观察 □ 出院指导 □ 心理护理
重点医嘱	□ 详见医嘱执行单	□ 详见医嘱执行单
病情变异记录	□ 无　□ 有，原因： 1. 2.	□ 无　□ 有，原因： 1. 2.
护士签名		

（三）患者表单

桡骨茎突狭窄性腱鞘炎临床路径患者表单

适用对象：第一诊断为桡骨茎突狭窄性腱鞘炎（ICD-10：M65.4）

行腱鞘切开术（ICD-9-CM-3：82.0101）

| 患者姓名： | | 性别：　　年龄：　　门诊号： | | 住院号： |

| 住院日期：　　年　月　日 | | 出院日期：　　年　月　日 | | 标准住院日：7~10 天 |

时间	入院	术前	手术当天
医患配合	□ 配合询问病史、收集资料，请务必详细告知既往史、用药史、过敏史 □ 配合进行体格检查 □ 有任何不适请告知医师	□ 配合完善术前相关检查、化验，如采血、留尿、心电图、X 线胸片 □ 医师与患者及家属介绍病情及术前谈话、签字；麻醉谈话、签字	□ 配合完善相关检查、化验 □ 配合医师标记切口 □ 配合医师摆好体位
护患配合	□ 配合测量体温、脉搏、呼吸3 次，血压、体重 1 次 □ 配合完成入院护理评估（简单询问病史、过敏史、用药史） □ 接受入院宣教（环境介绍、病室规定、订餐制度、贵重物品保管等） □ 配合执行探视和陪伴制度 □ 有任何不适请告知护士	□ 配合测量体温、脉搏、呼吸3 次 □ 接受术前宣教 □ 接受药物宣教 □ 接受术区备皮	□ 配合测量体温、脉搏、呼吸3 次 □ 送手术室前，协助完成核对，带齐影像资料及用药 □ 返回病房后，配合接受生命体征的监测 □ 配合检查意识（全身麻醉者） □ 接受术后宣教 □ 接受药物宣教 □ 有任何不适请告知护士
饮食	□ 遵医嘱饮食	□ 遵医嘱饮食	□ 术前禁食、禁水
排泄	□ 正常排尿便	□ 正常排尿便	□ 正常排尿便
活动	□ 正常活动	□ 正常活动	□ 正常活动

时间	术后	出院
医患配合	□ 配合医师指导进行功能锻炼 □ 配合更换敷料	□ 接受出院前指导 □ 知道复查程序 □ 获取出院诊断书
护患配合	□ 配合定时监测生命体征 □ 接受输液、服药等治疗 □ 配合活动 □ 注意活动安全，避免坠床或跌倒 □ 配合执行探视及陪伴	□ 接受出院宣教 □ 办理出院手续 □ 获取出院带药 □ 知道服药方法、作用、注意事项 □ 知道功能锻炼方法 □ 知道复印病历程序
饮食	□ 遵医嘱饮食	□ 遵医嘱饮食
排泄	□ 正常排尿便	□ 正常排尿便
活动	□ 正常活动	□ 正常活动

附：原表单（2016 年版）

桡骨茎突狭窄性腱鞘炎临床路径表单

适用对象：第一诊断为桡骨茎突狭窄性腱鞘炎患者（ICD-10：M65.435）

患者姓名：	性别：　年龄：　门诊号：	住院号：
住院日期：　　年　月　日	出院日期：　　年　月　日	标准住院日：7~10 天

时间	住院第 1 天	住院第 2 天	住院第 3 天（手术日前 1 天）
临床诊断与病情评估	□ 第一诊断为桡骨茎突狭窄性腱鞘炎 □ 病情评估：评估患者病情有无明显变化	□ 第一诊断为桡骨茎突狭窄性腱鞘炎 □ 病情评估：评估患者病情有无明显变化	□ 第一诊断为桡骨茎突狭窄性腱鞘炎 □ 病情评估：评估患者病情有无明显变化
主要诊疗工作	□ 询问病史与体格检查 □ 完成首次病程记录 □ 完成大病历 □ 开具常规检查、化验单 □ 上级医师查房 □ 确定诊断	□ 上级医师查房与手术前评估 □ 确定手术方案和麻醉方式 □ 根据化验及相关检查结果对患者的手术风险进行评估，必要时请相关科室会诊	□ 完成术前小结、上级医师查房记录 □ 完成术前准备与术前评估 □ 签署手术知情同意书、自费用品协议书 □ 向患者及家属交代病情及围术期的注意事项
重点医嘱	长期医嘱： □ 手外科护理常规 □ 二级护理 □ 饮食（普食/流食/糖尿病饮食） 临时医嘱： □ 血常规、血型 □ 尿常规 □ 凝血功能 □ 肝肾功能、血糖、电解质 □ 感染性疾病筛查 □ 胸部 X 线检查 □ 心电图 □ 肢体拍片（必要时） □ 局部浅表彩超（必要时）	长期医嘱： □ 手外科护理常规 □ 二级护理 □ 饮食（普食/流食/糖尿病饮食） 临时医嘱： □ 请相关科室会诊	长期医嘱： □ 手外科护理常规 □ 二级护理 □ 饮食（普食/流食/糖尿病饮食） 临时医嘱： □ 明日在局部麻醉、臂丛麻醉或全身麻醉下行腱鞘切开术 □ 术晨禁食、禁水 □ 术区备皮 □ 抗菌药物皮试（必要时）
主要护理工作	□ 介绍病区环境、设施 □ 介绍患者主管医师和责任护士 □ 入院常规宣教 □ 儿童患者评估血管条件 □ 告知辅助检查的注意事项	□ 护理等级评定 □ 药物过敏史 □ 既往病史 □ 在陪检护士指导下完成辅助检查 □ 做好晨晚间护理	□ 术前常规准备（腕带、对接单） □ 术区备皮 □ 术前宣教 □ 心理护理 □ 术前模拟功能训练

续 表

时间	住院第 1 天			住院第 2 天			住院第 3 天 （手术日前 1 天）		
病情 变异 记录	□无　□有，原因： 1. 2.			□无　□有，原因： 1. 2.			□无　□有，原因： 1. 2.		
特殊 医嘱									
护士 签名	白班	小夜	大夜	白班	小夜	大夜	白班	小夜	大夜
医师 签名									

时间	住院第 4 天 （手术日）	住院第 5 天 （术后第 1 日）
临床 诊断 与 病情 评估	□ 第一诊断为桡骨茎突狭窄性腱鞘炎 □ 病情评估：评估患者病情有无明显变化	□ 第一诊断为桡骨茎突狭窄性腱鞘炎 □ 病情评估：评估患者病情有无明显变化
主 要 诊 疗 工 作	□ 实施手术 □ 完成术后病程记录 □ 24 小时内完成手术记录 □ 上级医师查房 □ 向患者及家属交代手术过程概况及术后注意 　事项 □ 检查有无手术并发症及相应处理	□ 查看患者 □ 上级医师查房 □ 完成术后病程记录 □ 向患者及其家属交代手术后注意事项 □ 换药，观察切口情况，拔除引流（根据情况） □ 注意血运及肿胀情况 □ 注意有无发热 □ 复查血常规（必要时） □ 指导患肢功能锻炼
重 点 医 嘱	**长期医嘱：** □ 术后护理常规 □ 特殊疾病护理 □ 普食/流食/糖尿病饮食（术后 6 小时后） □ 心电监护或生命体征监测 □ 吸氧 □ 留置导尿（必要时） □ 术后抗菌药物（根据情况） □ 术后营养神经药物应用（必要时） □ 中频理疗（必要时） **临时医嘱：** □ 补液（必要时） □ 术后止血药物（必要时） □ 术后镇痛药物（必要时）	**长期医嘱：** □ 术后护理常规 □ 一级护理 □ 饮食（普食/流食/糖尿病饮食） □ 术后抗菌药物（根据情况） □ 术后营养神经药物应用（必要时） □ 中频理疗（必要时） **临时医嘱：** □ 补液（必要时） □ 术后镇痛药物（必要时） □ 复查血常规（必要时）
主要 护理 工作	□ 切口护理：患肢抬高，防止患肢肿胀。观察敷 　料的松紧度及肢端末梢血运状况 □ 疼痛护理：儿童患者一般采取分散注意力方式 □ 心理护理：尤其儿童患者，要给予患儿安全感	□ 饮食指导：清淡易消化饮食 □ 功能锻炼：术后早期开始功能锻炼，但要循 　序渐进，主要进行拇指活动的联系 □ 物理治疗
病情 变异 记录	□ 无　□ 有，原因： 1. 2.	□ 无　□ 有，原因： 1. 2.
特殊 医嘱		
护士 签名	白班　　　　小夜　　　　大夜	白班　　　　小夜　　　　大夜
医师 签名		

时间	住院第 6~9 天 （出院前 1 日）	住院第 7~10 天（出院日）
临床诊断与病情评估	□ 第一诊断为桡骨茎突狭窄性腱鞘炎 □ 病情评估：评估患者病情有无明显变化	□ 第一诊断为桡骨茎突狭窄性腱鞘炎 □ 病情评估：评估患者病情有无明显变化
主要诊疗工作	□ 上级医师查房 □ 切口换药，进行伤口评估，确定有无手术并发症和切口愈合不良情况，明确能否出院 □ 完成出院记录、病案首页、出院诊断书、病程记录等 □ 向患者交代出院后的注意事项，如返院复诊的时间、地点，发生紧急情况时的处理等	□ 患者办理出院手续，出院
重点医嘱	**长期医嘱：** □ 二级护理 □ 饮食（普食/流食·糖尿病饮食） □ 术后营养神经药物应用（必要时） □ 中频理疗（必要时） **临时医嘱：** □ 术后镇痛药物（必要时）	**临时医嘱：** □ 今日出院
主要护理工作	□ 饮食指导：清淡易消化饮食 □ 功能锻炼：术后早期开始功能锻炼，但要循序渐进，主要进行拇指活动 □ 物理治疗	□ 功能锻炼：告知患者减少腕部和手指的动作，正确指导患者按摩推拿；避免低温刺激；加强拇指功能锻炼 □ 瘢痕护理：告知预防瘢痕的意义及方法 □ 告知随诊的意义 □ 告知出院流程
病情变异记录	□ 无　□ 有，原因： 1. 2.	□ 无　□ 有，原因： 1. 2.
特殊医嘱		
护士签名	白班　　小夜　　大夜	白班　　小夜　　大夜
医师签名		

第二十章

单侧掌腱膜挛缩症临床路径释义

一、单侧掌腱膜挛缩症编码

1. 原编码：

疾病名称及编码：单侧掌腱膜挛缩症（ICD-10：M67.101）

手术操作名称及编码：掌腱膜部分切除术（ICD-9-CM-3：83.4201）

2. 修改编码：

疾病名称及编码：单侧掌腱膜挛缩症（ICD-10：M72.001）

手术操作名称及编码：掌腱膜部分切除术（ICD-9-CM-3：83.9104）

二、临床路径检索方法

M67.101 伴 83.9104

三、单侧掌腱膜挛缩症临床路径标准住院流程

（一）适用对象

第一诊断为单侧掌腱膜挛缩症（ICD-10：M67.101），行掌腱膜部分切除术（ICD-9-CM-3：83.4201）。

> **释义**
>
> ■ 适用对象编码参见第一部分。
> ■ 本路径适用对象为临床诊断为掌腱膜挛缩症的患者。

（二）诊断依据

根据《临床诊疗指南·骨科分册》（中华医学会编著，人民卫生出版社，2008），《外科学（下册）》（8 年制和 7 年制教材临床医学专用，第 3 版，人民卫生出版社，2015）。

1. 病史：无明确外伤史。

2. 体征：手掌部皮下结节或索条，掌指关节、指间关节发生屈曲挛缩，被动不能伸直。

> **释义**
>
> ■ 本路径的制订主要参考国内权威参考书籍和诊疗指南。
> ■ 病史、临床体征和辅助检查是诊断掌腱膜挛缩症的初步依据，多数患者的早期表现为远侧掌横纹处可触及的硬结节，此结节可以伴有疼痛。结节可以逐渐增大，形成病理性的条索，并向远端和近端逐渐扩展。这些条索会增粗或变短时就引起关节的屈曲挛缩。一般是环指、小指居多，但其他指也可以累及。临床可以做超声检查，有助于皮下结节的判断。

（三）进入路径标准

1. 第一诊断必须符合 ICD-10：M67.101 单侧掌腱膜挛缩症疾病编码。

2. 如患者有其他疾病，但住院期间不需要特殊处理，也不影响第一诊断的临床路径流程实施时，可以进入路径。

> **释义**
>
> ■诊断为掌腱膜挛缩症的患者或虽有其他基础疾病，但住院期间不需要特殊处理，也不影响路径实施的患者可以进入路径，但有基础病的患者可能有费用增加的可能。

（四）标准住院日 7~15 天

> **释义**
>
> ■临床上诊断为掌腱膜挛缩症的患者入院后，手术前的各项准备 3~4 天，包括详细的术前体检以明确手术是否能改善患者的屈曲状态和功能，总住院时间不超过 10 天符合本路径要求。

（五）住院期间的检查项目

1. 必需的检查项目：

（1）血常规、尿常规。

（2）肝肾功能、血电解质、血糖。

（3）凝血功能。

（4）感染性疾病筛查（乙型肝炎、丙型肝炎、艾滋病、梅毒等）。

（5）X 线胸片、心电图。

（6）手正斜位片。

2. 根据患者病情进行的检查项目：

（1）肺功能、超声心动图（老年人或既往有相关病史者）。

（2）对于合并糖尿病的请相关科室调整血糖。

（3）有相关疾病者必要时请相应科室会诊。

> **释义**
>
> ■血常规、尿常规是最基本的两大常规检查，进入路径的患者均需完成。肝肾功能、电解质、血糖、凝血功能、心电图、X 线胸片可评估有无基础疾病，是否影响住院时间、费用及其治疗预后；感染性疾病筛查（乙型肝炎、丙型肝炎、艾滋病、梅毒等）有助于预防交叉感染；腕关节 X 线片、必要时行超声检查有助于与其他疾病的鉴别。
>
> ■有基础病的患者需要术前和相关科室会诊协助解决。

（六）治疗方案的选择

掌腱膜部分切除术。

> **释义**
>
> ■ 本病确诊后需要根据患者的症状进行综合治疗，包括保守治疗和手术治疗。
> ■ 保守治疗包括患者主动和被动的手部伸直训练，也可以佩戴动力牵引支具。
> ■ 手术治疗适用于临床和影像学诊断明确，功能有影响，或伴有疼痛，且上述治疗无效的患者，手术的目的是切除挛缩的掌腱膜，改善外形和功能，手术方式是掌腱膜的部分切除，必要时可以植皮。

（七）预防性抗菌药物选择与使用时机

术前半小时及术后 24 小时预防应用抗菌药物。

> **释义**
>
> ■ 掌腱膜切除后，患者容易形成血肿和皮肤坏死的可能，因此需要在术前 30 分钟和术后 24 小时预防性使用抗菌药物，以防止术后感染的发生，具体要按照《抗菌药物临床应用指导原则（2015 年版）》（国卫办医发〔2015〕43 号）执行。

（八）手术日

为入院第 3~5 天。

> **释义**
>
> ■ 掌腱膜挛缩症患者一般采用臂丛阻滞麻醉，平卧位即可，如果麻醉效果不理想，也可以采用全身麻醉的方式手术。
> ■ 手术需要切除挛缩的索条，严重挛缩的患者需要松解关节或植皮。
> ■ 术中需要放置引流条或引流管。

（九）术后恢复

4~11 天。

> **释义**
>
> ■ 手术后第 2 天换药，根据渗出情况拔除引流物。
> ■ 如果没有皮肤坏死、术中也没有植皮，患者换药后就可以逐渐进行小幅度的手指屈伸活动。

（十）出院标准

1. 体温正常，常规化验指标无明显异常。

2. 伤口愈合良好：伤口无感染征象（或可在门诊处理的伤口情况），无皮肤坏死。

3. 没有需要住院处理的并发症和（或）合并症。

> **释义**
>
> ■患者出院前应完成所有必需检查项目，并观察临床症状是否减轻或消失，排除仍然需要住院处理的并发症和（或）合并症。

（十一）变异及原因分析

1. 围术期并发症：伤口感染、皮下血肿等造成住院日延长和费用增加。

2. 内科合并症：老年患者常合并基础疾病，如脑血管或心血管病、糖尿病、血栓等，手术可能导致这些疾病加重而需要进一步治疗，从而延长治疗时间，并增加住院费用。

> **释义**
>
> ■在治疗期间如发现有其他严重基础疾病，需调整药物治疗或继续其他基础疾病的治疗，则中止本路径。
>
> ■认可的变异原因主要是指患者入选路径后，在检查及治疗过程中发现患者合并存在事前未预知的、对本路径治疗可能产生影响的情况，需要中止执行路径或延长治疗时间、增加治疗费用。医师需在表单中明确说明。
>
> ■因患者方面的主观原因导致执行路径出现变异，需医师在表单中予以说明。

四、推荐表单

（一）医师表单

单侧掌腱膜挛缩症临床路径医师表单

适用对象：第一诊断为单侧掌腱膜挛缩症（ICD-10：M72.001）

行掌腱膜部分切除术（ICD-9-CM-3：83.9104）

患者姓名：	性别：　　年龄：　　门诊号：	住院号：
住院日期：　　年　月　日	出院日期：　　年　月　日	标准住院日：7~15 日

时间	住院第 1 天	住院第 2 天	住院第 3 天 （手术日前 1 天）
主要诊疗工作	□ 询问病史及体格检查 □ 完成病历书写 □ 开化验单及相关检查 □ 上级医师查房	□ 根据病史、体检、平片、电生理等行术前讨论，确定手术方案决定麻醉方式 □ 根据化验及相关检查结果对患者的手术风险进行评估，必要者请相关科室会诊 □ 完成必要的相关科室会诊	□ 完成术前准备与术前评估 □ 完成术前小结、上级医师查房记录等病历书写 □ 签署手术知情同意书、自费用品协议书 □ 向患者及家属交代病情及围术期的注意事项
重点医嘱	**长期医嘱：** □ 手外科护理常规 □ 二级护理 □ 饮食 □ 患者既往基础用药 **临时医嘱：** □ 血常规、血型、尿常规 □ 凝血功能 □ 肝肾功能、电解质、血糖 □ 感染性疾病筛查 □ X 线胸片、心电图 □ 肌电图 □ 腕部 X 线片或 CT、颈椎 X 线片或磁共振检查（根据病情需要决定） □ 请相关科室会诊（根据情况）	**长期医嘱：** □ 二级护理 □ 饮食 **临时医嘱：** □ 请相关科室会诊（根据情况）	**长期医嘱：** □ 二级护理 □ 饮食 **临时医嘱：** □ 术前医嘱：常规准备明日在局部麻醉、臂丛麻醉或全身麻醉下行开放性掌腱膜切除术 □ 术前禁食、禁水
病情变异记录	□ 无　□ 有，原因： 1. 2.	□ 无　□ 有，原因： 1. 2.	□ 无　□ 有，原因： 1. 2.
医师签名			

时间	住院第 4 天 （手术日）	住院第 5 天 （术后第 1 天）	住院第 6 天 （术后第 2 天）
主要诊疗工作	□ 手术 □ 术者完成手术记录 □ 住院医师完成术后病程记录 □ 上级医师查房 □ 注意患肢肿胀程度、运动及感觉情况 □ 向患者及家属交代手术过程概况及术后注意事项 □ 如有，注意观察外固定的松紧度等情况	□ 上级医师查房，注意病情变化 □ 完成常规病历书写 □ 注意引流量，根据引流情况明确是否拔除引流管 □ 注意患肢肿胀程度、运动及感觉情况 □ 如有，注意观察外固定的松紧度等情况	□ 上级医师查房，注意病情变化 □ 完成常规病历书写 □ 注意引流量，根据引流情况明确是否拔除引流管 □ 注意观察体温，注意神经功能变化 □ 注意患肢肿胀程度、运动及感觉情况 □ 如有，注意观察外固定的松紧度等情况
重点医嘱	**长期医嘱：** □ 全身麻醉/臂丛麻醉+强化后护理常规 □ 术后护理常规 □ 特殊疾病护理或一级护理 □ 术后 6 小时普食、糖尿病饮食、低盐低脂饮食 **临时医嘱：** □ 心电血压监护、吸氧 □ 补液（根据病情） □ 镇痛	**长期医嘱：** □ 术后护理常规 □ 饮食 □ 一级护理 □ 脱水（根据情况） □ 激素 □ 镇痛药 □ 理疗 □ 雾化吸入（根据情况） □ 抗凝治疗（根据情况） **临时医嘱：** □ 换药 □ 镇痛 □ 补液	**长期医嘱：** □ 饮食 □ 一级护理 □ 理疗 □ 拔除引流（根据情况） □ 拔除引流管后可行电刺激 **临时医嘱：** □ 换药（根据情况） □ 补液（根据情况）
病情变异记录	□ 无　□ 有，原因： 1. 2.	□ 无　□ 有，原因： 1. 2.	□ 无　□ 有，原因： 1. 2.
医师签名			

时间	住院第 7 天 （术后第 3 天）	住院第 8 天 （术后第 4 天）	住院第 9 天 （出院日）
主要诊疗工作	□ 上级医师查房，注意病情变化 □ 完成常规病历书写 □ 注意引流量，根据引流情况明确是否拔除引流管 □ 注意观察体温，注意神经功能变化 □ 注意患肢肿胀程度、运动及感觉情况 □ 如有注意观察外固定的松紧度等情况	□ 上级医师查房，进行手术及伤口评估，确定有无手术并发症和切口愈合不良情况，明确能否出院 □ 完成出院记录、病案首页、出院诊断书、病程记录等 □ 向患者交代出院后的注意事项，如返院复诊的时间、地点，发生紧急情况时的处理等	□ 患者办理出院手续，出院
重点医嘱	**长期医嘱：** □ 手外科术后护理常规 □ 二级护理 □ 饮食 □ 神经营养药物 □ 脱水（根据情况） □ 镇痛药物 □ 理疗 **临时医嘱：** □ 换药 □ 补液	**出院医嘱：** □ 嘱　日拆线换药（根据出院时间决定） □ 1 个月后门诊复诊 □ 如有不适，随时来诊	
病情变异记录	□ 无　□ 有，原因： 1. 2.	□ 无　□ 有，原因： 1. 2.	□ 无　□ 有，原因： 1. 2.
医师签名			

（二）护士表单

单侧掌腱膜挛缩症临床路径护士表单

适用对象：第一诊断为单侧掌腱膜挛缩症（ICD-10：M72.001）

行掌腱膜部分切除术（ICD-9-CM-3：83.9104）

患者姓名：		性别： 年龄： 门诊号：		住院号：
住院日期： 年 月 日		出院日期： 年 月 日		标准住院日：7~15 日

时间	住院第 1 天	住院第 2 天	住院第 3 天 （手术前 1 天）
健康宣教	□ 介绍病区环境、设施 □ 介绍患者主管医师和责任护士 □ 入院常规宣教 □ 患肢感觉功能评估 □ 告知辅助检查的注意事项	□ 告知相关检查注意事项 □ 患肢活动度评定	□ 术前宣教
护理处置	□ 核对患者，佩戴腕带 □ 建立入院护理病历 □ 协助患者留取各种标本 □ 测量体重	□ 药物过敏史 □ 既往病史	□ 术前常规准备（腕带、对接单） □ 术区备皮
基础护理	□ 护理等级评定 □ 晨晚间护理 □ 入院宣教	□ 二级护理 □ 晨晚间护理 □ 巡视病房	□ 二级护理 □ 晨晚间护理 □ 巡视病房
专科护理	□ 护理查体 □ 病情观察 □ 患肢活动情况 □ 需要时填写跌倒及压疮防范表 □ 需要时请家属陪伴 □ 告知辅助检查的注意事项 □ 心理护理	□ 病情观察 □ 患肢活动情况 □ 遵医嘱完成相关检查 □ 心理护理	□ 病情观察 □ 患肢活动情况 □ 因势利导，提供心理护理
重点医嘱	□ 详见医嘱执行单	□ 详见医嘱执行单	□ 详见医嘱执行单
病情变异记录	□ 无 □ 有，原因： 1. 2.	□ 无 □ 有，原因： 1. 2.	□ 无 □ 有，原因： 1. 2.

时间	住院第 4 天 （手术日）	住院第 5 天 （术后第 1 天）	住院第 6 天 （术后第 2 天）
健康宣教	□ 术后宣教 □ 饮食、活动指导	□ 饮食指导，如禁烟酒，忌生冷辛辣刺激性食物 □ 用药护理：宣教促神经生长药物使用意义	□ 饮食指导，如禁烟酒，忌生冷辛辣刺激性食物 □ 用药护理：宣教促神经生长药物使用意义
护理处置	□ 局部麻醉/臂丛麻醉/全身麻醉术后护理常规 □ 术后护理常规 □ 特殊疾病护理或一级护理 □ 术后 6 小时普食、糖尿病饮食、低盐低脂饮食 □ 心电监护、吸氧	□ 术后护理常规 □ 记录引流液性质、颜色、量	□ 术后护理常规
基础护理	□ 特殊疾病护理或一级护理 □ 晨晚间护理 □ 巡视病房	□ 一级护理 □ 晨晚间护理 □ 巡视病房	□ 一级护理 □ 晨晚间护理 □ 巡视病房
专科护理	□ 加压包扎观察：观察患肢血运情况，尤其注意毛细血管反流 □ 切口观察：引流液量、性状、颜色观察。切口周边皮肤观察，是否有血肿	□ 体温观察 □ 管路护理：做好留置针、引流管及尿管护理 □ 心理护理 □ 疼痛护理	□ 体温观察 □ 管路护理：做好留置针、引流管及尿管护理 □ 心理护理 □ 疼痛护理
重点医嘱	□ 详见医嘱执行单	□ 详见医嘱执行单	□ 详见医嘱执行单
病情变异记录	□ 无　□ 有，原因： 1. 2.	□ 无　□ 有，原因： 1. 2.	□ 无　□ 有，原因： 1. 2.

时间	住院第 7 天 （术后第 3 天）	住院第 8 天 （术后第 4 天）	住院第 9 日 （术后第 5 天）
健康宣教	□ 饮食指导，如禁烟酒，忌生冷辛辣刺激性食物 □ 用药护理：宣教促神经生长药物使用意义	□ 饮食指导，如禁烟酒，忌生冷辛辣刺激性食物 □ 用药护理：宣教促神经生长药物使用意义 □ 告知门诊复查时间	□ 出院宣教 □ 告知随诊意义 □ 告知出院流程
护理处置	□ 术后护理常规	□ 术后护理常规	□ 术后护理常规 □ 办理出院手续
基础护理	□ 二级护理 □ 晨晚间护理 □ 巡视病房	□ 一级护理 □ 晨晚间护理 □ 巡视病房	□ 二级护理 □ 晨晚间护理 □ 巡视病房
专科护理	□ 体温观察 □ 管路护理：做好留置针、引流管及尿管护理 □ 心理护理 □ 疼痛护理	□ 体温观察 □ 管路护理：做好留置针、引流管及尿管护理 □ 心理护理 □ 疼痛护理	□ 功能锻炼：讲解术后功能锻炼的重要性，指导患者遵医嘱循序渐进地正确地进行功能锻炼 □ 瘢痕护理：告知预防及粘连的意义及方法
重点医嘱	□ 详见医嘱执行单	□ 详见医嘱执行单	□ 详见医嘱执行单
病情变异记录	□ 无　□ 有，原因： 1. 2.	□ 无　□ 有，原因： 1. 2.	□ 无　□ 有，原因： 1. 2.

(三) 患者表单

单侧掌腱膜挛缩症临床路径患者表单

适用对象：第一诊断为单侧掌腱膜挛缩症（ICD-10：M72.001）

行掌腱膜部分切除术（ICD-9-CM-3：83.9104）

患者姓名：		性别： 年龄： 门诊号：		住院号：
住院日期： 年 月 日		出院日期： 年 月 日		标准住院日：7~15 日

时间	入院	术前	手术当天
医患配合	□ 配合询问病史、收集资料，请务必详细告知既往史、用药史、过敏史 □ 配合进行体格检查 □ 有任何不适请告知医师	□ 配合完善相关检查、化验，如采血、留尿、心电图、X线胸片 □ 医师与患者及家属介绍病情及术前检查及术前谈话	□ 配合医师摆好手术体位 □ 配合完成手术
护患配合	□ 配合测量体温、脉搏、呼吸3次，血压、体重1次 □ 配合完成入院护理评估（简单询问病史、过敏史、用药史） □ 接受入院宣教（环境介绍、病室规定、订餐制度、贵重物品保管等） □ 配合执行探视和陪伴制度 □ 有任何不适请告知护士	□ 配合测量体温、脉搏、呼吸3次，询问大便1次 □ 接受术前宣教	□ 配合测量体温、脉搏、呼吸3次，询问大便1次 □ 送手术室前，协助完成核对，带齐影像资料及用药 □ 返回病房后，配合接受生命体征的监测 □ 配合检查意识（全身麻醉者） □ 配合缓解疼痛 □ 接受术后宣教 □ 有任何不适请告知护士
饮食	□ 遵医嘱饮食	□ 遵医嘱饮食	□ 术前6~8小时禁食、禁水 □ 术后，遵医嘱饮食
排泄	□ 正常排尿便	□ 正常排尿便	□ 正常排尿便
活动	□ 正常活动	□ 正常活动	□ 正常活动

时间	术后	出院
医患配合	□ 接受药物指导 □ 接受功能锻炼指导	□ 接受出院前指导 □ 知道复查程序 □ 获取出院诊断书
护患配合	□ 配合定时监测生命体征，每日询问大便情况 □ 配合体位指导 □ 配合饮食指导 □ 配合用药指导 □ 接受输液、服药等治疗 □ 接受进食、进水、排便等生活护理 □ 配合活动，预防皮肤压力伤 □ 注意活动安全，避免坠床或跌倒 □ 配合执行探视及陪伴	□ 接受出院宣教 □ 办理出院手续 □ 知道复印病历程序
饮食	□ 遵医嘱饮食	□ 遵医嘱饮食
排泄	□ 正常排尿便	□ 正常排尿便
活动	□ 正常适度活动，避免疲劳	□ 正常适度活动，避免疲劳

附：原表单（2016 年版）

单侧掌腱膜挛缩症临床路径表单

适用对象：第一诊断为单侧掌腱膜挛缩症（ICD-10：M67.101）

行掌腱膜部分切除术（ICD-9-CM-3：83.4201）

患者姓名：		性别：	年龄：	门诊号：	住院号：
住院日期：	年 月 日	出院日期：	年 月 日		标准住院日：7~15 日

时间		住院第 1~3 天（住院日）		住院第 2~4 天（手术日）
主要诊疗工作		□ 询问病史、体格检查、基本诊断 □ 完成入院记录、首次病程记录 □ 上级医师查房，必要时全科会诊，制订手术方案 □ 完成术前三级医师查房及术前小结 □ 向患者及家属交代病情，签署"手术知情同意书" □ 完善术前各项检查，术前准备 □ 麻醉师查看患者，签署"麻醉知情同意书"		□ 完成手术 □ 完成手术记录、术后记录及术后上级医师查房记录 □ 向患者家属交代手术情况及术后注意事项 □ 全身麻醉患者术后送入 ICU 病房，苏醒后返回病房 □ 麻醉师术后随访
重点医嘱	护理级别	□ 长嘱，一级护理，持续性 □ 长嘱，二级护理，持续性 □ 长嘱，三级护理，持续性	护理级别	□ 长嘱，一级护理，持续性 □ 长嘱，二级护理，持续性 □ 长嘱，三级护理，持续性
	膳食选择	□ 长嘱，普食，持续性 □ 长嘱，母乳喂养，持续性 □ 长嘱，糖尿病饮食，持续性 □ 长嘱，低盐低脂糖尿病饮食，持续性 □ 长嘱，流食，持续性 □ 长嘱，半流食，持续性	膳食选择	□ 长嘱，普食，持续性 □ 长嘱，母乳喂养，持续性 □ 长嘱，糖尿病饮食，持续性 □ 长嘱，低盐低脂糖尿病饮食，持续性 □ 长嘱，流食，持续性 □ 长嘱，半流食，持续性
	术前检验	□ 临嘱，急检血细胞分析+超敏 C 反应，共 1 次，一次性 □ 临嘱，血凝分析（急检），共 1 次，一次性 □ 临嘱，急检传染病抗体检测，共 1 次，一次性 □ 临嘱，急检血糖，共 1 次，一次性	手术申请医嘱	□ 临嘱，手术申请，共 1 次，一次性 □ 临嘱，拟明日在全身麻醉下行舟骨骨折切开复位内固定术 □ 临嘱，拟明日在臂丛麻醉下行畸形矫正术 □ 临嘱，术晨禁食、禁水 □ 临嘱，术区备皮 □ 临嘱，地西泮注射液（2ml：10mg×10 支），每次 2ml，共 1 支，一次性. □ 临嘱，地西泮注射液（2ml：10mg×10 支），每次 .5ml，共 1 支，一次性. □ 临嘱，硫酸阿托品注射液（1ml：0.5mg），每次 1ml，共 1 支，一次性. □ 临嘱，硫酸阿托品注射液（1ml：0.5mg），每次 0.3ml，共 1 支，一次性 □ 临嘱，导尿（进口），共 1 次，一次性

续　表

时间		住院第1~3天（住院日）		住院第2~4天（手术日）
重点医嘱	术前常规检查	□ 临嘱，血细胞分析（五分类），共1次，一次性 □ 临嘱，血凝分析，共1次，一次性 □ 临嘱，传染病综合抗体·，共1次，一次性 □ 临嘱，尿常规分析，共1次，一次性 □ 临嘱，肝肾糖脂组合，共1次，一次性	抗生素试敏	□ 临嘱，头孢替唑钠皮试，共1次，一次性 □ 临嘱，青霉素钠皮试，共1次，一次性 □ 临嘱，磺苄西林钠皮试，共1次，一次性
	电诊检查	□ 临嘱，常规心电图检查（电），共1次，一次性 □ 临嘱，床头常规心电图检查，共1次，一次性	术后医嘱	□ 长嘱，术后医嘱，持续性
	影像学检查	□ 临嘱，上肢摄影（门诊），共1次，一次性 □ 临嘱，上肢摄影（门诊），共1次，一次性 □ 临嘱，下肢摄影（门诊），共1次，一次性 □ 临嘱，下肢摄影（门诊），共1次，一次性 □ 临嘱，胸腹部摄影（门诊），共1次，一次性 □ 临嘱，上肢摄影（门诊），共1次，一次性 □ 临嘱，上肢摄影（门诊），共1次，一次性 □ 临嘱，上肢CT（门诊楼），共1次，一次性 □ 临嘱，上肢CT（门诊楼），共1次，一次性	术后护理等级	□ 长嘱，一级护理，持续性 □ 长嘱，二级护理，持续性 □ 长嘱，三级护理，持续性
	手术申请医嘱	□ 临嘱，手术申请，共1次，一次性 □ 临嘱，拟明日在全身麻醉下行舟骨骨折切开复位内固定术 □ 临嘱，拟明日在臂丛麻醉下行舟骨骨折切开复位内固定术 □ 临嘱，拟急诊在臂丛麻醉下行舟骨骨折切开复位内固定术 □ 临嘱，拟急诊在局部麻醉下行舟骨骨折切开复位内固定术 □ 临嘱，拟明日在局部麻醉下行掌骨骨折切开复位内固定术 □ 临嘱，术晨禁食、禁水 □ 临嘱，术区备皮 □ 临嘱，地西泮注射液（2ml：10mg×10支），每次2ml，共1支，一次性· □ 临嘱，地西泮注射液（2ml：10mg×10支），每次.5ml，共1支，一次性· □ 临嘱，硫酸阿托品注射液（1ml：0.5mg），每次1ml，共1支，一次性 □ 临嘱，硫酸阿托品注射液（1ml：0.5mg），每次0.3ml，共1支，一次性 □ 临嘱，导尿（进口），共1次，一次性	术后膳食选择	□ 长嘱，普食，持续性 □ 长嘱，禁食、禁水，持续性 □ 长嘱，母乳喂养，持续性 □ 长嘱，流食，持续性 □ 长嘱，半流食，持续性 □ 长嘱，糖尿病饮食，持续性 □ 长嘱，低盐低脂糖尿病饮食，持续性

时间		住院第1~3天（住院日）		住院第2~4天（手术日）
重点医嘱	抗生素试敏	□ 临嘱，头孢替唑钠皮试，共1次，一次性 □ 临嘱，青霉素钠皮试，共1次，一次性 □ 临嘱，磺苄西林钠皮试，共1次，一次性	术后复查	□ 临嘱，5%葡萄糖注射液（100ml：5g），每次100ml，共3袋，每天上午1次 □ 临嘱，注射用门冬氨酸阿奇霉素（0.25g），每次0.5g，共6瓶，每天上午1次 □ 临嘱，0.9%氯化钠注射液（250ml：2.25g/袋），每次250ml，共22袋，每天2次 □ 临嘱，注射用青霉素钠（160万单位），每次800万IU，共10支，每天2次 □ 临嘱，0.9%氯化钠注射液（250ml：2.25g/袋），每次250ml，共22袋，每天2次 □ 临嘱，注射用青霉素钠（160万U），每次800万IU，共10支，每天2次 □ 临嘱，0.9%氯化钠注射液（250ml：2.25g），每次250ml，共2袋，每天2次 □ 临嘱，注射用头孢替唑钠（0.5g），每次2g，共8支，每天2次 □ 临嘱，0.9%氯化钠注射液（250ml：2.25g/袋），每次250ml，共4袋，每天2次 □ 临嘱，注射用磺苄西林钠（1g/支），每次2g，共8支，每天2次 □ 临嘱，0.9%氯化钠注射液（250ml：2.25g/袋），每次250ml，共2袋，每天上午1次 □ 临嘱，克林霉素磷酸酯注射液（10ml：0.9g），每次1.8g，共4支，每天上午1次
	术前预防用药	□ 临嘱，0.9%氯化钠注射液（250ml：2.25g/袋），每次250ml，共2袋，每天2次 □ 临嘱，注射用磺苄西林钠（1g/支），每次2g，共4支，每天2次 □ 临嘱，0.9%氯化钠注射液（250ml：2.25g/袋），每次250ml，共2袋，一次性 □ 临嘱，注射用头孢替唑钠（0.5g），每次2g，共8支，一次性 □ 临嘱，0.9%氯化钠注射液（250ml：2.25g/袋），每次250ml，共1袋，一次性 □ 临嘱，克林霉素磷酸酯注射液（10ml：0.9g），每次1.8g，共2支，一次性	术后消肿	□ 长嘱，参芍葡萄糖注射液（100ml/瓶），每次100ml，每天2次 □ 长嘱，5%葡萄糖注射液（250ml：12.5g），每次250ml，每天1次 □ 长嘱，大株红景天注射液（5ml/支），每次10ml，每天1次 □ 长嘱，0.9%氯化钠注射液（250ml：2.25g/袋），每次250ml，每天1次 □ 长嘱，大株红景天注射液（5ml/支），每次10ml，每天1次

续　表

时间	住院第1~3天（住院日）	住院第2~4天（手术日）
主要 护理 工作	□ 护士接诊，监测生命体征、建立入院病理 □ 进行入院宣教，向患者本人及家属交代临床路径， 　并交代相关注意事项 □ 完成术前各项常规检查 □ 做术前准备	□ 术前生命体征监测 □ 佩戴腕带，看护患者由手术室护理人员接 　入手术室 □ 患者安返病房后接患者，监测生命体征 □ 术后心理和生活护理
病情 变异 记录	□ 无　□ 有，原因： 1. 2.	□ 无　□ 有，原因： 1. 2.
护士 签名		
医师 签名		

时间		住院第 3~7 天		住院第 6~15 天
主要 诊疗 工作		☐ 上级医师查房并做手术效果及术后恢复情况评估 ☐ 完成术后各级医师查房记录及术后病程记录 ☐ 完成术后每日换药工作 ☐ 观察有无术后及麻醉后并发症		☐ 上级医师查房，并观察手术切口愈合情况及 有无并发症 ☐ 完成术后各级医师查房记录及病程记录 ☐ 完成每日换药工作
重 点 医 嘱	术后 护理 等级	☐ 长嘱，一级护理，持续性 ☐ 长嘱，二级护理，持续性 ☐ 长嘱，三级护理，持续性	术后 等级 护理	☐ 长嘱，一级护理，持续性 ☐ 长嘱，二级护理，持续性 ☐ 长嘱，三级护理，持续性
	术后 膳食 选择	☐ 长嘱，普食，持续性 ☐ 长嘱，禁食、禁水，持续性 ☐ 长嘱，母乳喂养，持续性 ☐ 长嘱，流食，持续性 ☐ 长嘱，半流食，持续性 ☐ 长嘱，糖尿病饮食，持续性 ☐ 长嘱，低盐低脂糖尿病饮食，持续性	术后 膳食 选择	☐ 长嘱，普食，持续性 ☐ 长嘱，母乳喂养，持续性 ☐ 长嘱，糖尿病饮食，持续性 ☐ 长嘱，低盐低脂糖尿病饮食，持续性 ☐ 长嘱，流食，持续性 ☐ 长嘱，半流食，持续性

	术后
	抗生
	素应
		☐ 长嘱，0.9% 氯化钠注射液（100ml：
		   0.9g），每次 100ml，每天 2 次
		☐ 长嘱，注射用头孢替唑钠（0.75g），每
		   次 0.75g，每天 2 次
		☐ 长嘱，0.9% 氯化钠注射液（250ml：
		   2.25g），每次 250ml，每天 2 次
		☐ 长嘱，注射用头孢替唑钠（0.75g），每
		   次 1.5g，每天 2 次
		☐ 长嘱，5% 葡萄糖注射液（100ml：5g），
		   每次 100ml，每天上午 1 次
		☐ 长嘱，注射用门冬氨酸阿奇霉素
		   （0.25g），每次 0.25g，每天上午 1 次
		☐ 长嘱，5% 葡萄糖注射液（250ml：
		   12.5g），每次 250ml，每天上午 1 次
		☐ 长嘱，注射用门冬氨酸阿奇霉素
		   （0.25g），每次 0.5g，每天上午 1 次
		☐ 长嘱，0.9% 氯化钠注射液（100ml：
		   0.9g），每次 100ml，每天 2 次
		☐ 长嘱，注射用青霉素钠（160 万 U），每
		   次 320 万 IU，每天 2 次
		☐ 长嘱，0.9% 氯化钠注射液（250ml：
		   2.25g），每次 250ml，每天 2 次
		☐ 长嘱，注射用青霉素钠（160 万 U），每
		   次 800 万 IU，每天 2 次
			术后
			抗生
			素应
				☐ 长嘱，0.9% 氯化钠注射液（100ml：
				   0.9g），每次 100ml，每天 2 次
				☐ 长嘱，注射用头孢替唑钠（0.75g），
				   每次 0.75g，每天 2 次
				☐ 长嘱，0.9% 氯化钠注射液（250ml：
				   2.25g），每次 250ml，每天 2 次
				☐ 长嘱，注射用头孢替唑钠（0.75g），
				   每次 1.5g，每天 2 次
				☐ 长嘱，5% 葡萄糖注射液（100ml：
				   5g），每次 100ml，每天上午 1 次
				☐ 长嘱，注射用门冬氨酸阿奇霉素
				   （0.25g），每次 0.25g，每天上午 1 次
				☐ 长嘱，5% 葡萄糖注射液（250ml：
				   12.5g），每次 250ml，每天上午 1 次
				☐ 长嘱，注射用门冬氨酸阿奇霉素
				   （0.25g），每次 0.5g，每天上午 1 次
				☐ 长嘱，0.9% 氯化钠注射液（100ml：
				   0.9g），每次 100ml，每天 2 次
				☐ 长嘱，注射用青霉素钠（160 万 U），
				   每次 320 万 IU，每天 2 次
				☐ 长嘱，0.9% 氯化钠注射液（250ml：
				   2.25g），每次 250ml，每天 2 次
				☐ 长嘱，注射用青霉素钠（160 万 U），
				   每次 800 万 IU，每天 2 次

	换药	☐ 临嘱，特大换药，每次 1 次，共 1 次，一
		   次性
		☐ 临嘱，石膏拆除术，共 1 次，一次性
			换药	☐ 临嘱，特大换药，每次 1 次，共 1 次，
				   一次性
				☐ 临嘱，石膏拆除术，共 1 次，一次
				   性 .

			通知 出院	☐ 临嘱，通知出院，共 1 次，一次性

续　表

时间	住院第 3~7 天	住院第 6~15 天
主要 护理 工作	□ 护士接诊，监测生命体征、建立入院病理 □ 进行入院宣教，向患者本人及家属交代临床路径，并交代相关注意事项 □ 完成术前各项常规检查 □ 做术前准备	□ 术前生命体征测量 □ 佩戴腕带，看护患者由手术室护理人员接入手术室 □ 患者安返病房后接患者，监测生命体征 □ 术后心理和生活护理
病情 变异 记录	□ 无　□ 有，原因： 1. 2.	□ 无　□ 有，原因： 1. 2.
护士 签名		
医师 签名		

第二十一章

肩关节复发性前脱位临床路径释义

一、肩关节复发性前脱位编码

1. 原编码：

疾病名称及编码：肩关节复发性前脱位（ICD-10：M24.411）

肩关节脱位［盂肱关节脱位］（ICD-10：S43.001）

手术操作名称及编码：肩关节脱位复位术、修补术

肩关节脱位闭合复位术（ICD-9-CM-3：79.71001）

肩关节脱位切开复位术（ICD-9-CM-3：79.81002）

肩关节脱位切开复位内固定术（ICD-9-CM-3：79.81003）

复发性肩关节脱位修补术（ICD-9-CM-3：81.82001）

2. 修改编码：

疾病名称及编码：复发性肩关节脱位（ICD-10：M24.401）

复发性肩关节不全脱位（ICD-10：M24.402）

肩关节脱位（ICD-10：S43.0）

手术操作名称及编码：肩脱位闭合性复位术（ICD-9-CM-3：79.71）

肩脱位开放性复位术（ICD-9-CM-3：79.81）

复发性肩脱位的修补术（ICD-9-CM-3：81.8200）

关节镜习惯性肩关节脱位修补术（ICD-9-CM-3：81.8201）

二、临床路径检索方法

（M24.4 / S43.0 / S43.001）伴（79.71/ 79.81 / 81.82）

三、肩关节复发性前脱位临床路径标准住院流程

（一）适用对象

第一诊断为肩关节复发性前脱位（ICD-10：M24.411）。

行肩关节镜下关节镜检，盂唇缝合修复，喙突移位术，或含以下诊断和术式：

M24.411	肩关节复发性脱位	79.71001	肩关节脱位闭合复位术
		79.81002	肩关节脱位切开复位术
S43.001	肩关节脱位［盂肱关节脱位］	79.81003	肩关节脱位切开复位内固定术
		81.82001	复发性肩关节脱位修补术

> **释义**
>
> ■ 适用对象编码参见第一部分。
> ■ 本路径适用对象为临床诊断为复发性肩关节脱位的患者，需进行手术治疗时。肩关节脱位中，95%以上为前脱位。

（二）诊断依据

1. 病史：肩关节外伤史，肩关节反复前向脱位，关节不稳感，某些姿势或者动作会导致再次脱位，常可自行复位或者需要到医院急诊复位，是否合并损伤，注意有无癫痫病史。
2. 体检：恐惧试验阳性，复位试验阳性，关节活动度一般正常，没有肩袖损伤的表现。
3. 辅助检查：肩关节前后位像，侧位和腋位像，磁共振造影和CT三维重建判断损伤程度。

> **释义**
>
> ■ 本路径的制订主要参考国内权威参考书籍和诊疗指南。
> ■ 症状和体格检查是诊断肩关节复发性前脱位的初步依据。影像学检查，特别是CT检查有助于评估骨性结构的损伤，如骨性Bankart损伤、Hill-Sachs损伤和肩盂缺损程度，有助于手术计划的制订。

（三）治疗方案的选择及依据

1. 诊断明确的肩关节脱位，症状明显，保守治疗无效。
2. 无手术禁忌证。

> **释义**
>
> ■ 保守治疗效果不佳，严重的肩关节不稳定，影响患者生活和运动时需考虑手术治疗。
> ■ 手术治疗包括Bankart修复、喙突移位、冈下肌填充和取髂骨植骨等术式。
> ■ 影像学检查可以协助手术方式的制订。对肩盂骨缺损<25%的患者，可以采用Bankart修补术式，直接修补撕裂的盂唇和韧带组织；对存在骨性Bankart损伤的患者，可以将撕脱的骨块重新缝合到肩盂上；对合并巨大肱骨头Hill-Sachs损伤的患者，需行冈下肌填充或骨移植手术；对肩盂骨缺损>25%的患者，可考虑行喙突移位手术；若肩盂缺损巨大，预计喙突移位无法恢复骨性肩盂时，可进行取髂骨植骨手术。手术方式的制订也需要参考患者运动水平，对运动水平较高的患者，为防止Bankart修补失效，也可以直接选择喙突移位手术。

（四）标准住院日为 6~8 天

> **释义**
>
> ■ 明确肩关节复发性前脱位损伤的患者入院后，术前检查 1~3 天，第 4~5 天行手术治疗，第 5~7 天主要观察切口情况和有无术后早期并发症，总住院时间不超过 8 天符合本路径要求。如果具备条件，可以在患者入院前在门诊完善相关术前化验及影像学检查，并在麻醉科门诊评估患者全身情况，安排入院后尽早接受手术，以尽量减少患者住院时间。

（五）进入路径标准

1. 第一诊断必须符合肩关节复发性前脱位。
2. 当患者同时具有其他疾病诊断时，但在住院期间不需要特殊处理也不影响第一诊断的临床路径流程实施时，可以进入路径。
3. 经入院常规检查发现既往没有发现的疾病，而该疾病对患者健康的影响比肩关节复发性前脱位更严重，或者该疾病可能影响手术实施，增加麻醉和手术风险，影响预后，则应优先考虑治疗该种疾病，暂且不宜进入路径。例如：较严重的高血压、糖尿病、心功能不全、肝肾功能不全、凝血功能障碍等。

> **释义**
>
> ■ 部分患者入院后常规检查发现有基础疾病，如高血压、糖尿病、肝肾功能不全等，经系统评估后对复发性肩关节前脱位诊断治疗无特殊影响者，可进入路径。如合并肩关节其他损伤时，如肩袖或上盂唇损伤时，可手术中一并处理，也可进入路径。癫痫是造成肩关节脱位的主要原因之一，对经药物控制良好、近期无癫痫复发的患者，也可进入路径。但以上可能增加医疗费用，延长住院时间。

（六）术前准备 1~3 天

1. 术前检查项目：
（1）血常规、尿常规。
（2）肝肾功能、电解质、血糖。
（3）凝血功能。
（4）感染性疾病筛查（乙型肝炎、丙型肝炎、艾滋病、梅毒等）。
（5）肩关节前后位，侧位和腋位像。
（6）肩关节 CT 检查。
（7）X 线胸片、心电图。
2. 根据患者病情可选择：
（1）双下肢深静脉彩超、超声心动图、血气分析和肺功能（高龄或既往有心、肺部病史者）。
（2）有相关疾病者必要时请相关科室会诊。

> **释义**
>
> ■ 血常规、尿常规最基本的两个常规检查，进入路径的患者均需完成。肝肾功能、电解质、血糖、凝血功能、心电图、X 线胸片可评估有无基础疾病，是否影响住院时间、费用及其治疗预后，也是进行麻醉手术的基础检查；感染性疾病筛查可指导对同病房患者、医护人员的防护、手术顺序的安排和术后手术器械的消毒；肩关节 CT 检查有助于明确肩关节骨性情况，指导制订手术计划。
>
> ■ 对年龄较大患者或基础检查发现异常的患者，可进行超声心动图、血气分析和肺功能，以进一步评估患者身体状况；对二聚体升高的患者，可行双下肢深静脉彩超检查，以排除下肢深静脉血栓；对合并高血压、糖尿病或其他内科疾病的患者，可请相关科室会诊以确保患者围术期安全。

（七）选择用药

抗菌药物：按照《抗菌药物临床应用指导原则》（卫医发〔2015〕43 号）执行。

> **释义**
>
> ■ Ⅰ类切口手术抗菌药物使用不应超过术后 24 小时。

（八）手术日为入院第 4~5 天

1. 麻醉方式：神经阻滞麻醉联合全身麻醉。
2. 手术方式：肩关节镜下 Bankart 修补、冈下肌填充或骨移植、喙突移位或取髂骨植骨手术。
3. 手术内植物：带线锚钉、空心钉等。
4. 输血：无。

> **释义**
>
> ■ 肩关节手术一般在全身麻醉下进行。神经阻滞麻醉可协助术中控制性降压，并有助于术后患者的疼痛管理。

（九）术后住院恢复为第 5~7 天

1. 必需复查的检查项目：肩关节前后位、侧位和腋位 X 线片。
2. 肩关节 CT+三维重建。
3. 必要时查血常规、血沉、CRP、凝血，电解质，双下肢深静脉 B 超检查。
4. 术后处理：
（1）抗菌药物：按照《抗菌药物临床应用指导原则》（卫医发〔2015〕43 号）执行。
（2）术后镇痛：参照《骨科常见疼痛的处理专家建议》。
（3）术后康复：根据手术状况按相应康复计划康复。

> **释义**
>
> ■ 术后肩关节平片确认内植物的位置；肩关节 CT 可以评估喙突移位或取髂骨植骨手术后骨块的位置。
>
> ■ 术后血常规、血沉、CRP、凝血、电解质等检查可以观察患者有无感染、电解质紊乱等。骨科手术是导致术后患者下肢深静脉血栓的危险因素，对联合有其他高危因素的患者，或术后出现小腿肿痛的患者，应行双下肢深静脉 B 超检查以排除深静脉血栓。
>
> ■ Ⅰ 类切口手术抗菌药物使用不应超过术后 24 小时；术后根据患者疼痛情况进行疼痛管理；根据手术情况指导患者开始术后早期康复。

（十）出院标准

1. 体温正常，上肢感觉正常，手部和肘部活动正常。
2. 伤口无感染征象（或可在门诊处理的伤口情况），关节无感染征象。
3. 没有需要住院处理的并发症和（或）合并症。

> **释义**
>
> ■ 患者出院前应完成所有必需检查项目，无发热，切口情况满意，且无明显术后并发症。

（十一）变异及原因分析

1. 围术期并发症：深静脉血栓形成、伤口感染、关节感染、神经血管损伤等，造成住院日延长和费用增加。
2. 内科合并症：老年患者常合并内科疾病，如脑血管或心血管病、糖尿病、血栓等，手术可能导致基础疾病加重而需要进一步治疗，从而延长治疗时间，并增加住院费用。
3. 植入材料的选择：不同手术方式，由于损伤性质不同，使用不同的内植物材料以及数目的不同，可能导致住院费用存在差异。

> **释义**
>
> ■ 深静脉血栓可能造成肺栓塞，是骨科手术后严重的并发症之一，此时需请相关科室协助处理深静脉血栓情况。
>
> ■ 认可的变异原因主要是指患者入选路径后，在检查及治疗过程中发现患者合并存在事前未预知的、对本路径治疗可能产生影响的情况，需要中止执行路径或延长治疗时间、增加治疗费用。医师需在表单中明确说明。
>
> ■ 因患者方面的主观原因导致执行路径出现变异，需医师在表单中予以说明。

四、肩关节复发性前脱位临床路径给药方案

1. 术前用药：治疗基础疾病，如心脏病、高血压等，以口服给药为主；围术期控制血糖可

应用胰岛素。术前 30 分钟及术后 24 小时内可预防性应用抗菌药物。

2. 术中用药：无特殊必要时可应用控制性减压用药。

3. 术后用药：术后可用非甾体类镇痛药，并按照患者疼痛程度进行阶梯镇痛。老年患者可因麻醉药反应出现呕吐、恶心等不适，可予相应止吐药物处理。

【用药选择】

术前治疗基础疾病的药物应继续规律应用。

【药学提示】

应注意患者长时间服用药物与围术期用药的药理作用，以及围术期药物之间的相互作用。

【注意事项】

术后应避免注射用非甾类镇痛药与口服非甾类镇痛药合用，以免增加胃肠道不良事件风险。

五、推荐表单

（一）医师表单

肩关节复发性前脱位临床路径医师表单

适用对象：第一诊断为复发性肩关节脱位（ICD-10：M24.401），复发性肩关节不全脱位
（ICD-10：M24.402），肩关节脱位（ICD-10：S43.0）

行肩脱位闭合性复位术（ICD-9-CM-3：79.71），肩脱位开放性复位术（ICD-9-CM-3：79.81），复发性肩脱位的修补术（ICD-9-CM-3：81.8200），关节镜习惯性肩关节脱位修补术（ICD-9-CM-3：81.8201）

| 患者姓名： | 性别： 年龄： 门诊号： | 住院号： |
| 住院日期： 年 月 日 | 出院日期： 年 月 日 | 标准住院日：6~8 天 |

时间	住院第 1~3 天	住院第 3~4 天 （术前日）	住院第 4~5 天 （手术日）
主要诊疗工作	□ 完成住院志，询问病史、体格检查、初步诊断 □ 完成"首次病程记录" □ 完成住院病历 □ 上级医师查房、术前评估、确定诊断、手术日期 □ 完成上级医师查房记录 □ 开医嘱：常规化验、检查单	□ 上级医师查房 □ 继续完成检查及必要的会诊 □ 医师查房、手术前评估 □ 完成术前小结、术前查房和上级医师查房记录 □ 签署手术知情同意书，向患者及家属交代术前注意事项 □ 手术准备 □ 麻醉医师访视患者进行评估并签署麻醉同意书	□ 手术：Bankart 修复、喙突移位、冈下肌填充或取髂骨植骨等术式 □ 完成手术记录和术后当天的病程记录 □ 交代术中情况及注意事项 □ 上级医师查房完成手术日病程记录和上级医师查房记录 □ 麻醉医师术后随访 □ 交班前医师查看术后患者情况并记录交班
重点医嘱	长期医嘱： □ 运动医学科护理常规 □ 二级护理 □ 饮食 临时医嘱： □ 血、尿常规检查；凝血功能；感染性疾病筛查；肝肾功能+电解质+血糖；X 线胸片、心电图 □ 肩关节前后位、侧位和腋位 X 线片 □ 肩关节 CT 三维重建（必要时） □ 根据病情：肺功能、超声心动、血气分析、双下肢深静脉 B 超	长期医嘱： □ 同前 □ 既往内科基础疾病用药 临时医嘱： □ 根据会诊要求开检查化验单 □ 术前医嘱：明日在___种麻醉下行肩关节镜下 Bankart 修复、喙突移位、冈下肌填充或取髂骨植骨等术式 □ 术前禁食、禁水 □ 术前抗菌药物皮试（必要时） □ 术区备皮 □ 灌肠和尿管留置（必要时） □ 其他特殊医嘱	长期医嘱： □ 运动医学护理常规 □ 二级护理 □ 饮食 □ 患肢抬高、制动 □ 抗菌药物（必要时） □ 其他特殊医嘱 临时医嘱： □ 今日在 ___ 麻醉下行 Bankart 修复、喙突移位、冈下肌填充或取髂骨植骨等术式 □ 耗材计费 □ 补液（必要时） □ 伤口换药（必要时）

续　表

时间	住院第 1~3 天	住院第 3~4 天 （术前日）	住院第 4~5 天 （手术日）
主要 护理 工作	□ 入院介绍 □ 完成护理评估并记录 □ 处理医嘱、并执行 □ 健康宣教 □ 指导患者到相关科室进行检 　 查心电图、X 线胸片等 □ 按时巡视病房 □ 认真完成交接班	□ 常规护理 □ 术前心理护理（紧张、焦 　 虑） □ 术前备皮、沐浴、更衣 □ 术前物品准备 □ 完成护理记录 □ 完成责任制护理记录 □ 认真完成交接班 □ 按时巡视病房	□ 观察患者病情变化：生命 　 体征、桡动脉搏动，患肢 　 皮肤温度、感觉及手指活 　 动，如有异常通知医师 □ 向患者交代术后注意事项 □ 术后生活及心理护理 □ 处理执行医嘱 □ 完成责任制护理 □ 按时巡视病房认真完成交 　 接班
病情 变异 记录	□ 无　□ 有，原因：	□ 无　□ 有，原因：	□ 无　□ 有，原因：
护士 签名			
医师 签名			

时间	住院第 5~7 天 （术后）	住院第 8 天 （出院日）
主要诊疗工作	□ 上级医师查房：进行患肢情况、感染、并发症的评估 □ 完成日常病程记录、上级医师查房记录及确定患者可以出院，完成出院总结、病历首页的填写 □ 向患者交代出院注意事项、复查时间及拆线时间	□ 主管医师查房 □ 完成日常病程记录、上级医师查房记录，检查出院总结、病历首页"的书写是否完善 □ 通知出院 □ 向患者及家属交代出院注意项、复查时间及拆线时间和康复程序
重点医嘱	长期医嘱： □ 运动医学术后护理常规 □ 二级护理 □ 饮食 □ 静脉抗菌药物下午停（必要时） 临时医嘱： □ 伤口换药 □ 术后肩关节前后位、侧位和腋位 X 线片 □ 患肩 CT（必要时） □ 双下肢深静脉 B 超 □ 出院带药 □ 明日出院	长期医嘱： □ 运动医学术后护理常规 □ 二级护理 □ 饮食 □ 静脉抗菌药物下午停（必要时） 临时医嘱： □ 伤口换药 □ 术后肩关节前后位、侧位和腋位 X 线片 □ 患肩 CT（必要时） □ 出院带药
主要护理工作	□ 处理执行医嘱 □ 术后心理、生活护理 □ 康复医师指导训练 □ 完成病情观察护理记录 □ 出院指导 □ 认真完成交接班 □ 协助医师伤口换药	□ 协助家属办理出院手续 □ 出院单位处理
病情变异记录	□ 无 □ 有，原因： 1. 2.	□ 无 □ 有，原因： 1. 2.
护士签名		
医师签名		

（二）护士表单

肩关节复发性前脱位临床路径护士表单

适用对象：第一诊断为复发性肩关节脱位（ICD-10：M24.401），复发性肩关节不全脱位（ICD-10：M24.402），肩关节脱位（ICD-10：S43.0）

行肩脱位闭合性复位术（ICD-9-CM-3：79.71），肩脱位开放性复位术（ICD-9-CM-3：79.81），复发性肩脱位的修补术（ICD-9-CM-3：81.8200），关节镜习惯性肩关节脱位修补术（ICD-9-CM-3：81.8201）

患者姓名：		性别： 年龄： 门诊号：	住院号：
住院日期： 年 月 日		出院日期： 年 月 日	标准住院日：6~8 天

时间	住院第 1~3 天	住院第 3~4 天（术前日）	住院第 4~5 天（手术日）
健康宣教	□ 入院宣教 　介绍主管医师、护士 　介绍病室环境、设施 　介绍规章制度及注意事项	□ 术前宣教 　宣教疾病知识、术前准备及 　手术过程 　指导术前保持良好睡眠 　告知准备物品 　告知家属等候区位置	□ 术后当日宣教 　告知监护设备、管路功能及 　注意事项 　告知饮食、体位要求 　告知术后可能出现的情况及 　应对方式 　告知术后饮食、活动及探视 　注意事项
护理处置	□ 核对患者，佩戴腕带 □ 建立入院病历 □ 评估患者并书写护理评 　估单	□ 协助医师完成术前检查化验 □ 术前准备 　备皮 　禁食、禁水	□ 术前监测生命体征 □ 送手术 　摘除患者各种活动物品 　核对患者资料及带药 　填写手术交接单，签字确认 □ 接手术 　核对患者及资料，签字确认
基础护理	□ 二级护理或三级护理 　晨晚间护理 　患者安全管理	□ 二级护理 　晨晚间护理 　患者安全管理	□ 一级或二级护理 　晨晚间护理 　体位护理：患者平卧，患肢 　抬高及冰敷，以促进静脉和 　淋巴回流，防止患肢肿胀。 　排泄护理 　患者安全管理
专科护理	□ 需要时填跌倒及压疮防范表 □ 遵医嘱通知化验检查 □ 给予患者及家属心理支持	□ 遵医嘱完成相关检查 □ 给予患者及家属心理支持	□ 病情观察，写护理记录 □ 日间及夜间评估生命体征、 　意识、肢体感觉活动及血液 　循环、皮肤、伤口敷料，如 　有病情变化随时记录 □ 支具护理：支具常规护理， 　指导患者使用 □ 给予患者及家属心理支持

时间	住院第 1~3 天	住院第 3~4 天 （术前日）	住院第 4~5 天 （手术日）
重点 医嘱	□ 详见医嘱执行单	□ 详见医嘱执行单	□ 详见医嘱执行单
病情 变异 记录	□ 无 □ 有，原因： 1. 2.	□ 无 □ 有，原因： 1. 2.	□ 无 □ 有，原因： 1. 2.
护士 签名			

时间	住院第 5~7 天 （术后）	住院第 8 天 （出院日）
健康宣教	□ 术后宣教 指导患者术后遵医嘱功能锻炼 饮食、活动、安全指导 药物作用及频率 疾病恢复期注意事项	□ 出院宣教 复查时间 功能锻炼 饮食指导：禁烟酒，忌生冷辛辣刺激性食物 指导办理出院手续
护理处置	□ 遵医嘱完成相关检查	□ 办理出院手续 完善护理记录
基础护理	□ 二级护理 晨晚间护理 协助进食、进水 预防压疮 医嘱可下地时，协助或指导床旁活动 排泄护理 安全管理	□ 二级护理 晨晚间护理 协助或指导进食、进水 协助或指导床旁活动 患者安全管理
专科护理	□ 病情观察，写护理记录 □ 评估生命体征、意识、肢体感觉活动及血液循环、皮肤情况、伤口敷料情况 □ 疼痛护理：若患肢疼痛，可视情况遵医嘱合理使用镇痛药 □ 症状护理：告知术后出现肢体肿胀是手术的正常反应 □ 用药观察：告知术后药物应用意义 □ 给予患者及家属心理支持	□ 协助指导功能锻炼 □ 出院指导 □ 告知随诊的意义 □ 告知出院流程
重点医嘱	□ 详见医嘱执行单	□ 详见医嘱执行单
病情变异记录	□ 无　□ 有，原因： 1. 2.	□ 无　□ 有，原因： 1. 2.
护士签名		

（三）患者表单

肩关节复发性前脱位临床路径患者表单

适用对象：第一诊断为复发性肩关节脱位（ICD-10：M24.401），复发性肩关节不全脱位（ICD-10：M24.402），肩关节脱位（ICD-10：S43.0）

行肩脱位闭合性复位术（ICD-9-CM-3：79.71），肩脱位开放性复位术（ICD-9-CM-3：79.81），复发性肩脱位的修补术（ICD-9-CM-3：81.8200），关节镜习惯性肩关节脱位修补术（ICD-9-CM-3：81.8201）

患者姓名：		性别： 年龄： 门诊号：	住院号：
住院日期： 年 月 日		出院日期： 年 月 日	标准住院日：6~8 天

时间	住院第 1~3 天	住院第 3~4 天（术前日）	住院第 4~5 天（手术日）
医患配合	□ 配合询问病史、收集资料，请务必详细告知既往史、用药史、过敏史 □ 如服用抗凝药物，请明确告知 □ 配合进行体格检查 □ 有任何不适请告知医师	□ 配合完善术前相关检查、化验，如采血、留尿、心电图、B超、X线胸片等 □ 医师与患者及家属介绍病情及手术谈话、术前签字 □ 麻醉医师进行术前访视	□ 配合评估手术效果 □ 配合检查意识、肢体活动 □ 有任何不适请告知医师
护患配合	□ 配合测量体温、脉搏、呼吸、血压、体重1次 □ 配合完成入院护理评估（简单 □ 询问病史、过敏史、用药史） □ 接受入院宣教（环境介绍、病室规定、订餐制度、贵重物品保管等） □ 有任何不适请告知护士	□ 接受术前宣教 □ 接受备皮 □ 配合禁食、禁水 □ 沐浴 □ 准备好必要用物，如吸管、尿壶、便盆、尿垫、纸巾等 □ 取下义齿、饰品等，贵重物品交家属保管 □ 术前保持良好睡眠	□ 清晨配合测量体温、脉搏、呼吸，遵医嘱测血压 □ 送手术室前，协助完成核对，脱去衣物，上手术车 □ 返回病房后，协助完成核对，配合过病床 □ 配合检查意识、肢体感觉活动及血液循环，询问出入量 □ 配合术后吸氧、监护仪监测、输液 □ 遵医嘱采取正确体位 □ 配合缓解疼痛 □ 有任何不适请告知护士
饮食	□ 普食或遵医嘱特殊膳食等	□ 术前 12 小时禁食、禁水	□ 全身麻醉术后 6 小时可饮水，由流食逐渐过渡为普食
排泄	□ 正常排尿便	□ 正常排尿便	□ 自行排尿

时间	住院第 5~7 天 （术后）	住院第 8 天 （出院）
医患 配合	□ 配合检查肢体感觉、活动及血液循环 □ 配合切口评估及换药	□ 接受出院前指导 □ 知道复查程序 □ 获取出院诊断书
护 患 配 合	□ 配合定时监测生命体征、每日询问排便情况 □ 配合检查意识、肢体感觉活动及血液循环 □ 遵医嘱配合监测出入量 □ 接受输液、服药等治疗 □ 接受进食、进水、排便等生活护理 □ 配合活动，预防皮肤压疮 □ 注意活动安全，避免坠床或跌倒 □ 配合执行探视及陪伴制度	□ 接受出院宣教 □ 办理出院手续 □ 获取出院带药 □ 知道服药方法、作用、注意事项 □ 知道照顾伤口方法 □ 知道复印病历方法
饮 食	□ 根据医嘱，由流食逐渐过渡到普食或糖尿病饮食等	□ 根据医嘱，给予普食或糖尿病膳食等
排 泄	□ 正常排尿便 □ 避免便秘	□ 正常排尿便 □ 避免便秘

附：原表单（2016 年版）

肩关节复发性前脱位临床路径表单

适用对象：第一诊断为肩关节复发性前脱位
行肩关节镜检，肩关节脱位矫正术，盂唇缝合修复术

患者姓名：	性别： 年龄： 门诊号：	住院号：
住院日期： 年 月 日	出院日期： 年 月 日	标准住院日：4~6 天

时间	住院第 1 天	住院第 1~2 天 （术前日）	住院第 1~2 天 （手术日）
主要诊疗工作	□ 完成住院志，询问病史、体格检查、初步诊断 □ 完成首次病程记录 □ 完成住院病历 □ 上级医师查房、术前评估、确定诊断、手术日期 □ 完成上级医师查房记录 □ 开医嘱：常规化验、检查单	□ 上级医师查房 □ 继续完成检查及必要的会诊 □ 医师查房、手术前评估 □ 完成术前小结、术前查房和上级医师查房记录 □ 签署手术知情同意书，向患者及家属交代术前注意事项 □ 手术准备 □ 麻醉科医师访视患者进行评估并签署麻醉同意书	□ 手术：肩关节镜检，脱位矫正术，盂唇缝合修复术 □ 完成手术记录和术后当天的病程记录 □ 交代术中情况及注意事项 □ 上级医师查房完成手术日病程记录和上级医师查房记录 □ 麻科大夫后随访 □ 交班前医师查看术后患者情况并记录交班
重点医嘱	**长期医嘱：** □ 运动医学科护理常规 □ 二级护理 □ 饮食 **临时医嘱：** □ 血、尿常规检查；凝血功能；感染性疾病筛查；肝肾功能+电解质+血糖；X 线胸片、心电图 □ 肩关节前后位和 Y 位、腋轴位（必要时）X 线片 □ 肩关节 MRI，MRI 造影及 CT 三维重建（必要时） □ 根据病情：血管超声、肺功能、超声心动、血气分析	**长期医嘱：** □ 同前 □ 既往内科基础疾病用药 **临时医嘱：** □ 根据会诊要求开检查化验单 □ 术前医嘱：明日在何种麻醉下行肩关节镜下脱位矫正术 □ 术前禁食、禁水 □ 术前抗菌药物皮试（必要时） □ 术区备皮 □ 灌肠和尿管留置（必要时） □ 其他特殊医嘱	**长期医嘱：** □ 运动医学护理常规 □ 二级护理 □ 饮食 □ 患肢抬高、制动 □ 抗菌药物（必要时） □ 其他特殊医嘱 **临时医嘱：** □ 今日在___麻醉下行肩关节镜检脱位矫正术 □ 耗材计费 □ 补液（必要时） □ 伤口换药（必要时）
主要护理工作	□ 入院介绍。 □ 完成护理评估并记录 □ 处理医嘱、并执行 □ 健康宣教 □ 指导患者到相关科室进行检查心电图、X 线胸片等 □ 按时巡视病房 □ 认真完成交接班	□ 常规护理、 □ 术前心理护理（紧张、焦虑） □ 术前备皮、沐浴、更衣 □ 术前物品准备 □ 完成护理记录 □ 完成责任制护理记录 □ 认真完成交接班 □ 按时巡视病房	□ 观察患者病情变化：生命体征，足背动脉搏动，患肢皮肤温度、感觉，如有异常通知医师 □ 向患者交代术后注意事项 □ 术后生活及心理护理 □ 处理执行医嘱 □ 完成责任制护理 □ 按时巡视病房认真完成交接班

续　表

时间	住院第 1 天	住院第 1~2 天 （术前日）	住院第 1~2 天 （手术日）
病情 变异 记录	□无　□有，原因：	□无　□有，原因：	□无　□有，原因：
护士 签名			
医师 签名			

时间	住院第 2~3 天 （术后第 1 日）	住院第 3~4 天 （术后第 2 日）	住院第 4~5 天 （术后第 3 日）
主要诊疗工作	□ 上级医师查房：进行患肢情况、感染、并发症的评估 □ 完成日常病程记录、上级医师查房记录	□ 主管医师查房 □ 完成"日常病程记录"上级医师查房记录及确定患者可以出院 □ 了解 x 线情况 □ 通知出院 □ 向患者及家属交代康复程序	□ 主管医师查房 □ 完成"日常病程记录"上级医师查房记录检查"出院总结""病历首页"的书写是否完善 □ 通知出院 □ 向患者及家属交代出院注意项、复查时间及拆线时间和康复程序
重点医嘱	**长期医嘱：** □ 运动医学术后护理常规 □ 二级护理 □ 饮食 □ 静脉抗菌药物（必要时） **临时医嘱：** □ 伤口换药 □ 肩关节前后位和 Y 位片 □ 肩关节 CT 三维重建（必要时）	**长期医嘱：** □ 运动医学术后护理常规 □ 二级护理 □ 饮食 □ 静脉抗菌药物（必要时） **临时医嘱：** □ 伤口换药 □ 出院带药 □ 明日出院	**长期医嘱：** □ 运动医学术后护理常规 □ 二级护理 □ 饮食 □ 静脉抗菌药物明日停（必要时） **临时医嘱：**
主要护理工作	□ 处理执行医嘱 □ 术后心理、生活护理 □ 康复医师指导训练 □ 完成病情观察护理记录 □ 出院指导 □ 认真完成交接班 □ 协助医师伤口换药	□ 协助家属办理出院手续 □ 出院单位处理	
病情变异记录	□ 无　□ 有，原因： 1. 2.	□ 无　□ 有，原因： 1. 2.	
护士签名			
医师签名			

第二十二章

肩袖损伤临床路径释义

一、肩袖损伤编码

1. 原编码：

疾病名称及编码：肩袖损伤

非创伤性肩袖撕裂（ICD-10：M75.101）

非创伤性肩袖破裂（ICD-10：M75.102）

非创伤性冈上肌撕裂（ICD-10：M75.103）

非创伤性冈上肌破裂（ICD-10：M75.104）

旋转环带综合征（ICD-10：M75.105）

冈上肌综合征（ICD-10：M75.106）

肩袖关节囊扭伤（ICD-10：S43.403）

肩袖肌腱损伤（ICD-10：S46.001）

肩袖损伤后遗症（ICD-10：T92.516）

手术操作名称及编码：肩关节镜下关节镜检，肩峰成形、肩袖缝合术

肩关节成形术（ICD-9-CM-3：81.83001）

肩关节囊修复重建术（ICD-9-CM-3：81.83003）

肩关节修补术（ICD-9-CM-3：81.83004）

肩关节成形翻修术（ICD-9-CM-3：81.83005）

肩袖修补术（ICD-9-CM-3：81.83006）

肩关节镜下关节囊热紧缩术（ICD-9-CM-3：81.83007）

肩关节镜下肩袖修补术（ICD-9-CM-3：81.83008）

2. 修改编码：

疾病名称及编码：旋转袖综合征（ICD-10：M75.100）

非创伤性冈上肌撕裂（ICD-10：M75.101）

冈上肌综合征（ICD-10：M75.102）

肩袖自发性破裂（ICD-10：M75.103）

肩关节扭伤和劳损（ICD-10：S43.400）

肩关节扭伤（ICD-10：S43.401）

肩回旋套肌腱损伤（ICD-10：S46.000）

肩袖损伤（ICD-10：S46.002）

手术操作名称及编码：肩关节修补术（ICD-9-CM-3：81.8300）

肩峰成形术（ICD-9-CM-3：81.8301）

肩关节韧带缝合术（ICD-9-CM-3：81.9302）

回旋肌环带修补术（ICD-9-CM-3：83.6300）

冈上肌修补术（ICD-9-CM-3：83.6301）

二、临床路径检索方法

（M75.1／S43.4／S46.0）伴（81.8300／81.8301／81.9302／83.63）

三、肩袖损伤临床路径标准住院流程

（一）适用对象

第一诊断为肩袖损伤，行肩关节镜下关节镜检、肩峰成形、肩袖缝合术，或含以下诊断和术式：

M75.101	非创伤性肩袖撕裂	81.83001	肩关节成形术
M75.102	非创伤性肩袖破裂	81.83003	肩关节囊修复重建术
M75.103	非创伤性冈上肌撕裂	81.83004	肩关节修补术
M75.104	非创伤性冈上肌破裂	81.83005	肩关节成形翻修术
M75.105	旋转环带综合征	81.83006	肩袖修补术
M75.106	冈上肌综合征	81.83007	肩关节镜下关节囊热紧缩术
S43.403	肩袖关节囊扭伤	81.83008	肩关节镜下肩袖修补术
S46.001	肩袖肌腱损伤		
T92.516	肩袖损伤后遗症		

> **释义**
>
> ■ 适用对象编码参见第一部分。
>
> ■ 本路径适用对象为临床诊断为肩袖损伤的患者，需进行手术治疗时，术式为关节镜下肩袖修复术（包含/不包含肩峰成形或长头腱切断或固定）。肩关节肩袖肌腱包括冈上肌、冈下肌、肩胛下肌和小圆肌。非创伤性肩袖损伤和创伤性肩袖损伤均需进行手术治疗。

（二）诊断依据

1. 病史：肩关节疼痛，以夜间痛为重，肩关节肌力下降，肩关节主动活动>被动活动。
2. 体检：Jobe 试验（+），压腹试验（+），吹号征（+），Lift-off 试验（+）。
3. 辅助检查：肩关节 CT 造影、磁共振或磁共振造影可以确定肩袖损伤的部位及程度。

> **释义**
>
> ■ 本路径的制订主要参考国内权威参考书籍和诊疗指南。
>
> ■ 症状和体格检查是诊断肩袖损伤的初步依据。影像学检查，特别是 MRI 检查有助于评估肩袖损伤的范围和程度，CTA、MRA 和超声对肩袖损伤的诊断也有一定作用。
>
> ■ Jobe 试验阳性提示冈上肌损伤，压腹试验和 Lift-off 试验阳性提示肩胛下肌损伤，吹号征阳性提示冈下肌损伤（包含/不包含小圆肌损伤）。

（三）治疗方案的选择及依据

1. 诊断明确的肩袖损伤，症状明显，持续不缓解，影响正常生活和运动。

2. 无手术禁忌证。

> **释义**
>
> ■ 保守治疗效果不佳，症状严重，影响患者生活和运动时需考虑手术治疗。
>
> ■ 大多数肩袖损伤可以在关节镜下完成修复，关节镜下手术还可以同时处理其他合并损伤，如长头腱病变和肩峰下骨刺等。术前 MRI 检查可以判断肩袖损伤的范围和严重程度，如果 MRI 显示肩袖肌肉脂肪浸润严重，则考虑为巨大不可修复肩袖损伤，关节镜下手术通常不能完成修复，此时可考虑其他手术治疗方式。患者进入其他路径。
>
> ■ 肩袖损伤的手术方式一般为关节镜下肩袖修复术。常用的修复方法是通过缝合锚钉把撕裂的肩袖组织重新固定到大小结节上。常见的修复技术包括单排固定、双排固定和缝线桥技术。

（四）标准住院日为 6~8 天

> **释义**
>
> ■ 明确肩袖损伤的患者入院后，术前检查 1~3 天，第 4~5 天行手术治疗，第 5~7 天主要观察切口情况和有无术后早期并发症，总住院时间不超过 8 天符合本路径要求。如果具备条件，可以在患者入院前在门诊完善相关术前化验及影像学检查，并在麻醉科门诊评估患者全身情况，安排入院后尽早接受手术，以尽量减少患者住院时间。

（五）进入路径标准

1. 第一诊断必须符合肩袖损伤。

2. 当患者同时具有其他疾病诊断时，但在住院期间不需要特殊处理也不影响第一诊断的临床路径流程实施时，可以进入路径。

3. 经入院常规检查发现既往没有发现的疾病，而该疾病对患者健康的影响比肩袖损伤更严重，或者该疾病可能影响手术实施、增加麻醉和手术风险、影响预后，则应优先考虑治疗该种疾病，暂且不宜进入路径。例如：较严重的高血压、糖尿病、心功能不全、肝肾功能不全、凝血功能障碍等。

> **释义**
>
> ■ 部分患者入院后常规检查发现有基础疾病，如高血压、糖尿病、肝肾功能不全等，经系统评估后对肩袖损伤诊断治疗无特殊影响者可进入路径。如合并肩关节其他损伤时，如肩峰下骨刺或上盂唇损伤时可手术中一并处理，也可进入路径。但以上可能增加医疗费用，延长住院时间。

（六）术前准备1~3天

1. 术前检查项目：

（1）血常规、尿常规。

（2）肝肾功能、电解质、血糖。

（3）凝血功能。

（4）感染性疾病筛查（乙型肝炎、丙型肝炎、艾滋病、梅毒等）。

（5）肩关节前后位、冈上肌出口位和腋位片。

（6）肩关节 MRI 或 MRI 造影。

（7）X 线胸片、心电图。

2. 根据患者病情可选择：

（1）双下肢深静脉彩超、超声心动图、血气分析和肺功能（高龄或既往有心、肺部病史者）；肩关节 CT 检查；

（2）有相关疾病者必要时请相关科室会诊。

> **释义**
>
> ■ 血常规、尿常规最基本的两个常规检查，进入路径的患者均需完成。肝肾功能、电解质、血糖、凝血功能、心电图、X 线胸片可评估有无基础疾病，是否影响住院时间、费用及其治疗预后，也是进行麻醉手术的基础检查；感染性疾病筛查可指导对同病房患者、医护人员的防护、手术顺序的安排和术后手术器械的消毒；肩关节 CT 检查有助于明确肩关节骨性情况，指导制订手术计划。
>
> ■ 对年龄较大患者或基础检查发现异常的患者，可进行超声心动图、血气分析和肺功能，以进一步评估患者身体状况；对二聚体升高的患者，可行双下肢深静脉彩超检查，以排除下肢深静脉血栓；对合并高血压、糖尿病或其他内科疾病的患者，可请相关科室会诊以确保患者围术期安全。

（七）选择用药

抗菌药物：按照《抗菌药物临床应用指导原则》（卫医发〔2015〕43 号）执行。

> **释义**
>
> ■ Ⅰ类切口手术抗菌药物使用不应超过术后 24 小时。

（八）手术日为入院第 4~5 天

1. 麻醉方式：全身麻醉联合臂丛阻滞麻醉。

2. 手术方式：肩关节镜下肩袖修复术，视情况行肩峰成形、二头肌切断或固定术。

3. 手术内植物：各种缝合锚钉。

4. 输血：无。

> **释义**
>
> ■ 肩关节手术一般在全身麻醉下进行。神经阻滞麻醉可协助术中控制性降压，并有助于术后患者的疼痛管理。
>
> ■ 二头肌长头腱也可能是肩关节疼痛的原因之一，在肩袖损伤患者中二头肌长头腱的病变并不少见。根据患者年龄、活动水平和长头腱质量，可以行长头腱切断或固定手术。肩峰下骨刺被认为是非创伤性肩袖损伤的原因之一，因此，在完成肩袖修复以后进行肩峰成形，磨除增生的肩峰下骨刺可以保护修复好的肩袖肌腱。但对巨大肩袖损伤，为防止肱骨头进一步上移，再完成肩袖修复后不建议进行肩峰成形。

（九）术后住院恢复为第 5~7 天

1. 必需复查的检查项目：肩关节前后位、冈上肌出口位和腋位 X 线片。
2. 必要时查血常规、血沉、CRP、凝血、电解质、双下肢深静脉 B 超检查。
3. 术后处理：
（1）抗菌药物：按照《抗菌药物临床应用指导原则》（卫医发〔2015〕43 号）执行。
（2）术后镇痛：参照《骨科常见疼痛的处理专家建议》。
（3）术后康复：根据手术状况按相应康复计划康复。

> **释义**
>
> ■ 术后肩关节平片确认缝合锚钉的位置；冈上肌出口位可以评估肩峰下骨刺情况。
>
> ■ 术后血常规、血沉、CRP、凝血、电解质等检查可以观察患者有无感染、电解质紊乱等。骨科手术是导致术后患者下肢深静脉血栓的危险因素，对联合有其他高危因素的患者或术后出现小腿肿痛的患者，应行双下肢深静脉 B 超检查以排除深静脉血栓。
>
> ■ Ⅰ 类切口手术抗菌药物使用不应超过术后 24 小时；术后根据患者疼痛情况进行疼痛管理；根据手术情况指导患者开始术后早期康复。

（十）出院标准

1. 体温正常，手指活动正常。
2. 伤口无感染征象（或可在门诊处理的伤口情况），关节无感染征象。
3. 没有需要住院处理的并发症和（或）合并症。

> **释义**
>
> ■ 患者出院前应完成所有必需检查项目，无发热，切口情况满意，且无明显术后并发症。

（十一）变异及原因分析

1. 围术期并发症：深静脉血栓形成、伤口感染、关节感染、神经血管损伤等，造成住院日延长和费用增加。

2. 内科合并症：老年患者常合并内科疾病，如脑血管或心血管病、糖尿病、血栓等，手术可能导致基础疾病加重而需要进一步治疗，从而延长治疗时间，并增加住院费用。

3. 植入材料的选择：肩袖修复时，由于损伤位置、范围和严重程度不同，使用不同的内植物材料，可能导致住院费用存在差异。

> **释义**
>
> ■ 深静脉血栓可能造成肺栓塞，是骨科手术后严重的并发症之一，此时需请相关科室协助处理深静脉血栓情况。
>
> ■ 认可的变异原因主要是指患者入选路径后，在检查及治疗过程中发现患者合并存在事前未预知的、对本路径治疗可能产生影响的情况，需要中止执行路径或延长治疗时间、增加治疗费用。医师需在表单中明确说明。
>
> ■ 因患者方面的主观原因导致执行路径出现变异，需医师在表单中予以说明。

四、肩袖损伤临床路径给药方案

1. 术前用药：治疗基础疾病，如心脏病、高血压等，以口服给药为主；围术期控制血糖可应用胰岛素。术前 30 分钟及术后 24 小时内可预防性应用抗菌药物。

2. 术中药：无特殊，必要时使用控制性减压药。

3. 术后药：术后可用非甾体类镇痛药，并按照患者疼痛程度进行阶梯镇痛。老年患者可因麻醉药反应出现呕吐、恶心等不适，可予相应止吐药物处理。

【用药选择】

术前治疗基础疾病的药物应继续规律应用。

【药学提示】

应注意患者长时间服用药物与围术期用药的药理作用，以及围术期药物之间的相互作用。

【注意事项】

术后应避免注射用非甾类镇痛药与口服非甾类镇痛药合用，以免增加胃肠道不良事件风险。

五、推荐表单

（一）医师表单

肩袖损伤临床路径医师表单

适用对象：第一诊断为旋转袖综合征（ICD-10：M75.100），非创伤性冈上肌撕裂（ICD-10：M75.101），冈上肌综合征（ICD-10：M75.102），肩袖自发性破裂（ICD-10：M75.103），肩关节扭伤和劳损（ICD-10：S43.400），肩关节扭伤（ICD-10：S43.401），肩回旋套肌腱损伤（ICD-10：S46.000），肩袖损伤（ICD-10：S46.002）

行肩关节修补术（ICD-9-CM-3：81.8300），肩峰成形术（ICD-9-CM-3：81.8301），肩关节韧带缝合术（ICD-9-CM-3：81.9302），回旋肌环带修补术（ICD-9-CM-3：83.6300），冈上肌修补术（ICD-9-CM-3：83.6301）

患者姓名：		性别：	年龄：	门诊号：	住院号：
住院日期：	年 月 日	出院日期：	年 月 日		标准住院日：6~8天

时间	住院第1~3天	住院第3~4天（术前日）	住院第4~5天（手术日）
主要诊疗工作	□ 完成入院记录，询问病史、体格检查、初步诊断 □ 完成首次病程记录 □ 完成住院病历 □ 上级医师查房、术前评估、确定诊断、手术日期 □ 完成上级医师查房记录 □ 开医嘱：常规化验、检查单	□ 上级医师查房 □ 继续完成检查及必要的会诊 □ 医师查房、手术前评估 □ 完成术前小结和上级医师查房记录 □ 签署手术知情同意书，向患者及家属交代术前注意事项 □ 手术准备 □ 麻醉科医师访视患者进行评估并签署麻醉同意书	□ 手术：关节镜检，肩袖清理或缝合术 □ 完成手术记录和术后当天的病程记录 □ 交代术中情况及注意事项 □ 上级医师查房完成手术日病程记录和上级医师查房记录 □ 麻醉医师术后随访 □ 交班前医师查看术后患者情况并记录交班
重点医嘱	**长期医嘱：** □ 运动医学科护理常规 □ 二级护理 □ 饮食 **临时医嘱：** □ 血、尿常规检查；凝血功能；感染性疾病筛查；肝肾功能+电解质+血糖；X线胸片、心电图 □ 肩关节前后、冈上肌出口位和腋位X线片 □ 肩关节MRI或造MRI影 □ 根据病情：双下肢深静脉B超、肺功能、超声心动、血气分析等	**长期医嘱：** □ 同前 □ 既往内科基础疾病用药 **临时医嘱：** □ 根据会诊要求开检查化验单 □ 术前医嘱：明日在___麻醉下行肩关节镜下肩袖修复术 □ 术前禁食、禁水 □ 术前抗菌药物皮试（必要时） □ 术区备皮 □ 其他特殊医嘱 □ 肩关节支具（必要时）	**长期医嘱：** □ 运动医学护理常规 □ 二级护理 □ 饮食 □ 抗菌药物（必要时） □ 其他特殊医嘱 **临时医嘱：** □ 今日在___麻醉下行肩关节镜下肩袖修复术 □ 耗材计费 □ 补液（必要时） □ 伤口换药（必要时）

续　表

时间	住院第 1~3 天	住院第 3~4 天 （术前日）	住院第 4~5 天 （手术日）
主要 护理 工作	□ 入院介绍 □ 完成护理评估并记录 □ 处理医嘱、并执行 □ 健康宣教 □ 指导患者到相关科室进行检查心电图、X 线胸片等 □ 按时巡视病房 □ 认真完成交接班	□ 常规护理 □ 术前心理护理（紧张、焦虑） □ 术前备皮、沐浴、更衣 □ 术前物品准备 □ 完成护理记录 □ 完成责任制护理记录 □ 认真完成交接班 □ 按时巡视病房	□ 观察患者病情变化：生命体征，桡动脉搏动，患肢皮肤温度、感觉及手指活动，如有异常通知医师 □ 向患者交代术后注意事项 □ 术后生活及心理护理 □ 处理执行医嘱 □ 完成责任制护理 □ 按时巡视病房认真完成交接班
病情 变异 记录	□ 无　□ 有，原因： 1. 2.	□ 无　□ 有，原因： 1. 2.	□ 无　□ 有，原因： 1. 2.
护士 签名			
医师 签名			

时间	住院第 5~7 天 （术后）	住院第 8 天 （出院日）
主要诊疗工作	□ 上级医师查房：进行患肢情况、感染、并发症的评估 □ 完成日常病程记录、上级医师查房记录及确定患者可以出院，完成出院总结、病历首页的填写 □ 向患者交代出院注意事项、复查时间及拆线时间	□ 主管医师查房 □ 完成日常病程记录、上级医师查房记录，检查出院总结、病历首页"的书写是否完善 □ 通知出院 □ 向患者及家属交代出院注意事项、复查时间及拆线时间和康复程序
重点医嘱	长期医嘱： □ 运动医学术后护理常规 □ 二级护理 □ 饮食 □ 静脉抗菌药物下午停（必要时） 临时医嘱： □ 伤口换药 □ 术后肩关节前后位、冈上肌出口位和腋位 X 线片 □ 患肩 MRI、CT（必要时） □ 双下肢深静脉 B 超 □ 出院带药 □ 明日出院	长期医嘱： □ 运动医学术后护理常规 □ 二级护理 □ 饮食 □ 静脉抗菌药物下午停（必要时） 临时医嘱： □ 伤口换药 □ 术后肩关节前后位、冈上肌出口位和腋位 X 线片 □ 患肩 MRI、CT（必要时） □ 出院带药
主要护理工作	□ 处理执行医嘱 □ 术后心理、生活护理 □ 康复医师指导训练 □ 完成病情观察护理记录 □ 出院指导 □ 认真完成交接班 □ 协助医师伤口换药	□ 协助家属办理出院手续 □ 出院单位处理
病情变异记录	□ 无　□ 有，原因： 1. 2.	□ 无　□ 有，原因： 1. 2.
护士签名		
医师签名		

（二）护士表单

肩袖损伤临床路径护士表单

适用对象：第一诊断为旋转袖综合征（ICD-10：M75.100），非创伤性冈上肌撕裂（ICD-10：M75.101），冈上肌综合征（ICD-10：M75.102），肩袖自发性破裂（ICD-10：M75.103），肩关节扭伤和劳损（ICD-10：S43.400），肩关节扭伤（ICD-10：S43.401），肩回旋套肌腱损伤（ICD-10：S46.000），肩袖损伤（ICD-10：S46.002）

行肩关节修补术（ICD-9-CM-3：81.8300），肩峰成形术（ICD-9-CM-3：81.8301），肩关节韧带缝合术（ICD-9-CM-3：81.9302），回旋肌环带修补术（ICD-9-CM-3：83.6300），冈上肌修补术（ICD-9-CM-3：83.6301）

患者姓名：		性别： 年龄： 门诊号：	住院号：
住院日期： 年 月 日		出院日期： 年 月 日	标准住院日：6~8 天

时间	住院第 1~3 天	住院第 3~4 天（术前日）	住院第 4~5 天（手术日）
健康宣教	□ 入院宣教 □ 介绍主管医师、护士 □ 介绍病室环境、设施 □ 介绍规章制度及注意事项	□ 术前宣教 □ 宣教疾病知识、术前准备及手术过程 □ 指导术前保持良好睡眠 □ 告知准备物品 □ 告知家属等候区位置	□ 术后当日宣教 □ 告知监护设备、管路功能及注意事项 □ 告知饮食、体位要求 □ 告知术后可能出现的情况及应对方式 □ 告知术后饮食、活动及探视注意事项
护理处置	□ 核对患者，佩戴腕带 □ 建立入院病历 □ 评估患者并书写护理评估单	□ 协助医师完成术前检查化验 □ 术前准备 □ 备皮 □ 禁食、禁水	□ 术前监测生命体征 □ 送手术 □ 摘除患者各种活动物品 □ 核对患者资料及带药 □ 填写手术交接单，签字确认 □ 接手术 □ 核对患者及资料，签字确认
基础护理	□ 二级护理或三级护理 □ 晨晚间护理 □ 患者安全管理	□ 二级护理 □ 晨晚间护理 □ 患者安全管理	□ 一级或二级护理 □ 晨晚间护理 □ 体位护理：患者平卧，患肢抬高及冰敷，以促进静脉和淋巴回流，防止患肢肿胀 □ 排泄护理 □ 患者安全管理

续　表

时间	住院第1~3天	住院第3~4天 （术前日）	住院第4~5天 （手术日）
专科护理	□ 需要时填跌倒及压疮防范表 □ 遵医嘱通知化验检查 □ 给予患者及家属心理支持	□ 遵医嘱完成相关检查 □ 给予患者及家属心理支持	□ 病情观察，写护理记录 □ 日间及夜间评估生命体征、意识、肢体感觉活动及血液循环、皮肤、伤口敷料，如有病情变化随时记录 □ 支具护理：支具常规护理，指导患者使用 □ 给予患者及家属心理支持
重点医嘱	□ 详见医嘱执行单	□ 详见医嘱执行单	□ 详见医嘱执行单
病情变异记录	□ 无　□ 有，原因： 1. 2.	□ 无　□ 有，原因： 1. 2.	□ 无　□ 有，原因： 1. 2.
护士签名			

时间	住院第 5~7 天 （术后）	住院第 8 天 （出院日）
健康宣教	□ 术后宣教 □ 指导患者术后遵医嘱功能锻炼 □ 饮食、活动、安全指导 □ 药物作用及频率 □ 疾病恢复期注意事项	□ 出院宣教 □ 复查时间 □ 功能锻炼 □ 饮食指导：禁烟酒，忌生冷辛辣刺激性食物 □ 指导办理出院手续
护理处置	□ 遵医嘱完成相关检查	□ 办理出院手续 □ 完善护理记录
基础护理	□ 二级护理 □ 晨晚间护理 □ 协助进食、进水 □ 预防压疮 □ 医嘱可下地时，协助或指导床旁活动 □ 排泄护理 □ 安全管理	□ 二级护理 □ 晨晚间护理 □ 协助或指导进食、水 □ 协助或指导床旁活动 □ 患者安全管理
专科护理	□ 病情观察，写护理记录 □ 评估生命体征、意识、肢体感觉活动及血液循环、皮肤情况、伤口敷料情况 □ 疼痛护理：若患肢疼痛，可视情况遵医嘱合理使用镇痛药 □ 症状护理：告知术后出现肢体肿胀是手术的正常反应 □ 用药观察：告知术后药物应用意义 □ 给予患者及家属心理支持	□ 协助指导功能锻炼 □ 出院指导 □ 告知随诊的意义 □ 告知出院流程
重点医嘱	□ 详见医嘱执行单	□ 详见医嘱执行单
病情变异记录	□ 无　□ 有，原因： 1. 2.	□ 无　□ 有，原因： 1. 2.
护士签名		

（三）患者表单

肩袖损伤临床路径患者表单

适用对象：第一诊断为旋转袖综合征（ICD-10：M75.100），非创伤性冈上肌撕裂（ICD-10：M75.101），冈上肌综合征（ICD-10：M75.102），肩袖自发性破裂（ICD-10：M75.103），肩关节扭伤和劳损（ICD-10：S43.400），肩关节扭伤（ICD-10：S43.401），肩回旋套肌腱损伤（ICD-10：S46.000），肩袖损伤（ICD-10：S46.002）

行肩关节修补术（ICD-9-CM-3：81.8300），肩峰成形术（ICD-9-CM-3：81.8301），肩关节韧带缝合术（ICD-9-CM-3：81.9302），回旋肌环带修补术（ICD-9-CM-3：83.6300），冈上肌修补术（ICD-9-CM-3：83.6301）

患者姓名：		性别： 年龄： 门诊号：	住院号：
住院日期： 年 月 日		出院日期： 年 月 日	标准住院日：6~8 天

时间	住院第 1~3 天	住院第 3~4 天 （术前日）	住院第 4~5 天 （手术日）
医患配合	□ 配合询问病史、收集资料，请务必详细告知既往史、用药史、过敏史 □ 如服用抗凝药物，请明确告知 □ 配合进行体格检查 □ 有任何不适请告知医师	□ 配合完善术前相关检查、化验，如采血、留尿、心电图、B 超、X 线胸片等 □ 医师与患者及家属介绍病情及手术谈话、术前签字 □ 麻醉医师进行术前访视	□ 配合评估手术效果 □ 配合检查意识、肢体活动 □ 有任何不适请告知医师
护患配合	□ 配合测量体温、脉搏、呼吸、血压、体重 1 次 □ 配合完成入院护理评估（简单询问病史、过敏史、用药史） □ 接受入院宣教（环境介绍、病室规定、订餐制度、贵重物品保管等） □ 有任何不适请告知护士	□ 接受术前宣教 □ 接受备皮 □ 配合禁食、禁水 □ 沐浴 □ 准备好必要用物，如吸管、尿壶、便盆、尿垫、纸巾等 □ 取下义齿、饰品等，贵重物品交家属保管 □ 术前保持良好睡眠	□ 清晨配合测量体温、脉搏、呼吸，遵医嘱测血压 □ 送手术室前，协助完成核对，脱去衣物，上手术车 □ 返回病房后，协助完成核对，配合过病床 □ 配合检查意识、肢体感觉活动及血液循环，询问出入量 □ 配合术后吸氧、监护仪监测、输液 □ 遵医嘱采取正确体位 □ 配合缓解疼痛 □ 有任何不适请告知护士
饮食	□ 普食或遵医嘱特殊膳食等	□ 术前 12 小时禁食、禁水	□ 全身麻醉术后 6 小时可饮水，由流食逐渐过渡为普食
排泄	□ 正常排尿便	□ 正常排尿便	□ 自行排尿

时间	住院第 5~7 天 （术后）	住院第 8 天 （出院）
医患 配合	□ 配合检查肢体感觉活动及血液循环 □ 配合切口评估及换药	□ 接受出院前指导 □ 知道复查程序 □ 获取出院诊断书
护 患 配 合	□ 配合定时监测生命体征，每日询问排便 □ 配合检查意识、肢体感觉活动及血液循环 □ 遵医嘱配合监测出入量 □ 接受输液、服药等治疗 □ 接受进食、进水、排便等生活护理 □ 配合活动，预防皮肤压疮 □ 注意活动安全，避免坠床或跌倒 □ 配合执行探视及陪伴制度	□ 接受出院宣教 □ 办理出院手续 □ 获取出院带药 □ 知道服药方法、作用、注意事项 □ 知道照顾伤口方法 □ 知道复印病历方法
饮 食	□ 根据医嘱，由流食逐渐过渡到普食或糖尿病饮 食等	□ 根据医嘱，普食或糖尿病膳食等
排 泄	□ 正常排尿便 □ 避免便秘	□ 正常排尿便 □ 避免便秘

附：原表单（2016 年版）

肩袖损伤临床路径

适用对象：第一诊断为肩袖损伤

　　　　　行肩关节镜检，肩峰成型，肩袖缝合术

患者姓名：		性别：　　年龄：　　门诊号：		住院号：
住院日期：　　年　月　日		出院日期：　　年　月　日		标准住院日：3~5 天

时间	住院第 1 天	住院第 1~2 天（术前日）	住院第 1~2 天（手术日）
主要诊疗工作	□ 完成住院志，询问病史、体格检查、初步诊断 □ 完成首次病程记录 □ 完成住院病历 □ 上级医师查房、术前评估、确定诊断、手术日期 □ 完成上级医师查房记录 □ 开医嘱：常规化验、检查单	□ 上级医师查房 □ 继续完成检查及必要的会诊 □ 医师查房、手术前评估 □ 完成术前小结和上级医师查房记录 □ 签署手术知情同意书，向患者及家属交代术前注意事项 □ 手术准备 □ 麻醉科医师访视患者进行评估并签署麻醉同意书	□ 手术：关节镜检，肩袖清理或缝合术 □ 完成手术记录和术后当天的病程记录 □ 交代术中情况及注意事项 □ 上级医师查房完成手术日病程记录和上级医师查房记录 □ 麻醉科大夫术后随访 □ 交班前医师查看术后患者情况并记录交班
重点医嘱	长期医嘱： □ 运动医学科护理常规 □ 二级护理 □ 饮食 临时医嘱： □ 血、尿常规检查；凝血功能；感染性疾病筛查；肝肾功能+电解质+血糖；X 线胸片、心电图 □ 肩关节正、Y 位 X 线片 □ 肩关节 MRI 或 MRI 造影（必要时） □ 根据病情：血管超声、肺功能、超声心动、血气分析等	长期医嘱： □ 同前 □ 既往内科基础疾病用药 临时医嘱： □ 根据会诊要求开检查化验单 □ 术前医嘱：明日在___麻醉下行肩关节镜下肩袖修复术 □ 术前禁食、禁水 □ 术前抗菌药物皮试（必要时） □ 术区备皮 □ 其他特殊医嘱 □ 肩关节支具（必要时）	长期医嘱： □ 运动医学护理常规 □ 二级护理 □ 饮食 □ 抗菌药物（必要时） □ 其他特殊医嘱 临时医嘱： □ 今日在___麻醉下行肩关节镜下肩袖修复术 □ 耗材计费 □ 补液（必要时） □ 伤口换药（必要时）
主要护理工作	□ 入院介绍 □ 完成护理评估并记录 □ 处理医嘱、并执行 □ 健康宣教 □ 指导患者到相关科室进行检查心电图、X 线胸片等 □ 按时巡视病房 □ 认真完成交接班	□ 常规护理 □ 术前心理护理（紧张、焦虑） □ 术前备皮、沐浴、更衣 □ 术前物品准备 □ 完成护理记录 □ 完成责任制护理记录 □ 认真完成交接班 □ 按时巡视病房	□ 观察患者病情变化：生命体征，桡动脉搏动，患肢皮肤温度、感觉及手指活动，如有异常通知医师 □ 向患者交代术后注意事项 □ 术后生活及心理护理 □ 处理执行医嘱 □ 完成责任制护理 □ 按时巡视病房认真完成交接班

时间	住院第1天	住院第1~2天（术前日）	住院第1~2天（手术日）
病情 变异 记录	□无 □有，原因： 1. 2.	□无 □有，原因： 1. 2.	□无 □有，原因： 1. 2.
护士 签名			
医师 签名			

时间	住院第 2~3 天 （术后第 1 日）	住院第 3~5 天 （术后第 2 日）
主要诊疗工作	□ 上级医师查房：进行患肢情况、感染、并发症的评估 □ 完成日常病程记录、上级医师查房记录及确定患者可以出院：完成出院总结、病历首页的填写 □ 向患者交代出院注意事项、复查时间及拆线时间	□ 主管医师查房 □ 完成日常病程记录、上级医师查房记录检查出院总结、病历首页的书写是否完善 □ 通知出院 □ 向患者及家属交代出院注意项、复查时间及拆线时间和康复程序
重点医嘱	长期医嘱： □ 运动医学术后护理常规 □ 二级护理 □ 饮食 □ 静脉抗菌药物下午停（必要时） 临时医嘱： □ 伤口换药 □ 术后 X 线片（正位与 Y 位） □ 患肩 MRI、CT（必要时） □ 出院带药 □ 明日出院	长期医嘱： □ 运动医学术后护理常规 □ 二级护理 □ 饮食 □ 静脉抗菌药物下午停（必要时） 临时医嘱： □ 伤口换药 □ 术后 X 线片（正位与 Y 位） □ 患肩 MRI、CT（必要时） □ 出院带药
主要护理工作	□ 处理执行医嘱 □ 术后心理、生活护理 □ 康复医师指导训练 □ 完成病情观察护理记录 □ 出院指导 □ 认真完成交接班 □ 协助医师伤口换药	□ 协助家属办理出院手续 □ 出院单位处理
病情变异记录	□ 无　□ 有，原因： 1. 2.	□ 无　□ 有，原因： 1. 2.
护士签名		
医师签名		

第二十三章

肘关节镜临床路径释义

一、肘关节镜编码

1. 原编码：

手术操作名称及编码：肘关节镜下游离体取出术（ICD-9-CM-3：80.12001）

肘关节镜检查（ICD-9-CM-3：80.22001）

肘关节镜下关节松解术（ICD-9-CM-3：80.42002）

肘关节镜下滑膜切除术（ICD-9-CM-3：80.72002）

肘关节镜下病损切除术（ICD-9-CM-3：80.82001）

肘关节镜下微骨折术（ICD-9-CM-3：80.82003）

肘关节镜下软骨成形术（ICD-9-CM-3：81.85004）

肘关节镜下软骨修复术（ICD-9-CM-3：81.85005）

肘关节镜下异体骨软骨移植术（ICD-9-CM-3：81.85006）

肘关节镜下自体骨软骨移植术（ICD-9-CM-3：81.85007）

肘关节镜下软骨细胞移植术（ICD-9-CM-3：81.85008）

肘关节镜下韧带重建术（ICD-9-CM-3：81.93009）

2. 修改编码：

手术操作名称及编码：关节镜肘关节游离体取出术（ICD-9-CM-3：80.1201）

关节镜肘关节检查（ICD-9-CM-3：80.2200）

关节镜肘关节松解术（ICD-9-CM-3：80.4202）

关节镜肘关节滑膜切除术（ICD-9-CM-3：80.7201）

关节镜肘关节病损切除术（ICD-9-CM-3：80.8202）

肘关节镜下微骨折术（ICD-9-CM-3：81.85001）

肘关节镜下软骨成形术（ICD-9-CM-3：81.85002）

肘关节镜下软骨修复术（ICD-9-CM-3：81.85003）

肘关节镜下异体骨软骨移植术（ICD-9-CM-3：81.85004）

肘关节镜下自体骨软骨移植术（ICD-9-CM-3：81.85005）

肘关节镜下软骨细胞移植术（ICD-9-CM-3：81.85006）

肘关节镜下韧带重建术（ICD-9-CM-3：81.93003）

肘关节镜下肘关节全部置换术（ICD-9-CM-3：81.8402）

肘关节镜下肘关节部分置换术（ICD-9-CM-3：81.8403）

二、临床路径检索方法

80.1201/80.2200/80.4202/80.7201/80.8202/81.85001-80.8206/81.93003/81.8402/81.8403

三、肘关节镜临床路径标准住院流程

（一）适用对象

第一诊断为肘关节游离体，肘关节强直，肘关节软骨损伤，肘关节骨关节病，肘关节滑膜炎

（类风湿性、创伤性、色素沉着绒毛结节性等）。

行肘关节镜下病灶清理，滑膜切除，游离体取出，肘关节松解术，或含以下诊断和术式：

80.12001	肘关节镜下游离体取出术
80.22001	肘关节镜检查
80.42002	肘关节镜下关节松解术
80.72002	肘关节镜下滑膜切除术
80.82001	肘关节镜下病损切除术
80.82003	肘关节镜下微骨折术
81.85004	肘关节镜下软骨成形术
81.85005	肘关节镜下软骨修复术
81.85006	肘关节镜下异体骨软骨移植术
81.85007	肘关节镜下自体骨软骨移植术
81.85008	肘关节镜下软骨细胞移植术
81.93009	肘关节镜下韧带重建术

释义

- 适用对象编码参见第一部分。
- 本路径适用对象为临床进行髋关节镜手术的患者。

（二）诊断依据

1. 病史：肘关节交锁，肘关节疼痛，肘关节肿胀，肘关节活动受限。
2. 体检：肘关节间隙压痛，肘关节肿胀，肘关节活动受限。
3. 辅助检查：肘关节 X 线可见明确游离体或肘关节骨关节病，MRI 可见游离体或软骨损伤。

释义

- 肘关节镜手术近年来发展迅速，越来越多的肘关节疾病逐渐被大家所认识并接受。肘关节镜可以治疗的疾病包括肘关节骨关节病、软骨损伤、肘关节游离体、网球肘等。

（三）治疗方案的选择及依据

1. 诊断明确的肘关节游离体，肘关节强直，肘关节软骨损伤，肘关节骨关节病，肘关节滑膜炎（类风湿性、创伤性、色素沉着绒毛结节性等），症状明显，持续不缓解，影响正常生活和运动。

2. 无手术禁忌证。

> **释义**
>
> ■ 保守治疗效果不佳，严重的肘关节疼痛、肿胀、活动受限，影响患者生活和运动时需考虑手术治疗。

（四）标准住院日为 4~6 天

> **释义**
>
> ■ 明确需进行肘关节镜手术的患者入院后，术前检查 1~2 天，第 2~3 天行手术治疗，第 3~5 天主要观察切口情况和有无术后早期并发症，总住院时间不超过 6 天符合本路径要求。如果具备条件，可以在患者入院前在门诊完善相关术前化验及影像学检查，并在麻醉科门诊评估患者全身情况，安排入院后尽早接受手术，以尽量减少患者住院时间。

（五）进入路径标准

1. 第一诊断必须符合肘关节游离体，肘关节强直，肘关节软骨损伤，肘关节骨关节病，肘关节滑膜炎（类风湿性、创伤性、色素沉着绒毛结节性等）。

2. 当患者同时具有其他疾病诊断时，但在住院期间不需要特殊处理也不影响第一诊断的临床路径流程实施时，可以进入路径。

3. 经入院常规检查发现既往没有发现的疾病，而该疾病对患者健康的影响比肘关节疾病更严重，或者该疾病可能影响手术实施，增加麻醉和手术风险，影响预后，则应优先考虑治疗该种疾病，暂且不宜进入路径。例如：较严重的高血压、糖尿病、心功能不全、肝肾功能不全、凝血功能障碍等。

> **释义**
>
> ■ 部分患者入院后常规检查发现有基础疾病，如高血压、糖尿病、肝肾功能不全等，经系统评估后对肘关节镜治疗无特殊影响者，可进入路径，但可能增加医疗费用，延长住院时间。

（六）术前准备 1~2 天

1. 必需的检查项目：

（1）血常规、尿常规。

（2）肝肾功能、电解质、血糖。

（3）凝血功能。

（4）感染性疾病筛查（乙型肝炎、丙型肝炎、艾滋病、梅毒等）。

（5）肘关节正侧位 X 线片。

（6）X 线胸片、心电图。

（7）磁共振和 CT 三维重建。

2. 根据患者病情可选择：

（1）双下肢深静脉彩超、超声心动图、血气分析和肺功能（高龄或既往有心、肺部病史者）。

（2）有相关疾病者必要时请相关科室会诊。

> **释义**
>
> ■ 血常规、尿常规最基本的两个常规检查，进入路径的患者均需完成。肝肾功能、电解质、血糖、凝血功能、心电图、X 线胸片可评估有无基础疾病，是否影响住院时间、费用及其治疗预后，也是进行麻醉手术的基础检查；感染性疾病筛查可指导对同病房患者、医护人员的防护、手术顺序的安排和术后手术器械的消毒；肘关节影像学检查有助于明确髋关节其他疾病或损伤情况，指导制订治疗计划。
>
> ■ 对年龄较大患者或基础检查发现异常的患者，可进行超声心动图、血气分析和肺功能，以进一步评估患者身体状况；对 D-Dimer 升高的患者，可行双下肢深静脉彩超检查，以排除下肢深静脉血栓；对合并高血压、糖尿病或其他内科疾病的患者，可请相关科室会诊以确保患者围术期安全。

（七）选择用药

抗菌药物：按照《抗菌药物临床应用指导原则》（卫医发〔2015〕43 号）执行。

> **释义**
>
> ■ Ⅰ类切口手术抗菌药物使用不应超过术后 24 小时。

（八）手术日为入院第 2~3 天

1. 麻醉方式：臂丛麻醉或全身麻醉。

2. 手术方式：肘关节镜探查，病灶清理，滑膜切除，游离体取出。

3. 手术内植物：带线锚钉或内固定用螺钉。

4. 输血：无。

> **释义**
>
> ■ 麻醉一般选择臂丛麻醉或全身麻醉。
>
> ■ 肘关节镜下治疗网球肘可能使用带线锚钉修复撕裂的伸肌腱，肘关节骨折可能使用内固定螺钉。

（九）术后住院恢复为第 3~5 天

1. 必需复查的检查项目：肘关节 X 线。

2. 必要时查血常规、血沉、CRP、凝血、电解质。

3. 术后处理：

（1）抗菌药物：按照《抗菌药物临床应用指导原则》（卫医发〔2015〕43 号）执行。

（2）术后镇痛：参照《骨科常见疼痛的处理专家建议》。

（3）术后康复：根据手术状况按相应康复计划康复。

> **释义**
>
> ■ 术后影像学检查可以评估肘关节骨关节病时骨赘切除的程度，以及其他手术中内固定的位置。
>
> ■ 术后血常规、血沉、CRP、凝血功能、电解质等检查可以观察患者有无感染、电解质紊乱等。骨科手术是导致术后患者下肢深静脉血栓的危险因素，对联合有其他高危因素的患者或术后出现小腿肿痛的患者，应行双下肢深静脉 B 超检查以排除深静脉血栓。
>
> ■ Ⅰ类切口手术抗菌药物使用不应超过术后 24 小时；术后根据患者疼痛情况进行疼痛管理；根据手术情况指导患者开始术后早期康复。

（十）出院标准

1. 体温正常，手指活动正常。

2. 伤口无感染征象（或可在门诊处理的伤口情况），关节无感染征象。

3. 没有需要住院处理的并发症和（或）合并症。

> **释义**
>
> ■ 患者出院前应完成所有必需检查项目，无发热，切口情况满意，且无明显术后并发症。

（十一）变异及原因分析

1. 围术期并发症：深静脉血栓形成、伤口感染、关节感染、神经血管损伤等，造成住院日延长和费用增加。

2. 内科合并症：老年患者常合并内科疾病，如脑血管或心血管病、糖尿病、血栓等，手术可能导致基础疾病加重而需要进一步治疗，从而延长治疗时间，并增加住院费用。

3. 肘关节关节出现其他疾病：肘关节内外侧副韧带损伤，肘关节骨折，切口感染。

四、肘关节镜临床路径给药方案

1. 术前用药：治疗基础疾病，如心脏病、高血压等，以口服给药为主；围术期控制血糖可应用胰岛素。术前 30 分钟及术后 24 小时内可预防性应用抗菌药物。

2. 术中用药：无特殊。

3. 术后用药：术后可用非甾体类镇痛药，并按照患者疼痛程度进行阶梯镇痛。术后可根据患者具体情况进行抗凝用药。

【用药选择】

术前治疗基础疾病的药物应继续规律应用。

【药学提示】

应注意患者长时间服用药物与围术期用药的药理作用，以及围术期药物之间的相互作用。

【注意事项】

术后应避免注射用非甾类镇痛药与口服非甾类镇痛药合用，以免增加胃肠道不良事件风险。

释义

　　■深静脉血栓可能造成肺栓塞，是骨科手术后严重的并发症之一，此时需请相关科室协助处理深静脉血栓情况。

　　■认可的变异原因主要是指患者入选路径后，在检查及治疗过程中发现患者合并存在事前未预知的、对本路径治疗可能产生影响的情况，需要中止执行路径或延长治疗时间、增加治疗费用。医师需在表单中明确说明。

　　■因患者方面的主观原因导致执行路径出现变异，需医师在表单中予以说明。

五、推荐表单

（一）医师表单

肘关节镜临床路径医师表单

适用对象：第一诊断为肘关节游离体，肘关节强直，肘关节软骨损伤，肘关节骨关节病，肘关节滑膜炎（类风湿性、创伤性、色素沉着绒毛结节性等）

行肘关节镜检，病灶清理，滑膜切除，游离体取出术，肘关节松解术

患者姓名：	性别： 年龄： 门诊号：	住院号：
住院日期： 年 月 日	出院日期： 年 月 日	标准住院日：2~4 天

时间	住院第 1 天	住院第 1~2 天（术前日）	住院第 2~3 天（手术日）
主要诊疗工作	□ 完成住院志，询问病史、体格检查、初步诊断 □ 完成首次病程记录 □ 完成住院病历 □ 上级医师查房、术前评估、确定诊断、手术日期 □ 完成上级医师查房记录 □ 开医嘱：常规化验、检查单	□ 上级医师查房 □ 继续完成检查及必要的会诊 □ 医师查房、手术前评估 □ 完成术前小结和上级医师查房记录 □ 签署手术知情同意书，向患者及家属交代术前注意事项 □ 手术准备 □ 麻醉医师访视患者进行评估，并签署麻醉同意书	□ 手术：关节镜检，病灶清理，滑膜切除，游离体取出，肘关节松解 □ 完成手术记录和术后当天的病程记录 □ 交代术中情况及注意事项 □ 上级医师查房，完成手术日病程记录和上级医师查房记录 □ 麻醉医师术后随访 □ 交班前医师查看术后患者情况并记录交班
重点医嘱	**长期医嘱：** □ 运动医学科护理常规 □ 二级护理 □ 饮食 **临时医嘱：** □ 血、尿常规检查；凝血功能；感染性疾病筛查；肝肾功能+电解质+血糖；X 线胸片、心电图 □ 肘关节正侧位 X 线片 □ 肘关节 CT 和 MRI（必要时） □ 根据病情：双下肢深静脉 B 超、肺功能、超声心动、血气分析	**长期医嘱：** □ 同前 □ 既往内科基础疾病用药 **临时医嘱：** □ 根据会诊要求开检查化验单 □ 术前医嘱：明日在__麻醉下行肘关节镜探查 □ 术前禁食、禁水 □ 术前抗菌药物皮试（必要时） □ 术区备皮 □ 其他特殊医嘱	**长期医嘱：** □ 运动医学护理常规 □ 二级护理 □ 饮食 □ 患肢抬高、制动 □ 抗菌药物（必要时） □ 其他特殊医嘱 **临时医嘱：** □ 今日在__麻醉下行肘关节镜探查术 □ 耗材计费 □ 补液（必要时） □ 伤口换药（必要时）
主要护理工作	□ 入院介绍 □ 完成护理评估并记录 □ 处理医嘱、并执行 □ 健康宣教 □ 指导患者到相关科室进行检查心电图、X 线胸片等 □ 按时巡视病房 □ 认真完成交接班	□ 常规护理 □ 术前心理护理（紧张、焦虑） □ 术前备皮、沐浴、更衣 □ 术前物品准备 □ 完成护理记录 □ 完成责任制护理记录 □ 认真完成交接班 □ 按时巡视病房	□ 观察患者病情变化：生命体征，桡动脉搏动，患肢皮肤温度、感觉、活动，如有异常通知医师 □ 向患者交代术后注意事项 □ 术后生活及心理护理 □ 处理执行医嘱 □ 完成责任制护理 □ 按时巡视病房认真完成交接班

续 表

时间	住院第 1 天	住院第 1~2 天（术前日）	住院第 2~3 天（手术日）
病情 变异 记录	□无 □有，原因： 1. 2.	□无 □有，原因： 1. 2.	□无 □有，原因： 1. 2.
护士 签名			
医师 签名			

时间	住院第 3~5 天 （术后）	住院第 6 天 （出院日）
主要诊疗工作	□ 上级医师查房：进行患肢情况、感染、并发症的评估 □ 完成日常病程记录、上级医师查房记录及确定患者可以出院：完成出院总结、病历首页的填写 □ 向患者交代出院注意事项、复查时间及拆线时间	□ 主管医师查房 □ 完成日常病程记录、上级医师查房记录，检查出院总结、病历首页的书写是否完善 □ 通知出院 □ 向患者及家属交代出院注意项、复查时间及拆线时间和康复程序
重点医嘱	**长期医嘱：** □ 运动医学术后护理常规 □ 二级护理 □ 饮食 □ 静脉抗菌药物下午停（必要时） **临时医嘱：** □ 伤口换药 □ 肘关节 X 线片或 CT □ 双下肢深静脉 B 超 □ 出院带药（必要时） □ 明日出院	
主要护理工作	□ 处理执行医嘱 □ 术后心理、生活护理 □ 康复医师指导训练 □ 完成病情观察护理记录 □ 出院指导 □ 认真完成交接班 □ 协助医师伤口换药	□ 协助家属办理出院手续 □ 出院单位处理
病情变异记录	□ 无　□ 有，原因： 1. 2.	□ 无　□ 有，原因： 1. 2.
护士签名		
医师签名		

（二）护士表单

肘关节镜临床路径护士表单

适用对象：第一诊断为肘关节游离体，肘关节强直，肘关节软骨损伤，肘关节骨关节病，肘关节滑膜炎（类风湿性、创伤性、色素沉着绒毛结节性等）

行肘关节镜检，病灶清理，滑膜切除，游离体取出术，肘关节松解术

患者姓名：	性别：	年龄：	门诊号：	住院号：
住院日期： 年 月 日	出院日期： 年 月 日			标准住院日：2~4 天

时间	住院第 1 天	住院第 1~2 天（术前日）	住院第 2~3 天（手术日）
健康宣教	□ 入院宣教 □ 介绍主管医师、护士 □ 介绍病室环境、设施 □ 介绍规章制度及注意事项	□ 术前宣教 □ 宣教疾病知识、术前准备及手术过程 □ 指导术前保持良好睡眠 □ 告知备品物品 □ 告知家属等候区位置	□ 术后当日宣教 □ 告知监护设备、管路功能及注意事项 □ 告知饮食、体位要求 □ 告知术后可能出现的情况及应对方式 □ 告知术后饮食、活动及探视注意事项
护理处置	□ 核对患者，佩戴腕带 □ 建立入院病历 □ 评估患者并书写护理评估单	□ 协助医师完成术前检查化验 □ 术前准备 □ 备皮 □ 禁食、禁水	□ 术前监测生命体征 □ 送手术 □ 摘除患者各种活动物品 □ 核对患者资料及带药 □ 填写手术交接单，签字确认 □ 接手术 □ 核对患者及资料，签字确认
基础护理	□ 二级护理或三级护理 □ 晨晚间护理 □ 患者安全管理	□ 二级护理 □ 晨晚间护理 □ 患者安全管理	□ 一级或二级护理 □ 晨晚间护理 □ 体位护理：患者平卧，患肢抬高，以促进静脉和淋巴回流，防止患肢肿胀 □ 排泄护理 □ 患者安全管理
专科护理	□ 需要时填跌倒及压疮防范表 □ 遵医嘱通知化验检查 □ 给予患者及家属心理支持	□ 遵医嘱完成相关检查 □ 给予患者及家属心理支持	□ 病情观察，写护理记录 □ 日间及夜间评估生命体征、意识、肢体感觉活动及血液循环、皮肤、伤口敷料，如有病情变化随时记录 □ 石膏托或支具护理：注意压疮预防和石膏或支具常规护理 □ 给予患者及家属心理支持
重点医嘱	□ 详见医嘱执行单	□ 详见医嘱执行单	□ 详见医嘱执行单
病情变异记录	□ 无 □ 有，原因： 1. 2.	□ 无 □ 有，原因： 1. 2.	□ 无 □ 有，原因： 1. 2.
护士签名			

时间	住院第 3~5 天 （术后）	住院第 6 天 （出院日）
健康宣教	□ 术后宣教 □ 指导患者术后遵医嘱功能锻炼 □ 饮食、活动、安全指导 □ 药物作用及频率 □ 疾病恢复期注意事项	□ 出院宣教 □ 复查时间 □ 功能锻炼 □ 饮食指导：禁烟酒，忌生冷辛辣刺激性食物 □ 指导办理出院手续
护理处置	□ 遵医嘱完成相关检查	□ 办理出院手续 □ 完善护理记录
基础护理	□ 二级护理 □ 晨晚间护理 □ 协助进食、进水 □ 预防压疮 □ 医嘱可下地时，协助或指导床旁活动 □ 排泄护理 □ 安全管理	□ 二级护理 □ 晨晚间护理 □ 协助或指导进食、进水 □ 协助或指导床旁活动 □ 患者安全管理
专科护理	□ 病情观察，写护理记录 □ 评估生命体征、意识、肢体感觉活动及血液循环、皮肤情况、伤口敷料情况 □ 疼痛护理：若患肢疼痛，可视情况遵医嘱合理使用镇痛药 □ 症状护理：告知术后出现肢体肿胀是手术的正常反应。 □ 用药观察：告知术后药物应用意义 □ 给予患者及家属心理支持	□ 协助指导功能锻炼。 □ 出院指导 □ 告知随诊的意义 □ 告知出院流程
重点医嘱	□ 详见医嘱执行单	□ 详见医嘱执行单
病情变异记录	□ 无　□ 有，原因： 1. 2.	□ 无　□ 有，原因： 1. 2.
护士签名		

（三）患者表单

肘关节镜临床路径患者表单

适用对象：第一诊断为肘关节游离体，肘关节强直，肘关节软骨损伤，肘关节骨关节病，肘关节滑膜炎（类风湿性、创伤性、色素沉着绒毛结节性等）

行肘关节镜检，病灶清理，滑膜切除，游离体取出术，肘关节松解术

患者姓名：	性别：　年龄：　门诊号：	住院号：
住院日期：　　年　月　日	出院日期：　　年　月　日	标准住院日：2~4 天

时间	住院第 1 天	住院第 1~2 天（术前日）	住院第 2~3 天（手术日）
医患配合	□ 配合询问病史、收集资料，请务必详细告知既往史、用药史、过敏史 □ 如服用抗凝药物，请明确告知 □ 配合进行体格检查 □ 有任何不适请告知医师	□ 配合完善术前相关检查、化验，如采血、留尿、心电图、B 超、X 线胸片等 □ 医师与患者及家属介绍病情及手术谈话、术前签字 □ 麻醉医师进行术前访视	□ 配合评估手术效果 □ 配合检查意识、肢体活动 □ 有任何不适请告知医师
护患配合	□ 配合测量体温、脉搏、呼吸、血压、体重 1 次 □ 配合完成入院护理评估（简单询问病史、过敏史、用药史） □ 接受入院宣教（环境介绍、病室规定、订餐制度、贵重物品保管等） □ 有任何不适请告知护士	□ 接受术前宣教 □ 接受备皮 □ 配合禁食、禁水 □ 沐浴 □ 准备好必要用物，吸管、尿壶、便盆、尿垫、纸巾等 □ 取下义齿、饰品等，贵重物品交家属保管 □ 术前保持良好睡眠	□ 清晨配合测量体温、脉搏、呼吸，遵医嘱测血压 □ 送手术室前，协助完成核对，脱去衣物，上手术车 □ 返回病房后，协助完成核对，配合过病床 □ 配合检查意识、肢体感觉和活动及血液循环，询问出入量 □ 配合术后吸氧、监护仪监测、输液 □ 遵医嘱采取正确体位 □ 配合缓解疼痛 □ 有任何不适请告知护士
饮食	□ 正常普食或遵医嘱特殊膳食等	□ 术前 12 小时禁食、禁水	□ 局部麻醉或区域阻滞麻醉，在不恶心、呕吐的情况下不影响进食、进水 □ 全身麻醉术后 6 小时可进食、饮水
排泄	□ 正常排尿便	□ 正常排尿便	□ 自行排尿

时间	住院第 3~5 天 （术后）	住院第 6 天 （出院）
医患 配合	□ 配合检查肢体感觉、活动及血液循环 □ 配合切口评估及换药	□ 接受出院前指导 □ 知道复查程序 □ 获取出院诊断书
护 患 配 合	□ 配合定时监测生命体征，每日询问排便情况 □ 配合检查意识、肢体感觉和活动及血液循环 □ 遵医嘱配合监测出入量 □ 接受输液、服药等治疗 □ 接受进食、进水、排便等生活护理 □ 配合活动，预防皮肤压疮 □ 注意活动安全，避免坠床或跌倒 □ 配合执行探视及陪伴制度	□ 接受出院宣教 □ 办理出院手续 □ 获取出院带药 □ 知道服药方法、作用、注意事项 □ 知道照顾伤口方法 □ 知道复印病历方法
饮 食	□ 根据医嘱，由流食逐渐过渡到普食或糖尿病饮食等	□ 根据医嘱，正常普食或糖尿病膳食等
排 泄	□ 正常排尿便 □ 避免便秘	□ 正常排尿便 □ 避免便秘

附：原表单（2016 年版）

肘关节镜临床路径医师表单

适用对象：第一诊断为肘关节游离体，肘关节强直，肘关节软骨损伤，肘关节骨关节病，肘关节滑膜炎（类风湿性、创伤性、色素沉着绒毛结节性等）

行肘关节镜检，病灶清理，滑膜切除，游离体取出术，肘关节松解术

患者姓名：	性别： 年龄： 门诊号：	住院号：
住院日期： 年 月 日	出院日期： 年 月 日	标准住院日：2~4 天

时间	住院第 1 天	住院第 1~2 天（术前日）	住院第 1~2 天（手术日）
主要诊疗工作	□ 完成住院志询问病史、体格检查、初步诊断 □ 完成首次病程记录 □ 完成住院病历 □ 上级医师查房、术前评估、确定诊断、手术日期 □ 完成上级医师查房记录 □ 开医嘱：常规化验、检查单	□ 上级医师查房 □ 继续完成检查及必要的会诊 □ 医师查房、手术前评估 □ 完成术前小结和上级医师查房记录 □ 签署手术知情同意书，向患者及家属交代术前注意事项 □ 手术准备 □ 麻醉科医师访视患者进行评估，并签署麻醉同意书	□ 手术：关节镜检，病灶清理，滑膜切除，游离体取出，肘关节松解 □ 完成手术记录和术后当天的病程记录 □ 交代术中情况及注意事项 □ 上级医师查房，完成手术日病程记录和上级医师查房记录 □ 麻醉科大夫术后随访 □ 交班前医师查看术后患者情况并记录交班
重点医嘱	**长期医嘱：** □ 运动医学科护理常规 □ 二级护理 □ 饮食 **临时医嘱：** □ 血、尿常规检查；凝血功能；感染性疾病筛查；肝肾功能+电解质+血糖；X 线胸片、心电图 □ 肘关节正侧位 X 线片 □ 肘关节 MRI（必要时） □ 根据病情：血管超声、肺功能、超声心动、血气分析	**长期医嘱：** □ 同前 □ 既往内科基础疾病用药 **临时医嘱：** □ 根据会诊要求开检查化验单 □ 术前医嘱：明日在何麻醉下行肘关节镜探查 □ 术前禁食、禁水 □ 术前抗菌药物皮试（必要时） □ 术区备皮 □ 其他特殊医嘱	**长期医嘱：** □ 运动医学护理常规 □ 二级护理 □ 饮食 □ 患肢抬高、制动 □ 抗菌药物（必要时） □ 其他特殊医嘱 **临时医嘱：** □ 今日在何麻醉下行肘关节镜探查术 □ 耗材计费 □ 补液（必要时） □ 伤口换药（必要时）
主要护理工作	□ 入院介绍 □ 完成护理评估并记录 □ 处理医嘱、并执行 □ 健康宣教 □ 指导患者到相关科室进行检查心电图、X 线胸片等 □ 按时巡视病房 □ 认真完成交接班	□ 常规护理 □ 术前心理护理（紧张、焦虑） □ 术前备皮、沐浴、更衣 □ 术前物品准备 □ 完成护理记录 □ 完成责任制护理记录 □ 认真完成交接班 □ 按时巡视病房	□ 观察患者病情变化：生命体征，上肢动脉搏动，患肢皮肤温度、感觉，如有异常通知医师 □ 向患者交代术后注意事项 □ 术后生活及心理护理 □ 处理执行医嘱 □ 完成责任制护理 □ 按时巡视病房认真完成交接班

时间	住院第 1 天	住院第 1~2 天（术前日）	住院第 1~2 天（手术日）
病情变异记录	□无　□有，原因： 1. 2.	□无　□有，原因： 1. 2.	□无　□有，原因： 1. 2.
护士签名			
医师签名			

时间	住院第 2~3 天 （术后第 1 日）	住院第 3~4 天 （术后第 2 日）
主要诊疗工作	□ 上级医师查房：进行患肢情况、感染、并发症的评估 □ 完成日常病程记录上级医师查房记录及确定患者可以出院：完成出院总结、病历首页的填写 □ 向患者交代出院注意事项、复查时间及拆线时间	□ 主管医师查房 □ 完成日常病程记录、上级医师查房记录，检查出院总结、病历首页的书写是否完善 □ 通知出院 □ 向患者及家属交代出院注意项、复查时间及拆线时间和康复程序
重点医嘱	**长期医嘱：** □ 运动医学术后护理常规 □ 二级护理 □ 饮食 □ 静脉抗菌药物下午停（必要时） **临时医嘱：** □ 伤口换药 □ 出院带药（必要时） □ 明日出院	
主要护理工作	□ 处理执行医嘱 □ 术后心理、生活护理 □ 康复医师指导训练 □ 完成病情观察护理记录 □ 出院指导 □ 认真完成交接班 □ 协助医师伤口换药	□ 协助家属办理出院手续 □ 出院单位处理
病情变异记录	□ 无 □ 有，原因： 1. 2.	□ 无 □ 有，原因： 1. 2.
护士签名		
医师签名		

第二十四章

髋关节滑膜炎临床路径释义

一、髋关节滑膜炎编码

1. 原编码：

疾病名称及编码：髋关节滑膜炎（ICD-10：M65.905）

手术操作名称及编码：髋关节滑膜切除术（ICD-9-CM-3：80.75001）

2. 修改编码：

疾病名称及编码：髋关节滑膜炎（ICD-10：M65.905）

手术操作名称及编码：髋关节滑膜切除术（ICD-9-CM-3：80.75）

二、临床路径检索方法

M65.905 伴 80.75

三、髋关节滑膜炎临床路径标准住院流程

（一）适用对象

第一诊断为髋关节滑膜炎（M65.905）。

行髋关节滑膜切除术（80.75001）。

> **释义**
>
> ■ 适用对象编码参见第一部分。
> ■ 本路径适用对象为临床诊断为髋关节滑膜炎的患者，需进行手术治疗时。

（二）诊断依据

根据《临床诊疗指南·骨科分册》（中华医学会编著，人民卫生出版社，2008），《外科学（下册）》（8 年制和 7 年制教材临床医学专用，人民卫生出版社）。

1. 病史：单侧或双侧髋关节或腹股沟疼痛。

2. 体征：髋关节主动活动、被动活动时出现疼痛，"4"字征阳性。

3. 影像学检查：X 线检查：骨质无明显异常表现，可表现为骨盆轻度倾斜、关节间隙增宽。

MRI 检查：磁共振检查显示患侧髋关节间隙增宽和关节腔积液。

> **释义**
>
> ■ 本路径的制订主要参考国内权威参考书籍和诊疗指南。
> ■ 症状和体格检查是诊断髋关节滑膜炎的初步依据。X 线检查可以排除髋臼股骨撞击症，MRI 检查有助于评估关节内情况，排除髋臼盂唇损伤。滑膜炎一般为非特

异性炎症，诊断需排除其他可能存在的髋关节损伤。髋关节色素沉着绒毛结节性滑膜炎在髋关节发生率较低，关节穿刺液为血性，需行关节镜下全滑膜切除手术，如果病变侵及关节外，则需行切开手术，患者进入其他路径。

（三）治疗方案的选择及依据

根据《临床诊疗指南·骨科分册》（中华医学会编著，人民卫生出版社，2008），《外科学（下册）》（8年制和7年制教材临床医学专用，人民卫生出版社）。

1. 髋关节滑膜炎诊断明确。
2. 经严格正规非手术治疗无效。

> **释义**
>
> ■ 保守治疗效果不佳，严重的髋关节疼痛、肿胀、活动受限，影响患者生活和运动时需考虑手术治疗。
>
> ■ 手术治疗包括滑膜切除术，可术中留取部分滑膜组织做病理检查，为后续治疗提供依据。

（四）标准住院日为6~8天

> **释义**
>
> ■ 明确髋关节滑膜炎的患者入院后，术前检查1~3天，第4~5天行手术治疗，第5~7天主要观察切口情况和有无术后早期并发症，总住院时间不超过8天符合本路径要求。如果具备条件，可以在患者入院前在门诊完善相关术前化验及影像学检查，并在麻醉科门诊评估患者全身情况，安排入院后尽早接受手术，以尽量减少患者住院时间。

（五）进入路径标准

1. 第一诊断必须符合髋关节滑膜炎（M65.905）。
2. 如患有其他疾病，但住院期间不需要特殊处理，也不影响第一诊断的临床路径流程实施时，可以进入路径。
3. 不合并髋关节骨性关节炎及股骨头坏死。
4. 经入院常规检查发现既往没有发现的疾病，而该疾病对患者健康的影响比髋关节滑膜炎更严重，或者该疾病可能影响手术实施，增加麻醉和手术风险，影响预后，则应优先考虑治疗该种疾病，暂且不宜进入路径。例如：较严重的高血压、糖尿病、心功能不全、肝肾功能不全、凝血功能障碍等。

> **释义**
>
> ■ 部分患者入院后常规检查发现有基础疾病，如高血压、糖尿病、肝肾功能不全等，经系统评估后对髋关节滑膜炎诊断治疗无特殊影响者可进入路径，但可能增加医疗费用，延长住院时间。若术前检查发现髋关节骨性关节炎、股骨头坏死、髋臼盂唇损伤或髋臼股骨撞击症等其他病变或损伤时，患者进入其他路径。

（六）术前准备 1~3 天

1. 术前检查项目：
(1) 血常规、尿常规、大便常规。
(2) 肝肾功能、血电解质、血糖、血沉、C 反应蛋白。
(3) 凝血功能。
(4) 感染性疾病筛查（乙型肝炎、丙型肝炎、艾滋病、梅毒等）。
(5) 胸片、心电图。
(6) 双髋正位、蛙式位、MRI。
(7) HLA-B27。
(8) 结核菌素试验。

2. 根据患者病情可选择：
(1) 双下肢深静脉彩超、肺功能、超声心动图、动态心电图（老年人或既往有相关病史者）。
(2) 对于部分诊断不明确的患者，术前可能需要髋关节造影、髋关节腔穿刺以确诊。
(3) 有相关疾病者必要时请相应科室会诊。

> **释义**
>
> ■ 血常规、尿常规最基本的两个常规检查，进入路径的患者均需完成必要时还可增加便常规检查。肝肾功能、电解质、血糖、凝血功能、心电图、X 线胸片可评估有无基础疾病，是否影响住院时间、费用及其治疗预后，也是进行麻醉手术的基础检查；感染性疾病筛查可指导对同病房患者、医护人员的防护、手术顺序的安排和术后手术器械的消毒；髋关节影像学检查有助于明确髋关节其他疾病或损伤情况，指导制订治疗计划。HLA-B27、CCP 检查可以排除因强直性脊柱炎或类风湿病造成的髋关节疼痛。
>
> ■ 对年龄较大患者或基础检查发现异常的患者，可进行超声心动图、血气分析和肺功能，以进一步评估患者身体状况；对 D-Dimer 升高的患者，可行双下肢深静脉彩超检查，以排除下肢深静脉血栓；对合并高血压、糖尿病或其他内科疾病的患者，可请相关科室会诊以确保患者围术期安全。
>
> ■ 对活动期结核引起的结核性滑膜炎，应转结核病医院首先进行结核方面的治疗。患者进入其他路径。

（七）选择用药

抗菌药物：按照《抗菌药物临床应用指导原则（2015 年版）》（国卫办医发〔2015〕43 号）

执行。

> **释义**
>
> ■ Ⅰ类切口手术抗菌药物使用不应超过术后 24 小时。

（八）手术日为入院第 4~5 天

1. 麻醉方式：全身麻醉联合椎管内麻醉。
2. 手术方式：髋关节滑膜切除术（80.75001）。
3. 输血：原则上不需要输血，但可视术中情况而定。

> **释义**
>
> ■ 麻醉一般选择神经阻滞麻醉或椎管内麻醉，但对肥胖、既往腰椎手术史患者，可酌情选择全身麻醉。

（九）术后住院恢复为第 5~7 天

1. 必需复查的检查项目：双髋正位片、蛙式位片、MRI，血常规，血沉，C 反应蛋白。
2. 术后处理：
（1）抗菌药物：按照《抗菌药物临床应用指导原则（2015 年版）》（国卫办医发〔2015〕43 号）执行。
（2）术后镇痛：参照《骨科常见疼痛的处理专家建议》。
（3）抗凝药物；参照《中国骨科大手术后静脉血栓栓塞症预防指南》。
（4）术后康复：逐渐进行功能锻炼。

> **释义**
>
> ■ 术后血常规、血沉、C 反应蛋白、凝血、电解质等检查可以观察患者有无感染、电解质紊乱等。下肢手术是导致术后患者下肢深静脉血栓的危险因素，对联合有其他高危因素的患者，或术后出现小腿肿痛的患者，应行双下肢深静脉彩超检查以排除深静脉血栓。
>
> ■ Ⅰ类切口手术抗菌药物使用不应超过术后 24 小时；术后根据患者疼痛情况进行疼痛管理；根据手术情况指导患者开始术后早期康复。

（十）出院标准

1. 体温正常，常规化验指标无明显异常。
2. 伤口愈合良好：引流管拔除（如果术中放置引流），伤口无感染征象（或可在门诊处理的伤口情况），无皮瓣坏死。
3. 没有需要住院处理的并发症和（或）合并症。

> **释义**
>
> ■ 患者出院前应完成所有必需检查项目，无发热，切口情况满意，且无明显术后并发症。

（十一）变异及原因分析

1. 围术期并发症：伤口感染、深静脉血栓、神经血管输尿管损伤等造成住院日延长和费用增加。
2. 内科合并症：老年患者常合并基础疾病，如脑血管或心血管病、糖尿病、血栓等，手术可能导致这些疾病加重而需要进一步治疗，从而延长治疗时间，并增加住院费用。
3. 患者拒绝手术，要求保守治疗。

> **释义**
>
> ■ 下肢深静脉血栓可能造成肺栓塞，是骨科手术后严重的并发症之一，此时需请相关科室协助处理深静脉血栓情况。
>
> ■ 认可的变异原因主要是指患者入选路径后，在检查及治疗过程中发现患者合并存在事前未预知的、对本路径治疗可能产生影响的情况，需要中止执行路径或延长治疗时间、增加治疗费用。医师需在表单中明确说明。
>
> ■ 因患者方面的主观原因导致执行路径出现变异，需医师在表单中予以说明。

四、给药方案

1. 术前用药：治疗基础疾病，如心脏病、高血压等，以口服给药为主；围术期控制血糖可应用胰岛素。术前 30 分钟及术后 24 小时内可预防性应用抗菌药物。
2. 术中用药：无特殊。
3. 术后用药：术后可用非甾体类镇痛药，并按照患者疼痛程度进行阶梯镇痛。老年患者可因麻醉药反应出现呕吐、恶心等不适，可予相应止吐药物处理。

【用药选择】

术前治疗基础疾病的药物应继续规律应用。

【药学提示】

应注意患者长时间服用药物与围术期用药的药理作用，以及围术期药物之间的相互作用。

【注意事项】

术后应避免注射用非甾类镇痛药与口服非甾类镇痛药合用，以免增加胃肠道不良事件风险。

五、推荐表单

（一）医师表单

髋关节滑膜炎临床路径医师表单

适用对象：第一诊断为髋关节滑膜炎（ICD-10：M65.905）
行髋关节滑膜切除术（ICD-9-CM-3：80.75）

患者姓名：	性别： 年龄： 门诊号：	住院号：
住院日期： 年 月 日	出院日期： 年 月 日	标准住院日：6~8 天

时间	住院第 1~3 天	住院第 3~4 天 （术前日）	住院第 4~5 天 （手术日）
主要诊疗工作	□ 询问病史及体格检查 □ 完成住院志、首次病程、上级医师查房等病历书写 □ 完善术前检查 □ 上级医师查房与术前评估 □ 初步确定手术方式和日期	□ 上级医师查房 □ 完成必要的相关科室会诊 □ 完成术前准备与术前评估 □ 根据症状、体检、髋关节 MRI 及 X 线片及术前各项化验行术前讨论，确定手术方案 □ 完成术前小结、上级医师查房记录等病历书写 □ 向患者及家属交代病情和围术期注意事项，签署手术知情同意书、自费用品协议书等	□ 手术 □ 术者完成手术记录 □ 向患者及家属交代手术过程概况及术后注意事项 □ 完成术后病程 □ 上级医师查房
重点医嘱	**长期医嘱：** □ 骨科护理常规 □ 二级护理 □ 饮食 □ 患肢减少活动 **临时医嘱：** □ 血常规、尿常规 □ 凝血功能 □ 感染性疾病筛查、肝肾功能、电解质、血糖、血脂 □ 血沉、C 反应蛋白、HLA-27 □ 类风湿全套、结明三项 □ X 线胸片、心电图 □ 髋关节 MRI 及正侧位 X 线片 □ 双下肢深静脉彩超、肺功能、超声心动图（视患者情况而定）	**长期医嘱：** □ 患者既往内科疾病基础用药 **临时医嘱：** □ 术前医嘱：常规准备明日在椎管内麻醉/全身麻醉下行关节镜下髋关节滑膜切除术 □ 术前禁食、禁水 □ 术前备皮 □ 其他特殊医嘱	**长期医嘱：** □ 骨科术后护理常规 □ 明日普食 □ 引流管记引流量 **临时医嘱：** □ 今日在椎管内麻醉/全身麻醉下进行关节镜下髋关节滑膜切除术 □ 心电监护、吸氧 □ 补液（视病情） □ 胃黏膜保护剂 □ 消肿改善血液循环 □ 术后抗凝（视病情）
主要护理工作	□ 入院宣教：介绍病房环境、设施和设备 □ 入院护理评估	□ 宣教、备皮等术前准备 □ 提醒患者明晨禁水	□ 观察患者病情变化 □ 术后心理与生活护理

时间	住院第 1~3 天	住院第 3~4 天 （术前日）	住院第 4~5 天 （手术日）
病情 变异 记录	□无 □有，原因： 1. 2.	□无 □有，原因： 1. 2.	□无　□有，原因： 1. 2.
护士 签名			
医师 签名			

时间	住院第 5~7 天 （术后）	住院第 8 天 （出院日）
主要诊疗工作	□ 上级医师查房：进行患肢情况、感染、并发症的评估 □ 完成日常病程记录、上级医师查房记录及确定患者可以出院；完成出院总结、病历首页的填写 □ 向患者交代出院注意事项、复查时间及拆线时间	□ 主管医师查房 □ 完成日常病程记录、上级医师查房记录，检查、出院总结、病历首页的书写是否完善 □ 通知出院 □ 向患者及家属交代出院注意项、复查时间及拆线时间和康复程序
重点医嘱	长期医嘱： □ 运动医学术后护理常规 □ 二级护理 □ 饮食 □ 静脉抗菌药物下午停（必要时） 临时医嘱： □ 伤口换药 □ 术后双髋关节正位、患髋关节侧位片 □ 髋关节 CT（必要时） □ 下肢深静脉彩超 □ 出院带药 □ 明日出院	长期医嘱： □ 运动医学术后护理常规 □ 二级护理 □ 饮食 □ 静脉抗菌药物下午停（必要时） 临时医嘱： □ 伤口换药 □ 术后双髋关节正位、患髋关节侧位片 □ 髋关节 CT（必要时） □ 出院带药
主要护理工作	□ 处理执行医嘱 □ 术后心理、生活护理 □ 康复医师指导训练 □ 完成病情观察护理记录 □ 出院指导 □ 认真完成交接班 □ 协助医师伤口换药	□ 协助家属办理出院手续 □ 出院单位处理
病情变异记录	□ 无　□ 有，原因： 1. 2.	□ 无　□ 有，原因： 1. 2.
护士签名		
医师签名		

（二）护士表单

髋关节滑膜炎临床路径护士表单

适用对象：第一诊断为髋关节滑膜炎（ICD-10：M65.905）

行髋关节滑膜切除术（ICD-9-CM-3：80.75）

患者姓名：	性别： 年龄： 门诊号：	住院号：
住院日期： 年 月 日	出院日期： 年 月 日	标准住院日：6~8 天

时间	住院第 1~3 天	住院第 3~4 天（术前日）	住院第 4~5 天（手术日）
健康宣教	□ 入院宣教 □ 介绍主管医师、护士 □ 介绍病室环境、设施 □ 介绍规章制度及注意事项	□ 术前宣教 □ 宣教疾病知识、术前准备及手术过程 □ 指导术前保持良好睡眠 □ 告知准备物品 □ 告知家属等候区位置	□ 术后当日宣教 □ 告知监护设备、管路功能及注意事项 □ 告知饮食、体位要求 □ 告知术后可能出现的情况及应对方式 □ 告知术后饮食、活动及探视注意事项
护理处置	□ 核对患者，佩戴腕带 □ 建立入院病历 □ 评估患者并书写护理评估单	□ 协助医师完成术前检查化验 □ 术前准备 □ 备皮 □ 禁食、禁水	□ 术前监测生命体征 □ 送手术 □ 摘除患者各种活动物品 □ 核对患者资料及带药 □ 填写手术交接单，签字确认 □ 接手术 □ 核对患者及资料，签字确认
基础护理	□ 二级护理或三级护理 □ 晨晚间护理 □ 患者安全管理	□ 二级护理 □ 晨晚间护理 □ 患者安全管理	□ 一级或二级护理 □ 晨晚间护理 □ 体位护理：患者平卧，患肢抬高及冰敷，以促进静脉和淋巴回流，防止患肢肿胀 □ 排泄护理 □ 患者安全管理
专科护理	□ 需要时填跌倒及压疮防范表 □ 遵医嘱通知化验检查 □ 给予患者及家属心理支持	□ 遵医嘱完成相关检查 □ 给予患者及家属心理支持	□ 病情观察，写护理记录 □ 日间及夜间评估生命体征、意识、肢体感觉活动及血液循环、皮肤、伤口敷料，如有病情变化随时记录 □ 给予患者及家属心理支持
重点医嘱	□ 详见医嘱执行单	□ 详见医嘱执行单	□ 详见医嘱执行单
病情变异记录	□ 无 □ 有，原因： 1. 2.	□ 无 □ 有，原因： 1. 2.	□ 无 □ 有，原因： 1. 2.
护士签名			

时间	住院第5~7天 （术后）	住院第8天 （出院日）
健康宣教	□ 术后宣教 □ 指导患者术后遵医嘱功能锻炼。 □ 饮食、活动、安全指导 □ 药物作用及频率 □ 疾病恢复期注意事项	□ 出院宣教 □ 复查时间 □ 功能锻炼 □ 饮食指导：禁烟酒，忌生冷辛辣刺激性 　 食物。 □ 指导办理出院手续
护理处置	□ 遵医嘱完成相关检查	□ 办理出院手续 □ 完善护理记录
基础护理	□ 二级护理 □ 晨晚间护理 □ 协助进食、进水 □ 预防压疮 □ 医嘱可下地时，协助或指导床旁活动 □ 排泄护理 □ 安全管理	□ 二级护理 □ 晨晚间护理 □ 协助或指导进食、进水 □ 协助或指导床旁活动 □ 患者安全管理
专科护理	□ 病情观察，写护理记录 □ 评估生命体征、意识、肢体感觉活动及血液循环、 　 皮肤情况、伤口敷料情况 □ 疼痛护理：若患肢疼痛，可视情况遵医嘱合理使 　 用镇痛药 □ 症状护理：告知术后出现肢体肿胀是手术的正常 　 反应 □ 用药观察：告知术后药物应用意义 □ 给予患者及家属心理支持	□ 协助指导功能锻炼。 □ 出院指导 □ 告知随诊的意义 □ 告知出院流程
重点医嘱	□ 详见医嘱执行单	□ 详见医嘱执行单
病情变异记录	□ 无　□ 有，原因： 1. 2.	□ 无　□ 有，原因： 1. 2.
护士签名		

（三）患者表单

髋关节滑膜炎临床路径患者表单

适用对象：第一诊断为髋关节滑膜炎（ICD-10：M65.905）

行髋关节滑膜切除术（ICD-9-CM-3：80.75）

患者姓名：	性别： 年龄： 门诊号：	住院号：
住院日期： 年 月 日	出院日期： 年 月 日	标准住院日：6~8天

时间	住院第1~3天	住院第3~4天 （术前日）	住院第4~5天 （手术日）
医患配合	□ 配合询问病史、收集资料，请务必详细告知既往史、用药史、过敏史 □ 如服用抗凝药物，请明确告知 □ 配合进行体格检查 □ 有任何不适请告知医师	□ 配合完善术前相关检查、化验，如采血、留尿、心电图、B超、X线胸片等 □ 医师与患者及家属介绍病情及手术谈话、术前签字 □ 麻醉医师进行术前访视	□ 配合评估手术效果 □ 配合检查意识、肢体活动 □ 有任何不适请告知医师
护患配合	□ 配合测量体温、脉搏、呼吸、血压、体重1次 □ 配合完成入院护理评估（简单询问病史、过敏史、用药史） □ 接受入院宣教（环境介绍、病室规定、订餐制度、贵重物品保管等） □ 有任何不适请告知护士	□ 接受术前宣教 □ 接受备皮 □ 配合禁食、禁水 □ 沐浴 □ 准备好必要用物，吸管、尿壶、便盆、尿垫、纸巾等 □ 取下义齿、饰品等，贵重物品交家属保管 □ 术前保持良好睡眠	□ 清晨配合测量体温、脉搏、呼吸，遵医嘱测血压 □ 送手术室前，协助完成核对，脱去衣物，上手术车 □ 返回病房后，协助完成核对，配合过病床 □ 配合检查意识、肢体感觉活动及血液循环，询问出入量 □ 配合术后吸氧、监护仪监测、输液 □ 遵医嘱采取正确体位 □ 配合缓解疼痛 □ 有任何不适请告知护士
饮食	□ 普食或遵医嘱特殊膳食等	□ 术前12小时禁食、禁水	□ 全身麻醉术后6小时可饮水，流食逐渐过渡为普食
排泄	□ 正常排尿便	□ 正常排尿便	□ 自行排尿

时间	住院第 5~7 天 （术后）	住院第 8 天 （出院）
医患 配合	□ 配合检查肢体感觉活动及血液循环 □ 配合切口评估及换药	□ 接受出院前指导 □ 知道复查程序 □ 获取出院诊断书
护 患 配 合	□ 配合定时监测生命体征、每日询问排便情况 □ 配合检查意识、肢体感觉活动及血液循环 □ 遵医嘱配合监测出入量 □ 接受输液、服药等治疗 □ 接受进食、进水、排便等生活护理 □ 配合活动，预防皮肤压疮 □ 注意活动安全，避免坠床或跌倒 □ 配合执行探视及陪伴制度	□ 接受出院宣教 □ 办理出院手续 □ 获取出院带药 □ 知道服药方法、作用、注意事项 □ 知道照顾伤口方法 □ 知道复印病历方法
饮 食	□ 根据医嘱，由流食逐渐过渡到普食或糖尿病饮 　食等	□ 根据医嘱，普食或糖尿病膳食等
排 泄	□ 正常排尿便 □ 避免便秘	□ 正常排尿便 □ 避免便秘

附：原表单（2016 年版）

髋关节滑膜炎临床路径表单

适用对象：第一诊断为髋关节滑膜炎（M65.905）
行髋关节滑膜切除术（80.75001）

患者姓名：	性别：　　年龄：　　门诊号：	住院号：
住院日期：　　年　月　日	出院日期：　　年　月　日	标准住院日：7~10 天

时间	住院第 1 天	住院第 2 天 （术前日）	住院第 3~5 天 （手术日）
主要诊疗工作	□ 询问病史及体格检查 □ 完成住院志、首次病程、上级医师查房等病历书写 □ 完善术前检查 □ 上级医师查房与术前评估 □ 初步确定手术方式和日期	□ 上级医师查房 □ 完成必要的相关科室会诊 □ 完成术前准备与术前评估 □ 根据症状、体检、髋关节 MRI 及 X 线片和术前各项化验，行术前讨论，确定手术方案 □ 完成术前小结、上级医师查房记录等病历书写 □ 向患者及家属交代病情和围术期注意事项，签署手术知情同意书、自费用品协议书等	□ 手术 □ 术者完成手术记录 □ 向患者及家属交代手术过程概况及术后注意事项 □ 完成术后病程记录 □ 上级医师查房
重点医嘱	长期医嘱： □ 骨科护理常规 □ 二级护理 □ 饮食 □ 患肢减少活动 临时医嘱： □ 血常规、尿常规 □ 凝血功能 □ 感染性疾病筛查、肝肾功能、电解质、血糖、血脂 □ 血沉、CRP、HLA-27 □ 类风湿全套、结明三项 □ X 线胸片、心电图 □ 膝关节 MRI 及正侧位 X 线片 □ 肺功能、超声心动（视患者情况而定）	长期医嘱： □ 患者既往内科疾病基础用药 临时医嘱： □ 术前医嘱：常规准备明日在椎管内麻醉/全身麻醉下行关节镜下髋关节滑膜切除术 □ 术前禁食、禁水 □ 术前备皮 □ 其他特殊医嘱	长期医嘱： □ 骨科术后护理常规 □ 明日普食 □ 引流管记引流量 临时医嘱： □ 今日在椎管内麻醉/全身麻醉下进行关节镜下髋关节滑膜切除术 □ 心电监护、吸氧 □ 补液（视病情） □ 胃黏膜保护剂 □ 消肿改善血液循环 □ 术后抗凝（视病情）
主要护理工作	□ 入院宣教：介绍病房环境、设施和设备 □ 入院护理评估	□ 宣教、备皮等术前准备 □ 提醒患者明晨禁水	□ 观察患者病情变化 □ 术后心理与生活护理
病情变异记录	□ 无　□ 有，原因： 1. 2.	□ 无　□ 有，原因： 1. 2.	□ 无　□ 有，原因： 1. 2.
护士签名			
医师签名			

时间	住院第 4~5 天 （术后第 1~2 日）	住院第 6~8 天 （术后第 3~4 日）	住院第 9~10 天 术后第 5~6 天（出院日）
主要诊疗工作	□ 上级医师查房，注意病情变化 □ 完成常规病程记录 □ 注意引流量 □ 注意观察体温、血压等 □ 拔除引流管	□ 上级医师查房 □ 完成常规病程记录 □ 观察伤口情况，是否存在渗出、红肿等情况 □ 复查血常规、凝血功能，如贫血严重及时输血	□ 上级医师查房，进行手术及伤口评估，确定有无手术并发症和伤口愈合不良情况，明确能否出院 □ 完成出院记录、病案首页、出院诊断证明书等 □ 向患者交代出院后的注意事项，如：复诊的时间、地点，发生紧急情况时处理等
重点医嘱	长期医嘱： □ 骨科术后护理常规 □ 一级或二级护理 □ 普食引流管记引流量 □ 术后抗凝（视病情） □ 胃黏膜保护剂 □ 消肿改善血液循环药物 临时医嘱： □ 止吐 □ 镇痛 □ 伤口换药（必要时）	长期医嘱： □ 骨科术后护理常规 □ 普食 □ 二级护理 □ 术后抗凝（视病情） 临时医嘱： □ 伤口换药 □ 功能锻炼 □ 复查血尿常规、肝肾功能、电解质（必要时）	出院医嘱： □ 出院带药 □ 嘱日后拆线换药（根据出院时间决定） □ 门诊复查 □ 如有不适，随时来诊
主要护理工作	□ 观察患者情况 □ 术后心理与生活护理 □ 指导患者术后功能锻炼	□ 观察患者情况 □ 术后心理与生活护理 □ 指导患者术后功能锻炼	□ 指导患者办理出院手续
病情变异记录	□ 无　□ 有，原因： 1. 2.	□ 无　□ 有，原因： 1. 2.	□ 无　□ 有，原因： 1. 2.
护士签名			
医师签名			

第二十五章

髋关节镜手术临床路径释义

一、髋关节镜手术编码

1. 原编码：

疾病名称及编码：髋关节镜手术

手术操作名称及编码：关节镜下关节镜检，盂唇缝合修复，股骨髋臼成形术

髋关节镜下游离体取出术（ICD-9-CM-3：80.15001）

髋关节镜检查（ICD-9-CM-3：80.25001）

髋关节镜下滑膜切除术（ICD-9-CM-3：80.75002）

髋关节镜下病损切除术（ICD-9-CM-3：80.85004）

髋关节镜下髋关节成形术（ICD-9-CM-3：81.40004）

髋关节镜下盂唇修补术（ICD-9-CM-3：81.40005）

髋关节镜下软骨成形术（ICD-9-CM-3：81.40006）

髋关节镜下髂腰肌松解术（ICD-9-CM-3：83.19023）

2. 修改编码：

疾病名称及编码：

手术操作名称及编码：关节镜髋关节游离体取出术（ICD-9-CM-3：80.1501）

关节镜髋关节检查（ICD-9-CM-3：80.2500）

关节镜髋关节松解术（ICD-9-CM-3：80.4502）

关节镜髋关节滑膜切除术（ICD-9-CM-3：80.7501）

关节镜髋关节病损切除术（ICD-9-CM-3：80.8502）

髋关节镜下髋臼成形（ICD-9-CM-3：81.4001）

髋关节镜下髋关节成形术（ICD-9-CM-3：81.4002）

髋关节镜下盂唇修补术（ICD-9-CM-3：81.4003）

髋关节镜下软骨成形术（ICD-9-CM-3：81.4004）

髋关节镜下股骨髋臼成形（ICD-9-CM-3：81.4005）

髋关节镜下髂腰肌松解术（ICD-9-CM-3：83.1905）

髋关节镜下全髋转换（ICD-9-CM-3：81.5101）

髋关节镜下部分髋转换（ICD-9-CM-3：81.5203）

注：髋关节镜所列编码可能不全，医院可根据自己情况增加。

二、临床路径检索方法

80.1501 / 80.25/ 80.4502 / 80.7501 / 80.8502/81.4001-81.4005/83.1905/81.5101/81.5203

三、髋关节镜手术临床路径标准住院流程

（一）适用对象

第一诊断为髋关节镜手术，行髋关节镜下关节镜检，盂唇缝合修复，股骨髋臼成形术，或含以下诊断和术式：

80. 15001	髋关节镜下游离体取出术
80. 25001	髋关节镜检查
80. 75002	髋关节镜下滑膜切除术
80. 85004	髋关节镜下病损切除术
81. 40004	髋关节镜下髋关节成形术
81. 40005	髋关节镜下盂唇修补术
81. 40006	髋关节镜下软骨成形术
83. 19023	髋关节镜下髂腰肌松解术

释义

■ 适用对象编码参见第一部分。
■ 本路径适用对象为临床进行髋关节镜手术的患者。

（二）诊断依据

1. 病史：髋关节疼痛、活动受限、肿胀史，可有或无外伤因素。
2. 体检：髋关节活动度受限，局部压痛阳性，4 字试验阳性，屈曲内旋挤压试验阳性。
3. 辅助检查：髋关节正位、蛙式位 X 线、Dunn 位 MRI
4. 影像学检查：X 线检查可发现髋臼股骨撞击症或髋关节游离体。MRI 检查：可发现髋臼盂唇损伤。

释义

■ 髋关节镜手术近年来发展迅速，越来越多的髋关节疾病逐渐被大家所认识并接受。髋关节镜可以治疗的疾病包括髋臼股骨撞击症、髋臼盂唇损伤、髋关节游离体、髋关节滑膜炎、髋关节软骨损伤和弹响髋等。

（三）治疗方案的选择及依据

1. 诊断明确的髋关节撞击表现或软骨、盂唇、滑膜病变，症状明显，保守治疗无效。
2. 无手术禁忌证。

释义

■ 保守治疗效果不佳，严重的髋关节疼痛、肿胀、活动受限，影响患者生活和运动时需考虑手术治疗。

（四）标准住院日为 6~8 天

> **释义**
>
> ■ 明确需进行髋关节镜手术的患者入院后，术前检查 1~3 天，第 4~5 天行手术治疗，第 5~7 天主要观察切口情况和有无术后早期并发症，总住院时间不超过 8 天符合本路径要求。如果具备条件，可以在患者入院前在门诊完善相关术前化验及影像学检查，并在麻醉科门诊评估患者全身情况，安排入院后尽早接受手术，以尽量减少患者住院时间。

（五）进入路径标准

1. 第一诊断必须符合髋关节撞击综合征，或软骨、盂唇、滑膜病变（或关节内游离体）。
2. 当患者同时具有其他疾病诊断时，但在住院期间不需要特殊处理也不影响第一诊断的临床路径流程实施时，可以进入路径。
3. 经入院常规检查发现既往没有发现的疾病，而该疾病对患者健康的影响比髋关节疾病更严重，或者该疾病可能影响手术实施，增加麻醉和手术风险，影响预后，则应优先考虑治疗该种疾病，暂且不宜进入路径。例如：较严重的高血压、糖尿病、心功能不全、肝肾功能不全、凝血功能障碍等。

> **释义**
>
> ■ 部分患者入院后常规检查发现有基础疾病，如高血压、糖尿病、肝肾功能不全等，经系统评估后对髋关节镜治疗无特殊影响者可进入路径，但可能增加医疗费用，延长住院时间。若术前检查发现髋关节骨性关节炎、股骨头坏死等其他需切开手术的情况时，患者进入其他路径。

（六）术前准备 1~3 天

1. 术前检查项目：
（1）血常规、尿常规。
（2）肝肾功能、电解质、血糖。
（3）凝血功能。
（4）感染性疾病筛查（乙型肝炎、丙型肝炎、艾滋病、梅毒等）。
（5）髋关节正位、蛙式位 X 线片。
（6）磁共振及造影（必要时）和 CT 三维重建。
（7）X 线胸片、心电图。
2. 根据患者病情可选择：
（1）双下肢深静脉彩超、超声心动图、血气分析和肺功能（高龄或既往有心、肺部病史者）。
（2）有相关疾病者必要时请相关科室会诊。

> **释义**
>
> ■ 血常规、尿常规最基本的两个常规检查，进入路径的患者均需完成。肝肾功能、电解质、血糖、凝血功能、心电图、X线胸片可评估有无基础疾病，是否影响住院时间、费用及其治疗预后，也是进行麻醉手术的基础检查；感染性疾病筛查可指导对同病房患者、医护人员的防护、手术顺序的安排和术后手术器械的消毒；髋关节影像学检查有助于明确髋关节其他疾病或损伤情况，指导制订治疗计划。
>
> ■ 对年龄较大患者或基础检查发现异常的患者，可进行超声心动图、血气分析和肺功能，以进一步评估患者身体状况；D-Dimer 升高的患者，可行双下肢深静脉彩超检查，以排除下肢深静脉血栓；对合并高血压、糖尿病或其他内科疾病的患者，可请相关科室会诊以确保患者围术期安全。

（七）选择用药

抗菌药物：按照《抗菌药物临床应用指导原则》（卫医发〔2015〕43 号）执行。

> **释义**
>
> ■ Ⅰ类切口手术抗菌药物使用不应超过术后 24 小时。

（八）手术日为入院第 4~5 天

1. 麻醉方式：全身麻醉联合椎管内麻醉。
2. 手术方式：髋关节镜下关节镜检，盂唇缝合修复，股骨髋臼成形术，游离体取出，滑膜切除。
3. 手术内植物：带线锚钉。
4. 输血：无。

> **释义**
>
> ■ 麻醉一般选择神经阻滞麻醉或椎管内麻醉，但对肥胖、既往腰椎手术史患者，可酌情选择全身麻醉。
>
> ■ 髋关节镜下进行盂唇修补时一般采用带线锚钉进行固定。

（九）术后住院恢复为第 5~7 天

1. 必须复查的检查项目：髋关节 X 线。
2. 必要时检查髋关节 CT 重建。
3. 必要时查血常规、血沉、C 反应蛋白、凝血、电解质。
4. 术后处理：
（1）抗菌药物：按照《抗菌药物临床应用指导原则》（卫医发〔2015〕43 号执行。
（2）术后镇痛：参照《骨科常见疼痛的处理专家建议》。
（3）术后康复：根据手术状况按相应康复计划康复。

释义

■ 术后影像学检查可以评估髋臼股骨撞击症时骨赘切除的程度。

■ 术后血常规、血沉、CRP、凝血、电解质等检查可以观察患者有无感染、电解质紊乱等。下肢手术是导致术后患者下肢深静脉血栓的危险因素，对联合有其他高危因素的患者，或术后出现小腿肿痛的患者，应行下肢深静脉彩超检查以排除深静脉血栓。

■ Ⅰ类切口手术抗菌药物使用不应超过术后24小时；术后根据患者疼痛情况进行疼痛管理；根据手术情况指导患者开始术后早期康复。

（十）出院标准

1. 体温正常，髋部，下肢感觉正常，足踝部活动正常。
2. 伤口无感染征象（或可在门诊处理的伤口情况），关节无感染征象。
3. 没有需要住院处理的并发症和（或）合并症。

释义

■ 患者出院前应完成所有必需检查项目，无发热，切口情况满意，且无明显术后并发症。

（十一）变异及原因分析

1. 围术期并发症：深静脉血栓形成、伤口感染、关节感染、神经血管损伤等，造成住院日延长和费用增加。
2. 内科合并症：老年患者常合并内科疾病，如脑血管或心血管病、糖尿病、血栓等，手术可能导致基础疾病加重而需要进一步治疗，从而延长治疗时间，并增加住院费用。
3. 植入材料的选择：当盂唇缝合时，由于缝合位置、大小和损伤性质不同，使用不同的内植物材料以及数目的不同，可能导致住院费用存在差异。

释义

■ 深静脉血栓可能造成肺栓塞，是骨科手术后严重的并发症之一，此时需请相关科室协助处理深静脉血栓情况。

■ 认可的变异原因主要是指患者入选路径后，在检查及治疗过程中发现患者合并存在事前未预知的、对本路径治疗可能产生影响的情况，需要中止执行路径或延长治疗时间、增加治疗费用。医师需在表单中明确说明。

■ 因患者方面的主观原因导致执行路径出现变异，需医师在表单中予以说明。

四、髋关节镜手术临床路径给药方案

1. 术前用药：治疗基础疾病，如心脏病、高血压等，以口服给药为主；围术期控制血糖可应用胰岛素。术前30分钟及术后24小时内可预防性应用抗菌药物。

2. 术中用药：无特殊。

3. 术后用药：术后可用非甾体类镇痛药，并按照患者疼痛程度进行阶梯镇痛。老年患者可因麻醉药反应出现呕吐、恶心等不适，可予相应止吐药物处理。

【用药选择】

术前治疗基础疾病的药物应继续规律应用。

【药学提示】

应注意患者长时间服用药物与围术期用药的药理作用，以及围术期药物之间的相互作用。

【注意事项】

术后应避免注射用非甾类镇痛药与口服非甾类镇痛药合用，以免增加胃肠道不良事件风险。

五、推荐表单

（一）医师表单

髋关节镜手术临床路径医师表单

适用对象：第一诊断为髋关节镜手术

行髋关节镜下关节镜检，盂唇缝合修复，股骨髋臼成形，滑膜切除或游离体取出术

患者姓名：	性别： 年龄： 门诊号：	住院号：
住院日期： 年 月 日	出院日期： 年 月 日	标准住院日：6~8 天

时间	住院第 1~3 天	住院第 3~4 天 （术前日）	住院第 4~5 天 （手术日）
主要诊疗工作	□ 完成住院志，询问病史、体格检查、初步诊断 □ 完成首次病程记录 □ 完成住院病历 □ 上级医师查房、术前评估、确定诊断、手术日期 □ 完成上级医师查房记录 □ 开医嘱：常规化验、检查单	□ 上级医师查房 □ 继续完成检查及必要的会诊 □ 医师查房、手术前评估 □ 完成术前小结、术前查房和上级医师查房记录 □ 签署手术知情同意书，向患者及家属交代术前注意事项 □ 手术准备 □ 麻醉医师访视患者进行评估，并签署麻醉同意书	□ 手术：髋关节镜下关节镜检，盂唇缝合修复，股骨髋臼成形，滑膜切除或游离体取出术 □ 完成手术记录和术后当天的病程记录 □ 交代术中情况及注意事项 □ 上级医师查房，完成手术日病程记录和上级医师查房记录 □ 麻醉医师术后随访 □ 交班前医师查看术后患者情况并记录交班
重点医嘱	**长期医嘱：** □ 运动医学科护理常规 □ 二级护理 □ 饮食 **临时医嘱：** □ 血、尿常规检查；凝血功能；感染性疾病筛查；肝肾功能+电解质+血糖；X 线胸片、心电图 □ 髋关节正位、蛙式位片 □ 髋关节 MRI 及造影（必要时）及 CT 三维重建 □ 根据病情：下肢深静脉彩超、血管超声、肺功能、超声心动、血气分析	**长期医嘱：** □ 同前 □ 既往内科基础疾病用药 **临时医嘱：** □ 根据会诊要求开检查化验单 □ 术前医嘱：明日在___种麻醉下行髋关节镜手术 □ 术前禁食、禁水 □ 术前抗菌药物皮试（必要时） □ 术区备皮 □ 灌肠（必要时）和尿管留置（必要时） □ 其他特殊医嘱	**长期医嘱：** □ 运动医学护理常规 □ 二级护理 □ 饮食 □ 患肢抬高、制动 □ 沙袋压患处（必要时） □ 抗菌药物（必要时） □ 其他特殊医嘱 **临时医嘱：** □ 今日在___麻醉下行髋关节镜手术 □ 耗材计费 □ 补液（必要时） □ 伤口换药（必要时）

续　表

时间	住院第 1~3 天	住院第 3~4 天 （术前日）	住院第 4~5 天 （手术日）
主要 护理 工作	□ 入院介绍 □ 完成护理评估并记录 □ 处理医嘱、并执行 □ 健康宣教 □ 指导患者到相关科室进行检 　查心电图、X 线胸片等 □ 按时巡视病房 □ 认真完成交接班	□ 常规护理 □ 术前心理护理（紧张、焦 　虑） □ 术前备皮、沐浴、更衣 □ 术前物品准备 □ 完成护理记录 □ 完成责任制护理记录 □ 认真完成交接班 □ 按时巡视病房	□ 观察患者病情变化：生命 　体征，足背动脉搏动，患 　肢皮肤温度、感觉、活 　动，如有异常通知医师 □ 向患者交代术后注意事项 □ 术后生活及心理护理 □ 处理执行医嘱 □ 完成责任制护理 □ 按时巡视病房认真完成交 　接班
病情 变异 记录	□ 无　□ 有，原因： 1. 2.	□ 无　□ 有，原因： 1. 2.	□ 无　□ 有，原因： 1. 2.
护士 签名			
医师 签名			

时间	住院第 5~7 天 （术后）	住院第 8 天 （出院日）
主要诊疗工作	□ 上级医师查房：进行患肢情况、感染、并发症的评估 □ 完成日常病程记录、上级医师查房记录及确定患者可以出院，完成出院总结、病历首页的书写 □ 向患者交代出院注意事项、复查时间及拆线时间	□ 主管医师查房 □ 完成日常病程记录、上级医师查房记录，检查出院总结、病历首页的书写是否完善 □ 通知出院 □ 向患者及家属交代出院注意项、复查时间及拆线时间和康复程序
重点医嘱	长期医嘱： □ 运动医学术后护理常规 □ 二级护理 □ 饮食 □ 静脉抗菌药物下午停（必要时） 临时医嘱： □ 伤口换药 □ 术后双髋关节正位、患髋关节侧位片 □ 髋关节 CT（必要时） □ 双下肢深静脉彩超 □ 出院带药 □ 明日出院	长期医嘱： □ 运动医学术后护理常规 □ 二级护理 □ 饮食 □ 静脉抗菌药物下午停（必要时） 临时医嘱： □ 伤口换药 □ 术后双髋关节正位、患髋关节侧位 X 线片 □ 髋关节 CT（必要时） □ 出院带药
主要护理工作	□ 处理执行医嘱 □ 术后心理、生活护理 □ 康复医师指导训练 □ 完成病情观察护理记录 □ 出院指导 □ 认真完成交接班 □ 协助医师伤口换药	□ 协助家属办理出院手续 □ 出院单位处理
病情变异记录	□ 无　□ 有，原因： 1. 2.	□ 无　□ 有，原因： 1. 2.
护士签名		
医师签名		

（二）护士表单

髋关节镜手术临床路径护士表单

适用对象：第一诊断为髋关节镜手术

行髋关节镜下关节镜检，盂唇缝合修复，股骨髋臼成形，滑膜切除或游离体取出术。

患者姓名：	性别： 年龄： 门诊号：	住院号：
住院日期： 年 月 日	出院日期： 年 月 日	标准住院日：6~8 天

时间	住院第 1~3 天	住院第 3~4 天（术前日）	住院第 4~5 天（手术日）
健康宣教	□ 入院宣教 □ 介绍主管医师、护士 □ 介绍病室环境、设施 □ 介绍规章制度及注意事项	□ 术前宣教 □ 宣教疾病知识、术前准备及手术过程 □ 指导术前保持良好睡眠 □ 告知准备物品 □ 告知家属等候区位置	□ 术后当日宣教 □ 告知监护设备、管路功能及注意事项 □ 告知饮食、体位要求 □ 告知术后可能出现的情况及应对方式 □ 告知术后饮食、活动及探视注意事项
护理处置	□ 核对患者，佩戴腕带 □ 建立入院病历 □ 评估患者并书写护理评估单	□ 协助医师完成术前检查化验 □ 术前准备 □ 备皮 □ 禁食、禁水	□ 术前监测生命体征 □ 送手术 □ 摘除患者各种活动物品 □ 核对患者资料及带药 □ 填写手术交接单，签字确认 □ 接手术 □ 核对患者及资料，签字确认
基础护理	□ 二级或三级护理 □ 晨晚间护理 □ 患者安全管理	□ 二级护理 □ 晨晚间护理 □ 患者安全管理	□ 一级或二级护理 □ 晨晚间护理 □ 体位护理：患者平卧，患肢抬高及冰敷，以促进静脉和淋巴回流，防止患肢肿胀 □ 排泄护理 □ 患者安全管理
专科护理	□ 需要时填倒及压疮防范表 □ 遵医嘱通知化验检查 □ 给予患者及家属心理支持	□ 遵医嘱完成相关检查 □ 给予患者及家属心理支持	□ 病情观察，写护理记录 □ 日间及夜间评估生命体征、意识、肢体感觉活动及血液循环、皮肤、伤口敷料，如有病情变化随时记录 □ 给予患者及家属心理支持

时间	住院第 1~3 天	住院第 3~4 天（术前日）	住院第 4~5 天 （手术日）
重点 医嘱	□ 详见医嘱执行单	□ 详见医嘱执行单	□ 详见医嘱执行单
病情 变异 记录	□ 无　□ 有，原因： 1. 2.	□ 无　□ 有，原因： 1. 2.	□ 无　□ 有，原因： 1. 2.
护士 签名			

时间	住院第 5~7 天 （术后）	住院第 8 天 （出院日）
健康宣教	□ 术后宣教 □ 指导患者术后遵医嘱功能锻炼。 □ 饮食、活动、安全指导 □ 药物作用及频率 □ 疾病恢复期注意事项	□ 出院宣教 □ 复查时间 □ 功能锻炼 □ 饮食指导：禁烟酒，忌生冷辛辣刺激性食物 □ 指导办理出院手续
护理处置	□ 遵医嘱完成相关检查	□ 办理出院手续 □ 完善护理记录
基础护理	□ 二级护理 □ 晨晚间护理 □ 协助进食、水 □ 预防压疮 □ 医嘱可下地时，协助或指导床旁活动 □ 排泄护理 □ 安全管理	□ 二级护理 □ 晨晚间护理 □ 协助或指导进食、水 □ 协助或指导床旁活动 □ 患者安全管理
专科护理	□ 病情观察，写护理记录 □ 评估生命体征、意识、肢体感觉活动及血液循环、皮肤情况、伤口敷料情况 □ 疼痛护理：若患肢疼痛，可视情况遵医嘱合理使用镇痛药 □ 症状护理：告知术后出现肢体肿胀是手术的正常反应。 □ 用药观察：告知术后药物应用意义 □ 给予患者及家属心理支持	□ 协助指导功能锻炼。 □ 出院指导 □ 告知随诊的意义 □ 告知出院流程
重点医嘱	□ 详见医嘱执行单	□ 详见医嘱执行单
病情变异记录	□ 无　□ 有，原因： 1. 2.	□ 无　□ 有，原因： 1. 2.
护士签名		

（三）患者表单

髋关节镜手术临床路径患者表单

适用对象：第一诊断为髋关节镜手术

行髋关节镜下关节镜检，盂唇缝合修复，股骨髋臼成形，滑膜切除或游离体取出术

患者姓名：	性别： 年龄： 门诊号：	住院号：
住院日期： 年 月 日	出院日期： 年 月 日	标准住院日：6~8 天

时间	住院第 1~3 天	住院第 3~4 天 （术前日）	住院第 4~5 天 （手术日）
医患配合	□ 配合询问病史、收集资料，请务必详细告知既往史、用药史、过敏史 □ 如服用抗凝药物，请明确告知 □ 配合进行体格检查 □ 有任何不适请告知医师	□ 配合完善术前相关检查、化验，如采血、留尿、心电图、B 超、X 线胸片等 □ 医师与患者及家属介绍病情及手术谈话、术前签字 □ 麻醉医师进行术前访视	□ 配合评估手术效果 □ 配合检查意识、肢体活动 □ 有任何不适请告知医师
护患配合	□ 配合测量体温、脉搏、呼吸、血压、体重 1 次 □ 配合完成入院护理评估（简单询问病史、过敏史、用药史） □ 接受入院宣教（环境介绍、病室规定、订餐制度、贵重物品保管等） □ 有任何不适请告知护士	□ 接受术前宣教 □ 接受备皮 □ 配合禁食、禁水 □ 沐浴 □ 准备好必要用物，吸管、尿壶、便盆、尿垫、纸巾等 □ 取下义齿、饰品等，贵重物品交家属保管 □ 术前保持良好睡眠	□ 清晨配合测量体温、脉搏、呼吸，遵医嘱测血压 □ 送手术室前，协助完成核对，脱去衣物，上手术车 □ 返回病房后，协助完成核对，配合过病床 □ 配合检查意识、肢体感觉活动及血液循环，询问出入量 □ 配合术后吸氧、监护仪监测、输液 □ 遵医嘱采取正确体位 □ 配合缓解疼痛 □ 有任何不适请告知护士
饮食	□ 正常普食或遵医嘱特殊膳食等	□ 术前 12 小时禁食、禁水	□ 全身麻醉术后 6 小时可饮水，流食逐渐过渡为普食
排泄	□ 正常排尿便	□ 正常排尿便	□ 自行排尿

时间	住院第 5~7 天 （术后）	住院第 8 天 （出院）
医患 配合	□ 配合检查肢体感觉活动及血液循环 □ 配合切口评估及换药	□ 接受出院前指导 □ 知道复查程序 □ 获取出院诊断书
护 患 配 合	□ 配合定时监测生命体征，每日询问排便情况 □ 配合检查意识、肢体感觉活动及血液循环 □ 遵医嘱配合监测出入量 □ 接受输液、服药等治疗 □ 接受进食、进水、排便等生活护理 □ 配合活动，预防皮肤压疮 □ 注意活动安全，避免坠床或跌倒 □ 配合执行探视及陪伴制度	□ 接受出院宣教 □ 办理出院手续 □ 获取出院带药 □ 知道服药方法、作用、注意事项 □ 知道照顾伤口方法 □ 知道复印病历方法
饮 食	□ 根据医嘱，由流食逐渐过渡到普食或糖尿病饮 食等	□ 根据医嘱，普食或糖尿病膳食等
排 泄	□ 正常排尿便 □ 避免便秘	□ 正常排尿便 □ 避免便秘

附：原表单（2016 年版）

髋关节镜手术临床路径表单

适用对象：第一诊断为髋关节镜手术

　　　　行髋关节镜下关节镜检，盂唇缝合修复，股骨髋臼成形，滑膜切除或游离体取出术

患者姓名：	性别：	年龄：	门诊号：	住院号：
住院日期：　年　月　日	出院日期：　年　月　日			标准住院日：4~6 天

时间	住院第 1 天	住院第 1~2 天（术前日）	住院第 2~3 天（手术日）
主要诊疗工作	□ 完成住院志，询问病史、体格检查、初步诊断 □ 完成首次病程记录 □ 完成住院病历 □ 上级医师查房、术前评估、确定诊断、手术日期 □ 完成上级医师查房记录 □ 开医嘱：常规化验、检查单	□ 上级医师查房 □ 继续完成检查及必要的会诊 □ 医师查房、手术前评估 □ 完成术前小结、术前查房和上级医师查房记录 □ 签署手术知情同意书向患者及家属交代术前注意事项 □ 手术准备 □ 麻醉科医师访视患者进行评估，并签署麻醉同意书	□ 手术：髋关节镜下关节镜检，盂唇缝合修复，股骨髋臼成形，滑膜切除或游离体取出术 □ 完成手术记录和术后当天的病程记录 □ 交代术中情况及注意事项 □ 上级医师查房完成手术日病程记录和上级医师查房记录 □ 麻醉科大夫术后随访 □ 交班前医师查看术后患者情况并记录交班
重点医嘱	长期医嘱： □ 运动医学科护理常规 □ 二级护理 □ 饮食 临时医嘱： □ 血、尿常规检查；凝血功能；感染性疾病筛查；肝肾功能+电解质+血糖；X 线胸片、心电图 □ 髋关节正位、蛙式位、dunn 位 □ 髋关节 MRI 及造影（必要时）及 CT 三维重建 □ 根据病情：血管超声、肺功能、超声心动、血气分析	长期医嘱： □ 同前 □ 既往内科基础疾病用药 临时医嘱： □ 根据会诊要求开检查化验单 □ 术前医嘱：明日在何种麻醉下行髋关节镜手术 □ 术前禁食、禁水 □ 术前抗菌药物皮试（必要时） □ 术区备皮 □ 灌肠（必要时）和尿管留置（必要时） □ 其他特殊医嘱	长期医嘱： □ 运动医学护理常规 □ 二级护理 □ 饮食 □ 患肢抬高、制动 □ 沙袋压患处（必要时） □ 抗菌药物（必要时） □ 其他特殊医嘱 临时医嘱： □ 今日在何麻醉下行髋关节镜手术 □ 耗材计费 □ 补液（必要时） □ 伤口换药（必要时）
主要护理工作	□ 入院介绍。 □ 完成护理评估并记录 □ 处理医嘱、并执行 □ 健康宣教 □ 指导患者到相关科室进行检查心电图、X 线胸片等 □ 按时巡视病房 □ 认真完成交接班	□ 常规护理 □ 术前心理护理（紧张、焦虑） □ 术前备皮、沐浴、更衣 □ 术前物品准备 □ 完成护理记录 □ 完成责任制护理记录 □ 认真完成交接班 □ 按时巡视病房	□ 观察患者病情变化：生命体征，足背动脉搏动，患肢皮肤温度、感觉，如有异常通知医师 □ 向患者交代术后注意事项 □ 术后生活及心理护理 □ 处理执行医嘱 □ 完成责任制护理 □ 按时巡视病房认真完成交接班

续　表

时间	住院第1天	住院第1~2天（术前日）	住院第2~3天（手术日）
病情变异记录	□无　□有，原因： 1. 2.	□无　□有，原因： 1. 2.	□无　□有，原因： 1. 2.
护士签名			
医师签名			

时间	住院第 3~4 天 （术后第 1 日）	住院第 4~5 天 （术后第 2 日）	住院第 5~6 天 （术后第 3 日）
主要诊疗工作	□ 上级医师查房：进行患肢情况、感染、并发症的评估 □ 完成日常病程记录、上级医师查房记录	□ 主管医师查房 □ 完成日常病程记录、上级医师查房记录及确定患者可以出院 □ 了解 X 线情况 □ 通知出院 □ 向患者及家属交代康复程序	□ 主管医师查房 □ 完成日常病程记录、上级医师查房记录，检查出院总结、病历首页的书写是否完善 □ 通知出院 □ 向患者及家属交代出院注意项、复查时间及拆线时间和康复程序
重点医嘱	长期医嘱： □ 运动医学术后护理常规 □ 二级护理 □ 饮食 □ 静脉抗菌药物（必要时） 临时医嘱： □ 伤口换药 □ 髋关节 X 线片 □ 髋关节 CT 三维重建（必要时）	长期医嘱： □ 运动医学术后护理常规 □ 二级护理 □ 饮食 □ 静脉抗菌药物（必要时） 临时医嘱： □ 伤口换药 □ 出院带药 □ 明日出院	长期医嘱： □ 运动医学术后护理常规 □ 二级护理 □ 饮食 □ 静脉抗菌药物明日停（必要时） 临时医嘱：
主要护理工作	□ 处理执行医嘱 □ 术后心理、生活护理 □ 康复医师指导训练 □ 完成病情观察护理记录 □ 出院指导 □ 认真完成交接班 □ 协助医师伤口换药	□ 协助家属办理出院手续 □ 出院单位处理	
病情变异记录	□ 无　□ 有，原因： 1. 2.	□ 无　□ 有，原因： 1. 2.	
护士签名			
医师签名			

第二十六章

膝滑膜炎临床路径释义

一、膝关节滑膜炎编码

1. 原编码：

疾病名称及编码：膝滑膜炎（ICD-10：M65）

手术操作名称及编码：关节镜下膝关节滑膜切除术（ICD-9-CM-3：80.7602）

2. 修改编码：

疾病名称及编码：膝关节绒毛结节色素沉着性滑膜炎（ICD-10：M12.2）

膝关节滑膜炎（ICD-10：M65.906）

手术操作名称及编码：关节镜下膝关节滑膜切除术（ICD-9-CM-3：80.76）

二、临床路径检索方法

（M12.2/ M65.906）伴 80.76

三、膝关节滑膜炎临床路径标准住院流程

（一）适用对象

第一诊断为膝滑膜炎（ICD-10：M65），行关节镜下膝关节滑膜切除术（ICD-9-CM-3：80.7602）。

> **释义**
>
> ■ 适用对象编码参见第一部分。
> ■ 本路径适用对象为临床诊断为膝关节滑膜炎和膝关节绒毛结节色素沉着性滑膜炎的患者，需进行手术治疗时。

（二）诊断依据

根据《临床诊疗指南·骨科分册》（中华医学会编著，人民卫生出版社，2008），《膝关节镜基础》（人民卫生出版社），《膝关节镜手术学》（人民卫生出版社）。

1. 病史：膝关节疼痛，肿胀，伴活动受限。

2. 体检有明确体征：膝关节肿胀、浮髌试验阳性 。

3. 辅助检查：膝关节 X 线片无异常，膝关节 MRI 显示关节积液、滑膜增生。

> **释义**
>
> ■ 本路径的制订主要参考国内权威参考书籍和诊疗指南。

> ■ 症状和体格检查是诊断膝关节滑膜炎的初步依据。X 线检查可以排除骨关节病，MRI 检查有助于评估关节内情况，排除半月板损伤等。滑膜炎一般为非特异性炎症，诊断需排除其他可能存在膝关节损伤。色素沉着绒毛结节性滑膜炎在膝关节发生率较高，关节穿刺液为血性，需行关节镜下全滑膜切除手术，如果病变侵及关节外，则需行切开手术，患者进入其他路径。

（三）治疗方案的选择及依据

根据《临床诊疗指南·骨科分册》（中华医学会编著，人民卫生出版社，2008），《膝关节镜基础》（人民卫生出版社），《膝关节镜手术学》（人民卫生出版社）。

1. 膝关节反复积液，经保守治疗效果不佳。
2. 无严重的合并症。
3. 术前生活质量及活动水平评估。
4. 除外感染性疾患。

> **释义**
>
> ■ 保守治疗效果不佳，严重的膝关节疼痛、肿胀、活动受限，影响患者生活和运动时需考虑手术治疗。
>
> ■ 手术治疗包括滑膜切除术，也可术中留取部分滑膜组织做病理检查，为后续治疗提供依据。

（四）标准住院日为 4~6 天

> **释义**
>
> ■ 明确膝关节滑膜炎的患者入院后，术前检查 1~2 天，第 2~3 天行手术治疗，第 3~5 天主要观察切口情况和有无术后早期并发症，总住院时间不超过 6 天符合本路径要求。如果具备条件，可以在患者入院前在门诊完善相关术前化验及影像学检查，并在麻醉科门诊评估患者全身情况，安排入院后尽早接受手术，以尽量减少患者住院时间。

（五）进入路径标准

1. 第一诊断必须符合 ICD-10：M65 膝滑膜炎疾病编码。
2. 当患有其他疾病时，但在住院期间不需要特殊处理也不影响第一诊断的临床路径流程实施时，可以进入路径。
3. 经入院常规检查发现既往没有发现的疾病，而该疾病对患者健康的影响比膝滑膜炎更严重，或者该疾病可能影响手术实施，增加麻醉和手术风险，影响预后，则应优先考虑治疗该种疾病，暂且不宜进入路径。例如：较严重的高血压、糖尿病、心功能不全、肝肾功能不全、凝血功能障碍等。

> **释义**
>
> ■ 部分患者入院后常规检查发现有基础疾病，如高血压、糖尿病、肝肾功能不全等，经系统评估后对膝关节滑膜炎诊断治疗无特殊影响者，可进入路径，但可能增加医疗费用，延长住院时间。

（六）术前准备1~2天

1. 术前检查项目：

(1) 血常规、尿常规。

(2) 肝肾功能、电解质、血糖、血脂。

(3) 血沉、C反应蛋白。

(4) 凝血功能。

(5) 类风湿全套。

(6) 结核三项。

(7) 感染性疾病筛查（乙型肝炎、丙型肝炎、艾滋病、梅毒等）。

(8) X线胸片、心电图。

(9) 膝关节MRI及正侧位X线片。

(10) HLA-B27。

2. 根据患者病情可选择：

(1) 双下肢深静脉彩超、肺功能、超声心动图、动态心电图（老年人或既往有相关病史者）。

(2) 膝关节穿刺检查。

(3) 关节液细菌培养。

(4) 有相关疾病者及时请相关科室会诊。

> **释义**
>
> ■ 血常规、尿常规最基本的两个常规检查，进入路径的患者均需完成。肝肾功能、电解质、血糖、凝血功能、心电图、X线胸片可评估有无基础疾病，是否影响住院时间、费用及其治疗预后，也是进行麻醉手术的基础检查；感染性疾病筛查可指导对同病房患者、医护人员的防护、手术顺序的安排和术后手术器械的消毒；膝关节影像学检查有助于明确膝关节其他疾病或损伤情况，指导制订治疗计划。HLA-B27检查可以排除因强直性脊柱炎造成的膝关节疼痛。
>
> ■ 对年龄较大患者或基础检查发现异常的患者，可进行超声心动图、血气分析和肺功能，以进一步评估患者身体状况；对D-Dimer升高的患者，可行双下肢深静脉彩超检查，以排除下肢深静脉血栓；对合并高血压、糖尿病或其他内科疾病的患者，可请相关科室会诊以确保患者围术期安全。
>
> ■ 对活动期结核引起的结核性滑膜炎，应转结核病医院首先进行结核方面的治疗。患者出路径。

（七）选择用药

抗菌药物：按照《抗菌药物临床应用指导原则（2015年版）》（国卫办医发〔2015〕43号）

执行。

> **释义**
>
> ■ Ⅰ类切口手术抗菌药物使用不应超过术后 24 小时，无内植物入者可以不使用抗菌药物。

（八）手术日为入院第 2~3 天

1. 麻醉方式：局部阻滞、椎管内麻醉或全身麻醉。
2. 手术方式：关节镜下膝关节滑膜切除术；除外感染情况下关节腔内可注射甾体类激素；取滑膜组织常规病理检查。

> **释义**
>
> ■ 麻醉一般选择神经阻滞麻醉或椎管内麻醉，但对肥胖、既往腰椎手术史患者可酌情选择全身麻醉。

（九）术后住院恢复为第 3~5 天

1. 必须复查的检查项目：膝关节 X 线片、MRI，血常规，血沉，C 反应蛋白。
2. 术后处理：
（1）抗菌药物：按照《抗菌药物临床应用指导原则（2015 年版）》（国卫办医发〔2015〕43 号）执行。
（2）术后预防静脉血栓栓塞症处理：参照《中国骨科大手术后静脉血栓栓塞症预防指南》。
（3）术后康复：以卧床休息为主，少量锻炼为辅。
（4）术后镇痛：参照《骨科常见疼痛的处理专家建议》。

> **释义**
>
> ■ 术后血常规、血沉、CRP、凝血功能、电解质等检查可以观察患者有无感染、电解质紊乱等。下肢手术是导致术后患者下肢深静脉血栓的危险因素，对联合有其他高危因素的患者，或术后出现小腿肿痛的患者，应行双下肢深静脉 B 超检查以排除深静脉血栓。
>
> ■ Ⅰ类切口手术抗菌药物使用不应超过术后 24 小时；术后根据患者疼痛情况进行疼痛管理；根据手术情况指导患者开始术后早期康复。

（十）出院标准

1. 体温正常，常规化验指标无明显异常（血沉、CRP 除外）。
2. 伤口愈合良好：引流管拔除（如果术中放置引流），伤口无感染征象（或可在门诊处理的伤口情况）。
3. 膝关节疼痛、肿胀症状有所缓解。
4. 无需要住院处理的并发症和（或）合并症。

> 释义
>
> ■ 患者出院前应完成所有必需检查项目，无发热，切口情况满意，且无明显术后并发症。

（十一）变异及原因分析

1. 内科合并症：膝滑膜炎的患者常合并内科基础疾病，围术期需要详细检查内科情况并请相关科室会诊，术前准备时间需延长；同时使用相关药物，将增加住院费用。

2. 围术期并发症：患者体质条件、滑膜增生严重程度差异，有可能出现手术相关并发症，如感染、深静脉血栓形成、关节软骨损伤、韧带损伤、神经血管损伤等。术后需要延长康复时间，可能造成住院日延长和费用增加。

四、膝关节滑膜炎临床路径给药方案

1. 术前用药：治疗基础疾病，如心脏病、高血压等，以口服给药为主；围术期控制血糖可应用胰岛素。术前30分钟及术后24小时内可预防性应用抗菌药物，无内植物入者可以不使用抗菌药物。

2. 术中用药：无特殊。

3. 术后用药：术后可用非甾体类镇痛药，并按照患者疼痛程度进行阶梯镇痛。术后可根据患者具体情况进行抗凝用药。

【用药选择】

术前治疗基础疾病的药物应继续规律应用。

【药学提示】

应注意患者长时间服用药物与围术期用药的药理作用，以及围术期药物之间的相互作用。

【注意事项】

术后应避免注射用非甾类镇痛药与口服非甾类镇痛药合用，以免增加胃肠道不良事件风险。

> 释义
>
> ■ 深静脉血栓可能造成肺栓塞，是骨科手术后严重的并发症之一，此时需请相关科室协助处理深静脉血栓情况。
>
> ■ 认可的变异原因主要是指患者入选路径后，在检查及治疗过程中发现患者合并存在事前未预知的、对本路径治疗可能产生影响的情况，需要中止执行路径或延长治疗时间、增加治疗费用。医师需在表单中明确说明。
>
> ■ 因患者方面的主观原因导致执行路径出现变异，需医师在表单中予以说明。

五、推荐表单

（一）医师表单

膝滑膜炎临床路径医师表单

适用对象：第一诊断为膝关节绒毛结节色素沉着性滑膜炎（ICD-10：M12.2），膝关节滑膜炎（ICD-10：M65.906）

行关节镜下膝关节滑膜切除术（ICD-9-CM-3：80.76）

患者姓名：	性别： 年龄： 门诊号：	住院号：
住院日期： 年 月 日	出院日期： 年 月 日	标准住院日：4~6 天

时间	住院第 1 天	住院第 1~2 天（术前日）	住院第 2~3 天（手术日）
主要诊疗工作	□ 询问病史及体格检查 □ 完成住院志、首次病程记录、上级医师查房等病历书写 □ 完善术前检查 □ 上级医师查房与术前评估 □ 初步确定手术方式和日期	□ 上级医师查房 □ 完成必要的相关科室会诊 □ 完成术前准备与术前评估 □ 根据症状、体检、膝关节 MRI 及 X 片和术前各项化验行术前讨论，确定手术方案 □ 完成术前小结、上级医师查房记录等病历书写 □ 向患者及家属交代病情和围术期注意事项，签署手术知情同意书、自费用品协议书等	□ 手术 □ 术者完成手术记录 □ 向患者及家属交代手术过程概况及术后注意事项 □ 完成术后病程记录 □ 上级医师查房
重点医嘱	**长期医嘱：** □ 骨科护理常规 □ 二级护理 □ 饮食 □ 患肢减少活动 **临时医嘱：** □ 血常规、尿常规 □ 凝血功能 □ 感染性疾病筛查、肝肾功能、电解质、血糖、血脂 □ 血沉、CRP、HLA-27 □ 类风湿全套、结明三项 □ X 线胸片、心电图 □ 膝关节 MRI 及正侧位 X 线片 □ 双下肢深静脉 B 超、肺功能、超声心动（视患者情况而定）	**长期医嘱：** □ 患者既往内科疾病基础用药 **临时医嘱：** □ 术前医嘱：常规准备明日在神经阻滞麻醉、椎管内麻醉/全身麻醉下行关节镜下膝关节滑膜切除术 □ 术前禁食、禁水 □ 术前备皮 □ 其他特殊医嘱	**长期医嘱：** □ 骨科术后护理常规 □ 明日普食 □ 引流管记引流量 **临时医嘱：** □ 今日在神经阻滞麻醉、椎管内麻醉/全身麻醉下进行关节镜下膝关节滑膜切除术 □ 心电监护、吸氧 □ 补液（视病情） □ 胃黏膜保护剂 □ 消肿改善血液循环 □ 术后抗凝（视病情）
主要护理工作	□ 入院宣教：介绍病房环境、设施和设备 □ 入院护理评估	□ 宣教、备皮等术前准备 □ 提醒患者明晨禁水	□ 观察患者病情变化 □ 术后心理与生活护理

续 表

时间	住院第 1 天	住院第 1~2 天（术前日）	住院第 2~3 天（手术日）
病情 变异 记录	□无 □有，原因： 1. 2.	□无 □有，原因： 1. 2.	□无 □有，原因： 1. 2.
护士 签名			
医师 签名			

时间	住院第 3~5 天 （术后）	住院第 6 天 （出院日）
主要诊疗工作	□ 上级医师查房：进行患肢情况、感染、并发症的评估 □ 完成日常病程记录、上级医师查房记录及确定患者可以出院：完成出院总结、病历首页的填写 □ 向患者交代出院注意事项、复查时间及拆线时间	□ 主管医师查房 □ 完成日常病程记录、上级医师查房记录，检查出院总结、病历首页"的书写是否完善 □ 通知出院 □ 向患者及家属交代出院注意项、复查时间及拆线时间和康复程序
重点医嘱	**长期医嘱：** □ 运动医学术后护理常规 □ 二级护理 □ 饮食 □ 静脉抗菌药物下午停 **临时医嘱：** □ 伤口换药 □ 膝关节正侧位平片 □ 双下肢深静脉 B 超 □ 出院带药 □ 明日出院	
主要护理工作	□ 处理执行医嘱 □ 术后心理、生活护理 □ 康复医师指导训练 □ 完成病情观察护理记录 □ 出院指导 □ 协助患者持拐下地行走 □ 认真完成交接班 □ 协助医师伤口换药	□ 协助家属办理出院手续 □ 出院单位处理
病情变异记录	□ 无 □ 有，原因： 1. 2.	□ 无 □ 有，原因： 1. 2.
护士签名		
医师签名		

（二）护士表单

膝滑膜炎临床路径护士表单

适用对象：第一诊断为膝关节绒毛结节色素沉着性滑膜炎（ICD-10：M12.2），膝关节滑膜炎（ICD-10：M65.906）

行关节镜下膝关节滑膜切除术（ICD-9-CM-3：80.76）

患者姓名：		性别： 年龄： 门诊号：	住院号：
住院日期： 年 月 日	出院日期： 年 月 日		标准住院日：4~6 天

时间	住院第 1 天	住院第 1~2 天 （术前日）	住院第 2~3 天 （手术日）
健康宣教	□ 入院宣教 　介绍主管医师、护士 　介绍病室环境、设施 　介绍规章制度及注意事项	□ 术前宣教 　宣教疾病知识、术前准备及手术过程 　指导术前保持良好睡眠 　告知准备物品 　告知家属等候区位置	□ 术后当日宣教 　告知监护设备、管路功能及注意事项 　告知饮食、体位要求 　告知术后可能出现的情况及应对方式 　告知术后饮食、活动及探视注意事项
护理处置	□ 核对患者，佩戴腕带 □ 建立入院病历 □ 评估患者并书写护理评估单	□ 协助医师完成术前检查化验 □ 术前准备 　备皮 　禁食、禁水	□ 术前监测生命体征 □ 送手术 　摘除患者各种活动物品 　核对患者资料及带药 　填写手术交接单，签字确认 □ 接手术 　核对患者及资料，签字确认
基础护理	□ 二级护理或三级护理 　晨晚间护理 　患者安全管理	□ 二级护理 　晨晚间护理 　患者安全管理	□ 一级或二级护理 　晨晚间护理 　体位护理：患者平卧，患肢抬高，以促进静脉和淋巴回流，防止患肢肿胀 　排泄护理 　患者安全管理
专科护理	□ 需要时填跌倒及压疮防范表 □ 遵医嘱通知化验检查 □ 给予患者及家属心理支持	□ 遵医嘱完成相关检查 □ 给予患者及家属心理支持	□ 病情观察，写护理记录 □ 日间及夜间评估生命体征、意识、肢体感觉活动及血液循环、皮肤、伤口敷料，如有病情变化随时记录 □ 石膏托或支具护理：注意压疮预防和石膏或支具常规护理 □ 给予患者及家属心理支持
重点医嘱	□ 详见医嘱执行单	□ 详见医嘱执行单	□ 详见医嘱执行单
病情变异记录	□ 无 □ 有，原因： 1. 2.	□ 无 □ 有，原因： 1. 2.	□ 无 □ 有，原因： 1. 2.
护士签名			

时间	住院第 3~5 天 （术后）	住院第 6 天 （出院日）
健康宣教	□ 术后宣教 指导患者术后遵医嘱功能锻炼 饮食、活动、安全指导 药物作用及频率 疾病恢复期注意事项	□ 出院宣教 复查时间 功能锻炼 饮食指导：禁烟酒，忌生冷辛辣刺激性食物 指导办理出院手续
护理处置	□ 遵医嘱完成相关检查	□ 办理出院手续 完善护理记录
基础护理	□ 二级护理 晨晚间护理 协助进食、进水 预防压疮 医嘱可下地时，协助或指导床旁活动 排泄护理 安全管理	□ 二级护理 晨晚间护理 协助或指导进食、水 协助或指导床旁活动 患者安全管理
专科护理	□ 病情观察，写护理记录 评估生命体征、意识、肢体感觉活动及血液循环、皮肤情况、伤口敷料情况 □ 疼痛护理：若患肢疼痛，可视情况遵医嘱合理使用镇痛药 □ 症状护理：告知术后出现肢体肿胀是手术的正常反应 □ 用药观察：告知术后药物应用意义 □ 给予患者及家属心理支持	□ 协助指导功能锻炼 □ 出院指导 □ 告知随诊的意义 □ 告知出院流程
重点医嘱	□ 详见医嘱执行单	□ 详见医嘱执行单
病情变异记录	□ 无 □ 有，原因： 1. 2.	□ 无 □ 有，原因： 1. 2.
护士签名		

（三）患者表单

膝滑膜炎临床路径患者表单

适用对象：第一诊断为膝关节绒毛结节色素沉着性滑膜炎（ICD-10：M12.2），膝关节滑膜
炎（ICD-10：M65.906）

行关节镜下膝关节滑膜切除术（ICD-9-CM-3：80.76）

患者姓名：		性别：　　年龄：　　门诊号：		住院号：
住院日期：　　年　月　日		出院日期：　　年　月　日		标准住院日：4~6 天

时间	住院第 1 天	住院第 1~2 天（术前日）	住院第 2~3 天 （手术日）
医患配合	□ 配合询问病史、收集资料，请务必详细告知既往史、用药史、过敏史 □ 如服用抗凝药物，请明确告知 □ 配合进行体格检查 □ 有任何不适请告知医师	□ 配合完善术前相关检查、化验，如采血、留尿、心电图、B 超、X 线胸片等 □ 医师与患者及家属介绍病情及手术谈话、术前签字 □ 麻醉医师进行术前访视	□ 配合评估手术效果 □ 配合检查意识、肢体活动 □ 有任何不适请告知医师
护患配合	□ 配合测量体温、脉搏、呼吸、血压、体重 1 次 □ 配合完成入院护理评估（简单询问病史、过敏史、用药史） □ 接受入院宣教（环境介绍、病室规定、订餐制度、贵重物品保管等） □ 有任何不适请告知护士	□ 接受术前宣教 □ 接受备皮 □ 配合禁食、禁水 □ 沐浴 □ 准备好必要用物，如吸管、尿壶、便盆、尿垫、纸巾等 □ 取下义齿、饰品等，贵重物品交家属保管 □ 术前保持良好睡眠	□ 清晨配合测量体温、脉搏、呼吸，遵医嘱测血压 □ 送手术室前，协助完成核对，脱去衣物，上手术车 □ 返回病房后，协助完成核对，配合过病床 □ 配合检查意识、肢体感觉活动及血液循环，询问出入量 □ 配合术后吸氧、监护仪监测、输液 □ 遵医嘱采取正确体位 □ 配合缓解疼痛 □ 有任何不适请告知护士
饮食	□ 普食或遵医嘱特殊膳食等	□ 术前 12 小时禁食、禁水	□ 局部麻醉或区域阻滞麻醉，在不恶心、呕吐的情况下不影响进食水 □ 连硬外麻醉或全身麻醉术后 6 小时可进食饮水
排泄	□ 正常排尿便	□ 正常排尿便	□ 自行排尿

时间	住院第 3~5 天 （术后）	住院第 6 天 （出院）
医患 配合	□ 配合检查肢体感觉活动及血液循环 □ 配合切口评估及换药	□ 接受出院前指导 □ 知道复查程序 □ 获取出院诊断书
护 患 配 合	□ 配合定时监测生命体征、每日询问排便 □ 配合检查意识、肢体感觉活动及血液循环 □ 遵医嘱配合监测出入量 □ 接受输液、服药等治疗 □ 接受进食、进水、排便等生活护理 □ 配合活动，预防皮肤压疮 □ 注意活动安全，避免坠床或跌倒 □ 配合执行探视及陪伴制度	□ 接受出院宣教 □ 办理出院手续 □ 获取出院带药 □ 知道服药方法、作用、注意事项 □ 知道照顾伤口方法 □ 知道复印病历方法
饮 食	□ 根据医嘱，由流食逐渐过渡到普食或糖尿病饮食等	□ 根据医嘱，普食或糖尿病膳食等
排 泄	□ 正常排尿便 □ 避免便秘	□ 正常排尿便 □ 避免便秘

附：原表单（2016 年版）

膝关节滑膜炎临床路径表单

适用对象：第一诊断为膝滑膜炎（ICD-10：M65）

行关节镜下膝关节滑膜切除术（ICD-9-CM-3：80.7602）

患者姓名：		性别：	年龄：	门诊号：	住院号：
住院日期：	年 月 日	出院日期：	年 月 日		标准住院日：7~10 天

时间	住院第 1 天	住院第 2 天（术前日）	住院第 3~5 天（手术日）
主要诊疗工作	□ 询问病史及体格检查 □ 完成住院志、首次病程记录、上级医师查房等病历书写 □ 完善术前检查 □ 上级医师查房与术前评估 □ 初步确定手术方式和日期	□ 上级医师查房 □ 完成必要的相关科室会诊 □ 完成术前准备与术前评估 □ 根据症状、体检、膝关节 MRI 及 X 线片及术前各项化验行术前讨论，确定手术方案 □ 完成术前小结、上级医师查房记录等病历书写 □ 向患者及家属交代病情和围术期注意事项，签署手术知情同意书、自费用品协议书等	□ 手术 □ 术者完成手术记录 □ 向患者及家属交代手术过程概况及术后注意事项 □ 完成术后病程记录 □ 上级医师查房
重点医嘱	**长期医嘱：** □ 骨科护理常规 □ 二级护理 □ 饮食 □ 患肢减少活动 **临时医嘱：** □ 血常规、尿常规 □ 凝血功能 □ 感染性疾病筛查、肝肾功能、电解质、血糖、血脂 □ 血沉、CRP、HLA-27 □ 类风湿全套、结明三项 □ X 线胸片、心电图 □ 膝关节 MRI 及正侧位 X 线片 □ 肺功能、超声心动（视患者情况而定）	**长期医嘱：** □ 患者既往内科疾病基础用药 **临时医嘱：** □ 术前医嘱：常规准备明日在神经阻滞麻醉、椎管内麻醉/全身麻醉下行关节镜下膝关节滑膜切除术 □ 术前禁食、禁水 □ 术前备皮 □ 其他特殊医嘱	**长期医嘱：** □ 骨科术后护理常规 □ 明日普食 □ 引流管记引流量 **临时医嘱：** □ 今日在神经阻滞麻醉、椎管内麻醉/全身麻醉下进行关节镜下膝关节滑膜切除术 □ 心电监护、吸氧 □ 补液（视病情） □ 胃黏膜保护剂 □ 消肿改善血液循环 □ 术后抗凝（视病情）
主要护理工作	□ 入院宣教：介绍病房环境、设施和设备 □ 入院护理评估	□ 宣教、备皮等术前准备 □ 提醒患者明晨禁水	□ 观察患者病情变化 □ 术后心理与生活护理
病情变异记录	□ 无 □ 有，原因： 1. 2.	□ 无 □ 有，原因： 1. 2.	□ 无 □ 有，原因： 1. 2.
护士签名			
医师签名			

时间	住院第 4~5 天 （术后第 1~2 日）	住院第 6~8 天 （术后第 3~4 日）	住院第 9~10 天 （术后第 5~6 天）（出院日）
主要诊疗工作	□ 上级医师查房，注意病情变化 □ 完成常规病程记录 □ 注意引流量 □ 注意观察体温、血压等 □ 拔除引流管	□ 上级医师查房 □ 完成常规病程记录 □ 观察伤口情况，是否存在渗出、红肿等情况 □ 复查血常规、凝血功能，如贫血严重及时输血	□ 上级医师查房，进行手术及伤口评估，确定有无手术并发症和伤口愈合不良情况，明确能否出院 □ 完成出院记录、病案首页、出院诊断证明书等 □ 向患者交代出院后的注意事项，如复诊的时间、地点，发生紧急情况时处理等
重点医嘱	**长期医嘱：** □ 骨科术后护理常规 □ 一级/二级护理 □ 普食引流管记引流量 □ 术后抗凝（视病情） □ 胃黏膜保护剂 □ 消肿改善血液循环药物 **临时医嘱：** □ 止吐 □ 镇痛 □ 伤口换药（必要时）	**长期医嘱：** □ 骨科术后护理常规 □ 普食 □ 二级护理 □ 术后抗凝（视病情） **临时医嘱：** □ 伤口换药 □ 功能锻炼 □ 复查血尿常规、肝肾功能、电解质（必要时）	**出院医嘱：** □ 出院带药 □ 嘱___日后拆线换药（根据出院时间决定） □ 门诊复查 □ 如有不适，随时来诊
主要护理工作	□ 观察患者情况 □ 术后心理与生活护理 □ 指导患者术后功能锻炼	□ 观察患者情况 □ 术后心理与生活护理 □ 指导患者术后功能锻炼	□ 指导患者办理出院手续
病情变异记录	□ 无 □ 有，原因： 1. 2.	□ 无 □ 有，原因： 1. 2.	□ 无 □ 有，原因： 1. 2.
护士签名			
医师签名			

第二十七章

半月板损伤临床路径释义

一、半月板损伤编码

1. 原编码：

疾病名称及编码：陈旧性膝内侧半月板损伤（ICD-10：M23.231）

陈旧性膝外侧半月板损伤（ICD-10：M23.261）

陈旧性膝半月板损伤（ICD-10：M23.291）

陈旧性桶柄状撕裂（ICD-10：M23.292）

膝半月板撕裂（ICD-10：S83.201）

膝外侧半月板桶柄状撕裂（ICD-10：S83.202）

膝内侧半月板桶柄状撕裂（ICD-10：S83.203）

膝半月板桶柄状撕裂（ICD-10：S83.204）

膝内侧半月板撕裂（ICD-10：S83.205）

膝外侧半月板撕裂（ICD-10：S83.206）

手术操作名称及编码：膝半月板部分切除术（ICD-9-CM-3：80.6001）

膝半月板切除术（ICD-9-CM-3：80.6002）

膝关节镜下内侧半月板部分切除术（ICD-9-CM-3：80.6004）

膝关节镜下半月板部分切除术（ICD-9-CM-3：80.6005）

膝关节镜下半月板切除术（ICD-9-CM-3：80.6006）

膝内侧半月板切除术（ICD-9-CM-3：80.6007）

膝外侧半月板切除术（ICD-9-CM-3：80.6008）

膝关节镜下外侧半月板部分切除术（ICD-9-CM-3：80.6009）

膝关节镜下外侧半月板切除术（ICD-9-CM-3：80.6010）

膝关节镜下内侧半月板切除术（ICD-9-CM-3：80.6011）

膝关节半月板成形术（ICD-9-CM-3：81.4700）

膝关节镜下半月板成形术（ICD-9-CM-3：81.47005）

膝关节镜下异体外侧半月板移植术（ICD-9-CM-3：81.47012）

膝关节镜下半月板缝合术（ICD-9-CM-3：81.47013）

膝关节镜下半月板移植术（ICD-9-CM-3：81.47014）

2. 修改编码：

疾病名称及编码：半月板陈旧性损伤（ICD-10：M23.2）

半月板损伤（ICD-10：S83.2）

手术操作名称及编码：半月板切除术（ICD-9-CM-3：80.6）

膝关节修补术（ICD-9-CM-3：81.47）

二、临床路径检索方法

（M23.2 / S83.2）伴（80.6 / 81.47）

三、半月板损伤临床路径标准住院流程

（一）适用对象

第一诊断为半月板损伤

行膝关节镜下关节镜检，半月板成形、切除或缝合术，或含以下诊断和术式：

M23.231	陈旧性膝内侧半月板损伤	80.6001	膝半月板部分切除术
M23.261	陈旧性膝外侧半月板损伤	80.6002	膝半月板切除术
M23.291	陈旧性膝半月板损伤	80.6004	膝关节镜下内侧半月板部分切除术
M23.292	陈旧性桶柄状撕裂	80.6005	膝关节镜下半月板部分切除术
S83.201	膝半月板撕裂	80.6006	膝关节镜下半月板切除术
S83.202	膝外侧半月板桶柄状撕裂	80.6007	膝内侧半月板切除术
S83.203	膝内侧半月板桶柄状撕裂	80.6008	膝外侧半月板切除术
S83.204	膝半月板桶柄状撕裂	80.6009	膝关节镜下外侧半月板部分切除术
S83.205	膝内侧半月板撕裂	80.6010	膝关节镜下外侧半月板切除术
S83.206	膝外侧半月板撕裂	80.6011	膝关节镜下内侧半月板切除术
		81.47001	膝关节半月板成形术
		81.47005	膝关节镜下半月板成形术
		81.47012	膝关节镜下异体外侧半月板移植术
		81.47013	膝关节镜下半月板缝合术
		81.47014	膝关节镜下半月板移植术

> **释义**
> - 适用对象编码参见第一部分。
> - 本路径适用对象为临床诊断为膝关节半月板损伤的患者，需进行手术治疗时。

（二）诊断依据

1. 病史：膝关节常有外伤史，关节肿痛，活动受限，膝关节常有位置较固定的绞索及弹响。
2. 体检：股四头肌常常萎缩，半月板摇摆试验（+），麦氏征（+），过伸过屈痛等。
3. 辅助检查：关节造影或磁共振可以确定半月板损伤的部位及程度。

> **释义**
>
> ■ 本路径的制订主要参考国内权威参考书籍和诊疗指南。
> ■ 症状和体格检查是诊断膝关节半月板损伤的初步依据，MRI 检查是诊断半月板损伤的金标准。

（三）治疗方案的选择及依据

1. 诊断明确的半月板损伤，症状明显，持续不缓解，影响正常生活和运动。
2. 无手术禁忌证。

> **释义**
>
> ■ 保守治疗效果不佳，严重的膝关节疼痛、肿胀和交锁，影响患者生活和运动时需考虑手术治疗。
> ■ 手术治疗包括半月板部分切除、全切除，半月板缝合和半月板移植。

（四）标准住院日为 4~6 天

> **释义**
>
> ■ 明确半月板损伤的患者入院后，术前检查 1~2 天，第 2~3 天行手术治疗，第 3~5 天主要观察切口情况和有无术后早期并发症，总住院时间不超过 6 天符合本路径要求。如果具备条件，可以在患者入院前在门诊完善相关术前化验及影像学检查，并在麻醉科门诊评估患者全身情况，安排入院后尽早接受手术，以尽量减少患者住院时间。

（五）进入路径标准

1. 第一诊断必须符合膝关节半月板损伤。
2. 半月板移植手术更为复杂，术前需对患者进行更为详尽的检查以设计手术方式，术后也需要一定时间观察患者术区变化，因此，暂不进入半月板损伤临床路径。
3. 当患者同时具有其他疾病诊断时，但在住院期间不需要特殊处理也不影响第一诊断的临床路径流程实施时，可以进入路径。
4. 经入院常规检查发现既往没有发现的疾病，而该疾病对患者健康的影响比半月板损伤更严重，或者该疾病可能影响手术实施，增加麻醉和手术风险，影响预后，则应优先考虑治疗该种疾病，暂且不宜进入路径。例如：较严重的高血压、糖尿病、心功能不全、肝肾功能不全、凝血功能障碍等。

> **释义**
>
> ■ 部分患者入院后常规检查发现有基础疾病，如高血压、糖尿病、肝肾功能不全等，经系统评估后对膝关节半月板损伤诊断治疗无特殊影响者，可进入路径。但以上可能增加医疗费用，延长住院时间。

■ 半月板损伤常合并膝关节交叉韧带损伤，此时需进入其他路径。

（六）术前准备1~2天

1. 术前检查项目：

（1）血常规、尿常规。

（2）肝肾功能、电解质、血糖。

（3）凝血功能。

（4）感染性疾病筛查（乙型肝炎、丙型肝炎、艾滋病、梅毒等）。

（5）膝关节正侧位 X 线。

（6）膝关节 MRI。

（7）X 线胸片、心电图。

2. 根据患者病情可选择：

（1）双下肢深静脉彩超、超声心动图、血气分析和肺功能（高龄或既往有心、肺部病史者）。

（2）有相关疾病者必要时请相关科室会诊。

> **释义**
>
> ■ 血常规、尿常规最基本的两个常规检查，进入路径的患者均需完成。肝肾功能、电解质、血糖、凝血功能、心电图、X 线胸片可评估有无基础疾病，是否影响住院时间、费用及其治疗预后，也是进行麻醉手术的基础检查；感染性疾病筛查可指导对同病房患者、医护人员的防护、手术顺序的安排和术后手术器械的消毒；MRI 检查有助于明确损伤部位和合并损伤，指导制订手术计划。
>
> ■ 对年龄较大患者或基础检查发现异常的患者，可进行超声心动图、血气分析和肺功能，以进一步评估患者身体状况；对 D-Dimer 升高的患者，可行双下肢深静脉彩超检查，以排除下肢深静脉血栓；对合并高血压、糖尿病或其他内科疾病的患者，可请相关科室会诊以确保患者围术期安全。

（七）选择用药

抗菌药物：按照《抗菌药物临床应用指导原则》（卫医发〔2015〕43 号）执行。

> **释义**
>
> ■ Ⅰ类切口手术抗菌药物使用不应超过术后24 小时。

（八）手术日为入院第2~3天

1. 麻醉方式：神经阻滞麻醉、椎管内麻醉或全身麻醉。

2. 手术方式：膝关节镜下半月板成形、切除或缝合术。

3. 手术内植物：各种半月板缝合器械，如 Fast-fix、半月板箭、Rapid-lock 等；同种异体半月板。

4. 输血：无。

> **释义**
>
> ■麻醉一般选择神经阻滞麻醉或椎管内麻醉，但对肥胖、既往腰椎手术史患者，可酌情选择全身麻醉。

（九）术后住院恢复为第3~5天

1. 必需复查的检查项目：无。

2. 必要时查血常规、血沉、C反应蛋白、凝血功能、电解质。

3. 术后处理：

（1）抗菌药物：按照《抗菌药物临床应用指导原则》（卫医发〔2015〕43号）执行。

（2）术后镇痛：参照《骨科常见疼痛的处理专家建议》。

（3）术后康复：根据手术状况按相应康复计划康复。

> **释义**
>
> ■术后血常规、血沉、C反应蛋白、凝血功能、电解质等检查可以观察患者有无感染、电解质紊乱等。下肢手术是导致术后患者下肢深静脉血栓的危险因素，对联合有其他高危因素的患者或术后出现小腿肿痛的患者，应行双下肢深静脉B超检查以排除深静脉血栓。
>
> ■Ⅰ类切口手术抗菌药物使用不应超过术后24小时；术后根据患者疼痛情况进行疼痛管理；根据手术情况指导患者开始术后早期康复。

（十）出院标准

1. 体温正常，足趾活动正常。

2. 伤口愈合良好，伤口无感染征象（或可在门诊处理的伤口情况），关节无感染征象。

3. 没有需要住院处理的并发症和（或）合并症。

> **释义**
>
> ■患者出院前应完成所有必需检查项目，无发热，切口情况满意，且无明显术后并发症。

（十一）变异及原因分析

1. 围术期并发症：深静脉血栓形成、伤口感染、关节感染、神经血管损伤等，造成住院日延长和费用增加。

2. 内科合并症：老年患者常合并内科疾病，如脑血管或心血管病、糖尿病、血栓等，手术可能导致基础疾病加重而需要进一步治疗，从而延长治疗时间，并增加住院费用。

3. 植入材料的选择：当半月板需要缝合时，由于缝合位置、大小和损伤性质不同，使用不同的内植物材料，可能导致住院费用存在差异。

> **释义**
>
> ■ 深静脉血栓可能造成肺栓塞，是骨科手术后严重的并发症之一，此时需请相关科室协助处理深静脉血栓情况。
>
> ■ 认可的变异原因主要是指患者入选路径后，在检查及治疗过程中发现患者合并存在事前未预知的、对本路径治疗可能产生影响的情况，需要中止执行路径或延长治疗时间、增加治疗费用。医师需在表单中明确说明。
>
> ■ 因患者方面的主观原因导致执行路径出现变异，需医师在表单中予以说明。

四、半月板损伤临床路径给药方案

1. 术前用药：治疗基础疾病，如心脏病、高血压等，以口服给药为主；围术期控制血糖可应用胰岛素。术前 30 分钟及术后 24 小时内可预防性应用抗菌药物。

2. 术中用药：无特殊。

3. 术后用药：术后可用非甾体类镇痛药，并按照患者疼痛程度进行阶梯镇痛。术后可根据患者具体情况进行抗凝用药。

【用药选择】

术前治疗基础疾病的药物应继续规律应用。

【药学提示】

应注意患者长时间服用药物与围术期用药的药理作用，以及围术期药物之间的相互作用。

【注意事项】

术后应避免注射用非甾类镇痛药与口服非甾类镇痛药合用，以免增加胃肠道不良事件风险。

五、推荐表单

（一）医师表单

半月板损伤临床路径医师表单

适用对象：第一诊断为半月板陈旧性损伤（ICD-10：M23.2），半月板损伤（ICD-10：S83.2）

行半月板切除术（ICD-9-CM-3：80.6），膝关节修补术（ICD-9-CM-3：81.47）

患者姓名：	性别： 年龄： 门诊号：	住院号：
住院日期： 年 月 日	出院日期： 年 月 日	标准住院日：4~6天

时间	住院第 1 天	住院第 1~2 天（术前日）	住院第 2~3 天（手术日）
主要诊疗工作	□ 完成住院志，询问病史、体格检查、初步诊断 □ 完成首次病程记录 □ 完成住院病历 □ 上级医师查房、术前评估、确定诊断、手术日期 □ 完成上级医师查房记录 □ 开医嘱：常规化验、检查单	□ 上级医师查房 □ 继续完成检查及必要的会诊 □ 医师查房、手术前评估 □ 完成术前小结和上级医师查房记录 □ 签署手术知情同意书向患者及家属交代术前注意事项 □ 手术准备 □ 麻醉医师访视患者进行评估并签署麻醉同意书	□ 手术：膝关节镜检，半月板成形、切除或缝合术 □ 完成手术记录和术后当天的病程记录 □ 交代术中情况及注意事项 □ 上级医师查房，完成手术日病程记录和上级医师查房记录 □ 麻醉医师术后随访 □ 交班前医师查看术后患者情况并记录交班
重点医嘱	**长期医嘱：** □ 运动医学科护理常规 □ 二级护理 □ 饮食 **临时医嘱：** □ 血、尿常规检查；凝血功能；感染性疾病筛查；肝肾功能+电解质+血糖；X 线胸片、心电图 □ 膝关节正侧位 X 线片、等速运动测试、KT2000 关节松弛度检查 □ 根据病情：双下肢深静脉 B 超、肺功能、超声心动、血气分析	**长期医嘱：** □ 同前 □ 既往内科基础疾病用药 **临时医嘱：** □ 根据会诊要求开检查化验单 □ 术前医嘱：明日在__麻醉下行膝关节镜检，半月板成形、切除或缝合术 □ 术前禁食、禁水 □ 术前抗菌药物皮试 □ 术区备皮 □ 其他特殊医嘱	**长期医嘱：** □ 运动医学护理常规 □ 二级护理 □ 饮食 □ 患肢抬高、制动 □ 抗菌药物 □ 其他特殊医嘱 **临时医嘱：** □ 今日在__麻醉下行膝关节镜检，半月板成形、切除或缝合术 □ 耗材计费 □ 补液（必要时） □ 伤口换药（必要时）
主要护理工作	□ 入院介绍 □ 完成护理评估并记录 □ 处理医嘱、并执行 □ 健康宣教 □ 指导患者到相关科室进行检查心电图、X 线胸片等 □ 按时巡视病房 □ 认真完成交接班	□ 常规护理 □ 术前心理护理（紧张、焦虑） □ 术前备皮、沐浴、更衣 □ 术前物品准备 □ 完成护理记录 □ 完成责任制护理记录 □ 认真完成交接班 □ 按时巡视病房	□ 观察患者病情变化：生命体征，足背动脉搏动，患肢皮肤温度、感觉、活动，如有异常通知医师 □ 向患者交代术后注意事项 □ 术后生活及心理护理 □ 处理执行医嘱 □ 完成责任制护理 □ 按时巡视病房认真完成交接班

时间	住院第 1 天	住院第 1~2 天（术前日）	住院第 2~3 天（手术日）
病情变异记录	□无 □有，原因： 1. 2.	□无 □有，原因： 1. 2.	□无 □有，原因： 1. 2.
护士签名			
医师签名			

时间	住院第 3~5 天 （术后）	住院第 6 天 （出院日）
主要诊疗工作	□ 上级医师查房：进行患肢情况、感染、并发症的评估 □ 完成日常病程记录、上级医师查房记录及确定患者可以出院：完成出院总结、病历首页的填写 □ 向患者交代出院注意事项、复查时间及拆线时间	□ 主管医师查房 □ 完成日常病程记录、上级医师查房记录，检查出院总结、病历首页的书写是否完善 □ 通知出院 □ 向患者及家属交代出院注意项、复查时间及拆线时间和康复程序
重点医嘱	**长期医嘱：** □ 运动医学术后护理常规 □ 二级护理 □ 饮食 □ 静脉抗菌药物下午停 **临时医嘱：** □ 伤口换药 □ 膝关节正侧位平片 □ 双下肢深静脉 B 超 □ 出院带药 □ 明日出院	
主要护理工作	□ 处理执行医嘱 □ 术后心理、生活护理 □ 康复医师指导训练 □ 完成病情观察护理记录 □ 出院指导 □ 协助患者持拐下地行走 □ 认真完成交接班 □ 协助医师伤口换药	□ 协助家属办理出院手续 □ 出院单位处理
病情变异记录	□ 无　□ 有，原因： 1. 2.	□ 无　□ 有，原因： 1. 2.
护士签名		
医师签名		

（二）护士表单

半月板损伤临床路径护士表单

适用对象：第一诊断为半月板陈旧性损伤（ICD-10：M23.2），半月板损伤（ICD-10：S83.2）

行半月板切除术（ICD-9-CM-3：80.6），膝关节修补术（ICD-9-CM-3：81.47）

患者姓名：	性别： 年龄： 门诊号：	住院号：
住院日期： 年 月 日	出院日期： 年 月 日	标准住院日：4~6 天

时间	住院第 1 天	住院第 1~2 天（术前日）	住院第 2~3 天（手术日）
健康宣教	□ 入院宣教 □ 介绍主管医师、护士 □ 介绍病室环境、设施 □ 介绍规章制度及注意事项	□ 术前宣教 □ 宣教疾病知识、术前准备及手术过程 □ 指导术前保持良好睡眠 □ 告知准备物品 □ 告知家属等候区位置	□ 术后当日宣教 □ 告知监护设备、管路功能及注意事项 □ 告知饮食、体位要求 □ 告知术后可能出现的情况及应对方式 □ 告知术后饮食、活动及探视注意事项
护理处置	□ 核对患者，佩戴腕带 □ 建立入院病历 □ 评估患者并书写护理评估单	□ 协助医师完成术前检查化验 □ 术前准备 □ 备皮 □ 禁食、禁水	□ 术前监测生命体征 □ 送手术 □ 摘除患者各种活动物品 □ 核对患者资料及带药 □ 填写手术交接单，签字确认 □ 接手术 □ 核对患者及资料，签字确认
基础护理	□ 二级护理或三级护理 □ 晨晚间护理 □ 患者安全管理	□ 二级护理 □ 晨晚间护理 □ 患者安全管理	□ 一级或二级护理 □ 晨晚间护理 □ 体位护理：患者平卧，患肢抬高，以促进静脉和淋巴回流，防止患肢肿胀 □ 排泄护理 □ 患者安全管理
专科护理	□ 需要时填跌倒及压疮防范表 □ 遵医嘱通知化验检查 □ 给予患者及家属心理支持	□ 遵医嘱完成相关检查 □ 给予患者及家属心理支持	□ 病情观察，写护理记录 □ 日间及夜间评估生命体征、意识、肢体感觉活动及血液循环、皮肤、伤口敷料，如有病情变化随时记录 □ 石膏托或支具护理：注意压疮预防和石膏或支具护理常规 □ 给予患者及家属心理支持

续　表

时间	住院第 1 天	住院第 1~2 天（术前日）	住院第 2~3 天（手术日）
重点医嘱	□ 详见医嘱执行单	□ 详见医嘱执行单	□ 详见医嘱执行单
病情变异记录	□ 无　□ 有，原因： 1. 2.	□ 无　□ 有，原因： 1. 2.	□ 无　□ 有，原因： 1. 2.
护士签名			

时间	住院第 3~5 天 （术后）	住院第 6 天 （出院日）
健康宣教	□ 术后宣教 □ 指导患者术后遵医嘱功能锻炼 □ 饮食、活动、安全指导 □ 药物作用及频率 □ 疾病恢复期注意事项	□ 出院宣教 □ 复查时间 □ 功能锻炼 □ 饮食指导：禁烟酒，忌生冷辛辣刺激性食物 □ 指导办理出院手续
护理处置	□ 遵医嘱完成相关检查	□ 办理出院手续 □ 完善护理记录
基础护理	□ 二级护理 □ 晨晚间护理 □ 协助进食、进水 □ 预防压疮 □ 医嘱可下地时，协助或指导床旁活动 □ 排泄护理 □ 安全管理	□ 二级护理 □ 晨晚间护理 □ 协助或指导进食、进水 □ 协助或指导床旁活动 □ 患者安全管理
专科护理	□ 病情观察，写护理记录 □ 评估生命体征、意识、肢体感觉活动及血液循环、皮肤情况、伤口敷料情况 □ 疼痛护理：若患肢疼痛，可视情况遵医嘱合理使用镇痛药 □ 症状护理：告知术后出现肢体肿胀是手术的正常反应 □ 用药观察：告知术后药物应用意义 □ 给予患者及家属心理支持	□ 协助指导功能锻炼 □ 出院指导 □ 告知随诊的意义 □ 告知出院流程
重点医嘱	□ 详见医嘱执行单	□ 详见医嘱执行单
病情变异记录	□ 无　□ 有，原因： 1. 2.	□ 无　□ 有，原因： 1. 2.
护士签名		

（三）患者表单

半月板损伤临床路径患者表单

适用对象：第一诊断为半月板陈旧性损伤（ICD-10：M23.2），半月板损伤（ICD-10：S83.2）

行半月板切除术（ICD-9-CM-3：80.6），膝关节修补术（ICD-9-CM-3：81.47）

患者姓名：	性别： 年龄： 门诊号：	住院号：
住院日期： 年 月 日	出院日期： 年 月 日	标准住院日：4~6 天

时间	住院第 1 天	住院第 1~2 天（术前日）	住院第 2~3 天（手术日）
医患配合	□ 配合询问病史、收集资料，请务必详细告知既往史、用药史、过敏史 □ 如服用抗凝药物，请明确告知 □ 配合进行体格检查 □ 有任何不适请告知医师	□ 配合完善术前相关检查、化验，如采血、留尿、心电图、B 超、X 线胸片等 □ 医师与患者及家属介绍病情及手术谈话、术前签字 □ 麻醉医师进行术前访视	□ 配合评估手术效果 □ 配合检查意识、肢体活动 □ 有任何不适请告知医师
护患配合	□ 配合测量体温、脉搏、呼吸、血压、体重 1 次 □ 配合完成入院护理评估（简单询问病史、过敏史、用药史） □ 接受入院宣教（环境介绍、病室规定、订餐制度、贵重物品保管等） □ 有任何不适请告知护士	□ 接受术前宣教 □ 接受备皮 □ 配合禁食、禁水 □ 沐浴 □ 准备好必要用物，吸管、尿壶、便盆、尿垫、纸巾等 □ 取下义齿、饰品等，贵重物品交家属保管 □ 术前保持良好睡眠	□ 清晨配合测量体温、脉搏、呼吸，遵医嘱测血压 □ 送手术室前，协助完成核对，脱去衣物，上手术车 □ 返回病房后，协助完成核对，配合过病床 □ 配合检查意识、肢体感觉活动及血液循环，询问出入量 □ 配合术后吸氧、监护仪监测、输液 □ 遵医嘱采取正确体位 □ 配合缓解疼痛 □ 有任何不适请告知护士
饮食	□ 普食或遵医嘱特殊膳食等	□ 术前 12 小时禁食、禁水	□ 局部麻醉或区域阻滞麻醉，在不恶心、呕吐的情况下不影响进食水 □ 连硬外麻醉或全身麻醉术后 6 小时可进食饮水
排泄	□ 正常排尿便	□ 正常排尿便	□ 自行排尿

时间	住院第 3~5 天 （术后）	住院第 6 天 （出院）
医患 配合	□ 配合检查肢体感觉活动及血液循环 □ 配合切口评估及换药	□ 接受出院前指导 □ 知道复查程序 □ 获取出院诊断书
护 患 配 合	□ 配合定时监测生命体征，每日询问排便情况 □ 配合检查意识、肢体感觉活动及血液循环 □ 遵医嘱配合监测出入量 □ 接受输液、服药等治疗 □ 接受进食、进水、排便等生活护理 □ 配合活动，预防皮肤压疮 □ 注意活动安全，避免坠床或跌倒 □ 配合执行探视及陪伴制度	□ 接受出院宣教 □ 办理出院手续 □ 获取出院带药 □ 知道服药方法、作用、注意事项 □ 知道照顾伤口方法 □ 知道复印病历方法
饮 食	□ 根据医嘱，由流食逐渐过渡到普食或糖尿病饮 食等	□ 根据医嘱，普食或糖尿病膳食等
排 泄	□ 正常排尿便 □ 避免便秘	□ 正常排尿便 □ 避免便秘

附：原表单（2016 年版）

半月板损伤临床路径表单

适用对象：第一诊断为半月板损伤

行膝关节镜检，半月板成形、损伤和缝合术

患者姓名：	性别：　年龄：　门诊号：	住院号：
住院日期：　年　月　日	出院日期：　年　月　日	标准住院日：2~4 天

时间	住院第 1~2 天（包括术前日）	住院第 2~3 天（包括手术日）	住院第 3~4 天
主要诊疗工作	□ 询问病史及体格检查 □ 完成住院志、首次病程、上级医师查房等病历书写 □ 完善术前检查 □ 上级医师查房与术前评估 □ 初步确定手术方式和日期 □ 根据症状、体检、膝关节 X 线片及术前各项化验，行术前讨论，确定手术方案	□ 上级医师查房 □ 完成必要的相关科室会诊 □ 完成术前准备与术前评估 □ 完成术前小结、上级医师查房记录等病历书写 □ 向患者及家属交代病情和围术期注意事项，签署手术知情同意书、自费用品协议书等 □ 手术 □ 术者完成手术记录 □ 向患者及家属交代手术过程概况及术后注意事项 □ 完成术后病程记录	□ 上级医师查房 □ 办理出院及康复指导 □ 预约门诊复查和伤口拆线时间
重点医嘱	**长期医嘱：** □ 骨科护理常规 □ 二级护理 □ 测血压每日 2 次（视情况） □ 测血糖每日 5 次（视情况） □ 饮食 □ 脚癣患者每日碘酊涂患处 **临时医嘱：** □ 血常规、尿常规 □ 凝血功能 □ 感染性疾病筛查、肝肾功能、电解质、血糖、血脂 □ 血沉、CRP（必要时） □ X 线胸片、心电图 □ 患膝关节 MRI（必要时） □ 患膝正侧位片 □ 双膝髌骨轴位片（必要时） □ 肺功能、超声心动（视患者情况而定） □ 根据会诊情况进行必要检查 □ 双下肢动静脉彩超（必要时）	**临时医嘱：** □ 患者既往内科疾病基础用药 □ 潜在感染疾病的控制（泌尿系，牙龈炎等） □ 骨科术后护理常规 □ 麻醉后护理常规 □ 一级或二级护理 □ 测血压每日 2 次（视情况） □ 测血糖每日 5 次（视情况） □ 患者既往内科疾病基础用药 □ 饮食 □ 心电监护、吸氧（视病情） □ 尿管记尿量（如有） □ 冰敷 **临时医嘱：** □ 术前医嘱：常规准备明日在神经阻滞麻醉/椎管内麻醉/全身麻醉下行膝关节镜检查术 □ 术前禁食、禁水 □ 领用术前 0.5~2 小时使用的抗菌药物（如有内植物） □ 预估手术超过 3 小时，加领抗菌药物	□ 出院医嘱：

续　表

时间	住院第1~2天（包括术前日）	住院第2~3天（包括手术日）	住院第3~4天
重点医嘱		□ 术前留置导尿管（必要时） □ 术前备皮 □ 其他特殊医嘱 □ 相关科室会诊 □ 药物医嘱： 　【1级】抗菌药物（必要时） 　【2级】解热镇痛及非甾体抗炎药（必要时） 　【2级】镇痛药（必要时）	
主要护理工作	□ 入院宣教：介绍病房环境、设施和设备 □ 入院护理评估	□ 宣教、备皮等术前准备 □ 提醒患者明晨禁水	□ 观察患者病情变化 □ 术后心理与生活护理
病情变异记录	□ 无　□ 有，原因： 1. 2.	□ 无　□ 有，原因： 1. 2.	□ 无　□ 有，原因： 1. 2.
护士签名			
医师签名			

第二十八章

膝关节髌骨脱位临床路径释义

一、髌骨脱位编码

1. 原编码：

疾病名称及编码：髌骨脱位（ICD-10：S83.001）

髌骨半脱位（ICD-10：S83.002）

复发性髌骨脱位（ICD-10：M22.001）

复发性髌骨不全脱位（ICD-10：M22.101）

陈旧性髌骨脱位（ICD-10：M24.861）

先天性髌骨脱位（ICD-10：Q74.103）

手术操作名称及编码：髌骨稳定术（ICD-9-CM-3：81.44002）

膝关节镜下膝关节内侧髌股韧带重建术（ICD-9-CM-3：81.96022）

膝关节内侧髌股韧带重建术（ICD-9-CM-3：81.96023）

膝关节镜下髌骨内侧支持带紧缩缝合术（ICD-9-CM-3：81.96026）

髌骨内侧支持带紧缩缝合术（ICD-9-CM-3：81.96027）

膝关节镜下髌韧带移位术（ICD-9-CM-3：81.96028）

髌韧带移位术（ICD-9-CM-3：81.96029）

膝关节镜下髌骨外侧支持带松解术（ICD-9-CM-3：81.96030）

髌骨外侧支持带松解术（ICD-9-CM-3：81.96031）

髌韧带缝合术（ICD-9-CM-3：81.95001）

髌韧带重建术（ICD-9-CM-3：81.96003）

2. 修改编码：

疾病名称及编码：复发性髌骨脱位（ICD-10：M22.0）

复发性髌骨不全脱位（ICD-10：M22.1）

外伤性髌骨脱位（ICD-10：S83.0）

先天性髌骨脱位（ICD-10：Q74.1）

手术操作名称及编码：髌骨稳定术（ICD-9-CM-3：81.44）

膝关节囊缝合术（ICD-9-CM-3：81.95）

二、临床路径检索方法

（M22.0／M22.1／S83.0／Q74.1）＋（81.44／81.95）

三、髌骨脱位临床路径标准住院流程

（一）适用对象

第一诊断为髌骨脱位（包括髌骨外伤性脱位、复发性脱位、习惯性脱位）。

行膝关节镜下关节镜检，外侧支持带松解，髌骨脱位矫正术（包括胫骨结节移位、股四头肌腱移位、内侧支持带紧缩、内侧支持带重建术），或含以下诊断和术式：

S83.001	髌骨脱位	81.44002	髌骨稳定术
S83.002	髌骨半脱位	81.96022	膝关节镜下膝关节内侧髌股韧带重建术
M22.001	复发性髌骨脱位	81.96023	膝关节内侧髌股韧带重建术
M22.101	复发性髌骨不全脱位	81.96026	膝关节镜下髌骨内侧支持带紧缩缝合术
M24.861	陈旧性髌骨脱位	81.96027	髌骨内侧支持带紧缩缝合术
Q74.103	先天性髌骨脱位	81.96028	膝关节镜下髌韧带移位术
		81.96029	髌韧带移位术
		81.96030	膝关节镜下髌骨外侧支持带松解术
		81.96031	髌骨外侧支持带松解术
		81.95001	髌韧带缝合术
		81.96003	髌韧带重建术

释义

　■ 适用对象编码参见第一部分。
　■ 本路径适用对象为临床诊断为髌骨脱位的患者需进行手术治疗时。常见的髌骨脱位手术包括外侧支持带松解、胫骨结节移位、内侧髌股韧带重建等。对部分髌骨脱位病例，如需进行近来发展起来的针对髌骨脱位骨性结构异常的其他手术，则不进入本路径。

（二）诊断依据

1. 病史：膝关节有外伤史，髌骨有脱出史，关节肿痛，活动受限。
2. 体检：股四头肌常常萎缩，髌骨活动度增大（向外侧），髌骨恐惧试验（+）。
3. 辅助检查：膝关节正侧位片，双髌骨轴位片、关节造影或磁共振可以确定髌骨轨迹以及关节内软骨损伤情况，膝关节 CT 检查评价脱位的原因。

释义

　■ 本路径的制订主要参考国内权威参考书籍和诊疗指南。
　■ 症状和体格检查是诊断髌骨脱位的初步依据，影像学检查是制订手术方案的依据。髌骨脱位病因复杂，诸多异常可能造成髌骨脱位。X 线可以评估髌骨高度，CT 可以评估 TT-TG 值和髌骨外倾程度，进而帮助制订相应手术计划。

（三）治疗方案的选择及依据

1. 诊断明确的髌骨脱位，症状明显，持续不缓解，影响正常生活和运动。

2. 无手术禁忌证。

> **释义**
>
> ■ 保守治疗效果不佳，反复的髌骨脱位，影响患者生活和运动时需考虑手术治疗。
>
> ■ 手术治疗包括外侧支持带松解、胫骨结节移位、内侧髌股韧带重建等术式。

（四）标准住院日为 6~8 天

> **释义**
>
> ■ 明确髌骨脱位的患者入院后，术前检查 1~3 天，第 4~5 天行手术治疗，第 5~7 天主要观察切口情况和有无术后早期并发症，总住院时间不超过 8 天符合本路径要求。
>
> 如果具备条件，可以在患者入院前在门诊完善相关术前化验及影像学检查，并在麻醉科门诊评估患者全身情况，安排入院后尽早接受手术，以尽量减少患者住院时间。

（五）进入路径标准

1. 第一诊断必须符合髌骨脱位。

2. 当患者同时具有其他疾病诊断时，但在住院期间不需要特殊处理也不影响第一诊断的临床路径流程实施时，可以进入路径。

3. 经入院常规检查发现既往没有发现的疾病，而该疾病对患者健康的影响比髌骨脱位更严重，或者该疾病可能影响手术实施，增加麻醉和手术风险，影响预后，则应优先考虑治疗该种疾病，暂且不宜进入路径。例如：较严重的高血压、糖尿病、心功能不全、肝肾功能不全、凝血功能障碍等。

> **释义**
>
> ■ 部分患者入院后常规检查发现有基础疾病，如高血压、糖尿病、肝肾功能不全等，经系统评估后对髌骨脱位诊断治疗无特殊影响者，可进入路径。但以上可能增加医疗费用，延长住院时间。
>
> ■ 复杂的髌骨脱位，如骨性异常导致的习惯性髌骨脱位，可能还需联合截骨手术。此时患者接受的手术较大，恢复时间长，不进入本路径。

（六）术前准备 1~3 天

1. 术前检查项目：

（1）血常规、尿常规。

（2）肝肾功能、电解质、血糖。

（3）凝血功能。

（4）感染性疾病筛查（乙型肝炎、丙型肝炎、艾滋病、梅毒等）。

（5）双膝关节正侧位 X 线片、髌骨轴位片。

（6）膝关节 CT 测量 TT-TG 间距、膝关节 MRI。

（7）X 线胸片、心电图。

2. 根据患者病情可选择：

（1）双下肢深静脉彩超、超声心动图、血气分析和肺功能（高龄或既往有心、肺部病史者）。

（2）有相关疾病者必要时请相关科室会诊。

> **释义**
>
> ■ 血常规、尿常规最基本的两个常规检查，进入路径的患者均需完成。肝肾功能、电解质、血糖、凝血功能、心电图、X 线胸片可评估有无基础疾病，是否影响住院时间、费用及其治疗预后，也是进行麻醉手术的基础检查；感染性疾病筛查可指导对同病房患者、医护人员的防护、手术顺序的安排和术后手术器械的消毒；膝关节 X 线、CT 和 MRI 检查有助于明确致病因素，指导制订手术计划。
>
> ■ 对年龄较大患者或基础检查发现异常的患者，可进行超声心动图、血气分析和肺功能，以进一步评估患者身体状况；对 D-Dimer 升高的患者，可行双下肢深静脉彩超检查，以排除下肢深静脉血栓；对合并高血压、糖尿病或其他内科疾病的患者，可请相关科室会诊以确保患者围术期安全。

（七）选择用药

抗菌药物：按照《抗菌药物临床应用指导原则》（卫医发〔2015〕43 号）执行。

> **释义**
>
> ■ I 类切口手术抗菌药物使用不应超过术后 24 小时。

（八）手术日为入院第 4~5 天

1. 麻醉方式：神经阻滞麻醉、椎管内麻醉或全身麻醉。

2. 手术方式：膝关节镜下髌骨脱位矫正术。

3. 手术内植物：Endobutton 襻、可吸收挤压螺钉、带线锚钉、松质骨螺钉等。

4. 输血：无。

5. 引流（视情况）。

> **释义**
>
> ■ 麻醉一般选择神经阻滞麻醉或椎管内麻醉，但对肥胖、既往腰椎手术史患者，可酌情选择全身麻醉。
>
> ■ 根据具体术式，采用的内固定材料也各不相同。
>
> ■ 膝关节引流一般术后 24 小时内拔除。

（九）术后住院恢复为第 5~7 天

1. 必需复查的检查项目：膝关节 X 线检查、CT 检查。

2. 必要时查血常规、血沉、C 反应蛋白、凝血、电解质。

3. 术后处理：

（1）抗菌药物：按照《抗菌药物临床应用指导原则》（卫医发〔2015〕43 号）执行。

（2）术后镇痛：参照《骨科常见疼痛的处理专家建议》。

（3）术后康复：根据手术状况按相应康复计划康复。

> **释义**
>
> ■ 膝关节 X 线可确认内固定的位置，联合 CT 检查可以评估病因纠正的程度。
>
> ■ 术后血常规、血沉、C 反应蛋白、凝血、电解质等检查可以观察患者有无感染、电解质紊乱等。下肢手术是导致术后患者下肢深静脉血栓的危险因素，对联合有其他高危因素的患者，或术后出现小腿肿痛的患者，应行双下肢深静脉 B 超检查以排除深静脉血栓。
>
> ■ Ⅰ类切口手术抗菌药物使用不应超过术后 24 小时；术后根据患者疼痛情况进行疼痛管理；根据手术情况指导患者开始术后早期康复。

（十）出院标准

1. 体温正常，足趾活动正常。

2. 伤口无感染征象（或可在门诊处理的伤口情况），关节无感染征象。

3. 没有需要住院处理的并发症和（或）合并症。

> **释义**
>
> ■ 患者出院前应完成所有必需检查项目，无发热，切口情况满意，且无明显术后并发症。

（十一）变异及原因分析

1. 围术期并发症：深静脉血栓形成、伤口感染、关节感染、神经血管损伤等，造成住院日延长和费用增加。

2. 内科合并症：老年患者常合并内科疾病，如脑血管或心血管病、糖尿病、血栓等，手术可能导致基础疾病加重而需要进一步治疗，从而延长住院治疗时间，并增加住院费用。

3. 植入材料的选择：由于创伤不同，手术方式不同，所使用不同的内植物材料，可能导致住院费用存在差异。

> **释义**
>
> ■ 深静脉血栓可能造成肺栓塞，是骨科手术后严重的并发症之一，此时需请相关科室协助处理深静脉血栓情况。

　■ 认可的变异原因主要是指患者入选路径后，在检查及治疗过程中发现患者合并存在事前未预知的、对本路径治疗可能产生影响的情况，需要中止执行路径或延长治疗时间、增加治疗费用。医师需在表单中明确说明。

　■ 因患者方面的主观原因导致执行路径出现变异，需医师在表单中予以说明。

四、髌骨脱位临床路径给药方案

1. 术前用药：治疗基础疾病，如心脏病、高血压等，以口服给药为主；围术期控制血糖可应用胰岛素。术前 30 分钟及术后 24 小时内可预防性应用抗菌药物。

2. 术中用药：无特殊。

3. 术后用药：术后可用非甾体类镇痛药，并按照患者疼痛程度进行阶梯镇痛。术后可根据患者具体情况进行抗凝用药。

【用药选择】

术前治疗基础疾病的药物应继续规律应用。

【药学提示】

应注意患者长时间服用药物与围术期用药的药理作用，以及围术期药物之间的相互作用。

【注意事项】

术后应避免注射用非甾类镇痛药与口服非甾类镇痛药合用，以免增加胃肠道不良事件风险。

五、推荐表单

（一）医师表单

髌骨脱位临床路径医师表单

适用对象：第一诊断为复发性髌骨脱位（ICD-10：M22.0），复发性髌骨不全脱位（ICD-10：M22.1），外伤性髌骨脱位（ICD-10：S83.0），先天性髌骨脱位（ICD-10：Q74.1）

行髌骨稳定术（ICD-9-CM-3：81.44），膝关节囊缝合术（ICD-9-CM-3：81.95）

患者姓名：		性别：　　　年龄：　　　门诊号：		住院号：
住院日期：　　年　月　日		出院日期：　　年　月　日		标准住院日：6~8天

时间	住院第1~3天	住院第3~4天（术前日）	住院第4~5天（手术日）
主要诊疗工作	□ 完成住院志，询问病史、体格检查、初步诊断 □ 完成首次病程记录 □ 完成住院病历 □ 上级医师查房、术前评估、确定诊断、手术日期 □ 完成上级医师查房记录 □ 开医嘱：常规化验、检查单	□ 上级医师查房 □ 继续完成检查及必要的会诊 □ 医师查房、手术前评估 □ 完成术前小结和上级医师查房记录 □ 签署手术知情同意书，向患者及家属交代术前注意事项 □ 手术准备 □ 麻醉医师访视患者进行评估，并签署麻醉同意书	□ 手术：关节镜检，病灶清理术，髌骨脱位矫正术 □ 完成手术记录和术后当天的病程记录 □ 交代术中情况及注意事项 □ 上级医师查房，完成手术日病程记录和上级医师查房记录 □ 麻醉医师术后随访 □ 交班前医师查看术后患者情况并记录交班
重点医嘱	**长期医嘱：** □ 运动医学科护理常规 □ 三级护理 □ 饮食 **临时医嘱：** □ 血、尿常规检查；凝血功能；感染性疾病筛查；肝肾功能+电解质+血糖；X线胸片、心电图 □ 双膝关节正侧位X线片、双膝轴位X线片、双下肢全长X线片 □ 膝关节MRI（视情况而定）、双膝CT □ 根据病情：双下肢深静脉B超、肺功能、超声心动、血气分析	**长期医嘱：** □ 同前 □ 既往内科基础疾病用药 **临时医嘱：** □ 根据会诊要求开检查化验单 □ 术前医嘱：明日在何麻醉下行膝关节镜下病灶清理、髌骨脱位矫正术 □ 术前禁食、禁水 □ 术前抗菌药物皮试（视所用药物） □ 术区备皮 □ 其他特殊医嘱	**长期医嘱：** □ 运动医学护理常规 □ 二级护理 □ 饮食 □ 患肢抬高、制动 □ 抗菌药物（必要时） □ 其他特殊医嘱 □ 引流（必要时） **临时医嘱：** □ 今日在何麻醉下行膝关节镜下髌骨脱位矫正术 □ 耗材计费 □ 补液（必要时） □ 伤口换药（必要时） □ 拔引流（必要时）

续　表

时间	住院第 1~3 天	住院第 3~4 天（术前日）	住院第 4~5 天（手术日）
主要护理工作	□ 入院介绍 □ 完成护理评估并记录 □ 处理医嘱、并执行 □ 健康宣教 □ 指导患者到相关科室进行检查心电图、X 线胸片等 □ 按时巡视病房 □ 认真完成交接班	□ 常规护理 □ 术前心理护理（紧张、焦虑） □ 术前备皮、沐浴、更衣 □ 术前物品准备 □ 完成护理记录 □ 完成责任制护理记录 □ 认真完成交接班 □ 按时巡视病房	□ 观察患者病情变化：生命体征，足背动脉搏动，患肢皮肤温度、感觉、活动，如有异常通知医师 □ 向患者交代术后注意事项 □ 术后生活及心理护理 □ 处理执行医嘱 □ 完成责任制护理 □ 按时巡视病房认真完成交接班
病情变异记录	□ 无　□ 有，原因： 1. 2.	□ 无　□ 有，原因： 1. 2.	□ 无　□ 有，原因： 1. 2.
护士签名			
医师签名			

时间	住院第 5~7 天 （术后）	住院第 8 天 （出院日）
主要诊疗工作	□ 上级医师查房：进行患肢情况、感染、并发症的评估 □ 完成日常病程记录、上级医师查房记录及确定患者可以出院：完成出院总结、病历首页的填写 □ 向患者交代出院注意事项、复查时间及拆线时间	□ 主管医师查房 □ 完成日常病程记录、上级医师查房记录、检查出院总结、病历首页的书写是否完善 □ 通知出院 □ 向患者及家属交代出院注意项、复查时间及拆线时间和康复程序
重点医嘱	**长期医嘱：** □ 运动医学术后护理常规 □ 二级护理 □ 饮食 □ 静脉抗菌药物下午停 **临时医嘱：** □ 伤口换药 □ 膝关节正侧位平片 □ 膝关节 CT □ 下肢深静脉彩超 □ 出院带药 □ 明日出院	
主要护理工作	□ 处理执行医嘱 □ 术后心理、生活护理 □ 康复医师指导训练 □ 完成病情观察护理记录 □ 出院指导 □ 协助患者持拐下地行走 □ 认真完成交接班 □ 协助医师伤口换药	□ 协助家属办理出院手续 □ 出院单位处理
病情变异记录	□ 无　□ 有，原因： 1. 2.	□ 无　□ 有，原因： 1. 2.
护士签名		
医师签名		

（二）护士表单

髌骨脱位临床路径护士表单

适用对象：第一诊断为复发性髌骨脱位（ICD-10：M22.0），复发性髌骨不全脱位（ICD-10：M22.1），外伤性髌骨脱位（ICD-10：S83.0），先天性髌骨脱位（ICD-10：Q74.1）

行髌骨稳定术（ICD-9-CM-3：81.44），膝关节囊缝合术（ICD-9-CM-3：81.95）

患者姓名：		性别：　　年龄：　　门诊号：		住院号：
住院日期：　　年　月　日		出院日期：　　年　月　日		标准住院日：6~8天

时间	住院第1~3天	住院第3~4天（术前日）	住院第4~5天（手术日）
健康宣教	□ 入院宣教 □ 介绍主管医师、护士 □ 介绍病室环境、设施 □ 介绍规章制度及注意事项	□ 术前宣教 □ 宣教疾病知识、术前准备及手术过程 □ 指导术前保持良好睡眠 □ 告知准备物品 □ 告知家属等候区位置	□ 术后当日宣教 □ 告知监护设备、管路功能及注意事项 □ 告知饮食、体位要求 □ 告知术后可能出现的情况及应对方式 □ 告知术后饮食、活动及探视注意事项
护理处置	□ 核对患者，佩戴腕带 □ 建立入院病历 □ 评估患者并书写护理评估单	□ 协助医师完成术前检查化验 □ 术前准备 □ 备皮 □ 禁食、禁水	□ 术前监测生命体征 □ 送手术 □ 摘除患者各种活动物品 □ 核对患者资料及带药 □ 填写手术交接单，签字确认 □ 接手术 □ 核对患者及资料，签字确认
基础护理	□ 二级护理或三级护理 □ 晨晚间护理 □ 患者安全管理	□ 二级护理 □ 晨晚间护理 □ 患者安全管理	□ 一级或二级护理 □ 晨晚间护理 □ 体位护理：患者平卧，患肢抬高，以促进静脉和淋巴回流，防止患肢肿胀 □ 排泄护理 □ 患者安全管理
专科护理	□ 需要时填跌倒及压疮防范表 □ 遵医嘱通知化验检查 □ 给予患者及家属心理支持	□ 遵医嘱完成相关检查 □ 给予患者及家属心理支持	□ 病情观察，写护理记录 □ 日间及夜间评估生命体征、意识、肢体感觉活动及血液循环、皮肤、伤口敷料，如有病情变化随时记录 □ 石膏托或支具护理：注意压疮预防和石膏或支具常规护理 □ 给予患者及家属心理支持

续　表

时间	住院第 1~3 天	住院第 3~4 天（术前日）	住院第 4~5 天（手术日）
重点医嘱	□ 详见医嘱执行单	□ 详见医嘱执行单	□ 详见医嘱执行单
病情变异记录	□ 无　□ 有，原因： 1. 2.	□ 无　□ 有，原因： 1. 2.	□ 无　□ 有，原因： 1. 2.
护士签名			

时间	住院第 5~7 天 （术后）	住院第 8 天 （出院日）
健康宣教	□ 术后宣教 □ 指导患者术后遵医嘱功能锻炼 □ 饮食、活动、安全指导 □ 药物作用及频率 □ 疾病恢复期注意事项	□ 出院宣教 □ 复查时间 □ 功能锻炼 □ 饮食指导：禁烟酒，忌生冷辛辣刺激性食物 □ 指导办理出院手续
护理处置	□ 遵医嘱完成相关检查	□ 办理出院手续 □ 完善护理记录
基础护理	□ 二级护理 □ 晨晚间护理 □ 协助进食、进水 □ 预防压疮 □ 医嘱可下地时，协助或指导床旁活动 □ 排泄护理 □ 安全管理	□ 二级护理 □ 晨晚间护理 □ 协助或指导进食、水 □ 协助或指导床旁活动 □ 患者安全管理
专科护理	□ 病情观察，写护理记录 □ 评估生命体征、意识、肢体感觉活动及血液循环、皮肤情况、伤口敷料情况 □ 疼痛护理：若患肢疼痛，可视情况遵医嘱合理使用镇痛药 □ 症状护理：告知术后出现肢体肿胀是手术的正常反应 □ 用药观察：告知术后药物应用意义 □ 给予患者及家属心理支持	□ 协助指导功能锻炼。 □ 出院指导 □ 告知随诊的意义 □ 告知出院流程
重点医嘱	□ 详见医嘱执行单	□ 详见医嘱执行单
病情变异记录	□ 无　□ 有，原因： 1. 2.	□ 无　□ 有，原因： 1. 2.
护士签名		

（三）患者表单

髌骨脱位临床路径患者表单

适用对象：第一诊断为复发性髌骨脱位（ICD-10：M22.0），复发性髌骨不全脱位（ICD-10：M22.1），外伤性髌骨脱位（ICD-10：S83.0），先天性髌骨脱位（ICD-10：Q74.1）

行髌骨稳定术（ICD-9-CM-3：81.44），膝关节囊缝合术（ICD-9-CM-3：81.95）

患者姓名：	性别： 年龄： 门诊号：	住院号：
住院日期： 年 月 日	出院日期： 年 月 日	标准住院日：6~8 天

时间	住院第 1~3 天	住院第 3~4 天（术前日）	住院第 4~5 天（手术日）
医患配合	□ 配合询问病史、收集资料，请务必详细告知既往史、用药史、过敏史 □ 如服用抗凝药物，请明确告知 □ 配合进行体格检查 □ 有任何不适请告知医师	□ 配合完善术前相关检查、化验，如采血、留尿、心电图、B 超、X 线胸片等 □ 医师与患者及家属介绍病情及手术谈话、术前签字 □ 麻醉医师进行术前访视	□ 配合评估手术效果 □ 配合检查意识、肢体活动 □ 有任何不适请告知医师
护患配合	□ 配合测量体温、脉搏、呼吸、血压、体重 1 次 □ 配合完成入院护理评估（简单询问病史、过敏史、用药史） □ 接受入院宣教（环境介绍、病室规定、订餐制度、贵重物品保管等） □ 有任何不适请告知护士	□ 接受术前宣教 □ 接受备皮 □ 配合禁食、禁水 □ 沐浴 □ 准备好必要用物，如吸管、尿壶、便盆、尿垫、纸巾等 □ 取下义齿、饰品等，贵重物品交家属保管 □ 术前保持良好睡眠	□ 清晨配合测量体温、脉搏、呼吸，遵医嘱测血压 □ 送手术室前，协助完成核对，脱去衣物，上手术车 □ 返回病房后，协助完成核对，配合过病床 □ 配合检查意识、肢体感觉活动及血液循环，询问出入量 □ 配合术后吸氧、监护仪监测、输液 □ 遵医嘱采取正确体位 □ 配合缓解疼痛 □ 有任何不适请告知护士
饮食	□ 普食或遵医嘱特殊膳食等	□ 术前 12 小时禁食、禁水	□ 局部麻醉或区域阻滞麻醉，在不恶心、呕吐的情况下不影响进食水 □ 连硬外麻醉或全身麻醉术后 6 小时可进食饮水
排泄	□ 正常排尿便	□ 正常排尿便	□ 自行排尿

时间	住院第 5~7 天 （术后）	住院第 8 天 （出院）
医患 配合	□ 配合检查肢体感觉、活动及血液循环 □ 配合切口评估及换药	□ 接受出院前指导 □ 知道复查程序 □ 获取出院诊断书
护 患 配 合	□ 配合定时监测生命体征，每日询问排便情况 □ 配合检查意识、肢体感觉和活动及血液循环 □ 遵医嘱配合监测出入量 □ 接受输液、服药等治疗 □ 接受进食、进水、排便等生活护理 □ 配合活动，预防皮肤压疮 □ 注意活动安全，避免坠床或跌倒 □ 配合执行探视及陪伴制度	□ 接受出院宣教 □ 办理出院手续 □ 获取出院带药 □ 知道服药方法、作用、注意事项 □ 知道照顾伤口方法 □ 知道复印病历方法
饮 食	□ 根据医嘱，由流食逐渐过渡到普食或糖尿病饮 食等	□ 根据医嘱，普食或糖尿病膳食等
排 泄	□ 正常排尿便 □ 避免便秘	□ 正常排尿便 □ 避免便秘

附：原表单（2016 年版）

髌骨脱位临床路径表单

适用对象：第一诊断为髌骨脱位

　　　　　行膝关节镜检，病灶清理术，髌骨脱位矫正术

患者姓名：	性别：	年龄：	门诊号：	住院号：

住院日期：　　年　月　日	出院日期：　　年　月　日	标准住院日：6~8 天

时间	住院第 1 天	住院第 1~2 天（术前日）	住院第 2~3 天（手术日）
主要诊疗工作	□ 完成住院志，询问病史、体格检查、初步诊断 □ 完成首次病程记录 □ 完成住院病历 □ 上级医师查房、术前评估、确定诊断、手术日期 □ 完成上级医师查房记录 □ 开医嘱：常规化验、检查单	□ 上级医师查房 □ 继续完成检查及必要的会诊 □ 医师查房、手术前评估 □ 完成术前小结和上级医师查房记录 □ 签署手术知情同意书，向患者及家属交代术前注意事项 □ 手术准备 □ 麻醉科医师访视患者进行评估，并签署麻醉同意书	□ 手术：关节镜检，病灶清理术，髌骨脱位矫正术 □ 完成手术记录和术后当天的病程记录 □ 交代术中情况及注意事项 □ 上级医师查房完成手术日病程记录和上级医师查房记录 □ 麻醉科大夫术后随访 □ 交班前医师查看术后患者情况并记录交班
重点医嘱	**长期医嘱：** □ 运动医学科护理常规 □ 三级护理 □ 饮食 **临时医嘱：** □ 血、尿常规检查；凝血功能；感染性疾病筛查；肝肾功能+电解质+血糖；X 线胸片、心电图 □ 双膝关节正侧位 X 线片、双膝轴位 X 线片、双下肢全长 X 线片 □ 膝关节 MRI（视情况而定）、双膝 CT □ 根据病情：血管超声、肺功能、超声心动、血气分析	**长期医嘱：** □ 同前 □ 既往内科基础疾病用药 **临时医嘱：** □ 根据会诊要求开检查化验单 □ 术前医嘱：明日在何麻醉下行膝关节镜下病灶清理、髌骨脱位矫正术 □ 术前禁食、禁水 □ 术前抗菌药物皮试（视所用药物） □ 术区备皮 □ 其他特殊医嘱	**长期医嘱：** □ 运动医学护理常规 □ 二级护理 □ 饮食 □ 患肢抬高、制动 □ 抗菌药物（必要时） □ 其他特殊医嘱 □ 引流（必要时） **临时医嘱：** □ 今日在何麻醉下行膝关节镜下下病灶清理、髌骨脱位矫正术 □ 耗材计费 □ 补液（必要时） □ 伤口换药（必要时） □ 拔引流（必要时）
主要护理工作	□ 入院介绍 □ 完成护理评估并记录 □ 处理医嘱、并执行 □ 健康宣教 □ 指导患者到相关科室进行检查心电图、X 线胸片等 □ 按时巡视病房 □ 认真完成交接班	□ 常规护理 □ 术前心理护理（紧张、焦虑） □ 术前备皮、沐浴、更衣 □ 术前物品准备 □ 完成护理记录 □ 完成责任制护理记录 □ 认真完成交接班 □ 按时巡视病房	□ 观察患者病情变化：生命体征，足背动脉搏动，患肢皮肤温度、感觉，如有异常通知医师 □ 向患者交代术后注意事项 □ 术后生活及心理护理 □ 处理执行医嘱 □ 完成责任制护理 □ 按时巡视病房认真完成交接班

时间	住院第 1 天	住院第 1~2 天（术前日）	住院第 2~3 天（手术日）
病情 变异 记录	□无　□有，原因： 1. 2.	□无　□有，原因： 1. 2.	□无　□有，原因： 1. 2.
护士 签名			
医师 签名			

时间	住院第 3~4 天 （术后第 1 日）	住院第 4~5 天 （术后第 2 日）	住院第 5~6 天 （术后第 3 日）
主要诊疗工作	□ 上级医师查房：患肢情况、感染、并发症的评估 □ 完成日常病程记录、上级医师查房记录及确定患者可以出院；完成出院总结、病历首页的填写 □ 向患者交代出院注意事项、复查时间及拆线时间	□ 主管医师查房 □ 完成日常病程记录、上级医师查房记录，检查出院总结、病历首页的书写是否完善 □ 通知出院 □ 向患者及家属交代出院注意项、复查时间及拆线时间和康复程序	□ 主管医师查房 □ 完成日常病程记录、上级医师查房记录，检查出院总结、病历首页的书写是否完善 □ 通知出院 □ 向患者及家属交代出院注意项、复查时间及拆线时间和康复程序
重点医嘱	长期医嘱： □ 运动医学术后护理常规 □ 二级护理 □ 饮食 □ 静脉抗菌药物下午停（无植入物） 临时医嘱： □ 伤口换药 □ 出院带药 □ 明日出院	长期医嘱： □ 运动医学术后护理常规 □ 二级护理 □ 饮食 □ 静脉抗菌药物下午停（有植入物） 临时医嘱： □ 伤口换药 □ 出院带药 □ 明日出院	
主要护理工作	□ 处理执行医嘱 □ 术后心理、生活护理 □ 康复医师指导训练 □ 完成病情观察护理记录 □ 出院指导 □ 协助患者持拐下地行走 □ 认真完成交接班 □ 协助医师伤口换药	□ 协助家属办理出院手续 □ 出院单位处理	□ 协助家属办理出院手续 □ 出院单位处理
病情变异记录	□ 无　□ 有，原因： 1. 2.	□ 无　□ 有，原因： 1. 2.	□ 无　□ 有，原因： 1. 2.
护士签名			
医师签名			

第二十九章

膝关节骨关节病关节镜下病灶清理临床路径释义

一、膝关节骨关节病关节镜下病灶清理编码

1. 原编码：

疾病名称及编码：膝关节骨关节病

手术操作名称及编码：膝关节病损切除术（ICD-9-CM-3：80.86003）

膝关节镜下病损切除术（ICD-9-CM-3：80.86005）

2. 修改编码：

疾病名称及编码：膝关节骨关节病（ICD-10：M17）

手术操作名称及编码：关节镜膝关节病损切除术（ICD-9-CM-3：80.8602）

二、临床路径检索方法

M17 伴 80.8602

三、膝关节骨关节病关节镜下病灶清理临床路径标准住院流程

（一）适用对象

第一诊断为膝关节骨关节病，行膝关节镜下关节镜检，病灶清理术，或含以下诊断和术式：

80.86003	膝关节病损切除术
80.86005	膝关节镜下病损切除术

> **释义**
>
> ■ 适用对象编码参见第一部分。
> ■ 本路径适用对象为临床诊断为膝关节骨关节病的患者，进行关节镜下清理手术治疗时。

（二）诊断依据

1. 病史：膝关节疼痛，保守治疗无效。
2. 体检：股四头肌常萎缩，关节间隙压痛，压髌试验阳性，过伸过屈痛等。
3. 辅助检查：X线片或磁共振可以确定关节退变、骨赘形成的部位及程度。

> **释义**
>
> ■ 本路径的制订主要参考国内权威参考书籍和诊疗指南。

> ■ 症状和体格检查是诊断膝关节骨关节病的初步依据，X 线检查可见关节间隙大小、游离体和骨赘形成程度等，MRI 可以评估软骨和软骨下骨损伤程度、关节内合并损伤等。

（三）治疗方案的选择及依据

1. 诊断明确的膝关节骨关节病，症状明显，保守治疗后持续不缓解，影响正常生活和运动。
2. 无手术禁忌证。

释义

> ■ 保守治疗效果不佳，严重的膝关节疼痛，影响患者生活和运动时需考虑手术治疗。
> ■ 手术治疗包括软骨损伤清理、半月板清理和滑膜清理术。
> ■ 关节镜下骨关节病清理仅适用于关节退变程度较轻的患者，对严重的骨关节病患者，可能考虑膝关节置换或融合手术，需进入其他路径。

（四）标准住院日为 4~6 天

释义

> ■ 明确膝关节骨关节病的患者入院后，术前检查 1~2 天，第 2~3 天行手术治疗，第 3~5 天主要观察切口情况和有无术后早期并发症，总住院时间不超过 6 天符合本路径要求。如果具备条件，可以在患者入院前在门诊完善相关术前化验及影像学检查，并在麻醉科门诊评估患者全身情况，安排入院后尽早接受手术，以尽量减少患者住院时间。

（五）进入路径标准

1. 第一诊断必须符合膝关节骨关节病。
2. 当患者同时具有其他疾病诊断时，但在住院期间不需要特殊处理也不影响第一诊断的临床路径流程实施时，可以进入路径。

释义

> ■ 部分患者入院后常规检查发现有基础疾病，如高血压、糖尿病、肝肾功能不全等，经系统评估后对膝关节骨关节病损伤诊断治疗无特殊影响者，可进入路径。但以上可能增加医疗费用，延长住院时间。
> ■ 严重的骨关节病，可能考虑膝关节置换或融合手术，需进入其他路径。

3. 经入院常规检查发现既往没有发现的疾病，而该疾病对患者健康的影响比膝关节骨关节病更严重，或者该疾病可能影响手术实施，增加麻醉和手术风险，影响预后，则应优先考虑治疗该种疾病，暂且不宜进入路径。例如：较严重的高血压、糖尿病、心功能不全、肝肾功能不全、凝血功能障碍等。

（六）术前准备1~2天

1. 术前检查项目：

（1）血常规、尿常规。

（2）肝肾功能、电解质、血糖（可在门诊完成）。

（3）凝血功能。

（4）感染性疾病筛查（乙型肝炎、丙型肝炎、艾滋病、梅毒等，可在门诊完成）。

（5）膝关节正侧位 X 线片。

（6）膝关节 MRI。

（7）X 线胸片、心电图。

2. 根据患者病情可选择：

（1）双下肢深静脉彩超、超声心动图、血气分析和肺功能（高龄或既往有心、肺部病史者）。

（2）有相关疾病者必要时请相关科室会诊。

释义

　　■ 血常规、尿常规最基本的两个常规检查，进入路径的患者均需完成。肝肾功能、电解质、血糖、凝血功能、心电图、X 线胸片可评估有无基础疾病，是否影响住院时间、费用及其治疗预后，也是进行麻醉手术的基础检查；感染性疾病筛查可指导对同病房患者、医护人员的防护、手术顺序的安排和术后手术器械的消毒；膝关节 X 线和 MRI 检查有助于明确病变程度和合并损伤，指导制订手术计划。

　　■ 对年龄较大患者或基础检查发现异常的患者，可进行超声心动图、血气分析和肺功能，以进一步评估患者身体状况；对 D-二聚体升高的患者，可行双下肢深静脉彩超检查，以排除下肢深静脉血栓；对合并高血压、糖尿病或其他内科疾病的患者，可请相关科室会诊以确保患者围术期安全。

（七）选择用药

抗菌药物：按照《抗菌药物临床应用指导原则》（卫医发〔2015〕43 号）执行。

释义

　　■ Ⅰ类切口手术抗菌药物使用不应超过术后24 小时。

（八）手术日为入院第2~3天

1. 麻醉方式：神经阻滞麻醉、椎管内麻醉或全身麻醉。

2. 手术方式：膝关节镜下病灶清理术。

3. 手术内植物：无。

4. 输血：无。

> **释义**
>
> ■ 麻醉一般选择神经阻滞麻醉或椎管内麻醉，但对肥胖、既往腰椎手术史患者，可酌情选择全身麻醉。

（九）术后住院恢复为 3~5 天

1. 必需复查的检查项目：膝关节 X 线。
2. 必要时查血常规、血沉、C 反应蛋白、凝血、电解质。
3. 术后处理：
（1）抗菌药物：按照《抗菌药物临床应用指导原则》（卫医发〔2015〕43 号）执行。
（2）术后镇痛：参照《骨科常见疼痛的处理专家建议》。
（3）术后康复：根据手术状况按相应康复计划康复。

> **释义**
>
> ■ 膝关节 X 线有助于评估关节清理术后的即刻效果。
>
> ■ 术后血常规、血沉、C 反应蛋白、凝血功能、电解质等检查可以观察患者有无感染、电解质紊乱等。下肢手术是导致术后患者下肢深静脉血栓的危险因素，对联合有其他高危因素的患者，或术后出现小腿肿痛的患者，应行双下肢深静脉 B 超检查以排除深静脉血栓。
>
> ■ Ⅰ类切口手术抗菌药物使用不应超过术后 24 小时；术后根据患者疼痛情况进行疼痛管理；根据手术情况指导患者开始术后早期康复。

（十）出院标准

1. 体温正常，足趾活动正常。
2. 伤口无感染征象（或可在门诊处理的伤口情况），关节无感染征象。
3. 没有需要住院处理的并发症和（或）合并症。

> **释义**
>
> ■ 患者出院前应完成所有必需检查项目，无发热，切口情况满意，且无明显术后并发症。

（十一）变异及原因分析

1. 围术期并发症：深静脉血栓形成、伤口感染、关节感染、神经血管损伤等，造成住院日延长和费用增加。
2. 内科合并症：老年患者常合并内科疾病，如脑血管或心血管病、糖尿病、血栓等，手术可能导致基础疾病加重而需要进一步治疗，从而延长治疗时间，并增加住院费用。
3. 植入材料的选择：无。

> **释义**
>
> ■ 深静脉血栓可能造成肺栓塞，是骨科手术后严重的并发症之一，此时需请相关科室协助处理深静脉血栓情况。
>
> ■ 认可的变异原因主要是指患者入选路径后，在检查及治疗过程中发现患者合并存在事前未预知的、对本路径治疗可能产生影响的情况，需要中止执行路径或延长治疗时间、增加治疗费用。医师需在表单中明确说明。
>
> ■ 因患者方面的主观原因导致执行路径出现变异，需医师在表单中予以说明

四、膝关节骨关节病关节镜下病灶清理临床路径给药方案

1. 术前用药：治疗基础疾病，如心脏病、高血压等，以口服给药为主；围术期控制血糖可应用胰岛素。术前 30 分钟及术后 24 小时内可预防性应用抗菌药物。

2. 术中用药：无特殊。

3. 术后用药：术后可用非甾体类镇痛药，并按照患者疼痛程度进行阶梯镇痛。术后可根据患者具体情况进行抗凝用药。

【用药选择】

术前治疗基础疾病的药物应继续规律应用。

【药学提示】

应注意患者长时间服用药物与围术期用药的药理作用，以及围术期药物之间的相互作用。

【注意事项】

术后应避免注射用非甾类镇痛药与口服非甾类镇痛药合用，以免增加胃肠道不良事件风险。

五、推荐表单

（一）医师表单

膝关节骨关节病关节镜下病灶清理临床路径医师表单

适用对象：第一诊断为膝关节骨关节病（ICD-10：M17）

行关节镜膝关节病损切除术（ICD-9-CM-3：80.8602）

患者姓名：	性别：　　年龄：　　门诊号：	住院号：
住院日期：　　年　月　日	出院日期：　　年　月　日	标准住院日：4~6 天

时间	住院第 1 天	住院第 1~2 天（术前日）	住院第 2~3 天（手术日）
主要诊疗工作	□ 完成住院志，询问病史、体格检查、初步诊断 □ 完成首次病程记录 □ 完成住院病历 □ 上级医师查房、术前评估、确定诊断、手术日期 □ 完成上级医师查房记录 □ 开医嘱：常规化验、检查单	□ 上级医师查房 □ 继续完成检查及必要的会诊 □ 医师查房、手术前评估 □ 完成术前小结和上级医师查房记录 □ 签署手术知情同意书，向患者及家属交代术前注意事项 □ 手术准备 □ 麻醉医师访视患者进行评估，并签署麻醉同意书	□ 手术：膝关节镜检，病灶清理术 □ 完成手术记录和术后当天的病程记录 □ 交代术中情况及注意事项 □ 上级医师查房，完成手术日病程记录和上级医师查房记录 □ 麻醉医师术后随访 □ 交班前医师查看术后患者情况并记录交班
重点医嘱	**长期医嘱：** □ 运动医学科护理常规 □ 二级护理 □ 饮食 **临时医嘱：** □ 血、尿常规检查；凝血功能；感染性疾病筛查；肝肾功能+电解质+血糖；X 线胸片、心电图 □ 膝关节正侧位 X 线片 □ 膝关节 MRI（视情况而定） □ 根据病情：双下肢深静脉 B 超、肺功能、超声心动、血气分析	**长期医嘱：** □ 同前 □ 既往内科基础疾病用药 **临时医嘱：** □ 根据会诊要求开检查化验单 □ 术前医嘱：明日在何麻醉下行膝关节镜下病灶清理术 □ 术前禁食、禁水 □ 术前抗菌药物皮试（必要时） □ 术区备皮 □ 其他特殊医嘱	**长期医嘱：** □ 运动医学护理常规 □ 二级护理 □ 饮食 □ 患肢抬高、制动 □ 抗菌药物 □ 其他特殊医嘱 **临时医嘱：** □ 今日在何麻醉下行膝关节镜下病灶清理术 □ 耗材计费 □ 补液（必要时） □ 伤口换药（必要时）
主要护理工作	□ 入院介绍 □ 完成护理评估并记录 □ 处理医嘱、并执行 □ 健康宣教 □ 指导患者到相关科室进行检查心电图、X 线胸片等 □ 按时巡视病房 □ 认真完成交接班	□ 常规护理 □ 术前心理护理（紧张、焦虑） □ 术前备皮、沐浴、更衣 □ 术前物品准备 □ 完成护理记录 □ 完成责任制护理记录 □ 认真完成交接班 □ 按时巡视病房	□ 观察患者病情变化：生命体征，足背动脉搏动，患肢皮肤温度、感觉、活动，如有异常通知医师 □ 向患者交代术后注意事项 □ 术后生活及心理护理 □ 处理执行医嘱 □ 完成责任制护理 □ 按时巡视病房认真完成交接班

续　表

时间	住院第 1 天	住院第 1~2 天（术前日）	住院第 2~3 天（手术日）
病情 变异 记录	□无　□有，原因： 1. 2.	□无　□有，原因： 1. 2.	□无　□有，原因： 1. 2.
护士 签名			
医师 签名			

时间	住院第 3~5 天 （术后）	住院第 6 天 （出院日）
主要诊疗工作	□ 上级医师查房：进行患肢情况、感染、并发症的评估 □ 完成日常病程记录、上级医师查房记录及确定患者可以出院，完成出院总结、病历首页的填写 □ 向患者交代出院注意事项、复查时间及拆线时间	□ 主管医师查房 □ 完成日常病程记录、上级医师查房记录，检查出院总结、病历首页的书写是否完善 □ 通知出院 □ 向患者及家属交代出院注意事项、复查时间及拆线时间和康复程序
重点医嘱	长期医嘱： □ 运动医学术后护理常规 □ 二级护理 □ 饮食 □ 静脉抗菌药物下午停（必要时） 临时医嘱： □ 伤口换药 □ 膝关节正侧位 X 线片 □ 双下肢深静脉 B 超 □ 出院带药 □ 明日出院	
主要护理工作	□ 处理执行医嘱 □ 术后心理、生活护理 □ 康复医师指导训练 □ 完成病情观察护理记录 □ 出院指导 □ 协助患者持拐下地行走 □ 认真完成交接班 □ 协助医师伤口换药	□ 协助家属办理出院手续 □ 出院单位处理
病情变异记录	□ 无　□ 有，原因： 1. 2.	□ 无　□ 有，原因： 1. 2.
护士签名		
医师签名		

（二）护士表单

膝关节骨关节病关节镜下病灶清理临床路径护士表单

适用对象：第一诊断为膝关节骨关节病（ICD-10：M17）

行关节镜膝关节病损切除术（ICD-9-CM-3：80.8602）

患者姓名：		性别： 年龄： 门诊号：	住院号：
住院日期： 年 月 日		出院日期： 年 月 日	标准住院日：4~6天

时间	住院第1天	住院第1~2天（术前日）	住院第2~3天（手术日）
健康宣教	□ 入院宣教 □ 介绍主管医师、护士 □ 介绍病室环境、设施 □ 介绍规章制度及注意事项	□ 术前宣教 □ 宣教疾病知识、术前准备及手术过程 □ 指导术前保持良好睡眠 □ 告知准备物品 □ 告知家属等候区位置	□ 术后当日宣教 □ 告知监护设备、管路功能及注意事项 □ 告知饮食、体位要求 □ 告知术后可能出现的情况及应对方式 □ 告知术后饮食、活动及探视注意事项
护理处置	□ 核对患者，佩戴腕带 □ 建立入院病历 □ 评估患者并书写护理评估单	□ 协助医师完成术前检查化验 □ 术前准备 □ 备皮 □ 禁食、禁水	□ 术前监测生命体征 □ 送手术 □ 摘除患者各种活动物品 □ 核对患者资料及带药 □ 填写手术交接单，签字确认 □ 接手术 □ 核对患者及资料，签字确认
基础护理	□ 二级护理或三级护理 □ 晨晚间护理 □ 患者安全管理	□ 二级护理 □ 晨晚间护理 □ 患者安全管理	□ 一级或二级护理 □ 晨晚间护理 □ 体位护理：患者平卧，患肢抬高，以促进静脉和淋巴回流，防止患肢肿胀 □ 排泄护理 □ 患者安全管理
专科护理	□ 需要时填跌倒及压疮防范表 □ 遵医嘱通知化验检查 □ 给予患者及家属心理支持	□ 遵医嘱完成相关检查 □ 给予患者及家属心理支持	□ 病情观察，写护理记录 □ 日间及夜间评估生命体征、意识、肢体感觉活动及血液循环、皮肤、伤口敷料，如有病情变化随时记录 □ 石膏托或支具护理：注意压疮预防和石膏或支具常规护理 □ 给予患者及家属心理支持
重点医嘱	□ 详见医嘱执行单	□ 详见医嘱执行单	□ 详见医嘱执行单
病情变异记录	□ 无 □ 有，原因： 1. 2.	□ 无 □ 有，原因： 1. 2.	□ 无 □ 有，原因： 1. 2.
护士签名			

时间	住院第 3~5 天 （术后）	住院第 6 天 （出院日）
健康宣教	□ 术后宣教 □ 指导患者术后遵医嘱功能锻炼 □ 饮食、活动、安全指导 □ 药物作用及频率 □ 疾病恢复期注意事项	□ 出院宣教 □ 复查时间 □ 功能锻炼 □ 饮食指导：禁烟酒，忌生冷辛辣刺激性食物 □ 指导办理出院手续
护理处置	□ 遵医嘱完成相关检查	□ 办理出院手续 □ 完善护理记录
基础护理	□ 二级护理 □ 晨晚间护理 □ 协助进食、进水 □ 预防压疮 □ 医嘱可下地时，协助或指导床旁活动 □ 排泄护理 □ 安全管理	□ 二级护理 □ 晨晚间护理 □ 协助或指导进食、进水 □ 协助或指导床旁活动 □ 患者安全管理
专科护理	□ 病情观察，写护理记录 □ 评估生命体征、意识、肢体感觉活动及血液循环、皮肤情况、伤口敷料情况 □ 疼痛护理：若患肢疼痛，可视情况遵医嘱合理使用镇痛药 □ 症状护理：告知术后出现肢体肿胀是手术的正常反应 □ 用药观察：告知术后药物应用意义 □ 给予患者及家属心理支持	□ 协助指导功能锻炼 □ 出院指导 □ 告知随诊的意义 □ 告知出院流程
重点医嘱	□ 详见医嘱执行单	□ 详见医嘱执行单
病情变异记录	□ 无　□ 有，原因： 1. 2.	□ 无　□ 有，原因： 1. 2.
护士签名		

（三）患者表单

膝关节骨关节病关节镜下病灶清理临床路径患者表单

适用对象：第一诊断为膝关节骨关节病（ICD-10：M17）

　　　　　行关节镜膝关节病损切除术（ICD-9-CM-3：80.8602）

患者姓名：		性别：　　年龄：　　门诊号：	住院号：
住院日期：　　年　月　日		出院日期：　　年　月　日	标准住院日：4~6 天

时间	住院第 1 天	住院第 1~2 天（术前日）	住院第 2~3 天 （手术日）
医患配合	□ 配合询问病史、收集资料，请务必详细告知既往史、用药史、过敏史 □ 如服用抗凝药物，请明确告知 □ 配合进行体格检查 □ 有任何不适请告知医师	□ 配合完善术前相关检查、化验，如采血、留尿、心电图、B 超、X 线胸片等 □ 医师与患者及家属介绍病情及手术谈话、术前签字 □ 麻醉医师进行术前访视	□ 配合评估手术效果 □ 配合检查意识、肢体活动 □ 有任何不适请告知医师
护患配合	□ 配合测量体温、脉搏、呼吸、血压、体重 1 次 □ 配合完成入院护理评估（简单询问病史、过敏史、用药史） □ 接受入院宣教（环境介绍、病室规定、订餐制度、贵重物品保管等） □ 有任何不适请告知护士	□ 接受术前宣教 □ 接受备皮 □ 配合禁食、禁水 □ 沐浴 □ 准备好必要用物，如吸管、尿壶、便盆、尿垫、纸巾等 □ 取下义齿、饰品等，贵重物品交家属保管 □ 术前保持良好睡眠	□ 清晨配合测量体温、脉搏、呼吸，遵医嘱测血压 □ 送手术室前，协助完成核对，脱去衣物，上手术车 □ 返回病房后，协助完成核对，配合过病床 □ 配合检查意识、肢体感觉活动及血液循环，询问出入量 □ 配合术后吸氧、监护仪监测、输液 □ 遵医嘱采取正确体位 □ 配合缓解疼痛 □ 有任何不适请告知护士
饮食	□ 普食或遵医嘱特殊膳食等	□ 术前 12 小时禁食、禁水	□ 局部麻醉或区域阻滞麻醉，在不恶心、呕吐的情况下不影响进食、进水 □ 连硬外麻醉或全身麻醉术后 6 小时可进食、饮水
排泄	□ 正常排尿便	□ 正常排尿便	□ 自行排尿

时间	住院第 3~5 天 （术后）	住院第 6 天 （出院）
医患 配合	□ 配合检查肢体感觉活动及血液循环 □ 配合切口评估及换药	□ 接受出院前指导 □ 知道复查程序 □ 获取出院诊断书
护 患 配 合	□ 配合定时监测生命体征、每日询问排便 □ 配合检查意识、肢体感觉和活动及血液循环 □ 遵医嘱配合监测出入量 □ 接受输液、服药等治疗 □ 接受进食、进水、排便等生活护理 □ 配合活动，预防皮肤压疮 □ 注意活动安全，避免坠床或跌倒 □ 配合执行探视及陪伴制度	□ 接受出院宣教 □ 办理出院手续 □ 获取出院带药 □ 知道服药方法、作用、注意事项 □ 知道照顾伤口方法 □ 知道复印病历方法
饮 食	□ 根据医嘱，由流食逐渐过渡到普食或糖尿病饮 　　食等	□ 根据医嘱，正常普食或糖尿病膳食等
排 泄	□ 正常排尿便 □ 避免便秘	□ 正常排尿便 □ 避免便秘

附：原表单（2016 年版）

膝关节骨关节病关节镜下病灶清理临床路径表单

适用对象：第一诊断为膝关节骨关节病

行膝关节镜检，病灶清理术

患者姓名：	性别： 年龄： 门诊号：	住院号：
住院日期： 年 月 日	出院日期： 年 月 日	标准住院日：2~4 天

时间	住院第 1 天	住院第 1~2 天（术前日）	住院第 1~2 天（手术日）
主要诊疗工作	□ 完成住院志，询问病史、体格检查、初步诊断 □ 完成首次病程记录 □ 完成住院病历 □ 上级医师查房、术前评估、确定诊断、手术日期 □ 完成上级医师查房记录 □ 开医嘱：常规化验、检查单	□ 上级医师查房 □ 继续完成检查及必要的会诊 □ 医师查房、手术前评估 □ 完成术前小结和上级医师查房记录 □ 签署手术知情同意书，向患者及家属交代术前注意事项 □ 手术准备 □ 麻醉科医师访视患者进行评估，并签署麻醉同意书	□ 手术：关节镜检，病灶清理术 □ 完成手术记录和术后当天的病程记录 □ 交代术中情况及注意事项 □ 上级医师查房完成手术日病程记录和上级医师查房记录 □ 麻醉科大夫术后随访 □ 交班前医师查看术后患者情况并记录交班
重点医嘱	**长期医嘱：** □ 运动医学科护理常规 □ 二级护理 □ 饮食 **临时医嘱：** □ 血、尿常规检查；凝血功能；感染性疾病筛查；肝肾功能+电解质+血糖；X 线胸片、心电图 □ 膝关节正侧位 X 线片 □ 膝关节 MRI（视情况而定） □ 根据病情：血管超声、肺功能、超声心动、血气分析	**长期医嘱：** □ 同前 □ 既往内科基础疾病用药 **临时医嘱：** □ 根据会诊要求开检查化验单 □ 术前医嘱：明日在何麻醉下行膝关节镜病灶清理术 □ 术前禁食、禁水 □ 术前抗菌药物皮试（必要时） □ 术区备皮 □ 其他特殊医嘱	**长期医嘱：** □ 运动医学护理常规 □ 二级护理 □ 饮食 □ 患肢抬高、制动 □ 抗菌药物 □ 其他特殊医嘱 **临时医嘱：** □ 今日在何麻醉下行膝关节镜下病灶清理术 □ 耗材计费 □ 补液（必要时） □ 伤口换药（必要时）
主要护理工作	□ 入院介绍 □ 完成护理评估并记录 □ 处理医嘱、并执行 □ 健康宣教 □ 指导患者到相关科室进行检查心电图、X 线胸片等 □ 按时巡视病房 □ 认真完成交接班	□ 常规护理 □ 术前心理护理（紧张、焦虑） □ 术前备皮、沐浴、更衣 □ 术前物品准备 □ 完成护理记录 □ 完成责任制护理记录 □ 认真完成交接班 □ 按时巡视病房	□ 观察患者病情变化：生命体征足背动脉搏动，患肢皮肤温度、感觉，如有异常通知医师 □ 向患者交代术后注意事项 □ 术后生活及心理护理 □ 处理执行医嘱 □ 完成责任制护理 □ 按时巡视病房认真完成交接班
病情变异记录	□ 无 □ 有，原因： 1. 2.	□ 无 □ 有，原因： 1. 2.	□ 无 □ 有，原因： 1. 2.
护士签名			
医师签名			

时间	住院第 2~3 天 （术后第 1 日）	住院第 3~4 天 （术后第 2 日）
主要诊疗工作	□ 上级医师查房：进行患肢情况、感染、并发症的评估 □ 完成日常病程记录、上级医师查房记录及确定患者可以出院，完成出院总结、病历首页的填写 □ 向患者交代出院注意事项、复查时间及拆线时间	□ 主管医师查房 □ 完成日常病程记录、上级医师查房记录，检查出院总结、病历首页的书写是否完善 □ 通知出院 □ 向患者及家属交代出院注意事项、复查时间及拆线时间和康复程序
重点医嘱	**长期医嘱：** □ 运动医学术后护理常规 □ 二级护理 □ 饮食 □ 静脉抗菌药物下午停（必要时） **临时医嘱：** □ 伤口换药 □ 出院带药 □ 明日出院	
主要护理工作	□ 处理执行医嘱 □ 术后心理、生活护理 □ 康复医师指导训练 □ 完成病情观察护理记录 □ 出院指导 □ 协助患者持拐下地行走 □ 认真完成交接班 □ 协助医师伤口换药	□ 协助家属办理出院手续 □ 出院单位处理
病情变异记录	□ 无　□ 有，原因： 1. 2.	□ 无　□ 有，原因： 1. 2.
护士签名		
医师签名		

第三十章

膝关节前交叉韧带断裂临床路径释义

一、前交叉韧带断裂编码

1. 原编码：

疾病名称及编码：膝关节前十字韧带部分断裂

膝关节前十字韧带完全断裂

陈旧性膝前十字韧带断裂

手术操作名称及编码：膝关节镜下前十字韧带重建术（ICD-9-CM-3：81.45009）

膝前十字韧带重建术（ICD-9-CM-3：81.45004）

2. 修改编码：

疾病名称及编码：膝关节前交叉韧带自发性断裂（ICD-10：M23.61）

膝关节前交叉韧带陈旧性断裂（ICD-10：M23.81）

膝关节前交叉韧带外伤性破裂（ICD-10：S83.5）

手术操作名称及编码：膝关节前交叉韧带重建术（ICD-9-CM-3：81.45）

二、临床路径检索方法

（M23.61／M23.81／S83.5）伴 81.45

三、前交叉韧带断裂临床路径标准住院流程

（一）适用对象

第一诊断为前交叉韧带断裂，行膝关节镜下关节镜检，前交叉韧带重建术，或含以下诊断和术式：

膝关节前十字韧带部分断裂	81.45009	膝关节镜下前十字韧带重建术
膝关节前十字韧带完全断裂	81.45004	膝前十字韧带重建术
陈旧性膝前十字韧带断裂		

> **释义**
>
> ■ 适用对象编码参见第一部分。
> ■ 本路径适用对象为临床诊断前交叉韧带损伤的患者，需进行手术治疗时。

（二）诊断依据

1. 病史：膝关节外伤史，急性期关节肿痛、活动受限，慢性期关节不稳、错动感或交锁，不能急跑急停。

2. 体检：股四头肌常常萎缩，前抽屉试验（+），Lachman 试验（+），轴移试验（+）等。

3. 辅助检查：X 线检查可以了解有无韧带止点（髁间嵴）撕脱骨折及关节囊撕脱骨折（Segond 征），MRI 检查可以明确前交叉韧带损伤部位和程度及合并损伤情况。

> **释义**
>
> ■ 本路径的制订主要参考国内权威参考书籍和诊疗指南。
> ■ 症状和体格检查是诊断后交叉韧带损伤的初步依据，X 线和 CT 检查可见前交叉韧带胫骨止点处的撕脱骨折，而 Segond 骨折是前交叉韧带损伤的等位征；MRI 可见前交叉韧带实质部的损伤或断裂。

（三）治疗方案的选择及依据

1. 诊断明确的前交叉韧带断裂，症状明显，影响正常生活和运动能力。
2. 无手术禁忌证。

> **释义**
>
> ■ 保守治疗效果不佳，严重的膝关节疼痛、肿胀、不稳定，影响患者生活和运动时需考虑手术治疗。
> ■ 手术治疗包括前交叉韧带重建术。
> ■ 前交叉韧带损伤后无自愈能力，一般建议进行重建手术。

（四）标准住院日为 6~8 天

> **释义**
>
> ■ 明确前交叉韧带断裂的患者入院后，术前检查 1~3 天，第 4~5 天行手术治疗，第 5~7 天主要观察切口情况和有无术后早期并发症，总住院时间不超过 8 天符合本路径要求。如果具备条件，可以在患者入院前在门诊完善相关术前化验及影像学检查，并在麻醉科门诊评估患者全身情况，安排入院后尽早接受手术，以尽量减少患者住院时间。

（五）进入路径标准

1. 第一诊断必须符合膝关节前交叉韧带断裂。
2. 当患者同时具有其他疾病诊断时，但在住院期间不需要特殊处理也不影响第一诊断的临床路径流程实施时，可以进入路径。
3. 经入院常规检查发现既往没有发现的疾病，而该疾病对患者健康的影响比前交叉韧带断裂更严重，或者该疾病可能影响手术实施，增加麻醉和手术风险，影响预后，则应优先考虑治疗该种疾病，暂且不宜进入路径。例如：较严重的高血压、糖尿病、心功能不全、肝肾功能不全、凝血功能障碍等。

> **释义**
>
> ■ 部分患者入院后常规检查发现有基础疾病，如高血压、糖尿病、肝肾功能不全等，经系统评估后对踝关节软骨损伤诊断治疗无特殊影响者，可进入路径。如合并半月板损伤时，可手术中一并处理，也可进入路径。但以上可能增加医疗费用，延长住院时间。

（六）术前准备 1~3 天

1. 术前检查项目：

（1）血常规+血沉、尿常规。

（2）生化组合。

（3）凝血功能。

（4）感染性疾病筛查（乙型肝炎、丙型肝炎、艾滋病、梅毒等）。

（5）膝关节正侧位 X 线片。

（6）膝关节 MRI。

（7）X 线胸片、心电图。

2. 根据患者病情可选择：

（1）双下肢深静脉彩超、超声心动图、血气分析和肺功能、血管超声（高龄或既往有心、肺部病史者）。

（2）有相关疾病者必要时请相关科室会诊。

（3）部分患者需增加膝关节双下肢全长片、双膝负重位片。

> **释义**
>
> ■ 血常规、尿常规最基本的两个常规检查，进入路径的患者均需完成。肝肾功能、电解质、血糖、凝血功能、心电图、X 线胸片可评估有无基础疾病，是否影响住院时间、费用及其治疗预后，也是进行麻醉手术的基础检查；感染性疾病筛查可指导对同病房患者、医护人员的防护、手术顺序的安排和术后手术器械的消毒；膝关节 X 线和 MRI 检查有助于明确损伤程度和合并损伤，指导制订手术计划。
>
> ■ 对年龄较大患者或基础检查发现异常的患者，可进行超声心动图、血气分析和肺功能，以进一步评估患者身体状况；对 D-Dimer 升高的患者，可行双下肢深静脉彩超检查，以排除下肢深静脉血栓；对合并高血压、糖尿病或其他内科疾病的患者，可请相关科室会诊以确保患者围术期安全。

（七）选择用药

抗菌药物：按照《抗菌药物临床应用指导原则》（卫医发〔2015〕43 号）执行。

> **释义**
>
> ■ I 类切口手术抗菌药物使用不应超过术后 24 小时。

（八）手术日为入院第 4~5 天

1. 麻醉方式：神经阻滞麻醉、椎管内麻醉或全身麻醉。

2. 手术方式：膝关节镜下前交叉韧带重建术。

3. 手术内植物：EndoButton，IntraFix，羟基磷灰石界面螺钉，可吸收界面螺钉，金属界面螺钉；AO 螺钉及 U 形钉；半月板箭、FastFix、Rapidlock；带线锚钉等。

4. 输血：无。

> **释义**
>
> ■麻醉一般选择神经阻滞麻醉或椎管内麻醉，但对肥胖、既往腰椎手术史患者可酌情选择全身麻醉。
>
> ■前交叉韧带重建手术中，移植物的固定可以采用多种方式。若同时合并半月板损伤，则可能进行半月板的缝合手术。

（九）术后住院恢复为第 5~7 天

1. 必需复查的检查项目：膝关节 X 线正侧位片。

2. 血常规、血沉、纤维蛋白原、C 反应蛋白、降钙素原；膝关节 CT+三维重建，双下肢深静脉 B 超（非必须）。

3. 术后处理：

（1）抗菌药物：按照《抗菌药物临床应用指导原则》（卫医发〔2015〕43 号）执行。

（2）术后镇痛：参照《骨科常见疼痛的处理专家建议》。

（3）术后康复：根据手术状况按相应康复计划康复。

> **释义**
>
> ■术后膝关节平片可确认内固定的位置。
>
> ■术后血常规、血沉、C 反应蛋白、凝血、电解质等检查可以观察患者有无感染、电解质紊乱等。下肢手术是导致术后患者下肢深静脉血栓的危险因素，对联合有其他高危因素的患者或术后出现小腿肿痛的患者，应行双下肢深静脉 B 超检查以排除深静脉血栓。
>
> ■Ⅰ类切口手术抗菌药物使用不应超过术后 24 小时；术后根据患者疼痛情况进行疼痛管理；根据手术情况指导患者开始术后早期康复。

（十）出院标准

1. 体温正常，足趾活动正常。

2. 伤口无感染征象（或可在门诊处理的伤口情况），关节无感染征象。

3. 复查化验检查，结果在术后合理范围内。

4. 没有需要住院处理的并发症和（或）合并症。

> **释义**
>
> ■ 患者出院前应完成所有必需检查项目，无发热，切口情况满意，且无明显术后并发症。

（十一）变异及原因分析

1. 围术期并发症：深静脉血栓形成、伤口感染、关节感染、神经血管损伤等，造成住院日延长和费用增加。

2. 内科合并症：老年患者常合并内科疾病，如脑血管或心血管病、糖尿病、血栓等，手术可能导致基础疾病加重而需要进一步治疗，从而延长治疗时间，并增加住院费用。

3. 植入材料的选择：当前交叉韧带需要双束重建时，或当合并半月板、软骨或其他韧带损伤需要治疗时，所需内植物材料种类数量有所不同，可能导致住院费用存在差异。

> **释义**
>
> ■ 深静脉血栓可能造成肺栓塞，是骨科手术后严重的并发症之一，此时需请相关科室协助处理深静脉血栓情况。
>
> ■ 认可的变异原因主要是指患者入选路径后，在检查及治疗过程中发现患者合并存在事前未预知的、对本路径治疗可能产生影响的情况，需要中止执行路径或延长治疗时间、增加治疗费用。医师需在表单中明确说明。
>
> ■ 因患者方面的主观原因导致执行路径出现变异，需医师在表单中予以说明。

四、前交叉韧带断裂临床路径给药方案

1. 术前用药：治疗基础疾病，如心脏病、高血压等，以口服给药为主；围术期控制血糖可应用胰岛素。术前 30 分钟及术后 24 小时内可预防性应用抗菌药物。

2. 术中用药：无特殊。

3. 术后用药：术后可用非甾体类镇痛药，并按照患者疼痛程度进行阶梯镇痛。术后可根据患者具体情况进行抗凝用药。

【用药选择】

术前治疗基础疾病的药物应继续规律应用。

【药学提示】

应注意患者长时间服用药物与围术期用药的药理作用，以及围术期药物之间的相互作用。

【注意事项】

术后应避免注射用非甾类镇痛药与口服非甾类镇痛药合用，以免增加胃肠道不良事件风险。

五、推荐表单

（一）医师表单

前交叉韧带断裂临床路径医师表单

适用对象：第一诊断为膝关节前交叉韧带自发性断裂（ICD-10：M23.61），膝关节前交叉韧带陈旧性断裂（ICD-10：M23.81），膝关节前交叉韧带外伤性破裂（ICD-10：S83.5）

行膝关节前交叉韧带重建术（ICD-9-CM-3：81.45）

患者姓名：	性别： 年龄： 门诊号：	住院号：
住院日期： 年 月 日	出院日期： 年 月 日	标准住院日：6~8 天

时间	住院第1~3天	住院第3~4天（术前日）	住院第4~5天（手术日）
主要诊疗工作	□ 完成住院志，询问病史、体格检查、初步诊断 □ 完成首次病程记录 □ 完成住院病历 □ 上级医师查房、术前评估、确定诊断、手术日期 □ 完成上级医师查房记录 □ 开医嘱：常规化验、检查单	□ 上级医师查房 □ 继续完成检查及必要的会诊 □ 医师查房、手术前评估 □ 完成术前小结和上级医师查房记录 □ 签署手术知情同意书，向患者及家属交代术前注意事项 □ 手术准备 □ 麻醉医师访视患者进行评估，并签署麻醉同意书	□ 手术：关节镜检，前交叉韧带重建术 □ 完成手术记录和术后当天的病程记录 □ 交代术中情况及注意事项 □ 上级医师查房，完成手术日病程记录和上级医师查房记录 □ 麻醉医师术后随访 □ 交班前医师查看术后患者情况并记录交班
重点医嘱	**长期医嘱：** □ 运动医学科护理常规 □ 二级护理 □ 饮食 **临时医嘱：** □ 血、尿常规，血沉检查；凝血功能；术前免疫八项；生化组合；X线胸片、心电图 □ 膝关节正侧位X线片、MRI膝关节双下肢全长片、双膝负重位片（视情况而定） □ 根据病情：双下肢深静脉B超、肺功能、超声心动、血气分析	**长期医嘱：** □ 同前 □ 既往内科基础疾病用药 **临时医嘱：** □ 根据会诊要求开检查化验单 □ 术前医嘱：明日在何种麻醉下行膝关节镜下前交叉韧带重建术 □ 术前禁食、禁水 □ 术前抗菌药物皮试（视所用药物） □ 术区备皮 □ 其他特殊医嘱 □ 直夹板/弯夹板/石膏托（视情况）	**长期医嘱：** □ 运动医学护理常规 □ 二级护理 □ 饮食 □ 患肢抬高、制动 □ 抗菌药物 □ 其他特殊医嘱 **临时医嘱：** □ 今日在何种麻醉下行膝关节镜下前交叉韧带重建术 □ 耗材计费 □ 镇痛治疗（必要时） □ 补液（必要时） □ 伤口换药（必要时）
主要护理工作	□ 入院介绍 □ 完成护理评估并记录 □ 处理医嘱、并执行 □ 健康宣教 □ 指导患者到相关科室进行检查心电图、X线胸片等 □ 按时巡视病房 □ 认真完成交接班	□ 常规护理 □ 术前心理护理（紧张、焦虑） □ 术前备皮、沐浴、更衣 □ 术前物品准备 □ 完成护理记录 □ 完成责任制护理记录 □ 认真完成交接班 □ 按时巡视病房	□ 观察患者病情变化：生命体征，足背动脉搏动，患肢皮肤温度、感觉、活动，如有异常通知医师 □ 向患者交代术后注意事项 □ 术后生活及心理护理 □ 心理执行医嘱 □ 完成责任制护理 □ 按时巡视病房认真完成交接班

时间	住院第 1~3 天	住院第 3~4 天（术前日）	住院第 4~5 天（手术日）
病情变异记录	□无　□有，原因： 1. 2.	□无　□有，原因： 1. 2.	□无　□有，原因： 1. 2.
护士签名			
医师签名			

时间	住院第 5~7 天 （术后）	住院第 8 天 （出院日）
主要诊疗工作	□ 上级医师查房：进行患肢情况、感染、并发症的评估 □ 完成日常病程记录、上级医师查房记录及确定患者可以出院：完成出院总结、病历首页的填写 □ 向患者交代出院注意事项、复查时间及拆线时间	□ 主管医师查房 □ 完成日常病程记录、上级医师查房记录，检查出院总结、病历首页的书写是否完善 □ 通知出院 □ 向患者及家属交代出院注意项、复查时间及拆线时间和康复程序
重点医嘱	长期医嘱： □ 运动医学术后护理常规 □ 二级护理 □ 饮食 □ 静脉抗菌药物下午停 临时医嘱： □ 伤口换药 □ 膝关节正侧位平片 □ 双下肢深静脉 B 超 □ 出院带药 □ 明日出院	
主要护理工作	□ 处理执行医嘱 □ 术后心理、生活护理 □ 康复医师指导训练 □ 完成病情观察护理记录 □ 出院指导 □ 协助患者持拐下地行走 □ 认真完成交接班 □ 协助医师伤口换药	□ 协助家属办理出院手续 □ 出院单位处理
病情变异记录	□ 无 □ 有，原因： 1. 2.	□ 无 □ 有，原因： 1. 2.
护士签名		
医师签名		

（二）护士表单

前交叉韧带断裂临床路径护士表单

适用对象：第一诊断为膝关节前交叉韧带自发性断裂（ICD-10：M23.61），膝关节前交叉韧带陈旧性断裂（ICD-10：M23.81），膝关节前交叉韧带外伤性破裂（ICD-10：S83.5）

行膝关节前交叉韧带重建术（ICD-9-CM-3：81.45）

患者姓名：	性别： 年龄： 门诊号：	住院号：
住院日期： 年 月 日	出院日期： 年 月 日	标准住院日：6~8天

时间	住院第1~3天	住院第3~4天（术前日）	住院第4~5天（手术日）
健康宣教	□ 入院宣教 □ 介绍主管医师、护士 □ 介绍病室环境、设施 □ 介绍规章制度及注意事项	□ 术前宣教 □ 宣教疾病知识、术前准备及手术过程 □ 指导术前保持良好睡眠 □ 告知准备物品 □ 告知家属等候区位置	□ 术后当日宣教 □ 告知监护设备、管路功能及注意事项 □ 告知饮食、体位要求 □ 告知术后可能出现的情况及应对方式 □ 告知术后饮食、活动及探视注意事项
护理处置	□ 核对患者，佩戴腕带 □ 建立入院病历 □ 评估患者并书写护理评估单	□ 协助医师完成术前检查化验 □ 术前准备 □ 备皮 □ 禁食、禁水	□ 术前监测生命体征 □ 送手术 □ 摘除患者各种活动物品 □ 核对患者资料及带药 □ 填写手术交接单，签字确认 □ 接手术 □ 核对患者及资料，签字确认
基础护理	□ 二级护理或三级护理 □ 晨晚间护理 □ 患者安全管理	□ 二级护理 □ 晨晚间护理 □ 患者安全管理	□ 一级或二级护理 □ 晨晚间护理 □ 体位护理：患者平卧，患肢抬高，以促进静脉和淋巴回流，防止患肢肿胀 □ 排泄护理 □ 患者安全管理
专科护理	□ 需要时填跌倒及压疮防范表 □ 遵医嘱通知化验检查 □ 给予患者及家属心理支持	□ 遵医嘱完成相关检查 □ 给予患者及家属心理支持	□ 病情观察，写护理记录 □ 日间及夜间评估生命体征、意识、肢体感觉活动及血液循环、皮肤、伤口敷料，如有病情变化随时记录 □ 石膏托或支具护理：注意压疮预防和石膏或支具常规护理 □ 给予患者及家属心理支持
重点医嘱	□ 详见医嘱执行单	□ 详见医嘱执行单	□ 详见医嘱执行单
病情变异记录	□ 无 □ 有，原因： 1. 2.	□ 无 □ 有，原因： 1. 2.	□ 无 □ 有，原因： 1. 2.
护士签名			

时间	住院第 5~7 天 （术后）	住院第 8 天 （出院日）
健康宣教	□ 术后宣教 □ 指导患者术后遵医嘱功能锻炼 □ 饮食、活动、安全指导 □ 药物作用及频率 □ 疾病恢复期注意事项	□ 出院宣教 □ 复查时间 □ 功能锻炼 □ 饮食指导：禁烟酒，忌生冷辛辣刺激性食物 □ 指导办理出院手续
护理处置	□ 遵医嘱完成相关检查	□ 办理出院手续 □ 完善护理记录
基础护理	□ 二级护理 □ 晨晚间护理 □ 协助进食、进水 □ 预防压疮 □ 医嘱可下地时，协助或指导床旁活动 □ 排泄护理 □ 安全管理	□ 二级护理 □ 晨晚间护理 □ 协助或指导进食、进水 □ 协助或指导床旁活动 □ 患者安全管理
专科护理	□ 病情观察，写护理记录 □ 评估生命体征、意识、肢体感觉活动及血液循环、皮肤情况、伤口敷料情况 □ 疼痛护理：若患肢疼痛，可视情况遵医嘱合理使用镇痛药 □ 症状护理：告知术后出现肢体肿胀是手术的正常反应 □ 用药观察：告知术后药物应用意义 □ 给予患者及家属心理支持	□ 协助指导功能锻炼。 □ 出院指导 □ 告知随诊的意义 □ 告知出院流程
重点医嘱	□ 详见医嘱执行单	□ 详见医嘱执行单
病情变异记录	□ 无　□ 有，原因： 1. 2.	□ 无　□ 有，原因： 1. 2.
护士签名		

（三）患者表单

前交叉韧带断裂临床路径患者表单

适用对象：第一诊断为膝关节前交叉韧带自发性断裂（ICD-10：M23.61），膝关节前交叉韧带陈旧性断裂（ICD-10：M23.81），膝关节前交叉韧带外伤性破裂（ICD-10：S83.5）

行膝关节前交叉韧带重建术（ICD-9-CM-3：81.45）

患者姓名：	性别：　年龄：　门诊号：	住院号：
住院日期：　　年　月　日	出院日期：　　年　月　日	标准住院日：6~8 天

时间	住院第 1~3 天	住院第 3~4 天（术前日）	住院第 4~5 天（手术日）
医患配合	□ 配合询问病史、收集资料，请务必详细告知既往史、用药史、过敏史 □ 如服用抗凝药物，请明确告知 □ 配合进行体格检查 □ 有任何不适请告知医师	□ 配合完善术前相关检查、化验，如采血、留尿、心电图、B 超、X 线胸片等 □ 医师与患者及家属介绍病情及手术谈话、术前签字 □ 麻醉医师进行术前访视	□ 配合评估手术效果 □ 配合检查意识、肢体活动 □ 有任何不适请告知医师
护患配合	□ 配合测量体温、脉搏、呼吸、血压、体重 1 次 □ 配合完成入院护理评估（简单询问病史、过敏史、用药史） □ 接受入院宣教（环境介绍、病室规定、订餐制度、贵重物品保管等） □ 有任何不适请告知护士	□ 接受术前宣教 □ 接受备皮 □ 配合禁食、禁水 □ 沐浴 □ 准备好必要用物，如吸管、尿壶、便盆、尿垫、纸巾等 □ 取下义齿、饰品等，贵重物品交家属保管 □ 术前保持良好睡眠	□ 清晨配合测量体温、脉搏、呼吸，遵医嘱测血压 □ 送手术室前，协助完成核对，脱去衣物，上手术车 □ 返回病房后，协助完成核对，配合过病床 □ 配合检查意识、肢体感觉活动及血液循环，询问出入量 □ 配合术后吸氧、监护仪监测、输液 □ 遵医嘱采取正确体位 □ 配合缓解疼痛 □ 有任何不适请告知护士
饮食	□ 普食或遵医嘱特殊膳食等	□ 术前 12 小时禁食、禁水	□ 局部麻醉或区域阻滞麻醉，在不恶心、呕吐的情况下不影响进食水 □ 连硬外麻醉或全身麻醉术后 6 小时可进食饮水
排泄	□ 正常排尿便	□ 正常排尿便	□ 自行排尿

时间	住院第 5~7 天 （术后）	住院第 8 天 （出院）
医患 配合	□ 配合检查肢体感觉、活动及血液循环 □ 配合切口评估及换药	□ 接受出院前指导 □ 知道复查程序 □ 获取出院诊断书
护 患 配 合	□ 配合定时监测生命体征，每日询问排便情况 □ 配合检查意识、肢体感觉和活动及血液循环 □ 遵医嘱配合监测出入量 □ 接受输液、服药等治疗 □ 接受进食、进水、排便等生活护理 □ 配合活动，预防皮肤压疮 □ 注意活动安全，避免坠床或跌倒 □ 配合执行探视及陪伴制度	□ 接受出院宣教 □ 办理出院手续 □ 获取出院带药 □ 知道服药方法、作用、注意事项 □ 知道照顾伤口方法 □ 知道复印病历方法
饮 食	□ 根据医嘱，由流食逐渐过渡到普食或糖尿病饮食等	□ 根据医嘱，普食或糖尿病膳食等
排 泄	□ 正常排尿便 □ 避免便秘	□ 正常排尿便 □ 避免便秘

附：原表单（2016 年版）

前交叉韧带断裂临床路径表单

适用对象：第一诊断为前交叉韧带断裂

行膝关节镜检，前交叉韧带断裂重建术

患者姓名：	性别： 年龄： 门诊号：	住院号：
住院日期： 年 月 日	出院日期： 年 月 日	标准住院日：4~7 天

时间	住院第 1 天	住院第 1~2 天（术前日）	住院第 1~2 天（手术日）
主要诊疗工作	□ 完成住院志，询问病史、休格检查、初步诊断 □ 完成首次病程记录 □ 完成住院病历 □ 上级医师查房、术前评估、确定诊断、手术日期 □ 完成上级医师查房记录 □ 开医嘱：常规化验、检查单	□ 上级医师查房 □ 继续完成检查及必要的会诊 □ 医师查房、手术前评估 □ 完成术前小结和上级医师查房记录 □ 签署手术知情同意书，向患者及家属交代术前注意事项 □ 手术准备 □ 麻醉科医师访视患者进行评估，并签署麻醉同意书	□ 手术：关节镜检，前交叉韧带重建术 □ 完成手术记录和术后当天的病程记录 □ 交代术中情况及注意事项 □ 上级医师查房，完成手术日病程记录和上级医师查房记录 □ 麻醉科大夫术后随访 □ 交班前医师查看术后患者情况并记录交班
重点医嘱	长期医嘱： □ 运动医学科护理常规 □ 二级护理 □ 饮食 临时医嘱： □ 血、尿常规，血沉检查；凝血功能；术前免疫八项；生化组合；X 线胸片、心电图 □ 膝关节正侧位 X 线片、MRI □ 膝关节 X 线轴位片、双下肢全长片、双膝负重位片及髁间窝位片（视情况而定） □ 根据病情：血管超声、肺功能、超声心动、血气分析	长期医嘱： □ 同前 □ 既往内科基础疾病用药 临时医嘱： □ 根据会诊要求开检查化验单 □ 术前医嘱：明日在何种麻醉下行膝关节镜下前交叉韧带重建术 □ 术前禁食、禁水 □ 术前抗菌药物皮试（视所用药物） □ 术区备皮 □ 其他特殊医嘱 □ 直夹板/弯夹板/石膏托（视情况）	长期医嘱： □ 运动医学护理常规 □ 二级护理 □ 饮食 □ 患肢抬高、制动 □ 抗菌药物 □ 其他特殊医嘱 临时医嘱： □ 今日在何种麻醉下行膝关节镜下前交叉韧带重建术 □ 耗材计费 □ 镇痛治疗（必要时） □ 补液（必要时） □ 伤口换药（必要时）
主要护理工作	□ 入院介绍 □ 完成护理评估并记录 □ 处理医嘱、并执行 □ 健康宣教 □ 指导患者到相关科室进行检查心电图、X 线胸片等 □ 按时巡视病房 □ 认真完成交接班	□ 常规护理 □ 术前心理护理（紧张、焦虑） □ 术前备皮、沐浴、更衣 □ 术前物品准备 □ 完成护理记录 □ 完成责任制护理记录 □ 认真完成交接班 □ 按时巡视病房	□ 观察患者病情变化：生命体征，足背动脉搏动，患肢皮肤温度、感觉，如有异常通知医师 □ 向患者交代术后注意事项 □ 术后生活及心理护理 □ 处理执行医嘱 □ 完成责任制护理 □ 按时巡视病房认真完成交接班

续　表

时间	住院第 1 天	住院第 1~2 天 （术前日）	住院第 1~2 天 （手术日）
病情 变异 记录	□无　□有，原因： 1. 2.	□无　□有，原因： 1. 2.	□无　□有，原因： 1. 2.
护士 签名			
医师 签名			

时间	住院第 2~3 天 （术后第 1 日）	住院第 3~5 天 （术后第 2~3 日）	住院第 5~7 天 （术后第 4~5 日）
主要诊疗工作	□ 上级医师查房：进行患肢情况、感染、并发症的评估 □ 完成日常病程记录、上级医师查房记录 □ 指导患者进行股四头肌收缩练习及踝泵练习	□ 向患者康复程序，康复师进行康复治疗 □ 血常规、血沉、纤维蛋白原、C 反应蛋白、降钙素原；膝关节 X 线正侧位片 □ 膝关节 CT+三维重建（去股骨内髁）（必要时） □ 伤口换药、去除加压辅料、固定好夹板/石膏	□ 主管医师查房 □ 评估术后化验结果及影像学复查结果，确定患者可以出院，通知出院 □ 完成日常病程记录、上级医师查房记录、出院总结、病历首页的填写 □ 向患者交代出院注意事项、复查时间及拆线时间
重点医嘱	长期医嘱： □ 运动医学术后护理常规 □ 二级护理 □ 饮食 □ 静脉抗菌药物 临时医嘱： □ 一对一康复指导 □ 镇痛治疗（必要时）	长期医嘱： □ 运动医学术后护理常规 □ 二级护理 □ 饮食 □ 静脉抗菌药（必要时） 临时医嘱： □ 血常规、血沉、纤维蛋白原、C 反应蛋白、降钙素原；膝关节 X 线正侧位 □ 膝关节 CT+三维重建（去股骨内髁）（必要时） □ 患膝 MRI（必要时） □ 一对一康复指导 □ 镇痛治疗（必要时） □ 伤口换药、弹力绷带	临时医嘱： □ 出院带药 □ 口服抗菌药物（必要时） □ 消炎镇痛药 □ 2~4 周到门诊复查 □ 不适随诊
主要护理工作	□ 处理执行医嘱 □ 术后心理、生活护理 □ 康复医师指导训练 □ 完成病情观察护理记录 □ 协助患者持拐下地行走 □ 认真完成交接班	□ 处理执行医嘱 □ 术后心理、生活护理 □ 康复医师指导训练 □ 完成病情观察护理记录 □ 协助医师伤口换药	□ 出院指导 □ 协助家属办理出院手续 □ 出院单位处理
病情变异记录	□ 无　□ 有，原因： 1. 2.	□ 无　□ 有，原因： 1. 2.	□ 无　□ 有，原因： 1. 2.
护士签名			
医师签名			

第三十一章

后交叉韧带断裂临床路径释义

一、后交叉韧带断裂编码

1. 原编码：

疾病名称及编码：膝关节后十字韧带部分断裂（ICD-10：S83.541）

膝关节后十字韧带完全断裂（ICD-10：S83.542）

陈旧性膝后十字韧带断裂（ICD-10：M23.821）

手术操作名称及编码：膝关节镜下后十字韧带重建术（ICD-9-CM-3：81.45008）

膝后十字韧带重建术（ICD-9-CM-3：81.4500）

2. 修改编码：

疾病名称及编码：膝关节后交叉韧带自发性断裂（ICD-10：M23.62）

膝关节后交叉韧带陈旧性断裂（ICD-10：M23.82）

膝关节后交叉韧带外伤性破裂（ICD-10：S83.5）

手术操作名称及编码：膝关节后交叉韧带重建术（ICD-9CM-3：81.45）

二、临床路径检索方法

（M23.62／M23.82／S83.5）伴81.45

三、后交叉韧带断裂临床路径标准住院流程

（一）适用对象

第一诊断为后交叉韧带断裂，行膝关节镜下关节镜检，后交叉韧带重建术，或含以下诊断和术式：

S83.541	膝关节后十字韧带部分断裂	81.45008	膝关节镜下后十字韧带重建术
S83.542	膝关节后十字韧带完全断裂	81.45001	膝后十字韧带重建术
M23.821	陈旧性膝后十字韧带断裂		

释义

- 适用对象编码参见第一部分。
- 本路径适用对象为临床诊断为后交叉韧带损伤的患者，需进行手术治疗时。

（二）诊断依据

1. 病史：膝关节常有外伤史，急性期关节肿痛、活动受限，慢性期关节不稳、错动感或交锁。

2. 体检：股四头肌常常萎缩，胫骨结节塌陷征（+），后抽屉试验（+）等。

3. 辅助检查：X 线检查可以了解胫骨结节塌陷程度及有无韧带止点撕脱骨折，MRI 检查可以明确后交叉韧带损伤部位及程度。

> **释义**
>
> ■ 本路径的制订主要参考国内权威参考书籍和诊疗指南。
> ■ 症状和体格检查是诊断后交叉韧带损伤的初步依据，X 线和 CT 检查可见后交叉韧带胫骨止点处的撕脱骨折，MRI 可见后交叉韧带实质部的损伤或断裂。

（三）治疗方案的选择及依据

1. 诊断明确的后交叉韧带断裂，症状明显，影响正常生活和运动能力。
2. 无手术禁忌证。

> **释义**
>
> ■ 保守治疗效果不佳，严重的膝关节疼痛、肿胀、不稳定，影响患者生活和运动时需考虑手术治疗。
> ■ 手术治疗包括后交叉韧带重建术。
> ■ 手术治疗只针对Ⅲ度的后交叉韧带损伤，Ⅰ度和Ⅱ度的后交叉韧带损伤可以通过保守治疗。
> ■ 后交叉韧带重建技术一般包括两种：经胫骨隧道技术和 Inlay 技术。

（四）标准住院日为 6~8 天

> **释义**
>
> ■ 明确后交叉韧带损伤的患者入院后，术前检查 1~3 天，第 4~5 天行手术治疗，第 5~7 天主要观察切口情况和有无术后早期并发症，总住院时间不超过 8 天符合本路径要求。如果具备条件，可以在患者入院前在门诊完善相关术前化验及影像学检查，并在麻醉科门诊评估患者全身情况，安排入院后尽早接受手术，以尽量减少患者住院时间。

（五）进入路径标准

1. 第一诊断必须符合膝关节后交叉韧带断裂。
2. 当患者同时具有其他疾病诊断时，但在住院期间不需要特殊处理也不影响第一诊断的临床路径流程实施时，可以进入路径。
3. 经入院常规检查发现既往没有发现的疾病，而该疾病对患者健康的影响比后交叉韧带断裂更严重，或者该疾病可能影响手术实施，增加麻醉和手术风险，影响预后，则应优先考虑治疗该种疾病，暂且不宜进入路径。例如：较严重的高血压、糖尿病、心功能不全、肝肾功能不全、凝血功能障碍等。

> **释义**
>
> ■ 部分患者入院后常规检查发现有基础疾病，如高血压、糖尿病、肝肾功能不全等，经系统评估后对踝关节软骨损伤诊断治疗无特殊影响者，可进入路径。如合并半月板损伤时，可手术中一并处理，也可进入路径。但以上可能增加医疗费用，延长住院时间。
>
> ■ 后交叉韧带损伤常合并后外复合体损伤，此时需进入其他路径。

（六）术前准备 1~3 天

1. 术前检查项目：
（1）血常规+血沉、尿常规。
（2）生化组合。
（3）凝血功能。
（4）感染性疾病筛查（乙型肝炎、丙型肝炎、艾滋病、梅毒等）。
（5）膝关节正侧位 X 线片。
（6）膝关节 MRI。
（7）X 线胸片、心电图。
2. 根据患者病情可选择：
（1）双下肢深静脉彩超、超声心动图、血气分析和肺功能、血管超声（高龄或既往有心、肺部病史者）。
（2）有相关疾病者必要时请相关科室会诊。
（3）部分患者需增加双下肢全长片、双膝负重位片。

> **释义**
>
> ■ 血常规、尿常规最基本的两个常规检查，进入路径的患者均需完成。肝肾功能、电解质、血糖、凝血功能、心电图、X 线胸片可评估有无基础疾病，是否影响住院时间、费用及其治疗预后，也是进行麻醉手术的基础检查；感染性疾病筛查可指导对同病房患者、医护人员的防护、手术顺序的安排和术后手术器械的消毒；膝关节 X 线和 MRI 检查有助于明确损伤程度和合并损伤，指导制订手术计划。
>
> ■ 对年龄较大患者或基础检查发现异常的患者，可进行超声心动图、血气分析和肺功能检查，以进一步评估患者身体状况；对 D-二聚体升高的患者，可行双下肢深静脉彩超检查，以排除下肢深静脉血栓；对合并高血压、糖尿病或其他内科疾病的患者，可请相关科室会诊以确保患者围术期安全。

（七）选择用药

抗菌药物：按照《抗菌药物临床应用指导原则》（卫医发〔2015〕43 号）执行。

> **释义**
>
> ■ Ⅰ类切口手术抗菌药物使用不应超过术后 24 小时。

（八）手术日为入院第 4~5 天

1. 麻醉方式：神经阻滞麻醉、椎管内麻醉或全身麻醉。

2. 手术方式：膝关节镜下后交叉韧带重建术。

3. 手术内植物：EndoButton，IntraFix，羟基磷灰石界面螺钉可吸收界面螺钉，金属界面螺钉；AO 螺钉及 U 形钉；半月板箭、FastFix、Rapidlock；带线锚钉等。

4. 输血：无。

> **释义**
>
> ■ 麻醉一般选择神经阻滞麻醉或椎管内麻醉，但对肥胖、既往腰椎手术史患者，可酌情选择全身麻醉。
>
> ■ 后交叉韧带重建手术中，移植物的固定可以采用多种方式。若同时合并半月板损伤，则可能进行半月板的缝合手术。

（九）术后住院恢复为第 5~7 天

1. 必需复查的检查项目：膝关节 X 线正侧位片。

2. 血常规、血沉、纤维蛋白原、C 反应蛋白、降钙素原；膝关节 CT+三维重建，双下肢深静脉 B 超（非必须）。

3. 术后处理：

（1）抗菌药物：按照《抗菌药物临床应用指导原则》（卫医发〔2015〕43 号）执行。

（2）术后镇痛：参照《骨科常见疼痛的处理专家建议》。

（3）术后康复：根据手术状况按相应康复计划康复。

> **释义**
>
> ■ 术后膝关节平片可确认内固定的位置。
>
> ■ 术后血常规、血沉、C 反应蛋白、凝血功能、电解质等检查可以观察患者有无感染、电解质紊乱等。下肢手术是导致术后患者下肢深静脉血栓的危险因素，对联合有其他高危因素的患者或术后出现小腿肿痛的患者，应行双下肢深静脉 B 超检查以排除深静脉血栓。
>
> ■ Ⅰ类切口手术抗菌药物使用不应超过术后 24 小时；术后根据患者疼痛情况进行疼痛管理；根据手术情况指导患者开始术后早期康复。

（十）出院标准

1. 体温正常，足趾活动正常。

2. 伤口无感染征象（或可在门诊处理的伤口情况），关节无感染征象。

3. 复查化验检查，其检查结果在术后合理范围内。

4. 没有需要住院处理的并发症和（或）合并症。

> **释义**
>
> ■ 患者出院前应完成所有必需检查项目，无发热，切口情况满意，且无明显术后并发症。

（十一）变异及原因分析

1. 围术期并发症：深静脉血栓形成、伤口感染、关节感染、神经血管损伤等，造成住院日延长和费用增加。

2. 内科合并症：老年患者常合并内科疾病，如脑血管或心血管病、糖尿病、血栓等，手术可能导致基础疾病加重而需要进一步治疗，从而延长治疗时间，并增加住院费用。

3. 植入材料的选择：当后交叉韧带需要双束重建时，或当合并半月板、软骨或其他韧带损伤需要治疗时，所需内植物材料种类数量有所不同，可能导致住院费用存在差异。

> **释义**
>
> ■ 深静脉血栓可能造成肺栓塞，是骨科手术后严重的并发症之一，此时需请相关科室协助处理深静脉血栓情况。
>
> ■ 认可的变异原因主要是指患者入选路径后，在检查及治疗过程中发现患者合并存在事前未预知的、对本路径治疗可能产生影响的情况，需要中止执行路径或延长治疗时间、增加治疗费用。医师需在表单中明确说明。
>
> ■ 因患者方面的主观原因导致执行路径出现变异，需医师在表单中予以说明。

四、后交叉韧带断裂临床路径给药方案

1. 术前用药：治疗基础疾病，如心脏病、高血压等，以口服给药为主；围术期控制血糖可应用胰岛素。术前 30 分钟及术后 24 小时内可预防性应用抗菌药物。

2. 术中用药：无特殊。

3. 术后用药：术后可用非甾体类镇痛药，并按照患者疼痛程度进行阶梯镇痛。术后可根据患者具体情况进行抗凝用药。

【用药选择】

术前治疗基础疾病的药物应继续规律应用。

【药学提示】

应注意患者长时间服用药物与围术期用药的药理作用，以及围术期药物之间的相互作用。

【注意事项】

术后应避免注射用非甾类镇痛药与口服非甾类镇痛药合用，以免增加胃肠道不良事件风险。

五、推荐表单

（一）医师表单

后交叉韧带断裂临床路径医师表单

适用对象：第一诊断为膝关节后交叉韧带自发性断裂（ICD-10：M23.62），膝关节后交叉韧带陈旧性断裂（ICD-10：M23.82），膝关节后交叉韧带外伤性破裂（ICD-10：S83.5）

行膝关节后交叉韧带重建术（ICD-9CM-3：81.45）

患者姓名：		性别： 年龄： 门诊号：	住院号：
住院日期： 年 月 日		出院日期： 年 月 日	标准住院日：6~8 天

时间	住院第 1~3 天	住院第 3~4 天（术前日）	住院第 4~5 天（手术日）
主要诊疗工作	□ 完成住院志，询问病史、体格检查、初步诊断 □ 完成首次病程记录 □ 完成住院病历 □ 上级医师查房、术前评估、确定诊断、手术日期 □ 完成上级医师查房记录 □ 开医嘱：常规化验、检查单	□ 上级医师查房 □ 继续完成检查及必要的会诊 □ 医师查房、手术前评估 □ 完成术前小结和上级医师查房记录 □ 签署手术知情同意书，向患者及家属交代术前注意事项 □ 手术准备 □ 麻醉医师访视患者进行评估，并签署麻醉同意书	□ 手术：关节镜检，后交叉韧带重建术 □ 完成手术记录和术后当天的病程记录 □ 交代术中情况及注意事项 □ 上级医师查房，完成手术日病程记录和上级医师查房记录 □ 麻醉医师术后随访 □ 交班前医师查看术后患者情况并记录交班
重点医嘱	**长期医嘱：** □ 运动医学科护理常规 □ 二级护理 □ 饮食 **临时医嘱：** □ 血、尿常规，血沉检查；凝血功能；术前输血八项；生化组合；X 线胸片、心电图 □ 膝关节正侧位 X 线片、MRI □ 膝关节双下肢全长片和双膝负重位片（视情况而定） □ 根据病情：双下肢深静脉 B 超、肺功能、超声心动、血气分析	**长期医嘱：** □ 同前 □ 既往内科基础疾病用药 **临时医嘱：** □ 根据会诊要求开检查化验单 □ 术前医嘱：明日在何种麻醉下行膝关节镜下后交叉韧带重建术 □ 术前禁食、禁水 □ 术前抗菌药物皮试 □ 术区备皮 □ 其他特殊医嘱 □ 直夹板/弯夹板/石膏托	**长期医嘱：** □ 运动医学护理常规 □ 二级护理 □ 饮食 □ 患肢抬高、制动 □ 抗菌药物 □ 其他特殊医嘱 **临时医嘱：** □ 今日在何种麻醉下行膝关节镜下后交叉韧带重建术 □ 耗材计费 □ 镇痛治疗（必要时） □ 补液（必要时） □ 伤口换药（必要时）
主要护理工作	□ 入院介绍 □ 完成护理评估并记录 □ 处理医嘱、并执行 □ 健康宣教 □ 指导患者到相关科室进行检查心电图、X 线胸片等 □ 按时巡视病房 □ 认真完成交接班	□ 常规护理 □ 术前心理护理（紧张、焦虑） □ 术前备皮、沐浴、更衣 □ 术前物品准备 □ 完成护理记录 □ 完成责任制护理记录 □ 认真完成交接班 □ 按时巡视病房	□ 观察患者病情变化：生命体征，足背动脉搏动、患肢皮肤温度、感觉、活动，如有异常通知医师 □ 向患者交代术后注意事项 □ 术后生活及心理护理 □ 处理执行医嘱 □ 完成责任制护理 □ 按时巡视病房认真完成交接班

续　表

时间	住院第1~3天	住院第3~4天（术前日）	住院第4~5天（手术日）
病情变异记录	□无　□有，原因： 1. 2.	□无　□有，原因： 1. 2.	□无　□有，原因： 1. 2.
护士签名			
医师签名			

时间	住院第 5~7 天 （术后）	住院第 8 天 （出院日）
主要诊疗工作	□ 上级医师查房：进行患肢情况、感染、并发症的评估 □ 完成日常病程记录、上级医师查房记录及确定患者可以出院：完成出院总结、病历首页的填写 □ 向患者交代出院注意事项、复查时间及拆线时间	□ 主管医师查房 □ 完成日常病程记录、上级医师查房记录，检查出院总结、病历首页的书写是否完善 □ 通知出院 □ 向患者及家属交代出院注意项、复查时间及拆线时间和康复程序
重点医嘱	长期医嘱： □ 运动医学术后护理常规 □ 二级护理 □ 饮食 □ 静脉抗菌药物下午停 临时医嘱： □ 伤口换药 □ 膝关节正侧位平片 □ 双下肢深静脉 B 超 □ 出院带药 □ 明日出院	
主要护理工作	□ 处理执行医嘱 □ 术后心理、生活护理 □ 康复医师指导训练 □ 完成病情观察护理记录 □ 出院指导 □ 协助患者持拐下地行走 □ 认真完成交接班 □ 协助医师伤口换药	□ 协助家属办理出院手续 □ 出院单位处理
病情变异记录	□ 无　□ 有，原因： 1. 2.	□ 无　□ 有，原因： 1. 2.
护士签名		
医师签名		

（二）护士表单

后交叉韧带断裂临床路径护士表单

适用对象：第一诊断为膝关节后交叉韧带自发性断裂（ICD-10：M23.62），膝关节后交叉韧带陈旧性断裂（ICD-10：M23.82），膝关节后交叉韧带外伤性破裂（ICD-10：S83.5）

行膝关节后交叉韧带重建术（ICD-9CM-3：81.45）

患者姓名：	性别： 年龄： 门诊号：	住院号：
住院日期： 年 月 日	出院日期： 年 月 日	标准住院日：6~8 天

时间	住院第 1~3 天	住院第 3~4 天（术前日）	住院第 4~5 天（手术日）
健康宣教	□ 入院宣教 □ 介绍主管医师、护士 □ 介绍病室环境、设施 □ 介绍规章制度及注意事项	□ 术前宣教 □ 宣教疾病知识、术前准备及手术过程 □ 指导术前保持良好睡眠 □ 告知准备物品 □ 告知家属等候区位置	□ 术后当日宣教 □ 告知监护设备、管路功能及注意事项 □ 告知饮食、体位要求 □ 告知术后可能出现的情况及应对方式 □ 告知术后饮食、活动及探视注意事项
护理处置	□ 核对患者，佩戴腕带 □ 建立入院病历 □ 评估患者并书写护理评估单	□ 协助医师完成术前检查化验 □ 术前准备 □ 备皮 □ 禁食、禁水	□ 术前监测生命体征 □ 送手术 □ 摘除患者各种活动物品 □ 核对患者资料及带药 □ 填写手术交接单，签字确认 □ 接手术 □ 核对患者及资料，签字确认
基础护理	□ 二级护理或三级护理 □ 晨晚间护理 □ 患者安全管理	□ 二级护理 □ 晨晚间护理 □ 患者安全管理	□ 一级或二级护理 □ 晨晚间护理 □ 体位护理：患者平卧，患肢抬高，以促进静脉和淋巴回流，防止患肢肿胀 □ 排泄护理 □ 患者安全管理
专科护理	□ 需要时填跌倒及压疮防范表 □ 遵医嘱通知化验检查 □ 给予患者及家属心理支持	□ 遵医嘱完成相关检查 □ 给予患者及家属心理支持	□ 病情观察，写护理记录 □ 日间及夜间评估生命体征、意识、肢体感觉活动及血液循环、皮肤、伤口敷料，如有病情变化随时记录 □ 石膏托或支具护理：注意压疮预防和石膏或支具常规护理 □ 给予患者及家属心理支持
重点医嘱	□ 详见医嘱执行单	□ 详见医嘱执行单	□ 详见医嘱执行单
病情变异记录	□ 无 □ 有，原因： 1. 2.	□ 无 □ 有，原因： 1. 2.	□ 无 □ 有，原因： 1. 2.
护士签名			

时间	住院第 5~7 天 （术后）	住院第 8 天 （出院日）
健康宣教	□ 术后宣教 □ 指导患者术后遵医嘱功能锻炼 □ 饮食、活动、安全指导 □ 药物作用及频率 □ 疾病恢复期注意事项	□ 出院宣教 □ 复查时间 □ 功能锻炼 □ 饮食指导：禁烟酒，忌生冷辛辣刺激性食物 □ 指导办理出院手续
护理处置	□ 遵医嘱完成相关检查	□ 办理出院手续 □ 完善护理记录
基础护理	□ 二级护理 □ 晨晚间护理 □ 协助进食、进水 □ 预防压疮 □ 医嘱可下地时，协助或指导床旁活动 □ 排泄护理 □ 安全管理	□ 二级护理 □ 晨晚间护理 □ 协助或指导进食、进水 □ 协助或指导床旁活动 □ 患者安全管理
专科护理	□ 病情观察，写护理记录 □ 评估生命体征、意识、肢体感觉活动及血液循环、皮肤情况、伤口敷料情况 □ 疼痛护理：若患肢疼痛，可视情况遵医嘱合理使用镇痛药 □ 症状护理：告知术后出现肢体肿胀是手术的正常反应 □ 用药观察：告知术后药物应用意义 □ 给予患者及家属心理支持	□ 协助指导功能锻炼 □ 出院指导 □ 告知随诊的意义 □ 告知出院流程
重点医嘱	□ 详见医嘱执行单	□ 详见医嘱执行单
病情变异记录	□ 无　□ 有，原因： 1. 2.	□ 无　□ 有，原因： 1. 2.
护士签名		

（三）患者表单

后交叉韧带断裂临床路径患者表单

适用对象：第一诊断为膝关节后交叉韧带自发性断裂（ICD-10：M23.62），膝关节后交叉韧带陈旧性断裂（ICD-10：M23.82），膝关节后交叉韧带外伤性破裂（ICD-10：S83.5）

行膝关节后交叉韧带重建术（ICD-9CM-3：81.45）

患者姓名：	性别： 年龄： 门诊号：	住院号：
住院日期： 年 月 日	出院日期： 年 月 日	标准住院日：6~8 天

时间	住院第1~3天	住院第3~4天（术前日）	住院第4~5天（手术日）
医患配合	□ 配合询问病史、收集资料，请务必详细告知既往史、用药史、过敏史 □ 如服用抗凝药物，请明确告知 □ 配合进行体格检查 □ 有任何不适请告知医师	□ 配合完善术前相关检查、化验，如采血、留尿、心电图、B超、X线胸片等 □ 医师与患者及家属介绍病情及手术谈话、术前签字 □ 麻醉医师进行术前访视	□ 配合评估手术效果 □ 配合检查意识、肢体活动 □ 有任何不适请告知医师
护患配合	□ 配合测量体温、脉搏、呼吸、血压、体重1次 □ 配合完成入院护理评估（简单询问病史、过敏史、用药史） □ 接受入院宣教（环境介绍、病室规定、订餐制度、贵重物品保管等） □ 有任何不适请告知护士	□ 接受术前宣教 □ 接受备皮 □ 配合禁食、禁水 □ 沐浴 □ 准备好必要用物，如吸管、尿壶、便盆、尿垫、纸巾等 □ 取下义齿、饰品等，贵重物品交家属保管 □ 术前保持良好睡眠	□ 清晨配合测量体温、脉搏、呼吸，遵医嘱测血压 □ 送手术室前，协助完成核对，脱去衣物，上手术车 □ 返回病房后，协助完成核对，配合过病床 □ 配合检查意识、肢体感觉和活动及血液循环，询问出入量 □ 配合术后吸氧、监护仪监测、输液 □ 遵医嘱采取正确体位 □ 配合缓解疼痛 □ 有任何不适请告知护士
饮食	□ 普食或遵医嘱特殊膳食等	□ 术前12小时禁食、禁水	□ 局部麻醉或区域阻滞麻醉，在不恶心、呕吐的情况下不影响进食、金水 □ 连硬外麻醉或全身麻醉术后6小时可进食、饮水
排泄	□ 正常排尿便	□ 正常排尿便	□ 自行排尿

时间	住院第5~7天 （术后）	住院第8天 （出院）
医患 配合	□ 配合检查肢体感觉、活动及血液循环 □ 配合切口评估及换药	□ 接受出院前指导 □ 知道复查程序 □ 获取出院诊断书
护患配合	□ 配合定时监测生命体征、每日询问排便 □ 配合检查意识、肢体感觉和活动及血液循环 □ 遵医嘱配合监测出入量 □ 接受输液、服药等治疗 □ 接受进食、进水、排便等生活护理 □ 配合活动，预防皮肤压疮 □ 注意活动安全，避免坠床或跌倒 □ 配合执行探视及陪伴制度	□ 接受出院宣教 □ 办理出院手续 □ 获取出院带药 □ 知道服药方法、作用、注意事项 □ 知道照顾伤口方法 □ 知道复印病历方法
饮食	□ 根据医嘱，由流食逐渐过渡到普食或糖尿病饮食等	□ 根据医嘱，普食或糖尿病膳食等
排泄	□ 正常排尿便 □ 避免便秘	□ 正常排尿便 □ 避免便秘

附：原表单（2016 年版）

后交叉韧带断裂临床路径表单

适用对象：第一诊断为后交叉韧带断裂

行膝关节镜检，后交叉韧带断裂重建术

患者姓名：	性别： 年龄： 门诊号：	住院号：
住院日期： 年 月 日	出院日期： 年 月 日	标准住院日：4~7 天

时间	住院第 1 天	住院第 1~2 天（术前日）	住院第 1~2 天（手术日）
主要诊疗工作	□ 完成住院志，询问病史、体格检查、初步诊断 □ 完成首次病程记录 □ 完成住院病历 □ 上级医师查房、术前评估、确定诊断、手术日期 □ 完成上级医师查房记录 □ 开医嘱：常规化验、检查单	□ 上级医师查房 □ 继续完成检查及必要的会诊 □ 医师查房、手术前评估 □ 完成术前小结和上级医师查房记录 □ 签署手术知情同意书，向患者及家属交代术前注意事项 □ 手术准备 □ 麻醉科医师访视患者进行评估，并签署麻醉同意书	□ 手术：关节镜检，后交叉韧带重建术 □ 完成手术记录和术后当天的病程记录 □ 交代术中情况及注意事项 □ 上级医师查房，完成手术日病程记录和上级医师查房记录 □ 麻醉科大夫术后随访 □ 交班前医师查看术后患者情况并记录交班
重点医嘱	长期医嘱： □ 运动医学科护理常规 □ 二级护理 □ 饮食 临时医嘱： □ 血、尿常规，血沉检查；凝血功能；术前输血八项；生化组合；X 线胸片、心电图 □ 膝关节正侧位 X 线片、MRI □ 膝关节 X 线轴位片、双下肢全长片、双膝负重位片及髁间窝位片（视情况而定） □ 根据病情：血管超声、肺功能、超声心动、血气分析	长期医嘱： □ 同前 □ 既往内科基础疾病用药 临时医嘱： □ 根据会诊要求开检查化验单 □ 术前医嘱：明日在何种麻醉下行膝关节镜下后交叉韧带重建术 □ 术前禁食、禁水 □ 术前抗菌药物皮试 □ 术区备皮 □ 其他特殊医嘱 □ 直夹板/弯夹板/石膏托	长期医嘱： □ 运动医学护理常规 □ 二级护理 □ 饮食 □ 患肢抬高、制动 □ 抗菌药物 □ 其他特殊医嘱 临时医嘱： □ 今日在何种麻醉下行膝关节镜下后交叉韧带重建术 □ 耗材计费 □ 镇痛治疗（必要时） □ 补液（必要时） □ 伤口换药（必要时）
主要护理工作	□ 入院介绍 □ 完成护理评估并记录 □ 处理医嘱、并执行 □ 健康宣教 □ 指导患者到相关科室进行检查心电图、X 线胸片等 □ 按时巡视病房 □ 认真完成交接班	□ 常规护理 □ 术前心理护理（紧张、焦虑） □ 术前备皮、沐浴、更衣 □ 术前物品准备 □ 完成护理记录 □ 完成责任制护理记录 □ 认真完成交接班 □ 按时巡视病房	□ 观察患者病情变化：生命体征，足背动脉搏动，患肢皮肤温度、感觉，如有异常通知医师 □ 向患者交代术后注意事项 □ 术后生活及心理护理 □ 处理执行医嘱 □ 完成责任制护理 □ 按时巡视病房认真完成交接班

续　表

时间	住院第 1 天	住院第 1~2 天（术前日）	住院第 1~2 天（手术日）
病情 变异 记录	□无 □有，原因： 1. 2.	□无 □有，原因： 1. 2.	□无 □有，原因： 1. 2.
护士 签名			
医师 签名			

时间	住院第2~3天 （术后第1日）	住院第3~5天 （术后第2~3日）	住院第5~7天 （术后第4~5日）
主要诊疗工作	□ 上级医师查房：进行患肢情况、感染、并发症的评估 □ 完成日常病程记录、上级医师查房记录 □ 指导患者进行股四头肌收缩练习及踝泵练习	□ 向患者介绍康复程序，康复师进行康复治疗 □ 血常规、血沉、纤维蛋白原、C反应蛋白、降钙素原；膝关节X线正侧位片 □ 膝关节CT+三维重建（必要时） □ 患膝MRI（必要时） □ 伤口换药、去除加压敷料、固定好夹板/石膏	□ 主管医师查房 □ 评估术后化验结果及影像学复查结果，确定患者可以出院，通知出院 □ 完成日常病程记录、上级医师查房记录、出院总结、病历首页的填写 □ 向患者交代出院注意事项、复查时间及拆线时间
重点医嘱	长期医嘱： □ 运动医学术后护理常规 □ 二级护理 □ 饮食 □ 静脉用抗菌药物 临时医嘱： □ 一对一康复指导 □ 镇痛治疗（必要时）	长期医嘱： □ 运动医学术后护理常规 □ 二级护理 □ 饮食 □ 静脉用抗菌药物 临时医嘱： □ 血常规、血沉、纤维蛋白原、C反应蛋白、降钙素原；膝关节X线正侧位片 □ 膝关节CT（去股骨外髁）（必要时） □ 患膝MRI（必要时） □ 一对一康复指导 □ 镇痛治疗（必要时） □ 伤口换药、使用弹力绷带	临时医嘱： □ 出院带药 □ 口服抗菌药物 □ 消炎镇痛药 □ 2~4周到门诊复查 □ 康复科复查 □ 不适随诊
主要护理工作	□ 处理执行医嘱 □ 术后心理、生活护理 □ 康复医师指导训练 □ 完成病情观察护理记录 □ 协助患者持拐下地行走 □ 认真完成交接班	□ 处理执行医嘱 □ 术后心理、生活护理 □ 康复医师指导训练 □ 完成病情观察护理记录 □ 协助医师伤口换药	□ 出院指导 □ 协助家属办理出院手续 □ 出院单位处理
病情变异记录	□ 无 □ 有，原因： 1. 2.	□ 无 □ 有，原因： 1. 2.	□ 无 □ 有，原因： 1. 2.
护士签名			
医师签名			

第三十二章

膝关节交叉韧带内固定异物反应临床路径释义

一、膝关节交叉韧带内固定异物反应编码

1. 原编码：

疾病名称及编码：膝关节交叉韧带重建术后异物反应

手术操作名称及编码：膝关节镜下内固定物取出术（ICD-9-CM-3：78.66003）

关节内固定物取出术（ICD-9-CM-3：78.66002）

2. 修改编码：

疾病名称及编码：膝关节交叉韧带重建术后异物反应（ICD-10：T84.8）

手术操作名称及编码：膝关节交叉韧带重建后股骨内固定物取出术（ICD-9-CM-3：78.6501）

膝关节交叉韧带重建后胫骨内固定物取出术（ICD-9-CM-3：78.6701）

二、临床路径检索方法

T84.8伴（78.6501／78.6701）

三、膝关节交叉韧带内固定异物反应临床路径标准住院流程

（一）适用对象

第一诊断为膝关节前交叉韧带重建术后异物反应或膝关节后交叉韧带重建术后异物反应，行膝关节镜下关节镜检，内固定物取出术，或含以下诊断和术式：

78.66003	膝关节镜下内固定物取出术
78.66002	膝关节内固定物取出术

释义

- ■ 适用对象编码参见第一部分。
- ■ 本路径适用对象为临床诊断前交叉韧带损伤的患者，需进行手术治疗时。

（二）诊断依据

1. 病史：曾因膝关节前、后交叉韧带断裂进行手术，手术后内固定物出现异物反应，或要求取出内固定物。

2. 体检：膝关节切口下内固定物位置压痛或有肿胀。

3. 辅助检查：X线片可见内固定。

> **释义**
>
> ■ 既往交叉韧带重建手术史。交叉韧带重建手术胫骨隧道内固定螺钉可能出现异物反应，可取出内固定。

（三）治疗方案的选择及依据

1. 诊断明确的前、后交叉韧带重建后内固定物异物反应，症状明显，持续不缓解，影响正常生活和运动。
2. 无手术禁忌证。

> **释义**
>
> ■ 保守治疗效果不佳时考虑取出内固定。

（四）标准住院日为 4~6 天

> **释义**
>
> ■ 明确交叉韧带内固定异物反应的患者入院后，术前检查 1~2 天，第 2~3 天行手术治疗，第 3~5 天主要观察切口情况和有无术后早期并发症，总住院时间不超过 6 天符合本路径要求。如果具备条件，可以在患者入院前在门诊完善相关术前化验及影像学检查，并在麻醉科门诊评估患者全身情况，安排入院后尽早接受手术，以尽量减少患者住院时间。

（五）进入路径标准

1. 第一诊断必须符合膝关节前、后交叉韧带重建术后内固定物异物反应。
2. 当患者同时具有其他疾病诊断时，但在住院期间不需要特殊处理也不影响第一诊断的临床路径流程实施时，可以进入路径。
3. 经入院常规检查发现既往没有发现的疾病，而该疾病对患者健康的影响比交叉韧带内固定异物反应更严重，或者该疾病可能影响手术实施，增加麻醉和手术风险，影响预后，则应优先考虑治疗该种疾病，暂且不宜进入路径。例如：较严重的高血压、糖尿病、心功能不全、肝肾功能不全、凝血功能障碍等。

> **释义**
>
> ■ 部分患者入院后常规检查发现有基础疾病，如高血压、糖尿病、肝肾功能不全等，经系统评估后对踝关节软骨损伤诊断治疗无特殊影响者，可进入路径。但以上可能增加医疗费用，延长住院时间。

（六）术前准备1~2天

1. 术前检查项目：

（1）血常规、尿常规。

（2）肝肾功能、血糖。

（3）凝血功能。

（4）感染性疾病筛查（乙型肝炎、丙型肝炎、艾滋病、梅毒等）。

（5）膝关节正侧位X线片。

（6）X线胸片、心电图。

2. 根据患者病情可选择：

（1）双下肢深静脉彩超、超声心动图、血气分析和肺功能（高龄或既往有心、肺部病史者）。

（2）有相关疾病者必要时请相关科室会诊。

> **释义**
>
> ■ 血常规、尿常规最基本的两个常规检查，进入路径的患者均需完成。肝肾功能、电解质、血糖、凝血功能、心电图、X线胸片可评估有无基础疾病，是否影响住院时间、费用及其治疗预后，也是进行麻醉手术的基础检查；感染性疾病筛查可指导对同病房患者、医护人员的防护、手术顺序的安排和术后手术器械的消毒；膝关节X线可见内固定螺钉。
>
> ■ 对年龄较大患者或基础检查发现异常的患者，可进行超声心动图、血气分析和肺功能检查，以进一步评估患者身体状况；对D-二聚体升高的患者，可行双下肢深静脉彩超检查，以排除下肢深静脉血栓；对合并高血压、糖尿病或其他内科疾病的患者，可请相关科室会诊以确保患者围术期安全。

（七）选择用药

抗菌药物：按照《抗菌药物临床应用指导原则（2015年版）》（国卫办医发〔2015〕43号）执行。

> **释义**
>
> ■ Ⅰ类切口手术抗菌药物使用不应超过术后24小时，无内植物植入者可以不使用抗菌药物。

（八）手术日为入院第2~3天

1. 麻醉方式：神经阻滞麻醉、椎管内麻醉或全身麻醉。

2. 手术方式：膝关节探查，病灶清理，滑膜切除，内固定物取出。

3. 手术内植物：无。

4. 输血：无。

释义

■ 麻醉一般选择神经阻滞麻醉或椎管内麻醉，但对肥胖、既往腰椎手术史患者可酌情选择全身麻醉。

■ 行内固定取出手术的同时可行关节镜下膝关节清理术。

（九）术后住院恢复为 3~5 天

1. 必需复查的检查项目：无。

2. 必要时查血常规、血沉、C 反应蛋白、凝血功能、电解质。

3. 术后处理：

（1）抗菌药物：按照《抗菌药物临床应用指导原则（2015 年版）》（国卫办医发〔2015〕43 号）执行。

（2）术后镇痛：参照《骨科常见疼痛的处理专家建议》。

（3）术后康复：根据手术状况按相应康复计划康复。

释义

■ 术后血常规、血沉、C 反应蛋白、凝血功能、电解质等检查可以观察患者有无感染、电解质紊乱等。下肢手术是导致术后患者下肢深静脉血栓的危险因素，对联合有其他高危因素的患者，或术后出现小腿肿痛的患者，应行双下肢深静脉 B 超检查以排除深静脉血栓。

■ I 类切口手术抗菌药物使用不应超过术后 24 小时；术后根据患者疼痛情况进行疼痛管理；根据手术情况指导患者开始术后早期康复。

（十）出院标准

1. 体温正常，足趾活动正常。

2. 伤口无感染征象（或可在门诊处理的伤口情况），关节无感染征象。

3. 没有需要住院处理的并发症和（或）合并症。

释义

■ 患者出院前应完成所有必需检查项目，无发热，切口情况满意，且无明显术后并发症。

（十一）变异及原因分析

1. 围术期并发症：深静脉血栓形成、伤口感染、关节感染、神经血管损伤等，造成住院日延长和费用增加。

2. 内科合并症：老年患者常合并内科疾病，如脑血管或心血管病、糖尿病、血栓等，手术可能导致基础疾病加重而需要进一步治疗，从而延长治疗时间，并增加住院费用。

3. 膝关节出现其他疾病：半月板损伤，交叉韧带再次断裂，严重的膝关节滑膜炎，膝关节感染，切口感染。

> **释义**
>
> ■ 深静脉血栓可能造成肺栓塞，是骨科手术后严重的并发症之一，此时需请相关科室协助处理深静脉血栓情况。
>
> ■ 认可的变异原因主要是指患者入选路径后，在检查及治疗过程中发现患者合并存在事前未预知的、对本路径治疗可能产生影响的情况，需要中止执行路径或延长治疗时间、增加治疗费用。医师需在表单中明确说明。
>
> ■ 因患者方面的主观原因导致执行路径出现变异，需医师在表单中予以说明。

四、膝关节交叉韧带内固定异物反应临床路径给药方案

1. 术前用药：治疗基础疾病，如心脏病、高血压等，以口服给药为主；围术期控制血糖可应用胰岛素。术前 30 分钟及术后 24 小时内可预防性应用抗菌药物。

2. 术中用药：无特殊。

3. 术后用药：术后可用非甾体类镇痛药，并按照患者疼痛程度进行阶梯镇痛。术后可根据患者具体情况进行抗凝用药。

【用药选择】

术前治疗基础疾病的药物应继续规律应用。

【药学提示】

应注意患者长时间服用药物与围术期用药的药理作用，以及围术期药物之间的相互作用。

【注意事项】

术后应避免注射用非甾类镇痛药与口服非甾类镇痛药合用，以免增加胃肠道不良事件风险。

五、推荐表单

（一）医师表单

膝关节前、后交叉韧带重建术后内固定物异物反应临床路径医师表单

适用对象：第一诊断为膝关节交叉韧带重建术后异物反应（ICD-10：T84.8）

行膝关节交叉韧带重建后股骨内固定物取出术（ICD-9-CM-3：78.6501），膝关节交叉韧带重建后胫骨内固定物取出术（ICD-9-CM-3：78.6701）

患者姓名：	性别： 年龄： 门诊号：	住院号：
住院日期： 年 月 日	出院日期： 年 月 日	标准住院日：4~6 天

时间	住院第1天	住院第1~2天（术前日）	住院第2~3天（手术日）
主要诊疗工作	□ 完成住院志，询问病史、体格检查、初步诊断 □ 完成首次病程记录 □ 完成住院病历 □ 上级医师查房、术前评估、确定诊断、手术日期 □ 完成上级医师查房记录 □ 开医嘱：常规化验、检查单	□ 上级医师查房 □ 继续完成检查及必要的会诊 □ 医师查房、手术前评估 □ 完成术前小结和上级医师查房记录 □ 签署手术知情同意书，向患者及家属交代术前注意事项 □ 手术准备 □ 麻醉医师访视患者进行评估，并签署麻醉同意书	□ 手术：膝关节镜检，内固定取出术 □ 完成手术记录和术后当天的病程记录 □ 交代术中情况及注意事项 □ 上级医师查房，完成手术日病程记录和上级医师查房记录 □ 麻醉医师术后随访 □ 交班前医师查看术后患者情况并记录交班
重点医嘱	**长期医嘱：** □ 运动医学科护理常规 □ 二级护理 □ 饮食 **临时医嘱：** □ 血、尿常规检查；凝血功能；感染性疾病筛查；肝肾功能+电解质+血糖；X线胸片、心电图 □ 膝关节正侧位X线片、等速运动测试、KT2000关节松弛度检查 □ 根据病情：双下肢深静脉B超、肺功能、超声心动、血气分析	**长期医嘱：** □ 同前 □ 既往内科基础疾病用药 **临时医嘱：** □ 根据会诊要求开检查化验单 □ 术前医嘱：明日在何麻醉下行内固定取出术 □ 术前禁食、禁水 □ 术前抗菌药物皮试 □ 术区备皮 □ 其他特殊医嘱	**长期医嘱：** □ 运动医学护理常规 □ 二级护理 □ 饮食 □ 患肢抬高、制动 □ 抗菌药物 □ 其他特殊医嘱 **临时医嘱：** □ 今日在何麻醉下行内固定取出术 □ 耗材计费 □ 补液（必要时） □ 伤口换药（必要时）
主要护理工作	□ 入院介绍 □ 完成护理评估并记录 □ 处理医嘱、并执行 □ 健康宣教 □ 指导患者到相关科室进行检查心电图、X线胸片等 □ 按时巡视病房 □ 认真完成交接班	□ 常规护理 □ 术前心理护理（紧张、焦虑） □ 术前备皮、沐浴、更衣 □ 术前物品准备 □ 完成护理记录 □ 完成责任制护理记录 □ 认真完成交接班 □ 按时巡视病房	□ 观察患者病情变化：生命体征，足背动脉搏动，患肢皮肤温度、感觉、活动，如有异常通知医师 □ 向患者交代术后注意事项 □ 术后生活及心理护理 □ 处理执行医嘱 □ 完成责任制护理 □ 按时巡视病房认真完成交接班

时间	住院第 1 天	住院第 1~2 天（术前日）	住院第 2~3 天（手术日）
病情变异记录	□无　□有，原因： 1. 2.	□无　□有，原因： 1. 2.	□无　□有，原因： 1. 2.
护士签名			
医师签名			

时间	住院第 3~5 天 （术后）	住院第 6 天 （出院日）
主要诊疗工作	□ 上级医师查房：进行患肢情况、感染、并发症的评估 □ 完成日常病程记录、上级医师查房记录及确定患者可以出院：完成出院总结、病历首页的填写 □ 向患者交代出院注意事项、复查时间及拆线时间	□ 主管医师查房 □ 完成日常病程记录、上级医师查房记录，检查出院总结、病历首页的书写是否完善 □ 通知出院 □ 向患者及家属交代出院注意项、复查时间及拆线时间和康复程序
重点医嘱	长期医嘱： □ 运动医学术后护理常规 □ 二级护理 □ 饮食 □ 静脉用抗菌药物下午停 临时医嘱： □ 伤口换药 □ 膝关节正侧位平片 □ 双下肢深静脉 B 超 □ 出院带药 □ 明日出院	
主要护理工作	□ 处理执行医嘱 □ 术后心理、生活护理 □ 康复医师指导训练 □ 完成病情观察护理记录 □ 出院指导 □ 协助患者持拐下地行走 □ 认真完成交接班 □ 协助医师伤口换药	□ 协助家属办理出院手续 □ 出院单位处理
病情变异记录	□ 无　□ 有，原因： 1. 2.	□ 无　□ 有，原因： 1. 2.
护士签名		
医师签名		

（二）护士表单

膝关节前、后交叉韧带重建术后内固定物异物反应临床路径护士表单

适用对象：第一诊断为膝关节交叉韧带重建术后异物反应（ICD-10：T84.8）

行膝关节交叉韧带重建后股骨内固定物取出术（ICD-9-CM-3：78.6501），膝关节交叉韧带重建后胫骨内固定物取出术（ICD-9-CM-3：78.6701）

患者姓名：		性别：　　年龄：　　门诊号：		住院号：
住院日期：　　年　月　日		出院日期：　　年　月　日		标准住院日：4~6 天

时间	住院第 1 天	住院第 1~2 天（术前日）	住院第 2~3 天（手术日）
健康宣教	□ 入院宣教 □ 介绍主管医师、护士 □ 介绍病室环境、设施 □ 介绍规章制度及注意事项	□ 术前宣教 □ 宣教疾病知识、术前准备及手术过程 □ 指导术前保持良好睡眠 □ 告知准备物品 □ 告知家属等候区位置	□ 术后当日宣教 □ 告知监护设备、管路功能及注意事项 □ 告知饮食、体位要求 □ 告知术后可能出现的情况及应对方式 □ 告知术后饮食、活动及探视注意事项
护理处置	□ 核对患者，佩戴腕带 □ 建立入院病历 □ 评估患者并书写护理评估单	□ 协助医师完成术前检查化验 □ 术前准备 □ 备皮 □ 禁食、禁水	□ 术前监测生命体征 □ 送手术 □ 摘除患者各种活动物品 □ 核对患者资料及带药 □ 填写手术交接单，签字确认 □ 接手术 □ 核对患者及资料，签字确认
基础护理	□ 二级护理或三级护理 □ 晨晚间护理 □ 患者安全管理	□ 二级护理 □ 晨晚间护理 □ 患者安全管理	□ 一级或二级护理 □ 晨晚间护理 □ 体位护理：患者平卧，患肢抬高，以促进静脉和淋巴回流，防止患肢肿胀 □ 排泄护理 □ 患者安全管理
专科护理	□ 需要时填跌倒及压疮防范表 □ 遵医嘱通知化验检查 □ 给予患者及家属心理支持	□ 遵医嘱完成相关检查 □ 给予患者及家属心理支持	□ 病情观察，写护理记录 □ 日间及夜间评估生命体征、意识、肢体感觉活动及血液循环、皮肤、伤口敷料，如有病情变化随时记录 □ 石膏托或支具护理：注意压疮预防和石膏或支具常规护理 □ 给予患者及家属心理支持
重点医嘱	□ 详见医嘱执行单	□ 详见医嘱执行单	□ 详见医嘱执行单
病情变异记录	□ 无　□ 有，原因： 1. 2.	□ 无　□ 有，原因： 1. 2.	□ 无　□ 有，原因： 1. 2.
护士签名			

时间	住院第 3~5 天 （术后）	住院第 6 天 （出院日）
健康宣教	□ 术后宣教 □ 指导患者术后遵医嘱功能锻炼 □ 饮食、活动、安全指导 □ 药物作用及频率 □ 疾病恢复期注意事项	□ 出院宣教 □ 复查时间 □ 功能锻炼 □ 饮食指导：禁烟酒，忌生冷辛辣刺激性食物 □ 指导办理出院手续
护理处置	□ 遵医嘱完成相关检查	□ 办理出院手续 □ 完善护理记录
基础护理	□ 二级护理 □ 晨晚间护理 □ 协助进食、进水 □ 预防压疮 □ 医嘱可下地时，协助或指导床旁活动 □ 排泄护理 □ 安全管理	□ 二级护理 □ 晨晚间护理 □ 协助或指导进食、进水 □ 协助或指导床旁活动 □ 患者安全管理
专科护理	□ 病情观察，写护理记录 □ 评估生命体征、意识、肢体感觉活动及血液循环、皮肤情况、伤口敷料情况 □ 疼痛护理：若患肢疼痛，可视情况遵医嘱合理使用镇痛药 □ 症状护理：告知术后出现肢体肿胀是手术的正常反应 □ 用药观察：告知术后药物应用意义 □ 给予患者及家属心理支持	□ 协助指导功能锻炼 □ 出院指导 □ 告知随诊的意义 □ 告知出院流程
重点医嘱	□ 详见医嘱执行单	□ 详见医嘱执行单
病情变异记录	□ 无 □ 有，原因： 1. 2.	□ 无 □ 有，原因： 1. 2.
护士签名		

（三）患者表单

膝关节前、后交叉韧带重建术后内固定物异物反应临床路径患者表单

适用对象：第一诊断为膝关节交叉韧带重建术后异物反应（ICD-10：T84.8）

行膝关节交叉韧带重建后股骨内固定物取出术（ICD-9-CM-3：78.6501），膝关节交叉韧带重建后胫骨内固定物取出术（ICD-9-CM-3：78.6701）

患者姓名：	性别： 年龄： 门诊号：	住院号：
住院日期： 年 月 日	出院日期： 年 月 日	标准住院日：4~6 天

时间	住院第 1 天	住院第 1~2 天（术前日）	住院第 2~3 天（手术日）
医患配合	□ 配合询问病史、收集资料，请务必详细告知既往史、用药、过敏史 □ 如服用抗凝药物，请明确告知 □ 配合进行体格检查 □ 有任何不适请告知医师	□ 配合完善术前相关检查、化验，如采血、留尿、心电图、B 超、X 线胸片等 □ 医师与患者及家属介绍病情及手术谈话、术前签字 □ 麻醉医师进行术前访视	□ 配合评估手术效果 □ 配合检查意识、肢体活动 □ 有任何不适请告知医师
护患配合	□ 配合测量体温、脉搏、呼吸、血压、体重 1 次 □ 配合完成入院护理评估（简单询问病史、过敏史、用药史） □ 接受入院宣教（环境介绍、病室规定、订餐制度、贵重物品保管等） □ 有任何不适请告知护士	□ 接受术前宣教 □ 接受备皮 □ 配合禁食、禁水 □ 沐浴 □ 准备好必要用物，如吸管、尿壶、便盆、尿垫、纸巾等 □ 取下义齿、饰品等，贵重物品交家属保管 □ 术前保持良好睡眠	□ 清晨配合测量体温、脉搏、呼吸，遵医嘱测血压 □ 送手术室前，协助完成核对，脱去衣物，上手术车 □ 返回病房后，协助完成核对，配合过病床 □ 配合检查意识、肢体感觉和活动及血液循环，询问出入量 □ 配合术后吸氧、监护仪监测、输液 □ 遵医嘱采取正确体位 □ 配合缓解疼痛 □ 有任何不适请告知护士
饮食	□ 普食或遵医嘱特殊膳食等	□ 术前 12 小时禁食、禁水	□ 局部麻醉或区域阻滞麻醉，在不恶心、呕吐的情况下不影响进食水 □ 连硬外麻醉或全身麻醉术后 6 小时可进食饮水
排泄	□ 正常排尿便	□ 正常排尿便	□ 自行排尿

时间	住院第 3~5 天 （术后）	住院第 6 天 （出院）
医患 配合	□ 配合检查肢体感觉活动及血液循环 □ 配合切口评估及换药	□ 接受出院前指导 □ 知道复查程序 □ 获取出院诊断书
护 患 配 合	□ 配合定时监测生命体征，每日询问排便情况 □ 配合检查意识、肢体感觉活动及血液循环 □ 遵医嘱配合监测出入量 □ 接受输液、服药等治疗 □ 接受进食、进水、排便等生活护理 □ 配合活动，预防皮肤压疮 □ 注意活动安全，避免坠床或跌倒 □ 配合执行探视及陪伴制度	□ 接受出院宣教 □ 办理出院手续 □ 获取出院带药 □ 知道服药方法、作用、注意事项 □ 知道照顾伤口方法 □ 知道复印病历方法
饮 食	□ 根据医嘱，由流食逐渐过渡到普食或糖尿病饮食等	□ 根据医嘱，普食或糖尿病膳食等
排 泄	□ 正常排尿便 □ 避免便秘	□ 正常排尿便 □ 避免便秘

附：原表单（2016 年版）

膝关节前、后交叉韧带重建术后内固定物异物反应临床路径表单

适用对象：第一诊断为膝关节前、后交叉韧带重建术后异物反应
　　　　　行膝关节镜检，病灶清理，滑膜切除，内固定取出术

患者姓名：	性别：　　年龄：　　门诊号：	住院号：
住院日期：　　年　月　日	出院日期：　　年　月　日	标准住院日：3~4 天

时间	住院第 1~2 天（包括术前日）	住院第 2~3 天（包括手术日）	住院第 3~4 天
主要诊疗工作	□ 询问病史及体格检查 □ 完成住院志、首次病程记录、上级医师查房等病历书写 □ 完善术前检查 □ 上级医师查房与术前评估 □ 初步确定手术方式和日期 □ 根据症状、体检、膝关节 X 线片及术前各项化验行术前讨论，确定手术方案	□ 上级医师查房 □ 完成必要的相关科室会诊 □ 完成术前准备与术前评估 □ 完成术前小结、上级医师查房记录等病历书写 □ 向患者及家属交代病情和围术期注意事项，签署手术知情同意书、自费用品协议书等 □ 手术 □ 术者完成手术记录 □ 向患者及家属交代手术过程概况及术后注意事项 □ 完成术后病程	□ 上级医师查房 □ 办理出院及康复指导 □ 预约门诊复查和伤口拆线时间
重点医嘱	**长期医嘱：** □ 骨科护理常规 □ 二级护理 □ 测血压每日 2 次（视情况） □ 测血糖每日 5 次（视情况） □ 饮食 □ 脚癣患者每日碘酊涂患处 **临时医嘱：** □ 血常规、尿常规 □ 凝血功能 □ 感染性疾病筛查、肝肾功能、电解质、血糖、血脂 □ 血沉 □ C 反应蛋白（必要时） □ X 线胸片、心电图 □ 患膝关节 MRI（必要时） □ 患膝正侧位片 □ 双膝髌骨轴位片（必要时） □ 肺功能、超声心动（视患者情况而定） □ 根据会诊情况进行必要检查 □ 双下肢动静脉彩超（必要时）	**长期医嘱：** □ 患者既往内科疾病基础用药 □ 潜在感染疾病的控制（泌尿系感染、牙龈炎等） □ 骨科术后护理常规 □ 麻醉后护理常规 □ 一级/二级护理 □ 测血压每日 2 次（视情况） □ 测血糖每日 5 次（视情况） □ 患者既往内科疾病基础用药 □ 饮食 □ 心电监护、吸氧（视病情） □ 放置尿管者需记尿量（如有） □ 冰敷 **临时医嘱：** □ 术前医嘱：常规准备明日在神经阻滞麻醉/椎管内麻醉/全身麻醉下行膝关节镜检查术 □ 术前禁食、禁水 □ 领用术前 0.5~2 小时使用的抗微生物药物（如有内植物） □ 预估手术超过 3 小时，加领抗微生物药物	出院医嘱：

续　表

时间	住院第1~2天（包括术前日）	住院第2~3天（包括手术日）	住院第3~4天
重点医嘱		□ 术前留置导尿管（必要时） □ 术前备皮 □ 其他特殊医嘱 □ 相关科室会诊 □ 药物医嘱： 　【1级】抗菌药物（必要时） 　【2级】解热镇痛及非甾体抗 　　炎药（必要时） 　【2级】镇痛药（必要时）	
主要护理工作	□ 入院宣教：介绍病房环境、 　设施和设备 □ 入院护理评估	□ 宣教、备皮等术前准备 □ 提醒患者明晨禁水	□ 观察患者病情变化 □ 术后心理与生活护理
病情变异记录	□ 无　□ 有，原因： 1. 2.	□ 无　□ 有，原因： 1. 2.	□ 无　□ 有，原因： 1. 2.
护士签名			
医师签名			

第三十三章

踝关节侧副韧带损伤临床路径释义

一、踝关节侧副韧带损伤编码

1. 原编码：

疾病名称及编码：陈旧性踝外侧副韧带断裂（ICD-10：M24.271）

踝和足韧带断裂（ICD-10：S93.201）

踝部韧带断裂（ICD-10：S93.202）

踝距腓前韧带断裂（ICD-10：S93.204）

跟腓韧带断裂（ICD-10：S93.205）

踝内侧副韧带扭伤（ICD-10：S93.404）

踝内侧副韧带损伤（ICD-10：S93.405）

踝三角韧带扭伤（ICD-10：S93.411）

踝三角韧带损伤（ICD-10：S93.412）

跟腓韧带扭伤（ICD-10：S93.421）

跟腓韧带损伤（ICD-10：S93.422）

胫腓远端韧带扭伤（ICD-10：S93.431）

胫腓远端韧带损伤（ICD-10：S93.432）

手术操作名称及编码：踝关节韧带修补术（ICD-9-CM-3：81.94001）

踝关节镜下韧带修补术（ICD-9-CM-3：81.94006）

踝关节镜下韧带重建术（ICD-9-CM-3：81.94007）

踝韧带缝合术（ICD-9-CM-3：81.94004）

距腓韧带缝合修补术（ICD-9-CM-3：83.88010）

2. 修改编码：

疾病名称及编码：踝关节侧副韧带损伤

陈旧性踝外侧副韧带断裂（ICD-10：M24.202）

在踝和足水平的韧带破裂（ICD-10：S93.2）

踝扭伤和劳损（ICD-10：S93.4）

手术操作名称及编码：踝关节的其他修补术（ICD-9-CM-3：81.49）

二、临床路径检索方法

（M24.202／S93.2／S93.4）伴81.49

三、踝关节侧副韧带损伤临床路径标准住院流程

（一）适用对象

第一诊断为踝关节侧副韧带损伤。

行踝关节镜检查，踝关节侧副韧带修补或重建术，或含以下诊断和术式：

M24. 271	陈旧性踝外侧副韧带断裂	81. 94001	踝关节韧带修补术
S93. 201	踝和足韧带断裂	81. 94006	踝关节镜下韧带修补术
S93. 202	踝部韧带断裂	81. 94007	踝关节镜下韧带重建术
S93. 204	踝距腓前韧带断裂	81. 94004	踝韧带缝合术
S93. 205	跟腓韧带断裂	83. 88010	距腓韧带缝合修补术
S93. 404	踝内侧副韧带扭伤		
S93. 405	踝内侧副韧带损伤		
S93. 411	踝三角韧带扭伤		
S93. 412	踝三角韧带损伤		
S93. 421	跟腓韧带扭伤		
S93. 422	跟腓韧带损伤		
S93. 431	胫腓远端韧带扭伤		
S93. 432	胫腓远端韧带损伤		

> **释义**
>
> ■ 适用对象编码参见第一部分。
> ■ 本路径适用对象为临床诊断为踝关节侧副韧带损伤的患者，主要包括踝关节外侧的距腓前韧带、跟腓韧带和内侧的三角韧带损伤，需进行手术治疗时。

（二）诊断依据

1. 病史：踝关节有急性外伤史或是反复扭伤病史，关节肿痛，活动受限。
2. 体检：踝关节抽屉试验阳性，关节内外翻应力试验阳性。
3. 辅助检查：磁共振可以确定侧副韧带损伤的部位及程度。

> **释义**
>
> ■ 本路径的制订主要参考国内权威参考书籍和诊疗指南。
> ■ 症状和体格检查是诊断踝关节外侧韧带损伤的初步依据，多数患者表现为外伤史、踝关节反复扭伤史、疼痛等症状。MRI 检查可见踝关节侧副韧带信号松弛或不连续。

（三）治疗方案的选择及依据

1. 诊断明确的踝关节侧副韧带损伤，症状明显，持续不缓解，影响正常生活和运动。
2. 无手术禁忌证。

> **释义**
>
> ■ 保守治疗效果不佳，严重的踝关节不稳定，影响患者生活和运动时需考虑手术治疗。
>
> ■ 手术治疗包括侧副韧带的修补或重建。
>
> ■ 急性的侧副韧带损伤一般可进行保守治疗，但要注意急性内侧副韧带损伤可能合并踝关节骨折，需要排除。慢性侧副韧带损伤可视韧带质量选择直接修补、再张力化或韧带重建。

（四）标准住院日为6~8天

> **释义**
>
> ■ 明确踝关节侧副韧带损伤的患者入院后，术前检查1~3天，第4~5天行手术治疗，第5~7天主要观察切口情况和有无术后早期并发症，总住院时间不超过8天符合本路径要求。
>
> ■ 如果具备条件，可以在患者入院前在门诊完善相关术前化验及影像学检查，并在麻醉科门诊评估患者全身情况，安排入院后尽早接受手术，以尽量减少患者住院时间。

（五）进入路径标准

1. 第一诊断必须符合踝关节侧副韧带损伤。
2. 当患者同时具有其他疾病诊断，但在住院期间不需要特殊处理也不影响第一诊断的临床路径流程实施时，可以进入路径。
3. 经入院常规检查发现既往没有发现的疾病，而该疾病对患者健康的影响比踝关节侧副韧带损伤更严重，或者该疾病可能影响手术实施，增加麻醉和手术风险，影响预后，则应优先考虑治疗该种疾病，暂且不宜进入路径。例如：较严重的高血压、糖尿病、心功能不全、肝肾功能不全、凝血功能障碍等。

> **释义**
>
> ■ 部分患者入院后常规检查发现有基础疾病，如高血压、糖尿病、肝肾功能不全等，经系统评估后对踝关节侧副韧带损伤诊断治疗无特殊影响者，可进入路径。如合并踝关节其他损伤时，如距骨软骨损伤或踝关节撞击症时，可手术中一并处理，也可进入路径。但以上可能增加医疗费用，延长住院时间。

（六）术前准备1~3天

1. 术前检查项目：

（1）血常规、尿常规。

（2）肝肾功能、电解质、血糖。

（3）凝血功能。

（4）感染性疾病筛查（乙型肝炎、丙型肝炎、艾滋病、梅毒等）；

（5）踝关节正侧位 X 线片。

（6）踝关节 MRI。

（7）X 线胸片、心电图。

（8）等速运动测试、关节松弛度检查。

2. 根据患者病情可选择：

（1）双下肢深静脉彩超、超声心动图、血气分析和肺功能（高龄或既往有心、肺部病史者）。

（2）有相关疾病者必要时请相关科室会诊。

> **释义**
>
> ■血常规、尿常规最基本的两个常规检查，进入路径的患者均需完成。肝肾功能、电解质、血糖、凝血功能、心电图、X 线胸片可评估有无基础疾病，是否影响住院时间、费用及其治疗预后，也是进行麻醉手术的基础检查；感染性疾病筛查可指导对同病房患者、医护人员的防护、手术顺序的安排和术后手术器械的消毒；踝关节 X 线和 MRI 检查有助于明确损伤部位和合并损伤，指导制订手术计划；等速运动测试、KT2000 关节松弛度检查有助于术前评估踝关节功能。
>
> ■对年龄较大患者或基础检查发现异常的患者，可进行超声心动图、血气分析和肺功能，以进一步评估患者身体状况；对二聚体升高的患者，可行双下肢深静脉彩超检查，以排除下肢深静脉血栓；对合并高血压、糖尿病或其他内科疾病的患者，可请相关科室会诊以确保患者围术期安全。

（七）选择用药

抗菌药物：按照《抗菌药物临床应用指导原则》（卫医发〔2015〕43 号）执行。

> **释义**
>
> ■Ⅰ类切口手术抗菌药物使用不应超过术后 24 小时。

（八）手术日为入院第 4~5 天

1. 麻醉方式：神经阻滞麻醉、椎管内麻醉或全身麻醉。

2. 手术方式：踝关节镜检查，侧副韧带缝合修补或重建术。

3. 手术内植物：带线锚钉、空心钉或其他内固定材料。

4. 输血：无。

> **释义**
>
> ■麻醉一般选择神经阻滞麻醉或椎管内麻醉，但对肥胖、既往腰椎手术史患者，可酌情选择全身麻醉。

■ 关节镜检查可以排除踝关节内可能存在的合并损伤并进行相应处理，有的侧副韧带重建手术也可以在关节镜下完成。韧带重建手术包括解剖重建和非解剖重建，重建的移植物可以选择自体或异体移植物，移植物的固定也存在多种方式。

（九）术后住院恢复为第 5~7 天

1. 必需复查的检查项目：踝关节正侧位平片。
2. 必要时查血常规、血沉、C 反应蛋白、凝血、电解质和双下肢深静脉 B 超检查。
3. 术后处理：
（1）抗菌药物：按照《抗菌药物临床应用指导原则》（卫医发〔2015〕43 号）执行。
（2）术后镇痛：参照《骨科常见疼痛的处理专家建议》。
（3）术后康复：根据手术状况按相应康复计划康复。

> **释义**
>
> ■ 术后踝关节平片确认内植物的位置。
> ■ 术后血常规、血沉、C 反应蛋白、凝血、电解质等检查可以观察患者有无感染、电解质紊乱等。下肢手术是导致术后患者下肢深静脉血栓的危险因素，对联合有其他高危因素的患者或术后出现小腿肿痛的患者，应行双下肢深静脉 B 超检查以排除深静脉血栓。
> ■ Ⅰ类切口手术抗菌药物使用不应超过术后 24 小时；术后根据患者疼痛情况进行疼痛管理；根据手术情况指导患者开始术后早期康复。

（十）出院标准

1. 体温正常，足趾活动正常。
2. 伤口愈合良好，伤口无感染征象（或可在门诊处理的伤口情况），关节无感染征象。
3. 没有需要住院处理的并发症和（或）合并症。

> **释义**
>
> ■ 患者出院前应完成所有必需检查项目，无发热，切口情况满意，且无明显术后并发症。

（十一）变异及原因分析

1. 围术期并发症：石膏固定造成踝关节胫前综合征、深静脉血栓形成、伤口感染、关节感染、神经血管损伤等，造成住院日延长和费用增加。
2. 内科合并症：老年患者常合并内科疾病，如脑血管或心血管病、糖尿病、血栓等，手术可能导致基础疾病加重而需要进一步治疗，从而延长治疗时间，并增加住院费用。
3. 植入材料的选择：当韧带需要重建时，由于缝合位置、大小和损伤性质不同，使用不同的内植物材料，可能导致住院费用存在差异。

> **释义**
>
> ■ 深静脉血栓可能造成肺栓塞，是骨科手术后严重的并发症之一，此时需请相关科室协助处理深静脉血栓情况。
>
> ■ 认可的变异原因主要是指患者入选路径后，在检查及治疗过程中发现患者合并存在事前未预知的、对本路径治疗可能产生影响的情况，需要中止执行路径或延长治疗时间、增加治疗费用。医师需在表单中明确说明。
>
> ■ 因患者方面的主观原因导致执行路径出现变异，需医师在表单中予以说明。

四、踝关节侧副韧带损伤临床路径给药方案

1. 术前用药：治疗基础疾病，如心脏病、高血压等，以口服给药为主；围术期控制血糖可应用胰岛素。术前 30 分钟及术后 24 小时内可预防性应用抗菌药物。

2. 术中用药：无特殊。

3. 术后用药：术后可用非甾体类镇痛药，并按照患者疼痛程度进行阶梯镇痛。术后可根据患者具体情况进行抗凝用药。

【用药选择】

术前治疗基础疾病的药物应继续规律应用。

【药学提示】

应注意患者长时间服用药物与围术期用药的药理作用，以及围术期药物之间的相互作用。

【注意事项】

术后应避免注射用非甾类镇痛药与口服非甾类镇痛药合用，以免增加胃肠道不良事件风险。

五、推荐表单

（一）医师表单

踝关节侧副韧带损伤临床路径医师表单

适用对象：第一诊断为踝关节侧副韧带损伤

行踝关节的其他修补术（ICD-9-CM-3：81.49）

患者姓名：	性别： 年龄： 门诊号：	住院号：
住院日期： 年 月 日	出院日期： 年 月 日	标准住院日：6~8 天

时间	住院第1~3天	住院第3~4天（术前日）	住院第4~5天（手术日）
主要诊疗工作	□ 完成住院志询问病史、体格检查、初步诊断 □ 完成首次病程记录 □ 完成住院病历 □ 上级医师查房、术前评估、确定诊断、手术日期 □ 完成上级医师查房记录 □ 开医嘱：常规化验、检查单	□ 上级医师查房 □ 继续完成检查及必要的会诊 □ 医师查房、手术前评估 □ 完成术前小结和上级医师查房记录 □ 签署手术知情同意书，向患者及家属交代术前注意事项 □ 手术准备 □ 麻醉医师访视患者进行评估并签署麻醉同意书	□ 手术：关节镜检，侧副韧带缝合修补或重建 □ 完成手术记录和术后当天的病程记录 □ 交代术中情况及注意事项 □ 上级医师查房完成手术日病程记录和上级医师查房记录 □ 麻醉医师术后随访 □ 交班前医师查看术后患者情况并记录交班
重点医嘱	**长期医嘱：** □ 运动医学科护理常规 □ 二级护理 □ 饮食 **临时医嘱：** □ 血、尿常规检查；凝血功能；感染性疾病筛查；肝肾功能+电解质+血糖；X线胸片、心电图 □ 踝关节正侧位 X 线片，等速运动测试、KT2000 关节松弛度检查 □ 踝关节 MRI（视情况而定） □ 根据病情：双下肢深静脉 B 超、肺功能、超声心动、血气分析	**长期医嘱：** □ 同前 □ 既往内科基础疾病用药 **临时医嘱：** □ 根据会诊要求开检查化验单 □ 术前医嘱：明日在___麻醉下行踝关节镜探查，侧副韧带缝合修补或重建术 □ 术前禁食、禁水 □ 术前抗菌药物皮试 □ 术区备皮 □ 其他特殊医嘱	**长期医嘱：** □ 运动医学护理常规 □ 二级护理 □ 饮食 □ 患肢抬高、制动 □ 抗菌药物 □ 其他特殊医嘱 **临时医嘱：** □ 今日在___麻醉下行踝关节镜探查，侧副韧带缝合修补或重建术 □ 耗材计费 □ 补液（必要时） □ 伤口换药（必要时）
主要护理工作	□ 入院介绍 □ 完成护理评估并记录 □ 处理医嘱并执行 □ 健康宣教 □ 指导患者到相关科室进行检查心电图、胸片等	□ 常规护理、 □ 术前心理护理（紧张、焦虑） □ 术前备皮、沐浴、更衣 □ 术前物品准备 □ 完成护理记录 □ 完成责任制护理记录	□ 观察患者病情变化：生命体征，足背动脉搏动，患肢皮肤温度、感觉，活动，如有异常通知医师 □ 向患者交代术后注意事项 □ 术后生活及心理护理 □ 处理执行医嘱 □ 完成责任制护理

续　表

时间	住院第 1~3 天	住院第 3~4 天（术前日）	住院第 4~5 天（手术日）
病情 变异 记录	□无　□有，原因： 1. 2.	□无　□有，原因： 1. 2.	□无　□有，原因： 1. 2.
护士 签名			
医师 签名			

时间	住院第 5~7 天 （术后）	住院第 8 天 （出院日）
主要诊疗工作	□ 上级医师查房：进行患肢情况、感染、并发症的评估 □ 完成日常病程记录、上级医师查房记录及确定患者可以出院；完成出院总结完成病历首页的填写 □ 向患者交代出院注意事项、复查时间及拆线时间	□ 主管医师查房 □ 完成"日常病程记录"上级医师查房记录检查"出院总结""病历首页"的书写是否完善 □ 通知出院 □ 向患者及家属交代出院注意项、复查时间及拆线时间和康复程序
重点医嘱	**长期医嘱：** □ 运动医学术后护理常规 □ 二级护理 □ 饮食 □ 静脉抗菌药物下午停 **临时医嘱：** □ 伤口换药 □ 踝关节正侧位平片 □ 双下肢深静脉 B 超 □ 出院带药 □ 明日出院	
主要护理工作	□ 处理执行医嘱 □ 术后心理、生活护理 □ 康复医师指导训练 □ 完成病情观察护理记录 □ 出院指导 □ 协助患者持拐下地行走 □ 认真完成交接班 □ 协助医师伤口换药	□ 协助家属办理出院手续 □ 出院单位处理
病情变异记录	□ 无　□ 有，原因： 1. 2.	□ 无　□ 有，原因： 1. 2.
护士签名		
医师签名		

（二）护士表单

踝关节侧副韧带损伤临床路径护士表单

适用对象：第一诊断为踝关节侧副韧带损伤

行踝关节的其他修补术（ICD-9-CM-3：81.49）

| 患者姓名： | | 性别： 年龄： 门诊号： | 住院号： |

| 住院日期： 年 月 日 | 出院日期： 年 月 日 | 标准住院日：6~8 天 |

时间	住院第 1~3 天	住院第 3~4 天（术前日）	住院第 4~5 天（手术日）
健康宣教	□ 入院宣教 介绍主管医师、护士 介绍病室环境、设施 介绍规章制度及注意事项	□ 术前宣教 宣教疾病知识、术前准备及手术过程 指导术前保持良好睡眠 告知准备物品 告知家属等候区位置	□ 术后当日宣教 告知监护设备、管路功能及注意事项 告知饮食、体位要求 告知术后可能出现的情况及应对方式 告知术后饮食、活动及探视注意事项
护理处置	□ 核对患者，佩戴腕带 □ 建立入院病历 □ 评估患者并书写护理评估单	□ 协助医师完成术前检查化验 □ 术前准备 备皮 禁食、禁水	□ 术前监测生命体征 □ 送手术 摘除患者各种活动物品 核对患者资料及带药 填写手术交接单，签字确认 □ 接手术 核对患者及资料，签字确认
基础护理	□ 二级护理或三级护理 晨晚间护理 患者安全管理	□ 二级护理 晨晚间护理 患者安全管理	□ 一级或二级护理 晨晚间护理 体位护理：患者平卧，患肢抬高，以促进静脉和淋巴回流，防止患肢肿胀 排泄护理 患者安全管理
专科护理	□ 需要时填跌倒及压疮防范表 □ 遵医嘱通知化验检查 □ 给予患者及家属心理支持	□ 遵医嘱完成相关检查 □ 给予患者及家属心理支持	□ 病情观察，写护理记录 □ 日间及夜间评估生命体征、意识、肢体感觉活动及血液循环、皮肤、伤口敷料，如有病情变化随时记录 □ 石膏托或支具护理：注意压疮预防和石膏或支具护理常规 □ 给予患者及家属心理支持
重点医嘱	□ 详见医嘱执行单	□ 详见医嘱执行单	□ 详见医嘱执行单
病情变异记录	□ 无 □ 有，原因： 1. 2.	□ 无 □ 有，原因： 1. 2.	□ 无 □ 有，原因： 1. 2.
护士签名			

时间	住院第 5~7 天 （术后）	住院第 8 天 （出院日）
健康宣教	□ 术后宣教 　指导患者术后遵医嘱功能锻炼 　饮食、活动、安全指导 　药物作用及频率 　疾病恢复期注意事项	□ 出院宣教 　复查时间 　功能锻炼 　饮食指导：禁烟酒，忌生冷辛辣刺激性 　食物 　指导办理出院手续
护理处置	□ 遵医嘱完成相关检查	□办理出院手续 　完善护理记录
基础护理	□ 二级护理 　晨晚间护理 　协助进食、进水 　预防压疮 　医嘱可下地时，协助或指导床旁活动 　排泄护理 　安全管理	□ 二级护理 　晨晚间护理 　协助或指导进食、进水 　协助或指导床旁活动 　患者安全管理
专科护理	□ 病情观察，写护理记录 　评估生命体征、意识、肢体感觉活动及血液循环、皮肤情况、伤口敷料情况 □ 疼痛护理：若患肢疼痛，可视情况遵医嘱合理使用镇痛药 □ 症状护理：告知术后出现肢体肿胀是手术的正常反应 □ 用药观察：告知术后药物应用意义 □ 给予患者及家属心理支持	□ 协助指导功能锻炼。 □ 出院指导 □ 告知随诊的意义 □ 告知出院流程
重点医嘱	□ 详见医嘱执行单	□ 详见医嘱执行单
病情变异记录	□ 无　□ 有，原因： 1. 2.	□ 无　□ 有，原因： 1. 2.
护士签名		

（三）患者表单

踝关节侧副韧带损伤临床路径患者表单

适用对象：第一诊断为踝关节侧副韧带损伤

行踝关节的其他修补术（ICD-9-CM-3：81.49）

患者姓名：	性别：　　年龄：　　门诊号：	住院号：
住院日期：　　年　月　日	出院日期：　　年　月　日	标准住院日：6~8 天

时间	住院第 1~3 天	住院第 3~4 天 （术前日）	住院第 4~5 天 （手术日）
医患配合	□ 配合询问病史、收集资料，请务必详细告知既往史、用药史、过敏史 □ 如服用抗凝药物，请明确告知 □ 配合进行体格检查 □ 有任何不适请告知医师	□ 配合完善术前相关检查、化验，如采血、留尿、心电图、B 超、X 线胸片等 □ 医师与患者及家属介绍病情及手术谈话、术前签字 □ 麻醉医师进行术前访视	□ 配合评估手术效果 □ 配合检查意识、肢体活动 □ 有任何不适请告知医师
护患配合	□ 配合测量体温、脉搏、呼吸、血压、体重 1 次 □ 配合完成入院护理评估（简单询问病史、过敏史、用药史） □ 接受入院宣教（环境介绍、病室规定、订餐制度、贵重物品保管等） □ 有任何不适请告知护士	□ 接受术前宣教 □ 接受备皮 □ 配合禁食、禁水 □ 沐浴 □ 准备好必要用物，吸管、尿壶、便盆、尿垫、纸巾等 □ 取下义齿、饰品等，贵重物品交家属保管 □ 术前保持良好睡眠	□ 清晨配合测量体温、脉搏、呼吸，遵医嘱测血压 □ 送手术室前，协助完成核对，脱去衣物，上手术车 □ 返回病房后，协助完成核对，配合过病床 □ 配合检查意识、肢体感觉活动及血液循环，询问出入量 □ 配合术后吸氧、监护仪监测、输液 □ 遵医嘱采取正确体位 □ 配合缓解疼痛 □ 有任何不适请告知护士
饮食	□ 正常普食或遵医嘱特殊膳食等	□ 术前 12 小时禁食、禁水	□ 局部麻醉或区域阻滞麻醉，在不恶心呕吐的情况下不影响进食、进水 □ 连硬外麻醉或全身麻醉术后 6 小时可进食饮水
排泄	□ 正常排尿便	□ 正常排尿便	□ 自行排尿

时间	住院第 5~7 天 （术后）	住院第 8 天 （出院）
医患 配合	□ 配合检查肢体感觉活动及血液循环 □ 配合切口评估及换药	□ 接受出院前指导 □ 知道复查程序 □ 获取出院诊断书
护 患 配 合	□ 配合定时监测生命体征、每日询问排便 □ 配合检查意识、肢体感觉活动及血液循环 □ 遵医嘱配合监测出入量 □ 接受输液、服药等治疗 □ 接受进食、进水、排便等生活护理 □ 配合活动，预防皮肤压疮 □ 注意活动安全，避免坠床或跌倒 □ 配合执行探视及陪伴制度	□ 接受出院宣教 □ 办理出院手续 □ 获取出院带药 □ 知道服药方法、作用、注意事项 □ 知道照顾伤口方法 □ 知道复印病历方法
饮 食	□ 根据医嘱，由流食逐渐过渡到普食或糖尿病饮 　食等	□ 根据医嘱，正常普食或糖尿病膳食等
排 泄	□ 正常排尿便 □ 避免便秘	□ 正常排尿便 □ 避免便秘

附：原表单（2016年版）

踝关节侧副韧带损伤临床路径表单

适用对象：第一诊断为踝关节侧副韧带损伤

适用对象：侧副韧带缝合修补或重建术

患者姓名：	性别：	年龄：	门诊号：	住院号：
住院日期： 年 月 日	出院日期： 年 月 日			标准住院日：6~8天

时间	住院第1天	住院第1~2天 （术前日）	住院第1~2天 （手术日）
主要诊疗工作	□ 完成住院志询问病史、体格检查、初步诊断 □ 完成首次病程记录 □ 完成住院病历 □ 上级医师查房、术前评估、确定诊断、手术日期 □ 完成上级医师查房记录 □ 开医嘱：常规化验、检查单	□ 上级医师查房 □ 继续完成检查及必要的会诊 □ 医师查房、手术前评估 □ 完成术前小结和上级医师查房记录 □ 签署手术知情同意书向患者及家属交代术前注意事项 □ 手术准备 □ 麻醉科医师访视患者进行评估并签署麻醉同意书	□ 手术：关节镜检，切开侧副韧带缝合修补或重建 □ 完成手术记录和术后当天的病程记录 □ 交代术中情况及注意事项 □ 上级医师查房完成手术日病程记录和上级医师查房记录 □ 麻科大夫术后随访 □ 交班前医师查看术后患者情况并记录交班
重点医嘱	**长期医嘱：** □ 运动医学科护理常规 □ 二级护理 □ 饮食 **临时医嘱：** □ 血、尿常规检查；凝血功能；感染性疾病筛查；肝肾功能+电解质+血糖；胸片、心电图 □ 踝关节正侧位X线片、等速运动测试、KT2000关节松弛度检查 □ 踝关节MRI（视情况而定） □ 根据病情：血管超声、肺功能、超声心动、血气分析	**长期医嘱：** □ 同前 □ 既往内科基础疾病用药 **临时医嘱：** □ 根据会诊要求开检查化验单 □ 术前医嘱：明日在何麻醉下行踝关节镜探查，切开侧副韧带缝合修补或重建术 □ 术前禁食、禁水 □ 术前抗菌药物皮试 □ 术区备皮 □ 其他特殊医嘱	**长期医嘱：** □ 运动医学护理常规 □ 二级护理 □ 饮食 □ 患肢抬高、制动 □ 抗菌药物 □ 其他特殊医嘱 **临时医嘱：** □ 今日在何麻醉下行踝关节镜探查，切开侧副韧带缝合修补或重建术耗材计费 □ 补液（必要时） □ 伤口换药（必要时）
主要护理工作	□ 入院介绍。 □ 完成护理评估并记录 □ 处理医嘱、并执行 □ 健康宣教 □ 指导患者到相关科室进行检查心电图、胸片等 □ 按时巡视病房 □ 认真完成交接班	□ 常规护理、 □ 术前心理护理（紧张、焦虑） □ 术前备皮、沐浴、更衣 □ 术前物品准备 □ 完成护理记录 □ 完成责任制护理记录 □ 认真完成交接班 □ 按时巡视病房	□ 观察患者病情变化：生命体征，患肢足趾活动情况，患肢皮肤温度、感觉如有异常通知医师 □ 向患者交代术后注意事项 □ 术后生活及心理护理 □ 处理执行医嘱 □ 完成责任制护理 □ 按时巡视病房认真完成交接班

时间	住院第 1 天	住院第 1~2 天 （术前日）	住院第 1~2 天 （手术日）
病情 变异 记录	□无 □有，原因： 1. 2.	□无 □有，原因： 1. 2.	□无 □有，原因： 1. 2.
护士 签名			
医师 签名			

时间	住院第 2~3 天 （术后第 1 日）	住院第 3~4 天 （术后第 2 日）
主要诊疗工作	□ 上级医师查房：进行患肢情况、感染、并发症的评估 □ 完成日常病程、记录上级医师查房记录及确定患者可以出院，完成出院总结、完成病历首页的填写 □ 向患者交代出院注意事项、复查时间及拆线时间	□ 主管医师查房 □ 完成日常病程记录、上级医师查房记录，检查出院总结、病历首页的书写是否完善 □ 通知出院 □ 向患者及家属交代出院注意事项、复查时间及拆线时间和康复程序
重点医嘱	**长期医嘱：** □ 运动医学术后护理常规 □ 二级护理 □ 饮食 □ 静脉抗菌药物下午停 **临时医嘱：** □ 伤口换药 □ 出院带药 □ 明日出院	
主要护理工作	□ 处理执行医嘱 □ 术后心理、生活护理 □ 康复医师指导训练 □ 完成病情观察护理记录 □ 出院指导 □ 协助患者持拐下地行走 □ 认真完成交接班 □ 协助医师伤口换药	□ 协助家属办理出院手续 □ 出院单位处理
病情变异记录	□ 无　□ 有，原因： 1. 2.	□ 无　□ 有，原因： 1. 2.
护士签名		
医师签名		

第三十四章

踝关节软骨损伤临床路径释义

一、踝关节软骨损伤编码

1. 原编码：

疾病名称及编码：踝关节软骨损伤：

陈旧性踝距骨软骨损伤（ICD-10：M24.171）

陈旧性踝胫骨软骨损伤（ICD-10：M24.172）

踝距骨剥脱性骨软骨炎（ICD-10：M93.201）

手术操作名称及编码：踝关节镜下软骨成形术（ICD-9-CM-3：81.49002）

踝关节镜下软骨修复术（ICD-9-CM-3：81.49003）

踝关节镜下异体骨软骨移植术（ICD-9-CM-3：81.49004）

踝关节镜下自体骨软骨移植术（ICD-9-CM-3：81.49005）

踝关节软骨镜下软骨细胞移植术（ICD-9-CM-3：81.49006）

2. 修改编码：

疾病名称及编码：踝关节游离体（ICD-10：M24.006）

踝关节软骨疾患（ICD-10：M24.1）

剥脱性骨软骨炎（ICD-10：M93.2）

手术操作名称及编码：踝关节病损切除术（ICD-9-CM-3：80.87）

踝关节的其他切除术（ICD-9-CM-3：80.97）

二、临床路径检索方法

（M24.006 / M24.1 / M93.2）伴（80.87 / 80.97）

三、踝关节软骨损伤临床路径标准住院流程

（一）适用对象

第一诊断为踝关节软骨损伤。行踝关节镜下关节镜检，软骨清理、微骨折或骨软骨移植术，或含以下诊断和术式：

M24.171	陈旧性踝距骨软骨损伤	81.49002	踝关节镜下软骨成形术
M24.172	陈旧性踝胫骨软骨损伤	81.49003	踝关节镜下软骨修复术
M93.201	踝距骨剥脱性骨软骨炎	81.49004	踝关节镜下异体骨软骨移植术
		81.49005	踝关节镜下自体骨软骨移植术
		81.49006	踝关节软骨镜下软骨细胞移植术

> **释义**
>
> ■ 适用对象编码参见第一部分
> ■ 本路径适用对象为临床诊断为踝关节软骨损伤的患者，需进行手术治疗时。
> 其中最常见的是距骨软骨的损伤。

（二）诊断依据

1. 病史：踝关节常有外伤史，关节肿痛，可能活动受限，踝关节可能有位置较固定的弹响。
2. 查体：踝关节可以出现肿胀，距骨可有压痛，关节间隙可以有压痛、弹响，可以出现轻度活动受限等。
3. 辅助检查：磁共振一般可以确定踝关节软骨损伤的部位及程度。有时候 X 线片和 CT 也可以显示比较严重的软骨损伤。

> **释义**
>
> ■ 本路径的制订主要参考国内权威参考书籍和诊疗指南。
> ■ 症状和体格检查是诊断踝关节软骨损伤的初步依据，但骨软骨损伤患者体格检查通常缺乏特异性的表现，影像学检查可见相应部分的软骨病变。

（三）治疗方案的选择及依据

1. 诊断明确的踝关节软骨损伤，症状明显，经过保守治疗至少 3 个月效果不明显，持续不缓解，影响正常生活和运动。
2. 患者有改善患踝症状的要求。
3. 无手术禁忌证。

> **释义**
>
> ■ 保守治疗效果不佳，严重的踝关节疼痛，影响患者生活和运动时需考虑手术治疗。
> ■ 手术治疗包括软骨损伤清理、微骨折术和自体骨软骨移植。
> ■ 根据软骨损伤病变的范围选择手术方式。对面积较小、病变表浅的骨软骨损伤，可以选择清理或者微骨折技术；对损伤范围较大、病变涉及软骨下骨的患者，可以选择骨软骨移植手术；对更为严重的骨软骨损伤，可能考虑踝关节置换或融合手术，需进入其他路径。

（四）标准住院日为 6~8 天

> **释义**
>
> ■ 明确踝关节侧副韧带损伤的患者入院后，术前检查 1~3 天，第 4~5 天行手术治疗，第 5~7 天主要观察切口情况和有无术后早期并发症，总住院时间不超过 8 天符合本路径要求。如果具备条件，可以在患者入院前在门诊完善相关术前化验及影像学检查，并在麻醉科门诊评估患者全身情况，安排入院后尽早接受手术，以尽量减少患者住院时间。

（五）进入路径标准

1. 第一诊断必须符合踝关节软骨损伤。

2. 当患者同时具有其他疾病诊断时，但在住院期间不需要特殊处理也不影响第一诊断的临床路径流程实施时，可以进入路径。

3. 经入院常规检查发现既往没有发现的疾病，而该疾病对患者健康的影响比踝关节软骨损伤更严重，或者该疾病可能影响手术实施，增加麻醉和手术风险，影响预后，则应优先考虑治疗该种疾病，暂且不宜进入路径。例如：较严重的高血压、糖尿病、心功能不全、肝肾功能不全、凝血功能障碍等。

> **释义**
>
> ■ 部分患者入院后常规检查发现有基础疾病，如高血压、糖尿病、肝肾功能不全等，经系统评估后对踝关节软骨损伤诊断治疗无特殊影响者，可进入路径。如合并踝关节其他损伤时，如踝关节撞击症时，可手术中一并处理，也可进入路径。但以上可能增加医疗费用，延长住院时间。
>
> ■ 严重的骨软骨损伤，可能考虑踝关节置换或融合手术，需进入其他路径。

（六）术前准备 1~3 天

1. 术前检查项目：

（1）血常规、尿常规。

（2）肝肾功能、电解质、血糖。

（3）凝血功能。

（4）感染性疾病筛查（乙型肝炎、丙型肝炎、艾滋病、梅毒等）。

（5）踝关节正侧位 X 线片。

（6）踝关节 MRI。

（7）X 线胸片、心电图。

2. 根据患者病情可选择：

（1）双下肢深静脉彩超、超声心动图、血气分析和肺功能（高龄或既往有心、肺部病史者）。

（2）有相关疾病者必要时请相关科室会诊。

> **释义**
>
> ■ 血常规、尿常规最基本的两个常规检查，进入路径的患者均需完成。肝肾功能、电解质、血糖、凝血功能、心电图、X 线胸片可评估有无基础疾病，是否影响住院时间、费用及其治疗预后，也是进行麻醉手术的基础检查；感染性疾病筛查可指导对同病房患者、医护人员的防护、手术顺序的安排和术后手术器械的消毒；踝关节 X 线和 MRI 检查有助于明确损伤部位和合并损伤，指导制订手术计划。
>
> ■ 对年龄较大患者或基础检查发现异常的患者，可进行超声心动图、血气分析和肺功能，以进一步评估患者身体状况；对二聚体升高的患者，可行双下肢深静脉彩超检查，以排除下肢深静脉血栓；对合并高血压、糖尿病或其他内科疾病的患者，可请相关科室会诊以确保患者围术期安全。

（七）选择用药

抗菌药物：按照《抗菌药物临床应用指导原则（2015 年版）》（国卫办医发〔2015〕43 号）执行。

> **释义**
>
> ■ Ⅰ 类切口手术抗菌药物使用不应超过术后 24 小时。

（八）手术日为入院第 4~5 天

1. 麻醉方式：神经阻滞麻醉、椎管内麻醉或全身麻醉。
2. 手术方式：踝关节镜下软骨清理、微骨折或自体骨软骨移植术。
3. 手术内植物：无。
4. 输血：无。

> **释义**
>
> ■ 麻醉一般选择神经阻滞麻醉或椎管内麻醉，但对肥胖、既往腰椎手术史患者，可酌情选择全身麻醉。
>
> ■ 关节镜检查可以排除踝关节内可能存在的合并损伤并进行相应处理。

（九）术后住院恢复为第 5~7 天

1. 必需复查的检查项目：踝关节 X 线检查。
2. 必要时查血常规、血沉、C 反应蛋白、凝血、电解质和双下肢深静脉 B 超检查。
3. 术后处理：
（1）抗菌药物：按照《抗菌药物临床应用指导原则（2015 年版）》（国卫办医发〔2015〕43 号）执行。
（2）术后镇痛：参照《骨科常见疼痛的处理专家建议》。
（3）术后康复：根据手术状况按相应康复计划康复。

> **释义**
>
> ■ 若进行了内踝截骨，术后踝关节平片可确认截骨块复位情况和内固定螺钉的位置。
>
> ■ 术后血常规、血沉、C反应蛋白、凝血、电解质等检查可以观察患者有无感染、电解质紊乱等。下肢手术是导致术后患者下肢深静脉血栓的危险因素，对联合有其他高危因素的患者，或术后出现小腿肿痛的患者，应行双下肢深静脉B超检查以排除深静脉血栓。
>
> ■ Ⅰ类切口手术抗菌药物使用不应超过术后24小时；术后根据患者疼痛情况进行疼痛管理；根据手术情况指导患者开始术后早期康复。

（十）出院标准

1. 体温正常，足趾活动正常。
2. 伤口愈合良好，伤口无感染征象（或可在门诊处理的伤口情况），关节无感染征象。
3. 没有需要住院处理的并发症和（或）合并症。

> **释义**
>
> ■ 患者出院前应完成所有必需检查项目，无发热，切口情况满意，且无明显术后并发症。

（十一）变异及原因分析

1. 围术期并发症：深静脉血栓形成、伤口感染、关节感染、神经血管损伤等，造成住院日延长和费用增加。
2. 内科合并症：老年患者常合并内科疾病，如脑血管或心血管病、糖尿病、血栓等，手术可能导致基础疾病加重而需要进一步治疗，从而延长治疗时间，并增加住院费用。
3. 植入材料的选择：当进行内踝截骨，需要固定截骨块时，需要使用不同的内植物材料，可能导致住院费用存在差异。

> **释义**
>
> ■ 深静脉血栓可能造成肺栓塞，是骨科手术后严重的并发症之一，此时需请相关科室协助处理深静脉血栓情况。
>
> ■ 认可的变异原因主要是指患者入选路径后，在检查及治疗过程中发现患者合并存在事前未预知的、对本路径治疗可能产生影响的情况，需要中止执行路径或延长治疗时间、增加治疗费用。医师需在表单中明确说明。
>
> ■ 因患者方面的主观原因导致执行路径出现变异，需医师在表单中予以说明。

四、踝关节软骨损伤临床路径给药方案

1. 术前用药：治疗基础疾病，如心脏病、高血压等，以口服给药为主；围术期控制血糖可

应用胰岛素。术前 30 分钟及术后 24 小时内可预防性应用抗菌药物。

2. 术中用药：无特殊。

3. 术后用药：术后可用非甾体类镇痛药，并按照患者疼痛程度进行阶梯镇痛。术后可根据患者具体情况进行抗凝用药。

【用药选择】

术前治疗基础疾病的药物应继续规律应用。

【药学提示】

应注意患者长时间服用药物与围术期用药的药理作用，以及围术期药物之间的相互作用。

【注意事项】

术后应避免注射用非甾类镇痛药与口服非甾类镇痛药合用，以免增加胃肠道不良事件风险。

五、推荐表单

（一）医师表单

踝关节软骨损伤临床路径医师表单

适用对象：第一诊断为关节游离体（ICD-10：M24.006），踝关节软骨疾患（ICD-10：M24.1），剥脱性骨软骨炎（ICD-10：M93.2）

行踝关节病损切除术（ICD-9-CM-3：80.87），踝关节的其他切除术（ICD-9-CM-3：80.97）

患者姓名：	性别：　　年龄：　　门诊号：	住院号：
住院日期：　　年　月　日	出院日期：　　年　月　日	标准住院日：6~8 天

时间	住院第1~3 天	住院第3~4 天（术前日）	住院第4~5 天（手术日）
主要诊疗工作	□ 完成住院志。询问病史、体格检查、初步诊断 □ 完成首次病程记录 □ 完成住院病历 □ 上级医师查房、术前评估、确定诊断、手术日期 □ 完成上级医师查房记录 □ 开医嘱：常规化验、检查单	□ 上级医师查房 □ 继续完成检查及必要的会诊 □ 医师查房、手术前评估 □ 完成术前小结和上级医师查房记录 □ 签署手术知情同意书向患者及家属交代术前注意事项 □ 手术准备 □ 麻醉医师访视患者进行评估并签署麻醉同意书	□ 手术：关节镜检，软骨清理、微骨折或骨软骨移植术 □ 完成手术记录和术后当天的病程记录 □ 交代术中情况及注意事项 □ 上级医师查房完成手术日病程记录和上级医师查房记录 □ 麻醉医师术后随访 □ 交班前医师查看术后患者情况并记录交班
重点医嘱	**长期医嘱：** □ 运动医学科护理常规 □ 二级护理 □ 饮食 **临时医嘱：** □ 血、尿常规检查；凝血功能；感染性疾病筛查；肝肾功能+电解质+血糖；胸片、心电图 □ 踝关节正侧位 X 线片 □ 踝关节 MRI（视情况而定） □ 根据病情：双下肢深静脉 B 超、肺功能、超声心动、血气分析	**长期医嘱：** □ 同前 □ 既往内科基础疾病用药 **临时医嘱：** □ 根据会诊要求开检查化验单 □ 术前医嘱：明日在_____麻醉下行踝关节镜下手术 □ 术前禁食、禁水 □ 术前抗菌药物皮试 □ 术区备皮 □ 其他特殊医嘱	**长期医嘱：** □ 运动医学护理常规 □ 二级护理 □ 饮食 □ 患肢抬高、制动 □ 抗菌药物 □ 其他特殊医嘱 **临时医嘱：** □ 今日在___麻醉下行踝关节镜下手术 □ 耗材计费 □ 补液（必要时） □ 伤口换药（必要时）
主要护理工作	□ 入院介绍。 □ 完成护理评估并记录 □ 处理医嘱、并执行 □ 健康宣教 □ 指导患者到相关科室进行检查心电图、胸片等 □ 按时巡视病房 □ 认真完成交接班	□ 常规护理、 □ 术前心理护理（紧张、焦虑） □ 术前备皮、沐浴、更衣 □ 术前物品准备 □ 完成护理记录 □ 完成责任制护理记录 □ 认真完成交接班 □ 按时巡视病房	□ 观察患者病情变化：生命体征、足背动脉搏动、患肢皮肤温度、感觉、活动，如有异常通知医师 □ 向患者交代术后注意事项 □ 术后生活及心理护理 □ 处理执行医嘱 □ 完成责任制护理 □ 按时巡视病房认真完成交接班

续　表

时间	住院第 1~3 天	住院第 3~4 天 （术前日）	住院第 4~5 天（手术日）
病情 变异	□无　□有，原因：	□无　□有，原因：	□无　□有，原因：
护士 签名			
医师 签名			

时间	住院第 5~7 天 （术后）	住院第 8 天 （出院日）
主要诊疗工作	□ 上级医师查房：进行患肢情况、感染、并发症的评估 □ 完成日常病程记录、上级医师查房记录及确定患者可以出院 □ 完成出院总结、完成病历首页的填写 □ 向患者交代出院注意事项、复查时间及拆线时间	□ 主管医师查房 □ 完成日常病程记录、上级医师查房记录检查出院总结、病历首页的书写是否完善 □ 通知出院 □ 向患者及家属交代出院注意项、复查时间、拆线时间和康复程序
重点医嘱	**长期医嘱：** □ 运动医学术后护理常规 □ 二级护理 □ 饮食 □ 静脉抗菌药物下午停 **临时医嘱：** □ 伤口换药 □ 踝关节影像学检查 □ 双下肢深静脉 B 超 □ 出院带药 □ 明日出院	
主要护理工作	□ 处理执行医嘱 □ 术后心理、生活护理 □ 康复医师指导训练 □ 完成病情观察护理记录 □ 出院指导 □ 协助患者持拐下地行走 □ 认真完成交接班 □ 协助医师伤口换药	□ 协助家属办理出院手续 □ 出院单位处理
病情变异记录	□ 无 □ 有，原因： 1. 2.	□ 无 □ 有，原因： 1. 2.
护士签名		
医师签名		

（二）护士表单

踝关节软骨损伤临床路径护士表单

适用对象：第一诊断为关节游离体（ICD-10：M24.006），踝关节软骨疾患（ICD-10：M24.1），剥脱性骨软骨炎（ICD-10：M93.2）

行踝关节病损切除术（ICD-9-CM-3：80.87），踝关节的其他切除术（ICD-9-CM-3：80.97）

患者姓名：	性别：	年龄：	门诊号：	住院号：
住院日期：　年　月　日	出院日期：　　年　月　日			标准住院日：6~8 天

时间	住院第1~3天	住院第3~4天（术前日）	住院第4~5天（手术日）
健康宣教	□ 入院宣教 　介绍主管医师、护士 　介绍病室环境、设施 　介绍规章制度及注意事项	□ 术前宣教 　宣教疾病知识、术前准备及手术过程 　指导术前保持良好睡眠 　告知准备物品 　告知家属等候区位置	□ 术后当日宣教 　告知监护设备、管路功能及注意事项 　告知饮食、体位要求 　告知术后可能出现的情况及应对方式 　告知术后饮食、活动及探视注意事项
护理处置	□ 核对患者，佩戴腕带 □ 建立入院病历 □ 评估患者并书写护理评估单	□ 协助医师完成术前检查化验 □ 术前准备 　备皮 　禁食、禁水	□ 术前监测生命体征 □ 送手术 　摘除患者各种活动物品 　核对患者资料及带药 　填写手术交接单，签字确认 □ 接手术 　核对患者及资料，签字确认
基础护理	□ 二级或三级护理 　晨晚间护理 　患者安全管理	□ 二级护理 　晨晚间护理 　患者安全管理	□ 一级或二级护理 　晨晚间护理 　体位护理：患者平卧，患肢抬高，以促进静脉和淋巴回流，防止患肢肿胀 　排泄护理 　患者安全管理
专科护理	□ 需要时填跌倒及压疮防范表 □ 遵医嘱通知化验检查 □ 给予患者及家属心理支持	□ 遵医嘱完成相关检查 □ 给予患者及家属心理支持	□ 病情观察，写护理记录 □ 日间及夜间评估生命体征、意识、肢体感觉活动及血液循环、皮肤情况、伤口敷料，如有病情变化随时记录 □ 石膏托或支具护理：注意压疮预防和石膏或支具护理常规 □ 给予患者及家属心理支持
重点医嘱	□ 详见医嘱执行单	□ 详见医嘱执行单	□ 详见医嘱执行单
病情变异记录	□ 无　□ 有，原因： 1. 2.	□ 无　□ 有，原因： 1. 2.	□ 无　□ 有，原因： 1. 2.
护士签名			

时间	住院第 5~7 天 （术后）	住院第 8 天 （出院日）
健康宣教	□ 术后宣教 　指导患者术后遵医嘱功能锻炼 　饮食、活动、安全指导 　药物作用及频率 　疾病恢复期注意事项	□ 出院宣教 　复查时间 　功能锻炼 　饮食指导：禁烟酒，忌生冷辛辣刺激性食物。 　指导办理出院手续
护理处置	□ 遵医嘱完成相关检查	□ 办理出院手续 　完善护理记录
基础护理	□ 二级护理 　晨晚间护理 　协助进食、水 　预防压疮 　医嘱可下地时，协助或指导床旁活动 　排泄护理 　安全管理	□ 二级护理 　晨晚间护理 　协助或指导进食、进水 　协助或指导床旁活动 　患者安全管理
专科护理	□ 病情观察，写护理记录 　评估生命体征、意识、肢体感觉活动及血液循环、皮肤情况、伤口敷料情况 □ 疼痛护理：若患肢疼痛，可视情况遵医嘱合理使用镇痛药 □ 症状护理：告知术后出现肢体肿胀是手术的正常反应 □ 用药观察：告知术后药物应用意义 □ 给予患者及家属心理支持	□ 协助指导功能锻炼 □ 出院指导 □ 告知随诊的意义 □ 告知出院流程
重点医嘱	□ 详见医嘱执行单	□ 详见医嘱执行单
病情变异记录	□ 无　□ 有，原因： 1. 2.	□ 无　□ 有，原因： 1. 2.
护士签名		

（三）患者表单

踝关节软骨损伤临床路径患者表单

适用对象：第一诊断为关节游离体（ICD-10：M24.006），踝关节软骨疾患（ICD-10：M24.1），剥脱性骨软骨炎（ICD-10：M93.2）

行踝关节病损切除术（ICD-9-CM-3：80.87），踝关节的其他切除术（ICD-9-CM-3：80.97）

患者姓名：	性别： 年龄： 门诊号：	住院号：
住院日期： 年 月 日	出院日期： 年 月 日	标准住院日：6~8 天

时间	住院第 1~3 天	住院第 3~4 天（术前日）	住院第 4~5 天（手术日）
医患配合	□ 配合询问病史、收集资料，请务必详细告知既往史、用药史、过敏史 □ 如服用抗凝药物，请明确告知 □ 配合进行体格检查 □ 有任何不适请告知医师	□ 配合完善术前相关检查、化验，如采血、留尿、心电图、B 超、X 线胸片等 □ 医师与患者及家属介绍病情及手术谈话、术前签字 □ 麻醉医师进行术前访视	□ 配合评估手术效果 □ 配合检查意识、肢体活动 □ 有任何不适请告知医师
护患配合	□ 配合测量体温、脉搏、呼吸、血压、体重 1 次 □ 配合完成入院护理评估（简单询问病史、过敏史、用药史） □ 接受入院宣教（环境介绍、病室规定、订餐制度、贵重物品保管等） □ 有任何不适请告知护士	□ 接受术前宣教 □ 接受备皮 □ 配合禁食、禁水 □ 沐浴 □ 准备好必要用物，如吸管、尿壶、便盆、尿垫、纸巾等 □ 取下义齿、饰品等，贵重物品交家属保管 □ 术前保持良好睡眠	□ 清晨配合测量体温、脉搏、呼吸，遵医嘱测血压 □ 送手术室前协助完成核对，脱去衣物，上手术车 □ 返回病房后协助完成核对，配合过病床 □ 配合检查意识、肢体感觉活动及血液循环，询问出入量 □ 配合术后吸氧、监护仪监测、输液 □ 遵医嘱采取正确体位 □ 配合缓解疼痛 □ 有任何不适请告知护士
饮食	□ 正常普食或遵医嘱特殊膳食等	□ 术前 12 小时禁食、禁水	□ 局部麻醉或区域阻滞麻醉，在不恶心、呕吐的情况下不影响进食、进水 □ 连硬外麻醉或全身麻醉术后 6 小时可进食、进水
排泄	□ 正常排尿便	□ 正常排尿便	□ 自行排尿

时间	住院第 5~7 天 （术后）	住院第 8 天 （出院）
医患 配合	□ 配合检查肢体感觉活动及血液循环 □ 配合切口评估及换药	□ 接受出院前指导 □ 知道复查程序 □ 获取出院诊断书
护 患 配 合	□ 配合定时监测生命体征，每日询问排便情况 □ 配合检查意识、肢体感觉活动及血液循环 □ 遵医嘱配合监测出入量 □ 接受输液、服药等治疗 □ 接受进食、进水、排便等生活护理 □ 配合活动，预防皮肤压疮 □ 注意活动安全，避免坠床或跌倒 □ 配合执行探视及陪伴制度	□ 接受出院宣教 □ 办理出院手续 □ 获取出院带药 □ 知道服药方法、作用、注意事项 □ 知道照顾伤口方法 □ 知道复印病历方法
饮 食	□ 根据医嘱，由流食逐渐过渡到普食或糖尿病饮食等	□ 根据医嘱，正常普食或糖尿病膳食等
排 泄	□ 正常排尿便 □ 避免便秘	□ 正常排尿便 □ 避免便秘

附：原表单（2016 年版）

踝关节软骨损伤临床路径表单

适用对象：第一诊断为踝关节软骨损伤
行踝关节镜检，软骨修整、清理或微骨折术

患者姓名：	性别： 年龄： 门诊号：	住院号：
住院日期： 年 月 日	出院日期： 年 月 日	标准住院日：2~4 天

时间	住院第 1 天	住院第 1~2 天 （术前日）	住院第 1~2 天 （手术日）
主要诊疗工作	□ 完成住院志，询问病史、体格检查、初步诊断 □ 完成首次病程记录 □ 完成住院病历 □ 上级医师查房、术前评估、确定诊断、手术日期 □ 完成上级医师查房记录 □ 开医嘱：常规化验、检查单	□ 上级医师查房 □ 继续完成检查及必要的会诊 □ 医师查房、手术前评估 □ 完成术前小结和上级医师查房记录 □ 签署手术知情同意书向患者及家属交代术前注意事项 □ 手术准备 □ 麻醉科医师访视患者进行评估并签署麻醉同意书	□ 手术：关节镜检，软骨修整、清理或微骨折术 □ 完成手术记录和术后当天的病程记录 □ 交代术中情况及注意事项 □ 上级医师查房完成手术日病程记录和上级医师查房记录 □ 麻科大夫术后随访 □ 交班前医师查看术后患者情况并记录交班
重点医嘱	长期医嘱： □ 运动医学科护理常规 □ 二级护理 □ 饮食 临时医嘱： □ 血、尿常规检查；凝血功能；感染性疾病筛查；肝肾功能+电解质+血糖；X 线胸片、心电图 □ 踝关节正侧位 X 线片 □ 踝关节 MRI（视情况而定） □ 根据病情：血管超声、肺功能、超声心动、血气分析	长期医嘱： □ 同前 □ 既往内科基础疾病用药 临时医嘱： □ 根据会诊要求开检查化验单 □ 术前医嘱：明日在___麻醉下行踝关节镜下软骨修整术 □ 术前禁食、禁水 □ 术前抗菌药物皮试 □ 术区备皮 □ 其他特殊医嘱	长期医嘱： □ 运动医学护理常规 □ 二级护理 □ 饮食 □ 患肢抬高、制动 □ 抗菌药物 □ 其他特殊医嘱 临时医嘱： □ 今日在___麻醉下行踝关节镜下软骨修整术 □ 耗材计费 □ 补液（必要时） □ 伤口换药（必要时）
主要护理工作	□ 入院介绍 □ 完成护理评估并记录 □ 处理医嘱、并执行 □ 健康宣教 □ 指导患者到相关科室进行检查心电图、X 线胸片等 □ 按时巡视病房 □ 认真完成交接班	□ 常规护理 □ 术前心理护理（紧张、焦虑） □ 术前备皮、沐浴、更衣 □ 术前物品准备 □ 完成护理记录 □ 完成责任制护理记录 □ 认真完成交接班 □ 按时巡视病房	□ 观察患者病情变化：生命体征、足背动脉搏动、患肢皮肤温度、感觉，如有异常通知医师 □ 向患者交代术后注意事项 □ 术后生活及心理护理 □ 处理执行医嘱 □ 完成责任制护理 □ 按时巡视病房认真完成交接班

续 表

时间	住院第 1 天	住院第 1~2 天 （术前日）	住院第 1~2 天 （手术日）
病情 变异	□无 □有，原因： 1. 2.	□无 □有，原因： 1. 2.	□无 □有，原因： 1. 2.
护士 签名			
医师 签名			

时间	住院第2~3天 （术后第1日）	住院第3~4天 （术后第2日）
主要诊疗工作	□ 上级医师查房：进行患肢情况、感染、并发症的评估 □ 完成日常病程记录、上级医师查房记录及确定患者可以出院。完成出院总结、病历首页的填写 □ 向患者交代出院注意事项、复查时间及拆线时间	□ 主管医师查房 □ 完成日常病程记录、上级医师查房记录，检查出院总结、病历首页的书写是否完善 □ 通知出院 □ 向患者及家属交代出院注意项、复查时间、拆线时间和康复程序
重点医嘱	长期医嘱： □ 运动医学术后护理常规 □ 二级护理 □ 饮食 □ 静脉抗菌药物下午停 临时医嘱： □ 伤口换药 □ 出院带药 □ 明日出院	
主要护理工作	□ 处理执行医嘱 □ 术后心理、生活护理 □ 康复医师指导训练 □ 完成病情观察护理记录 □ 出院指导 □ 协助患者挂拐下地行走 □ 认真完成交接班 □ 协助医师伤口换药	□ 协助家属办理出院手续 □ 出院单位处理
病情变异记录	□ 无　□ 有，原因： 1. 2.	□ 无　□ 有，原因： 1. 2.
护士签名		
医师签名		

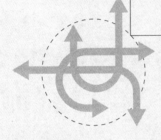

第二篇

骨科
临床路径释义药物信息表
Therapeutic Drugs

第一章

解热镇痛及非甾体抗炎药

■ 药品名称	阿司匹林　Aspirin
适应证	抑制下列情况下的血小板黏附和聚集：不稳定型心绞痛，急性心肌梗死，动脉血管术后，预防大脑一过性血流减少。也用于解热镇痛（常用于感冒、流感及各种原因的发热、头痛、牙痛、月经痛、神经痛、肌肉痛、术后钝痛等）抗炎、抗风湿（急性风湿热、风湿性关节炎和类风湿性关节炎）
制剂与规格	阿司匹林肠溶片：①25mg；②50mg；③100mg 阿司匹林肠溶胶囊：①75mg；②100mg；③150mg 阿司匹林精氨酸盐粉针：①0.5g（相当于阿司匹林0.25g）；②1g（相当于阿司匹林0.5g）。（用于解热镇痛） 阿司匹林赖氨酸盐粉针：①0.25g（相当于阿司匹林0.14g）；②0.5g（相当于阿司匹林0.28g）；③0.9g（相当于阿司匹林0.5g）。（用于解热镇痛）
用法与用量	心脑血管疾病一级预防：一次75~100mg，一日1次 心脑血管疾病二级预防：一次75~150mg，一日1次 急性心肌梗死、冠状动脉内药物洗脱支架植入术后：一个月内，建议一次300mg，一日1次。以上肠溶片不可掰开或嚼服 急性冠状动脉综合征急诊PCI术前：顿服300mg，应使用非肠溶片或嚼服肠溶片。用于解热、镇痛，一次0.3~0.6g，一日3次，必要时每4小时1次；用于抗炎、抗风湿，一日3~6g，分4次服用
注意事项	1. 交叉过敏，对本药过敏也可能对其他非甾体抗炎药过敏 2. 下列情况慎用：对其他镇痛剂、抗炎药或抗风湿药过敏；花粉性鼻炎、鼻息肉或慢性呼吸道感染（特别是过敏性症状）者；同时使用抗凝药物（低剂量肝素治疗除外）；支气管哮喘；慢性或复发性胃或十二指肠病变；肾损害；严重的肝功能障碍；葡萄糖-6-磷酸脱氢酶缺陷者（偶见引起溶血性贫血）；痛风（可影响排尿酸药的作用，小剂量时可能引起尿酸滞留）
禁忌	对本品或含水杨酸的物质过敏，胃十二指肠溃疡，出血倾向（出血体质）禁用
不良反应	1. 消化系统：恶心、呕吐、上腹部不适、疼痛、溃疡、胃肠出血、ALT及AST升高 2. 血液系统：凝血酶原减少、凝血时间延长、贫血、粒细胞减少、血小板减少、出血倾向 3. 中枢神经系统：头晕、头痛、耳鸣、听力下降、精神障碍等 4. 呼吸系统：呼吸困难（阿司匹林哮喘）、鼻息肉、肺水肿 5. 内分泌系统：血尿酸增高 6. 皮肤：过敏、味觉异常、脱发、皮疹 7. 水杨酸中毒
特殊人群用药	肝、肾功能不全患者：慎用或禁用 儿童：儿童或青少年服用可能发生少见但致命的Reye综合征 老年人：老年患者肾功能下降时容易出现不良反应

续　表

	妊娠与哺乳期妇女：尽量避免使用
药典	Chin. P. 、USP、BP、Jpn. P.
国家处方集	CNF
医保目录	口服常释剂型：【保（甲）】 缓释控释剂型、肠溶缓释片：【保（乙）】
基本药物目录	口服常释剂型：【基】
其他推荐依据	
■ 药品名称	布洛芬　Ibuprofen
适应证	缓解各种慢性关节炎的关节肿痛症状，治疗各种软组织风湿性疼痛如肩痛、腱鞘炎、滑囊炎、肌痛及运动后损伤性疼痛等，急性疼痛如手术后、创伤后、劳损后、原发性痛经、牙痛、头痛等，有解热作用
制剂与规格	布洛芬片剂：①0.1g；②0.2g 布洛芬胶囊：①0.1g；②0.2g 布洛芬缓释胶囊：0.3g 布洛芬口服液：10ml：0.1g 布洛芬混悬液：100ml：2g 布洛芬滴剂：15ml：600mg 布洛芬软膏：20g/支
用法与用量	成人用量：布洛芬片（胶囊）：①抗风湿：一次 0.4g~0.6g，一日 3~4 次，类风湿关节炎比骨关节炎用量大些；②轻中度疼痛：一次 0.2~0.4g，每 4~6 小时 1 次。一日最大剂量为 2.4g。缓释剂型一次 0.3g，一日 2 次。软膏：一日 3 次，外用 儿童用量：一次按体重 5~10mg/kg，一日 3 次。口服。儿童日最大剂量为 2.0g
注意事项	1. 对阿司匹林或其他非甾体抗炎药过敏者对本品可有交叉过敏反应 2. 本品可能增加胃肠道出血的风险并导致水钠潴留 3. 避免本品与小剂量阿司匹林同用以防后者减效 4. 有消化道溃疡病史、支气管哮喘、心功能不全、高血压、血友病或其他出血性疾病、有骨髓功能减退病史的患者慎用 5. 长期用药时应定期检查血象及肝、肾功能
禁忌	1. 活动性消化性溃疡禁用 2. 对阿司匹林或其他非甾体抗炎药过敏者禁用 3. 服用此类药物诱发哮喘、鼻炎或荨麻疹患者禁用 4. 严重肝病患者及中重度肾功能不全者禁用
不良反应	消化道症状包括消化不良、胃烧灼感、胃痛、恶心、呕吐。少见胃溃疡和消化道出血，以及头痛、嗜睡、晕眩、耳鸣，皮疹，支气管哮喘发作，肝酶升高，血压升高、白细胞计数减少，水肿等。罕见肾功能不全
特殊人群用药	肝、肾功能不全患者：轻度肾功能不全者可使用最小有效剂量并密切监测肾功能和水钠潴留情况 妊娠与哺乳期妇女：尽量避免使用
药典	Chin. P. 、USP、BP、Jpn. P. 、Eur. P.

续　表

国家处方集	CNF
医保目录	口服常释剂型：【保（甲）】 口服液体剂、缓释控释剂型颗粒剂、乳膏剂：【保（乙）】
基本药物目录	口服常释剂型：【基】
其他推荐依据	
■ 药品名称	**去痛片**　Compund Aminopyrine Phenacetin Tablets
适应证	用于发热，轻、中度疼痛
制剂与规格	每片含氨基比林 0.15g、非那西丁 0.15g、咖啡因 0.05g、苯巴比妥 0.015g
用法与用量	口服：成人必要时一次 1~2 片，一日 1~3 次 5 岁以上儿童，一次 1/2~1 片
注意事项	1. 氨基比林在胃酸下与食物发生作用，可形成致癌性亚硝基化合物，特别是亚硝胺，因此有潜在的致癌性 2. 长期服用可造成依赖性，并产生耐受 3. 对各种创伤性剧痛和内脏平滑肌绞痛无效
禁忌	对氨基比林、非那西丁、咖啡因或苯巴比妥类药物过敏者禁用
不良反应	本复方所含氨基比林和非那西丁均有明显不良反应。服用氨基比林可引起呕吐、皮疹、发热、大量出汗及发生口腔炎等，少数可致中性粒细胞缺乏、再生障碍性贫血、渗出性红斑、剥脱性皮炎、龟头糜烂等。长期服用非那西丁可引起肾乳头坏死、间质性肾炎并发生急性肾衰竭，甚至可能诱发肾盂癌和膀胱癌，还可造成对药物的依赖性。非那西丁还易使血红蛋白形成高铁血红蛋白，使血液的携氧能力下降，导致发绀，还可引起溶血、肝脏损害，并对视网膜有一定毒性
特殊人群用药	肝、肾功能不全患者：不宜长久使用，以免发生中性粒细胞缺乏，用药超过 1 周要定期检查血象，孕妇及哺乳期妇女慎用
药典	Chin. P.
国家处方集	CNF
医保目录	口服常释剂型：【保（甲）】
基本药物目录	口服常释剂型：【基】
其他推荐依据	
■ 药品名称	**氟比洛芬**　Flurbiprofen
适应证	术后及癌症的镇痛
制剂与规格	氟比洛芬酯注射液：5ml∶50mg
用法与用量	通常成人每次静脉给予氟比洛芬酯 50mg，尽可能缓慢给药（1分钟以上），根据需要使用镇痛泵，必要时可重复应用。并根据年龄、症状适当增减用量。一般情况下，本品应在不能口服药物或口服药物效果不理想时应用

续　表

注意事项	1. 尽量避免与其他的非甾体抗炎药合用 2. 不能用于发热患者的解热和腰痛症患者的镇痛 3. 本品的给药途径为静脉注射，不可以肌内注射 4. 本品应避免长期使用，在不得已需长期使用时，要定期监测血尿常规和肝功能，及时发现异常情况，给予减量或停药 5. 在用药过程中要密切注意患者的情况，及时发现不良反应，并作适当的处理
禁忌	消化道溃疡患者，严重的肝、肾及血液系统功能障碍患者，严重的心力衰竭、高血压患者，对本制剂成分有过敏史的患者，阿司匹林哮喘或有既往史的患者，正在使用依洛沙星、洛美沙星、诺氟沙星的患者禁用
不良反应	1. 严重不良反应：罕见休克、急性肾衰竭、肾病综合征、胃肠道出血、伴意识障碍的抽搐 2. 在氟比洛芬的其他制剂的研究中还观察到以下严重不良反应：罕见再生障碍性贫血、中毒性表皮坏死症（Lyell综合征）、剥脱性皮炎 3. 一般的不良反应：注射部位：偶见注射部位疼痛及皮下出血；消化系统：有时出现恶心、呕吐、转氨酶升高，偶见腹泻，罕见胃肠出血；精神和神经系统：有时出现发热，偶见头痛、倦怠、嗜睡、畏寒；循环系统：偶见血压上升、心悸；皮肤：偶见瘙痒、皮疹等过敏反应；血液系统：罕见血小板减少，血小板功能低下
特殊人群用药	肝、肾功能不全患者：慎用 儿童：安全性尚未确定，不宜使用 老年人：要特别当心老年患者出现不良反应，要从小剂量开始慎重给药 妊娠与哺乳期妇女：妊娠妇女应用的安全性尚未确立，妊娠或可能妊娠的妇女必须在治疗的有益性大于危险性时才能应用；尽量不在妊娠末期应用（动物试验中发现在妊娠末期的大鼠用药后可导致分娩延迟及胎儿的动脉导管收缩）。应用本品过程中避免哺乳（可能会转移到母乳中）
药典	Chin. P.、USP、BP、Jpn. P.、Eur. P.
国家处方集	CNF
医保目录	【保（乙）】
基本药物目录	
其他推荐依据	
■ 药品名称	洛索洛芬　Loxoprofen
适应证	1. 类风湿性关节炎、骨性关节炎、腰痛症、肩关节周围炎、颈肩腕综合征等疾病的消炎和镇痛 2. 手术后、外伤后及拔牙后的镇痛和消炎 3. 急性上呼吸道炎（包括伴有急性支气管炎的急性上呼吸道炎）下述疾患的解热和镇痛
制剂与规格	洛索洛芬钠片：60mg 洛索洛芬钠胶囊：60mg
用法与用量	口服：不宜空腹服药 1. 用于适应证"1"或"2"时，成人一次60mg，一日3次。出现症状时，可1次口服60~120mg，应随年龄及症状适宜增减或遵医嘱 2. 用于适应证"3"时，成人一次顿服60mg，应随年龄及症状适宜增减。但原则上一日2次，一日最大剂量不超过180mg，或遵医嘱

续　表

注意事项	1. 长期用药时,应定期查尿常规、血常规及肝功能,若出现异常应减量或停止用药 2. 用于急性疾患时,应考虑急性炎症、疼痛及发热程度而给药;原则上避免长期使用同一药物 3. 伴有高热的高龄者或合并消耗性疾患的患者,密切观察病情 4. 用于感染引起的炎症时,应合用适当抗菌药物,慎重给药 5. 避免与其他非甾体抗炎药合用 6. 有长期使用非甾体抗炎药可导致女性暂时性的不育的报道
禁忌	有消化性溃疡、严重血液学异常和肝肾功能损害、心功能不全者,对本品成分有过敏反应,阿司匹林哮喘者,妊娠晚期妇女禁用
不良反应	1. 严重不良反应:休克、溶血性贫血、皮肤黏膜眼综合征、急性肾衰竭、肾病综合征、间质性肺炎、消化道出血、肝功能障碍、黄疸、哮喘发作 2. 其他不良反应:皮疹、瘙痒感、荨麻疹、腹痛胃部不适感、食欲减退、恶心及呕吐、腹泻、便秘、胃灼热、口内炎、消化不良、嗜睡、头痛、贫血白细胞计数减少、血小板减少、嗜酸性粒细胞增加、肝酶升高、水肿、心悸、面部潮红
特殊人群用药	肝、肾功能不全患者:慎用 妊娠与哺乳期妇女:妊娠期妇女用药应权衡利弊,哺乳期妇女用药时停止哺乳
药典	Chin. P.、Jpn. P.
国家处方集	CNF
医保目录	【保(乙)】
基本药物目录	
其他推荐依据	
■ 药品名称	对乙酰氨基酚　Paracetamol
适应证	用于中重度发热。缓解轻度至中度疼痛,如头痛、肌痛、关节痛等的对症治疗。为轻中度骨性关节炎的首选药物
制剂与规格	对乙酰氨基酚片:①0.1g;②0.3g;③0.5g 对乙酰氨基酚控释片:0.65g 对乙酰氨基酚混悬液:15ml:1.5g
用法与用量	1. 退热镇痛:口服,①成人:一次 0.3g~0.6g,一日 3~4 次;一日量不超过 2g,退热疗程一般不超过 3 天,镇痛不宜超过 10 天;②儿童:按体重一次 10mg~15mg/kg,每 4~6 小时 1 次。或按体表面积一天 1.5g/m²,分次服,每 4~6 小时 1 次;12 岁以下的小儿每 24 小时不超过 5 次量。解热用药一般不超过 3 天,镇痛遵医嘱 2. 骨性关节炎:成人常用量 口服缓释片,一次 0.65g~1.3g,每 8 小时 1 次。一日最大量不超过 4g,疗程按医嘱
注意事项	1. 对阿司匹林过敏者,一般对本品不发生过敏反应,但有报告在因阿司匹林过敏发生哮喘的患者中,少数(<5%)可于服用本品后发生轻度支气管痉挛性反应 2. 长期大剂量用药应定期进行肝肾功能和血象检查 3. 不宜大量或长期用药以防引起造血系统和肝肾功能损害
禁忌	严重肝肾功能不全患者及对本品过敏者禁用

续　表

不良反应	常规剂量下的不良反应很少，少见恶心、呕吐、出汗、腹痛、皮肤苍白等；罕见过敏性皮炎（皮疹、皮肤瘙痒等）、粒细胞缺乏、血小板减少、高铁血红蛋白血症、贫血、肝肾功能损害和胃肠道出血等
特殊人群用药	肝、肾功能不全患者：肝病者尽量避免长期使用。肾功能不全者长期大量使用本品有增加肾脏毒性的危险，故建议减量使用 儿童：3 岁以下儿童因其肝、肾功能发育不全慎用 妊娠与哺乳期妇女：慎用
药典	Chin. P. 、BP、Eur. P.
国家处方集	CNF
医保目录	口服常释剂型、颗粒剂：【保（甲）】 缓释控释剂型、口服液体剂、栓剂：【保（乙）】
基本药物目录	口服常释剂型、颗粒剂：【基】
其他推荐依据	
■ 药品名称	双氯芬酸　Diclofenac
适应证	用于各种急慢性关节炎和软组织风湿所致的疼痛，以及创伤后、术后的急性疼痛、牙痛、头痛等。对成年人和儿童的发热有解热作用。双氯芬酸钾起效迅速，可用于痛经及拔牙后镇痛用
制剂与规格	双氯芬酸钠肠溶片：①25mg；②50mg 双氯芬酸钠缓释胶囊：①50mg；②100mg 双氯芬酸钠二乙胺盐乳胶剂：20g 双氯芬酸钠栓剂：①50mg；②100mg
用法与用量	肠溶片：成人：①关节炎：一次 25mg~50mg，一日 3 次；②急性疼痛：首次 50mg，以后 25~50mg，每 6~8 小时 1 次 缓释胶囊：成人，关节炎，一次 75mg~100mg，一日 1~2 次。一日最大剂量为 150mg 小儿常用量：肠溶片，一日 0.5~2mg/kg，一日最大量为 3mg/kg，分 3 次服 栓剂直肠给药：成人，一次 50mg，一日 50~100mg。肛门塞入 乳胶剂：外用，一日 3 次
注意事项	1. 本品可增加胃肠道出血的风险并导致水钠潴留，血压上升 2. 本品有使肝酶升高倾向，故使用期间宜监测肝功能 3. 胃肠道溃疡史者避免使用。有心功能不全病史、肝、肾功能损害和老年患者及服用利尿剂或任何原因细胞外液丢失的患者慎用 4. 有眩晕史或其他中枢神经疾病史的患者服用本品期间应禁止驾车或操纵机器 5. 长期用药应定期进行肝肾功能、血象、血压监测
禁忌	对本品或同类药品有过敏史、活动性消化性溃疡患者、中重度心血管病变者禁用
不良反应	常见上腹部疼痛以及恶心、呕吐、腹泻、腹部痉挛、消化不良、腹部胀气、畏食。少见头痛、头晕、眩晕、皮疹、血清 AST 及 ALT 升高、血压升高。罕见过敏反应以及水肿、胃肠道溃疡、出血、穿孔和出血性腹泻
特殊人群用药	肝、肾功能不全患者：轻度肾功能不全者可使用最小有效剂量并密切监测肾功能和水钠潴留情况 妊娠与哺乳期妇女：尽量避免使用

续　表

药典	Chin. P.、USP、BP、Jpn. P.、Eur. P.
国家处方集	CNF
医保目录	口服常释剂型、缓释控释剂型：【保（甲）】
基本药物目录	【基】
其他推荐依据	
■ 药品名称	吲哚美辛　Indometacin
适应证	用于缓解轻、中、重度风湿病的炎症疼痛以及急性骨骼肌肉损伤、急性痛风性关节炎、痛经等的疼痛。亦用于高热的对症解热
制剂与规格	吲哚美辛胶囊：25mg 吲哚美辛缓释胶囊：30mg 吲哚美辛控释胶囊：①25mg；②75mg 吲哚美辛栓剂：①25mg；②50mg；③100mg 吲哚美辛乳膏：1%
用法与用量	1. 成人口服：①抗风湿：首次剂量一次 25~50mg，一日 2~3 次，饭时或餐后立即服，一日最大量不超过 150mg。关节炎患者如有持续性夜间疼痛或晨起时关节发作，可在睡前给予本品栓剂 50~100mg，塞入肛门；②抗痛风：首次剂量一次 25~50mg，继之 25mg，一日 3 次，直到疼痛缓解，可停药；③痛经：一次 25mg，一日 3 次。④退热：口服一次 12.5~25mg，一日不超过 3 次 2. 成人直肠给药：一日 50~100mg，睡前塞入肛门内 3. 口服与直肠联合用药：一日最大剂量 150~200mg
注意事项	1. 消化性溃疡、溃疡性结肠炎及其他上消化道疾病病史者慎用 2. 癫痫、帕金森病和精神病患者，使用后可使病情加重 3. 本品能导致水钠潴留，心功能不全及高血压患者应慎用 4. 本品可使出血时间延长，加重出血倾向，故血友病及其他出血性疾病患者应慎用 5. 本品对造血系统有抑制作用，再生障碍性贫血、粒细胞减少等患者慎用 6. 长期用药注意定期检查血压、肝肾功能和血象并定期做眼科检查 7. 有直肠炎和出血，应避免直肠给药
禁忌	对阿司匹林及其他非甾体抗炎药过敏者、上消化道出血或活动性消化性溃疡及溃疡性结肠炎的患者、孕妇和哺乳期妇女、有血管性水肿和支气管哮喘者禁用
不良反应	常见胃肠道消化不良、腹泻、严重者上消化道出血和溃疡；神经系统：头痛、头晕、焦虑、和失眠等。少见血压升高、困倦、意识模糊、失眠、惊厥、精神行为障碍、抑郁、晕厥；影响血三系：白细胞计数或血小板减少，甚至再生障碍性贫血；血尿、水肿、肾功能不全；各型皮疹过敏反应、哮喘、休克。偶有肠道狭窄。直肠用药有可能导致直肠激惹和出血
特殊人群用药	肝、肾功能不全患者：慎用 老年人：易发生毒性反应，应慎用
药典	Chin. P.、BP、Jpn. P.、Eur. P.
国家处方集	CNF

续　表

医保目录	栓剂：【保（甲）】 口服常释剂型、缓释控释剂型、缓控释颗粒剂：【保（乙）】
基本药物目录	栓剂：【基】
其他推荐依据	
■ 药品名称	安乃近　Metamizole
适应证	用于高热时的解热，也可用于头痛、偏头痛、肌肉痛、关节痛、痛经等。本品亦有较强的抗风湿作用，可用于急性风湿性关节炎，但因本品有可能引起严重的不良反应，很少在风湿性疾病中应用
制剂与规格	安乃近片：①0.25g；②0.5g 安乃近滴鼻液：10%~20%
用法与用量	1. 成人，口服：一次0.25~0.5g，一日0.75~1.25g 2. 小儿，滴鼻：小儿退热常以10%~20%溶液滴鼻，5岁以下每侧鼻孔一次1~2滴，必要时重复用1次
注意事项	1. 本品与阿司匹林有交叉过敏反应 2. 本品一般不作首选用药，仅在急性高热、病情急重，又无其他有效解热药可用的情况下用于紧急退热 3. 本品用药超过1周时应定期检查血象，一旦发生粒细胞减少，应立即停药
禁忌	对本品或氨基比林有过敏史者禁用
不良反应	本品对胃肠道的刺激虽较小，但可引起以下各种不良反应： 1. 血液方面，可引起粒细胞缺乏症，发生率约1.1%，急性起病，重者有致命危险，亦可引起自身免疫性溶血性贫血、血小板减少性紫癜、再生障碍性贫血等 2. 皮肤方面，可引起荨麻疹、渗出性红斑等过敏性表现，严重者可发生剥脱性皮炎、表皮松解症等 3. 个别病例可发生过敏性休克，甚至导致死亡
特殊人群用药	妊娠与哺乳期妇女：不宜应用
药典	Chin. P.、Eur. P.
国家处方集	CNF
医保目录	【保（乙）】
基本药物目录	口服常释剂型：【基】
其他推荐依据	
■ 药品名称	美洛昔康　Meloxicam
适应证	用于慢性关节病，包括缓解急慢性脊柱关节病、类风湿关节炎、骨性关节炎等的疼痛、肿胀及软组织炎性、创伤性疼痛、手术后疼痛
制剂与规格	美洛昔康片，7.5mg 美洛昔康栓：15mg

用法与用量	口服：骨性关节炎：一日 7.5mg，1 次服用，一日最大剂量为 15mg；强直性脊柱炎和类风湿关节炎：一日 15mg，2 次服用，也可减量至一日 7.5mg。成人一日最大剂量为 15mg，老年人一日 7.5mg
注意事项	本品出现胃肠道溃疡和出血风险略低于其他传统非甾体抗炎药。服用时宜从最小有效剂量开始。有消化性溃疡史者慎用
禁忌	妊娠及哺乳妇女、对本品过敏者、对使用阿司匹林或其他非甾体类抗炎药物后出现哮喘、鼻腔息肉、血管水肿或荨麻疹者、活动性消化性溃疡或消化性溃疡出血者、严重肝功能不全者、非透析性严重肾功能不全者、胃肠道出血、脑出血或其他出血和严重心衰者均禁用
不良反应	常见贫血、轻微头晕、头痛、消化不良、恶心、呕吐、腹痛、便秘、胀气、腹泻、瘙痒、皮疹、肝药酶短暂升高，停药即消失。少见白细胞计数减少、血小板减少、粒细胞缺乏、眩晕、耳鸣、嗜睡、心悸、胃肠道出血、消化性溃疡、食管炎、口炎、短暂肝肾功能轻度异常、荨麻疹。罕见过敏样反应、哮喘发作、胃炎、结肠炎、消化性溃疡、穿孔或胃肠道出血、肝炎、史-约综合征和中毒性表皮坏死松解症、血管性水肿、多形红斑和感光过敏及肾衰竭等
特殊人群用药	儿童：15 岁以下儿童不推荐使用 老年人：65 岁以上老年患者服药时，需定期检查其肝肾功能
药典	Chin. P. 、USP、BP、Eur. P.
国家处方集	CNF
医保目录	口服常释剂型：【保（乙）】
基本药物目录	
其他推荐依据	
■ 药品名称	塞来昔布　Celecoxib
适应证	缓解骨关节炎、类风湿关节炎、强直性脊柱炎的肿痛症状，也用于缓解手术前后、软组织创伤等的急性疼痛
制剂与规格	塞来昔布胶囊：①100mg；②200mg
用法与用量	口服： 1. 骨关节炎：一日 200mg，1 次服用，如有必要，可增加剂量。最大剂为：一次 200mg，一日 2 次，儿童不推荐使用 2. 类风湿关节炎及强直性脊柱炎：可增加到一次 200mg，一日 1~2 次，儿童不推荐使用 3. 镇痛：成人一次 400 mg，一日 1 次，疗程不超过 7 天
注意事项	1. 本品属非甾体抗炎药中选择性 COX-2 抑制剂类。它导致胃肠黏膜损伤而引起消化性溃疡和出血的风险较其他传统非甾体抗炎药为少。适用于有消化性溃疡、肠道溃疡、胃肠道出血病史者 2. 本品有引起心血管栓塞事件的风险，且与剂量及疗程（1 年以上连续服用）相关。有心血管风险者慎用 3. 本品的心血管栓塞事件的风险与其他传统非甾体抗炎药相似 4. 本品长期服用可引起血压升高、水钠潴留、水肿等。故长期服用宜监测血压、血象、肝肾功能

续　表

	5. 本品化学结构中一个芳基为苯磺酰胺，故与磺胺类药有交叉过敏反应，因此在使用本品前要询问患者是否对磺胺类药过敏 6. 有支气管哮喘病史、过敏性鼻炎、荨麻疹病史者慎用 7. 服用本品时不能停服因防治心血管病所需服用的小剂量阿司匹林，但两者同服会增加胃肠道不良反应
禁忌	对磺胺过敏者、对阿司匹林或其他非甾体抗炎药物过敏或诱发哮喘者及对本品过敏者、有心肌梗死史或脑卒中史者、严重心功能不全者及重度肝功能损害、孕妇及哺乳期妇女均禁用本品
不良反应	1. 常见胃肠胀气、腹痛、腹泻、消化不良、咽炎、鼻窦炎；由于水钠潴留可出现下肢水肿、头痛、头晕、嗜睡、失眠 2. 少见口炎、便秘、心悸、疲乏、四肢麻木、肌肉痉挛、血压升高； 3. 偶见 ALT、AST 升高 4. 罕见味觉异常、脱发 5. 非常罕见癫痫恶化
特殊人群用药	肝、肾功能不全患者：有中度肝肾损害者，本品剂量应减低而慎用
药典	Chin. P.、USP、BP、Eur. P.
国家处方集	CNF
医保目录	【保（乙）】
基本药物目录	
其他推荐依据	
■ 药品名称	萘普生　Naproxen
适应证	用于类风湿关节炎、骨关节炎、强直性脊柱炎、急性痛风性关节炎、肌腱炎、腱鞘炎等的肿胀、疼痛、活动受限均有缓解症状作用。亦可用于缓解肌肉骨骼扭伤、挫伤、损伤以及痛经等所致疼痛
制剂与规格	萘普生片：①0.1g；②0.125g；③0.25g 萘普生胶囊：0.25g 萘普生缓释胶囊：0.5g 萘普生注射液：①2ml：0.1g；②2ml：0.2g 萘普生栓剂：0.25g
用法与用量	成人口服：①抗风湿，一次 0.25g~0.5g，一日 2 次，必要时每 6~8 小时 1 次。一日最大剂量为 1.5g。缓释剂型一次 0.5g，一日 1 次；②镇痛，普通片，首次 0.5g，必要时重复，以后一次 0.25g，每 6~8 小时 1 次。疗程不超过 10 天 成人直肠给药：一次 0.25g，睡前肛内塞入 儿童：抗风湿一日 10mg/kg，分 2 次口服，一日最大剂量 750mg
注意事项	1. 对阿司匹林或其他非甾体抗炎药过敏者对本品可有交叉过敏反应 2. 本品有增加胃肠道出血的风险并导致水钠潴留 3. 有凝血机制或血小板功能障碍、哮喘、心功能不全或高血压者慎用。长期用药应定期进行肝肾功能、血象、血压及眼科检查
禁忌	对本品或同类药品过敏者、活动性消化性溃疡患者、严重肝肾功能不全者禁用

续　表

不良反应	常见胃烧灼感、消化不良、胃痛或不适、恶心及呕吐，严重者有胃肠出血甚至穿孔。久服者有血压升高、头晕、嗜睡、头痛等。少见视物模糊或视觉障碍、听力减退、腹泻、口腔刺激或痛感、心慌及多汗、下肢水肿、肾脏损害（过敏性肾炎、肾病、肾乳头坏死及肾衰竭等）、荨麻疹、过敏性皮疹、精神抑郁、肌肉无力、粒细胞减少及肝功能损害等
特殊人群用药	肝、肾功能不全患者：轻度肾功能不全者可使用最小有效剂量并密切监测肾功能和水钠潴留情况 妊娠与哺乳期妇女：尽量避免使用
药典	Chin. P.、USP、BP、Jpn. P.、Eur. P.
国家处方集	CNF
医保目录	口服常释剂型、缓释控释剂型：【保（乙）】
基本药物目录	
其他推荐依据	
■ 药品名称	尼美舒利　Nimesulide
适应证	可用于慢性关节炎症（如类风湿性关节炎和骨关节炎等）；手术和急性创伤后的疼痛和炎症；耳鼻咽部炎症引起的疼痛；痛经；上呼吸道感染引起的发热等症状的治疗
制剂与规格	尼美舒利片：①50mg；②100mg 尼美舒利栓：0.2g
用法与用量	本品仅用于成人： 1. 口服：一次50~100mg，一日2次，餐后服用。按照病情的轻重和患者的需要，可以增加到200mg，一日2次。老年人的服药剂量应严格遵照医师规定，医师可以根据情况适当减少以上所列的剂量 2. 直肠给药：一次200mg，一日2次
注意事项	1. 尼美舒利对以下患者要慎重使用：具有出血症病史的患者，具有胃肠道疾病的患者，接受抗凝血剂治疗或是服用抗血小板凝集药物的患者 2. 对药物胃耐受性差的患者服用本品应被置于严密的观察之下，因本品主要通过肾脏系统排除体外，如果肾功能不全，就必须根据肾小球的滤过率，来减少服药的剂量。如果有用了其他非甾体抗炎药之后，出现视力下降的症状，为了证实视力是否受到影响，最好停止治疗，进行眼科检查
禁忌	对本品、阿司匹林或其他非甾体抗炎药过敏者禁用。正处于胃肠出血的患者或消化道溃疡活动期的患者禁用。严重肾功能不全者禁用
不良反应	主要有胃灼热、恶心、胃痛，但症状轻微、短暂，很少需要中断治疗。极少情况下，患者出现过敏性皮疹。即使使用尼美舒利未产生上述不良反应，也应注意到本品如同其他非甾体抗炎药一样可能产生头晕、欲睡、胃溃疡或肠胃出血及史-约综合征
特殊人群用药	妊娠与哺乳期妇女：不建议应用
药典	Chin. P.、BP、Eur. P.
国家处方集	CNF
医保目录	口服常释剂型：【保（乙）】

续　表

基本药物目录	
其他推荐依据	
■ **药品名称**	可待因　Codeine
适应证	1. 镇咳，用于较剧的频繁干咳，如痰液较多宜并用祛痰药 2. 镇痛，用于中度以上的疼痛 3. 镇静，用于辅助局麻或全麻
制剂与规格	磷酸可待因片：①15mg；②30mg 磷酸可待因缓释片：①15mg；②30mg 磷酸可待因糖浆：①10ml；②100ml 磷酸可待因注射液：①1ml：15mg；②1ml：30mg 磷酸可待因/双氯芬酸钠复方片（氯芬待因片）：每片含磷酸可待因 15mg，双氯芬酸钠 25mg
用法与用量	口服： 1. 成人：口服，一次 15～30mg，一日 2～3 次；极量一次 100mg，一日 250mg。皮下注射，一次 15～30mg（仅供手术中使用） 2. 儿童：①镇痛，口服，一次按体重 0.5～1mg/kg，一日 3 次；②镇咳，用量按镇痛量的 1/2～1/3
注意事项	1. 下列情况应慎用：支气管哮喘、急腹症；在诊断未明确时，可能因掩盖真相造成误诊；胆结石，可引起胆管痉挛；原因不明的腹泻，可使肠道蠕动减弱、减轻腹泻症状而误诊；颅脑外伤或颅内病变，本品可引起瞳孔变小，模糊临床体征；前列腺肥大病因本品易引起尿潴留而加重病情 2. 重复给药可产生耐药性，久用有成瘾性，也可引起便秘 3. 本品为国家特殊管理的麻醉药品，务必严格遵守国家对麻醉药品的管理条例的使用和管理 4. 磷酸可待因缓释片必须整片吞服，不可掊开或嚼碎
禁忌	对本品过敏的患者禁用；多痰患者禁用，以防因抑制咳嗽反射，使大量痰液阻塞呼吸道，继发感染而加重病情。婴幼儿、未成熟新生儿禁用
不良反应	较多见的不良反应有幻想、呼吸微弱/缓慢或不规则、心率或快或慢；少见的不良反应：惊厥、耳鸣、震颤或不能自控的肌肉运动，荨麻疹、瘙痒、皮疹或脸肿等过敏反应；长期应用引起依赖性，常用量引起依赖性的倾向较其他吗啡类为弱。典型的症状为食欲减退、腹泻、牙痛、恶心呕吐、流涕、寒战、打喷嚏、打哈欠、睡眠障碍、胃痉挛、多汗、衰弱无力、心率增速、情绪激动或原因不明的发热
特殊人群用药	妊娠与哺乳期妇女：本品可透过胎盘使婴儿成瘾，引起新生儿的戒断症状如过度啼哭、打喷嚏、打呵欠、腹泻、呕吐等，妊娠妇女慎用。分娩应用本品可引起新生儿呼吸抑制。本品可自乳汁排出，哺乳期妇女慎用
药典	Chin. P.、USP、BP、Jpn. P.、Eur. P.
国家处方集	CNF
医保目录	口服常释剂型：【保（甲）】 注射剂，【保（乙）】

基本药物目录	
其他推荐依据	
■ **药品名称**	**氨酚待因**　Paracetamol and Codeine Phosphate Tablets
适应证	中等强度镇痛药。适用于各种手术后疼痛、骨折、中度癌症疼痛、骨关节疼痛、牙痛、头痛、神经痛、全身痛、软组织损伤及痛经等
制剂与规格	氨酚待因片（Ⅰ）：每片含对乙酰氨基酚 0.5g，磷酸可待因 8.4mg 氨酚待因片（Ⅱ）：每片含对乙酰氨基酚 0.3g，磷酸可待因 15mg
用法与用量	口服：规格分为氨酚待因片（Ⅰ）和氨酚待因片（Ⅱ） 1. 氨酚待因片（Ⅰ）：①成人，一次 1~2 片，一日 3 次；中度癌症疼痛一次 2 片，一日 3 次；②7~12 岁儿童一次 1/2~1 片，一日 3 次（一日不超过 2~4 片） 2. 氨酚待因片（Ⅱ）：①成人，一次 1 片，一日 3 次，中度癌症疼痛必要时可由医师决定适当增加；②7~12 岁儿童按体重相应减量，连续使用一般不超过 5 日
注意事项	1. 长期大量应用时，特别是肝功能异常者，应定期测定肝功能及血象 2. 下列情况慎用：乙醇中毒、肝病或病毒性肝炎、肾功能不全、支气管哮喘、胆结石、颅脑外伤或颅内病变、前列腺肥大、哺乳期妇女及妊娠期妇女、老年患者 3. 长期使用后身体可产生一定程度的耐受性。本品属于二类精神药管理 4. 不明原因的急腹症、腹泻，应用本品后可能掩盖真相造成误诊，故应慎重
禁忌	对本品过敏者，呼吸抑制及有呼吸道梗阻性疾病，尤其是哮喘发作的患者禁用；多痰患者禁用，以防因抑制咳嗽反射，使大量痰液阻塞呼吸道，继发感染而加重病情
不良反应	偶有头晕、出汗、恶心、嗜睡等反应，停药后可自行消失。超剂量或长期使用可产生药物依赖性
特殊人群用药	肝、肾功能不全患者：肝病或病毒性肝炎、肾功能不全者慎用 儿童：7 岁以下儿童不宜使用 妊娠与哺乳期妇女：慎用
药典	Chin. P.
国家处方集	CNF
医保目录	【保（乙）】
基本药物目录	
其他推荐依据	
■ **药品名称**	**双氢可待因**　Dihydrocodeine
适应证	用于缓解中度以上疼痛
制剂与规格	酒石酸双氢可待因片：30mg 酒石酸双氢可待因控释片：60mg
用法与用量	口服：常释片，一次 30~60mg，一日 3 次或遵医嘱，餐后服用。需依据临床症状调节用量，如全日用量超过 240mg 镇痛不住时，请改用更强效的镇痛药。控释片，一次 60~120mg，一日 2 次

续 表

注意事项	下列情况应慎重使用：心功能不全者，肺功能不全者，肝、肾功能不全患者，脑器质性病变者，处于休克状态者，代谢性酸中毒者，甲状腺功能低下者，肾上腺皮质功能低下者，既往有药物依赖史者，老年患者，身体衰弱者，因前列腺肥大所致的排尿不全、尿道狭窄及尿路手术后者，器质性幽门狭窄、麻痹性肠梗阻及近期进行了胃肠道手术者，有抽搐既往史者，胆囊病变及胆结石者，严重的炎性肠道疾病者
禁忌	下列情况禁用：呼吸抑制，呼吸道阻塞性疾病，慢性肺功能障碍者，因本品可引起组胺释放，支气管哮喘发作时禁用，诊断不明确的急腹症患者禁用，休克、昏迷或心力衰竭患者禁用，对本品中任何成分过敏者禁用，抽搐状态，急性乙醇中毒，对阿片类生物碱过敏者，失血性大肠炎及细菌性痢疾
不良反应	主要为便秘、恶心、呕吐、胃部不适、皮肤瘙痒
特殊人群用药	肝、肾功能不全患者：慎用 儿童：12岁以下儿童不推荐使用或遵医嘱 老年人：慎用 妊娠与哺乳期妇女：不宜使用
药典	Chin. P.、USP、BP、Jpn. P.、Eur. P.
国家处方集	CNF
医保目录	【保（乙）】
基本药物目录	
其他推荐依据	
■ **药品名称**	布桂嗪　Bucinnazine
适应证	本品为中等强度的镇痛药。适用于偏头痛，三叉神经痛，牙痛，炎症性疼痛，神经痛，月经痛，关节痛，外伤性疼痛，手术后疼痛，以及癌症痛（属二阶梯镇痛药）等
制剂与规格	盐酸布桂嗪片：①30mg；②60mg 盐酸布桂嗪注射液：①1ml：50mg；②2m1：100mg
用法与用量	1. 口服：①成人，一次30~60mg，一日3~4次；②儿童，一次1mg/kg，疼痛剧烈时用量可酌增 2. 皮下或肌内注射：成人，一次50~100mg，一日1~2次。疼痛剧烈时用量可酌增。对于慢性中重度癌痛患者，剂量可逐渐增加。首次及总量可以不受常规剂量的限制
注意事项	本品为国家特殊管理的麻醉药品，必须严格遵守国家对麻醉药品的管理条例，按规定开写麻醉药品处方和供应、管理本类药品，防止滥用
禁忌	对本品过敏者禁用
不良反应	少数患者可见有恶心、眩晕或困倦、黄视、全身发麻感等，停药后可消失。本品引起依赖性的倾向与吗啡类药相比为低，连续使用本品，可耐受和成瘾，故不可滥用
特殊人群用药	尚不明确
药典	Chin. P.
国家处方集	CNF

续　表

医保目录	口服常释剂型：【保（甲）】 注射剂：（乙）
基本药物目录	
其他推荐依据	
■ 药品名称	曲马多　Tramadol
适应证	用于中度至重度疼痛
制剂与规格	缓释片：100mg 曲马多注射液：2ml：100mg 注射用曲马多：①50mg；②100mg
用法与用量	1. 注射剂：成人及 12 岁以上儿童，肌内注射，一次 100mg，必要时可重复。一般情况下一日总量为 400mg，但在治疗癌痛和重度术后疼痛时可应用更高日剂量 2. 缓释片：整片吞服，一般从一次 50mg 开始，12 小时服用 1 次，根据患者疼痛程度可调整用药剂量。一般成人及 14 岁以上中度疼痛的患者，单剂量为 50～100mg；体重不低于 25kg 的 1 岁以上儿童的服用剂量为每千克体重 1～2mg。本品最低剂量为 50mg（半片），最高日剂量通常不超过 400mg，治疗癌性痛时也可考虑使用较大剂量。肝、肾功能不全患者，应酌情使用。老年患者用量，应有所减少。2 次服药的时间间隔，不得少于 8 小时
注意事项	1. 以下情况慎用：对阿片类药物敏感者、有心脏疾患者及老年人 2. 当使用超过推荐的日使用剂量的上限（400mg）时有出现惊厥的危险，合并应用能降低痉挛阈值或其本身可诱发惊厥的药物（如抗抑郁剂，神经阻滞剂等）时惊厥出现的危险性增加 3. 禁止作为对阿片类有依赖性患者的代替品 4. 有药物滥用或依赖性倾向的患者不宜使用。本品属于第二类精神药品，应按有关规定使用和管理 5. 本品有可影响患者的驾驶和机械操作能力，尤其是与乙醇同时服用时更为严重 6. 突然撤药可能导致戒断症状，建议缓慢减药 7. 过量时呼吸抑制可用纳洛酮解救，曲马多过量不能单纯应用血液透析和血液滤过治疗
禁忌	对曲马多及其赋形剂过敏者；妊娠期妇女；1 岁以下儿童；乙醇、镇静剂、镇痛剂、阿片类或者精神类药物急性中毒患者；正在接受单胺氧化酶抑制剂治疗或在过去 14 天服用过此类药物者；本品不得用于戒毒治疗
不良反应	常见恶心、呕吐、便秘、口干、头晕、嗜睡、出汗。少见过敏反应、低血压、心动过速、胃肠功能紊乱、头痛、视觉异常、情绪不稳、欣快、活动减退、功能亢进、认知和感觉障碍、惊厥、精神混乱、药物依赖性、幻觉、戒断症状、瘙痒、皮疹、荨麻疹、血管神经性水肿、排尿障碍、尿潴留、呼吸困难、支气管痉挛、呼吸抑制，罕见高血压和心动过缓
特殊人群用药	肝、肾功能不全患者：慎用 老年人：对阿片类药依赖、有头部损伤、休克、不明原因的神志模糊、呼吸中枢及呼吸功能异常、颅内压升高的患者，应用本品应特别小心 妊娠与哺乳期妇女：哺乳期妇女使用时约有 0.1%剂量可经乳汁分泌，故单次应用不必中断哺乳
药典	Chin. P. 、USP、BP、Eur. P.
国家处方集	CNF

续　表

医保目录	【保（乙）】
基本药物目录	口服常释剂型：【基】
其他推荐依据	
■ 药品名称	对乙酰氨基酚/羟考酮复方片　Oxycodone and Acetaminophen
□ 其他名称	氨酚羟考酮片
适应证	用于中、重度急、慢性疼痛
制剂与规格	本品每片含羟考酮 5mg，对乙酰氨基酚 325mg（或 500mg）
用法与用量	口服：成人术后疼痛，一次 1~2 片，间隔 4~6 小时可重复用药 1 次。癌症、慢性疼痛，一次 1~2 片，一日 3 次
注意事项	勿空腹服用
禁忌	对羟考酮、对乙酰氨基酚过敏者禁用
不良反应	最常见的不良反应包括轻微的头痛，头晕、嗜睡、恶心、呕吐，运动时加重，休息时减轻。偶见精神亢奋、烦躁不安、便秘，皮疹和皮肤瘙痒。大剂量应用时，会产生与吗啡类似的不良反应，包括呼吸抑制等
特殊人群用药	尚不明确
药典	Chin. P.
国家处方集	CNF
医保目录	【保（乙）】
基本药物目录	
其他推荐依据	
■ 药品名称	吗啡　Morphine
适应证	本品为强效镇痛药。吗啡注射液及普通片剂用于其他镇痛药无效的急性锐痛，如严重创伤、战伤、烧伤、晚期癌症等疼痛；心肌梗死而血压尚正常者，可使患者镇静，并减轻心脏负担；用于心源性哮喘可使肺水肿症状暂时有所缓解；麻醉和手术前给药可保持患者宁静进入嗜睡；不能单独用于内脏绞痛（如胆绞痛等），而应与阿托品等有效的解痉药合用。吗啡缓、控释片则主要适用于重度癌痛患者镇痛
制剂与规格	盐酸吗啡注射液：①0.5ml：5mg；②1ml：10mg 盐酸吗啡片：①5mg；②10mg；③20mg；④30mg；⑤50mg 盐酸吗啡缓释片：30mg 盐酸吗啡控释片：①10mg；②30mg；③60mg
用法与用量	1. 皮下注射，①成人常用量一次 5~15mg，一日 15~40mg；②极量：一次 20mg，一日 60mg 2. 成人镇痛时常用静脉注射量：5~10mg；用作静脉全麻按体重不得超过 1mg/kg，不够时加用作用时间短的其他静脉麻醉药，以免苏醒迟延，术后发生血压下降和时间较长的呼吸抑制

续 表

	3. 手术后镇痛注入硬膜外间隙，成人自腰脊部位注入，一次极限 5mg，胸脊部位应减为 2~3mg，按一定的间隔可重复给药多次。注入蛛网膜下腔，一次 0.1~0.3mg。原则上不再重复给药 4. 对于重度癌痛患者，首次剂量范围较大，一日 3~6 次，以预防癌痛发生及充分缓解癌痛
注意事项	1. 以下情况慎用：有药物滥用史；颅内压升高；低血容量性低血压；胆道疾病或胰腺炎；老年人；严重肾衰；严重慢性阻塞性肺部疾患；严重肺源性心脏病；严重支气管哮喘或呼吸抑制；婴幼儿（普通片剂及注射液） 2. 未明确诊断的疼痛，尽可能不用本品，以免掩盖病情，贻误诊断 3. 可干扰对脑脊液压升高的病因诊断 4. 本品可能引起胆管系的内压上升，可升高血浆淀粉酶和脂肪酶 5. 对血清碱性磷酸酶、丙氨酸氨基转移酶、门冬氨酸氨基转移酶、胆红素、乳酸脱氢酶等测定有一定影响，可能出现假阳性 6. 对有癫痫病史的患者，吗啡可降低癫痫发作的阈值 7. 吗啡可削弱驾驶和操作机械的能力 8. 控、缓释片必须整片吞服 9. 不经胃肠途径滥用口服药物有可能导致严重的不良反应，甚至致死 10. 本品使用 3~5 天会产生对药物的耐受性，长期应用可成瘾，治疗突然停止时会发生戒断综合征。本品按麻醉药品严格管理和使用 11. 对于重度癌痛患者，吗啡使用量不受药典中吗啡极量的限制 12. 中毒解救：除一般中毒处理外，还可静脉注射纳洛酮 0.005~0.01mg/kg，成人 0.4mg。亦可用烯丙吗啡作为拮抗药
禁忌	已知对吗啡过敏者、婴幼儿（缓、控释片）、未成熟新生儿、妊娠期妇女、临盆产妇、哺乳期妇女、呼吸抑制已显示发绀、颅内压增高和颅脑损伤、支气管哮喘、肺源性心脏病代偿失调、甲状腺功能减退、皮质功能不全、前列腺肥大、排尿困难及严重肝功能不全、休克尚未纠正控制前、麻痹性肠梗阻等患者
不良反应	1. 注射剂连续 3~5 天即产生耐受性，1 周以上可成瘾；但对于晚期中重度癌痛患者，如果治疗适当，少见依赖及成瘾现象 2. 常见：腹痛，食欲减退，便秘，口干，消化不良，恶心，呕吐，思维混乱，头痛，失眠，肌肉不自主收缩，嗜睡，支气管痉挛，咳嗽减少，皮疹，寒战，瘙痒，出汗
特殊人群用药	肝、肾功能不全患者：严重肾衰竭患者慎用 儿童：婴幼儿慎用 老年人：慎用
药典	Chin. P.、USP、BP、Jpn. P.、Eur. P.
国家处方集	CNF
医保目录	口服常释剂型、注射剂：【保（甲）】 口服液体剂缓释控释剂型：【保（乙）】
基本药物目录	
其他推荐依据	
■ 药品名称	**芬太尼透皮贴剂** Fentanyl Transdermal Patches
适应证	中度到重度慢性疼痛以及那些只能依靠阿片类镇痛药治疗的难以消除的疼痛

续　表

制剂与规格	芬太尼透皮贴剂：①25μg/h，4.2毫克/贴；②50μg/h，8.4毫克/贴；③5μg/h，12.6毫克/贴
用法与用量	本品的剂量应根据患者的个体情况而决定，并应在给药后定期进行剂量评估。本品应贴于躯干或上臂未受刺激及未受辐射的平整皮肤表面（最好选择无毛发部位）。用药前可用清水清洗贴用部位，在皮肤完全干燥后再用药。本品应在开封后立即使用。使用时用手掌用力按压30秒钟，以确保贴剂与皮肤完全接触 本品可以持续贴用72小时，在更换贴剂时，应更换粘贴部位
注意事项	1. 以下情况慎用：阿片类药物不耐受者、慢性肺部疾病、呼吸抑制、颅内压升高、心脏疾病、肝肾疾病、老年患者、甲状腺功能减退、肾上腺皮质功能减退、原因不详的腹痛综合征、发热患者或应用外部发热源者、前列腺癌、急性乙醇中毒者 2. 用本品时应避免进行精细操作 3. 出现严重不良反应的患者应在停止使用本品后继续观察24小时 4. 不能将本品分拆、切割或以任何其他方式损坏 5. 复诊时须将用过的贴剂对折放入原包装袋，交回医疗机构
禁忌	已知对芬太尼或对本贴剂中黏附剂敏感者、急性或手术后疼痛的治疗、40岁以下非癌性慢性疼痛患者（艾滋病、截瘫患者疼痛治疗不受年龄及疼痛病史的限制）
不良反应	常见恶心，呕吐，便秘，低血压，嗜睡，头晕，失眠。较常见焦虑，忧郁，食欲减退，不自主肌收缩，心悸，感觉减退，呵欠，鼻炎，腹痛，消化不良，口干，瘙痒，体温变化，多汗，疲乏，不适，流感样症状，外周水肿，瘙痒，尿潴留，戒断症状。罕见过敏性休克，过敏反应，意识模糊，惊厥，震颤，记忆减退，性功能障碍，呼吸抑制。与所有的强效阿片类制剂相同，最严重的不良反应为肺通气不足。反复使用可能出现耐药，身体依赖和心理依赖
特殊人群用药	肝、肾功能不全患者：减量使用 老年人：慎用 妊娠与哺乳期妇女：除非确实需要，否则不应在妊娠期使用本品；不建议在分娩过程中使用。哺乳期妇女不宜用本品
药典	Chin. P.
国家处方集	CNF
医保目录	【保（乙）】（限癌症疼痛患者或其他方法难以控制的重度疼痛）
基本药物目录	
其他推荐依据	
■ **药品名称**	**氯诺昔康　Lornoxica**
适应证	用于急性轻度至中度疼痛和由某些类型的风湿性疾病引起的关节疼痛和炎症
制剂与规格	氯诺昔康片：8mg
用法与用量	1. 急性轻度或中度疼痛：一日8~16mg。如需反复用药，一日最大剂量为16mg 2. 风湿性疾病引起的关节疼痛和炎症：一日剂量为12~16mg
注意事项	以下情况慎用：哮喘患者、有胃肠道出血或十二指肠溃疡病史者，凝血障碍者

续　表

禁忌	已知对非甾体抗炎药（如阿司匹林）过敏者、由水杨酸诱发的支气管哮喘者、急性胃肠出血或急性胃或肠溃疡者、严重心功能不全者、严重肝功能不全者、血小板计数明显减低者、妊娠和哺乳期患者、年龄小于18岁者
不良反应	常见头晕、头痛、胃肠功能障碍（如胃痛、腹泻、消化不良、恶心和呕吐）
特殊人群用药	肝、肾功能不全患者：肝、肾功能受损者慎用 老年人：慎用
药典	
国家处方集	CNF
医保目录	【保（乙）】
基本药物目录	
其他推荐依据	
■ 药品名称	萘丁美酮　Nabumetone
适应证	用于骨性关节炎、类风湿关节炎、强直性脊柱炎的关节肿痛和脊柱痛的对症治疗。亦用于软组织风湿病、运动性软组织损伤及手术后、外伤后等镇痛
制剂与规格	萘丁美酮片：①0.25g；②0.5g；③0.75g 萘丁美酮胶囊：0.25g
用法与用量	成人：口服，每晚1g，一次服用。一日最大量为2g，分2次服。老年人每晚0.5g，一次服用
注意事项	1. 对阿司匹林过敏者对本品可能有相似反应 2. 具有消化性溃疡病史的患者使用后，应对其症状进行定期检查 3. 有心力衰竭、水肿或高血压的患者应慎用本品 4. 在餐中服用本品可使吸收率增加，应在餐后或晚间服用。服用本品的剂量一日超过2g时腹泻发生率增加
禁忌	活动性消化性溃疡或出血、严重肝功能异常、对本品及其他非甾体类药物过敏者禁用，孕妇和哺乳期妇女禁用
不良反应	1. 较常见：①胃肠道：恶心、呕吐、消化不良、腹痛、腹泻、便秘、胃肠胀气、便隐血试验阳性、胃炎、口干和口腔炎、上消化道出血；②神经系统：头痛、头晕、疲劳、耳鸣、多汗、失眠、多梦、嗜睡和紧张；③皮肤：皮疹和瘙痒及皮肤水肿 2. 少见：黄疸、食欲增加或减退、吞咽困难、肠胃炎、肝功能异常、大便隐血阳性、肝衰竭、衰弱、兴奋、焦虑、多疑、抑郁、震颤和眩晕、大疱性皮疹、荨麻疹、光敏感、风疹、中毒性表皮坏死松解症、多形性红斑、史-约综合征、血管炎、体重增加、呼吸困难、过敏性肺炎、蛋白尿、氮质血症、高尿酸血症、肾病综合征、阴道出血、血管神经性水肿 3. 罕见：胆红素尿、十二指肠炎、嗳气、胆结石、舌炎、胰腺炎和直肠出血；噩梦、味觉异常、脱发、心绞痛、心律失常、高血压、心肌梗死、心悸、晕厥、血栓性静脉炎、哮喘和咳嗽、排尿困难、血尿、阳痿和肾结石、发热、寒战、贫血、白细胞计数减少、粒细胞减少症、血糖升高、低钾血症和体重减轻
特殊人群用药	肝、肾功能不全患者：肾功能损害的患者，应考虑减少剂量或禁用

续　表

	老年人：用本品应该维持最低有效剂量 儿童：不推荐使用
药典	
国家处方集	CNF
医保目录	【保（甲）】
基本药物目录	
其他推荐依据	
■ 药品名称	帕瑞昔布　Parecoxib
适应证	用于手术后疼痛的短期治疗。在决定使用选择性 COX-2 抑制剂前，应评估患者的整体风险
制剂与规格	注射用帕瑞昔布钠：①20mg；②40mg（以帕瑞昔布钠计）
用法与用量	1. 静脉或肌内注射推荐剂量为 40mg，随后视需要间隔 6~12 小时给予 20mg 或 40mg，每天总剂量不超过 80mg。可直接进行快速静脉推注，或通过已有静脉通路给药。肌内注射应选择深部肌肉缓慢推注。疗程不超过 3 天 2. 本品可使用氯化钠溶液 9mg/ml（0.9%）、葡萄糖注射液 50g/L（5%）、氯化钠 4.5mg/ml（0.45%）和葡萄糖 50g/L（5%）注射液作为溶媒 3. 对于老年患者（≥65 岁）不必进行剂量调整。但是，对于体重低于 50kg 的老年患者，本品的初始剂量应减至常规推荐剂量的一半且每日最高剂量应减至 40mg 4. 肝、肾功能损伤者：对于轻度肝功能损伤者不必调整剂量。中度肝功能损伤者应慎用，剂量应减至常规用量的一半，且每日最高剂量降至 40mg。对肾功能损伤者不必调整剂量，但对肾功能损伤的患者以及有体液潴留倾向的患者应密切观察
注意事项	以下情况慎用： 1. 具有发生心血管事件的高危因素者（如：高血压、高血脂、糖尿病、吸烟）、老年人、服用其他非甾体抗炎药或阿司匹林或有过胃肠道疾病病史者（如溃疡或胃肠道出血）、脱水患者、口服华法林或其他口服抗凝血药者 2. 由于应用本品超过 3 天的临床经验有限，建议临床连续使用不超过 3 天 3. 由于选择性 COX-2 抑制剂缺少抗血小板聚集作用，故本品不可替代阿司匹林用于预防心血管血栓栓塞类疾病，治疗期间不能中止抗血小板治疗
禁忌	对本品有过敏史者；有严重药物过敏反应史，尤其是皮肤反应，如史-约综合征、中毒性表皮坏死松解症，多形性红斑等，或已知对磺胺类药物超敏者；活动性消化道溃疡或胃肠道出血；支气管痉挛、急性鼻炎、鼻息肉、血管神经性水肿、荨麻疹以及服用阿司匹林或非甾体抗炎药（包括 COX-2 抑制剂）后出现其他过敏反应的患者；处于妊娠后 1/3 孕程或正在哺乳者；严重肝功能损伤（血清白蛋白<25g/L 或 Child-Pugh 评分≥10）；炎症性肠病；充血性心力衰竭（NYHA Ⅱ~Ⅳ）；冠状动脉搭桥术后用于治疗术后疼痛；已确定的缺血性心脏疾病，外周动脉血管和（或）脑血管疾病
不良反应	常见：术后贫血、低钾血症、焦虑、失眠、感觉减退、高血压，低血压、呼吸功能不全、咽炎、干槽症、消化不良、胃肠气胀、瘙痒、背痛、少尿、外周水肿、肌酐升高。少见：胸骨伤口异常浆液状引流物，伤口感染、血小板减少、脑血管疾病、心动过缓、高血压加重、胃及十二指肠溃疡、咳嗽、SGOT 升高，SGPT 升高，血液尿素氮升高。罕见：急性肾衰、肾衰、心肌梗死、充血性心力衰竭、腹痛、恶心、呕吐、呼吸困难、心动过速和史　约

特殊人群用药	综合征。非常罕见：多样型红斑，剥脱性皮炎及超敏反应（包括过敏反应和血管性水肿） 肝、肾功能不全患者：轻度肝功能损伤的患者（Child-Pugh 评分：5~6）不必进行剂量调整。中度肝功能损伤的患者（Child-Pugh 评分：7~9）应慎用本品，剂量应减至常规推荐剂量的一半且每日最高剂量降至 40mg。目前尚无严重肝功能损伤患者（Child-Pugh 评分：≥10）的临床用药经验，因此禁用于本类患者。不必对轻度至中度（肌酐清除率：30~80ml/min）、或重度（肌酐清除率：<30ml/min）肾功能损伤的患者进行剂量调整。但肾功能损伤的患者以及具有液体潴留倾向的患者用药时应密切观察 儿童：不推荐使用 妊娠及哺乳期妇女：妊娠期妇女，除非必需，否则不推荐在妊娠期前三分之二阶段或分娩期使用本品；哺乳期妇女不宜使用本品
药典	
国家处方集	CNF
医保目录	【保（乙）】（限不能口服药物或口服药物效果不理想的术后镇痛）
基本药物目录	
其他推荐依据	
■ 药品名称	美洛昔康　Meloxicam
□ 其他名称	莫比可
适应证	片剂：骨关节炎症状加重时的短期症状、类风湿性关节炎和强直性脊柱炎的长期症状 针剂：莫比可针剂适用于以下疾病的初始与短期症状性（类风湿性关节炎）、疼痛性骨关节炎（关节病、退行性关节病）、强直性脊柱炎
制剂与规格	片剂：7.5mg 针剂：1.5ml：15mg
用法与用量	1. 片剂：口服。①骨关节炎症状加重时：一次 1 片，一日 1 次，如果症状没有改善，需要时，剂量可增至一次 2 片，一日 1 次；每片 7.5mg；②类风湿性关节炎，强直性脊柱炎：一次 2 片，一日 1 次，根据治疗后反应，剂量可减至一次 1 片，一日 1 次；每片 7.5mg（参见"特殊人群用药"）每日剂量不得超过 15mg/天，每天的总剂量应一次性服用，用水或其他流体与食物一起送服 2. 针剂：仅在治疗的最初几天使用肌内注射。持续治疗时，应当口服给药（片剂或胶囊）。依据疼痛强度和炎症的严重程度，本品的推荐注射剂量为 7.5mg 或 15mg，每日 1 次。本品应当经深部肌内注射给药。因为可能具有配伍禁忌，不应在同一注射器内混合本品与其他药物。进行血液透析的严重肾衰竭患者的本品每日最大剂量不应高于 7.5mg。本品严禁用于静脉给药。因为尚未确定儿童和青少年的剂量，注射液应当限用于成人 联合用药：美洛昔康胶囊、片剂、栓剂、口服混悬液和注射液的每日总剂量不应超过 15mg
注意事项	1. 有消化性溃疡史者应慎用，出现胃肠症状或出血者立即停用 2. 对中度心、肝、肾病者剂量宜酌情调整 3. 服药者宜定期随诊其肝肾功能，尤其是 65 岁以上老年患者 4. 过量服用本品，可口服考来烯胺，以加快本药排出

续　表

禁忌	1. 对本品阿司匹林或其他非甾体类抗炎药过敏的患者禁用 2. 对活动性消化性溃疡、严重肝、肾功能不全者禁用 3. 妊娠、哺乳期妇女禁用
不良反应	1. 胃肠道：消化不良、腹痛、恶心、腹泻等最为常见，严重胃肠道反应如溃疡、出血、穿孔约 0.1% 2. 肝酶升高：见于约 10% 患者，停药恢复 3. 水肿、血压升高：见于 1% 患者 4. 肾损害：见于约 0.4% 患者，出现轻度血肌酐或尿素氮异常，停药消失。偶有出现急性肾衰竭 5. 其他不良反应：有头晕、头痛、皮疹，极少出现多形性红斑、毒性上皮坏死、史-约综合征
特殊人群用药	肝肾功能不全患者：①严重肾衰竭需透析的患者-剂量不应超过 7.5mg/d；②轻度和中度肝肾功能不全患者无需调整剂量（如患者肌酐清除率>25ml/min）；③严重肝功能不全的患者，禁用；④严重肾衰竭无需透析的患者，禁用 儿童：故 15 岁以下的儿童和青少年禁用 老年人：推荐老年患者使用小剂量，即每日 7.5mg 孕妇及哺乳期妇女：禁用
药典	Chin. P.
国家处方集	CNF
医保目录	【保（乙）】
基本药物目录	
其他推荐依据	中华医学会风湿病学分会. 骨关节炎诊断及治疗指南［J］. 中华风湿病学杂志，2010，14（6）：316-419.
■ 药品名称	美索巴莫注射液　Methocarbamol Injection
□ 其他名称	力制同
适应证	主要用于急性骨骼肌疼痛或不适症状的辅助治疗
制剂与规格	注射液：10ml：1g
用法与用量	静脉推注：患者在静卧条件下，缓缓推注，给药速度每分钟不得超过 3ml，注射后应至少休息 10~15 分钟。静脉滴注：配于 0.9% 氯化钠或 5% 葡萄糖注射液中静脉滴注，滴速不宜过快，1.0g 的稀释量不应超过 250ml。稀释后的混合液不能冷藏 使用剂量和次数根据病情和治疗效果来决定，成人一次使用剂量为 1.0g，一日最大剂量为 3.0g，连续使用不得超过 3 天。轻度病例静注后应改为口服给药以维持治疗。严重病例或手术后不适合口服给药时，每 8 小时给药 1 次，达每日 3g 的最大剂量，连续使用不能超过 3 天。若病情持续，在停药 48 小时后可再重复给予 1 个疗程
注意事项	1. 本品性状发生改变时，禁止使用 2. 本品在加入 0.9% 氯化钠注射液或 5% 葡萄糖溶液中稀释后不得冷藏 3. 注射时需仔细操作避免药液溢出血管外引起不必要的伤害 4. 用药期间不得从事操作机械或驾驶车辆等 5. 静脉注射速度不宜过快

续　表

禁忌	1. 本品以聚乙二醇 300 为溶媒，它可以加重肾功能不全患者原有的酸中毒症和尿素的积蓄，因此禁用于肝、肾功能障碍者 2. 孕妇及哺乳期妇女禁用 3. 对本品过敏者禁用
不良反应	1. 主要不良反应：过敏反应、发热、头痛 2. 心血管系统：心动过缓、面部潮红、低血压、晕厥、血栓性静脉炎，多数昏厥的病例可自然恢复，另外，肾上腺素、注射用类固醇激素和/或抗组胺制剂能促进恢复 3. 消化系统：消化不良、黄疸（包括胆源性黄疸）、恶心、呕吐 4. 血液和淋巴系统：白细胞减少 神经系统：健忘、混乱、复视、头晕、嗜睡、失眠、共济失调、眼球震颤（包括癫痫大发作）、眩晕 5. 皮肤和特殊感觉：视物模糊、鼻充血、金属味、瘙痒、皮疹、风疹 6. 其他：疼痛、注射部位蜕皮
特殊人群用药	肝、肾功能不全患者：禁用 儿童：本品在治疗儿科患者的安全性和有限性尚不明确，经验剂量和管理，可专门用于儿科的破伤风患者 老年人：未进行该项实验且无可靠参考文献 妊娠与哺乳期妇女：禁用
药典	
国家处方集	
医保目录	
基本药物目录	
其他推荐依据	帅波，杨艳萍，沈霖，等. 美索巴莫注射液超前镇痛在小针刀联合推拿治疗肩周炎中的应用［J］. 中国中医骨伤科杂志，2014，22（12）：41-42.

第二章

镇痛辅助治疗药物

■ 药品名称	阿米替林　Amitriptyline
适应证	用于焦虑症，也用于内源性、迟发性、精神性、耗竭性、反应性和神经性及激越性抑郁症
制剂与规格	盐酸阿米替林片：25mg
用法与用量	口服：成人常用量开始一日75mg，分2~3次服用，然后根据病情和耐受情况逐渐增至一日150~250mg。最高不超过一日300mg。老年人、儿童应减量使用
注意事项	1. 癫痫患者或有癫痫发作倾向者、甲状腺功能亢进、精神分裂症、前列腺炎、膀胱炎患者、支气管哮喘患者慎用或禁用 2. 用药前后及用药时应监测白细胞计数、肝功能及心电图等 3. 过量时可引起兴奋、口干、瞳孔扩大、心动过速、尿潴留、肠梗阻等抗胆碱作用的症状。严重时可致意识障碍、惊厥、肌阵挛、反射亢进、低血压、代谢性酸中毒、呼吸心跳抑制等。即使恢复后仍有可能发生致命的心律失常以及谵妄、意识障碍、激惹和幻觉等
禁忌	对本品过敏者、严重心脏病、高血压、肝肾功能不全、青光眼、排尿困难、尿潴留以及同时服用单胺氧化酶抑制剂患者禁用
不良反应	常见恶心、呕吐、心动过速、震颤、多汗、视物模糊、口干、便秘、排尿困难、直立性低血压、心电图异常、困倦、头痛、体重增加、性功能障碍；偶见谵妄、心脏传导阻滞、心律失常、粒细胞缺乏、猝死等；少见激越、失眠、精神症状加重、青光眼加剧、麻痹性肠梗阻、尿潴留、抽搐、迟发性运动障碍、男性乳房增大、闭经、肝功能异常、胆汁淤积性黄疸、过敏反应等
特殊人群用药	肝、肾功能不全患者：禁用 儿童：5岁以下儿童慎用 老年人：酌减剂量，需格外注意防止直立性低血压的发生 妊娠与哺乳期妇女：慎用
药典	Chin. P.、USP、BP、Jpn. P.、Eur. P.
国家处方集	CNF
医保目录	【保（甲）】
基本药物目录	口服常释剂型：【基】
其他推荐依据	
■ 药品名称	丙米嗪　Imipramine
适应证	用于各种类型的抑郁症，但对精神分裂症伴发的抑郁状态几乎无效或疗效差。也用于小儿遗尿症
制剂与规格	盐酸丙米嗪片：①12.5mg；②25mg

续　表

用法与用量	口服： 1. 成人初始剂量为一次 25～50mg，一日 2 次，早上与中午服。以后逐渐增至一日 100～250mg，维持量为一日 50～150mg。一日极量为 300mg。老年人剂量应从小剂量开始，视病情酌减用量 2. 儿童，用于小儿遗尿症，6 岁以上儿童一日 25～50mg，睡前 1 小时顿服
注意事项	1. 对其他三环类抗抑郁药过敏者，也可对本药过敏 2. 对有癫痫发作倾向者、精神分裂症患者、严重抑郁症患者、前列腺炎、膀胱炎患者慎用 3. 用药前后及用药时应监测血细胞计数、血压、心肝肾功能 4. 停用单胺氧化酶抑制剂 2 周后才能使用本药，禁止两者合用 5. 宜在餐后服药，以减少胃部刺激。对易发生头晕等不良反应者，可在晚间顿服，以免影响白天工作 6. 开始用药时时常先出现镇静作用，抗抑郁的疗效需再 2～3 周后才出现 7. 骤然停药可产生头痛、恶心等反应，宜在 1～2 个月逐渐减量停药、停药后，本药的作用至少可持续 7 日，故停药期间仍应继续观察服药期间内的所有反应
禁忌	对三环类抗抑郁药过敏者、癫痫、谵妄患者、粒细胞减少者、高血压、严重心脏病、青光眼、甲状腺功能亢进、排尿困难、尿潴留、支气管哮喘、肝肾功能不全者、妊娠妇女及 6 岁以下儿童禁用
不良反应	1. 偶见骨髓抑制、白细胞减少，严重时可见异常出血、巩膜或皮肤黄染等 2. 心动过速、心肌损害、直立性低血压 3. 便秘、口干、腹泻、恶心、呕吐、食欲减退、麻痹性肠梗阻。偶见中毒性肝损害 4. 焦虑、精神紊乱、震颤、视物模糊、眩晕、失眠、嗜睡、疲劳、虚弱及激动不安。严重者可有惊厥、意识障碍、手足麻木。偶见癫痫发作 5. 尿潴留、性功能减退、乳房肿痛（包括男性） 6. 可能发生变态反应。还可导致机体的光敏感增加 7. 体重增加、体液潴留、脱发、皮疹、多汗、发声或吞咽困难、运动障碍等
特殊人群用药	肝、肾功能不全患者：禁用 儿童：对本药较敏感，6 岁以下儿童禁用 老年人：代谢和排泄下降，对本药的敏感性增强，服药后产生不良反应（如头晕、排尿困难等）的危险性增大，用药时尤应防止出现直立性低血压 妊娠与哺乳期妇女：本品可分泌进入乳汁，哺乳期妇女在试用期间应停止哺乳
药典	Chin. P.、USP、BP、Jpn. P.、Eur. P.
国家处方集	CNF
医保目录	【保（甲）】
基本药物目录	
其他推荐依据	
■ 药品名称	**多塞平　Doxepin**
适应证	用于抑郁症及焦虑性神经症
制剂与规格	盐酸多塞平片：25mg
用法与用量	口服：开始一次 25mg，一日 2～3 次，根据病情逐渐增加至一日 150～300mg

续　表

注意事项	1. 以下情况慎用：支气管哮喘、心血管疾病、癫痫、青光眼、肝功能异常、甲状腺功能亢进、前列腺肥大、精神分裂症、尿潴留患者；有自杀倾向者、卟啉代谢障碍患者、孕妇及哺乳期妇女 2. 用药前后及治疗期应监测血细胞计数、血压、心电图、肝功能等 3. 突然停药时可产生头痛、恶心等不适，宜在 1~2 个月期间逐渐减少用量
禁忌	1. 严重心脏病、近期有心肌梗死发作史、癫痫、青光眼、尿潴留、甲状腺功能亢进、肝功能损害、谵妄、粒细胞减少、对三环类药物过敏者 2. 其他禁忌参考"阿米替林"
不良反应	常见便秘、口干、体重变化、性功能障碍等；严重不良反应可见粒细胞缺乏、心搏骤停、震颤谵妄、癫痫发作、5-HT 综合征等；少见白细胞与血小板计数减少、贫血、躁狂、冲动、溢乳、分泌抗利尿激素、尿潴留、色素沉着、过敏反应等
特殊人群用药	肝、肾功能不全患者：肝功能损害者禁用 儿童：儿童对本品较敏感，宜从小剂量开始，逐渐加大至最适剂量 老年人：老年人对本品敏感性增强，用量应减小 妊娠与哺乳期妇女：慎用
药典	Chin. P.、USP、BP、Eur. P.
国家处方集	CNF
医保目录	【保（甲）】
基本药物目录	口服常释剂型：【基】
其他推荐依据	
■ 药品名称	**氯米帕明　Clomipramine**
适应证	用于抑郁症、强迫症、恐怖症
制剂与规格	盐酸氯米帕明片：25mg
用法与用量	口服： 1. 成人：一次 25mg，一日 2~3 次，然后根据需要和耐受情况调整用量。一日不超过 150mg 2. 老年人：开始一日 10mg，根据耐受情况调整用药剂量，一日不超过 30~50mg 为宜 3. 儿童：开始一日 10mg，10 天后 5~7 岁者增至 20mg，8~14 岁增至 20~25mg，14 岁增至 50mg，分次服用
注意事项	参考"多塞平"
禁忌	1. 对本品过敏者、苯二氮䓬类药、三环抗抑郁药过敏者 2. 同时服用单胺氧化酶抑制剂治疗者 3. 心肌梗死急性发作期者
不良反应	参考"多塞平"
特殊人群用药	肝、肾功能不全患者：肝功能异常者慎用 儿童：对本品较敏感，宜从小剂量开始，逐渐加大至最适剂量 老年人：对本品敏感性增强，用量应减小 妊娠与哺乳期妇女：慎用

续　表

药典	Chin. P. 、USP、BP、Jpn. P. 、Eur. P.
国家处方集	CNF
医保目录	口服常释剂型：【保（乙）】
基本药物目录	
其他推荐依据	
■ 药品名称	西酞普兰　Citalopram
适应证	用于各种类型的抑郁症
制剂与规格	氢溴酸西酞普兰片：①10mg；②20mg；③40mg
用法与用量	口服：一次 20mg，一日 1 次，早晚服用，通常有效剂量为一日 20~40mg，最大量为一日 60mg。长期用药者应根据疗效调整剂量，并维持在最低有效治疗剂量。老年人及肝肾功能不全者应适当减少剂量，最大量为一日 40mg。肝功能不全者一日剂量不超过 30mg
注意事项	1. 使用本药时应注意：癫痫（如癫痫控制不良，请避免使用，如有惊厥发作，停止使用）、心脏病、糖尿病、闭角型青光眼、有躁狂病史、出血性疾病（尤其是胃肠道出血）、正在服用增加出血风险药物的患者慎用。驾驶车辆、高空作业、操纵机器人员应慎用。目前尚无有关和电休克联合治疗的有效资料，有少量报道称服用选择性 5-HT 再摄取抑制药（SSRIs）患者可延长 ECT 治疗诱发的癫痫发作和（或）继发癫痫。药品安全委员会（CSM）建议在使用该类药物时应密切观察患者的自杀观念和自伤行为 2. 如迅速停用本药，可出现胃肠道紊乱、头晕、感觉障碍、睡眠障碍、恶心、出汗、激惹、震颤、意识模糊等，其中出汗是突然停药或大剂量减药的最常见症状。建议在停止治疗前逐渐减量 3. 本药与单胺氧化酶抑制剂合用可引起 5-HT 综合征，表现为不安、肌阵挛、腱反射亢进、多汗、震颤、腹泻、高热、抽搐和精神错乱，严重者可致死。因此服用本药至少停药 2 周后才可服用单胺氧化酶抑制剂
禁忌	对选择性 5-HT 再摄取抑制剂及其赋形剂过敏者、正在服用单胺氧化酶抑制剂的患者禁用
不良反应	1. 常见恶心、多汗、口干、头痛、失眠等 2. 少见癫痫发作、过敏反应
特殊人群用药	肝、肾功能不全患者：轻中度肝功能不全者应减少初始剂量，根据反应逐渐将剂量加大；明显肝功能不全患者慎用；明显肾功能不全患者慎用 妊娠与哺乳期妇女：不宜服用，除非在利大于弊时方可使用
药典	Chin. P. 、USP、BP、Eur. P.
国家处方集	CNF
医保目录	【保（乙）】
基本药物目录	
其他推荐依据	
■ 药品名称	艾司西酞普兰　Escitalopram
适应证	用于抑郁症、广泛性焦虑障碍

续　表

制剂与规格	草酸艾司西酞普兰片：10mg
用法与用量	口服：用于抑郁症及广泛性焦虑，起始剂量一次 10mg，一日 1 次，1 周后可以增至一次 20mg，一日 1 次，早晚服用。一般情况下应持续几个月甚至更长时间的治疗。老年患者或肝功能不全者建议一日 10mg，轻度或中度肾功能不全者无需调节剂量
注意事项	见"西酞普兰"
禁忌	见"西酞普兰"
不良反应	1. 常见失眠、阳痿、恶心、便秘、多汗、口干、疲劳、嗜睡 2. 少见头痛、上呼吸道感染、背痛、咽炎和焦虑等；偶见躁狂或轻度躁狂或低钠血症
特殊人群用药	见"西酞普兰"
药典	Chin. P.、USP、BP、Eur. P.
国家处方集	CNF
医保目录	【保（乙）】（限二线用药）
基本药物目录	
其他推荐依据	
■ 药品名称	氟西汀　Fluoxetine
适应证	用于抑郁症、强迫症、神经性贪食症
制剂与规格	氟西汀片：10mg 氟西汀胶囊：20mg
用法与用量	口服：用于抑郁症，成人一次 20mg，一日 1 次，如必要 3~4 周后加量，最大量不超过一日 60mg。用于神经性贪食症，成人一次 60mg，一日 1 次。老年人减量或减少给药次数。用于强迫症，一次 20mg，一日 1 次；如疗效欠佳，2 周后逐渐加至最大量 60mg
注意事项	见"西酞普兰"
禁忌	见"西酞普兰"
不良反应	常见畏食、焦虑、腹泻、倦怠、头痛、失眠、恶心等；偶见诱发癫痫发作；少见咳嗽、胸痛、味觉改变、呕吐、胃痉挛、食欲减退或体重下降、便秘、视力改变、多梦、注意力涣散、头晕、口干、心率加快、乏力、震颤、尿频、痛经、性功能下降及皮肤潮红等；偶见皮肤过敏反应、低血糖等
特殊人群用药	见"西酞普兰"
药典	Chin. P.、USP、BP、Eur. P.
国家处方集	CNF
医保目录	【保（乙）】
基本药物目录	
其他推荐依据	

续　表

■ 药品名称	帕罗西汀　Paroxetine
适应证	抑郁症、强迫症、惊恐障碍及社交恐怖障碍等
制剂与规格	盐酸帕罗西汀片：20mg
用法与用量	口服：用于抑郁症、社交恐怖障碍，成人一次 20mg，一日 1 次，早上服用，根据临床反应增减剂量，一次增减 10mg，间隔不得少于 1 周，最大量一日 50mg。老年人或肝肾功能不全者，可从一日 10mg 开始，一日最高剂量不得超过 40mg。用于强迫症，初始剂量一次 20mg，一日 1 次，早上服用，每周增加 10mg，一般剂量为一日 40mg，一日最高剂量不得超过 60mg。用于惊恐障碍，初始剂量一次 10mg，一日 1 次，早上服用，每周增加 10mg，一般剂量为一日 40mg，一日最高剂量不得超过 50mg
注意事项	见"西酞普兰"
禁忌	见"西酞普兰"
不良反应	常见乏力、便秘、腹泻、头晕、多汗、失眠、性功能减退、震颤、尿频、呕吐等。少见焦虑、食欲改变、心悸、感觉异常、味觉改变、体重变化、肌痛、肌无力、直立性低血压等；罕见锥体外系反应、瞳孔扩大和精神运动性兴奋。此外，锥体外系反应（包括口面肌障碍）和戒断综合征比其他 SSRIs 常见
特殊人群用药	见"西酞普兰"
药典	Chin. P.、USP、BP、Jpn. P.、Eur. P.
国家处方集	CNF
医保目录	【保（甲）】
基本药物目录	
其他推荐依据	

■ 药品名称	舍曲林　Sertraline
适应证	用于抑郁症、强迫症
制剂与规格	盐酸舍曲林片：50mg
用法与用量	口服：成人初始剂量一次 50mg，一日 1 次，数周后增加 50mg，最大剂量为一日 200mg
注意事项	见"西酞普兰"
禁忌	见"西酞普兰"
不良反应	常见恶心、腹泻、便秘、畏食、消化不良、心悸、震颤、头晕、失眠、困倦、多汗、口干、性功能障碍。少见 AST 及 ALT 升高、低钠血症、高血压、低血压、心动过速、心电图异常、体重改变、静坐不能、痛经、闭经等；偶见凝血障碍、水肿、精神运动性兴奋、溢乳、男性乳房增大、呼吸困难、阴茎异常勃起、皮疹、脱发、光过敏反应
特殊人群用药	见"西酞普兰"
药典	Chin. P.、USP、BP、Eur. P.
国家处方集	CNF

续 表

医保目录	【保（乙）】
基本药物目录	
其他推荐依据	
■ 药品名称	文拉法辛　Venlafaxine
适应证	用于各种类型抑郁障碍、广泛性焦虑障碍
制剂与规格	盐酸文拉法辛缓释胶囊：①75mg；②150mg 盐酸文拉法辛胶囊：25mg 文拉法辛片：①37.5mg；②25mg
用法与用量	口服：起始推荐剂量为一日75mg，分2~3次服用（缓释制剂一日1次），必要时一日可增加至225mg
注意事项	1. 以下情况慎用：近期心肌梗死、不稳定型心绞痛、血液病、癫痫、躁狂、青光眼、有出血倾向者慎用；司机和机械操纵者、儿童、孕期及哺乳期妇女 2. 用药前、后及用药期间应定期测量血压 3. 用药过量时给予对症支持治疗
禁忌	对文拉法辛及其赋形剂过敏者及在服单胺氧化酶抑制剂的患者禁用
不良反应	常见恶心、呕吐、口干、畏食、腹泻、便秘、消化不良、嗜睡、失眠、头痛、头晕、紧张、焦虑、出汗、打哈欠、性功能障碍等。严重不良反应有粒细胞缺乏、紫癜；少见无力、震颤、激越、腹泻、腹胀、鼻炎、心悸、高血压、躁狂、惊厥、体重下降、AST及ALT升高、视物模糊等。偶见抗利尿激素分泌异常、皮疹和瘙痒等
特殊人群用药	肝、肾功能不全患者：慎用 儿童：慎用 妊娠与哺乳期妇女：慎用
药典	Chin. P. 、USP、BP、Eur. P.
国家处方集	CNF
医保目录	【保（乙）】
基本药物目录	
其他推荐依据	
■ 药品名称	阿普唑仑　Alprazolam
适应证	用于抗焦虑、紧张、激动、惊恐，也可用于催眠、抗抑郁及抗惊厥的辅助用药
制剂与规格	阿普唑仑片：0.4mg
用法与用量	口服：成人常用量，①抗焦虑，开始一次0.4mg，一日3次，用量按需递增。最大限量一日可达4mg；②镇静催眠，0.4~0.8mg，睡前服。老年和体弱患者开始用小量，一次0.2mg，一日3次，逐渐递增至最大耐受量。抗恐惧，0.4mg，一日3次，需要时逐渐增加剂量，一日最大量可达10mg；儿童常用量，18岁以下，用量尚未确定
注意事项	1. 精神抑郁者用本品时可出现躁狂或轻度躁狂

	2. 停药和减药需逐渐进行 3. 在治疗恐惧症过程中发生晨起焦虑症状,表示有耐受性或两次间隔期的血药浓度不够,可考虑增加服药次数 4. 长期应用本品有明显的依赖性,应特别注意
禁忌	对本品及其他苯二氮䓬类药过敏者、青光眼者、睡眠呼吸暂停综合征患者、严重呼吸功能不全者、严重肝功能不全者,妊娠期妇女及哺乳期妇女禁用
不良反应	常见嗜睡、乏力等;大剂量可有共济失调、震颤。罕见皮疹、白细胞减少;个别患者发生兴奋、多语、睡眠障碍甚至幻觉;本品有依赖性;长期应用后停药,可能发生撤药症状,表现为激动或抑郁,精神症状恶化,甚至惊厥;本品静脉注射速度宜慢,否则可引起心脏停搏和呼吸抑制;本品静脉注射用于口腔内镜检查时,若有咳嗽、呼吸抑制、喉头痉挛等反射活动,应同时应用局部麻醉药
特殊人群用药	肝、肾功能不全患者:严重肝功能不全者禁用 妊娠与哺乳期妇女:禁用
药典	Chin. P.、USP、BP、Jpn. P.、Eur. P.
国家处方集	CNF
医保目录	【保（甲）】
基本药物目录	
其他推荐依据	
■ 药品名称	地西泮　Diazepam
适应证	用于焦虑、镇静催眠、抗癫痫和抗惊厥,并缓解炎症所引起的反射性肌肉痉挛等;也可用于治疗惊恐症、肌紧张性头痛,家族性、老年性和特发性震颤,或麻醉前给药
制剂与规格	地西泮片:①2.5mg;②5mg 地西泮注射液:2ml:10mg
用法与用量	口服:(1)成人常用量:①抗焦虑,一次 2.5~10mg,一日 2~4 次;②癫痫发作,一次 2.5~10mg,一日 2~4 次;③镇静、催眠、急性乙醇戒断,第一日 1 次 10mg,一日 3~4 次,以后按需要减少到一次 5mg,一日 3~4 次。老年或体弱患者应减量。(2)儿童常用量:6 个月以下不用;6 个月以上儿童,一次 1~2.5mg 或按体重 40~200μg/kg 或体表面积 1.17~6mg/m^2,一日 3~4 次,用量根据情况酌量增减。最大剂量不超过 10mg(4 片) 肌内或静脉注射:(1)成人常用量:①基础麻醉或静脉全麻,10~30mg;②镇静、催眠或急性乙醇戒断,开始 10mg,以后按需每隔 3~4 小时加 5~10mg,24 小时总量以 40~50mg 为限;③癫痫持续状态和严重复发性癫痫,开始静注 10mg,每间隔 10~15 分钟可按需增加甚至达最大量;④破伤风时可能需要较大剂量;⑤老年和体弱患者,肌内注射或静注时用量减半;⑥静脉注射宜缓慢,每分钟 2~5mg。(2)儿童常用量:①抗癫痫、癫痫持续状态和严重复发性癫痫时,常用方法为:小于 5 岁的儿童,肌内或静脉注射(以静脉注射为宜),每 2~5 分钟 0.2~0.5mg,最大限用量 5mg。5 岁以上儿童,肌内或静脉注射(以静脉注射为宜),每 2~5 分钟 1mg,最大限用量 10mg。如需要,在 2~4 小时内可重复上述剂量治疗;②重症破伤风解痉时,小于 5 岁 1~2mg,必要时 3~4 小时重复注射,5 岁以上注射 5~10 毫克/次;③儿童静注宜缓慢,3 分钟内按体重不超过 0.25mg/kg,间隔 15~30 分钟后可重复。新生儿应慎用

续　表

注意事项	1. 对某一苯二氮䓬类药过敏者，对其他同类药也可能过敏 2. 中枢神经系统处于抑制状态的急性乙醇中毒、昏迷或休克时注射地西泮可延长半衰期，有药物滥用或依赖史；肝、肾功能损害可延长半衰期；严重的精神抑郁可使病情加重，甚至产生自杀倾向，应采取预防措施；本品可使伴呼吸困难的重症肌无力患者的病情加重；急性或隐性闭角型青光眼发作，因本品可能有抗胆碱效应；严重慢性阻塞性肺部病变，可加重通气衰竭 3. 静脉注射易发生静脉血栓或静脉炎 4. 静注过快给药可导致呼吸暂停、低血压、心动过缓或心脏停搏 5. 治疗癫痫时，可能增加癫痫大发作的频度和严重度，需要增加其他抗癫痫药的用量，突然停用也可使癫痫发作的频度和严重度增加 6. 原则上不应作连续静脉滴注，但在癫痫持续状态时例外 7. 本品有可能沉淀在静脉输液器管壁上，或吸附在塑料输液袋的容器和导管上 8. 分次注射时，总量应从初量算起 9. 长期使用本品，停药前应逐渐减量，不要骤停 10. 超量指征有：持续的精神紊乱，嗜睡深沉，震颤，持续的言语不清，站立不稳，心动过缓，呼吸短促或困难，严重的肌无力。氟马西尼是本类药的拮抗药，遇有超量或中毒，可使用本品拮抗，并宜及早进行对症处理，包括催吐或洗胃等，以及呼吸和循环方面支持疗法
禁忌	对本品过敏者、妊娠及妊娠期妇女、新生儿禁用
不良反应	见"阿普唑仑"
特殊人群用药	儿童：新生儿禁用 老年人：慎用 妊娠与哺乳期妇女：禁用
药典	Chin. P.、USP、BP、Jpn. P.、Eur. P.
国家处方集	CNF
医保目录	【保（甲）】
基本药物目录	口服常释剂型、注射剂：【基】
其他推荐依据	
■ 药品名称	氯硝西泮　Clonazepam
适应证	用于各种类型癫痫及焦虑状态
制剂与规格	氯硝西泮片：2mg
用法与用量	口服： 1. 成人应从小剂量开始，每次0.5mg，一日2~3次，根据病情逐渐增加剂量，最大剂量不超过一日20mg 2. 儿童：10岁或体重小于30kg：开始一日0.01~0.03mg/kg，分2~3次服用；以后每3日增加0.25~0.5mg/kg，至达到0.1~0.3mg/kg，疗程3~6月
注意事项	见"地西泮"
禁忌	急性窄角型青光眼、过敏严重、肝脏疾病患者禁用

续　表

不良反应	见"地西泮"
特殊人群用药	儿童：慎用 老年人：慎用 妊娠与哺乳期妇女：慎用
药典	Chin. P.、USP、BP、Jpn. P.、Eur. P.
国家处方集	CNF
医保目录	口服常释剂型：【保（甲）】 注射剂：【保（乙）】
基本药物目录	
其他推荐依据	
■ 药品名称	劳拉西泮　Lorazepam
适应证	1. 抗焦虑，包括伴有精神抑郁的焦虑 2. 镇静催眠 3. 缓解由于激动诱导的自主症状，如头痛、心悸、胃肠不适、失眠等 4. 抗惊厥
制剂与规格	劳拉西泮片：①0.5mg；②1mg；③2mg 劳拉西泮注射液：①1ml：2mg；②1ml：4mg。
用法与用量	口服：用于抗焦虑，成人一次 1~2mg，一日 2~3 次；用于镇静催眠，睡前服 2mg。年老体弱者应减量。12 岁以下儿童安全性与剂量尚未确定 肌内注射：抗焦虑、镇静催眠，按体重 0.05mg/kg，总量不超过 4mg 静脉注射：用于癌症化疗止吐，在化疗前 30 分钟注射 2~4mg，与奋乃静合用效果更佳，必要时重复给药；癫痫持续状态，按体重 0.05mg/kg，一次不超过 4mg，如 10~15 分钟后发作仍继续或再发，可重复注射 0.05mg/kg，如再经 10~15 分钟仍无效，需采用其他措施，12 小时内用量一般不超过 8mg
注意事项	1. 本品不推荐用于原发性抑郁障碍的精神病患者 2. 服用本品者不能驾车或操纵精密机器 3. 服用本品对酒精及其他中枢神经抑制药的耐受性降低 4. 连续服用的患者突然停药，会出现戒断症状（抽搐、震颤、腹部和肌肉痉挛、呕吐、多汗），故应先减量后再逐渐停药 5. 有药物或酒精依赖倾向的患者服用本品时应严密监测，防止产生依赖性 6. 对体弱的患者应酌情减少用量
禁忌	对苯二氮䓬类药物过敏者、青光眼患者、重症肌无力者禁用
不良反应	常见镇静、眩晕、乏力、步态不稳；少见头痛、恶心、激越、皮肤症状，一过性遗忘。一般发生在治疗之初，随着治疗的继续而逐渐减轻或消失。静脉注射可发生静脉炎或形成静脉血栓
特殊人群用药	肝、肾功能不全患者：偶可引起本品清除半衰期的延长 儿童：12 岁以下儿童安全性与剂量尚未确定 老年人：年老体弱者应减量

续 表

药典	Chin. P.、USP、BP、Jpn. P.、Eur. P.
国家处方集	CNF
医保目录	口服常释剂型：【保（甲）】
基本药物目录	
其他推荐依据	
■ 药品名称	奥沙西泮 Oxazepam
适应证	用于短期缓解焦虑、紧张、激动，也可用于催眠，焦虑伴有精神抑郁的辅助用药，并能缓解急性酒精戒断症状
制剂与规格	奥沙西泮片：15mg
用法与用量	口服：用于抗焦虑，成人一次 15~30mg，一日 3~4 次。镇静催眠、急性酒精戒断症状，一次 15~30mg，一日 3~4 次。一般性失眠，15mg，睡前服。老年或体弱患者抗焦虑时开始用小量，一次 7.5mg，一日 3 次，按需增至 15mg，一日 3~4 次。儿童常用量：6~12 岁量尚未有具体规定
	1. 以下情况慎用：①严重急性乙醇中毒，可加重中枢神经系统抑制作用；②重症肌无力，病情可能被加重；③急性或隐性闭角型青光眼可因本品的抗胆碱能效应而使病情加重；④低蛋白血症时，可致易嗜睡难醒；⑤多动症者可有反常反应；⑥严重慢性阻塞性肺部病变，可加重呼吸衰竭；⑦外科或长期卧床患者，咳嗽反射可受到抑制；⑧有药物滥用和依赖史者 2. 癫痫患者突然停药可引起癫痫持续状态 3. 严重的精神抑郁可使病情加重，甚至产生自杀倾向，应采取预防措施 4. 避免长期大量使用而依赖，如长期使用应逐渐减量，不宜骤停 5. 对本类药耐受量小的患者初用量宜小
禁忌	对本品及苯二氮䓬药过敏者、妊娠及哺乳期妇女、新生儿及 6 岁以下儿童禁用
不良反应	见"阿普唑仑"
特殊人群用药	肝、肾功能不全患者：本品的血浆消除半衰期延长 儿童：新生儿及 6 岁以下儿童禁用 老年人：中枢神经系统对本品较敏感 妊娠与哺乳期妇女：禁用
药典	Chin. P.、USP、BP、Eur. P.
国家处方集	CNF
医保目录	【保（乙）】
基本药物目录	
其他推荐依据	
■ 药品名称	艾司唑仑 Estazolam
适应证	用于失眠、焦虑、紧张、恐惧，也可用于抗癫痫和抗惊厥

续 表

制剂与规格	艾司唑仑片：①1mg；②2mg
用法与用量	口服：成人用于镇静，一次 1~2mg，一日 3 次；用于失眠，1~2mg，睡前服；用于抗癫痫、抗惊厥，一次 2~4mg，一日 3 次
注意事项	以下情况慎用： 1. 中枢神经系统处于抑制状态的急性乙醇中毒 2. 重症肌无力 3. 急性或易于发生的闭角型青光眼发作 4. 严重慢性阻塞性肺部病变。其他参考"地西泮"
禁忌	对本品或其他苯二氮䓬类药物过敏者、重症肌无力者、急性闭角型青光眼患者禁用
不良反应	服用量过大可出现轻微乏力、口干、嗜睡。持续服用后亦可出现依赖，但程度较轻
特殊人群用药	肝、肾功能不全患者：慎用 老年人：慎用 妊娠与哺乳期妇女：妊娠期妇女慎用
药典	Chin. P.、USP、Jpn. P.
国家处方集	CNF
医保目录	【保（甲）】
基本药物目录	口服常释剂型：【基】
其他推荐依据	
■ 药品名称	氟西泮　Flurazepam
适应证	用于各种失眠，如入睡困难、夜间多梦、早醒，对反复发作的失眠或睡眠障碍以及需睡眠休息的急慢性疾病均有疗效
制剂与规格	氟西泮胶囊：①15mg；②30mg
用法与用量	成人常用量：口服 15~30mg，睡前服用。老年或体弱患者，从小量 7.5mg 开始，后按需调整。15 岁以下儿童的效果和安全性尚未确定
注意事项	见"地西泮"
禁忌	呼吸抑制者、显著的神经肌肉呼吸无力，包括不稳定的重症肌无力，急性肺动脉关闭不全、严重肝损害、睡眠呼吸暂停综合征，不能单一用于治疗抑郁（或者与抑郁相关的焦虑）或慢性精神疾病
不良反应	嗜睡、宿醉、头晕、视物模糊、呼吸抑制、意识障碍、共济失调（尤其在老年人中）；儿童大量服用可有黏液和唾液分泌增多；长期使用可有轻度依赖性；服用一段时间后突然停药，可出现反跳性失眠；可出现记忆减退
特殊人群用药	儿童：大量服用可有黏液和唾液分泌增多；15 岁以下儿童的效果和安全性尚未确定 老年人：慎用 妊娠与哺乳期妇女：妊娠期妇女禁用
药典	Chin. P.、USP、BP、Jpn. P.、Eur. P.
国家处方集	CNF

续　表

医保目录	
基本药物目录	
其他推荐依据	
■ 药品名称	丁螺环酮　Buspirone
适应证	用于各种焦虑症
制剂与规格	盐酸丁螺环酮片：5mg
用法与用量	口服：开始时一次 5mg，一日 2~3 次。以后根据病情和耐受情况调整剂量，每隔 2~3 日增加 5mg 至一日 20~40mg
注意事项	与苯二氮䓬类药无交叉耐受性，换用本品时不能减轻苯二氮䓬类戒断症状。应告之患者本品显效较慢，约需 2~4 周，不应自行加量或停药
禁忌	对本品过敏者，癫痫患者，重症肌无力患者，急性闭角型青光眼患者及儿童禁用
不良反应	常见恶心、乏力、烦躁不安；少见失眠、兴奋、头痛、头晕、震颤、共济失调、麻木、疲乏、感觉异常、胃肠不适；大剂量时能升高催乳素、生长激素浓度；可能诱发轻躁狂或躁狂；有轻度抗抑郁作用，大剂量可出现心境恶劣
特殊人群用药	肝、肾功能不全患者：剂量应减少 儿童：禁用 老年人：剂量应减少 妊娠与哺乳期妇女：慎用
药典	Chin. P.、USP、BP、Eur. P.
国家处方集	CNF
医保目录	口服常释剂型：【保（甲）】
基本药物目录	
其他推荐依据	
■ 药品名称	谷维素　Oryzanol
适应证	用于神经官能症、经前期紧张综合征、更年期综合征的镇静助眠
制剂与规格	谷维素片：10mg
用法与用量	口服：成人一次 10~30mg，一日 3 次
注意事项	胃及十二指肠溃疡患者慎用
禁忌	对本品过敏者禁用
不良反应	偶见胃部不适、恶心、呕吐、口干、疲乏、皮疹、乳房肿胀、油脂分泌过多、脱发、体重增加等不良反应。停药后均可消失
特殊人群用药	无特殊规定
药典	Chin. P.

续　表

国家处方集	CNF
医保目录	【保（乙）】
基本药物目录	口服常释剂型：【基】
其他推荐依据	

第三章

脑血管疾病用药

■ 药品名称	降纤酶　Defibrase
适应证	用于血栓栓塞性疾病，改善微循环，如脑血栓形成、脑栓塞、四肢动静脉血栓形成、视网膜静脉栓塞等
制剂与规格	注射用降纤酶：①5BU；②10BU 降纤酶注射液：①5BU；②10BU
用法与用量	用药前应进行皮肤过敏试验，以本品 0.1ml 加 0.9%氯化钠注射液稀释至 1ml，皮内注射 0.1ml，15 分钟后观察结果，皮试阴性者方可使用 静脉滴注：成人一般首次剂量 10BU，维持量为 5BU，隔日 1 次，加入 0.9%氯化钠注射液 100~200ml 中，持续静脉滴注 1~2 小时，连续 3~4 次为 1 疗程，通常疗程为 1 周，必要时可增至 3 周，慢性治疗可增至 6 周，但在延长期间内每次用量减至 5BU 隔日点滴。急性脑梗死患者，首次剂量为 10BU，另两次各为 5BU，隔日 1 次，共 3 次。使用前用 250ml 生理盐水稀释静脉点滴 1 小时以上
注意事项	1. 有药物过敏史、消化道溃疡史、脑血管病后遗症、70 岁以上老年人慎用 2. 用药时不要进行大血管手术、穿刺 3. 本品稀释后应立即使用，静脉滴注速度宜慢 4. 用药后 5~10 日内应尽量少活动，以防意外创伤
禁忌	对本品及蛇毒过敏者禁用。有出血史、出血性病灶和凝血功能低下者禁用。对正在使用抗凝药、抗血小板药者，治疗前及治疗期间应对患者进行血纤维蛋白原和血小板凝集情况的检查，并密切注意临床症状
不良反应	1. 常见有出血，但一般轻微，如胃肠道、泌尿生殖道、腹膜后或颅内出血、浅层的或表面的出血 2. 少数人有头晕、疲乏、齿龈出血、皮下出血点、淤斑，极个别严重者可发生过敏性休克
特殊人群用药	肝、肾功能不全患者：重度肝肾功能不全者禁用 儿童：制剂对儿童用药后的安全性尚未进行试验研究 老年人：慎用 妊娠与哺乳期妇女：应在治疗上有益性大于危险性时才能使用。使用本品时应避免与水杨酸类药物（如阿司匹林）合用；哺乳期一般应避免使用本制剂，如果必须使用本制剂时应停止哺乳
药典	Chin. P.
国家处方集	CNF
医保目录	【保（乙）】
基本药物目录	
其他推荐依据	

续　表

■ 药品名称	巴曲酶　Batroxobin
适应证	1. 急性脑梗死 2. 改善各种闭塞性血管病（如血栓闭塞性脉管炎、深部静脉炎、肺栓塞等）引起的缺血性症状 3. 改善末梢及微循环障碍（如突发性聋、振动病）
制剂与规格	巴曲酶注射液：0.5ml：5BU
用法与用量	成人首次剂量通常为 10BU，维持量可视患者情况酌情给予，一般为 5BU，隔日 1 次，药液用灭菌注射用水适量溶解，然后用 100ml 以上的 0.9%氯化钠注射液稀释，静脉滴注 1 小时以上。下列情况首次使用量应为 20BU，以后维持量可减为 5BU：①给药前血纤维蛋白原浓度达 400mg/dl 以上；②突发性聋的重症患者。通常疗程为 1 周，必要时可增至 3 周；慢性治疗可增至 6 周，但在延长期内每次用量减至 5BU，隔日静脉滴注。急性脑梗死患者，首次剂量为 10BU，隔日 1 次，共 3 次，另两次各为 5BU。使用前用 250ml 0.9%氯化钠注射液稀释，静脉滴注 1 小时以上。此后应有其他治疗脑梗死药物继续治疗
注意事项	1. 用药后可能有出血或止血延缓现象，治疗前及治疗期间应对患者进行血纤维蛋白原和血小板凝集情况的检查，并密切注意临床症状。首次用药后血纤维蛋白原<100mg/dl 者，给药治疗期间出现出血或可疑出血时，应终止给药，并采取输血或其他措施 2. 该药有可能引起血肿，使用后，临床上应避免进行穿刺检查或治疗。对于浅表静脉穿刺部位有止血延缓现象发生时，应采用压迫止血法 3. 用药前出现以下情况应告知医师：①手术或拔牙时；②到其他医院或部门就诊时；③用药期间应避免从事可能造成创伤的工作 4. 有药物过敏史、消化道溃疡史、患有脑血管病后遗症、70 岁以上高龄患者、血管病介入治疗、心脏手术者慎用
禁忌	有出血患者、新近手术患者、有出血可能的患者、正在使用具有抗凝作用及抑制血小板功能药物（如阿司匹林）者和正在使用抗纤溶制剂者、用药前血纤维蛋白原浓度<100mg/dl 者及其他（如乳头肌断裂、心室中隔穿孔、心源性休克、多脏器衰竭症）患者、对本制剂有过敏史者禁用
不良反应	多为轻度，主要为注射部位出血、创面出血、头痛、头晕耳鸣；偶有轻度皮下淤斑，鼻出血，恶心，呕吐，上腹不适，皮疹，发热，ALT、AST、BUN、Cr 升高及尿隐血阳性；罕有引起休克的情况，故应仔细观察病情，发现异常时终止给药，并采取输血等妥当的措施
特殊人群用药	肝、肾功能不全患者：重度肝或肾功能障碍患者禁用 儿童：尚未进行对儿童用药后的安全性试验研究，慎用 老年人：70 岁以上高龄患者慎用 妊娠与哺乳期妇女：妊娠或有妊娠可能性的妇女，应在治疗上的有益性大于危险性时才能使用，使用本品时应避免与水杨酸类药物（如阿司匹林）合用。哺乳期，一般应避免使用本制剂，如果必须使用本制剂则应停止哺乳
药典	Chin. P.
国家处方集	CNF
医保目录	【保（乙）】
基本药物目录	
其他推荐依据	

续　表

■ 药品名称	依达拉奉　Edaravone Injection
适应证	依达拉奉是一种脑保护剂，可清除自由基，抑制脂质过氧化，从而抑制脑细胞、血管内皮细胞的氧化损伤。用于脑梗死，改善急性脑梗死所致的神经症状、日常生活能力和功能障碍
制剂与规格	依达拉奉注射液：5ml：10mg
用法与用量	静脉滴注：一次30mg，一日2次，稀释于氯化钠注射液100~250ml静脉滴注，于30分钟内滴毕，连续14日为1个疗程，并尽可能在发病24小时内开始给药
注意事项	1. 因有加重急性肾功能不全或肾衰竭的病例报道，因此在给药过程中应进行多次肾功能检测，同时结束后继续密切观察，如出现肾功能下降的表现或少尿等症状，应立即停药，进行适当处理 2. 本品须用氯化钠注射液稀释（与各种含糖注射液混合时，可使依达拉奉的浓度降低）。不可与高能量输液、氨基酸注射剂混合或由同一容器内静脉滴注（混合后可致本品的浓度降低） 3. 与抗癫痫药（地西泮、苯妥英钠等）和坎利酸钾混合可产生混浊
禁忌	有过敏史的患者禁用。与头孢唑啉、哌拉西林、头孢替安等抗生素合用时，有加重肾衰竭的可能，因此合并用药时需多次进行肾功能监测
不良反应	常见肝功能异常、皮疹、AST及ALT升高
特殊人群用药	肝、肾功能不全患者：轻、中度肾功能损害者慎用；重度肾衰竭者禁用 儿童：尚不能确定儿童用药的安全性，不建议使用本药 老年人：因老年生理功能低下，出现不良反应出现时应停止给药并适当处理；高龄（80岁以上）患者慎用 妊娠与哺乳期妇女：孕妇或有妊娠可能的妇女禁用；哺乳期妇女禁用
药典	Chin. P.、Jpn. P.
国家处方集	CNF
医保目录	【保（乙）】
基本药物目录	
其他推荐依据	
■ 药品名称	尼莫地平　Nimodipine
适应证	缺血性脑血管病、偏头痛、轻度蛛网膜下腔出血所致脑血管痉挛，急性脑血管病恢复期的血液循环改善，突发性耳聋，轻中度高血压
制剂与规格	尼莫地平片：①20mg；②30mg 尼莫地平胶囊：20mg 尼莫地平缓释片：60mg 尼莫地平缓释胶囊：60mg 注射用尼莫地平：①2mg；②4mg；③8mg 尼莫地平注射液：①10ml：2mg；②20ml：4mg；③40ml：8mg；④50ml：10mg；⑤100ml：20mg

用法与用量	1. 口服： 　　急性脑血管病恢复期：一次 30~40mg，一日 4 次 　　缺血性脑血管病：普通制剂一日 30~120mg，分 3 次服用，连续 1 个月。缓释制剂一次 　　60~120mg，一日 2 次，连续 1 个月 　　偏头痛：一次 40mg，一日 3 次，12 周为一疗程 　　蛛网膜下腔出血所致脑血管痉挛：一次 40~60mg，一日 3~4 次，3~4 周为一个疗程 　　突发性耳聋：一日 40~60mg，分 3 次服用，5 天为一疗程，一般用药 3~4 个疗程 　　轻中度高血压：一次 40mg，一日 3 次，一日最大剂量为 240mg 2. 静脉注射：用于动脉瘤性蛛网膜下腔出血后脑血管痉挛引起的缺血性神经损伤 　　体重低于 70kg 或血压不稳定，开始 2 小时 0.5mg/h，耐受良好，2 小时后可增至 1mg/h； 　　体重大于 70kg，开始 1mg/h，耐受良好，2 小时后可增至 2mg/h
注意事项	1. 动物实验提示本品具有致畸性 2. 下列情况慎用：脑水肿、颅内压增高、低血压 3. 本品可影响驾车和操作器械的能力 4. 伴有严重心、肾功能不全者应定期随访检查，颅内压升高或脑水肿患者应密切监测 5. 禁与利福平及抗癫痫药苯巴比妥、苯妥英钠、卡马西平合用
禁忌	对本品成分过敏者，严重肝功能不全禁用
不良反应	头晕，头痛，中枢兴奋；血压下降，心动过速，心动过缓；面潮红，出汗，热感，皮肤刺痛；胃肠道不适，胃肠道出血，偶见肠梗阻；肝功能损害，血小板减少
特殊人群用药	肝、肾功能不全患者：慎用 妊娠与哺乳期妇女：哺乳期妇女不宜应用
药典	Chin. P.、USP、BP、Eur. P.
国家处方集	CNF
医保目录	【保（甲/乙）】
基本药物目录	【基】
其他推荐依据	
■ 药品名称	桂利嗪　Cinnarizine
适应证	用于脑血栓形成、脑栓塞、脑动脉硬化、脑出血恢复期、蛛网膜下腔出血恢复期、脑外伤后遗症、内耳眩晕症、冠状动脉硬化及由于末梢循环不良引起的疾病等治疗。也可用于慢性荨麻疹，老年性皮肤瘙痒等过敏性皮肤病，前庭性疾病，诸如眩晕，耳鸣，恶心，呕吐及运动病
制剂与规格	桂利嗪片：15mg
用法与用量	一次 25~50mg，一日 3 次
注意事项	1. 患有帕金森病等锥体外系疾病时，应当慎用本品。驾车和机械操作者慎用，以免发生意外 2. 疲惫症状逐步加重者应当减量或停药 3. 长期应用出现锥体外系症状时，应当减量或停服药
禁忌	本品过敏史，或有抑郁症病史的患者禁用此药

续 表

不良反应	1. 常见嗜睡、疲乏、某些患者可出现体重增加（一般为一过性）出汗、扁平苔藓、狼疮等皮肤性反应 2. 长期服用偶见抑郁和锥体外系反应，如运动徐缓、强直、静坐不能、口干、肌肉疼痛及皮疹
特殊人群用药	妊娠与哺乳期妇女：原则上不用此药
药典	Chin. P.、BP、Eur. P.
国家处方集	CNF
医保目录	【保（乙）】
基本药物目录	
其他推荐依据	
■ 药品名称	氟桂利嗪 Flunarizine
适应证	用于有先兆或无先兆偏头痛的防治，由前庭功能紊乱引起的眩晕的对症治疗
制剂与规格	盐酸氟桂利嗪片：①5mg；②6mg 盐酸氟桂利嗪胶囊：①3mg；②5mg
用法与用量	偏头痛的防治：起始剂量每晚10mg（65岁以上5mg），维持治疗时每7天连续给药5天，剂量同上。眩晕：控制症状后停药，剂量同上 65岁以上血管性偏头痛患者起始剂量为一日5mg，每晚口服。如在治疗2个月后未见明显改善，应停止用药；维持治疗为一日10mg，每周给药5日。治疗6个月后也应停药，复发时重新使用起始剂量
注意事项	1. 口服对预防偏头痛有效，静脉用药对治疗急性偏头痛有效 2. 治疗过程中疲惫现象逐渐加剧，应停止本品治疗 3. 服药期间不宜驾车或操作机械
禁忌	对氟桂利嗪或桂利嗪过敏、有抑郁病史者及其他锥体外系疾病患者。孕妇及哺乳期妇女禁用
不良反应	1. 嗜睡和疲乏最常见，为一过性 2. 长期服用可出现抑郁，以女性患者较常见 3. 可见锥体外系症状，表现为运动迟缓、静坐不能、下颌运动障碍、震颤、强直等。多在用药3周后出现，停药后消失。老年人较易发生 4. 少数患者可出现失眠、焦虑等。少见口干、恶心、胃部烧灼感、胃痛、便秘 5. 部分患者还可出现体重增加或伴有食欲增加，为一过性 6. 另可见 ALT 及 AST、乳酸脱氢酶（LDH）升高 7. 少数患者可出现皮疹、溢乳、肌酸痛等症状，多为短暂性的
特殊人群用药	肝、肾功能不全患者：慎用 儿童：慎用 老年人：慎用并酌情减量 妊娠与哺乳期妇女：禁用
药典	Chin. P.、BP、Eur. P.
国家处方集	CNF

续　表

医保目录	【保（甲）】
基本药物目录	【基】
其他推荐依据	
■ 药品名称	环扁桃酯　Cyclandelate
适应证	用于缺血性脑血管疾病、脑动脉硬化症、脑外伤后遗症、肢端动脉痉挛症、手足发绀、闭塞性动脉内膜炎、内耳眩晕症等。
制剂与规格	本品为胶囊剂、内容物为白色或类白色无定形粉末，规格 0.1g
用法与用量	800~1200mg/d。一次 100~200mg，一日 3~4 次。症状改善后可减量至一日 300~400mg。脑血管疾病一般每次服 200~400mg，一日 3 次
注意事项	严重闭塞性冠状动脉和脑血管疾病、青光眼、出血或有出血倾向的患者慎用
禁忌	脑血管意外重症急性期、孕妇及哺乳期妇女禁用
不良反应	可引起恶心、呕吐、食欲缺乏、上腹部不适，有时面部潮红、眩晕、头痛、皮疹、瘙痒症、口干、心悸、低血压、麻木感、震颤、心动过速、出汗等
特殊人群用药	妊娠与哺乳期妇女：禁用
药典	Chin. P.
国家处方集	
医保目录	
基本药物目录	
其他推荐依据	
■ 药品名称	尼麦角林　Nicergoline
适应证	急慢性脑血管、周围循环障碍，脑代谢功能不良和头痛；也用于慢性脑部功能不全综合征，慢性下肢闭塞性动脉病引起的间歇性跛行的辅助治疗，由于改善某些老人病理性智力减退的症状，用于有头晕感的老年人
制剂与规格	尼麦角林片：①10mg；②30mg 尼麦角林胶囊：30mg
用法与用量	口服：一日 30mg，早晨服用 智力衰退和有头晕感的老年人，每早 30mg 或遵医嘱
注意事项	1. 慎用于高尿酸血症者或有痛风史者 2. 通常在治疗剂量时对血压无影响，但对敏感患者可能会逐渐降低血压 3. 服药期间禁止饮酒 4. 正在使用抗凝药、抗血小板聚集药物者慎用，如果合用应当密切监测凝血功能 5. 肾功能不全者应调整剂量
禁忌	近期心肌梗死、急性出血、严重的心动过缓、直立性调节功能障碍、出血倾向和对尼麦角林过敏者禁用

续　表

不良反应	常见低血压、头晕、胃痛、潮热、面部潮红、嗜睡、失眠等、突然的直立性血管舒张性阵热或头晕
特殊人群用药	肝、肾功能不全患者：肾功能不全者应减量 妊娠与哺乳期妇女：妊娠期妇女慎用
药典	Chin. P. 、BP 、Jpn. P. 、Eur. P.
国家处方集	CNF
医保目录	【保（乙）】
基本药物目录	
其他推荐依据	
■ 药品名称	罂粟碱　Papaverine
适应证	用于治疗脑、心及外周血管痉挛所致的缺血，肾、胆、胃肠道等内脏痉挛
制剂与规格	盐酸罂粟碱片：30mg 罂粟碱肠溶片：100mg 盐酸罂粟碱注射液：30mg
用法与用量	肌内注射：一次 30mg，一日 90~120mg 静脉注射：一次 30~120mg，每间隔 3 小时 1 次。缓慢注射，时间不少于 1~2 分钟。用于心脏停搏时，两次给药应间隔 10 分钟
注意事项	1. 用药期间出现肝功能不全时应即停药 2. 新近出现的心肌梗死，心功能不全及心肌抑制，脑卒中及青光眼患者慎用 3. 用药期间需检查肝功能，尤其是患者有胃肠道症状或黄疸时 4. 青光眼患者应定期监测眼压 5. 静脉注射时应充分稀释后缓慢推入（不少于 1~2 分钟），以避免导致房室传导阻滞、心室颤动，甚至死亡 6. 静脉输注本品时，如果颅内压明显升高，应减少用量
禁忌	对本品过敏、完全性房室传导阻滞、帕金森病、颅内高压者禁用
不良反应	1. 可因肝功能受损而出现黄疸（表现为眼及皮肤黄染等），丙氨酸氨基转移酶、碱性磷酸酶、门冬氨酸氨基转移酶、胆红素增高，嗜酸性粒细胞增多 2. 有胃肠道不适、恶心、呕吐、食欲缺乏、便秘、头痛、嗜睡等 3. 胃肠道外给药可引起注射部位红肿或疼痛。注射过快可出现呼吸加深、面色潮红、心跳加快、低血压伴眩晕等，严重时可致房室传导阻滞、心室颤动，甚至死亡
特殊人群用药	妊娠与哺乳期妇女：慎用
药典	Chin. P. 、USP、BP、Jpn. P. 、Eur. P.
国家处方集	CNF
医保目录	【保（乙）】
基本药物目录	
其他推荐依据	

■ 药品名称	己酮可可碱　Pentoxifylline
适应证	改善缺血性卒中后脑循环，亦可用于周围血管病，如伴有间歇性的跛行的慢性闭塞性脉管炎等
制剂与规格	己酮可可碱肠溶片：0.1g 己酮可可碱缓释片：400mg 己酮可可碱组注射液：①2ml：100mg；②5ml：100mg；③5ml：300mg；④15ml：300mg
用法与用量	口服：肠溶片，一次 0.2~0.4g，1 日 2~3 次。缓释片，一次 400mg，一日 1 次。静脉注射：一次 100~200mg 缓慢注射（超过 5 分钟）。静脉滴注：初始剂量为 100mg，加入 5% 葡萄糖注射液 250~500ml 中滴注，最大滴速不超过每小时 100mg，输液时间应大于 90~180 分钟，以后根据患者耐受性，一日可增加 50mg（但一次量不超过 300mg），一日 1~2 次。动脉滴注：一次 100~300mg，用氯化钠注射液 20~50ml 稀释后于 10~30 分钟滴完。严重肾功能不全时（肌酐清除率低于每分钟 10ml）应减量，严重肝功能损害者依据个体耐受性减少剂量
注意事项	1. 对有出血倾向或新近有过出血史者不予应用，以免又发出血 2. 动物实验中提示长期应用有增加纤维瘤发生机会，但没有明显致畸 3. 严重冠心病，低血压患者慎用
禁忌	急性心肌梗死、严重冠状动脉硬化、严重高血压患者、妊娠期妇女禁用
不良反应	1. 常见头晕、头痛、畏食、腹胀、呕吐等 2. 少见心血管系统的血压降低、呼吸不规则、水肿；神经系统的焦虑、抑郁、抽搐；消化系统的便秘、口干、口渴；皮肤的血管性水肿、皮疹、指甲发亮；视物模糊、结膜炎、中央盲点扩大，以及味觉减退、涎液增多、白细胞减少、肌肉酸痛、颈部腺体肿大和体重改变等 3. 偶见心绞痛、心律失常、黄疸、肝炎、肝功能异常、纤维蛋白原降低、再生障碍性贫血和白血病等
特殊人群用药	肝、肾功能不全患者：严重肾功能不全时（肌酐清除率低于每分钟 10ml）应减量，严重肝功能损害者依据个体耐受性减少剂量 妊娠与哺乳期妇女：由于尚无足够的孕妇及哺乳期妇女用药资料，本品禁用于妊娠和哺乳期妇女
药典	Chin. P. 、USP、BP、Eur. P.
国家处方集	CNF
医保目录	【保（乙）】
基本药物目录	
其他推荐依据	
■ 药品名称	丁咯地尔　Buflomedil
适应证	1. 外周血管疾病：间歇性跛行、雷诺综合征、血管闭塞性脉管炎等 2. 慢性脑血管供血不足引起的症状：眩晕、耳鸣、智力减退、记忆力或注意力减退、定向障碍等
制剂与规格	盐酸丁咯地尔片：0.15g 盐酸丁咯地尔注射液：5ml：50mg

续　表

用法与用量	本品使用有一定的危险性，必须考虑患者的肾功能情况使用，并严格遵守下列使用方法： 1. 口服：肾功能正常者，一日 300~600mg，至少分 2 次服用，一日最多不可超过 600mg； 　轻度和中度肾功能不全者（肌酐消除率为每分钟 30~80ml），用量须减半，一次 150mg， 　早晚各 1 次，一日用量不得超过 300mg 2. 肌内注射：一次 50mg，一日 3 次，连续 14 日为 1 个疗程 3. 静脉滴注：一次 0.2~0.4g，稀释于 5% 葡萄糖或氯化钠注射液 250ml 中，缓慢滴注
注意事项	1. 丁咯地尔使用有一定的危险性，不能超过最大用量使用 2. 由于本品通过肾脏排泄，因此使用前必须检查肌酐清除率，使用中进行定期检查；①肾功能正常者至少每年检查 1 次；②肌酐清除率低于正常的患者、65 岁以上和体重不足 50kg 患者至少每年 2 次 3. 正在服用降压药患者慎用 4. 本品可引起头晕、嗜睡等症状，驾驶车辆及操作机械者不宜服用本品
禁忌	1. 对本品中任何成分过敏者禁用 2. 急性心肌梗死、心绞痛、甲状腺功能亢进、阵发性心动过速者禁用 3. 脑出血及有出血倾向或近期有大量失血者禁用；分娩后产妇和严重动脉出血的患者禁用 4. 严重肾功能不全者（肌酐清除率小于每分钟 30ml）禁用 5. 孕妇（尤其是妊娠 3 个月孕妇）、哺乳期妇女及儿童禁用
不良反应	常见胃肠不适、头痛、头晕和四肢皮肤刺痛灼热感等。过量使用或肾功能不全者使用会导致严重的神经和心血管不良反应。神经系统不良反应有痉挛、癫痫发作、肌阵挛等。心血管系统的不良反应有心动过速、低血压、心律失常、血液循环停止
特殊人群用药	肝、肾功能不全患者：慎用，必须使用本品时应减少剂量或遵医嘱；严重肾功能不全者（肌酐清除率小于每分钟 30ml）禁用 儿童：禁用 老年人：老年用药未进行相关试验且无可靠参考文献 妊娠与哺乳期妇女：孕妇（尤其是妊娠 3 个月孕妇）、哺乳期妇女禁用
药典	Chin. P. 、BP、Eur. P.
国家处方集	
医保目录	
基本药物目录	
其他推荐依据	
■ 药品名称	维生素 E 烟酸酯　Vitamin E Nicotinate
适应证	用于高脂血症，防治动脉粥样硬化
制剂与规格	维生素 E 烟酸酯胶囊：0.1g 维生素 E 烟酸酯胶丸：0.1g
用法与用量	口服。一次 0.1~0.2g，一日 3 次
注意事项	以下情况慎用：动脉出血、糖尿病、青光眼、痛风、高尿酸血症、肝病、溃疡病、低血压、肝功能不全
禁忌	对本品过敏者禁用

续　表

不良反应	颈、面部感觉温热，皮肤发红，头痛等，严重皮肤潮红，瘙痒，胃肠道不适
特殊人群用药	儿童：尚不明确。烟酸在儿童中降血脂作用未经临床试验，2岁以下小儿胆固醇为正常发育所需，不推荐应用烟酸降低血脂 老年人：尚不明确 妊娠与哺乳期妇女：孕妇忌服
药典	Chin. P.
国家处方集	CNF
医保目录	
基本药物目录	
其他推荐依据	
■ 药品名称	奥扎格雷　Ozagrel
适应证	用于治疗急性血栓性脑梗死和脑梗死所伴随的运动障碍
制剂与规格	奥扎格雷钠注射液：2ml∶40mg 奥扎格雷钠氯化钠注射液（250ml）：奥扎格雷钠80mg，氯化钠2.25g 奥扎格雷钠葡萄糖注射液（250ml）：奥扎格雷钠80mg，葡萄糖12.5g
用法与用量	成人常用量：一次40~80mg，一日1~2次，溶于500ml氯化钠注射液或5%葡萄糖溶液中，连续静脉滴注，1~2周为一疗程。另外根据年龄、症状适当增减用量
注意事项	避免与含钙注射液混合使用
禁忌	出血性脑梗死或大面积脑梗死深昏迷，严重心、肺、肝、肾功能不全，血液病或出血倾向，严重高血压（收缩压≥200mmHg），对本品过敏
不良反应	常见胃肠道反应，过敏反应。少见GPT、BUN升高，血小板减少
特殊人群用药	肝、肾功能不全患者：禁用 妊娠与哺乳期妇女：妊娠期妇女慎用
药典	Chin. P. 、Jpn. P.
国家处方集	CNF
医保目录	【保（乙）】
基本药物目录	
其他推荐依据	
■ 药品名称	氯吡格雷　Clopidegrel
适应证	用于心肌梗死（从几天到小于35天），缺血性脑卒中（从7天到小于6个月），确诊的外周动脉性疾病，急性冠状动脉综合征
制剂与规格	硫酸氯吡格雷片：①25mg；②75mg
用法与用量	口服：一次75mg，一日1次

续 表

	非 ST 段抬高性急性冠状动脉综合征（不稳定型心绞痛或非 Q 波心肌梗死）：单次负荷量 300mg 开始，然后一日 1 次 75mg 连续服药（联合阿司匹林一日 75~325mg），推荐阿司匹林不超过 100mg。最佳疗程尚未确定 ST 段抬高性急性心肌梗死：以负荷量氯吡格雷开始，然后一日 1 次 75mg 连续服药，合用阿司匹林，可合用或不合用溶栓剂。年龄超过 75 岁时，不使用负荷剂量。症状出现后尽早开始联合治疗，至少用药 4 周 冠状动脉内药物支架植入后，应持续服用一日 1 次，每次 75mg，不少于 1 年，并应与阿司匹林 100mg/d 联合应用
注意事项	1. 下列情况慎用：创伤、外科手术或其他病理状态使出血危险性增加者，接受阿司匹林、非甾体抗炎药、肝素、血小板糖蛋白 Ⅱb/Ⅲa 抑制剂与规格或溶栓药物治疗者，出血性疾病（尤其是胃肠及眼内疾病）者 2. 用药期间监测异常的出血情况、白细胞和血小板计数。择期手术且无需抗血小板治疗者，术前 1 周停用本药
禁忌	对本品过敏，严重肝功损害患者，活动性病理性出血（如活动性消化性溃疡或颅内出血），哺乳期妇女禁用
不良反应	偶见胃肠道反应（腹痛、消化不良、便秘或腹泻），皮疹，皮肤黏膜出血；罕见白细胞减少和粒细胞缺乏
特殊人群用药	肝、肾功能不全患者：肾功能不全时不需要调整剂量，但经验有限，需慎用。严重肝功能损害患者禁用 妊娠与哺乳期妇女：禁用
药典	Chin. P.
国家处方集	CNF
医保目录	【保（乙）】
基本药物目录	【基】
其他推荐依据	
■ **药品名称**	胞磷胆碱　Citicoline
适应证	用于急性颅脑外伤和脑手术后意识障碍；也用于急性中毒、感染、大面积脑梗死所致的昏迷和意识障碍、帕金森病、急性胰腺炎；也有助于脑卒中后遗症、卒中偏瘫者上、下肢体功能的恢复
制剂与规格	胞磷胆碱注射液：①2ml：100mg；②2ml：200mg；③2ml：250mg 注射用胞磷胆碱钠：250mg
用法与用量	1. 静脉注射或肌内注射：用于脑外伤，一次 100~500mg，一日 1~2 次 2. 静脉滴注：用于脑梗死急性期一次 1000mg，一日 1 次，应用 5%~10% 葡萄糖注射液或氯化钠注射液稀释后滴注，连用 2 周；用于偏瘫，一日 250~1000mg，连用 4 周，如出现改善倾向再继续用药 4 周；用于帕金森病，一日 500mg，连用 3~4 周，若与抗胆碱药连续并用达 2 周仍未见效应停药；用于急性胰腺炎一日 1000mg，连用 2 周
注意事项	1. 对急性重症、严重脑水肿、头部外伤及脑手术所伴意识障碍者，应同时使用止血、降颅内压药及低温疗法处理

续　表

	2. 若颅内出血仍然存在，应避免给予大剂量（1次>500mg），因其可加速大脑血流，建议给予较小剂量（1次100~200mg，1日2~3次） 3. 对脑梗死急性期意识障碍者，应在脑卒中发作后2周内给药 4. 尽量少用肌内注射，特别不宜在同一部位反复注射。当注射出现剧痛时应立即拔出，改换部位。静脉给药的速度应尽量缓慢 5. 用药中若出现胸闷、血压下降、呼吸困难等反应，应立即停药
禁忌	对过敏者禁用。偶可诱发癫痫大发作，对有癫痫史者禁用或慎用
不良反应	1. 中枢神经系统：偶见有失眠、发热、头痛、眩晕、兴奋、痉挛等；罕见一过性复视。用于脑卒中偏瘫时，偶见麻痹肢体出现麻木感 2. 消化系统：偶见有恶心；罕见食欲减退等 3. 循环系统：罕见休克症状，若出现血压下降、胸闷、呼吸困难等应立即停药。罕见一过性血压变化 4. 偶见肝功能监测值异常
特殊人群用药	尚不明确
药典	Chin. P. 、Jpn. P.
国家处方集	CNF
医保目录	【保（甲）】
基本药物目录	【基】
其他推荐依据	
■ 药品名称	川芎嗪　Ligustrazine
适应证	用于闭塞性脑血管疾病如脑供血不全、脑血栓形成、脑栓塞
制剂与规格	磷酸川芎嗪注射液：50mg 盐酸川芎嗪注射液：40mg/2ml
用法与用量	静脉滴注：以本品40~80mg，稀释于5%葡萄糖注射液或氯化钠注射液250~500ml中静脉滴注。速度不宜过快，一日1次，10日为1个疗程，一般使用1~2个疗程
注意事项	1. 对少量出血与闭塞性脑血管病鉴别诊 2. 不适于大剂量肌内注射。静脉滴注速度不宜过快
禁忌	脑出血及有出血倾向者，对本品过敏者禁用
不良反应	本品酸性较强，穴位注射刺激性较强
特殊人群用药	妊娠与哺乳期妇女：慎用
药典	Chin. P.
国家处方集	CNF
医保目录	【保（乙）】
基本药物目录	【基】
其他推荐依据	

续　表

■ 药品名称	丁苯酞　Butylphthalide
适应证	用于轻、中度急性缺血性脑卒中
制剂与规格	丁苯酞软胶囊：0.1g
用法与用量	口服：一次0.2g，一日4次，空腹服用，连续10~12日为1个疗程，或遵医嘱。本品应与复方丹参注射液联合使用一次0.2g，一日3次，20天为一疗程，或遵医嘱
注意事项	1. 于餐后服用可影响药物吸收，建议餐前服用本品 2. 在用药过程中需注意监测肝功能变化 3. 因本品尚未进行出血性脑卒中临床研究，故不推荐出血性脑卒中患者使用 4. 有精神症状或有幻觉者慎用。对吞咽功能障碍者不宜服用
禁忌	对本品或芹菜过敏者禁用。有严重出血倾向者禁用
不良反应	本品不良反应较少，主要为ALT及AST轻度升高，根据部分随访观察的病例，停药后可恢复正常；偶见恶心、腹部不适、皮疹及精神症状等
特殊人群用药	肝、肾功能不全患者：肝肾功能受损者慎用 妊娠与哺乳期妇女：安全性尚不明确
药典	Chin. P.
国家处方集	CNF
医保目录	【保（乙）】
基本药物目录	
其他推荐依据	
■ 药品名称	长春胺　Vincamine
适应证	本品用于治疗衰老期心理行为障碍（如警觉性和记忆力丧失、头晕、耳鸣、时间与空间定向力障碍、失眠）。也可用于急性脑血管病及脑外伤后综合征。眼科方面：可用于治疗缺血性视网膜疾病。耳、鼻、喉科治疗方面，可用于治疗耳蜗前庭疾病
制剂与规格	本品为硬胶囊，内容物为白色球形微丸，规格30mg
用法与用量	口服，一次1粒，一日2次，早晚各服1粒，最好饭后服用
注意事项	本品不具有长期抗高血压作用，因此不能代替抗高血压治疗。心律失常或低血钾患者慎用
禁忌	颅内高压患者禁用
不良反应	尚未见有关不良反应报道
特殊人群用药	妊娠与哺乳期妇女：禁用 老年人、儿童：未进行该实验且无可靠参考文献
药典	Chin. P.
国家处方集	
医保目录	

续　表

基本药物目录	
其他推荐依据	
■ 药品名称	长春西汀　Vinpocetine
适应证	用于改善脑梗死后遗症、脑出血后遗症、脑动脉硬化症等诱发的各种症状
制剂与规格	长春西汀注射液：①2ml：10mg；②2ml：20mg；③5ml：30mg
用法与用量	静脉滴注：开始剂量一日20mg，以后根据病情可增至一日30mg。将本品加入500ml 5%葡萄糖注射液或0.9%氯化钠注射液内，缓慢滴注
注意事项	1. 本品不可肌内注射，未经稀释不可静脉使用 2. 输液中长春西汀的浓度不得超过0.06mg/ml，否则有溶血的可能 3. 本品含山梨醇，糖尿病患者应用时注意控制血糖水平
禁忌	对本品过敏者、颅内出血后尚未完全止血者、严重缺血性心脏病者、严重心律失常者、孕妇或已有妊娠可能的妇女禁用
不良反应	可出现皮疹，偶见荨麻疹、瘙痒、头痛、眩晕、困倦感、侧肢的麻木感、脱力感加重；恶心、呕吐、食欲缺乏、腹痛、腹泻、面部潮红、头晕、白细胞减少、AST及ALT、碱性磷酸酶升高，血尿素氮升高
特殊人群用药	妊娠与哺乳期妇女：孕妇或已有妊娠可能的妇女禁用；哺乳期妇女慎用，必须使用时应停止哺乳
药典	Chin. P.
国家处方集	CNF
医保目录	【保（乙）】（限缺血性脑卒中，使用不超过14天）
基本药物目录	
其他推荐依据	
■ 药品名称	七叶皂苷钠　Sodium Aescinate
□ 其他名称	麦通纳　欧开
适应证	注射剂：用于脑水肿，创伤或手术所致肿胀，也用于静脉回流障碍性疾病 片剂：各种原因所致的软组织肿胀、静脉性水肿
制剂与规格	注射用七叶皂苷钠：①5mg；②10mg；③15mg 七叶皂苷钠片：30mg
用法与用量	静脉注射或静脉滴注：成人按体重一日0.1~0.4mg/kg，或取本品5~10mg，溶于10%葡萄糖注射液或0.9%氯化钠注射液250ml中供静脉滴注。也可取本品5~10mg溶于10~20ml的10%葡萄糖注射液或0.9%氯化钠注射液中供静脉推注。重症患者可多次给药，但一日总量不得超过20mg，疗程7~10天 口服：饭后口服。成人用量：每次1~2片，早、晚各1次，20天为1疗程。或遵医嘱

续　表

注意事项	1. 本品应严格限制日用量。若一旦出现肾功能受损，应立即停止用药，并作全面的肾功能检查，根据检查结果，按受损伤程度进行治疗 2. 本品只能用于静脉注射和静脉滴注，禁用于动脉、肌内或皮下注射 3. 注射时宜选用较粗静脉，切勿漏出血管外，如出现红肿，用 0.25% 普鲁卡因封闭或热敷 4. 用药前后须检查肾功能 5. 放置在儿童不易触及的地方
禁忌	1. 肾损伤、肾衰竭、肾功能不全患者禁用 2. 孕妇禁用 3. 对本品任何成分过敏者禁用
不良反应	1. 可见注射部位局部疼痛、肿胀，经热敷可使症状消失 2. 偶有过敏反应，可按药物过敏处理原则治疗 3. 服用片剂个别情况下出现轻微胃肠道不适，不需要停药
特殊人群用药	肝、肾功能不全者：肾损伤、肾衰竭、肾功能不全患者禁用 儿童：不宜用于治疗儿童心脏手术后肿胀（注射剂）。片剂尚缺乏儿童用药的安全性研究资料 老年人：尚不明确 妊娠及哺乳期妇女：孕妇禁用，哺乳期妇女慎用
药典	BP
国家处方集	CNF（注射剂）
医保目录	【保（乙）】
基本药物目录	
其他推荐依据	中国国家处方集：化学药品与生物制品卷 [M]. 北京：人民军医出版社，2011.
■ 药品名称	葛根素　Puerarin
适应证	用于辅助治疗冠心病、心绞痛、心肌梗死、视网膜动静脉阻塞、突发性聋及缺血性脑血管病、小儿病毒性心肌炎、糖尿病等
制剂与规格	葛根素注射液：2ml∶100mg
用法与用量	静脉滴注：一次 0.2~0.4g，加入 5% 葡萄糖注射液 500ml 中，一日 1 次，10~20 日为 1 个疗程，可连续使用 2~3 个疗程
注意事项	1. 血容量不足者应在短期内不足血容量后使用本品 2. 有出血倾向者慎用 3. 葛根素在低温下易析出，使用前仔细检查，如有析出物，室温 25℃ 左右溶解澄清后使用
禁忌	严重肝肾损害、心力衰竭及其他严重器质性疾病患者禁用 对本药过敏或者过敏体质者禁用
不良反应	少数患者在用药开始时出现暂时性腹胀、恶心等反应，继续用药可自行消失；极少数患者用药后有皮疹、发热等过敏现象，立即停药或对症治疗后，可恢复正常；偶见急性血管内溶血：寒战、发热、黄疸、腰痛、尿色加深等
特殊人群用药	肝、肾功能不全患者：严重肝肾损害患者禁用

续 表

药典	Chin. P.
国家处方集	CNF
医保目录	【保（乙）】
基本药物目录	
其他推荐依据	
■ 药品名称	倍他司汀 Betahistine
适应证	用于伴发的眩晕和头晕感：梅尼埃病、眩晕症、梅尼埃综合征
制剂与规格	盐酸倍他司汀片：4mg 甲磺酸倍他司汀片：6mg 盐酸倍他司汀口服液：4mg
用法与用量	口服：一次 4~8mg，一日 3 次
注意事项	有消化性溃疡史和活动期消化性溃疡、支气管哮喘、肾上腺髓质瘤者慎用
禁忌	对本品过敏者禁用
不良反应	1. 可有口干、食欲缺乏、恶心、呕吐、胃部不适、心悸等，偶有头晕、头痛、头胀、多汗 2. 偶见出血性膀胱炎、发热。偶可出现过敏反应，如皮疹、皮肤瘙痒等
特殊人群用药	老年人：使用本品时应注意调整剂量 妊娠与哺乳期妇女：慎用
药典	Chin. P. 、USP、BP、Jpn. P. 、Eur. P.
国家处方集	CNF
医保目录	口服常释剂型：【保（甲）】 注射剂：【保（乙）】
基本药物目录	
其他推荐依据	
■ 药品名称	地芬尼多 Difenidol
适应证	用于防治多种原因或疾病所引起的眩晕、恶心、呕吐，如乘车、船、飞机时的晕动病等，也用于椎基底动脉供血不足、梅尼埃病等
制剂与规格	盐酸地芬尼多片：①25mg；②50mg 盐酸地芬尼多注射液：1ml：10mg
用法与用量	1. 口服：一次 25~50mg，一日 3 次。6 个月以上 12 岁以下儿童按体重一次 0.9mg/kg，一日 3 次或遵医嘱 2. 肌内注射：一次 20~40mg，一日 4 次 3. 静脉注射：每次 20mg，必要时每小时重复 1 次 4. 直肠给药：每次 50mg，每 4~6 小时 1 次

续　表

注意事项	1. 肾功能不全者、妊娠期妇女、青光眼、胃溃疡、胃肠道及泌尿生殖道梗阻性疾病者、窦性心动过速者慎用 2. 用于预防晕动病或用于预防乘车、坐船、飞机等眩晕时，应在出发前 30 分钟服用 3. 如服用过量、出现精神紊乱或严重不良反应者，请立即停药，及时就医
禁忌	对本品过敏者及 6 个月以内婴儿禁用。严重肾功能不全的患者禁用
不良反应	常见口干、心悸、头晕、头痛、嗜睡、不安、心动过速、视物模糊、轻度胃肠不适，停药后即可消失；偶见幻听、幻视、定向力障碍、精神错乱、忧郁等，偶见皮疹、一过性低血压反应
特殊人群用药	肝、肾功能不全患者：肾功能不全者慎用，严重肾功能不全者禁用 儿童：见"用法与用量" 妊娠与哺乳期妇女：慎用
药典	Chin. P. 、Jpn. P.
国家处方集	CNF
医保目录	口服常释剂型：【保（甲）】
基本药物目录	【基】
其他推荐依据	

■ 药品名称	麦角胺咖啡因　Ergotamine and Caffein
适应证	用于治疗偏头痛，能减轻其症状，无预防和根治作用，只宜在头痛发作时短期使用
制剂与规格	麦角胺咖啡因片：每片含酒石酸麦角胺 1mg，咖啡因 100mg
用法与用量	口服：一次 1~2 片，如无效可间隔 0.5~1 小时后再服 1~2 片，一日总量不超过 6 片
注意事项	本品在偏头痛刚发作时即服效果最佳，在有先兆时服用效果更佳，在偏头痛发作后不宜服用
禁忌	对本品过敏者、活动期溃疡病、甲状腺功能亢进、严重高血压、冠心病、闭塞性血栓性脉管炎禁用
不良反应	常见手、趾、面部麻木和刺痛、足部和下肢肿胀、肌痛；少见焦虑或精神错乱、幻视、胸痛、胃痛、气胀等。大剂量可出现暂时性心律失常、局部水肿、瘙痒
特殊人群用药	肝、肾功能不全患者：禁用 老年人：慎用 妊娠及哺乳期妇女：禁用
药典	Chin. P. 、USP、BP、Jpn. P. 、Eur. P.
国家处方集	CNF
医保目录	【保（甲）】
基本药物目录	基（是）
其他推荐依据	

续　表

■ 药品名称	曲克芦丁　Troxerutin
适应证	本品有防止血管通透性异常升高引起的水肿，抑制红细胞及血小板凝集，改善微循环等作用。可用于闭塞性脑血管病、中心性视网膜炎、动脉硬化、冠心病、梗死前综合征、血栓性静脉炎，慢性静脉功能不全所致的静脉曲张
制剂与规格	曲克芦丁片：60mg 曲克芦丁注射液：10ml∶300mg
用法与用量	口服：一次120~180mg，一日3次 肌内注射：一次60~150mg，一日2次。20日为1疗程，可用1~3个疗程，每疗程间隔3~7天 静脉滴注：一次240~360mg，一日1次。用5%~10%葡萄糖注射液或低分子右旋糖酐注射液稀释后滴注
注意事项	服药期间避免阳光直射、高温及过久站立
禁忌	对本品过敏者禁用
不良反应	偶见有胃肠道反应，表现为恶心、呕吐及便秘
特殊人群用药	妊娠及哺乳期妇女：慎用
药典	Chin. P.、USP、BP、Jpn. P.、Eur. P.
国家处方集	CNF
医保目录	【保（乙）】
基本药物目录	【基】
其他推荐依据	
■ 药品名称	银杏叶提取物　Ginkgo Biloba Leaf Extract
适应证	主要用于脑部、周边等血液循环障碍：急慢性脑功能不全及其后遗症如卒中、注意力不集中、记忆力衰退、痴呆。耳部血流及神经障碍如耳鸣、眩晕、听力减退、耳迷路综合征。眼部血流及神经障碍如糖尿病引起的视网膜病变及神经障碍、老年黄斑变性、视物模糊、慢性青光眼。末梢循环障碍如各种动脉闭塞症、间歇性跛行症、手脚麻痹冰冷、四肢酸痛
制剂与规格	银杏叶片：大多数为40mg（内含总黄酮醇9.6mg、萜类内酯2.4mg。） 银杏叶提取物注射液：5ml∶17.5mg
用法与用量	口服：一次80mg，一日3次或遵医嘱 静脉滴注：一次35~70mg，一日1~2次；若必要时可视情况调整剂量至一次87.5mg，一日2次。病情改善缓和后，可改以片剂或滴剂口服给药。注射液静脉给药时可添加于氯化钠注射液、葡萄糖注射液或低分子右旋糖酐输液中，混合比例为1∶10。若输液为500ml，静脉滴注速度应控制在2~3小时
注意事项	高乳酸血症、甲醇中毒者、果糖、山梨醇耐受性不佳者及1,6-二磷酸果糖酶缺乏者，给药剂量一次不可超过25ml
禁忌	对过敏体质者不建议使用此药

续　表

不良反应	1. 罕见胃肠道不适、头痛、血压降低、过敏反应等现象 2. 长期静脉注射时，应改变注射部位以减少静脉炎的发生。
特殊人群用药	妊娠及哺乳期妇女：慎用
药典	Chin. P.、USP、BP、Jpn. P.、Eur. P.
国家处方集	CNF
医保目录	【保（乙）】
基本药物目录	
其他推荐依据	

第四章

骨骼肌松弛药

■ 药品名称	巴氯芬 Baclofen
适应证	用于缓解由以下疾病引起的骨骼肌痉挛：①多发性硬化、脊髓空洞症、脊髓肿瘤、横贯性脊髓炎、脊髓外伤和运动神经元病；②脑血管病、脑性瘫痪、脑膜炎、颅脑外伤
制剂与规格	巴氯芬片：①10mg；②25mg
用法与用量	口服：成人初始剂量为一次 5mg，一日 3 次，应逐渐增加剂量，每隔 3 日增加 5mg，直至所需剂量，但应根据患者的反应具体调整剂量。对本品作用敏感的患者初始剂量应为一日 5～10mg，分 1～2 次服，剂量递增应缓慢。常用剂量为一日 30～75mg，分 3 次服。最大剂量为80mg，分 3～4 次服。停药前应逐渐减量 儿童初始剂量按体重一日 0.3mg/kg，维持量按体重一日 0.75～2mg/kg。对 10 岁以上儿童一日最大剂量可达 2.5mg/kg。通常治疗开始时一次 2.5mg，一日 4 次。大约每隔 3 天小心增加剂量，直至达到儿童个体需要量。推荐的一日维持治疗量如下：12 个月～2 岁儿童：10～20mg。2～6 岁儿童：20～30mg。6～10 岁儿童：30～60mg（最大量70mg）
注意事项	1. 肝肾功能不全、有癫痫病史或惊厥发作、溃疡病、脑卒中、伴有精神障碍、精神分裂症或意识错乱的患者慎用 2. 应逐渐减量，否则易出现幻觉和癫痫发作 3. 服药期间避免驾车和操作机器 4. 中风患者对本品耐受性差
禁忌	1. 对本品过敏者禁用 2. 癫痫、帕金森病、风湿性疾病引起的骨骼肌痉挛患者禁用 3. 妊娠初期 3 个月内禁用
不良反应	主要是见于治疗开始时、剂量增加过快、剂量过大的患者，一般为轻微的暂时性症状。精神病史患者、伴脑血管病患者和老年患者不良反应可能较为严重 1. 中枢神经系统：治疗开始时常出现日间镇静、嗜睡和恶心等，偶见口干、呼吸抑制、头晕、无力、精神错乱、眩晕、呕吐、头痛和失眠 2. 神经精神病学：偶有或罕见欣快感、抑郁、感觉异常、肌痛、肌无力、共济失调、震颤、眼球震颤、调节紊乱、幻觉、噩梦。可能会降低惊厥阈，并引起惊厥发作，癫痫患者尤应注意 3. 消化系统：偶有轻度的胃肠功能紊乱、便秘、腹泻、腹痛、恶心、食欲减退、味觉失常、大便隐血阳性等 4. 心血管系统：偶见低血压、心功能不全 5. 泌尿生殖系统：偶见或罕见排尿困难、尿频、遗尿，其他尚有阳痿、射精不佳等 6. 其他：罕见视力障碍、膝关节肿胀、多汗、体重增加、皮疹、肝肾及骨髓功能损害。某些患者对药物可显有反常的表现反应而出现痉挛状态加重、肌张力过低，通常在调节剂量后可缓解（如减少日间剂量，尽可能增加夜间剂量）
特殊人群用药	肝、肾功能不全患者：慎用

续　表

	儿童：12 岁以下儿童不宜使用 老年人：低剂量用药 妊娠与哺乳期妇女：本品可透过胎盘屏障，妊娠期用药的安全性尚未被证实，用药请权衡 利弊；妊娠初期 3 个月内禁用；哺乳期妇女慎用
药典	Chin. P.、USP、BP、Jpn. P.、Eur. P.
国家处方集	CNF
医保目录	【保（乙）】
基本药物目录	
其他推荐依据	
■ 药品名称	替扎尼定　Tizanidine
适应证	本品为中枢性骨骼肌松弛药，用于：①颈、肩及腰部疼痛等局部疼痛综合征等疾病造成的 骨骼肌紧张状态的改善；②脑血管障碍、痉挛性脊髓麻痹、颈椎病、小儿麻痹症、手术后 遗症（脊髓损伤、大脑损伤）、脊髓小脑变性症、多发性硬化症、肌萎缩性侧索硬化症等引 起中枢性肌痉挛
制剂与规格	盐酸替扎尼定片：4mg
用法与用量	口服：①用于疼痛性肌痉挛：一次 2mg，一日 3 次，并根据年龄、症状酌情增减；②用于中 枢性肌痉挛：应根据患者需要而做剂量调整。初始剂量不应超过一日 6mg（分 3 次服用）， 并可每隔半周或 1 周渐增 2~4mg。通常一日 12~24mg（分 3~4 次服用）的用量已可获得良 好的疗效；一日总量不能超过 36mg
注意事项	1. 服药初期可能伴有血压急剧下降，当合用抗高血压药时更要警惕，不应与其他的 α_2 受体 激动药合用 2. 在治疗早期，须告诫发生嗜睡的患者，应避免做需要高度警觉的活动，如驾驶或操作 机械
禁忌	对本品过敏的患者禁用
不良反应	应用所推荐的低剂量盐酸替扎尼定片来解除疼痛性肌痉挛时，不良反应极少，且通常为轻 微和短暂的，包括嗜睡、疲乏、头晕、口干、恶心、胃肠道功能紊乱及血压轻度降低。应 用所推荐的高剂量盐酸替扎尼定片治疗中枢性肌痉挛时，上述不良反应较常见且明显，不 过严重到需要终止治疗者极少。导致终止治疗的最常见的不良事件有疲乏、嗜睡、口干、 痉挛程度或张力增加和头晕，并有剂量依赖性。还可能导致低血压、脉搏缓慢、肌无力、 失眠、睡眠障碍、幻觉、肝炎等
特殊人群用药	肝、肾功能不全患者：肝功能不全者慎用。在肾功能不全（肌酐清除率<25ml/min）或肝功 能严重损害的患者中，推荐的初始剂量为 2mg，一日 1 次。若需加大剂量，则应根据患者的 耐受性和疗效缓慢地进行增加剂量 儿童：安全性尚未充分评价 老年人：本品可使血药浓度持续升高并有降压作用，故应减量并慎用 妊娠与哺乳期妇女：应充分权衡利弊后，方可考虑应用
药典	Chin. P.、USP、BP、Jpn. P.、Eur. P.
国家处方集	CNF

续　表

医保目录	【保（乙）】
基本药物目录	
其他推荐依据	
■ 药品名称	**乙哌立松　Eperisone**
适应证	1. 改善下列疾病的肌紧张状态：颈肩臂综合征、肩周炎、腰痛症 2. 改善下列疾病引起的痉挛性麻痹：脑血管障碍、痉挛性脊髓麻痹、颈椎症、手术后遗症（包括脑、脊髓肿瘤）、外伤后遗症（脊髓损伤、头部外伤）、肌萎缩性侧索硬化症、小儿脑性瘫痪、小脑变性症、脊髓血管障碍、亚急性视神经脊髓病（SMON）及其他脑脊髓疾病
制剂与规格	盐酸乙哌立松片：50mg
用法与用量	口服：成人一次 1 片 50mg，一日 3 次，餐后服用。剂量可视年龄、症状酌情增减，或遵医嘱
注意事项	1. 服用本品时，有时会出现四肢无力、站立不稳、困倦等症状。当出现这些症状时，应减少用量或停止用药 2. 用药期间不宜从事驾驶车辆等有危险性的机械操作
禁忌	对本品过敏者禁用
不良反应	1. 严重的不良反应：有可能发生休克现象，故应注意观察，当出现异常症状时，应停止用药，并采取适当措施 2. 其他不良反应：AST 及 ALT、ALP 等的上升，尿蛋白、BUN 上升，贫血、皮疹、瘙痒、困倦、失眠、头痛、四肢麻木、身体僵硬、四肢发颤、呕吐、食欲减退、胃部不适、腹痛、腹泻、便秘、口渴、口腔炎、腹胀感、尿潴留、尿失禁、残尿感、无力感、站立不稳、全身怠倦感、肌紧张减退、头晕、热感、出汗、水肿等。当出现异常症状时应停药并采取适当措施
特殊人群用药	肝、肾功能不全患者：慎用 儿童：慎用 老年人：一般情况下应减量 妊娠与哺乳期妇女：慎用
药典	Chin. P. 、Jpn. P.
国家处方集	CNF
医保目录	【保（乙）】
基本药物目录	
其他推荐依据	
■ 药品名称	**氯唑沙宗　Chlorzoxazone**
适应证	用于各种急、慢性软组织扭伤，中枢神经病变引起的肌肉痉挛，慢性筋膜炎等
制剂与规格	氯唑沙宗片：0.2g 复方氯唑沙宗片：每片含氯唑沙宗 125mg、对乙酰氨基酚 150mg，两者对镇痛有协同作用

续　表

用法与用量	口服： 1. 成人一次 0.2~0.4g，一日 3 次，症状严重者酌加 2. 儿童一日 20mg/kg，分 3~4 次服用 3. 复方氯唑沙宗片，一次 2 片，一日 3~4 次
注意事项	1. 应用本品时饮酒，能增强本品药效，剂量应酌减 2. 服用本剂期间应避免进行注意力需高度集中得活动，如驾驶、登高、操作精密仪器等
禁忌	对本品过敏者禁用
不良反应	常见恶心、呕吐、腹泻、便秘等消化道症状为主，偶见嗜睡、眩晕、轻度头痛；极少见胃肠出血症、肝功能损害、皮疹、血管神经水肿等
特殊人群用药	肝、肾功能不全患者：慎用 儿童：见"用法与用量" 妊娠与哺乳期妇女：慎用
药典	Chin. P.
国家处方集	CNF
医保目录	【保（乙）】
基本药物目录	
其他推荐依据	

■ 药品名称	辣椒碱乳膏　CapsaicinCream
适应证	用于骨关节炎、其他慢/急性发作的关节炎或软组织损伤性疼痛病变的局部治疗
制剂与规格	辣椒碱软膏：10g
用法与用量	取适量均匀涂抹于关节疼痛部位，并进行搓揉数分钟以保证药物透入皮内，一日 3~4 次
注意事项	为外用镇痛膏。避免用于皮肤损伤或开放性创面。勿接触眼和黏膜
禁忌	对本品及其成分过敏者，有开放伤口者
不良反应	偶可发生皮疹、皮肤瘙痒、发红和刺痛
特殊人群用药	
药典	Chin. P.
国家处方集	CNF
医保目录	【保（乙）】
基本药物目录	
其他推荐依据	

第五章

抗老年痴呆药

■ 药品名称	多奈哌齐 Donepezil
适应证	轻度或中度阿尔茨海默病痴呆症状
制剂与规格	盐酸多奈哌齐片：①5mg；②10mg
用法与用量	口服：开始时一日睡前服用5mg，如需要1个月后可将剂量增加到最大为一日10mg
注意事项	病窦综合征或其他室上性心脏传导阻滞，消化道溃疡者，哮喘、慢性阻塞性肺病者慎用
禁忌	孕妇及对本品过敏者
不良反应	常见感冒症状、畏食、腹泻、呕吐、恶心、皮疹、瘙痒、幻觉、易激惹、攻击行为、昏厥、眩晕、失眠、胃肠功能紊乱、肌肉痉挛、尿失禁、头痛、疲劳、疼痛、意外伤害；少见癫痫、心动过缓、胃肠道出血、胃、十二指肠溃疡、血肌酸激酶浓度的轻微增高；罕见锥体外系症状、窦房传导阻滞、房室传导阻滞、肝功能异常（包括肝炎）、潜在的膀胱流出道梗阻
特殊人群用药	肝、肾功能不全患者：轻中度肝功能不全者宜适当调整剂量 妊娠与哺乳期妇女：禁用
药典	Chin. P. 、USP、Jpn. P.
国家处方集	CNF
医保目录	【保（乙）】（限神经专科医师确诊并处方）
基本药物目录	
其他推荐依据	
■ 药品名称	利斯的明（卡巴拉汀） Rivastigmine
适应证	轻、中度阿尔茨海默病痴呆的症状
制剂与规格	重酒石酸卡巴拉汀胶囊：①1.5mg；②3mg；③4.5mg；④6mg
用法与用量	口服：起始剂量为一次1.5mg，一日2次，以后根据疗效和耐受每隔至少2周一次增加1.5mg，直到最高剂量为一次6mg，一日2次
注意事项	1. 以下情况慎用：胃或十二指肠溃疡（或溃疡易感者）、病态窦房结综合征、心脏传导阻滞、哮喘或慢性阻塞性肺病、癫痫、膀胱流出道梗阻 2. 如停药数日后再次服用，应从起始剂量重新开始服用
禁忌	对本品及其他氨基甲酸衍生物过敏者及严重肝损害者禁用
不良反应	1. 常见恶心、呕吐、腹泻、消化不良、畏食、腹痛、眩晕、头痛、嗜睡、震颤、虚弱、乏力、兴奋、意识模糊、出汗、体重减轻；少见晕厥、抑郁、失眠；罕见胃或十二指肠溃疡、心绞痛、癫痫

续　表

	2. 非常罕见消化道出血、胰腺炎、心律失常、心动过缓、高血压、幻觉、锥体外系症状、皮疹
特殊人群用药	肝、肾功能不全患者：慎用；严重肝损害者禁用 儿童：慎用 妊娠与哺乳期妇女：慎用
药典	Chin. P. 、USP、BP、Eur. P.
国家处方集	CNF
医保目录	【保（乙）】（限神经专科医师确诊并处方）
基本药物目录	
其他推荐依据	
■ 药品名称	加兰他敏　Galanthamine
适应证	用于良性记忆障碍，提高患者指向记忆、联想学习、图像回忆、无意义图形再认及人像回忆等能力。对痴呆患者和脑器质性病变引起的记忆障碍亦有改善作用
制剂与规格	氢溴酸加兰他敏片：5mg 氢溴酸加兰他敏注射液：①1ml：1mg；②1ml：2.5mg；③1ml：5mg
用法与用量	1. 口服：一次 5mg，一日 4 次；3 日后改为一次 10mg，一日 4 次或遵医嘱 2. 肌内注射：一次 2.5~10mg，一日 1 次，2~6 周为 1 个疗程 3. 静脉注射：按体重 0.5mg/kg，可迅速逆转注射氢溴酸东莨菪碱所致中枢抗胆碱作用
注意事项	有消化性溃疡病史或同时使用非甾体类抗炎药的患者慎用
禁忌	1. 对本品中任一成分过敏者禁用 2. 在麻醉的情况下禁用 3. 心绞痛和心动过缓的患者禁用 4. 严重哮喘或肺功能障碍的患者禁用 5. 重度肝脏损害患者禁用 6. 重度肾脏损害者禁用 7. 机械性肠梗阻的患者禁用
不良反应	1. 神经系统：常见疲劳、头晕眼花、头痛、发抖、失眠、梦幻。罕见张力亢进、感觉异常、失语症和动力功能亢进等 2. 胃肠系统：腹胀、反胃、呕吐、腹痛、腹泻、畏食及体重减轻、消化不良等 3. 心血管系统：可见心动过缓、心律不齐；罕见低血压 4. 血液系统：可见贫血；偶见血小板减少症 5. 内分泌和代谢系统：偶见血糖增高，曾有低钾血症的报道
特殊人群用药	肝、肾功能不全患者：中度肝脏损害或中度肾脏损害的患者慎用，必要时应适当减量使用；重度肝肾损害的患者禁用
药典	Chin. P.
国家处方集	CNF
医保目录	【保（乙）】（限神经专科医师确诊并处方）

续　表

基本药物目录	
其他推荐依据	
■ 药品名称	石杉碱甲　HuperzineA
适应证	良性记忆障碍，对痴呆患者和脑器质性病变引起的记忆障碍也有改善作用
制剂与规格	石杉碱甲片：0.05mg
用法与用量	口服：一次 0.1~0.2mg，一日 2 次，最大剂量一日 0.45mg
注意事项	1. 心动过缓、支气管哮喘者慎用 2. 治疗应从小剂量开始，逐渐增量
禁忌	癫痫、肾功能不全、机械性肠梗阻、心绞痛者
不良反应	偶见头晕、恶心、胃肠道不适、乏力、视物模糊
特殊人群用药	肝、肾功能不全患者：肾功能不全者禁用
药典	Chin. P.
国家处方集	CNF
医保目录	【保（甲）】
基本药物目录	
其他推荐依据	
■ 药品名称	美金刚　Memantine
适应证	中、重度阿尔茨海默病
制剂与规格	盐酸美金刚片：10mg
用法与用量	口服：起始剂量为每早 5mg，每周增加 5mg 直到达到最大剂量为一次 10mg，一日 2 次；一旦剂量超过一日 5mg，则应分 2 次服用
注意事项	1. 肌酐清除率在 10~60ml/min 者，应减量至一日 10mg，建议肌酐清除率<10ml/min 的患者应避免使用本品 2. 动物研究发现可能出现胎儿宫内发育迟缓，故孕妇慎用 3. 癫痫患者、惊厥史患者慎用
禁忌	过敏者，哺乳期妇女禁用
不良反应	常见便秘、高血压、头痛、眩晕、嗜睡；少见呕吐、血栓、意识模糊、疲倦、幻觉、步态异常；罕见癫痫、胰腺炎、精神病反应、抑郁和自杀倾向
特殊人群用药	肝、肾功能不全患者：肾功能不全者减量或禁用 妊娠与哺乳期妇女：孕妇慎用，哺乳期妇女禁用
药典	Chin. P. 、USP
国家处方集	CNF
医保目录	【保（乙）】（限神经专科医师确诊并处方中到重度阿尔茨海默型痴呆患者）

续　表

基本药物目录	
其他推荐依据	
■ 药品名称	双氢麦角毒碱　Dihydroergotoxine
□ 其他名称	二氢麦角碱
适应证	1. 主要用于脑动脉硬化、脑卒中后遗症、脑震荡后遗症、老年人退化性脑循环障碍及老年痴呆等疾病引起的头痛、头晕、眩晕、记忆力下降、注意力不集中、定向力障碍、情绪不安、抑郁、孤僻、疲劳感、轻度精神错乱、食欲缺乏等 2. 用于周围血管疾病，如雷诺综合征、血栓闭塞性脉管炎、动脉内膜炎、糖尿病引起的微循环障碍等，及其引起的间歇性跛行、手足发绀、冻疮、动脉硬化、肢端动脉痉挛、动脉血栓栓塞、血管性头痛等 3. 用于高血压，仅适用于以下患者（因本药降压作用轻微）：老年患者、脑动脉硬化及脑卒中患者、服用利尿药降压无效者（可与本药联用）
制剂与规格	甲磺酸双氢麦角毒碱片：①1mg；②1.5mg 甲磺酸双氢麦角毒碱舌下含片：①0.5mg；②1mg 甲磺酸双氢麦角毒碱注射液：1ml：0.3mg 甲磺酸双氢麦角毒碱缓释胶囊：5mg
用法与用量	1. 口服：①片剂，一次 1~2mg，一日 3 次，12 周为 1 个疗程；②缓释胶囊，一次 2.5mg，一日 2 次，于早、晚进餐时服用 2. 舌下给药：含片，一次 0.5~2mg，每 4~6 小时 1 次 3. 肌内注射：一次 0.3~0.6mg，一日 1 次或隔日 1 次 4. 皮下注射：同肌内注射 5. 静脉注射：一次 0.3mg，用 20ml 5%葡萄糖注射液或氯化钠注射液稀释后静脉注射，一日 1~2 次 6. 静脉滴注：一次 0.3mg，用 5%葡萄糖注射液或氯化钠注射液 250ml 或 500ml 稀释后静脉滴注，一日 2 次
注意事项	心率稍慢者慎用
禁忌	对本药过敏者，急慢性精神病患者，低血压、严重的动脉硬化、严重心动过缓、心脏器质性损害者，严重肝、肾功能不全患者禁用
不良反应	1. 中枢神经系统：失眠、眩晕等，极少患者可出现视物模糊，罕见耳鸣 2. 心血管系统：①心动过缓；②管收缩，偶见血管痉挛和血栓栓塞并发症；③严重者可出现直立性低血压。④罕见心前区疼痛 3. 胃肠道：可见口干、口腔炎、恶心、呕吐、腹胀、腹痛、便秘、畏食、胃灼热，少数患者可出现舌感觉异常 4. 呼吸系统：鼻塞、鼻充血、呼吸道分泌物增多、呼吸困难等，罕见鼻狭窄 5. 肝：ALT、AST 升高 6. 泌尿系统：可引起肾病发作 7. 皮肤：可见皮疹、面部潮红，罕见瘙痒等过敏反应
特殊人群用药	肝、肾功能不全患者：严重肝、肾功能不全患者禁用 老年人：适当调整给药剂量 妊娠与哺乳期妇女：不宜用药

续　表

药典	Chin. P.、Jpn. P.
国家处方集	CNF
医保目录	【保（乙）】
基本药物目录	
其他推荐依据	
■ 药品名称	尼莫地平　Nimodipine
适应证	缺血性脑血管病、偏头痛、蛛网膜下腔出血所致脑血管痉挛，急性脑血管病恢复期的血液循环改善，突发性耳聋，轻中度高血压
制剂与规格	尼莫地平片：①20mg；②30mg 尼莫地平胶囊：20mg 尼莫地平缓释片：60mg 尼莫地平缓释胶囊：60mg 注射用尼莫地平：①2mg；②4mg；③8mg 尼莫地平注射液：①10ml：2mg；②20ml：4mg；③40ml：8mg；④50ml：10mg；⑤100ml：20mg
用法与用量	1. 口服： 　急性脑血管病恢复期：一次 30~40mg，一日 4 次 　缺血性脑血管病：普通制剂一日 30~120mg，分 3 次服用，连续 1 个月。缓释制剂一次 60~120mg，一日 2 次，连续 1 个月 　偏头痛：一次 40mg，一日 3 次，12 周为一疗程 　蛛网膜下腔出血所致脑血管痉挛：一次 40~60mg，一日 3~4 次，3~4 周为 1 个疗程 　突发性耳聋：一日 40~60mg，分 3 次服用，5 天为一疗程，一般用药 3~4 个疗程 　轻中度高血压：一次 40mg，一日 3 次，一日最大剂量为 240mg 2. 静脉注射：用于动脉瘤性蛛网膜下腔出血后脑血管痉挛引起的缺血性神经损伤。体重低于 70kg 或血压不稳定，开始 2 小时 0.5mg/h，耐受良好，2 小时后可增至 1mg/h；体重大于 70kg，开始 1mg/h，耐受良好，2 小时后可增至 2mg/h
注意事项	1. 动物实验提示本品具有致畸性 2. 下列情况慎用：脑水肿、颅内压增高、低血压 3. 本品可影响驾车和操作器械的能力 4. 伴有严重心、肾功能不全者应定期随访检查，颅内压升高或脑水肿患者应密切监测 5. 禁与利福平及抗癫痫药苯巴比妥、苯妥英钠、卡马西平合用
禁忌	对本品成分过敏者，严重肝功能不全
不良反应	头晕，头痛，中枢兴奋；血压下降，心动过速，心动过缓；面潮红，出汗，热感，皮肤刺痛；胃肠道不适，胃肠道出血，偶见肠梗阻；肝功能损害，血小板减少
特殊人群用药	肝、肾功能不全患者：肝功能不全者慎用，严重肝功能不全者禁用 妊娠与哺乳期妇女：哺乳期妇女不宜应用
药典	Chin. P.、USP、BP、Eur. P.
国家处方集	CNF

续　表

医保目录	【保（甲/乙）】
基本药物目录	【基】
其他推荐依据	
■ **药品名称**	**银杏叶提取物　Ginkgo Biloba Leaf Extract**
适应证	主要用于脑部、周边等血液循环障碍：急慢性脑功能不全及其后遗症如脑卒中、注意力不集中、记忆力衰退、痴呆。耳部血流及神经障碍如耳鸣、眩晕、听力减退、耳迷路综合征。眼部血流及神经障碍如糖尿病引起的视网膜病变及神经障碍、老年黄斑变性、视物模糊、慢性青光眼。末梢循环障碍如各种动脉闭塞症、间歇性跛行症、手脚麻痹冰冷、四肢酸痛
制剂与规格	银杏叶片：大多数为40mg（内含总黄酮醇9.6mg、萜类内酯2.4mg） 银杏叶提取物注射液：5ml：17.5mg
用法与用量	口服：一次80mg，一日3次或遵医嘱 静脉滴注：一次35～70mg，一日1～2次；若必要时可视情况调整剂量至一次87.5mg，一日2次。病情改善缓和后，可改以片剂或滴剂口服给药。注射液静脉给药时可添加于氯化钠注射液、葡萄糖注射液或低分子右旋糖酐输液中，混合比例为1：10。若输液为500ml，静脉滴注速度应控制在2～3小时
注意事项	高乳酸血症、甲醇中毒者、果糖、山梨醇耐受性不佳者及1,6-二磷酸果糖酶缺乏者，给药剂量一次不可超过25ml
禁忌	对过敏体质者不建议使用此药
不良反应	1. 罕见胃肠道不适、头痛、血压降低、过敏反应等现象 2. 长期静脉注射时，应改变注射部位以减少静脉炎的发生
特殊人群用药	妊娠与哺乳期妇女：慎用
药典	Chin. P.
国家处方集	CNF
医保目录	【保（乙）】
基本药物目录	
其他推荐依据	
■ **药品名称**	**吡拉西坦　Piracetam**
适应证	适用于脑外伤、脑动脉硬化、脑血管病等多种原因所致的记忆及思维功能减退
制剂与规格	吡拉西坦片：0.4g 吡拉西坦氯化钠注射液：250ml：8g
用法与用量	口服：一次0.8～1.6g，一日3次，4～8周为一疗程。儿童用量减半 静脉滴注：一次8g，一日1次或遵医嘱
注意事项	老年人、大手术外科手术后者、有严重出血倾向及肝肾功能不全者慎用；避免突然停药
禁忌	对本品过敏者、妊娠期妇女、新生儿禁用

续　表

不良反应	1. 常见恶心、腹部不适、食欲减退、腹胀、兴奋、易激动、头晕和失眠等
	2. 偶见轻度肝功能损害，表现为轻度 AST 及 ALT 升高。还有体重增加、幻觉、共济失调、皮疹
特殊人群用药	肝、肾功能不全患者：慎用
	儿童：新生儿禁用
	老年人：慎用
	妊娠与哺乳期妇女：妊娠期妇女禁用；哺乳期妇女慎用
药典	Chin. P. 、BP、Eur. P.
国家处方集	CNF
医保目录	【保（乙）】
基本药物目录	【基】
其他推荐依据	
■ 药品名称	茴拉西坦　Aniracetam
适应证	中老年记忆减退；脑血管病后的记忆减退
制剂与规格	茴拉西坦片：50mg
	茴拉西坦胶囊：100mg
	茴拉西坦口服液：①10ml：100mg；②10ml：200mg
用法与用量	口服：一次 0.2g，一日 3 次
注意事项	1. 肝功能异常者应适当调整剂量
	2. 儿童、孕妇及哺乳期妇女慎用
禁忌	对本品过敏者或对其他吡咯烷酮类不耐受者禁用
不良反应	常见口干、食欲减退、便秘、头晕、嗜睡、全身皮疹
特殊人群用药	肝、肾功能不全患者：肝功能异常者应适当调整剂量
	儿童：慎用
	妊娠与哺乳期妇女：慎用
药典	Chin. P.
国家处方集	CNF
医保目录	
基本药物目录	
其他推荐依据	
■ 药品名称	奥拉西坦　Oxiracetam
适应证	主要用于轻中度血管性痴呆、老年性痴呆及脑外伤等引起的记忆与智能障碍
制剂与规格	奥拉西坦胶囊：①400mg；②800mg
	奥拉西坦片：①200mg；②400mg；③800mg
	奥拉西坦注射液：5ml：1g

续　表

用法与用量	口服给药：一次 800mg，一日 2~3 次 静脉滴注：一次 4g，一日 1 次。加入 5% 葡萄糖注射液 100~250ml 或 0.9% 氯化钠注射液 100~250ml 中，神经功能缺失疗程为 2 周，记忆与智能障碍疗程为 3 周
注意事项	如患者出现精神兴奋和睡眠紊乱时应酌减剂量
禁忌	对本品过敏者及严重肾功能不全者禁用
不良反应	偶见恶心、前胸和腹部有发热感、肝肾功能异常等不良反应
特殊人群用药	肝、肾功能不全患者：严重肾功能不全者禁用 儿童：慎用 老年人：用药期间如出现不良反应须减量 妊娠与哺乳期妇女：慎用
药典	Chin. P.
国家处方集	CNF
医保目录	
基本药物目录	
其他推荐依据	
■ 药品名称	吡硫醇　Pyritiniol
适应证	用于改善脑外伤后遗症、脑炎及脑膜炎后遗症等的头晕胀痛、失眠、记忆力减退、注意力不集中、情绪变化，及脑动脉硬化或老年痴呆性精神症状
制剂与规格	盐酸吡硫醇片：①100mg；②200mg 注射用盐酸吡硫醇：0.2g
用法与用量	1. 口服：成人一次 0.1~0.2g，一日 3 次；儿童一次 0.05~0.1g，一日 3 次 2. 静脉滴注：一日 0.2~0.4g。临用前，用适量注射用水溶解后，加入 5% 或 10% 葡萄糖注射液 500~1000ml 中滴注
注意事项	滴注速度不宜过快，不能静脉快速注射
禁忌	对本品过敏者禁用。因动物实验有引起第二代动物唇裂的倾向，哺乳期妇女禁用
不良反应	偶见皮疹、恶心等，停药后即可恢复
特殊人群用药	肝、肾功能不全患者：肝功能不全者慎用 妊娠与哺乳期妇女：哺乳期妇女禁用
药典	Chin. P.
国家处方集	CNF
医保目录	【保（乙）】
基本药物目录	
其他推荐依据	

■ 药品名称	艾地苯醌　Idebenone
适应证	慢性脑血管病及脑外伤等所引起的脑功能损害。能改善主观症状、语言、焦虑、抑郁、记忆减退、智能下降等精神行为障碍
制剂与规格	片剂：每片30mg
用法与用量	口服，成人每次30mg（1片），每日3次，饭后服用
注意事项	长期服用，要注意检查GOT、GPT等肝功能
禁忌	尚不明确
不良反应	不良反应发生率3%左右，主要有过敏反应、皮疹、恶心、食欲缺乏、腹泻、兴奋、失眠、头晕等。偶见白细胞减少、肝功能损害
特殊人群用药	妊娠与哺乳期妇女：孕妇禁用，哺乳期妇女慎用
药典	Chin. P.
国家处方集	
医保目录	
基本药物目录	
其他推荐依据	
■ 药品名称	脑蛋白水解物　Cerebrolysin
适应证	用于尤以注意及记忆障碍的器质性脑病性综合征，原发性痴呆（如老年性痴呆）、血管性痴呆（如多发梗死性痴呆），混合型痴呆，卒中，颅脑手术后的脑功能障碍，脑挫伤或脑震荡后遗症，脑血管代偿功能障碍，神经衰弱及衰竭症状
制剂与规格	片剂：每片13mg（按氨基氮计算） 口服液：10ml：50mg 注射液：每支①2ml；②5ml；③10ml
用法与用量	1. 口服，一日3次，成人一次2~4片，儿童酌减或遵医嘱 2. 注射液：成人常用10~30ml稀释于5%葡萄糖或生理盐水250ml中缓慢滴注，约60~120分钟滴完，每日一次。每疗程注射10~20次，依病情而定。轻微病例或经大剂量用药后为保存疗效者，可用肌注、皮下或者静注，每次1~5ml；皮下注射不超过每次2ml，肌内注射不超过每次5ml，静脉注射不超过每次10ml。应用10~20次，以后每周2~3次，可重复几个疗程，直至临床表现不再改善为止
注意事项	1. 过敏体质者慎用 2. 当药品性状发生改变时禁止使用
禁忌	1. 癫痫状态或癫痫大发作期间禁用：此时用药可能增加发作频率 2. 严重肾功能不良者禁用 4. 对本品过敏者禁用
不良反应	尚未发现有关不良反应报道

续　表

特殊人群用药	肝、肾功能不全患者：严重肾功能不良者禁用 妊娠与哺乳期妇女：使用时应权衡利弊
药典	Chin. P.
国家处方集	
医保目录	
基本药物目录	
其他推荐依据	

第六章

促凝血药（止血药）

■ 药品名称	亚硫酸氢钠甲萘醌　MenadioneSodiumBisulfite
□ 其他名称	维生素 K_3
适应证	1. 用于维生素 K 缺乏所引起的出血性疾病，如新生儿出血、肠道吸收不良所致维生素 K 缺乏及低凝血酶原血症等 2. 镇痛：用于胆石症、胆道蛔虫症引起的胆绞痛 3. 解救杀鼠药"敌鼠钠"中毒：宜用大剂量
制剂与规格	亚硫酸氢钠甲萘醌注射液：①1ml：2mg；②1ml：4mg 亚硫酸氢钠甲萘醌片：2mg
用法与用量	1. 止血：①肌内注射，一次 2~4mg，一日 4~8mg；防止新生儿出血，可在产前 1 周给孕妇肌内注射，一日 2~4mg；②成人口服：每次 2~4mg，每日 6~20mg 2. 解痉镇痛：肌内注射，每次 8~16mg
注意事项	1. 维生素 K 有过敏反应的危险 2. 当患者因维生素 K 依赖因子缺乏而发生严重出血时，短期应用常不足以即刻生效，可先静脉输注凝血酶原复合物、血浆或新鲜血 3. 用于纠正口服抗凝剂引起的低凝血酶原血症时，应先试用最小有效剂量，通过凝血酶原时间测定再予以调整；过量的维生素 K 可给以后持续的抗凝治疗带来困难 4. 肝硬化或晚期肝病患者出血，以及肝素所致出血使用本品无效
禁忌	对本品过敏者禁用
不良反应	1. 局部可见红肿和疼痛 2. 较大剂量可致新生儿、早产儿溶血性贫血、高胆红素血症及黄疸。在红细胞 6~磷酸脱氢酶缺乏症患者可诱发急性溶血性贫血 3. 大剂量使用可致肝损害
特殊人群用药	肝、肾功能不全患者：肝功能不全患者可改用维生素 K_1 儿童：较大剂量维生素 K_3 可在新生儿特别是早产儿引起溶血性贫血、高胆红素血症及胆红素脑病症，但维生素 K_1 则较少见 妊娠与哺乳期妇女：尚不明确
药典	Chin. P.
国家处方集	
医保目录	【保（甲/乙）】
基本药物目录	【基】
其他推荐依据	

续　表

■ 药品名称	维生素 K₁　Vitamin K₁
适应证	用于维生素 K 缺乏引起的出血，如梗阻性黄疸、胆瘘、慢性腹泻等所致出血，香豆素类、水杨酸钠等所致的低凝血酶原血症，新生儿出血以及长期应用广谱抗生素所致的体内维生素 K 缺乏
制剂与规格	维生素 K₁ 片：10mg 维生素 K₁ 注射液：1ml：10mg
用法与用量	口服：一次 10mg，一日 3 次或遵医嘱 注射：①低凝血酶原血症：肌内或深部皮下注射，一次 10mg，一日 1~2 次，24 小时内总量不超过 40mg；②预防新生儿出血：可于分娩前 12~24 小时给母亲肌内注射或缓慢静脉注射 2~5mg。也可在新生儿出生后肌内或皮下注射 0.5~1mg，8 小时后可重复
注意事项	1. 对肝素引起的出血倾向无效 2. 静脉注射宜缓慢，给药速度不应超过 1mg/min 3. 对严重梗阻性黄疸、小肠吸收不良所致腹泻者等，不宜使用
禁忌	肝脏疾患或肝功能不良者禁用
不良反应	静脉注射偶可发生过敏样反应，速度过快可出现面部潮红、出汗、支气管痉挛，心动过速、低血压等，曾有因快速静注致死的报道；肌内注射可引起局部红肿和疼痛；新生儿可能出现高胆红素血症、黄疸和溶血性贫血
特殊人群用药	肝、肾功能不全患者：肝脏疾患或肝功能不良者禁用
药典	Chin. P.
国家处方集	CNF
医保目录	【保（甲/乙）】
基本药物目录	【基】
其他推荐依据	

■ 药品名称	氨基己酸　Aminocaproic Acid
适应证	适用于预防及治疗纤维蛋白溶解亢进引起的各种出血。①前列腺、尿道、肺、肝、胰、脑、子宫、肾上腺、甲状腺等富有纤溶酶原激活物脏器的外伤或手术出血，组织纤溶酶原激活物（t-PA）、链激酶或尿激酶过量引起的出血；②弥散性血管内凝血（DIC）晚期，以防继发性纤溶亢进症；③可作为血友病患者拔牙或口腔手术后出血或月经过多的辅助治疗；④可用于上消化道出血、咯血、原发性血小板减少性紫癜和白血病等各种出血的对症治疗，对一般慢性渗血效果显著
制剂与规格	氨基己酸片：0.5g 氨基己酸注射液：①10ml：2g；②20ml：4g
用法与用量	口服：①成人一次 2g，一日 3~4 次，依病情用 7~10 日或更久；②儿童：一次 0.1g/kg，一日 3~4 次 静脉滴注：本品在体内的有效抑制纤维蛋白溶解的浓度至少为 130μg/ml。对外科手术出血或内科大量出血者，迅速止血，要求迅速达到上述血液浓度。初量 4~6g 溶于 100ml 氯化钠注射液或 5%~10% 葡萄糖溶液中，于 15~30 分钟滴完。持续剂量为每小时 1g，可滴注也可口服

	局部应用：0.5%溶液冲洗膀胱用于术后膀胱出血；拔牙后可用10%溶液漱口和蘸药的棉球填塞伤口；亦可用5%~10%溶液纱布浸泡后敷贴伤口
注意事项	1. 本品排泄快，需持续给药，否则难以维持稳定的有效血浓度 2. 对凝血功能异常引起的出血疗效差；对严重出血、伤口大量出血及癌肿出血等无止血作用 3. 链激酶或尿激酶的作用可被氨基己酸对抗，故前者过量时亦可使用氨基己酸对抗 4. 本品不能阻止小动脉出血，术中有活动性动脉出血，仍需结扎止血 5. 使用避孕药或雌激素的妇女，服用氨基己酸时可增加血栓形成的倾向 6. 本品静脉注射过快可引起明显血压降低、心律失常 7. 尿道手术后出血的患者慎用。本品从尿排泄快，尿浓度高，能抑制尿激酶的纤溶作用，可形成血凝块，阻塞尿路。因此，泌尿科术后有血尿的患者慎用 8. 心、肝、肾功能损害者慎用
禁忌	有血栓形成倾向或过去有血管栓塞者，弥散性血管内凝血高凝期患者禁用
不良反应	常见恶心、呕吐和腹泻；其次为眩晕、瘙痒、头晕、耳鸣、全身不适、鼻塞、皮疹等。当一日剂量超过16g时，尤易发生。快速静脉滴注可出现低血压、心律失常，少数人可发生惊厥及心脏或肝脏损害。大剂量或疗程超过四周可产生肌痛、软弱、疲劳、肌红蛋白尿，甚至肾衰竭等，停药后可缓解恢复
特殊人群用药	肝、肾功能不全患者：慎用 妊娠与哺乳期妇女：妊娠期妇女慎用
药典	Chin. P.、USP、BP、Eur. P.
国家处方集	CNF
医保目录	【保（乙）】
基本药物目录	
其他推荐依据	
■ 药品名称	氨甲苯酸 Aminomethylbenzoic Acid
适应证	用于纤维蛋白溶解过程亢进所致出血，如肺、肝、胰、前列腺、甲状腺、肾上腺等手术时的异常出血，妇产科和产后出血及肺结核咯血或痰中带血、血尿、前列腺肥大出血、上消化道出血等。此外，尚可用于由链激酶或尿激酶过量所引起的出血
制剂与规格	氨甲苯酸片：①0.125g；②0.25g 氨甲苯酸注射液：①5ml：0.05g；②10ml：0.1g
用法与用量	1. 口服：成人一次0.25~0.5g，一日3次，一日最大剂量为2g；5岁以下儿童一次0.1~0.125g，一日2~3次 2. 静脉注射：成人一次0.1~0.3g，用5%葡萄糖注射液或氯化钠注射液10~20ml稀释后缓慢注射，一日最大用量0.6g。新生儿一次0.02~0.03g；5岁以下儿童一次0.05~0.1g
注意事项	1. 本品用量过大可促进血栓形成，有血栓形成倾向者、心肌梗死者慎用 2. 肾功能不全者、肾盂实质性病变发生大量血尿者、血友病者慎用 3. 本品对一般慢性渗血效果较显著，但对癌症出血以及创伤出血者无止血作用
禁忌	对有血栓栓塞病史者禁用

续　表

不良反应	常见腹泻、恶心、呕吐；偶见用药过量导致血栓形成倾向
特殊人群用药	肝、肾功能不全患者：肾功能不全者慎用
药典	Chin. P. 、BP、Eur. P.
国家处方集	CNF
医保目录	【保（甲/乙）】
基本药物目录	【基】
其他推荐依据	
■ 药品名称	血凝酶　Hemocoagulase
适应证	用于需减少流血或用于止血的各种医疗情况，如：外科、内科、妇产科、眼科、耳鼻喉科、口腔科等临床科室的出血及出血性疾病；也可用来预防出血，如手术前用药，可避免或减少手术部位及手术后出血
制剂与规格	注射用血凝酶：1U
用法与用量	灭菌注射用水溶解，静脉、肌内或皮下注射，也可局部用药 一般出血：成人 1~2U；儿童 0.3~0.5U 紧急出血：立即静注 0.25~0.5U，同时肌内注射 1U 外科手术：术前 1 天晚肌内注射 1U，术前 1 小时肌内注射 1U，术前 15 分钟静注 1U，术后 3 天，每天肌内注射 1U 咯血：每 12 小时皮下注射 1U，必要时，开始时再加静注 1U，最好是加入 10ml 的 0.9%氯化钠注射液中注射 异常出血：剂量加倍，间隔 6 小时肌内注射 1U，至出血完全停止 局部外用：本药溶液可直接以注射器喷射于血块清除后的创面局部，并酌情以敷料压迫（如拔牙、鼻出血等）
注意事项	1. 播散性血管内凝血及血液病所致的出血不宜使用 2. 血中缺乏血小板或某些凝血因子时，宜在补充血小板或缺乏的凝血因子或输注新鲜血液的基础上应用 3. 原发性纤溶系统亢进的情况下宜与抗纤溶酶的药物合用 4. 防止用药过量，否则其止血作用会降低 5. 用药期间应监测患者的出、凝血时间 6. 血凝酶含有两种有效成分，矛头蝮蛇巴曲酶和磷脂依赖性凝血因子 X 激活酶
禁忌	1. 对本药或同类药物过敏者禁用 2. 有血栓病史者禁用
不良反应	偶见过敏样反应
特殊人群用药	妊娠与哺乳期妇女：妊娠期妇女不宜使用
药典	Chin. P.
国家处方集	CNF
医保目录	【保（乙）】
基本药物目录	

其他推荐依据	
■ 药品名称	酚磺乙胺 Etamsylate
适应证	用于防治各种手术前后的出血，也可用于血小板功能不良、血管脆性而引起的出血
制剂与规格	注射用酚磺乙胺：0.5g
用法与用量	肌内注射、静脉注射或静脉滴注。用氯化钠注射液 2ml 溶解后使用，也可稀释于氯化钠注射液或 5%葡萄糖注射液中使用 1. 肌内注射或静脉注射：一次 0.5g，一日 0.5~1.5g。静脉滴注：一次 0.5g，一日 2~3 次，或遵医嘱 2. 预防手术后出血：术前 15~30 分钟静脉滴注或肌内注射 0.5g，必要时 2 小时后再注射 0.25g，或遵医嘱
注意事项	1. 本品可与维生素 K 注射液混合使用，但不可与氨基己酸注射液混合使用 2. 血栓栓塞性疾病（缺血性卒中、肺栓塞、深静脉血栓形成）患者或有此病史者慎用 3. 不得与碳酸氢钠注射液配伍使用，以免引起变色反应 4. 勿与氨基酸混合注射，以免引起中毒
禁忌	1. 对本品及其中任何成分过敏者禁用 2. 急性卟啉病患者禁用
不良反应	可有恶心、头痛、皮疹、暂时性低血压等，静脉注射后偶可发生过敏性休克
特殊人群用药	肝、肾功能不全患者：肾功能不全者慎用 儿童：慎用 老年人：慎用 妊娠与哺乳期妇女：慎用
药典	Chin. P.、BP、Eur. P.
国家处方集	CNF
医保目录	【保（乙）】
基本药物目录	【基】
其他推荐依据	
■ 药品名称	卡巴克络 Carbazochrome
适应证	用于因毛细血管损伤及通透性增加所致的出血，如鼻出血、视网膜出血、咯血、胃肠出血、血尿、痔疮及子宫出血等
制剂与规格	卡巴克络水杨酸钠片（卡络柳钠片）：①2.5mg；②5mg 卡巴克络水杨酸钠注射液（卡络柳钠注射液）：①1ml：5mg；②2ml：10mg 卡巴克络磺酸钠注射液（卡络磺钠注射液）：①1ml：5mg；②2ml：10mg
用法与用量	口服：卡巴克络水杨酸钠盐片：成人一次 2.5~5mg，一日 3 次 肌内注射：卡巴克络水杨酸钠盐注射液：成人一次 5~10mg，一日 2~3 次 静脉滴注：卡巴克络磺酸钠盐注射液：成人静脉滴注一次 60~80mg，临用前，加灭菌注射用水或 0.9%氯化钠注射液适量使溶解

续　表

注意事项	1. 有癫痫史及精神病史的患者慎用 2. 本品水杨酸钠盐不能用于静脉注射
禁忌	1. 对本品过敏者禁用 2. 对水杨酸过敏者禁用本品水杨酸钠盐
不良反应	本品毒性低，可产生水杨酸样反应，如恶心、呕吐、头晕、耳鸣、视力减退等。对癫痫患者可引起异常脑电活动。注射部位有痛感
特殊人群用药	妊娠与哺乳期妇女：慎用
药典	Chin. P. 、Jpn. P.
国家处方集	CNF
医保目录	
基本药物目录	
其他推荐依据	
■ **药品名称**	人凝血因子Ⅷ　Human Blood CoagulationFactorⅧ
适应证	防治甲型血友病和获得性因子Ⅷ缺乏症伴发的出血（包括该类患者手术中及手术后出血）。其冷沉淀物亦可用于治疗血管性血友病、低纤维蛋白原血症及因子Ⅷ缺乏症。并可作为纤维蛋白原的来源用于弥散性血管内凝血
制剂与规格	人凝血因子Ⅷ：①50U；②100U；③200U；④250U；⑤300U；⑥400U；⑦500U；⑧1000U 注射用人血浆因子Ⅷ浓缩剂：①200U；②250U；③500U；④750U；⑤1000U；⑥1500U 注射用基因重组因子Ⅷ浓缩剂：①250U；②500U；③1000U
用法与用量	1. 静脉注射，其用量视病情、患者体重、出血类型、需要提高的因子Ⅷ血浆浓度及体内是否存在抗体而定。以人血浆制品为例，输注剂量参考下列公式： 　　所需因子Ⅷ剂量（U）= 患者体重（kg）×需提高的因子Ⅷ浓度×0.5 　　按世界卫生组织（WHO）标准，1U 因子约相当于1ml 新鲜血浆中因子Ⅷ的活性，可提高血浆因子Ⅷ浓度2% 2. 预防自发性出血：25~40U/kg，一周3次 3. 治疗出血 （1）轻度出血：8~15U/kg 或将血浆因子Ⅷ水平提高到正常人水平的20%~40%的剂量。多数单次用药即可有效。若出血不止，可每8~120 小时重复上述剂量，根据需要维持1~3 日 （2）中度出血：首次剂量 15~25U/kg 或将血浆因子Ⅷ浓度提高到正常人水平的30%~50%。如需要，每隔8~12 小时注射 10~15U/kg （3）严重出血或出血累及重要器官：首次 30~50U/kg 或血浆因子Ⅷ浓度提高到正常人水平的60%~100%的剂量，然后每8~12 小时注射 20~25U/kg 4. 控制围术期的出血 （1）拔牙：术前1 小时注射使血浆因子Ⅷ浓度提高至正常人 30%~50%的剂量。术后若发生出血，可重复上述剂量 （2）小型手术：术前1 小时注射相当于上述治疗中度出血的剂量。必要时 8~12 小时后再给予 10~15U/kg （3）大型手术：术前1 小时注射相当于上述治疗重度出血的剂量。5 小时再给半量。术后10~14 天应将血浆因子Ⅷ浓度维持在正常的30%或以上

续　表

注意事项	对蛋白过敏者可能发生过敏反应；用药过程中定期作抗体测定和定期监测血浆因子Ⅷ浓度；大量或多次使用时监测血细胞比容；用药前及给药中监测脉搏；使用猪血浆纯化的因子Ⅷ时，监测血小板计数
禁忌	对本品过敏者禁用
不良反应	可能出现过敏反应，严重者血压下降及休克；由纯化猪血浆制备的产品可引起血小板减少及出血；注射局部烧灼感或炎症；偶见头晕、疲乏、口干、鼻出血、恶心及呕吐等；A、B或AB血型患者大量输注时偶见溶血；可能出现高纤维蛋白原血症或血栓形成
特殊人群用药	
药典	Chin. P.
国家处方集	CNF
医保目录	【保（甲）】
基本药物目录	
其他推荐依据	
■ 药品名称	重组人血小板生成素　Recombinant Human Thrombopoietin
适应证	用于治疗实体瘤化疗后所致的血小板减少症，适用对象为血小板低于 $50×10^9/L$ 且医师认为有必要升高血小板治疗的患者
制剂与规格	重组人血小板生成素注射液：①1ml：7500U；②1ml：15 000U
用法与用量	恶性实体肿瘤化疗时，预计药物剂量可能引起血小板减少及诱发出血且需要升高血小板时，可于给药结束后6~24小时皮下注射本品，剂量为一日300U/kg，一日1次，连续应用14日；用药过程中待血小板计数恢复至 $100×10^9/L$ 以上，或血小板计数绝对值升高 $≥50×10^9/L$ 时即应停用。当化疗中伴发白细胞严重减少或出现贫血时，本品可分别与重组人粒细胞集落刺激因子（rhG-CSF）或重组人红细胞生成素（rhEPO）合并使用
注意事项	1. 本品过量应用或常规应用于特异体质者可造成血小板过度升高 2. 本品应在化疗结束后6~24小时开始使用 3. 使用本品过程中应定期检查血常规，一般应隔日1次，密切注意外周血小板计数的变化，血小板计数达到所需指标时，应及时停药
禁忌	1. 对本品及其中成分过敏者禁用 2. 严重心、脑血管疾病者禁用 3. 患有其他血液高凝状态疾病者，近期发生血栓病患者禁用 4. 合并严重感染者，宜控制感染后再使用本品
不良反应	偶有发热、寒战、肌肉酸痛、膝关节痛、头晕、头痛、血压升高等，一般不需处理，多可自行恢复
特殊人群用药	妊娠与哺乳期妇女：不宜应用
药典	Chin. P.
国家处方集	CNF
医保目录	【保（乙）】

续　表

基本药物目录	
其他推荐依据	
■ 药品名称	白细胞介素-2　Interleukin-2
适应证	1. 用于肾细胞癌、黑色素瘤、乳腺癌、膀胱癌、肝癌、直肠癌、淋巴癌、肺癌等恶性肿瘤的治疗，癌性胸腹水的控制，淋巴因子激活的杀伤细胞的培养 2. 用于手术、放疗及化疗后的肿瘤患者的治疗，可增强机体免疫功能 3. 用于先天或后天免疫缺陷症的治疗，提高患者细胞免疫功能和抗感染能力 4. 各种自身免疫病的治疗，如类风湿性关节炎、系统性红斑狼疮、干燥综合征等 5. 对某些病毒性、杆菌性疾病、胞内寄生菌感染性疾病，如乙型肝炎、麻风病、肺结核、白色念珠菌感染等具有一定的治疗作用
制剂与规格	注射用重组人白介素-2：①10 万 IU；②20 万 IU；③50 万 IU；④100 万 IU；⑤150 万 IU；⑥200 万 IU。
用法与用量	用灭菌注射用水溶解，具体用法、剂量和疗程因病而异，一般采用下述几种方法（或遵医嘱） 1. 皮下注射：重组人白介素-2（125Ala）60 万~100 万 IU/m^{2}加 2ml 注射用水溶解，皮下注射 3 次/周，6 周为一疗程 2. 静脉注射：40 万~80 万 IU/m^{2}加 0.9%氯化钠注射液 500ml，滴注时间不少于 4 小时，每周 3 次，6 周为一疗程 3. 介入动脉灌注：50 万~100 万 IU/次，2~4 周 1 次，2~4 次为一疗程 4. 区域与局部给药：①胸腔注入：用于癌性胸腔积液，重组人白介素-2（125Ala）100 万~200 万 IU/m^2，尽量抽去腔内积液后注入，1~2 次/周，2~4 周（或积液消失）为一疗程；②肿瘤病灶局部给药：根据瘤体大小决定用药剂量，一次用量不少于 10 万 IU，隔日 1 次，4~6 次为一疗程
注意事项	1. 本品必须在有经验的专科医师指导下慎重使用 2. 药瓶有裂缝、破损者不能使用。本品加 0.9%氯化钠注射液溶解后为透明液体，如遇有浑浊、沉淀等现象，不宜使用。药瓶开启后，应一次使用完，不得多次使用 3. 使用本品应从小剂量开始，逐渐增大剂量。应严格掌握安全剂量。使用本品低剂量、长疗程可降低毒性，并且可维持抗肿瘤活性 4. 药物过量可引起毛细血管渗漏综合征，表现为低血压、末梢水肿、暂时性肾功能不全等，应立即停用，对症处理
禁忌	禁用于：对本品成分有过敏史的患者。高热、严重心脏病、低血压者，严重心肾功能不全者，肺功能异常或进行过器官移植者。重组人白介素~2 既往用药史中出现过与之相关的毒性反应：包括持续性室性心动过速；未控制的心率失常；胸痛并伴有心电图改变、心绞痛或心肌梗死；肾衰竭需透析>72 小时；昏迷或中毒性精神病>48 小时；顽固性或难治性癫痫；肠局部缺血或穿孔；消化道出血需外科手术
不良反应	各种不良反应中最常见发热、寒战，与用药剂量有关。一般是一过性发热（38℃左右），亦可有寒战高热，停药后 3~4 小时体温可自行恢复正常。个别患者可出现恶心、呕吐、类感冒症状。皮下注射者局部可出现轻度红肿、硬结、疼痛，各种不良反应停药后均可自行恢复。使用较大剂量时，本品可能会引起毛细血管渗漏综合征，表现为低血压、末梢水肿、暂时性肾功能不全等。使用本品应严格掌握安全剂量，出现上述反应可对症治疗
特殊人群用药	肝、肾功能不全患者：严重心肾功能不全者禁用

续　表

	儿童：慎用 老年人：有严重心脑肾等合并症的老年人慎用 妊娠与哺乳期妇女：慎用
药典	Chin. P.
国家处方集	CNF
医保目录	
基本药物目录	
其他推荐依据	
■ **药品名称**	氨甲环酸　Tranexamic Acid
适应证	用于急性或慢性、局限性或全身性原发性纤维蛋白溶解亢进所致的各种出血。包括：①前列腺、尿道、肺、脑、子宫、肾上腺、甲状腺、肝等富有纤溶酶原激活物脏器的外伤或手术出血；②用作组织型纤溶酶原激活物（t-PA）、链激酶及尿激酶的拮抗物；③人工终止妊娠、胎盘早期剥落、死胎和羊水栓塞引起的纤溶性出血；④局部纤溶性增高的月经过多，眼前房出血及严重鼻出血；⑤防止或减轻因子Ⅷ或因子Ⅸ缺乏的血友病患者拔牙或口腔手术后的出血；⑥中枢动脉瘤破裂所致的轻度出血；⑦治疗遗传性血管神经性水肿，可减少其发作次数和严重度；⑧血友病患者发生活动性出血，可联合应用本药
制剂与规格	氨甲环酸片：①0.125g；②0.25g 氨甲环酸注射液：①2ml∶0.1g；②5ml∶0.25g；③2ml∶0.2g；④5ml∶0.5g
用法与用量	口服，一次1~1.5g，一日2~6g 静脉注射或静脉滴注，一次0.25~0.5g，一日0.75~2g。以葡萄糖注射液或氯化钠注射液稀释后使用
注意事项	1. 以下情况慎用：血友病或肾盂实质病变发生大量血尿时，心功能损害者，肝、肾功能损害者和妊娠及哺乳期妇女 2. 本品与其他凝血因子（如因子Ⅸ）等合用，应警惕血栓形成。一般认为在凝血因子使用后8小时再用本品较为妥当 3. 弥散性血管内凝血所致的继发性纤溶性出血，应在肝素化的基础上应用本品 4. 前列腺手术出血时，用量应减少 5. 长时间用本品，应做眼科检查监护（例如视力测验、视觉、视野和眼底） 6. 蛛网膜下腔出血和颅内动脉瘤出血应用本品止血时优于其他抗纤溶药，但必须注意并发脑水肿或脑梗死的危险性，至于重症有手术指征患者，本品仅可作辅助用药
禁忌	1. 对本品过敏者禁用 2. 有血栓形成倾向或有纤维蛋白沉积时禁用
不良反应	偶有药物过量所致颅内血栓形成和出血；尚有腹泻、恶心及呕吐；较少见经期不适；注射后少见视物模糊、头痛、头晕、疲乏等
特殊人群用药	肝、肾功能不全患者：慎用 妊娠与哺乳期妇女：慎用
药典	Chin. P.、USP、BP、Jpn. P.、Eur. P.
国家处方集	CNF

续 表

医保目录	【保（甲/乙）】
基本药物目录	
其他推荐依据	
■ 药品名称	鱼精蛋白　Protamine
适应证	用于因注射肝素过量所引起的出血
制剂与规格	硫酸鱼精蛋白注射液：①5ml：50mg；②10ml：100mg
用法与用量	成人：静脉注射，抗肝素过量，用量与最后 1 次肝素使用量相当（本品 1mg 可中和 100 单位肝素），但一次用量不超过 50mg。缓慢静注。一般以每分钟 0.5ml 的速度静注，在 10 分钟内注入量以不超过 50mg 为度。2 小时内（即本品作用有效持续时间内）不宜超过 100mg。除非另有确凿依据，不得加大剂量 儿童：①静脉滴注，抗自发性出血，一日 5~8mg/kg，分 2 次，间隔 6 小时，每次以300~500ml 氯化钠注射液稀释后使用，3 日后改用半量。一次用量不超 25mg；②缓慢静注，抗肝素过量，用量与最后 1 次肝素使用量相当。一般用其 1%溶液，每次不超过 2.5ml（25mg）
注意事项	1. 本品易破坏，口服无效。禁与碱性物质接触 2. 静脉注射速度过快可致热感、皮肤发红、低血压、心动过缓等 3. 对鱼类过敏者应用时应注意
禁忌	对本品过敏者
不良反应	可见心动过缓、胸闷、呼吸困难及血压降低；肺动脉高压或高血压；恶心、呕吐、面部潮红、潮热及倦怠；极个别对鱼类食物过敏患者发生过敏反应；用鱼精蛋白锌胰岛素患者偶可发生严重过敏反应；可加重心脏手术体外循环所致的血小板减少
特殊人群用药	儿童：见"用法与用量"
药典	Chin. P. 、USP、BP、Jpn. P. 、Eur. P.
国家处方集	CNF
医保目录	【保（甲）】
基本药物目录	
其他推荐依据	
■ 药品名称	凝血酶　Thrombin
适应证	用于手术中不易结扎的小血管止血、消化道出血及外伤出血等
制剂与规格	凝血酶冻干粉：①200U；②500U；③1000U；④2000U；⑤5000U；⑥10 000U
用法与用量	1. 局部止血：用 0.9%氯化钠注射液溶解成 50~200U/ml 的溶液喷雾或用本品干粉喷洒于创面 2. 消化道止血：用 0.9%氯化钠注射液或温开水（不超 37℃）溶解成 10~100U/ml 的溶液，口服或局部灌注，也可根据出血部位及程度增减浓度、次数
注意事项	1. 严禁注射，如误入血管可导致血栓形成、局部坏死危及生命 2. 必须直接与创面接触，才能起止血作用 3. 应新鲜配制使用

续　表

禁忌	对本品有过敏史或过敏体质者
不良反应	偶可致过敏反应；外科止血中应用本品曾有致低热反应的报道
特殊人群用药	妊娠与哺乳期妇女：妊娠期妇女仅在具有明显指征下病情必需时才能使用
药典	Chin. P.、USP、BP、Jpn. P.、Eur. P.
国家处方集	CNF
医保目录	【保（乙）】
基本药物目录	
其他推荐依据	
■ 药品名称	凝血酶原复合物　Prothrombin Complex
适应证	预防和治疗因凝血因子Ⅱ、Ⅶ、Ⅸ、Ⅹ缺乏导致的出血，如乙型血友病、严重肝病及弥散性血管内凝血（DIC）等；用于逆转抗凝药如双香豆素类及茚满二酮等诱导出的出血；预防和治疗已产生因子Ⅷ抑制性抗体的甲型血友病患者
制剂与规格	冻干人凝血酶原复合物：①100PE；②200PE；③300PE；④400PE
用法与用量	用法：①用前应先将本品和灭菌注射用水或5%葡萄糖注射液预温至20~25℃，按瓶签标示量注入预温的灭菌注射用水或5%葡萄糖注射液，轻轻转动直至本品完全溶解（注意勿使产生很多泡沫）；②可用0.9%氯化钠注射液或5%葡萄糖注射液稀释成50~100ml，然后用带有滤网装置的输血器进行静脉滴注。滴注速度开始要缓慢，15分钟后稍加快滴注速度，一般每瓶200ml血浆当量单位（PE）在30~60分钟滴毕；③静脉滴注时，医师要随时注意使用情况，若发现弥散性血管内凝血或血栓的临床症状和体征，要立即终止使用，并用肝素拮抗 用量：①静脉滴注，根据患者体重、出血类型及需要提高的凝血因子血浆浓度而定其用量。一般每kg体重输注10~20血浆当量单位，以后凝血因子Ⅶ缺乏者每隔6~8小时，凝血因子Ⅸ缺乏者每隔24小时，凝血因子Ⅱ和凝血因子Ⅹ缺乏者，每隔24~48小时，可减少或酌情减少剂量输用，一般历时2~3天；②在出血量较大或大手术时可根据病情适当增加剂量；③凝血酶原时间延长患者如拟作脾切除者要先于手术前用药，术中和术后根据病情决定
注意事项	1. 除肝病出血患者外，一般在用药前应确诊患者是缺乏凝血因子Ⅱ、Ⅶ、Ⅸ、Ⅹ方能对症下药 2. 用药期间应定期进行活化部分凝血活酶时间、纤维蛋白原、血小板及凝血酶原时间监测，以早期发现血管内凝血等合并症 3. 乙型血友病用药期间应一日检测因子Ⅸ血浆浓度，并据此调整用量 4. 近期接受外科手术者应权衡利弊，斟酌使用
禁忌	在严格控制适应证的情况下，无已知禁忌证
不良反应	少数患者会出现面部潮红、眼睑水肿、皮疹及呼吸急促等过敏反应，严重者甚至血压下降或过敏性休克；偶可伴发血栓形成；快速滴注可出现发热、寒战、头痛、潮红、恶心、呕吐及气短；A、B、或AB血型患者大量输注时，偶可发生溶血
特殊人群用药	肝、肾功能不全患者：肝脏疾病者应权衡利弊，斟酌使用 儿童：婴幼儿慎用 妊娠与哺乳期妇女：慎用

续 表

药典	Chin. P.、BP、Eur. P.
国家处方集	CNF
医保目录	【保（乙）】（冻干人凝血酶原复合物）
基本药物目录	
其他推荐依据	
■ 药品名称	甲萘氢醌　Menadiol
适应证	用于维生素 K 缺乏所致的凝血障碍性疾病
制剂与规格	醋酸甲萘氢醌片：①2mg；②4mg；③5mg 醋酸甲萘氢醌注射液：①1ml：5mg；②1ml：10mg
用法与用量	1. 口服：一次 2~4mg，一日 3 次 2. 肌内或皮下注射：①成人，一次 5~15mg，一日 1~2 次 g；②儿童，一次 5~10mg，一日 1~2 次
注意事项	1. 对葡萄糖-6-磷酸脱氢酶缺陷者谨慎用药 2. 对肝素引起的出血倾向及凝血酶原时间延长无效。外伤出血无必要使用本品 3. 用药期间应定期测定凝血酶原时间 4. 肠道吸收不良患者，以采用注射途径给药为宜 5. 肝功能损害时疗效不明显，盲目加量，反而加重肝脏损害
禁忌	对本品过敏者、严重肝脏疾患或肝功能不全者、妊娠晚期患者禁用
不良反应	常见恶心、呕吐等胃肠道反应；偶见过敏反应
特殊人群用药	肝、肾功能不全患者：肝功能损害时疗效不明显，盲目加量，反而加重肝脏损害；严重肝脏疾患或肝功能不全者禁用 妊娠与哺乳期妇女：妊娠晚期禁用
药典	Chin. P.
国家处方集	CNF
医保目录	【保（乙）】
基本药物目录	
其他推荐依据	
■ 药品名称	人纤维蛋白原　HumanFibrinogen
适应证	1. 先天性纤维蛋白原减少或缺乏症 2. 获得性纤维蛋白原减少症：严重肝脏损伤、肝硬化、弥散性血管内凝血、产后大出血、因大手术（外伤或内出血等）引起的纤维蛋白原缺乏而造成的凝血障碍
制剂与规格	冻干人纤维蛋白原：2.0g
用法与用量	用法：使用前先将本品及灭菌注射用水预温至 30~37℃，然后按瓶签标示量注入预温的灭菌注射用水，置 30~37℃水浴中，轻轻摇动使制品全部溶解（切忌剧烈振摇以免蛋白变性）。用带有滤网装置的输液器进行静脉滴注。滴注速度一般以 60 滴/分左右为宜

	用量：应根据病情及临床检验结果决定，一般首次给药 1~2g，如需要可遵照医嘱继续给药
注意事项	1. 本品专供静脉输注 2. 本品溶解后为澄清略带乳光的溶液，允许有少量细小的蛋白颗粒存在，为此用于输注的输血器应带有滤网装置，但如发现有大量或大块不溶物时，不可使用 3. 在寒冷季节溶解本品或制品刚从冷处取出温度较低的情况下，应特别注意先使制品和溶解液的温度升高到 30~37℃，然后进行溶解，温度过低往往会造成溶解困难并导致蛋白变性 4. 本品一旦溶解应尽快使用（2 小时内滴注完毕）
禁忌	无已知禁忌证
不良反应	少数过敏体质患者会出现变态反应，如出现皮疹、发热等；严重反应者应采取应急处理措施
特殊人群用药	妊娠与哺乳期妇女：慎用
药典	Chin. P.
国家处方集	CNF
医保目录	【保（乙）】
基本药物目录	
其他推荐依据	
■ 药品名称	卡络磺钠氯化钠注射液　Carbazochrome Sodium Sulfonate and Sodium Chloride Injection
其他名称	迪康
适应证	用于泌尿系统、上消化道、呼吸道和妇产科出血疾病。对泌尿系统疗效较显著，亦可用于手术出血的预防及治疗等
制剂与规格	注射液 100ml：卡络磺钠 80mg、氯化钠 0.9g
用法与用量	静脉滴注，每次 80mg
注意事项	尚不明确
禁忌	对本品过敏者禁用
不良反应	个别患者出现恶心、眩晕及注射部红、痛，未见严重不良反应
特殊人群用药	尚不明确
药典	Chin. P. 、Jpn. P.
国家处方集	
医保目录	【保（乙）】
基本药物目录	
其他推荐依据	陈新谦，金有豫，汤光 . 新编药物学 ［M］. 17 版 . 北京：人民卫生出版社，2011：529.

第七章

抗凝血药（活血药）

■ 药品名称	枸橼酸钠　Sodium Citrate
适应证	抗凝血药，用于体外抗凝血
制剂与规格	本品为无色结晶或白色结晶性粉末；无臭，味咸；规格：①0.25g；②0.4g
用法与用量	输血时防止血凝，每100ml全血中加入2.5%枸橼酸钠溶液10ml，可使血液不再凝固
注意事项	为预防枸橼酸盐中毒反应，大量输血时可静脉注射适量葡萄糖酸钙或氯化钙。一般每输注1000ml含枸橼酸钠血可静脉注射10%葡萄糖酸钙10ml或5%氯化钙10ml，以中和输入的大量枸橼酸钠，防止低钙血症发生。钙剂应单独注射，不能加入血液中，以免发生凝血
禁忌	当肝肾功能不全或新生儿酶系统发育不全，不能充分代谢枸橼酸钠，即使缓慢输血也可能出现血钙过低现象，应特别注意
不良反应	在正常输血速度下，本品不会出现不良反应，当输血速度太快或输血量太大（1000ml以上）时，因枸橼酸盐不能及时被氧化，可致低钙血症，引起抽搐和心肌收缩抑制
特殊人群用药	
药典	Chin. P.
国家处方集	
医保目录	【保（乙）】
基本药物目录	
其他推荐依据	
■ 药品名称	肝素钠　Heparin Sodium
适应证	用于防治血栓形成或栓塞性疾病（如心肌梗死、血栓性静脉炎、肺栓塞等）；各种原因引起的弥散性血管内凝血（DIC）；也用于血液透析、体外循环、导管术、微血管手术等操作中及某些血液标本或器械的抗凝处理
制剂与规格	肝素钠注射液：①2ml：1000U；②2ml：5000U；③2ml：12 500U
用法与用量	1. 深部皮下注射：首次5000~10 000U，以后每8小时8000~10 000U或每12小时15 000~20 000U；每24小时总量约30 000~40 000U，一般均能达到满意的效果 2. 静脉注射：首次5000~10 000U之后，或按体重每4小时100U/kg，用氯化钠注射液稀释后应用 3. 静脉滴注：每日20 000~40 000U，加至氯化钠注射液1000ml中持续滴注。滴注前可先静脉注射5000U作为初始剂量 4. 预防性治疗：高危血栓形成患者，大多是用于腹部手术之后，以防止深部静脉血栓，在外科手术前2小时先给5000U肝素皮下注射，但麻醉方式应避免硬膜外麻醉，然后每隔8~12小时5000U，共约7日

续　表

注意事项	1. 以下情况慎用：有过敏性疾病及哮喘病史，要进行易致出血的操作（如口腔手术等）者，已口服足量的抗凝血药者，月经量过多者，肝肾功能不全；出血性器质性病变；视网膜血管疾患；妊娠期妇女 2. 不可肌内注射给药 3. 用药期间定期检测凝血时间，避免肌内注射其他药物
禁忌	禁用于：对本品过敏；有自发出血倾向者；血液凝固迟缓者（如血友病，紫癜，血小板减少）；外伤或术后渗血；先兆流产或产后出血者；亚急性感染性心内膜炎；海绵窦细菌性血栓形成；胃、十二指肠溃疡；严重肝肾功能不全；重症高血压；胆囊疾患及黄疸
不良反应	自发性出血倾向：有黏膜、伤口、齿龈渗血，皮肤淤斑或紫癜，月经量过多等；严重时有内出血征象、麻痹性肠梗阻、咯血、呕血、血尿、血便及持续性头痛；偶见过敏反应，逾量甚至可使心脏停搏。肌内注射可引起局部血肿，静脉注射可致短暂血小板减少症［肝素诱导血小板减少症（HST）］；长期使用有时反可形成血栓；ALT、AST 升高
特殊人群用药	肝、肾功能不全患者：慎用，严重肝肾功能不全禁用 妊娠与哺乳期妇女：妊娠期妇女慎用
药典	Chin. P. 、USP、BP、Jpn. P. 、Eur. P.
国家处方集	CNF
医保目录	【保（甲/乙）】
基本药物目录	【基】
其他推荐依据	
■ 药品名称	肝素钙　Heparin Calcium
适应证	抗凝血药，可阻抑血液的凝固过程。用于防止血栓的形成
制剂与规格	本品为无色或淡黄色的澄明液体，1ml：1 万单位
用法与用量	皮下注射： 1. 成人剂量：①深部皮下注射，首次 5000~10 000U，以后每 8 小时 5000~10 000U 或每 12 小时 10 000~20 000U，或根据凝血试验监测结果调整；②静脉注射，首次 5000~10000U，以后按体重每 4 小时 50~100U/kg，或根据凝血试验监测结果确定。用前先以氯化钠注射液50~100ml 稀释；③静脉滴注，每日 20 000~40 000U，加至氯化钠注射液 1000ml 中 24 小时持续点滴，之前常先以 5000U 静脉注射作为初始剂量；④预防性应用，术前 2 小时深部皮下注射 5000U，之后每 8~12 小时重复上述剂量，持续 7 天 2. 儿童剂量：①静脉注射，首次剂量按体重 50U/kg，之后每 4 小时 50~100U/kg，或根据凝血试验监测结果调整；②静脉滴注，首次 50U/kg，之后 50~100U/kg，每 4 小时 1 次，或按体表面积 10 000~20 000U/m^2，24 小时持续点滴，亦可根据部分凝血活酶时间（APTT 或 KPTT）试验结果确定 对于心血管外科手术，其首次剂量及持续 60 分钟以内的手术用量同成人常用量。对于弥散性血管内凝血，每 4 小时 25~50U/kg 持续静脉点滴。若 4~8 小时后病情无好转即应停用
注意事项	肝肾功能不全、出血性器质性病变、视网膜血管疾患、孕妇、服用抗凝血药者及老年人应慎用
禁忌	对本品过敏者禁用

续　表

不良反应	1. 局部刺激，可见注射局部小结节和血肿，数日后自行消失 2. 长期用药可引起出血，血小板减少及骨质疏松等 3. 过敏反应较少见
特殊人群用药	肝、肾功能不全患者：慎用 儿童：见"用法与用量" 老年人：慎用 妊娠与哺乳期妇女：孕妇慎用
药典	Chin. P. 、USP
国家处方集	CNF
医保目录	【保（甲/乙）】
基本药物目录	【基】
其他推荐依据	
■ 药品名称	**低分子量肝素　Low Molecular Heparin**
适应证	1. 预防深部静脉血栓形成和肺栓塞 2. 治疗已形成的急性深部静脉血栓 3. 在血液透析或血液透过时，防止体外循环系统中发生血栓或血液凝固 4. 治疗不稳定性心绞痛及非 ST 段抬高心肌梗死
制剂与规格	达肝素钠注射液：①0.2ml：2500U 抗 Xa；②0.2ml：5000U 抗 Xa；③0.3ml：7500U 抗 Xa 依诺肝素钠注射注：①0.2ml：2000U 抗 Xa；②0.4ml：4000U 抗 Xa；③0.6ml：6000U 抗 Xa；④0.8ml：8000U 抗 Xa；⑤1.0ml：10000U 抗 Xa 那曲肝素钙注射液：1ml：9500U 抗 Xa
用法与用量	1. 达肝素钠，用于：①治疗急性静脉血栓：皮下注射 200U/kg，每日 1 次，一日用量不超过 18 000U。出血危险性较高的患者可给予 100U/kg，一日 2 次。使用本品同时可立即口服维生素 K 拮抗剂，联合治疗至少持续 5 天；②预防术后深静脉血栓的形成：术前 1~2 小时皮下注射 2500U，术后 12 小时注射 2500U，继而每日 1 次，每次注射 2500U，持续 5~10 天；③不稳定性心绞痛和非 ST 段抬高心肌梗死：皮下注射 120U/kg，每日 2 次，最大剂量为每 12 小时 10000U，用药持续 5~10 天。持续同时使用低剂量阿司匹林（70~165mg/d）；④血液透析和血液过滤期间预防凝血：慢性肾衰竭，无已知出血危险可快速静脉注射 30~40U/kg，继以每小时 10~15U/kg，静脉输注；急性肾衰竭有高度出血危险者，快速静脉注射 5~10U/kg，继以每小时 4~5U/kg 静脉滴注 2. 依诺肝素钠，用于：①治疗深静脉血栓：每日 1 次，皮下注射 150U/kg，或每日 2 次，每次 100U/kg。疗程一般为 10 天，并应在适当时候开始口服抗凝剂治疗；②预防静脉血栓栓塞性疾病：外科患者有中度的血栓形成危险时，皮下注射 2000U 或 4000U，每日 1 次，首次注射于前 2 小时给予；有高度血栓形成倾向的外科患者，可于术前 12 小时开始给药，每日 1 次，每日 4000U，皮下注射；内科患者预防应用，每日 1 次皮下注射 4000U，连用 6~14 天；③治疗不稳定性心绞痛或非 ST 段抬高心肌梗死：每日 100U/kg，12 小时给药 1 次，应同时应用阿司匹林，一般疗程为 2~8 天；④防止血液透析体外循环的血栓形成：100U/kg，于透析开始时由动脉血管通路给予

	3. 那曲肝素钙，用于：①治疗血栓栓塞性疾病：皮下注射，每次可根据患者的体重范围按 0.1ml/10kg 的剂量，间隔 12 小时注射，治疗的时间不应超过 10 天。除非禁忌，应尽早使用口服抗凝药物；②预防血栓栓塞性疾病：皮下注射。普外手术每日 1 次，每次 0.3ml，通常至少持续 7 日，首剂在术前 2 小时用药；骨科手术使用剂量应根据患者的体重进行调节，每日一次，至少持续 10 日，首剂于术前 12 小时及术后 12 小时给予；③血液透析时预防凝血：通过血管注射。透析开始时通过动脉端单次给药，体重<51kg，每次 0.3ml；体重在 51~70kg，每次 0.4ml；体重>70kg，每次 0.6ml
注意事项	1. 宜皮下注射，不能肌内注射。皮下注射时，注射部位为前外侧或后外侧腹壁的皮下组织内，左右交替，针头应垂直进入捏起的皮肤皱褶，应用拇指与示指捏住皮肤皱褶至注射完成 2. 给药过量时，可用鱼精蛋白拮抗，1mg 硫酸鱼精蛋白可中和 100IU 本品 3. 有出血倾向者、妊娠期妇女、产后妇女慎用 4. 不同的低分子肝素制剂特性不同，并不等效，切不可在同一疗程中使用两种不同产品。使用时，须遵守各自产品的使用说明书的规定
禁忌	禁用于严重出凝血疾患，组织器官损伤出血，细菌性心内膜炎，急性消化道和脑出血，对本品过敏者
不良反应	可能出现的不良反应为皮肤黏膜、牙龈出血，偶见血小板减少，肝氨基转移酶升高及皮肤过敏
特殊人群用药	妊娠与哺乳期妇女：慎用
药典	Chin. P.
国家处方集	CNF
医保目录	【保（乙）】
基本药物目录	
其他推荐依据	陈新谦，金有豫，汤光. 新编药物学［J］. 17 版. 北京：人民卫生出版社，2011.
药品名称	达比加群酯　Dabigatran Etexilate
适应证	预防存在以下一个或多个危险因素的成人非瓣膜性房颤患者的卒中和全身性栓塞（SEE）： 1. 先前曾有卒中、短暂性脑缺血发作或全身性栓塞 2. 左心室射血分数<40% 3. 伴有症状的心力衰竭，纽约心脏病协会（NYHA）心功能分级≥2 级 4. 年龄≥75 岁 5. 年龄≥65 岁，且伴有以下任一疾病：糖尿病、冠心病或高血压
制剂与规格	达比加群酯胶囊：①110mg（以达比加群酯计）；②150mg（以达比加群酯计）
用法与用量	用水送服，餐时或餐后服用均可。请勿打开胶囊 成人的推荐剂量为每日口服 300mg，即每次 1 粒 150mg 的胶囊，每日 2 次。应维持终身治疗 特殊人群： （1）存在出血风险的患者：可考虑将患者的每日剂量减少为 220mg，即每次 1 粒 110mg 的胶囊，每日 2 次 （2）肾功能不全患者：不推荐重度肾功能受损患者使用本品；轻、中度肾功能受损患者无需调整剂量，对于中度肾功能受损患者，应当每年至少进行 1 次肾功能评估。在治疗过程中，当存在肾功能可能出现下降或恶化的临床状况时（如血容量不足、脱水，以及有一些特定的合并用药），应当对肾功能进行评估。达比加群可经透析清除，但临床经验有限

续　表

	（3）老年患者：80 岁及以上年龄的患者治疗剂量为每日 220mg，即每次 1 粒 110mg 的胶囊，每日 2 次。年龄相关的肾功能下降的患者中，药物暴露会增加，治疗前应通过计算肌酐清除率对肾功能进行评估排除重度肾功能受损的患者，并参见肾功能受损患者的用法用量 （4）与其他药物的转换治疗：①从本品转换为肠道外抗凝治疗，应在本品末次给药 12 小时之后进行；从肠道外抗凝治疗转换为本品治疗，应在下一次治疗时间前 2 小时内服用本品，如果患者正在接受维持治疗（如静脉给予普通肝素），则应在停药时服用本品；②从维生素 K 拮抗剂（VKA）转换为本品治疗，应停用 VKA，当 INR（凝血酶原国际标准化比值）<2.0 时，可立即给予本品治疗；从本品转换为 VKA 治疗，应当根据患者的肌酐清除率决定何时开始 VKA 治疗（当肌酐清除率≥50ml/min 时，在达比加群酯停药前 3 天开始给予 VKA 治疗；当 30ml/min≤肌酐清除率<50ml/min 时，在达比加群酯停药前 2 天给予 VKA 治疗） （5）其他：①心脏复律过程中，可维持本品治疗；②遗漏服药，若距下次用药时间大于 6 小时时，仍能服用本品漏服的剂量；如果距下次用药不足 6 小时，则应忽略漏服的剂量；不可为弥补漏服剂量而使用双倍剂量的药物
注意事项	1. 肝功能受损：房颤相关性卒中和 SEE 预防的临床试验中排除了肝酶增高>2ULN（正常值上限）的患者，不推荐该人群使用本品 2. 出血风险增高时，应谨慎使用达比加群酯。在接受达比加群酯治疗的过程中，任何部位都可能发生出血。如果出现难以解释的血红蛋白和（或）血细胞比容或血压的下降，应注意寻找出血部位。建议在整个治疗期内进行密切临床监测（监测出血或贫血的体征），尤其是当存在合并危险因素时，需谨慎地进行风险获益评估。本品仅用于获益大于出血风险时 3. 本品不需要常规凝监测，但是，达比加群相关抗凝作用检测可能有助于避免在其他危险因素存在时达比加群的过高暴露。服用本品可能会有 INR 升高的假阳性报告，因此不应进行 INR 检测。稀释凝血酶时间（dTT）、蛇静脉酶凝结时间（ECT）和活化部分凝血活酶时间（aPTT）可能提供有效的信息，但这些检查未标准化，解释结果时应谨慎 4. 发生急性肾衰竭或严重出血应停用本品 5. 若使用的其他药物或进行的操作可能导致出血风险增加，需慎用本品 6. 本品可能引起心肌梗死。本品硬胶囊包含着色剂日落黄（E110），可能引起过敏反应 7. 对驾驶和操作机器能力的影响尚不明确
禁忌	禁用于：已知对活性成分或本品任一辅料过敏者。重度肾功能不全（CrCl 30ml/min）患者。临床上显著的活动性出血。有大出血显著风险的病变或状况。联合应用任何其他抗凝药物，除非在由该种治疗转换至本品或反之，以及 UFH 用于维持中心静脉或动脉置管通畅的必要剂量的情况下。有预期会影响存活时间的肝功能不全或肝病。联合使用环孢菌素、全身性酮康唑、伊曲康唑、他克莫司和决奈达隆。机械人工瓣膜
不良反应	1. 最常报告的不良反应是出血，大约 16.5% 接受卒中和 SEE 预防治疗的房颤患者发生不同程度的出血 2. 虽然临床试验中发生频率很低，但大出血或严重出血仍有可能发生，任何位置出血有可能导致残疾、危及生命或致命性结果 3. 可能出现心肌梗死
特殊人群用药	肝、肾功能不全患者：见"用法与用量"及"注意事项" 儿童：不适用于非瓣膜性房颤患者的卒中和 SEE 预防。不推荐本品用于 18 岁以下患者 老年人：见"用法与用量" 妊娠与哺乳期妇女：接受达比加群酯治疗的育龄女性应避免妊娠；除非确实必需，否则妊娠女性不应接受本品治疗。使用本品治疗期间应停止授乳

续　表

药典	USP、BP
国家处方集	否
医保目录	【保（乙）】
基本药物目录	
其他推荐依据	
■ 药品名称	磺达肝癸钠　Fondaparinux
适应证	本品用于进行下肢重大骨科手术（如髋关节骨的、重大膝关节手术或者髋关节置换术的等）患者预防静脉血栓栓塞事件的发生。无指征进行紧急（<120 分钟）介入性治疗（PCI）的不稳定型心绞痛或非 ST 段抬高心肌梗死（UA/NSTEMI）患者使用溶栓或初始不接受其他形式再灌注治疗的 ST 段抬高心肌梗死患者的治疗
制剂与规格	磺达肝癸钠注射液：0.5ml：2.5mg
用法与用量	1. 接受重大骨科手术的患者：磺达肝癸钠的推荐剂量为 2.5mg，一日 1 次，手术后皮下注射给药。假设手术后已经止血，初始剂量应在手术结束 6 小时后给予。治疗应持续直到静脉血栓栓塞的风险已减少，通常直至患者起床走动，至少术后 5~9 日。在接受髋关节手术的患者中，应延长预防使用磺达肝癸钠的时间，需再增加 24 日 2. 不稳定型心绞痛/非 ST 抬高心肌梗死（US/NSTEMI）治疗：磺达肝癸钠的推荐剂量为 2.5mg，一日 1 次，皮下注射给药。做出诊断后应尽早开始治疗，治疗持续最长为 8 日。如果不到 8 日出院，则直至出院为止 3. ST 段抬高心肌梗死的治疗（STEMI）：磺达肝癸钠推荐剂量为 2.5mg，一日 1 次。磺达肝癸钠首剂应静脉内给药，随后剂量通过皮下注射给药。治疗应在诊断确立后尽早给药，治疗持续最长为 8 日，如果不到 8 日就出院则直至出院为止。在 ST 段抬高心肌梗死或不稳定型心绞痛/非 ST 抬高心肌梗死患者中，那些将接受冠状动脉旁路移植术（CABG）的患者中，如果可能的话，在手术前的 24 小时内不应该给予磺达肝癸钠，可以在手术后 48 小时再次开始给药
注意事项	1. 不能通过肌内注射给予 2. 出血风险增加的患者，如先天性或获得性出血异常（如血小板计数<50 000/mm^3）、胃肠道活动性溃疡疾病 以及近期颅内出血或脑、脊髓或眼科手术后不久患者，应谨慎使用 3. 对于静脉血栓栓塞的防治，不应与任何能增加出血风险的药物合用。如地西卢定（Desirudin）溶栓药物、GP Ⅱ$_b$/Ⅲ$_α$受体拮抗药、肝素或低分子肝素。其他抗血小板药物（乙酰水杨酸、双嘧达莫、噻氯匹定或氯吡格雷）及非甾体抗炎药物应慎用 4. 对于不稳定型心绞痛/非 ST 段抬高心肌梗死和 ST 段抬高心肌梗死的患者，正在同时接受其他能增加出血风险的药物治疗（如 GP Ⅱ$_b$/Ⅲ$_α$受体拮抗药或溶栓药）时，应慎用本药 5. 预防静脉血栓栓塞，肌酐清除率<50ml/min 的患者出血风险增加，应谨慎使用
禁忌	禁用于：已知对磺达肝癸钠或本品中任何赋形剂成分过敏；具有临床意义的活动性出血；急性细菌性心内膜炎；肌酐清除率<20ml/min 的严重肾脏损害
不良反应	常见出血（血肿，血尿，咯血，齿龈出血）。不常见贫血，呼吸困难，皮疹，瘙痒
特殊人群用药	肝、肾功能不全患者：严重肝功能受损使用本药不需要进行剂量调整。肌酐清除率<20ml/min 的严重肾脏损害患者禁用 儿童：17 岁以下患者中安全性和疗效尚没有研究

续　表

	老年人：慎用 妊娠与哺乳期妇女：除非明确需要，不应用于孕妇及哺乳期妇女
药典	USP
国家处方集	CNF
医保目录	【保（乙）】
基本药物目录	
其他推荐依据	
■ 药品名称	利伐沙班　Rivaroxaban
适应证	用于择期髋关节或膝关节置换手术成年患者，以预防静脉血栓形成（VTE）
制剂与规格	利伐沙班片：10mg
用法与用量	口服：推荐剂量为一次10mg，一日1次。如伤口已止血，应在手术后6~10小时首次用药。治疗疗程长短依据每个患者发生静脉血栓栓塞事件的风险而定，即由患者所接受的骨科手术类型而定。对于接受髋关节大手术的患者，推荐1个疗程服药5周。对于接受膝关节大手术的患者，推荐1个疗程服药2周。如果发生漏服1次，患者应立即补服，并于次日继续一天服药1次。患者可以在进餐时服用，也可以单独服用
注意事项	1. 一些亚群的患者的出血风险较高。治疗开始后，要对这些患者实施密切监测，观察是否有出血并发症征象 2. 伴有出血风险的患者应慎用 3. 有罕见的遗传性半乳糖不耐受、Lapp乳糖酶缺乏或葡萄糖-半乳糖吸收不良问题的患者不能服用该药 4. 可能影响驾车和使用机械能力
禁忌	对本品或其中任何成分过敏者、有临床明显活动性出血的患者、具有凝血异常和临床相关出血风险的肝病患者、妊娠及哺乳期妇女禁用
不良反应	常见术后出血、贫血、恶心、ALT、AST升高。少见晕厥、头晕、头痛、心动过速、胃功能损害。罕见过敏性皮炎、瘙痒、荨麻疹等
特殊人群用药	肝、肾功能不全患者：在重度肾损害（肌酐清除率<30ml/min）患者中，本品的血药浓度可能显著升高，不建议用于肌酐清除率<15ml/min的患者。肌酐清除率为15~29ml/min的患者应慎用 儿童：18岁以下不推荐使用 妊娠与哺乳期妇女：禁用
药典	Chin. P.
国家处方集	CNF
医保目录	【保（乙）】
基本药物目录	
其他推荐依据	

■ 药品名称	链激酶　Streptokinase
适应证	用于急性心肌梗死等血栓性疾病
制剂与规格	注射用重组链激酶：①10万U；②50万U；③150万U
用法与用量	急性心肌梗死静脉溶栓治疗：150万U溶解于5%葡萄糖100ml，静脉滴注1小时。应尽早开始，争取发病12小时内开始治疗。对于特殊患者（如体重过低或明显超重），可根据具体情况适当增减剂量（按2万U/kg体重计）
注意事项	用本品治疗血管再通后，发生再梗死，可用其他溶栓药
禁忌	禁用于：对本品过敏者；2周内有出血、手术、外伤史、心肺复苏或不能实施压迫止血的血管穿刺等者；近2周内有溃疡出血病史、食管静脉曲张、溃疡性结肠炎或出血性视网膜病变者；未控制的高血压（血压>180/110mmHg）；不能排除主动脉夹层者；凝血障碍及出血性疾病患者；严重肝肾功能障碍患者；二尖瓣狭窄合并心房颤动伴左房血栓者；感染性心内膜炎患者；链球菌感染者；妊娠及哺乳期妇女
不良反应	可见发热，寒战，恶心，呕吐，肩背痛，过敏性皮疹；低血压（静脉滴注）；罕见过敏性休克；出血（穿刺部位出血，皮肤淤斑，胃肠道、泌尿道或呼吸道出血；脑出血）；再灌注心律失常，偶见缓慢心律失常、加速性室性自搏性心率、室性早搏或室颤等；偶见溶血性贫血，黄疸及ALT升高；溶栓后继发性栓塞（肺栓塞、脑栓塞或胆固醇栓塞等）
特殊人群用药	肝、肾功能不全患者：严重肝肾功能障碍患者禁用 妊娠与哺乳期妇女：禁用
药典	Chin. P.、BP、Eur. P.、IP
国家处方集	CNF
医保目录	【保（甲）】
基本药物目录	
其他推荐依据	
■ 药品名称	尿激酶　Urokinase
适应证	用于血栓栓塞性疾病的溶栓治疗（包括急性广泛性肺栓塞、胸痛6~12小时内的冠状动脉栓塞和心肌梗死、症状短于3~6小时的急性期脑血管栓塞、视网膜动脉栓塞和其他外周动脉栓塞症状严重的髂股静脉血栓形成者）；人工心瓣手术后预防血栓形成；保持血管插管和胸腔及心包腔引流管的通畅
制剂与规格	注射用尿激酶：①500U；②5000U；③1万U；④2万U；⑤5万U；⑥10万U；⑦20万U；⑧25万U；⑨50万U；⑩150万U；⑪250万U
用法与用量	本品临用前应以氯化钠注射液或5%葡萄糖注射液配制 1. 肺栓塞：初次剂量按体重4400U/kg，以氯化钠注射液或5%葡萄糖注射液配制，以90ml/h速度10分钟内滴完；其后以每小时4400U的给药速度，连续静脉滴注2小时或12小时。也可按体重15 000U/kg，氯化钠注射液配制后肺动脉内注入；必要时，可根据情况调整剂量，间隔24小时重复1次，最多使用3次 2. 心肌梗死：建议以氯化钠注射液配制后，按6000U/min冠状动脉内连续滴注2小时，滴注前应先行静脉给予肝素2500~10 000U。也可将本品150万U配制后静脉滴注，30分钟滴完

续　表

	3. 外周动脉血栓：以氯化钠注射液配制本品（浓度 2500U/ml），4000U/min 速度经导管注入血凝块。每 2 小时夹闭导管 1 次；可调整滴入速度为 1000U/min，直至血块溶解 4. 防治心脏瓣膜替换术后的血栓形成：可用本品 4400U/kg，0.9%氯化钠注射液配制后 10 分钟到 15 分钟滴完。然后以每小时 4400U/kg 静脉滴注维持。当瓣膜功能正常后即停止用药；如用药 24 小时仍无效或发生严重出血倾向应停药 5. 脓胸或心包积脓：常用抗生素和脓液引流术治疗。引流管常因纤维蛋白形成凝块而阻塞引流管。此时可胸腔或心包腔内注入灭菌注射用水配制（5000U/ml）的本品 10 000～250 000U。既可保持引流管通畅，又可防止胸膜或心包粘连或形成心包缩窄 6. 眼科应用：用于溶解眼内出血引起的前房血凝块。使血块崩解，有利于手术取出。常用量为 5000U 用 2ml 氯化钠注射液配制冲洗前房
注意事项	1. 下列情况应权衡利弊后慎用：近 10 天内分娩、进行过组织活检、静脉穿刺、大手术的患者及严重胃肠道出血患者；极有可能出现左心血栓者（如二尖瓣狭窄伴心房纤颤）；亚急性感染性心内膜炎患者；继发于肝肾疾病而有出血倾向或凝血障碍者；妊娠及哺乳期妇女；脑血管病患者；糖尿病性出血性视网膜病者 2. 溶栓的疗效均需后继的肝素抗凝加以维持 3. 应用本品前，应对患者进行血细胞比容、血小板计数、凝血酶时间（TT）、凝血酶原时间（PT）、激活的部分凝血活酶时间（APTT）及优球蛋白溶解时间（ELT）的测定。TT 和 APTT 应小于 2 倍延长的范围内 4. 用药期间应密切观察患者反应，如脉率、体温、呼吸频率和血压、出血倾向等，至少每 4 小时记录 1 次 5. 静脉给药时，要求穿刺一次成功，以避免局部出血或血肿 6. 动脉穿刺给药时，给药结束应在穿刺局部加压至少 30 分钟，并用无菌绷带和敷料加压包扎，以免出血
禁忌	急性内脏出血，急性颅内出血，陈旧性脑梗死，近 2 个月内进行过颅内或脊髓内外科手术，颅内肿瘤，动静脉畸形或动脉瘤，血液凝固异常、严重难控制的高血压患者，主动脉夹层，感染性心内膜炎。相对禁忌证包括延长的心肺复苏术，严重高血压，近 4 周内的外伤，3 周内手术或组织穿刺，分娩后 10 天，活动性溃疡病，重症肝脏疾患禁用
不良反应	常见出血；其他有头痛，恶心，呕吐，食欲缺乏；少见有发热、过敏等
特殊人群用药	
药典	Chin. P.
国家处方集	CNF
医保目录	【保（甲）】
基本药物目录	【基】
其他推荐依据	
■ 药品名称	**阿替普酶　Alteplase**
适应证	用于急性心肌梗死的溶栓治疗，血流不稳定的急性大面积肺栓塞的溶栓治疗，急性缺血性脑卒中的溶栓治疗
制剂与规格	注射用阿替普酶·①10mg；②20mg；③50mg
用法与用量	静脉注射：使用注射用水配制浓度为 1mg/ml 或 2mg/ml。配制溶液可用氯化钠注射液稀释至 0.2mg/ml 的最小浓度

	1. 急性心肌梗死：（1）国外推荐用法：①对于发病后 6 小时内给予治疗的患者，采取 90 分钟加速给药法：15mg 静脉注射，其后 30 分钟内静脉滴注 50mg，其后 60 分钟给予 35mg 静脉滴注，直至最大剂量达 100mg。体重低于 65kg 者，给予 15mg 静脉注射，以后 30 分钟内按 0.75mg/kg 静脉滴注，而后 60 分钟按 0.5mg/kg；②发病后 6～12 小时内给予治疗的患者，采取 3 小时给药法：10mg 静脉推注，其后 1 小时持续静脉滴注 50mg，剩余剂量每 30 分钟静脉滴注 10mg，至 3 小时滴完，最大剂量 100mg。体重低于 65kg 者，总剂量不超过 1.5mg/kg，最大剂量为 100mg。（2）国内 TUCC 试验建议：用量为 50mg（首先 8mg 静脉注射，后 42mg 在 90 分钟内静脉滴注）。配合肝素静脉应用（给药前肝素5000U 静注，继之以 1000U/h 速率维持静脉滴注，以 APTT 结果调整肝素剂量，使 APTT 维持在 50～70 秒） 2. 肺栓塞：剂量为 100mg，2 小时滴完。常用方法为：10mg 在 1～2 分钟内静脉注射，90mg 在 2 小时内静脉滴注。体重低于 65kg 者，总剂量不超过 1.5mg/kg 3. 急性缺血性脑卒中：必须经适当的影像学检查排除颅内出血之后，在急性缺血性脑卒中症状发生的 3 小时内进行治疗。推荐剂量为 0.9mg/kg，最大剂量为 90mg，总剂量的 10% 先从静脉注射，剩余剂量在随后 60 分钟持续静脉滴注
注意事项	见"尿激酶" 本药不宜与其他药物作配伍静脉滴注
禁忌	出血体质；口服抗凝血药；目前或近期有严重的或危险的出血；已知有颅内出血史或疑有颅内出血；疑有蛛网膜下腔出血或处于因动脉瘤而导致蛛网膜下腔出血状态；有中枢神经系统病变史或创伤史（如肿瘤、动脉瘤以及颅内或椎管内手术）；最近（10 天内）曾进行有创的心外按压、分娩或非压力性血管穿刺（如锁骨下或颈静脉穿刺）；严重的未得到控制的动脉高血压；主动脉夹层；感染性心内膜炎或心包炎；急性胰腺炎；最近 3 个月有胃肠溃疡史、食管静脉曲张、动脉瘤或动脉/静脉畸形史；出血倾向的肿瘤；严重的肝病，包括肝衰竭、肝硬化、门静脉高压（食管静脉曲张）及活动性肝炎；最近 3 个月内有严重的创伤或大手术。治疗急性心肌梗死、急性肺栓塞时的补充禁忌证：有脑卒中史。治疗急性缺血性脑卒中时的补充禁忌证：缺血性脑卒中症状发作已超过 3 小时尚未开始静脉滴注治疗或无法确知症状发作时间；开始静脉滴注治疗前神经学指征不足或症状迅速改善；经临床（NIHSS＞25）和（或）影像学检查评定为严重脑卒中；脑卒中发作时伴随癫痫发作；CT 扫描显示有颅内出血迹象；尽管 CT 扫描未显示异常，仍怀疑蛛网膜下腔出血；48 小时内曾使用肝素且凝血酶原时间高于实验室正常值上限；有脑卒中史并伴有糖尿病；近 3 个月内有脑卒中发作；血小板计数低于 $100×10^9/L$；收缩压大于 185mmHg 或舒张压大于 110mmHg，或需要强力（静脉内用药）治疗手段以控制血压；血糖低于 2.8mmol/L 或高于 22.2mmol/L
不良反应	见"尿激酶"
特殊人群用药	儿童：不适用 老年人：不适用
药典	USP、BP、Eur. P.
国家处方集	CNF
医保目录	【保（乙）】
基本药物目录	
其他推荐依据	

续　表

■ 药品名称	瑞替普酶　Reteplase
□ 其他名称	**重组人组织型纤溶酶原激酶衍生物　Recombinant Reteplase**
适应证	瑞替普酶是野生型组织型纤溶酶激活剂（t-PA）缺失突变物，能催化内源性纤溶酶原转变为纤溶酶，从而溶解纤维蛋白细丝，发挥溶栓作用，达到疏通血管，迅速缓解症状。用于成人由冠状动脉血栓形成引起的急性心肌梗死的溶栓治疗
制剂与规格	注射用重组人组织型纤溶酶原激酶衍生物：每瓶 5.0MU
用法与用量	静脉注射：一次 10MU 双弹丸注射给药，每次注射时间 2 分钟，两次注射时间宜间隔 30 分钟
注意事项	1. 应用剂量较大时，少数患者可出现出血，若发生严重出血应即停药，并输入新鲜血液 2. 为防止效价降低，溶解时宜用少量注射用水溶解，不宜与葡萄糖溶液或注射用水稀释 3. 注射时应使用单独的静脉通路，不宜与其他药物配伍应用，避免剧烈振摇。水溶液不稳定，需新鲜配制，已配制的注射液在室温（25℃）下不能超过 8 小时，低温（2~5℃）不可超过 24 小时 4. 少数有过敏反应，如头痛、恶心、呕吐、食欲缺乏等，严重者应立即停药，对发热者可口服对乙酰氨基酚退热，但不能应用阿司匹林和其他有抗血小板作用的退热药 5. 用药期间宜监测患者心电图，出现心律不齐时应即停药，并采取抢救措施 6. 本品应在出现症状后尽早应用，给药后备用治疗心动过缓、室性兴奋性增高的抗心律失常药
禁忌	近期内有严重出血、消化道溃疡、结肠炎、食管静脉曲张、主动脉瘤、出血性疾病和出血倾向、近期在 2 周内有过手术、外伤、穿刺、活体组织检查者、严重高血压、近期 6 个月内发生中风者禁用。妊娠期妇女、临产前 2 周内和产后 14 日内者禁用。70 岁以上老年患者、严重肝功能不全者禁用
不良反应	常见出血（颅内、脑膜后、消化道、泌尿道、呼吸道、穿刺或破损部位）、过敏、恶心、呕吐、发热、呼吸困难、低血压；罕见胆固醇栓塞
特殊人群用药	肝、肾功能不全患者：严重肝功能不全者禁用 老年人：70 岁上禁用 妊娠与哺乳期妇女：妊娠期、临产前 2 周内和产后 14 日内禁用
药典	Chin. P.
国家处方集	CNF
医保目录	
基本药物目录	
其他推荐依据	
■ 药品名称	蚓激酶　Lumbrokinase
适应证	用于缺血性脑血管病中纤维蛋白原增高及血小板凝集率增高的患者
制剂与规格	蚓激酶肠溶胶囊：30 万 U
用法与用量	口服：一次 60 万 U，一日 3 次，或遵医嘱。饭前半小时服用。3~4 周为 1 个疗程，可连服 2~3 个疗程，也可连续服用至症状好转

续　表

注意事项	1. 本品必须饭前服用 2. 有出血倾向者慎用
禁忌	对本品过敏者禁用
不良反应	极少数患者可出现轻度头痛、头晕、便秘、恶心等
特殊人群用药	儿童：慎用 妊娠与哺乳期妇女：慎用
药典	Chin. P.
国家处方集	CNF
医保目录	【保（乙）】
基本药物目录	
其他推荐依据	
■ 药品名称	华法林　Warfarin
适应证	用于预防及治疗深静脉血栓及肺栓塞，预防心肌梗死后血栓栓塞并发症（卒中或体循环栓塞），预防心房颤动、心瓣膜疾病或人工瓣膜置换术后引起的血栓栓塞并发症（卒中或体循环栓塞）
制剂与规格	华法林钠片：①1mg；②2.5mg；③3mg；④5mg
用法与用量	口服：成人常用量，第 1~3 天一日 3~4mg（年老体弱及糖尿病患者半量即可），3 天后可给维持量一日 2.5~5mg
注意事项	1. 少量华法林可由乳汁分泌，常规剂量对婴儿影响较小 2. 老年人及妇女经期慎用 3. 严格掌握适应证，在无凝血酶原测定的条件时，切不可滥用本品 4. 本品个体差异较大，治疗期间应严密观察病情及出血，并依据凝血酶原时间、INR 值调整用量，理想的应维持 INR 在 2~3 之间 5. 严重出血可静注维生素 K，必要时可输全血、血浆或凝血酶原复合物 6. 本品起效缓慢，如需快速抗凝，先用肝素治疗后，开始华法林和肝素同时延续肝素最少 5~7 日直至 INR 在目标范围内 2 日以上，才可停用肝素
禁忌	禁用于：肝肾功能不全；未经治疗或不能控制的高血压；近期手术者；中枢神经系统或眼部手术；凝血功能障碍；最近颅内出血；活动性溃疡；感染性心内膜炎、心包炎或心包积液；活动性溃疡；外伤；先兆流产；妊娠期妇女
不良反应	出血：早期表现有淤斑，紫癜，牙龈出血，鼻出血，伤口出血经久不愈，月经量过多等；肠壁血肿可致亚急性肠梗阻，硬膜下颅内血肿和穿刺部位血肿；偶见恶心、呕吐，腹泻，瘙痒性皮疹，过敏反应及皮肤坏死；罕见双侧乳房坏死，微血管病或溶血性贫血以及大范围皮肤坏疽
特殊人群用药	肝、肾功能不全患者：禁用 老年人：慎用 妊娠与哺乳期妇女：妊娠期禁用
药典	USP、BP、Eur. P.、Jpn. P.、IP

续　表

国家处方集	CNF
医保目录	【保（甲）】
基本药物目录	【基】
其他推荐依据	

第八章

免疫抑制剂

■ 药品名称	来氟米特 Leflunomide
适应证	用于类风湿关节炎，减缓骨质破坏，减轻症状和体征
制剂与规格	来氟米特片：10mg
用法与用量	口服：①成人常用量，一日 20~50mg，一次口服。连续 3 天后，维持量一日 10~20mg，一次口服。②儿童常用量：国内产品尚未建立。国外产品如下：体重<20kg：10mg，隔日 1 次；20~40kg：10mg，一日一次；>40kg：同成人量
注意事项	1. 本品可抑制骨髓，可出现周围血白细胞计数减少，停药后可恢复 2. 本品可导致 AST 及 ALT 升高，停药后可恢复 3. 本品可引起胃肠反应，与药物剂量相关 4. 本品有致畸作用 5. 应用本品期间不宜使用免疫活疫苗 6. 拟生育者必须停药 3 个月以上 7. 免疫缺陷、未控制感染、活动性胃肠道疾病、肾功能不全、骨髓发育不良者不宜用本品。有高血压患者在用药过程中应监测血压 8. 用药期间检测肝功能、血象，每 1~3 个月 1 次
禁忌	对本品过敏者、妊娠及哺乳期妇女、拟在近期内生育者、肝肾功能重度不全者禁用
不良反应	1. 胃肠道：口腔溃疡、消化不良、恶心、呕吐、腹泻，腹泻严重者宜停药 2. 肝酶升高：AST 及 ALT 升高达正常值 3 倍者宜停药，低于 3 倍则减量 3. 血白细胞计数下降至 $3.0 \times 10^9/L$ 时宜停药，$(3.0 \sim 3.5) \times 10^9/L$ 则减量 4. 其他：脱发、乏力、血压升高、头晕、皮疹、瘙痒、呼吸道感染
特殊人群用药	肝、肾功能不全患者：肝肾功能重度不全者禁用 妊娠与哺乳期妇女：禁用
药典	USP、BP、Eur. P.
国家处方集	CNF
医保目录	【保（乙）】
基本药物目录	
其他推荐依据	
■ 药品名称	泼尼松 Prednisone
适应证	本品适用于过敏性与自身免疫性炎症性疾病 1. 重症多发性皮肌炎、严重支气管哮喘、风湿病、皮肌炎、血管炎、溃疡性结肠炎、肾病综合征等

续　表

	2. 治疗各种急性严重性细菌感染、重症肌无力 3. 血小板减少性紫癜、粒细胞减少症、急性淋巴性白血病、各种肾上腺皮质功能不足症 4. 用于器官移植的抗排斥反应 5. 过敏性疾病、胶原性疾病（系统性红斑狼疮、结节性动脉周围炎等）、剥脱性皮炎、药物性皮炎、天疱疮、神经性皮炎、荨麻疹、湿疹等皮肤疾病 6. 用于肿瘤如急性淋巴性白血病、恶性淋巴瘤 7. 滴眼用于睑球结膜炎、角膜炎和眼前段组织炎症
制剂与规格	泼尼松片：5mg 泼尼松滴眼剂：①0.5%，5ml；②0.5%，10ml 泼尼松眼膏：0.5%，3g
用法与用量	口服：一般一次 5~10mg，一日 2~3 次，一日 10~60mg。用于系统性红斑狼疮、溃疡性结肠炎、肾病综合征、自身免疫性贫血等，一日 40~60mg，病情稳定后逐渐减量。用于药物性皮炎、支气管哮喘、荨麻疹等过敏性疾病，一日 20~40mg，症状减轻后逐渐减量，每间隔 1日减少 5mg。用于急性淋巴性白血病及恶性淋巴瘤，一日 60~80mg，待症状缓解后减量 滴眼：一次 1~2 滴，一日 2~4 次 外用：用于过敏性皮炎、湿疹，用量依病变大小和用药部位而定，一日 1~2 次
注意事项	1. 患有高血压、糖尿病、胃肠溃疡、精神病、青光眼者等慎用 2. 对长期应用本品者，在手术时及术后 3~4 日内常需酌增用量，以防肾上腺皮质功能不足。一般外科患者应尽量不用，以免影响伤口的愈合 3. 与抗菌药物并用于细菌感染疾病时，应在抗菌药使用之后使用，而停药则应在停用抗菌药物之前，以免掩盖症状，延误治疗
禁忌	1. 对糖皮质激素过敏者禁用 2. 活动性肺结核者禁用 3. 严重精神疾病者、癫痫、活动性消化性溃疡、糖尿病、新近胃肠吻合手术、骨折、创伤修复期、角膜溃疡、未能控制的感染者、较重的骨质疏松者禁用 4. 未进行抗感染治疗的急性化脓性眼部感染者禁用 5. 泼尼松滴眼剂对急性化脓性眼部感染、急性单纯疱疹病毒性角膜炎，牛痘、水痘及其他大多数角膜病毒感染者禁用
不良反应	长期超生理剂量的应用，可出现并发感染、向心性肥胖、满月脸、紫纹、皮肤变薄、肌无力、肌萎缩、低血钾、水肿、恶心、呕吐、高血压、糖尿、痤疮、多毛、感染、胰腺炎、伤口愈合不良、骨质疏松、诱发或加重消化道溃疡、儿童生长抑制、诱发精神症状等 滴眼可引起眼压升高，导致视神经损害、视野缺损、后囊膜下白内障、继发性真菌或病毒感染等 其他不良反应同"氢化可的松"
特殊人群用药	妊娠与哺乳期妇女：慎用
药典	Chin. P.、USP、BP、Eur. P.、IP
国家处方集	CNF
医保目录	【保（甲）】
基本药物目录	【基】
其他推荐依据	

续　表

药品名称	硫唑嘌呤　Azathioprine
适应证	用于系统性红斑狼疮，皮肌炎，系统性血管炎及其他自身免疫性结缔组织病及难治性特发性血小板减少性紫癜
制剂与规格	硫唑嘌呤片：①50mg；②100mg
用法与用量	口服：用于自身免疫性疾病：①成人常用量一次100mg，一日1次。病情缓解后一次50mg，一日1次；②小儿常用量，一次按体重1~3mg/kg，一日1次。用于难治性特发性血小板减少性紫癜：一日1~3mg/kg，1次或分次服用，有效后酌减
注意事项	1. 周围全血细胞计数检查以监测骨髓抑制征象，监测频率在最初服用时，需每4周1次，之后可减少至每3个月1次。大剂量用药和肝肾功能损伤患者可增加监测频率，出现出血现象、感染、肝功能损伤时应立即减量或停药 2. 原有肝肾功能不全患者或老年人降低用药剂量 3. 发生非霍奇金淋巴瘤、皮肤癌、肉瘤和原位子宫颈癌的危险性增加
禁忌	对硫唑嘌呤和巯嘌呤过敏者，妊娠或准备妊娠的妇女及哺乳期妇女禁用
不良反应	1. 生殖系统：对精子、卵子亦有一定的损伤，使用时应注意 2. 消化系统：畏食、恶心、呕吐等常见。偶可致胰腺炎。肝脏毒性亦较常见，用药后，患者可见肝中心及小叶静脉消失，出现黄疸、肝大、腹痛、腹水、肝性脑病、胆汁淤积、AST及ALT升高、肝实质细胞坏死、肝细胞纤维化、肝硬化等 3. 血液：可出现白细胞计数及血小板减少、巨红细胞血症、贫血。大剂量及用药过久时可有严重骨髓抑制，甚至出现再生障碍性贫血 4. 其他：可继发感染、脱发、黏膜溃疡、腹膜出血、视网膜出血、肺水肿等。另外，长期用药可增加风湿病患者发生肿瘤的危险性
特殊人群用药	肝、肾功能不全患者：减量或停药 老年人：降低用药剂量 妊娠与哺乳期妇女：禁用
药典	Chin. P. 、USP、BP、Eur. P. 、Jpn. P. 、KP
国家处方集	CNF
医保目录	【保（甲）】
基本药物目录	【基】
其他推荐依据	
药品名称	甲氨蝶呤　Methotrexate
适应证	类风湿关节炎、银屑病及银屑病关节炎、强直性脊柱炎的周围关节炎
制剂与规格	甲氨蝶呤片剂：2.5mg 注射用甲氨蝶呤：5mg
用法与用量	1. 类风湿关节炎：口服，一周1次，7.5~15mg，最高剂量一周1次25mg。胃肠道症状严重者可皮下注射。与其他免疫抑制药合用时一周量可减 2. 银屑病关节炎：口服，一周1次，15~20mg 3. 强直性脊柱炎的周围关节炎：口服，一周1次，7.5~10mg

续　表

注意事项	1. 本品是治疗类风湿关节炎的标准药，有大量临床资料证明它对类风湿关节炎的有效性和安全性 2. 治疗银屑病关节炎（包括银屑病皮损）有疗效 3. 低剂量，一周 7.5~15mg，未见有明显细胞毒作用 4. 接受本品治疗过程中可出现肝酶上升，若肝酶上升到正常值的 3 倍，需停药。至停药后 4 周内肝酶可恢复 5. 长期服用出现感染的机会增多 6. 本品可导致周围血白细胞计数和（或）血小板减少，轻者停药恢复，严重者骨髓受抑 7. 因其对胎儿有致畸作用故应停药 3 个月以上方可考虑生育 8. 服用本品者禁酒，初始时每月查血象及肝肾功能，逐渐过渡到每 3 个月检测 1 次
禁忌	对本品高度过敏者，妊娠及哺乳期妇女，肾功能已受损害，营养不良，肝肾功能不全或伴有血液疾病者禁用
不良反应	1. 血液系统：可见白细胞计数减少、血小板减少、贫血、丙种球蛋白减少、多部位出血、败血症 2. 消化系统：可见口腔炎、口唇溃疡、咽喉炎、恶心、呕吐、食欲减退、畏食、腹痛、腹泻、黑粪、消化道溃疡和出血、肠炎、急性肝萎缩和坏死、黄疸、ALT 及 AST 升高、碱性磷酸酶升高、γ-谷氨酸转肽酶升高、脂肪变性、肝门静脉纤维化 3. 泌尿系统：可见肾衰竭、氮质血症、膀胱炎、血尿、蛋白尿、少尿、尿毒症 4. 呼吸系统：可见咳嗽、气短、肺炎、肺纤维化 5. 皮肤及软组织：可见红斑、瘙痒、皮疹、光敏感、脱色、淤斑、毛细血管扩张、痤疮、疖病、脱发 6. 中枢神经系统：可见眩晕、头痛、视物模糊、失语症，轻度偏瘫和惊厥 7. 生殖系统：短期精液减少、月经不调、不育、终止妊娠、胎儿先天缺陷和严重肾病，并发感染、代谢改变、糖尿病加重、骨质疏松、组织细胞异常改变 8. 其他：鞘内注射后可出现惊厥、麻痹症、吉兰-巴雷综合征或脑脊液压力增加
特殊人群用药	肝、肾功能不全患者：肾功能受损者禁用；严重肾功能不全者禁用 妊娠与哺乳期妇女：哺乳期妇女禁用；推荐用于妊娠妇女，禁用于患银屑病的孕妇
药典	Chin. P.、USP、BP、Eur. P.、Jpn. P.、KP
国家处方集	CNF
医保目录	【保（甲）】
基本药物目录	
其他推荐依据	
■ 药品名称	羟基脲　Hydroxycarbamide
适应证	慢性粒细胞白血病（CML），黑色素瘤，肾癌，头颈部癌，联合放疗治疗头颈部及宫颈鳞癌
制剂与规格	羟基脲片：0.5g
用法与用量	口服：常规用药 CML，一日 20~60mg/kg，一周 2 次，连续 6 周为一疗程；头颈癌、宫颈鳞癌等一次 80mg/kg，间隔 3 日 1 次，需与放疗合用
注意事项	1. 本品可抑制免疫功能，用药期间避免接种病毒疫苗 2. 服用本品时应适当增加液体的摄入量，以增加尿量及尿酸的排泄

	3. 定期监测白细胞、血小板、血中尿素氮、尿酸及肌酐浓度
	4. 下列情况应慎用：严重贫血未纠正前，骨髓抑制，肾功能不全，痛风，尿酸盐结石史等
禁忌	水痘、带状疱疹及各种严重感染者，妊娠及哺乳期妇女禁用
不良反应	骨髓抑制，白细胞和血小板减少，胃肠道反应，致睾丸萎缩和致畸胎，中枢神经系统症状，脱发，药物性发热
特殊人群用药	肝、肾功能不全：肾功能不全慎用 老年人：适当减少剂量 妊娠与哺乳期妇女：禁用
药典	Chin. P. 、BP、Eur. P.
国家处方集	CNF
医保目录	【保（甲）】
基本药物目录	
其他推荐依据	
■ 药品名称	环磷酰胺　Cyclophosphamide
适应证	活动性系统性红斑狼疮、狼疮肾炎、精神神经性狼疮、系统性血管炎
制剂与规格	环磷酰胺片：50mg 复方环磷酰胺片：环磷酰胺 50mg，人参茎叶总皂苷 50mg 注射用环磷酰胺粉针剂：①0.1g；②0.2g；③0.5g
用法与用量	成人常用量：活动性系统性红斑狼疮、狼疮肾炎：①静脉注射，按体表面积一次 500～1000mg/m² ，每 3～4 周 1 次；或静脉注射一次 200mg，隔日 1 次，疗程约 6 个月，以后每 3 个月 1 次；②口服，一日 100mg，一次服，维持期量减半。疗程遵医嘱。系统性血管炎活动期：静脉注射，一次 200mg，一日或隔日 1 次。疗程遵医嘱 儿童常用量：口服，一日 1～3mg/kg
注意事项	1. 下列情况慎用：周围血白细胞计数和（或）血小板低下、骨髓抑制、感染尚未控制、肝肾功能损害、痛风病史、泌尿道结石史、放化疗病史。 2. 本品的代谢产物对泌尿系统有刺激性，为预防肾及膀胱毒性，应鼓励患者用药后大量饮水，必要时静脉补液，也可给予尿路保护剂美司钠 3. 用药期间定期监测血尿常规、肝肾功能和血清尿酸水平 4. 环磷酰胺水溶液仅能稳定 2～3 小时，需现用现配 5. 一次静脉滴注前需查血常规。白细胞计数<3.0×10⁹/L 或血小板<50.0×10⁹/L 者停用
禁忌	白细胞计数和（或）血小板低下者、肝肾功能中重度损害者、对本品过敏者禁用。妊娠妇女（本品有致突变、致畸作用，可造成胎儿死亡或先天畸形）与哺乳妇女（本品可由乳汁排出）禁用
不良反应	1. 心血管系统：本品常规剂量不产生心脏毒性，大剂量（120～240mg/kg）可能引起出血性心肌坏死（包括病灶部位出血、冠状血管炎等），甚至在停药后 2 周仍可出现心力衰竭 2. 胃肠道：可有食欲减退、恶心、呕吐，停药后 2～3 日可消失。也可见口腔炎 3. 肝脏：可造成肝脏损害，因本品的主要代谢物丙烯醛具肝毒性，引起肝细胞坏死、肝小叶中心充血，并伴 AST 及 ALT 升高

续　表

	4. 泌尿生殖系统：大剂量给药时，本品的代谢产物丙烯醛可以引起肾出血、膀胱纤维化及出血性膀胱炎、肾盂积水、膀胱尿道反流。用于白血病或淋巴瘤治疗时，易发生高尿酸血症及尿酸性肾病。此外，本品可引起生殖毒性，如停经或精子缺乏 5. 呼吸系统：偶有肺纤维化，个别报道有肺炎 6. 皮肤：可有皮肤及指甲色素沉着、黏膜溃疡、荨麻疹、脱发、药物性皮炎。偶见指甲脱落 7. 可有视物模糊 8. 长期使用本品可致继发性肿瘤 9. 本品对骨髓抑制的严重程度与使用剂量相关。白细胞计数多于给药后 10~14 日达最低值，停药后 21 日左右恢复正常，血小板减少比其他烷化剂少见 10. 代谢/内分泌系统：大剂量给药（50mg/kg）并同时给予大量液体时，可产生水中毒 11. 其他：用药后偶见发热、过敏反应
特殊人群用药	肝、肾功能不全患者：肾功能中重度损害者禁用 妊娠与哺乳期妇女：禁用
药典	Chin. P. 、USP、BP、Eur. P. 、IP、Jpn. P. 、KP
国家处方集	CNF
医保目录	【保（甲/乙）】
基本药物目录	
其他推荐依据	
■ 药品名称	曲妥珠单抗　Trastuzumab
适应证	HER2 过度表达的转移性乳腺癌，已接受过 1 个或多个化疗方案的转移性乳腺癌，联合紫杉类药物治疗未接受过化疗的转移性乳腺癌
制剂与规格	注射用曲妥珠单抗：440mg
用法与用量	静脉滴注：初次剂量一次 4mg/kg，90 分钟内输入 维持剂量，一次 2mg/kg，一周 1 次，如初次剂量可耐受，则维持剂量可于 30 分钟内输完。治疗持续到疾病进展为止
注意事项	1. 须在有经验的医师监测下用药 2. 观察到有心脏功能症状和体征。与蒽环类药物和环磷酰胺合用时心脏不良事件风险增加。治疗前应进行全面的基础心脏评价，治疗中应评估左室功能，若出现显著的左室功能减退应考虑停药。监测并不能全部发现将发生心功能减退的患者 3. 在灭菌注射水中，苯甲醇作为防腐剂，对新生儿和 3 岁以下的儿童有毒作用。用于对苯甲醇过敏的患者，应用注射用水重新配制 4. 不能使用 5% 葡萄糖注射液为溶剂，因其可使蛋白凝固，不可与其他药物混合输注
禁忌	对本品或其他成分过敏者，妊娠及哺乳期妇女禁用
不良反应	1. 血液系统：可见白细胞计数减少、血小板减少、贫血 2. 消化系统：可见肝毒性、畏食、便秘、腹泻、消化不良、腹胀、恶心、呕吐 3. 循环系统：可见周围水肿、心功能不全、血管扩张、低血压 4. 中枢神经系统：可见焦虑、抑郁、眩晕、失眠、感觉异常、嗜睡、疲乏、寒战、发热、关节痛和肌肉痛

	5. 呼吸系统：可见哮喘、咳嗽增多、感冒样症状、感染、呼吸困难、鼻出血、肺部疾病、胸腔积液、咽炎、鼻炎、鼻窦炎 6. 皮肤系统：可见瘙痒及皮疹
特殊人群用药	儿童：在灭菌注射水中，作为防腐剂的苯甲醇对新生儿和 3 岁以下的儿童有毒作用 妊娠与哺乳期妇女：禁用
药典	
国家处方集	CNF
医保目录	【保（乙）】
基本药物目录	
其他推荐依据	
■ **药品名称**	利妥昔单抗　Rituximab
适应证	用于难治性系统性红斑狼疮、经 TNF-α 拮抗剂治疗无效的类风湿关节炎
制剂与规格	利妥昔单抗注射液：①10ml：100mg；②50ml：500mg
用法与用量	静脉滴注：成人推荐量，①按体表面积 375mg/㎡，一周静脉滴注 1 次，在 22 天内使用 4 次；②1000mg 静脉滴注，2 周后重复 初次滴注推荐起始滴注速度为 50mg/h；最初 60 分钟过后，可每 30 分钟增加 50mg/h，直至最大速度 400mg/h。利妥昔单抗滴注的开始速度可为 100mg/h，每 30 分钟增加 100mg/h，直至最大速度 400mg/h
注意事项	1. 置于无菌无致热原的含 0.9%氯化钠注射液或 5%葡萄糖注射液的输液袋中，稀释到利妥昔单抗的浓度为 1mg/ml。轻柔地颠倒注射袋使溶液混合并避免产生泡沫。由于本品不含抗微生物的防腐剂或抑菌制剂，必须检查无菌技术。静脉使用前应观察注射液有无微粒或变色 2. 一次滴注利妥昔单抗开始前 30~60 分钟前应预先使用镇痛剂（如对乙酰氨基酚）、抗组胺药（如苯海拉明）或糖皮质激素 3. 对出现严重反应的患者，特别是有严重呼吸困难，支气管痉挛和低氧血症的患者应立即停止滴注，并迅速进行抢救治疗
禁忌	已知对本品的任何组分和鼠蛋白过敏的患者
不良反应	1. 输液相关不良反应主要包括轻微的流感样反应、发热、畏寒和寒战，其他症状有脸部潮红、血管性水肿、荨麻疹/皮疹、头痛、咽喉刺激、鼻炎、恶心、呕吐，约 10%的病例有低血压和支气管痉挛。偶尔会出现原有的心脏疾病如心绞痛和心衰的加重。偶可出现呼吸衰竭和急性肾衰竭等多器官衰竭 2. 血液学不良反应包括严重的血小板减少症、中性粒细胞减少症和严重的贫血 3. 感染机会增多，包括严重的细菌、病毒和真菌感染 4. 心脏不良反应有心律失常、直立性低血压、滴注期间有心绞痛和心肌梗死病史的患者中出现了心肌梗死 5. 消化系统有腹泻、消化不良和畏食症 6. 神经系统有头晕、焦虑、感觉异常、感觉过敏、易激惹、失眠和脱髓鞘病变
特殊人群用药	

续 表

药典	
国家处方集	CNF
医保目录	【保（乙）】
基本药物目录	
其他推荐依据	
■ **药品名称**	**白芍总苷 Total Glucosides of Paeony**
适应证	用于类风湿关节炎
制剂与规格	白芍总苷胶囊：0.3g（含芍药苷不少于104mg）
用法与用量	口服：①成人一次0.6g，一日2~3次，餐后用水冲服，或遵医嘱。4周为一疗程，连服2~3个疗程效更佳。建议首期3个月，一次0.6g，一日3次，起效后一次0.6g，一日2次，维持；②儿童推荐用量，一日按体重30mg/kg，分2次早晚服
注意事项	少数患者服药初期出现大便性状改变，可从小剂量开始，一次0.2g，一日2次，1周后加到常规量
禁忌	对白芍及其相关成分过敏者禁用
不良反应	偶有软便，大便次数增多，不需处理，可自行消失。其他可少见腹胀、腹痛、食欲减退、恶心和头晕等
特殊人群用药	儿童：见"用法与用量"
药典	Chin. P.
国家处方集	CNF
医保目录	【保（乙）】
基本药物目录	
其他推荐依据	
■ **药品名称**	**氯喹 & 羟氯喹 Chloroquine & Hydroxychloroquine**
适应证	用于盘状红斑狼疮、系统性红斑狼疮伴皮损和（或）关节病变、类风湿关节炎、青少年慢性关节炎舍格伦综合征以及由阳光引发或加剧的皮肤病变
制剂与规格	磷酸氯喹片：0.25g 硫酸羟氯喹片：①0.1g；②0.2g
用法与用量	口服：用于治疗红斑狼疮或类风湿关节炎 1. 成人：氯喹，开始一次0.25g，一日1~2次或一日3.5~4mg/kg，一次性服用。经过2~3周后可改为一日1次，一次0.25g，长期维持。羟氯喹，一日0.2~0.4g，分1~2次服用，或一日≤6mg/kg分次服。疗程持续数周或数月。长期维持治疗一日0.2g 2. 儿童：氯喹，按体重，一日5~10mg/kg，一次或分次服用。羟氯喹，一日5~7mg/kg，分次服用
注意事项	1. 长期应用可致视网膜黄斑病变，发生率很低，氯喹服用者较羟氯喹更多见。因此在连续服用1年者应做眼底及视野筛查，视网膜病变与超剂量服用有关

续　表

	2. 本品引起葡萄糖-6-磷酸脱氢酶缺乏者溶血性贫血 3. 羟氯喹有降低血糖作用，有助于糖尿病控制 4. 吸烟可影响抗疟药的疗效
禁忌	1. 因任何 4-氨基喹啉化合物治疗而有视网膜或视野改变的患者 2. 眼睛有黄斑病变的患者 3. 已知对 4-氨基喹啉化合物过敏的患者和银屑病患者 4. 孕妇及哺乳期妇女禁用
不良反应	1. 口服可能出现较轻消化道反应，包括食欲减退、恶心、呕吐、腹痛、腹泻，停药或不停药均可自行消失 2. 久服后可能出现眼黄斑水肿、萎缩、异常色素沉着。检眼镜可见视力减退，影响视力，发生率约 0.1%。其他罕见眼底反应有视盘萎缩及视网膜小动脉变细 3. 氯喹影响听力，妊娠妇女大量服用可造成儿童先天性耳聋、智力迟钝、四肢缺陷等 4. 羟氯喹可导致心律失常 5. 其他如血细胞减少、皮炎、皮肤色素沉着、脱发、药物性精神异常均较罕见
特殊人群用药	儿童：见"用法与用量" 孕妇及哺乳期妇女：禁用
药典	Chin. P.
国家处方集	CNF
医保目录	
基本药物目录	
其他推荐依据	
■ 药品名称	**青霉胺　Penicillamine**
适应证	用于系统性硬化患者的皮肤肿胀和硬化、类风湿关节炎
制剂与规格	青霉胺片：①125mg；②250mg 青霉胺胶囊：①125mg；②250mg
用法与用量	口服：初始剂量一次 0.125g，一日 1 次，逐渐加至一日 0.75~1g，分 3 次服。常规维持量为 0.25g
注意事项	1. 对青霉素过敏者，也可能对本品交叉过敏 2. 本品对肝肾及血液系统均有不良影响，宜密切观察 3. 65 岁以上的老年人用药后易出现血液系统毒性反应 4. 用药前后及用药时应当检查或监测血尿常规、肝肾功能。在开始服药的 6 个月内，应每 2 周检查 1 次血尿常规，以后每月检查 1 次。治疗期间应每 1~2 个月检查肝肾功能 1 次，以便早期发现中毒性肝病和胆汁潴留及肾损伤
禁忌	对本品过敏者、孕妇禁用
不良反应	1. 过敏反应：可出现全身瘙痒、皮疹、荨麻疹、发热、关节疼痛和淋巴结肿大等过敏反应。重者可发生狼疮样红斑和剥脱性皮炎 2. 消化系统：可有恶心、呕吐、食欲减退、腹痛、腹泻、味觉减退、口腔溃疡、舌炎、牙龈炎及溃疡病复发等。少数患者出现肝功异常（AST 及 ALT 升高） 3. 泌尿生殖系统：部分患者出现蛋白尿，少数患者可出现肾病综合征

续　表

	4. 血液系统：可致骨髓抑制，主要表现为血小板和白细胞计数减少、粒细胞缺乏，严重者可出现再生障碍性贫血。也可见嗜酸性粒细胞增多、溶血性贫血 5. 神经系统：可有眼睑下垂、斜视、动眼神经麻痹等。少数患者在用药初期可出现周围神经病变。长期服用可引起视神经炎 6. 内分泌代谢系统：本品可与多种金属形成和复合物，可能导致铜、铁、锌或其他微量元素的缺乏 7. 呼吸系统：可能加重或诱发哮喘发作
特殊人群用药	肝、肾功能不全患者：本品对肝肾有不良影响，宜密切观察 老年人：65 岁以上的老年人用药后易出现血液系统毒性反应 妊娠及哺乳期妇女：建议哺乳期妇女服药期间停止哺乳；孕妇禁用
药典	Chin. P.
国家处方集	CNF
医保目录	【保（甲）】
基本药物目录	
其他推荐依据	
■ 药品名称	沙利度胺　Thalidomide
适应证	用于强直性脊柱炎、皮肤黏膜血管炎
制剂与规格	沙利度胺片：①25mg；②50mg
用法与用量	口服：睡前一次 50mg，1 周后递增至一日 150mg，分 2~3 次服用或睡前服
注意事项	1. 原用于治疗麻风病和血液系统肿瘤，目前小范围材料证明对强直性脊柱炎有控制病情的作用 2. 本品致畸作用强，用药期间应该严格采取有效避孕措施以防止胎儿畸形 3. 一旦出现手足末端麻木和（或）感觉异常，应立即停药 4. 驾驶员和机器操纵者慎用
禁忌	对本品过敏者、孕妇及哺乳期妇女、儿童禁用
不良反应	口鼻黏膜干燥、头晕、倦怠、嗜睡、恶心、腹痛、便秘、面部水肿、面部红斑、过敏反应及多发性周围神经炎、深静脉血栓
特殊人群用药	儿童：禁用 孕妇及哺乳期妇女：禁用
药典	Chin. P.
国家处方集	CNF
医保目录	【保（乙）】
基本药物目录	
其他推荐依据	

■ 药品名称	金诺芬　Auranofin
适应证	用于类风湿关节炎，控制活动性，保持其病情稳定
制剂与规格	金诺芬片：3mg
用法与用量	口服：一日 6mg，一日 1 次或分 2 次餐后服用。或初始剂量一次 3mg，一日 1 次，2 周后增至一日 6mg，分 2 次服。服用 6 个月后，如餐后疗效不显著，剂量可增加至 9mg，分 3 次服用；一日 9mg 连服 3 个月，效果仍不显著者应停药，病情稳定者维持剂量为一日 3~6mg
注意事项	1. 本品起效慢，疗效判定需在服药后至少 3 个月 2. 本品作用不强，现较少单独用于治疗类风湿关节炎，必要时与另一缓解病情的抗风湿药并用。 3. 本品在治疗前和疗程中定期（1~3 个月）监测血尿常规及肝肾功能
禁忌	对金诺芬片有过敏反应、坏死性小肠结肠炎，肺纤维化，剥脱性皮炎，骨髓再生障碍，进行性肾病，严重肝病和其他血液系统疾病禁用。孕妇及哺乳期妇女禁用
不良反应	1. 常见腹泻、稀便，偶见有腹痛、恶心或其他胃肠道不适，通常较轻微短暂，无需停药。必要时可用对症治疗 2. 其他常见皮疹、瘙痒，严重的皮疹需停药。偶见口腔炎、结膜炎、肾病综合征 3. 有资料显示，少数患者在用药期间可出现白细胞计数和血小板数下降、紫癜、纯红细胞性再生障碍性贫血、肝肾功能异常
特殊人群用药	肝、肾功能不全患者：进行性肾病、严重肝病禁用 孕妇及哺乳期妇女：禁用
药典	Chin. P.
国家处方集	CNF
医保目录	
基本药物目录	
其他推荐依据	

第九章

维生素 AD 属药物

■ 药品名称	维生素 A　Vitamin A
适应证	用于防治维生素 A 缺乏症，如角膜软化、干眼病、夜盲症、皮肤角质粗糙等
制剂与规格	维生素 A 胶囊：①2500U；②5000U 维生素 A 注射液：①0.5ml：25 000U；② 1ml：25 000U 水溶性维生素 A 注射液：1ml：50 000U
用法与用量	成人：口服。①用于预防，一日 5000U；②用于严重维生素缺乏的治疗，成人一日 10 万 U，3 日后改为一日 5 万 U，给药 2 周后一日 1 万~2 万 U，再用 2 个月；③用于轻度维生素缺乏的治疗，一日 3 万 50 000U，分 2~3 次服用后，症状改善后减量；④用于干眼病，成人一日 2.5 万~5 万 U，服用 1~2 周。肌内注射：一日 6 万~10 万 U，连续 3 日，以后一日 5 万 U，共用 2 周 儿童：口服。①用于预防，0~3 岁儿童一日 2000U，4~6 岁一日 2500U，7~10 岁一日 3500U；②用于治疗，一日 5000U。肌内注射：用于维生素 A 缺乏，一日 2.5 万~5 万 U，连续给药至症状及体征好转；③有恶心、呕吐、吸收不良综合征、眼损害较严重或于手术前后时，大于 1 岁儿童一日 0.5 万~1 万 U，共 10 日，大于 8 岁以上儿童剂量同成人
注意事项	1. 大量或长期服用维生素 A 可能引起齿龈出血，唇干裂 2. 长期服用，应随访监测；暗适应试验，眼震颤，血浆胡萝卜素及维生素 A 含量测定
禁忌	维生素 A 过多症患者禁用
不良反应	过量可引起慢性中毒。急性中毒可见异常激动、嗜睡、复视、颅内压增高等症状
特殊人群用药	肝、肾功能不全患者：慢性肾功能减退时慎用 儿童：婴幼儿慎用 老年人：长期服用可能因视黄醛廓清延迟而致维生素 A 过量 妊娠与哺乳期妇女：妊娠期一日用量不宜超过 6000U
药典	Chin. P. 、USP、BP、Eur. P. 、IP、Jpn. P. 、KP
国家处方集	CNF
医保目录	【保（乙）】
基本药物目录	【基】
其他推荐依据	
■ 药品名称	倍他胡萝卜素　Beta-Carotene
适应证	用于各种原因所致的倍他胡萝卜素不足、缺乏症或需求增加
制剂与规格	胶囊：6 毫克/粒

续　表

用法与用量	口服，一日 1 次，一次 1 粒。或遵医嘱
注意事项	有严重肝、肾功能损害者慎用 服用本品期间不宜再服维生素 A
禁忌	对本品过敏者禁用
不良反应	服药期间可能出现不同程度的皮肤黄染、稀便，个别患者有淤斑和关节痛，停药后可自行消失
特殊人群用药	肝、肾功能不全患者：慎用 儿童：在医师指导下使用 老年人：遵医嘱 妊娠与哺乳期妇女：在医师指导下使用
药典	USP
国家处方集	
医保目录	
基本药物目录	【基】
其他推荐依据	
■ 药品名称	骨化三醇　Calcitriol
适应证	绝经后骨质疏松、慢性肾衰竭尤其是接受血液透析患者之肾性骨营养不良症、术后甲状旁腺功能减退、特发性甲状旁腺功能减退、假性甲状旁腺功能减退、维生素 D 依赖性佝偻病、低血磷性维生素 D 抵抗型佝偻病等
制剂与规格	骨化三醇软胶囊：①0.25μg；②0.5μg 骨化三醇胶囊：0.25μg 骨化三醇注射液：①1ml：1μg；②1ml：2μg
用法与用量	口服：(1) 成人：①绝经后骨质疏松：推荐剂量为一次 0.25μg，一日 2 次。服药后分别于第 4 周、第 3 个月、第 6 个月监测血钙和血肌酐浓度，以后每 6 个月监测 1 次；②肾性骨营养不良（包括透析患者）：起始阶段的一日剂量为 0.25μg。血钙正常或略有降低的患者隔日0.25μg 即可。如 2~4 周内生化指标及病情未见明显改善，则每隔 2~4 周将本品的一日用量增加 0.25μg，在此期间至少每周测定血钙两次。大多数患者最佳用量为一日 0.5~1.0μg；③甲状旁腺功能低下和佝偻病：推荐起始剂量为一日 0.25μg，晨服。如生化指标和病情未见明显改善，则每隔 2~4 周增加剂量。在此期间，每周至少测定血钙浓度 2 次。甲状旁腺功能低下者，偶见吸收不佳现象，因此这种患者需要较大剂量。如果医师决定对患有甲状旁腺功能低下的孕妇用本品治疗时，在妊娠后期应加大剂量，在产后及哺乳期减小剂量 (2) 婴儿及儿童：如同成人一样，应在测定血钙水平的基础上确定一日最佳剂量。2 岁以内的儿童，推荐的一日参考剂量按体重为 0.01~0.1μg/kg
注意事项	1. 血钙升高易诱发心律失常，故对应用洋地黄类药物的患者应慎用，并严密监控血钙浓度 2. 肾功能正常患者应用本品，应保持适量水摄入，不能引起脱水 3. 青年患者应用仅限于特发性和糖皮质激素过多引起的骨质疏松症
禁忌	高钙血症有关的疾病、已知对本品或同类药品及其任何赋形剂过敏者、有维生素 D 中毒迹象者禁用

续　表

不良反应	长期或大剂量口服可引起软弱无力、嗜睡、头痛、恶心、呕吐、肌肉酸痛、骨痛、口腔金属味等
特殊人群用药	见"用法与用量"
药典	USP、BP、Eur. P.、IP、KP
国家处方集	CNF
医保目录	【保（乙）】
基本药物目录	【基】
其他推荐依据	

第十章

骨质疏松、骨质增生用药

■ 药品名称	依替膦酸二钠　Etidronate Sodium
□ 其他名称	羟乙磷酸钠
适应证	用于骨质疏松症、绝经后和增龄性骨质疏松症、高钙血症和变形性骨炎
制剂与规格	依替膦酸二钠片：200mg 依替膦酸二钠注射液：6ml：300mg
用法与用量	口服：用于骨质疏松，一次 0.2g，一日 2 次，两餐间服用 静脉滴注：用于高钙血症，一日 7.5mg/kg，连续 3 日，若需重复则应间隔 7 日；血钙下降后可改为口服一日 20mg/kg，服 30 天，最长不超过 90 天
注意事项	1. 若出现皮肤瘙痒、皮疹等过敏症状时应停止用药 2. 肾功能减退者慎用 3. 服药 2 小时内，避免食用高钙食品（例如牛奶或奶制品）以及含矿物质的维生素或抗酸药 4. 本品需间歇、周期服药，服药 2 周后需停药 11 周为 1 周期，然后又重新开始第二周期。长期大剂量（按体重一日 10~20 mg/kg）应用可引起骨矿化障碍，导致骨软化和骨折 5. 可能影响骨生长，曾有长期服用引起佝偻病样症状的报告，儿童应慎用。老年患者用药适量减量 6. 体内钙和维生素 D 不足者用药后可引起低钙血症 7. 有症状性食管反流症、裂孔疝者服药后易出现食管黏膜刺激症
禁忌	中重度肾衰竭、骨软化症患者、妊娠及哺乳妇女禁用
不良反应	常见口腔炎、咽喉灼烧感、头痛、腹部不适、皮肤瘙痒、有症状的食管反流症、恶心、腹泻；静脉注射过程中或注药后可引起短暂味觉改变或丧失；皮疹、瘙痒等过敏反应
特殊人群用药	肝、肾功能不全患者：慎用或禁用 儿童：慎用 老年人：适量减量 妊娠与哺乳期妇女：禁用
药典	Chin. P.、BP
国家处方集	CNF
医保目录	【保（乙）】
基本药物目录	【基】
其他推荐依据	

续 表

■ 药品名称	帕米膦酸二钠 Pamidronate Disodium
适应证	肿瘤引起的高钙血症，乳腺癌溶骨性骨转移和多发性骨髓瘤骨质溶解 根据影像学标准，帕米膦酸二钠可延缓骨溶解性病变的发展，对相关合并症（如骨折，死亡率）没有影响
制剂与规格	粉针剂：①15mg；②30mg
用法与用量	本品干粉剂溶解后，应使用无钙注射液（如0.9%生理盐水或5%葡萄糖溶液）稀释并缓慢滴注
注意事项	本品不应静脉推注，而应在稀释后缓慢静脉滴注，本品不应与其他二膦酸盐同时给药，因为其联合效应尚未研究。给予本品前，必须确保患者有足够的补液量。这对正在服用利尿药治疗的患者特别重要。本品治疗开始后，应监测患者血清电解质、血钙和磷水平。甲状腺术后患者因引起相应的甲状旁腺功能减退，可能对低钙血症非常敏感。钙剂和维生素D补充，无高钙血症情况下，溶骨性骨转移或多发性骨髓癌患者，若存在钙或维生素D缺乏的风险以及Paget病患者，应口服钙剂和维生素D，避免低钙血症
禁忌	本品禁用于：已知对本品、其他二膦酸盐或本品任何组分过敏者。孕妇、哺乳期妇女
不良反应	本品的不良反应多为轻度和一过性的。最常见不良反应是无症状性低钙血症和发热（体温升高约2℃）。通常发生在滴注后最初48小时内。发热一般不需处理而自行消退。全身症状，非常常见：发热和类流感症状（接近9%），有时合并全身不适、寒战、疲劳及面部发红；常见：注射部位的反应：疼痛、红、肿、硬结、静脉炎、血栓性静脉炎。肌肉骨骼系统，常见：暂时性骨痛、关节痛、肌痛、全身痛。胃肠道，常见：恶心、呕吐、畏食、腹痛、腹泻、便秘、胃炎。中枢神经系统，常见：有症状的低钙血症（周围神经感觉异常、抽搐）、头痛、失眠、嗜睡。血液系统，常见：贫血、血小板减少症、淋巴细胞减少。生化改变，非常常见：低钙血症、低磷血症；常见：低钾血症、低镁血症、血清肌酐升高
特殊人群用药	肝、肾功能不全患者：肾功能损伤者慎用 儿童：一般不用，可能影响骨骼成长 老年人：适当减量 妊娠与哺乳期妇女：孕妇应权衡利弊用药，哺乳期妇女慎用
药典	Chin. P.、USP、BP、Eur. P.
国家处方集	CNF
医保目录	【保（乙）】
基本药物目录	【基】
其他推荐依据	
■ 药品名称	阿仑膦酸钠 Alendronate Sodium
适应证	1. 适用于治疗绝经后妇女的骨质疏松症，以预防髋部和脊柱骨折 2. 适用于治疗男性骨质疏松症以预防髋部和脊椎骨折
制剂与规格	阿仑膦酸钠片：①10mg；②70mg
用法与用量	口服：用于骨质疏松症，一次10mg，一日1次，一日早餐前至少30分钟空腹用200ml温开水送服；或一次70mg，一周1次。连续6个月为一疗程

注意事项	1. 有消化不良、吞咽困难、上消化道疾病的患者慎用 2. 咖啡、橘子汁可使本品的生物利用度降低约 60%，在服药 2 小时内，不宜服用钙剂、牛奶、咖啡、橘子汁等 3. 服用 30 分钟内及当日首次进食前，避免躺卧，以防引起食管不良反应（食管炎、食管溃疡、糜烂、食管狭窄）
禁忌	导致食管排空延迟的食管异常，如食管弛缓不能、食管狭窄者禁用。不能站立或坐直至少 30 分钟者禁用。对本品任何成分过敏者禁用。低钙血症者禁用
不良反应	腹痛、腹泻、恶心、便秘、消化不良、食管炎、食管溃疡；无症状性血钙降低、短暂血白细胞增多、尿红细胞和白细胞增多
特殊人群用药	肝、肾功能不全患者：轻、中度肾功能减退者慎用 儿童：禁用 妊娠与哺乳期妇女：禁用
药典	Chin. P.、USP、Jpn. P.
国家处方集	CNF
医保目录	【保（乙）】
基本药物目录	【基】
其他推荐依据	
■ 药品名称	**伊班膦酸钠　Sodium Ibandronate**
适应证	适用于伴有或不伴有骨转移的恶性肿瘤引起的高钙血症；用于治疗恶性肿瘤溶骨性骨转移引起的骨痛
制剂与规格	注射剂：①1ml：1mg（以伊班膦酸计）；②2ml：2mg（以伊班膦酸计）
用法与用量	本品应在医院内使用 1. 用于高钙血症：在用本品治疗前应适当给予生理盐水进行水化治疗。用量应依据高血钙的程度及肿瘤种类决定。在大多数重度高血钙的患者（经白蛋白纠正后血钙≥3mmol/L 或 12mg/dl），可单剂量给予 4mg；在中度高血钙的患者（经白蛋白纠正后血钙<3mmol/L 或<12mg/dl），2mg 即为有效剂量；国外临床研究最高剂量 16mg，但本剂量并未使疗效进一步增加。应将本品稀释于不含钙离子的生理盐水或 50% 葡萄糖溶液 500~700ml 中，静脉缓慢滴注，滴注时间不少于 2 小时。一般情况下本品只做一次使用，如有需要可遵医嘱重复使用。在高钙血症复发或疗效不好的患者可考虑再次给药治疗 2. 用于治疗骨痛：4mg 稀释于不含钙离子的生理盐水或 5% 葡萄糖溶液 500ml，滴注时间不少于 4 小时
注意事项	本品不得与其他种类二膦酸盐类药物合并使用。肝、肾功能损伤者慎用。使用本品过程中，应注意监测血清钙、磷、镁等电解质水平及肝、肾功能。有心力衰竭危险的患者应避免过度水化治疗。对司机及使用机器者的反应能力及警觉性的影响尚不明确
禁忌	对本品或其他二膦酸盐过敏者禁用。儿童、孕妇及哺乳期妇女禁用。严重肾功能不全者（血清肌酐>5440 μmol/L）禁用
不良反应	少数患者可出现体温升高，有时也会出现类似流感的症状，如发热、寒战、类似骨骼和（或）肌肉疼痛的情况，多数无需专门治疗。偶见胃肠道不适。由于肾脏钙的排泄减少，常伴有血清磷酸盐水平降低（通常不需治疗）。血清钙的水平可能会降至正常以下

续 表

特殊人群用药	肝、肾功能不全患者：慎用或禁用
	儿童、老年人：尚不明确
	妊娠与哺乳期妇女：禁用
药典	Chin. P.
国家处方集	
医保目录	
基本药物目录	
其他推荐依据	
■ 药品名称	利塞膦酸钠　Risedronate Sodium
□ 其他名称	利塞屈钠
适应证	肿瘤引起的高钙血症，肿瘤癌溶骨性骨转移和多发性骨髓瘤骨质溶解
制剂与规格	粉针剂：5mg
用法与用量	本品干粉剂溶解后，应使用无钙注射液（如生理盐水或5%葡萄糖溶液）稀释并缓慢滴注。滴注速度不应超过60mg/h（1mg/min）。本品滴注液的最大浓度为90mg/250 ml滴注液，正常情况下，90mg剂量稀释于250ml注射液，应滴注2小时以上。治疗多发性骨髓瘤和肿瘤引起的高钙血症时，药物推荐浓度不应超过90mg/500ml，滴注时间应超过4小时
	为减少注射部位局部反应，注射针头应小心插入相对较粗的静脉中
注意事项	本品不应静脉推注，而应在稀释后缓慢静脉滴注，本品不应与其他二膦酸盐同时给药，因为其联合效应尚未研究。给予本品前，必须确保患者有足够的补液量。这对正在服用利尿药治疗的患者特别重要。本品治疗开始后，应监测患者血清电解质、血钙和磷水平。甲状腺术后患者因引起相应的甲状旁腺功能减退，可能对低钙血症非常敏感
禁忌	本品禁用于：已知对本品、其他二膦酸盐或本品任何组分过敏者。孕妇哺乳期妇女
不良反应	本品的不良反应多为轻度和一过性的。最常见不良反应是无症状性低钙血症和发热（体温升高1~2℃），通常发生在滴注后最初48小时内。发热一般不需处理而自行消退。全身症状，非常常见：发热和类流感症状（接近9%），有时合并全身不适、寒战、疲劳及面部发红；常见：注射部位的反应，如疼痛、红、肿、硬结、静脉炎、血栓性静脉炎。肌肉骨骼系统，常见：暂时性骨痛、关节痛、肌痛、全身痛。胃肠道，常见：恶心、呕吐、畏食、腹痛、腹泻、便秘、胃炎。中枢神经系统，常见：有症状的低钙血症（周围神经感觉异常、抽搐）、头痛、失眠、嗜睡。血液系统，常见：贫血、血小板减少症、淋巴细胞减少。心血管系统，常见：高血压。皮肤，常见：皮疹。生化改变，非常常见：低钙血症、低磷血症；常见：低钾血症、低镁血症、血清肌酐升高。特殊感觉系统，常见：结膜炎。上述一些不良反应可能与原发病有关
特殊人群用药	肝、肾功能不全患者：重度肾功能损害者慎用
	儿童：对哺乳婴儿有严重不良反应
	老年人：不排除老年人个体对本品具有高敏性
	妊娠与哺乳期妇女：妊娠期妇女应权衡利弊后决定是否应用；哺乳期妇女应停药或停止哺乳

续　表

药典	USP、BP、Eur. P.
国家处方集	
医保目录	【保（乙）】
基本药物目录	【基】
其他推荐依据	
■ 药品名称	降钙素　Calcitonin
适应证	1. 骨质疏松症 早期和晚期绝经后骨质疏松，为防止骨质进行性丢失，应根据个体的需要给予足量的钙和维生素 D 2. 变形性骨炎 3. 高钙血症和高钙血症危象 4. 痛性神经营养不良症
制剂与规格	鲑鱼降钙素注射液：①1ml：200IU；②1ml：100IU；③1ml：50IU 注射用鲑鱼降钙素：①50IU；②100IU 鲑鱼降钙素鼻喷剂：①鼻喷剂 50（每喷 50IU）；②鼻喷剂 100（每喷 100IU）；③鼻喷剂（每喷 120IU）
用法与用量	1. 皮下或肌内注射：①骨质疏松症，标准维持量，一次 50IU，一日 1 次，或 100IU 隔日 1次；②变形性骨炎，一次 100IU，一日 1 次，治疗时间应至少持续 3 个月或更长；③高钙血症，高钙血症危象时，一日 5~10IU/kg，溶于 500ml 0.9%葡萄糖注射液中，静脉滴注至少 6 小时。慢性高钙血症，一日 5~10IU/kg，1 次或分 2 次，皮下或肌内注射；④痛性神经营养不良症或 Sudeck 病，一次 100IU，一日 1 次，皮下或肌内注射，持续 2~4 周，以后一周 3 次，一次 100IU，维持 6 周以上 2. 鼻喷给药：①骨质疏松症，一次 100IU，一日 1 次，或 200IU 隔日 1 次；②Paget 病，一次 200IU，一日 1 次或分次给药，治疗时间应至少持续 3 个月或更长；③高钙血症，慢性高钙血症，一日 200~400IU，单次给药最高剂量为 200IU，需要更大剂量时应分次给药；④痛性神经营养不良症或 Sudeck 病，一次 200IU，一日 1 次，持续 2~4 周，以后隔日一次 200IU，连续 6 周
注意事项	1. 部分患者在用药中会出现抗体而对治疗产生抵抗性 2. 鼻炎可加强鼻喷剂的吸收 3. 鼻喷剂的全身不良反应少于针剂 4. 可疑对本品或蛋白质过敏者，用药前需做皮试
禁忌	对本品过敏者、14 岁以下儿童禁用
不良反应	常见面部潮红、头晕、头痛、面部及耳部刺痛、手足刺痛、腹泻、恶心、呕吐、胃痛、过敏、皮疹、荨麻疹、注射部位红肿及胀痛；少见尿频、高血压、视觉障碍；偶见 AST 及 ALT 异常、耳鸣、抽搐、低钠血症、出汗、哮喘发作；极少见过敏反应、皮疹、寒战、胸闷、鼻塞、呼吸困难、血糖升高
特殊人群用药	儿童：14 岁以下禁用 妊娠与哺乳期妇女：禁用
药典	Chin. P.、USP、BP、Eur. P.、Jpn. P.
国家处方集	CNF

续　表

医保目录	【保（乙）】
基本药物目录	【基】
其他推荐依据	
■ 药品名称	依普黄酮　Ipriflavone
适应证	改善骨质疏松症的骨量减少
制剂与规格	片剂：200mg 胶囊剂：0.2g
用法与用量	通常成人一次200mg，一日3次，饭后口服。此剂量应根据年龄及患者的症状进行调整
注意事项	本品在给予高龄患者长期应用时，用药过程应仔细观察患者的情况，若出现消化系统的不良反应症状时，要进行适当处理。重度食管炎、胃炎、十二指肠炎、溃疡病和胃肠功能紊乱患者慎用。中重度肝肾功能不全者慎用。服药期间需补钙。对男性骨质疏松症无用药经验
禁忌	对本品过敏者禁用；低钙血症者禁用
不良反应	1. 重要的不良反应：①消化性溃疡、胃肠道出血：罕见出现消化道溃疡、胃肠道出血或恶化症状。当出现这种情况时，应立即停药，并给予适当的处理。故有消化道溃疡以及有消化道溃疡病史者应慎用；②黄疸：罕见出现黄疸，故应密切观察。如有异常状况，立即停用该药，并进行适当处理 2. 其他不良反应：①过敏反应：出疹、瘙痒等症状偶见，此时应停药；②消化系统：偶见恶心、呕吐、食欲缺乏、胃部不适、胃灼热、腹痛、腹部胀满、腹泻、便秘、口腔炎、口干、舌炎、味觉异常等。偶见胆红素、ALT、AST、ALP、LDH上升，罕见 γ-GT 上升；③神经系统：偶见眩晕、轻微头痛等；④血液：罕见粒细胞减少，偶见贫血等；⑤肾脏：罕见尿素氮、肌酐上升；⑥其他：罕见男子女性型乳房，若此情况出现，应停药。罕见舌唇麻木，偶见水肿
特殊人群用药	儿童：禁用 老年人：高龄慎用 妊娠与哺乳期妇女：禁用
药典	Chin. P.、Jpn. P.
国家处方集	
医保目录	
基本药物目录	【基】
其他推荐依据	
■ 药品名称	骨化三醇软胶囊　Calcitriol Soft Capsules
□ 其他名称	盖三淳
适应证	1. 绝经后和老年性骨质疏松 2. 慢性肾衰竭尤其是接受血液透析患者之肾性骨营养不良症 3. 术后甲状旁腺功能低下

	4. 特发性甲状旁腺功能低下
	5. 假性甲状旁腺功能低下
	6. 维生素 D 依赖性佝偻病
	7. 低血磷性维生素 D 抵抗型佝偻病等
制剂与规格	软胶囊：①0.25μg；②0.5μg；③1.0μg
用法与用量	用法：口服，应根据每个患者血钙水平小心制定本品的每日最佳剂量。开始以本品治疗时，应尽可能使用最小剂量，并且不能在没有监测血钙水平的情况下增加用量 1. 绝经后和老年性骨质疏松：推荐剂量为每次 0.25μg，每日 2 次。服药后分别于第 4 周、第 3 个月、第 6 个月监测血钙和血肌酐浓度，以后每 6 个月监测 1 次 2. 肾性骨营养不良（包括透析患者）：起始阶段的每日剂量为 0.25μg。血钙正常或略有降低的患者隔日 0.25μg 即可。如 2~4 周内生化指标及病情未见明显改善，则每隔 2~4 周将本品的每日用量增加 0.25μg，在此期间至少每周测定血钙两次。大多数患者最佳用量为每日 0.5~1.0μg 3. 甲状旁腺功能低下和佝偻病：推荐起始剂量为每日 0.25μg，晨服。如生化指标和病情未见明显改善，则每隔 2~4 周增加剂量。在此期间，每周至少测定血钙浓度 2 次。甲状旁腺功能低下者，偶见吸收不佳现象，因此这种患者需要较大剂量。或遵医嘱
注意事项	1. 饮食改变以至钙摄入量迅速增加或不加控制的服用钙制剂均可导致高血钙。应告知患者及其家属，必须严格遵守处方饮食，并教会他们如何识别高钙血症的症状 2. 骨化三醇能增加血无机磷水平，这对低磷血症的患者是有益的。但对肾衰竭的患者来说则要小心不正常的钙沉淀所造成的危险。在这种情况下，要通过口服适量的磷结合剂或减少磷质摄入量将血磷保持在正常水平 3. 由于骨化三醇是现有的最有效的维生素 D 代谢产物，故不需其他维生素 D 制剂与其合用，从而避免高维生素 D 血症 4. 肾功能正常的患者服用本品时必须避免脱水，故应保持适当的水摄入量
禁忌	禁用于与高血钙有关的疾病，亦禁用于已知对本品或同类药品及其任何赋形剂过敏的患者；禁用于有维生素 D 中毒迹象的患者
不良反应	由于骨化三醇能产生维生素 D 的作用，所以可能发生的不良反应与维生素 D 过量相似。如高血钙综合征或钙中毒（取决于高血钙的严重程度及持续时间）
特殊人群用药	儿童：应遵医嘱 老年人：老年患者无需特殊剂量，但建议监测血钙和血肌酐浓度 妊娠与哺乳期妇女：孕妇使用本品，需权衡利弊。哺乳期妇女在服用骨化三醇期间不应哺乳
药典	Eur. P.
国家处方集	CNF
医保目录	【保（乙）】
其他推荐依据	中华医学会骨科学分会骨质疏松学组 . 骨质疏松骨折诊疗指南 [J] . 中华骨科杂志，2017，37（1）：1-10.
■ 药品名称	**阿法骨化醇 Alfacalcidol**
适应证	佝偻病和软骨病；肾性骨病；骨质疏松症；甲状旁腺功能减退症
制剂与规格	阿法骨化醇片：0.25μg 阿法骨化醇胶囊：①0.25μg；②0.5μg

续　表

用法与用量	口服：用于慢性肾功能不全和骨质疏松症，成人一次 0.5μg，一日 1 次，或遵医嘱；儿童遵医嘱
注意事项	见"骨化三醇"
禁忌	对维生素 D 及其类似物过敏、具有高钙血症、有维生素 D 中毒征象者禁用
不良反应	见"骨化三醇"
特殊人群用药	只有在妊娠期需要用药而又无其他替代品时可以使用阿法骨化醇。哺乳期用药的安全性尚未最后确定，故哺乳期应考虑停药
药典	BP、Eur. P.、KP
国家处方集	CNF
医保目录	【保（乙）】
基本药物目录	【基】
其他推荐依据	
■ 药品名称	葡萄糖酸钙　Calcium Gluconate
适应证	用于预防和治疗钙缺乏症，如骨质疏松、手足抽搐症、骨发育不全，佝偻病以及儿童、妊娠和哺乳期妇女、绝经期妇女、老年人钙的补充
制剂与规格	葡萄糖酸钙含片：0.1g 葡萄糖酸钙颗粒剂：3.5g∶1.0g（以葡萄糖酸钙计） 葡萄糖酸钙口服溶液：10% 葡萄糖酸钙片：0.5g
用法与用量	口服：葡萄糖酸钙口服溶液，一次 1~2 支，一日 3 次；葡萄糖酸钙颗粒剂，一日 2-12g，分次服用。葡萄糖酸钙含片：一日 3~5 片，一日 3 次
注意事项	心肾功能不全者慎用。对本品过敏者禁用，过敏体质者慎用
禁忌	高钙血症、高钙尿症、含钙肾结石或有肾结石病史患者禁用
不良反应	偶见胃肠不适
特殊人群用药	尚无明确数据
药典	BP、Eur. P.、KP
国家处方集	CNF
医保目录	【保（乙）】
基本药物目录	【基】
其他推荐依据	
■ 药品名称	唑来膦酸　Zoledronic Acid
适应证	用于治疗绝经期妇女的骨质疏松症，用于治疗 Paget 病（畸形性骨炎）
制剂与规格	注射液：100mg∶5mg

续　表

用法与用量	对于骨质疏松症的治疗，推荐剂量为一次静脉滴注 5mg 唑来膦酸，每年 1 次。目前尚无足够证据支持可连续用药 3 年以上。对于 Paget 病的治疗，推荐剂量为一次静脉滴注 5mg 唑来膦酸
注意事项	本品给药至少 15 分钟以上。由于缺乏充分临床使用数据，不推荐严重肾功能不全患者使用（肌酐清除率小于 35ml/min）。在给予本品前，应对患者的血清肌酐水平进行评估。给药前必须对患者进行适当的补水，对于老年患者和接受利尿剂治疗的患者尤为重要。在给予本品治疗前，患有低钙血症的患者需服用足量的钙和维生素 D。对于其他矿物质代谢异常也应给予有效治疗（例如副甲状腺贮备降低、肠内钙吸收不良）。医师应当对该类患者进行临床检测
禁忌	对唑来膦酸或其他二膦酸盐或药品成分中任何一种辅料过敏者禁用。低钙血症患者慎用。妊娠和哺乳期妇女禁用
不良反应	本品最常见的用药后症状包括：发热、肌痛、流感样症状、关节痛、头痛，绝大多数出现于用药后 3 天内。这些症状绝大多数为轻到中度，并在出现不良事件后 3 天内缓解。之后再使用本品时，这些症状的发生率显著下降。静脉给予二膦酸盐（含唑来膦酸），会导致肾功能损害（血清清除率增加）或罕见情况下出现急性肾衰竭
特殊人群用药	儿童：一般情况下不用于儿童 老年人：老年患者与年轻人具有相似的生物利用度、药物分布和清除，因此无需调整给药剂量 妊娠与哺乳期妇女：禁用
药典	Chin. P.、USP、BP、Eur. P.、Jpn. P.、KP
国家处方集	CNF
医保目录	【保（乙）】
基本药物目录	【基】
其他推荐依据	
■ 药品名称	**结合雌激素　Conjugated Estrogen**
适应证	1. 治疗中、重度与绝经相关的血管舒缩症状 2. 治疗外阴和阴道萎缩 3. 预防和控制骨质疏松症。当仅为预防和控制骨质疏松症时，应仅对有明显骨质疏松危险的妇女和被认为不适合非雌激素疗法的妇女才考虑使用 4. 治疗因性腺功能减退、去势或原发性卵巢功能衰退所致的雌激素低下症 5. 治疗某些女性和男性的转移性乳腺癌（仅作症状缓解用） 6. 治疗晚期雄激素依赖性前列腺癌（仅作症状缓解用）
制剂与规格	结合雌激素片：①0.3mg；②0.625mg 结合雌激素注射液：1ml：25mg 结合雌激素乳膏：1g：0.625mg
用法与用量	1. 口服：①用于与绝经相关的中、重度血管舒缩状态，一次 0.625mg，一日 1 次；②外阴和阴道萎缩，一次 0.3~1.25mg，一日 1 次；③女性性腺功能减退，一次 0.3~0.625mg，一日 1 次，按用药 3 周，停药 1 周的周期性服用；④女性去势或原发性卵巢衰竭，一次 1.25mg，一日 1 次，周期性服用，维持量调整至能有效控制病情的最小剂量；⑤乳腺癌，一次 10mg，一日 3 次，至少 3 个月为 1 个疗程；⑥雄激素依赖的前列腺癌，一次 1.25~2.5mg，一日 3 次；⑦预防骨质疏松，一次 0.625mg，一日 1 次，可以连续用药，或按用药 25 天，停药 5 天的周期用药 2. 肌内注射或静脉注射：体内激素水平失衡引起的异常子宫出血，一次 25mg，必要时 6~12 小时重复 1 次

续　表

	3. 阴道内给药：外阴和阴道萎缩，一日 0.5g~2g，通过给药器将乳膏推入阴道深处。乳膏阴道内给药应该短期、周期性使用，如连续使用 3 周，停用 1 周。对于症状特别明显的患者，可以首先接受短期口服治疗（如结合雌激素一日 0.625mg 服用，10 天左右），以便使阴道黏膜能够适应乳膏涂敷
注意事项	1. 在雌激素应用周期中加用孕激素 10 天或 10 天以上，较单用雌激素治疗可减少子宫内膜增生 2. 对绝经后妇女，雌激素替代治疗与心血管疾病减少的因果关系尚未证实 3. 在开始用雌激素治疗之前，要取得完整的病史及家族史。治疗前及周期性的体格检查必须特别注意包括血压、乳房、腹部和盆腔器官，以及巴氏涂片试验作为常规，在未对患者复查时，开具雌激素处方不能超过 1 年 4. 用雌激素替代治疗的妇女有高凝状态，主要与抗凝血酶活性下降有关 5. 有家族性脂蛋白代谢缺陷的患者，雌激素治疗会大量增加三酰甘油而导致胰腺炎和其他并发症 6. 雌激素可致某种程度的体液潴留，加重下列病情，如哮喘、癫痫、偏头痛、心肾功能不全，必须密切观察 7. 有些患者可出现意外的雌激素刺激症状，如异常子宫出血和乳房痛 8. 肝功能损害的患者可能影响雌激素的代谢，应慎用 9. 在雌激素应用期间，使用前已经存在的子宫平滑肌瘤的体积可增大 10. 在患有与骨代谢疾病相关的严重低钙血症的患者，应慎用雌激素 11. 在进行可能增加血栓栓塞疾患危险性的手术前 4 周或长期不活动时，应停止使用雌激素 12. 在动物，长期持续使用天然或合成雌激素可使乳腺癌、子宫癌、宫颈癌、阴道癌、睾丸癌及肝癌发生率增加
禁忌	1. 已知或怀疑妊娠的患者 2. 未确诊的异常生殖器出血患者 3. 已知或怀疑患有乳腺癌患者（治疗某些转移性癌的患者除外） 4. 已知或怀疑患有雌激素依赖性肿瘤的患者 5. 活动性血栓性静脉炎或血栓栓塞性疾病患者 6. 以前患有与使用雌激素相关的血栓性疾病患者
不良反应	1. 诱发恶性肿瘤 2. 在绝经期后接受雌激素治疗的妇女中，患需手术治疗的胆囊疾病的危险性增加 2~4 倍 3. 雌激素替代治疗（单用雌激素或与孕激素联用），可增加患血栓性静脉炎和（或）血栓栓塞性疾病的危险性 4. 在雌激素替代治疗期间通常血压维持正常或下降，偶有血压升高 5. 乳腺癌和骨转移患者应用雌激素可能会导致严重的高钙血症 6. 阴道出血形式改变、异常撤退性出血、点状出血、子宫平滑肌瘤体积增大；阴道念珠菌病、宫颈分泌物量的改变 7. 乳房触痛、增大 8. 恶心、呕吐、腹绞痛、腹胀、胆汁淤积性黄疸、胆囊疾病发生率增加、胰腺炎 9. 停药后黄褐斑或黑斑病持续存在、多形红斑、红斑结节、红斑疹、头发脱落、妇女多毛症 10. 静脉血栓栓塞、肺栓塞 11. 眼角膜弯曲度变陡、对隐形眼镜耐受性下降 12. 头痛、偏头痛、头晕、精神抑郁、舞蹈病 13. 体重增加或减轻、糖耐量下降、卟啉症加重、水肿、性欲改变

特殊人群用药	雌激素不应用于怀孕妇女。儿童用药长时间的大量、重复给予的雌激素会加速骨骺闭合，对于正常发育中的儿童，如果在生理的青春期完成之前用药，可能导致身材矮小
药典	USP、BP、Eur. P.
国家处方集	CNF
医保目录	【保（乙）】
基本药物目录	【基】
其他推荐依据	
■ 药品名称	雌二醇　Estradiol
适应证	1. 补充雌激素不足。常用于治疗女性性腺功能不良、双侧卵巢切除术后、萎缩性阴道炎、外阴干燥、更年期综合征如潮热、出汗和精神、神经症状等 2. 治疗晚期转移性乳腺癌，缓解症状 3. 治疗晚期前列腺癌，缓解症状 4. 用于停经早期预防由于雌激素缺乏而引起的骨质快速丢失 5. 治疗痤疮（粉刺），在男性可用于较重的病例，在女性可选用雌、孕激素复合制剂 6. 用于恶性肿瘤经化疗或放疗引起的白细胞减少症 7. 用作事后避孕药 8. 退奶
制剂与规格	雌二醇片：1mg 雌二醇凝胶：40g：24mg 雌二醇控释贴片：①周效片：4.0cm×2.6cm，含2.5mg；②3~4日效片：4.0cm×2.6cm，含4mg
用法与用量	口服：雌二醇片，一次lmg，一日1次。如有子宫，应加用孕激素 外用：①雌二醇凝胶，一次l.25~2.5g，一日1次，涂抹下腹部、臀部、上臂、大腿等处皮肤；②雌二醇控释贴片，揭除贴片上的保护膜后立即贴于清洁干燥、无外伤的下腹部或臀部皮肤。人体皮肤平均渗透量为每日50µg。周效片，一次1片，一周1次（每7天更换1片）；3~4天片，一次1片，一周2次（每3.5天更换1片）。连用3周，停药1周。每疗程于使用贴片的最后5日加用醋酸孕酮，一次4~5mg，一日1次，连服5日。贴片的部位应经常更换
注意事项	1. 皮肤涂抹或使用贴片时：①勿涂抹或贴在乳房或外阴；②患有皮肤病和皮肤过敏者不宜使用；③应注意贴片脱落。不宜在热水盆浴浸泡时间过长，避免直接搓擦贴片部位皮肤，脱落后应换新片。贴用时间与脱落片时间一致，按原定日期换片；④凝胶使用时间最好在每日早晨或晚间沐浴后，涂药后稍等片刻，等药物干后再穿内衣 2. 应与孕激素联合应用，以对抗单纯雌激素引起的子宫内膜过度增生而导致癌瘤。联合应用方法有两种：序贯连续应用和联合连续应用。绝经时间较短的妇女可用前种方法，绝经较久的妇女可用后种方法以减少前种方法引起的子宫周期性出血
禁忌	严重的肝功能异常、黄疸、妊娠期间持续瘙痒史、杜宾-约翰逊综合征、罗托综合征、曾患或正患肝脏肿瘤、曾患或正患血栓栓塞性疾病（如卒中、心肌梗死）、镰刀状红细胞性贫血症、患有或疑有子宫或乳房的激素依赖性肿瘤、子宫内膜异位症、严重糖尿病、脂肪代谢的先天性异常、耳硬化症史等患者

续　表

不良反应	1. 不常见或罕见的但应注意的不良反应：不规则阴道出血、点滴出血，突破性出血、长期出血不止或闭经；困倦；尿频或小便疼痛；严重的或突发的头痛；行为突然失去协调，不自主的急动作（舞蹈病）；胸、上腹（胃）、腹股沟或腿痛，尤其是腓肠肌痛，臂或腿无力或麻木；呼吸急促，突然发生，原因不明；突然语言或发音不清；视力突然改变（眼底出血或血块）；血压升高；乳腺出现小肿块；精神抑郁；眼结膜或皮肤黄染，注意肝炎或胆道阻塞；皮疹；黏稠的白色凝乳状阴道分泌物（念珠菌病） 2. 较常发生，但常在继续用药后减少：腹部绞痛或胀气；胃纳不佳；恶心；踝及足水肿；乳房胀痛或（和）肿胀；体重增加或减少 3. 应用贴片时，贴片局部皮肤可发生瘙痒、充血潮红、皮疹或水疱，重时可脱皮
特殊人群用药	已知或可能怀孕时不应使用。哺乳与用本品无关，但是乳汁中会含有雌激素。老年用药本品可用于绝经后妇女
药典	Chin. P. 、USP、BP、Eur. P. 、KP
国家处方集	CNF
医保目录	【保（乙）】
基本药物目录	【基】
其他推荐依据	
■ 药品名称	雷洛昔芬　Raloxifene
适应证	主要用于预防绝经后妇女的骨质疏松症
制剂与规格	片剂：60mg
用法与用量	推荐剂量是口服每日 1 次，每次 60mg（1 片）。可以在一天中的任何时候服用且不受进餐的限制。老年人无需调整剂量。由于疾病的自然过程，雷洛昔芬需要长期使用。通常建议饮食钙摄入量不足的妇女服用钙剂和维生素 D。或遵医嘱
注意事项	见"禁忌"
禁忌	1. 可能妊娠的妇女禁用 2. 患有或既往患有静脉血栓栓塞性疾病者（VTE），包括深静脉血栓、肺栓塞和视网膜静脉血栓者禁用 3. 对雷洛昔芬或片中所含的任何赋形剂成分过敏者禁用 4. 肝功能减退包括胆汁淤积者禁用 5. 严重肾功能减退者禁用 6. 原因不明的子宫出血者禁用 7. 雷洛昔芬不能用于有子宫内膜癌症状和体征的患者，因为对这类患者的安全性尚未充分研究
不良反应	1. 临床试验阶段出现的不良反应：①血管异常：血管舒张（潮热）；静脉血栓栓塞事件，包括深静脉血栓、肺栓塞、视网膜静脉血栓、浅静脉血栓性静脉炎；②骨骼肌肉和结缔组织异常：小腿痛性痉挛；③全身异常和给药部位状况：流感症状，外周水肿 2. 上市后报告的不良反应：①血液和淋巴系统异常：血小板减少；②肠胃异常：恶心，呕吐，腹痛，消化不良；③一般异常和给药部位状况：外周水肿；④检查：血压升高；⑤神经系统异常：头痛，包括偏头痛；⑥皮肤和皮下组织异常：皮疹；⑦生殖系统和乳腺异常：轻度乳腺症状，如疼痛、增大和压痛；⑧血管异常：动、静脉血栓栓塞反应

特殊人群用药	肝、肾功能不全患者：严重肾功能减退者禁用 妊娠与哺乳期妇女：禁用
药典	USP、BP、Eur. P.
国家处方集	CNF
医保目录	【保（乙）】
基本药物目录	【基】
其他推荐依据	
■ 药品名称	氨基葡萄糖　Glucosamine
适应证	用于原发性和继发性各部位的骨性关节炎
制剂与规格	硫酸氨基葡萄糖胶囊：0.25g 盐酸氨基葡萄糖胶囊：0.24g
用法与用量	口服：一次 0.25~0.5g（硫酸氨基葡萄糖），一日 3 次，最好在进食时服用。持续服用 4~12 周或根据需要延长。每年可重复治疗 2~3 个疗程
注意事项	有严重肝、肾功能不全患者慎用。妊娠初期 3 个月内妇女应避免使用
禁忌	对本品过敏者
不良反应	少见为轻度的胃肠不适，如恶心、便秘、腹胀和腹泻；偶见轻度嗜睡；罕见过敏反应，包括皮疹、瘙痒和皮肤红斑
特殊人群用药	肝、肾功能不全患者：慎用 妊娠与哺乳期妇女：妊娠初期 3 个月禁用
药典	USP、BP、Eur. P.
国家处方集	CNF
医保目录	【保（乙）】
基本药物目录	【基】
其他推荐依据	
■ 药品名称	鹿瓜多肽　Cervus and Cucumis Polypeptide
适应证	用于风湿、类风湿性关节炎、强直性脊柱炎、各种类型骨折、创伤修复及腰腿疼痛等
制剂与规格	粉针剂：①4mg；②8mg；③16mg；④24mg 注射剂：①2ml：4mg；②4ml：8mg
用法与用量	1. 粉针剂： 　肌内注射：一次 4~8mg，一日 8~16mg，用适量注射用水溶解稀释后肌内注射；静脉注射：一日 16~24mg，用 5%葡萄糖注射液或 0.9%氯化钠注射液 250~500ml 溶解稀释后静脉滴注，一般 10~15 日为一疗程，小儿酌减或遵医嘱 2. 注射剂： 　肌内注射：一次 4~8mg，一日 8~16mg，用适量注射用水溶解稀释后肌内注射；静脉注射：一日 16~24mg，用 5%葡萄糖注射液或 0.9%氯化钠注射液 250~500ml 溶解稀释后静脉滴注，一般 10~15 日为一疗程，小儿酌减或遵医嘱

续　表

注意事项	有严重肝、肾功能不全患者慎用。妊娠初期3个月内妇女应避免使用
禁忌	对本品过敏者禁用
不良反应	少见为轻度的胃肠不适，如恶心、便秘、腹胀和腹泻；偶见轻度嗜睡；罕见过敏反应，包括皮疹、瘙痒和皮肤红斑
特殊人群用药	肝、肾功能不全患者：慎用 妊娠与哺乳期妇女：妊娠初期3个月内禁用
药典	Chin. P.
国家处方集	
医保目录	
基本药物目录	
其他推荐依据	
■ 药品名称	骨肽　Ossotide
适应证	用于骨性关节炎；风湿、类风湿关节炎；骨折
制剂与规格	骨肽片：0.3g 骨肽注射液：2ml∶10mg
用法与用量	口服。一次1~2片，一日3次。饭后服用，15天为1个疗程
注意事项	避免与氨基酸类药物，碱类药物同时使用。当药品性状发生改变时禁止使用
禁忌	对本品过敏者禁用
不良反应	偶见胃部不适
特殊人群用药	本品对孕妇及哺乳期妇女安全有效
药典	Chin. P.
国家处方集	
医保目录	【保（乙）】
基本药物目录	
其他推荐依据	

第十一章

抗癫痫药

■ 药品名称	苯巴比妥　Phenobarbital
适应证	用于治疗焦虑、失眠、癫痫及运动障碍
制剂与规格	苯巴比妥片：①15mg；②30mg；③100mg 注射用苯巴比妥钠：①50mg；②100mg；③200mg
用法与用量	口服：①成人：催眠，30~100mg，晚上一次顿服。镇静，一次 15~30mg，一日 2~3 次。抗癫痫，一次 15~30mg，一日 3 次。抗惊厥，一日 90~180mg，晚上一次顿服；或一次 30~60mg，一日 3 次。极量一次 250mg，一日 500mg。老年人或虚弱患者应减量。②儿童：用药应个体化。镇静，按体重一次 2mg/kg，或按体表面积 60mg/m^2，一日 2~3 次。抗癫痫，按体重一次 2mg/kg，一日 2 次。抗惊厥，按体重一次 3~5mg/kg 肌内注射：①成人常用量：催眠，一次 100mg；极量一次 250mg，一日 500mg. ②儿童常用量：镇静、抗癫痫，一次 16~100mg 静脉注射：癫痫持续状态，成人，一次 100~250mg，必要时 6 小时重复 1 次。剂量一次 250mg，一日 500mg，注射应缓慢
注意事项	1. 新生儿服用本品可发生低凝血酶原血症及出血，维生素 K 有治疗或预防作用 2. 神经衰弱者、甲状腺功能亢进、糖尿病、严重贫血、发热、临产及产后、轻微脑功能障碍、低血压、高血压、肾上腺功能减退、高空作业、精细和危险作业者、老年患者慎用 3. 作为催眠治疗，应以几种作用机制不同的药物交替服用，长期服用者不可突然停药 4. 过敏体质者服用后可出现荨麻疹、血管神经性水肿、皮疹及哮喘等，甚至可发生剥脱性皮炎
禁忌	严重肺功能不全、肝硬化、卟啉病、贫血、未控制的糖尿病、过敏等禁用
不良反应	可有过敏性皮疹、环形红斑、眼睑、口唇、面部水肿；严重者发生剥脱性皮炎和史-约综合征；老年、儿童和糖尿病患者可发生意识模糊，抑郁或逆向反应（兴奋）；也可见粒细胞减少、低血压、血栓性静脉炎、血小板减少、黄疸、骨骼疼痛、肌肉无力等、笨拙或行走不稳、眩晕或头晕、恶心、呕吐、语言不清；突然停药后发生惊厥或癫痫发作、昏厥、幻觉、多梦、梦魇、震颤、不安、入睡困难等，则提示可能为停药综合征
特殊人群用药	儿童：可能引起反常的兴奋，应注意 老年人：对本药的常用量可引起兴奋神经错乱或抑郁，因此用量宜较小 妊娠与哺乳期妇女：本药可通过胎盘，妊娠期长期服用，可引起依赖性及致新生儿停药综合征；可能由于维生素 K 含量减少引起新生儿出血；妊娠晚期或分娩期应用，由于胎儿肝功能尚未成熟引起新生儿（尤其是早产儿）的呼吸抑制；可能对胎儿产生致畸作用。哺乳期应用可引起婴儿的中枢神经系统抑制
药典	Chin. P.、USP、BP、Jpn. P.
国家处方集	CNF
医保目录	【保（甲）】

续　表

基本药物目录	【基】
其他推荐依据	
■ 药品名称	苯妥英钠　Phenytoin Sodium
适应证	用于治疗全身强直阵挛性发作（精神运动性发作、颞叶癫痫）、单纯及复杂部分性发作（局限性发作）、继发性全面发作和癫痫持续状态。可用于治疗三叉神经痛，隐性营养不良性大疱性表皮松解，发作性舞蹈手足徐动症，发作性控制障碍（包括发怒、焦虑和失眠的兴奋过度等的行为障碍疾患），肌强直症及三环类抗抑郁药过量时心脏传导障碍等；本品也适用于洋地黄中毒所致的室性及室上性心律失常
制剂与规格	苯妥英钠片：①50mg；②100mg 注射用苯妥英钠：①100mg；②250mg
用法与用量	口服：（1）成人常用量：一日250~300mg，开始时100mg，一日2次，1~3周内增加至一日250~300mg，分3次口服，极量一次300mg，一日500mg。由于个体差异，用药需个体化。应用达到控制发作和血药浓度达稳态后，可改用长效（控释）制剂顿服。如发作频繁，可按体重12~15mg/kg，分2~3次服用，每6小时1次，第二天开始给予100mg（或按体重1.5~2mg/kg），一日3次，直到调整至恰当剂量为止 （2）小儿常用量：开始一日5mg/kg，分2~3次服用，按需调整，一日不超过250mg，维持量为4~8mg/kg或按体表面积250mg/m^2，分2~3次服用
注意事项	1. 嗜酒者、贫血、心血管病、糖尿病、肝肾功能损害、甲状腺功能异常者慎用 2. 用药期间须监测血常规、肝功能、血钙、脑电图和甲状腺功能等，静脉使用本品时应进行持续的心电图、血压监测
禁忌	对本品过敏者、阿-斯综合征、二至三度房室传导阻滞、窦房结阻滞、窦性心动过缓等心功能损害、妊娠及哺乳期妇女禁用
不良反应	常见行为改变、笨拙、步态不稳、思维混乱、持续性眼球震颤、小脑前庭症状、发作次数增多、精神改变、肌力减弱、发音不清、手抖；长期应用可引起的中枢神经系统或小脑中毒所致的非正常兴奋、神经质、烦躁、易激惹、牙龈增生、出血、多毛；少见颈部或腋部淋巴结肿大、发热
特殊人群用药	肝、肾功能不全患者：慎用 儿童：儿童应经常检测血药浓度，以决定用药次数和用量 老年人：慎用，用量宜小，并监测血浆浓度 妊娠与哺乳期妇女：哺乳期妇女应停止哺乳
药典	Chin. P.、USP、BP、Eur. P.、IP、Jpn. P.、KP
国家处方集	CNF
医保目录	【保（甲）】
基本药物目录	【基】
其他推荐依据	
■ 药品名称	扑米酮　Primidone
适应证	用于癫痫阵挛性发作、单纯部分性发作和复杂部分性发作的单方或联合用药治疗，也用于特发性震颤和老年性震颤的治疗

续　表

制剂与规格	扑米酮片：①50mg；②100mg；③250mg
用法与用量	口服：成人常用量，初始剂量一次 50mg，睡前服用，3 日后改为一日 2 次，1 周后改为一日 3 次，第 10 日改为一次 250mg，一日 3 次，一日总量不超过 1.5g；维持量一般为 250mg，一日 3 次 儿童常用量，8 岁以下儿童，初始剂量一次 50mg，睡前服用，3 日后改为一次 50mg，一日 2 次，1 周后一次 100mg，一日 2 次，10 日后可增至一次 125~250mg，一日 3 次，或按体重一日 10~25mg/kg，分次服。8 岁以上同成人
注意事项	1. 对巴比妥类药过敏者对本品也可能过敏 2. 个体间血药浓度差异很大，因此治疗需要个体化 3. 治疗期间应按时服药，漏服应尽快补服，但距下次服药前 1 小时不必补服，不可一次服双倍量 4. 停药时应逐渐减量 5. 肝肾功能不全、哮喘、肺气肿或其他可能加重呼吸困难或气道不畅等呼吸系统疾患者、轻微脑功能障碍者慎用 6. 用药期间应监测血细胞计数，监测扑米酮及其化合物苯巴比妥的血浆浓度
禁忌	对本品及苯巴比妥过敏者禁用
不良反应	可见视力改变、复视、眼球震颤、共济失调、情感障碍、精神恍惚。呼吸短促或障碍；少见儿童和老人异常兴奋或不安等反应。偶见过敏反应、粒细胞减少、再生障碍性贫血、红细胞发育不良、巨细胞性贫血；有些不良反应，如眩晕、嗜睡、头痛、食欲减退、恶心、呕吐，继续服药后会减缓或消失
特殊人群用药	肝、肾功能不全患者：慎用 妊娠与哺乳期妇女：用药应权衡利弊
药典	Chin. P.、USP、BP、Eur. P.、Jpn. P.、KP
国家处方集	CNF
医保目录	【保（乙）】
基本药物目录	【基】
其他推荐依据	
■ 药品名称	乙琥胺　Ethosuximid
适应证	用于癫痫失神发作（小发作）
制剂与规格	乙琥胺胶囊：0.25g 乙琥胺糖浆：100ml：5g。
用法与用量	口服：成人常用量，初始剂量一次 0.25g，一日 2 次，以后每 4~7 日增加 0.25g，直至控制癫痫发作，一日最大剂量不超过 1.5g 儿童常用量：①6 岁以下，初始剂量为一次 0.25g，一日 1 次，以后每 4~7 日增加 0.25g，直至控制癫痫发作，一日最大剂量不超过 1g，分次服用；②6 岁以上儿童，用法用量同成人
注意事项	1. 不宜突然停药 2. 有大发作和小发作的混合型癫痫发作的患者，注意联合应用抗大癫痫发作药物 3. 肝肾功能不全、贫血者、孕妇及哺乳期妇女慎用 4. 用药期间须监测肝、肾功能和尿常规

续　表

禁忌	对本品及其他琥珀酰亚胺类药过敏者禁用
不良反应	常见恶心、呕吐、上腹不适、食欲减退；少见头晕、头痛、眩晕、嗜睡、疲乏、精神状态改变、发热、血小板减少、皮疹等；偶见粒细胞减少、再生障碍性贫血及肝肾功能损害；个别患者出现过敏反应
特殊人群用药	肝、肾功能不全患者：慎用 妊娠与哺乳期妇女：慎用
药典	Chin. P. 、USP、BP、Eur. P. 、IP、Jpn P. 、KP
国家处方集	CNF
医保目录	【保（乙）】
基本药物目录	【基】
其他推荐依据	
■ 药品名称	卡马西平　Carbamazepine
适应证	用于治疗癫痫（部分性发作、复杂部分性发作、简单部分性发作和继发性全身发作。全身性发作：强直发作、阵挛发作、强直-阵挛发作）、躁狂症、三叉神经痛、神经源性尿崩症、糖尿病神经病变引起的疼痛；预防或治疗躁郁症
制剂与规格	卡马西平片：①100mg；②200mg；③400mg 卡马西平缓释片：①200mg；②400mg 卡马西平溶液：5ml：100mg 卡马西平栓剂：①125mg；②250mg
用法与用量	口服： 成人：①癫痫治疗 初始剂量一次 100~200mg，一日 1~2 次，逐渐增加剂量至最佳疗效（通常为一日 400mg，一日 2~3 次）。某些患者需增加至一日 1600mg 甚至 2000mg；②躁狂症的治疗和躁郁症的预防治疗 剂量约一日 400~1600mg，通常剂量为一日 400~600mg，分2~3 次服；③三叉神经痛：初始剂量为一次 100mg，一日 2~3 次，逐渐增加剂量至疼痛缓解（通常为一次 200mg，一日 3~4 次）；④乙醇戒断症状：一次 200mg，一日 3~4 次；⑤中枢性尿崩症：平均剂量一次 200mg，一日 2~3 次；⑥糖尿病神经病变引起的疼痛：平均剂量一次 200mg，一日 2~4 次 儿童：一日 10~20mg/kg，1 岁以下一日 100~200mg，1~5 岁一日 200~400mg，6~10 岁一日 400~600mg，11~15 岁一日 600~1000mg，分 3~4 次服用。维持量调整到血药浓度为 4~12μg/ml
注意事项	1. 乙醇中毒、冠状动脉硬化等心脏病、肝脏疾病、肾脏疾病或尿潴留者、糖尿病、青光眼、使用其他药物有血液系统不良反应史者（本品诱发骨髓抑制的危险性增加）、ADH 分泌异常或有其他内分泌紊乱慎用 2. 用药前、后及用药时监测全血细胞计数（血小板、网织红细胞）及血清铁检查。在给药前检查 1 次，治疗开始后应经常复查达 2~3 年、尿常规、血尿素氮、肝功能检查、血药浓度监测、眼科检查（包括裂隙灯、眼底镜和眼压检查）有条件者应检查人体白细胞抗原等位基因
禁忌	对本品或三环类抗抑郁药过敏、房室传导阻滞、血常规及血清铁严重异常、骨髓抑制等病史者或急性间歇性卟啉症者、严重肝功能不全者禁用。本品可透过胎盘屏障，妊娠期妇女使用本品，可致胎儿脊柱裂等先天畸形，尤其在妊娠早期，孕妇应禁用。本品可通过乳汁分泌，乳汁中浓度约为血药浓度的 60%，哺乳期妇女应禁用

续　表

不良反应	常见中枢神经系统反应，表现为头晕、共济失调、嗜睡、视物模糊、复视、眼球震颤。少见变态反应、史-约综合征、儿童行为障碍、严重腹泻、稀释性低钠血症或水中毒、中毒性表皮坏死溶解症、红斑狼疮样综合征。罕见腺体瘤或淋巴瘤、粒细胞减少、骨髓抑制、心律失常、房室传导阻滞等、中枢神经毒性反应、过敏性肝炎、低血钙症等
特殊人群用药	肝、肾功能不全患者：慎用或禁用 老年人：老年人对本品较为敏感，可引起认知功能障碍、精神错乱、激动、不安、焦虑、房室传导阻滞或心动过缓，也可引起再生障碍性贫血 妊娠与哺乳期妇女：禁用
药典	Chin. P.、USP、BP、Eur. P.、IP、Jpn. P.、KP
国家处方集	CNF
医保目录	【保（甲/乙）】
基本药物目录	【基】
其他推荐依据	
■ 药品名称	丙戊酸钠　Sodium Valproate
适应证	用于各种类型的癫痫包括失神发作、肌阵挛发作、强直阵挛发作、失张力发作及混合型发作、特殊类型癫痫（west，Lennox-Gastaut 综合征），也用于部分性发作，如局部癫痫发作，尚可用于双相情感障碍相关的躁狂发作
制剂与规格	丙戊酸钠片：①100mg；②200mg 丙戊酸钠肠溶片：①250mg；②500mg 丙戊酸钠胶囊：①200mg；②250mg 丙戊酸钠糖浆：①5ml：200mg；②5ml：500mg 丙戊酸钠口服溶液：300ml：12g 注射用丙戊酸钠：400mg 丙戊酸钠注射液：4ml：400mg
用法与用量	口服： 1. 成人常用量：按体重一日 15mg/kg 或一日 600～1200mg，分 2～3 次服。开始时按 5～10mg/kg，1 周后递增，至发作控制为止。当一日用量超过 250mg 时应分次服用，以减少胃肠刺激。一日最大剂量为按体重不超过 30mg/kg 或一日 1.8～2.4g 2. 儿童常用量：按体重计与成人相同，也可一日 20～30mg/kg，分 2～3 次服或一日 15mg/kg，按需每隔 1 周增加 5～10mg/kg，至有效或不能耐受为止 静脉滴注： 用于临时替代时（例如等待手术时）末次口服给药 4～6 小时后静脉给药。本品静脉注射溶于 0.9%氯化钠注射液，或持续静脉滴注超过 24 小时。或在最大剂量范围内［通常平均剂量 20～30mg/（kg·d）］一日分 4 次静脉滴注，一次时间需超过 1 小时。需要快速达到有效血药浓度并维持时，以 15mg/kg 剂量缓慢静脉注射，超过 5 分钟，然后以每小时 1mg/kg 的速度静脉滴注，使血浆丙戊酸浓度达到 75mg/L，并根据临床情况调整静脉滴注速度。一旦停止静脉滴注，需要立即口服给药，以补充有效成分，口服剂量可以用以前的剂量或调整后的剂量
注意事项	1. 用药前、后及用药时应监测全血细胞计数、出凝血时间、肝肾功能，肝功能在最初半年内宜每 1～2 个月复查 1 次，半年后复查间隔酌情延长；必要时监测血浆丙戊酸钠浓度 2. 服用本品患者出现腹痛、恶心、呕吐时应及时检查血清淀粉酶

续 表

	3. 用药期间禁止饮酒 4. 停药时应逐渐减量
禁忌	对本品过敏，急慢性肝炎，严重肝炎病史及家族史，特别是与药物相关的肝卟啉病患者，患有尿素循环障碍疾病的患者禁用
不良反应	常见恶心、呕吐、腹痛、腹泻、消化不良、胃肠痉挛、月经周期改变；少见脱发、眩晕、疲乏、头痛、共济失调、异常兴奋、不安和烦躁；偶见过敏、听力下降、可逆性听力损坏，长期服用偶见胰腺炎及急性肝坏死
特殊人群用药	儿童：3 岁以下儿童使用本品发生肝功能损害的危险较大，且本品可蓄积在发育的骨骼内，需引起注意 妊娠与哺乳期妇女：孕妇用药应权衡利弊，哺乳妇女慎用
药典	Chin. P. 、BP、Eur. P. 、IP、Jpn. P. 、KP
国家处方集	CNF
医保目录	【保（甲/乙）】
基本药物目录	【基】
其他推荐依据	
■ 药品名称	氯硝西泮　Clonazepam
适应证	用于各种类型癫痫及焦虑状态
制剂与规格	氯硝西泮片：2mg
用法与用量	口服：①成人：应从小剂量开始，每次 0.5mg，一日 2~3 次，根据病情逐渐增加剂量，最大剂量不超过一日 20mg。②儿童：10 岁或体重小于 30kg，开始一日 0.01~0.03mg/kg，分 2~3 次服用；以后每 3 日增加 0.25~0.5mg/kg，至达到 0.1~0.3mg/kg，疗程 3~6 个月
注意事项	见"地西泮"
禁忌	急性窄角型青光眼、过敏严重、肝脏疾病
不良反应	见"地西泮"
特殊人群用药	儿童：慎用 老年人：慎用 妊娠与哺乳期妇女：慎用
药典	Chin. P. 、USP、BP、Eur. P. 、Jpn. P.
国家处方集	CNF
医保目录	【保（乙）】
基本药物目录	【基】
其他推荐依据	

续 表

■ 药品名称	唑尼沙胺 Zonisamide
适应证	用于部分性发作及全面性发作。亦可用于婴儿痉挛
制剂与规格	片剂：100mg
用法与用量	口服，每分 1~2 次服用。初始剂量为每日 100mg（1 片），2 周后可增至每天 200mg（2 片），持续 2 周后再增加至每天 300mg（3 片）甚至 400mg（4 片）。每种剂量都要至少持续 2 周时间以达到稳态
注意事项	1. 连续用药中不可急剧减量或突然停药 2. 服药过程中应定期检查肝、肾功能及血象 3. 本品可引起注意力及反射运动能力降低，故司机、操作机器者慎用
禁忌	对本品过敏者及孕妇禁用
不良反应	常见的有嗜睡、畏食、眩晕、头痛、恶心以及焦虑或急躁
特殊人群用药	儿童：尚不明确 老年人：尚不明确 妊娠与哺乳期妇女：孕妇禁用；哺乳期妇女慎用
药典	USP
国家处方集	否
医保目录	
基本药物目录	
其他推荐依据	
■ 药品名称	拉莫三嗪 Lamotrigine
适应证	用于简单及复杂部性性发作及继发性全身强直-阵性发作性患者单药治疗以及也可用于治疗合并有 Lennox-Gastaut 综合征的癫痫发作
制剂与规格	拉莫三嗪片：①25mg；②100mg；③150mg；④200mg
用法与用量	口服：成人推荐量，对单药治疗（不与丙戊酸钠合用）者，第 1~2 周一次 25mg，一日 1 次，第 3~4 周一次 50mg，一日 1 次，通常维持量一日 100~200mg，一日 1 次或分 2 次服用。对联合服用丙戊酸钠者，第 1~2 周一次 25mg，隔日 1 次；第 3~4 周一次 25mg，一日 1 次。以后每 1~2 周增加 25~50mg，直至达到维持量一日 100~200mg，分次服用
注意事项	1. 孕妇、心功能不全者、严重肝功能不全者及肾衰竭者慎用 2. 年老人及体弱者剂量宜减半 3. 不宜突然停药，以避免引起癫痫反弹发作 4. 出现皮疹等过敏反应，应即停药 5. 服药期间应避免驾车或操纵机器 6. 在初始剂量用药的第 1 个月，应严密观察，防止出现自杀行为
禁忌	对本品过敏者或过敏体质者禁用
不良反应	早期可有皮疹、发热、淋巴结病变、颜面水肿、血液系统及肝功能的异常等过敏反应的表现，还可有头痛、眩晕、疲乏、嗜睡、失眠、抽搐、不安、共济失调、易激惹、攻击行为、

续　表

	自杀倾向、焦虑、精神错乱、幻觉、体重减轻、肝功能异常、恶心、呕吐、便秘、腹泻、腹胀、食欲减退、白细胞、中性粒细胞、血小板减少，贫血，全血细胞减少、复视、视物模糊。有出现锥体外系症状、舞蹈症、手足徐动症的个案报道。也有使用本品加重帕金森病症状的报道。罕见肝衰竭、再生障碍性贫血、粒细胞缺乏、史-约综合征、中毒性表皮坏死溶解（Lyell 综合征）、弥散性血管内凝血、多器官衰竭
特殊人群用药	肝、肾功能不全患者：慎用 老年人：剂量减半 妊娠与哺乳期妇女：慎用
药典	Chin. P.、USP、BP、Eur. P.、IP
国家处方集	CNF
医保目录	【保（乙）】
基本药物目录	
其他推荐依据	
■ 药品名称	加巴喷丁　Gabapentin
适应证	疱疹感染后神经痛：用于成人疱疹后神经痛的治疗。癫痫：用于成人和 12 岁以上儿童伴或不伴继发性全身发作的部分性发作的辅助治疗。也可用于 3~12 岁儿童的部分性发作的辅助治疗
制剂与规格	胶囊：0.1g
用法与用量	疱疹感染后神经痛：第一天一次性服用加巴喷丁 0.3g（3 粒）；第二天服用 0.6g（6 粒），分 2 次服完；第三天服用 0.9g（9 粒），分 3 次服完。随后，根据缓解疼痛的需要，可逐渐增加剂量至每天 1.8g（18 粒），分 3 次服用
注意事项	撤药促使癫痫发作以及癫痫持续状态，抗癫痫药物不应该突然停止服用，因为可能增加癫痫发作的频率
禁忌	已知对该药中任一成分过敏的人群、急性胰腺炎的患者禁用。本药对于原发性全身发作，如失神发作的患者无效
不良反应	疱疹感染后神经痛：主要是眩晕，嗜睡，以及周围性水肿，全身：衰弱、感染、头痛、意外外伤、腹痛。消化系统：腹泻、便秘、口干、恶心、呕吐、胃肠胀气。代谢和营养紊乱：体重增加、高血糖。神经系统：共济失调、思维异常、异常步态、不配合、感觉迟钝。呼吸系统：咽炎。皮肤和附属器官：皮疹。特殊感官：弱视、复视、结膜炎、中耳炎 癫痫：最常见的不良事件是嗜睡、疲劳、眩晕、头痛、恶心、呕吐、体重增加、紧张、失眠、共济失调、眼球震颤、感觉异常及畏食
特殊人群用药	妊娠与哺乳期妇女：目前尚无孕期妇女使用本品的经验，只有在充分评估利益/风险后，才可以使用本品。哺乳期妇女在必须使用本品时，应停止哺乳或停止使用本品（考虑到对母亲进行抗癫痫治疗的必要性）
药典	Chin. P.、USP、BP、Eur. P.
国家处方集	CNF
医保目录	【保（乙）】

续 表

基本药物目录	【基】
其他推荐依据	
■ **药品名称**	苯丙氨酯 Phenprobamate
适应证	用于一般焦虑及肌肉痉挛、肌肉强直等肌肉异常紧张引起的疼痛
制剂与规格	片剂：0.2g
用法与用量	成人常用量：口服一次 0.2~0.4g，每日 3 次。抗焦虑，每次 0.4~0.8g，每日 3 次。宜饭后服用
注意事项	尚不明确
禁忌	对本品过敏者禁用
不良反应	偶有嗜睡、头晕、全身乏力、步态不稳、恶心、胃胀、腹痛、胃不适感及胃部钝痛
特殊人群用药	肝、肾功能不全患者：尚不明确 儿童：尚不明确 老年人：尚不明确 妊娠与哺乳期妇女：尚不明确
药典	Chin. P.
国家处方集	
医保目录	
基本药物目录	
其他推荐依据	
■ **药品名称**	托吡酯 Topiramate
适应证	用于成人及 2 岁以上儿童癫痫发作的辅助治疗，初诊为癫痫的患者的单药治疗或曾经合并用药现转为单药治疗的癫痫患者
制剂与规格	托吡酯片：①25mg；②50mg；③100mg 托吡酯胶囊：①100mg；②300mg；③400mg
用法与用量	口服：抗癫痫治疗：①成人常用量由一日 50mg 开始，每周增加剂量 1 次，每次增加 25mg，至症状控制为止。维持量为一日 100~200mg，分 2 次服。②儿童剂量一日 0.5~1mg/kg 开始，每周增加一日 0.5~1mg/kg，维持剂量为一日 3~6mg/kg 用于偏头痛的预防性治疗：宜从小剂量开始，一日 15~25mg，睡前服用，以后酌情逐增剂量，可达一日 100~200mg，分 3 次服用
注意事项	1. 行为障碍及认知缺陷者、泌尿道结石、感觉异常者、易发生酸中毒者、哺乳期妇女、肝肾功能不全者慎用 2. 停药时应逐渐减量
禁忌	对本品过敏者禁用

续　表

不良反应	可有恶心、食欲减退、味觉异常、头晕、头痛、疲乏、嗜睡、感觉异常、共济失调、语言障碍、注意力障碍、意识模糊、情绪不稳、抑郁、焦虑、失眠；可有复视、眼球震颤、视觉异常。也可能引起假性近视及继发性闭角型青光眼、肾结石、体重减轻
特殊人群用药	肝、肾功能不全患者：慎用 妊娠与哺乳期妇女：慎用
药典	USP、Eur. P.、IP
国家处方集	CNF
医保目录	【保（乙）】
基本药物目录	【基】
其他推荐依据	
■ 药品名称	奥卡西平　Oxcarbazepine
适应证	用于治疗成年人和5岁及5岁以上儿童的原发性全面性强直-阵挛发作伴有或不伴继发性全面发作和部分性发作
制剂与规格	奥卡西平片：①150mg；②300mg；③600mg
用法与用量	口服：用于癫痫的辅助治疗，起始量为一日600mg，分2次服。此后根据临床需要，一周增加1次剂量，一周最大增量为600mg，维持剂量为一日1200mg，分2次服用（剂量超过1200mg时中枢神经系统不良反应增加） 癫痫的单独治疗，由其他抗癫痫药物改为单用本品治疗时，起始剂量为一日600mg，分2次给药，同时其他抗癫痫药开始减量。可根据临床指征一周增加1次剂量，增量最大为一日600mg，直至最大剂量一日2400mg。约2~4周达本品的最大剂量，而其他抗癫痫药应在3~6周内逐渐减完。未用过任何抗癫痫药治疗者，本品的起始剂量为一日600mg，分2次给药。每3日增加300mg，直到一日1200mg 肾功能不全时，对肌酐清除率小于30ml/min者，起始剂量为一日300mg，且增加剂量时间间隔不少于1周。肝功能不全时剂量：轻至中度肝功能不全患者，无须调整剂量；重度肝功能不全患者用药还需进一步研究 儿童用于癫痫辅助治疗：起始剂量按体重8~10mg/kg，分2次服，一日不超过600mg，在2周内达到维持剂量，体重为20~29kg时，维持量为一日900mg；体重为29.1~39kg时，维持量为一日1200mg；体重大于39kg时，维持量为一日1800mg
注意事项	1. 本品与卡马西平可能存在交叉过敏 2. 停用本品治疗时应逐减剂量，以避免诱发癫痫发作（发作加重或癫痫持续状态） 3. 本品可引起眩晕及嗜睡，导致反应能力下降，服药期间应避免驾驶和操纵机器 4. 出现低钠血症时，可减少本品用量、限制液体的摄入量或停药。多在停药几日后，血清钠浓度可恢复正常，无需其他治疗
禁忌	对本品过敏者、房室传导阻滞者禁用
不良反应	常见恶心、呕吐、便秘、腹泻、腹痛、头痛、头晕、嗜睡、意识模糊、抑郁、感情淡漠、激动、情感不稳定、健忘、共济失调、注意力不集中、眼球震颤、复视和疲劳。少见白细胞减少，AST及ALT升高、碱性磷酸酶升高。罕见过敏反应，关节肿胀，肌痛，关节痛，呼吸困难、哮喘、肺水肿、支气管痉挛
特殊人群用药	肝、肾功能不全患者：肝功能损害者慎用

续　表

	老年人：老年人用药易发生低钠血症 妊娠与哺乳期妇女：孕妇应权衡利弊后使用，哺乳妇女使用本品时应暂停哺乳
药典	Chin. P. 、USP、BP、Eur. P. 、IP
国家处方集	CNF
医保目录	【保（乙）】
基本药物目录	【基】
其他推荐依据	
■ 药品名称	左乙拉西坦　Levetiracetam
适应证	用于成人及 4 岁以上儿童癫痫患者部分性发作的加用治疗
制剂与规格	片剂：①0.25 g；②0.5 g；③1.0g
用法与用量	给药途径：口服。需以适量的水吞服，服用不受进食影响。给药方法和剂量：成人（>18岁）和青少年（12~17 岁）体重≥50 kg 起始治疗剂量为每次 500 mg，每日 2 次。根据临床效果及耐受性，每日剂量可增加至每次 1500mg，每日 2 次。剂量的变化应每 2~4 周增加或减少 500 毫克/次。每日 2 次
注意事项	根据当前的临床实践，如需停止服用本品，建议逐渐停药。对驾驶和应用机器有影响，不推荐操作需要技巧的机器，如驾驶汽车或者操纵机械
禁忌	对左乙拉西坦过敏或者对吡咯烷酮衍生物或者其他任何成分过敏的患者禁用
不良反应	
特殊人群用药	妊娠与哺乳期妇女：目前没有孕妇服用本品的资料，动物试验证明该药有一定的生殖毒性。对于人类潜在的危险目前尚不明确。如非必要，孕妇请勿应用左乙拉西坦。突然中断抗癫痫治疗，可能使病情恶化，对母亲和胎儿同样有害。动物试验表明左乙拉西坦可以从乳汁中排出，所以，不建议患者在服药同时哺乳
药典	USP、BP、Eur. P.
国家处方集	CNF
医保目录	【保（乙）】
基本药物目录	【基】
其他推荐依据	

第十二章

抑酸药

■ 药品名称	奥美拉唑　Omeprazole
□ 其他名称	奥西康
适应证	胃及十二指肠溃疡、反流性食管炎、佐林格-埃利森综合征、消化性溃疡急性出血、急性胃黏膜病变出血；应激状态时并发的急性胃黏膜损害、非甾体抗炎药物引起的急性胃黏膜损伤；预防重症疾病（如脑出血、严重创伤等）应激状态及胃手术后引起的上消化道出血等；全身麻醉或大手术后以及衰弱昏迷患者防止胃酸反流合并吸入性肺炎；与抗生素联合用于幽门螺杆菌根除治疗、不能口服的反流性食管病
制剂与规格	奥美拉唑片：①10mg；②20mg 奥美拉唑肠溶片：①10mg；②20mg 奥美拉唑缓释胶囊：①10mg；②20mg 奥美拉唑肠溶胶囊：20mg 注射用奥美拉唑钠：①20mg；②40mg
用法与用量	成人常规剂量剂型： 1. 口服。本品不能咀嚼或压碎服用，应整片吞服。①活动性十二指肠溃疡，一次 10~20mg，一日一次，早晨服用，疗程 4~8 周；②活动性胃溃疡，一次 20mg，一日一次，早晨服用，疗程 6~12 周；③胃食管反流，一次 20mg，一日 1 次，早晨服用，疗程 4~8 周；④重症肝炎患者应慎用本品，必须使用时应从小剂量开始并监测肝功能。肝功能正常的老年人无需调整剂量 2. 静脉滴注：一次 40mg，每日 1~2 次，临用前将 10ml 专用溶剂注入冻干小瓶内，禁止用其他溶剂溶解。溶解后及时加入 0.9%氯化钠注射液 100ml 或 5%葡萄糖注射液 100ml 中稀释后进行静脉滴注，经稀释后的奥美拉唑钠溶液滴注时间不得少于 20 分钟。应激性黏膜病变的预防：对高危人群的预防，应在危险因素出现后静脉注射或滴注奥美拉唑 40mg，2 次/日；对择期复杂手术患者，如果合并应激性黏膜病变危险因素，可在围术期应用本品（40mg，2 次/日），预防应激性黏膜病变的发生。出血量大时可首剂 80mg 静脉滴注，之后改为每小时 8mg 静脉输注 72 小时，并可适当延长大剂量疗程，然后改为标准剂量静脉滴注，2 次/日，3~5 天，此后口服标准剂量至溃疡愈合
注意事项	1. 口服：①药物可对诊断产生影响，使血中促胃液素水平升高，UBT 假阴性；②用药前后及用药时应当检查或检测的项目：内镜检查了解溃疡是否愈合，UBT 试验了解幽门螺杆菌是否已被根除，基础胃酸分泌检查了解治疗佐林格-埃利森综合征的效果，肝功能检查。长期服用者定期检查胃黏膜有无肿瘤增生；③首先排除癌症的可能后才能使用本品；④不宜再服用其他抗酸药或抑酸药；⑤老年人使用本品不需要调整剂量；⑥肝肾功能不全慎用；⑦妊娠及哺乳期妇女尽可能不要使用

	2. 注射：①本品仅供静脉滴注用，不能用于静脉注射；②本品抑制胃酸分泌的作用强，时间长，故应用本品时不宜同时再服用其他抗酸剂或抑酸剂。为防止抑酸过度，一般消化性溃疡等疾病，不建议大剂量应用（佐林格-埃利森综合征患者除外）；③因本品能显著升高胃内 pH，可能影响许多药物的吸收。替代疗法：十二指肠溃疡、胃溃疡、反流性食管炎及佐林格-埃利森综合征；④肾功能受损者不须调整剂量；肝功能受损者慎用，根据需要酌情减量；⑤治疗胃溃疡时应排除胃癌后才能使用本品，以免延误诊断和治疗；⑥动物实验中，长期大量使用本品后，观察到高胃泌素血症及继发胃嗜铬样细胞肥大和良性肿瘤的发生，这种变化在应用其他抑酸剂及旅行胃大部切除术后亦可出现；⑦本品不影响驾驶和操作机器
禁忌	对本品过敏者禁用 与其他质子泵抑制剂一样，本品不应与阿扎那韦合用
不良反应	常见：①中枢和外周神经系统：头痛；②消化系统：腹泻、便秘、腹痛、恶心/呕吐和腹胀 偶见：①中枢和外周神经系统：头晕、感觉异常、嗜睡、失眠和眩晕；②肝脏：肝酶升高；③皮肤：皮疹和（或）瘙痒、荨麻疹；④其他不适
特殊人群用药	儿童：目前尚无儿童使用本品的经验 老年人：无需调整剂量 妊娠及哺乳期妇女：尽管国外流行病学研究结果表明，奥美拉唑对孕妇或胎儿/新生儿的健康无不良影响，奥美拉唑可被分泌入乳汁，也尚不知对婴儿的影响，建议妊娠期和哺乳期妇女尽可能不用本品
药典	Eur. P.、Chin. P.
国家处方集	
医保目录	【保（乙）】
基本药物目录	【基】
其他推荐依据	中华医学会消化内镜学分会．急性非静脉曲张性上消化道出血诊治指南（2015 年，南昌）[J]．中华消化杂志，2015，35（12）：793-798.
■ 药品名称	雷贝拉唑　Rabeprazole
□ 其他名称	奥加明
适应证	胃及十二指肠溃疡、反流性食管炎、佐林格-埃利森综合征、消化性溃疡急性出血、急性胃黏膜病变出血；应激状态时并发的急性胃黏膜损害、非甾体抗炎药物引起的急性胃黏膜损伤；预防重症疾病（如脑出血、严重创伤等）应激状态及胃手术后引起的上消化道出血等；全身麻醉或大手术后以及衰弱昏迷患者防止胃酸反流合并吸入性肺炎；与抗生素联合用于幽门螺杆菌根除治疗、不能口服的反流性食管病
制剂与规格	雷贝拉唑钠胶囊：20mg 雷贝拉唑肠溶片：①10mg；②20mg 注射用雷贝拉唑钠：20mg
用法与用量	成人常规剂量剂型： 1. 口服。本品不能咀嚼或压碎服用，应整片吞服：①用于活动性十二指肠溃疡，一次10~20mg，1 次/日，早晨服用，疗程 4~8 周；活动性胃溃疡，一次 20mg，1 次/日，早晨服用，疗程 6~12 周；②胃食管反流病，一次 20mg，1 次/日，早晨服用，疗效 4~8 周；

续　表

	③重症肝炎患者应慎用本品，必须使用时应从小剂量开始并监测肝功能。肝功能正常的老年人无需调整剂量。口服疗法不适用时推荐静脉滴注。一旦可以重新口服，立即停止滴注，推荐剂量1支（20mg）/次，2次/日 2. 静脉滴注。临用前以0.9%氯化钠注射液5ml溶解，溶解后的药液加入0.9%氯化钠注射液100ml中，稀释后供静脉滴注，静滴时间要求15~30min完成。应激性黏膜病变的预防：对高危人群的预防，应在危险因素出现后静脉注射或滴注雷贝拉唑钠20mg，2次/日；对择期复杂手术患者，如果合并应激性黏膜病变危险因素，可在围术期应用本品（20mg，2次/日），预防应激性黏膜病变的发生。首次大剂量静脉给药40mg后，以4mg/h持续输注72小时，用于消化性溃疡出血高危者内镜止血后预防再出血的发生，并可适当延长大剂量疗程，然后改为标准剂量静脉滴注，2次/日，3~5天，此后口服标准剂量至溃疡愈合
注意事项	1. 肝脏疾病患者慎用 2. 定期进行血液生化、甲状腺功能检查 3. 应在排除恶性肿瘤的前提下再行给药 4. 长期治疗患者应定期进行检测
禁忌	已知对雷贝拉唑钠、苯并咪唑类或处方中任何一种成分过敏者禁用
不良反应	静脉给药临床试验中可能出现的不良反应： 1. 1%~5%的不良反应：白细胞降低、转氨酶升高 2. ≤1%的不良反应：头晕、耳鸣、皮疹、发热、血清肌酐升高、凝血功能异常［活化部分凝血活酶时间（APTT），凝血酶原时间（PT）］、稀便。不良反应均为轻度对症处理可消失
特殊人群用药	肝、肾功能不全者：肝脏疾病患者慎用 儿童：尚不明确 老年人：慎用 妊娠与哺乳期妇女：①孕妇或可能怀孕的妇女使用本品时，应在判断其治疗的益处明显大于风险的前提下方可用药；②尚不能证实人乳内分泌雷贝拉唑，但大鼠乳汁中存在雷贝拉唑，由于很多药物在人乳汁中均有分泌，故哺乳期妇女应避免使用本品。必须用药时，应停止哺乳
药典	USP
国家处方集	CNF
医保目录	胶囊、片剂：【保（乙）】 注射剂：部分省份【保（乙）】
基本药物目录	
其他推荐依据	《中华内科杂志》编委会，《中华消化杂志》编委会，《中华消化内镜杂志》编委会. 急性非静脉曲张性上消化道出血诊治指南［J］. 中国实用乡村医生杂志，2012，19（24）：6-9.
■ 药品名称	兰索拉唑　Lansoprazole
□ 其他名称	奥维加
适应证	胃及十二指肠溃疡、反流性食管炎、佐林格-埃利森综合征、消化性溃疡急性出血、急性胃黏膜病变出血；应激状态时并发的急性胃黏膜损害、非甾体抗炎药引起的急性胃黏膜损伤；预防重症病（如脑出血、严重创伤等）应激状态及胃手术后引起的上消化道出血等；全身麻醉或大手术后以及衰弱昏迷患者防止胃酸反流合并吸入性肺炎；与抗菌药联合用于幽门螺杆菌根除治疗、不能口服的反流性食管病

续 表

制剂与规格	兰索拉唑钠肠溶片：①15mg；②30mg 兰索拉唑钠肠溶胶囊：①15mg；②30mg 注射用兰索拉唑：30mg
用法与用量	成人常规剂量剂型： 1. 口服。本品不能咀嚼或压碎服用，应整片吞服：①用于胃及十二指肠溃疡，一次 15～30mg，1 次/日，早晨服用，十二指肠溃疡疗程 4 周，胃溃疡为 4～6 周；反流性食管炎为 8～10 周；②用于佐林格-埃利森综合征，因人而异，可加大至 120mg/d；③肝肾功能不全者：口服，一次 15mg，1 次/日 2. 静脉滴注：通常成人一次 30mg，用 0.9% 氯化钠注射液 100ml 溶解后，2 次/日，推荐静滴时间 30 分钟，疗程不超过 7 天。应激性黏膜病变的预防：对高危人群的预防，应在危险因素出现后静脉注射或滴注兰索拉唑 30mg，2 次/日；对择期复杂手术患者，如果合并应激性黏膜病变危险因素，可在围术期应用本品（30mg，2 次/日），预防应激性黏膜病变的发生。首次大剂量静脉给药 60mg 后，以 6mg/h 持续输注 72 小时，用于消化性溃疡出血高危患者内镜止血后预防再出血的发生，并可适当延长大剂量疗程，然后改为标准剂量静脉滴注，2 次/日，3～5 天，此后口服标准剂量至溃疡愈合
注意事项	1. 口服：①肝肾功能不全者慎用；②妊娠期妇女慎用；③小儿不宜使用；④老年人慎用；⑤首先排除癌症的可能后才能使用本品。不宜再服用其他抗酸药或抑酸药 2. 注射剂：①以下患者慎用：有药物过敏症既往史的患者、肝损伤的患者（因本药的代谢、排泄延迟）；②本品治疗会掩盖消化道肿瘤的症状，应排除恶性肿瘤后方可用药；③本品治疗时密切观察病情，治疗无效时应改用其他疗法；④本品目前尚无超过 7 日的用药经验；⑤同类质子泵抑制药物奥美拉唑在国外有导致视力损害的报道，本品尚不清楚；⑥动物实验中，大鼠长期大量使用本品后，出现良性睾丸间质细胞肿瘤、类癌瘤与视网膜萎缩，但类似现象在小鼠的致癌性试验及犬、猴的毒性试验中未出现
禁忌	1. 对兰索拉唑及处方中任一成分过敏的患者禁用 2. 正在使用硫酸阿扎那韦的患者禁用
不良反应	白细胞减少、转氨酶轻度升高和皮疹、恶心、头痛、注射部位痛感；腹痛、腹泻、消化不良、呕吐、头晕、感觉异常、味觉异常、皮疹和血管扩张等
特殊人群用药	儿童：使用本品的安全性尚未确定，尚无使用经验 老年人：慎用 妊娠及哺乳期妇女：孕妇和可能妊娠的妇女，建议只有在判断治疗的益处大于风险时方可使用本品
药典	USP
国家处方集	CNF
医保目录	【保（乙）】
基本药物目录	
其他推荐依据	中华医学会消化内镜学分会. 急性非静脉曲张性上消化道出血诊治指南（2015 年，南昌）[J]. 中华消化杂志，2015，35（12）：793-798.

续　表

■ 药品名称	艾司奥美拉唑　Esomeprazole
□ 其他名称	奥一明
适应证	胃及十二指肠溃疡、反流性食管炎、佐林格-埃利森综合征、消化性溃疡急性出血、急性胃黏膜病变出血；应激状态时并发的急性胃黏膜损害、非甾体抗炎药物引起的急性胃黏膜损伤；预防重症疾病（如脑出血、严重创伤等）应激状态及胃手术后引起的上消化道出血等；全身麻醉或大手术后以及衰弱昏迷患者防止胃酸反流合并吸入性肺炎；与抗菌药联合用于幽门螺杆菌根除治疗、不能口服的反流性食管病
制剂与规格	艾司奥美拉唑镁肠溶片：①20mg；②40mg 注射用艾司奥美拉唑钠：①20mg；②40mg
用法与用量	口服：①糜烂性食管炎一次40mg，一日1次，疗程4周，如食管炎未治愈或症状持续的患者建议再治疗4周；②食管炎维持治疗一次20mg，一日1次；胃食管反流，一次20mg，一日1次，如果用药4周后症状未得到控制，应对患者进一步检查，一旦症状消除，即按需治疗 注射：①对于不能口服用药的胃食管反流病患者，推荐每日1次静脉注射或静脉滴注本品20~40mg。反流性食管炎患者应使用40mg，每日1次；本品通常应短期用药（不超过7天），一旦可能，转为口服治疗；②静脉注射：一次40mg，用5ml的0.9%氯化钠溶液溶解后缓慢静脉注射（长于3分钟）；③静脉滴注：通常成人一次40mg，用100ml的0.9%氯化钠溶液溶解后，每日2次，静脉滴注时间应在30分钟内，疗程5天。应激性黏膜病变的预防：对高危人群的预防，应在危险因素出现后静脉注射或滴注艾司奥美拉唑40mg，每日2次；对择期复杂手术患者，如果合并应激性黏膜病变危险因素，可在围术期应用本品（40mg，2次/日），预防应激性黏膜病变的发生；④静脉滴注：出血量大时可首剂80mg静脉滴注，之后改为每小时8mg静脉输注72小时，并可适当延长大剂量疗程，然后改为标准剂量静脉滴注，2次/日，3~5天，此后口服标准剂量至溃疡愈合
注意事项	1. 当患者被怀疑患有胃溃疡或已患有胃溃疡时，如果出现异常症状（如明显的非有意识的体重减轻、反复呕吐、吞咽困难、呕血或黑便），应先排除恶性肿瘤的可能性。因为使用本品治疗可减轻症状，延误诊断 2. 使用质子泵抑制剂可能会使胃肠道感染（如沙门菌和弯曲菌）的危险略有增加 3. 不推荐本品与阿扎那韦联合使用。如果阿扎那韦与质子泵抑制剂必须联合使用，阿扎那韦剂量需增至400mg（同时辅以利托那韦100mg）；建议配合密切的临床监测，且本品剂量不应超过20mg 4. 轻到中度肾功能损害的患者无需调整剂量，由于严重肾功能不全的患者使用本品的经验有限，治疗时应慎重 5. 轻到中度肝功能损害的患者无需调整剂量，严重肝功能损害的患者每日剂量不应超过20mg 6. 对驾驶和使用机器能力的影响：尚未观察到这方面的影响
禁忌	1. 已知对艾司奥美拉唑、其他苯并咪唑类化合物或本品的任何其他成分过敏者禁用 2. 本品禁止与奈非那韦联合使用；不推荐与阿扎那韦、沙奎那韦联合使用
不良反应	偶见视物模糊、眩晕、皮炎、瘙痒、皮疹、荨麻疹、髋部、腕部或脊柱骨折、腹痛、便秘、腹泻、腹胀、恶心/呕吐、肝酶升高等
特殊人群用药	儿童：尚不明确，故禁用 老年人：无需调整剂量 妊娠及哺乳期妇女：妊娠期妇女使用艾司奥美拉唑应慎重，哺乳期间禁用

续　表

药典	USP、BP、Chin. P.
国家处方集	CNF
医保目录	【保（乙）】
基本药物目录	
其他推荐依据	中华医学会消化病学分会 . 2017 中国慢性胃炎共识意见［J］. 胃肠病学, 2017, 22（11）: 670-687.
■ 药品名称	注射用盐酸罗沙替丁醋酸酯
□ 其他名称	杰澳
适应证	上消化道出血（有消化道溃疡、急性应激性溃疡, 出血性胃炎等引起）的低危患者
制剂与规格	粉针剂: 75mg
用法与用量	成人一日 2 次（间隔 12 小时）, 每次 75mg, 用 20ml 的生理盐水或葡萄糖注射液溶解, 缓慢静脉推注或用输液混合后的静脉滴注, 一般可在 1 周内显示疗效, 能够口服后改用口服药物治疗 由于肾功能障碍患者的药物血药浓度可能持续, 因此减少计量或者延长给药间隔
注意事项	1. 下列患者应慎重给药: ①有药物过敏既往史的患者; ②有肝功能障碍的患者; ③有肾功能障碍的患者: 由于此类患者药物血药浓度可能持续时间长, 因此应减少剂量或延长给药间隔; ④老年患者: 老年患者用药应减少给药剂量或延长给药间隔 2. 重要的基本注意事项: 在治疗期间应密切观察, 使用的剂量应为治疗所需的最低剂量, 并在本品治疗无效时改用其他药物。另外还应注意患者的肝功能、肾功能及血象的变化 3. 静脉给药会导致注射部位一过性疼痛, 因此应十分注意注射部位、注射方法等。另外应注意注射时不要漏到血管外 4. 给予本品时, 每支药物用 20ml 稀释液稀释后应缓慢给予患者, 注入时间应在 2 分钟以上 5. 应用本品可能掩盖胃癌的症状, 因此给药前应首先排除恶性肿瘤的可能性
禁忌	本品对药物过敏者禁用
不良反应	严重的不良反应（<0.1%）: 偶见休克, 再生障碍性贫血、全血细胞减少症、粒细胞缺乏症、血小板减少, 史-约综合征、中毒性表皮松解坏死松解症（Lyell 综合征）, 肝功能障碍、黄疸, 横纹肌溶解等
特殊人群用药	肝、肾功能不全患者: 肝、肾功能异常者慎用 老年人: 慎用
药典	CNF
国家处方集	
医保目录	部分地区【保（乙）】
基本药物目录	
其他推荐依据	文爱东, 毕琳琳, 罗晓星, 等 . 注射用盐酸罗沙替丁醋酸酯在健康人体内的药动学研究［J］. 中国新药杂志, 2006, 15（18）: 1589-1592.

第十三章

其他治疗药物

药品名称	洛伐他汀　Lovastatin
适应证	用于高胆固醇血症，混合型高脂血症
制剂与规格	洛伐他汀片：20mg 洛伐他汀分散片：20mg 洛伐他汀胶囊：①2mg；②4mg；③10mg；④20mg
用法与用量	口服：成人常用量一次 10～20mg，一日 1 次。晚餐时服用。剂量可按需要调整，但最大剂量不超过一日 80mg
注意事项	1. 大量饮酒者慎用 2. 血清 AST 及 ALT 升高至正常上限 3 倍时，须停止本品治疗 3. 对于有弥漫性的肌痛、肌软弱及肌酸激酶（CK）升高至大于正常值 10 倍以上的情况应考虑为肌病，须立即停止本品的治疗
禁忌	禁用于：对本品过敏，有活动性肝病患者，不明原因血氨基转移酶持续升高。妊娠及哺乳期妇女
不良反应	常见胃肠道不适，腹泻，胀气，头痛，皮疹，头晕，视物模糊，味觉障碍；偶见血氨基转移酶可逆性升高；少见阳痿，失眠；罕见肌炎，肌痛，横纹肌溶解（表现为肌肉疼痛，乏力，发热，并伴有血肌酸磷酸激酶升高，肌红蛋白尿等）
特殊人群用药	肝、肾功能不全患者：肝病及肝病史患者慎用。中度肾功能不全患者不必调整剂量；对于严重肾功能不全的患者（肌酐清除率<30ml/min），可适当考虑降低剂量，使用剂量超过一日 10mg 时应慎重考虑，并小心使用 儿童：长期安全性未确立 妊娠与哺乳期妇女：禁用
药典	Chin. P.、USP、BP、Eur. P.
国家处方集	CNF
医保目录	【保（乙）】
基本药物目录	
其他推荐依据	
■ 药品名称	曲克芦丁脑蛋白水解物注射液　Troxerutin and Cerebroprotein Hydrolysate Injection
适应证	用于治疗脑血栓、脑出血、脑痉挛等急慢性脑血管疾病，以及颅脑外伤及脑血管疾病（脑供血不全、脑梗死、脑出血）所引起的脑功能障碍等后遗症；闭塞性周围血管疾病、血栓性静脉炎、毛细血管出血以及血管通透性升高引起的水肿

续 表

制剂与规格	注射液：①2ml；②5ml
用法与用量	1. 成人患者： （1）肌内注射，一次 2~4ml，一日 2 次，或遵医嘱 （2）静脉滴注，一次 5~20ml，加入 0.9%氯化钠注射液或 5%葡萄糖注射液 250ml 中缓慢滴注，一日 1 次，2 周为一疗程，或遵医嘱 2. 儿童患者： （1）肌内注射，儿童按体重，一次 0.04~0.08ml/kg，一日 2 次，或遵医嘱 （2）静脉滴注，儿童按体重，一次 0.1~0.4mg/kg，加入 0.9%氯化钠注射液或 5%葡萄糖注射液 250ml 中缓慢滴注，一日 1 次，2 周为一疗程，或遵医嘱
注意事项	1. 过敏体质者慎用 2. 本品不能与平衡氨基酸注射液在同一瓶中输注，当同时应用氨基酸输液时，应注意可能出现氨基酸不平衡
禁忌	1. 对本品过敏者禁用 2. 严重肾功能不全者禁用 3. 癫痫持续状态或癫痫大发作患者禁用
不良反应	1. 偶可发生寒战、轻度发热等反应 2. 个别病例可引起过敏性皮疹。调慢滴速或停药后症状可自行消失
特殊人群用药	肝、肾功能不全患者：尚不明确 儿童：尚不明确 老年人：尚不明确 妊娠与哺乳期妇女：尚不明确
药典	Chin. P.
国家处方集	
医保目录	
基本药物目录	
其他推荐依据	唐榕，桑纳，向帆，等. 曲克芦丁脑蛋白水解物治疗急性脑梗死的系统评价［J］. 世界临床药物，2017（1）：28-35.
药品名称	脑苷肌肽注射液　Cattle Encephalon Glycoside and Lgnotin Injection
适应证	用于治疗脑卒中、老年性痴呆、新生儿缺氧缺血性脑病、颅脑损伤、脊髓损伤及其他原因引起的中枢神经损伤。用于治疗创伤性周围神经损伤、糖尿病周围神经病变、压迫性神经病变等周围神经损伤
制剂与规格	注射液：①2ml；②5ml；③10ml
用法与用量	1. 成人患者：肌内注射，一次 2~4ml，一日 2 次，或遵医嘱。静脉滴注，一次 5~20ml，加入 0.9%氯化钠注射液或 5%葡萄糖注射液 250ml 中缓慢滴注，一日 1 次，2 周为一疗程，或遵医嘱 2. 儿童患者：肌内注射，儿童按体重一次 0.04~0.08ml/kg，一日 2 次，或遵医嘱。静脉滴注，儿童按体重一次 0.1~0.4ml/kg，加 0.9%氯化钠注射液或 5%葡萄糖注射液 250ml 中，缓慢滴注，一日 1 次，2 周为一疗程，或遵医嘱

续 表

注意事项	1. 肾功能不全者慎用
	2. 当药品性状发生改变时禁止使用
禁忌	对本产品过敏者、神经节苷脂累积病（如家族性黑蒙性痴呆）患者禁用
不良反应	有个别患者静点 3~4 小时出现发冷、体温略有升高、头晕、烦躁；个别病例可引起过敏性皮疹，调慢滴速或停药后症状可自行消失
特殊人群用药	儿童：临床应用中，儿童患者使用推荐剂量的本品，其疗效及安全性与普通人群比较未发现显著差异
	老年人：临床应用中，老年患者使用推荐剂量的本品，其疗效及安全性与普通人群比较未发现显著差异
	妊娠与哺乳期妇女：目前尚无有关妊娠妇女使用本品的临床资料，尚不足以对妇女妊娠期间应用的安全性进行评价。该药及其代谢产物是否在人乳中分泌尚无研究资料，因此，接受本品治疗的妇女不应哺乳
药典	Chin. P.
国家处方集	CNF
医保目录	【保（乙）】
基本药物目录	【基】
其他推荐依据	
■ 药品名称	小牛血清去蛋白肠溶胶囊　Deproteinised Calf Serum Enteric Capsules
适应证	用于改善脑供血不足、颅脑外伤引起的神经功能缺损
制剂与规格	胶囊：每粒装 5.0mg（以多肽计）
用法与用量	口服。一日 3 次，一次 20mg（4 粒），持续 2 周。此后为维持剂量，一日 3 次，一次 10mg（2 粒），疗程视病情持续 2~4 周
注意事项	1. 如果存在禁忌或出现不良反应，请通知医师
	2. 如果在使用本品期间妊娠也请通知医师
	3. 注意防止儿童误服
禁忌	1. 严重肾功能障碍者禁用
	2. 对同类药物有过敏反应者禁用
不良反应	1. 有过敏体质的患者，在罕见情况下可能出现过敏反应（如荨麻疹、皮肤潮红、药物热、休克等）
	2. 如服用本品期间，发生任何不良事件和（或）不良反应，请与医师联络
特殊人群用药	肝、肾功能不全患者：严重肾功能障碍者禁用，轻中度肾功能不全及肝功能不全患者用药的安全有效性尚未确定
	儿童：儿童患者用药的安全有效性尚未确定
	老年人：请遵医嘱
	妊娠与哺乳期妇女：慎用

续 表

药典	Chin. P.
国家处方集	
医保目录	
基本药物目录	
其他推荐依据	梁静涛，郭强，杨东东，等．小牛血清去蛋白注射液治疗脑梗死疗效与安全性的 Meta 分析［J］．中国药房，2016（6）：785-788.
■ 药品名称	**注射用胰蛋白酶 Trypsin for Injection**
适应证	用于清除血凝块、脓液、坏死组织及炎性渗出物，用于坏死性创伤、溃疡、血肿、脓肿及炎症等的辅助治疗。眼科用本品治疗各种眼部炎症、出血性眼病以及眼外伤、视网膜震荡等。本品还可应用于毒蛇咬伤，使毒素分解破坏
制剂与规格	注射剂：①1.25 万 U；②2.5 万 U；③5 万 U；④10 万 U
用法与用量	1. 肌内注射，一次 1.25 万~5 万 U，一日 1 次 2. 结膜下注射，一次 1250~5000U，每日或隔日 1 次 3. 滴眼，浓度 250U/ml，每日 4~6 次 4. 泪道冲洗，浓度 250U/ml 5. 毒蛇咬伤，以 0.25%~0.5%盐酸普鲁卡因注射液溶解成 5000U/ml 浓度的溶液以牙痕为中心，在伤口周围作浸润注射或在肿胀部位上方作环状封闭，每次用量 5 万~10 万 U
注意事项	1. 用药前先用针头蘸本品溶液作皮肤划痕试验。显示阴性反应，方可注射 2. 本品在水溶液中不稳定，溶解后效价下降较快，故应在临用前配制溶液
禁忌	1. 急性炎症部位、出血空腔、肺出血 1 周以内患者禁用 2. 肝、肾功能不全、血凝机制异常和有出血情况的患者禁用
不良反应	1. 注射局部疼痛、硬结 2. 本品可引起组胺释放，产生全身反应，有寒战、发热、头痛、头晕、胸痛、腹痛、皮疹、血管神经性水肿、呼吸困难、眼压升高、白细胞减少等。症状轻时不影响继续治疗，给予抗组胺药和对症药物即可控制，严重时应即停药 3. 本品偶可致过敏性休克
特殊人群用药	肝肾功能不全者：禁用 儿童、老年人、孕妇及哺乳期妇女：尚不明确
药典	Chin. P.
国家处方集	
医保目录	【保（乙）】
基本药物目录	
其他推荐依据	

续　表

■ 药品名称	注射用盐酸平阳霉素　Bleomycin A5 Hydrochloride for Injection
适应证	主治唇癌、舌癌、齿龈癌、鼻咽癌等头颈部鳞癌。亦可用于治疗皮肤癌、乳腺癌、宫颈癌、食管癌、阴茎癌、外阴癌、恶性淋巴癌和坏死性肉芽肿等。对肝癌也有一定疗效。对翼状胬肉有显著疗效
制剂与规格	注射剂：8mg（以盐酸平阳霉素计）
用法与用量	1. 静脉内注射：用生理盐水或葡萄糖溶液等适合静脉用之注射液5~20ml溶解本品4~15mg（效价）/ml的浓度注射 2. 肌内注射：用生理盐水5ml以下溶解本品4~15mg（效价）/ml的浓度注射 3. 动脉内注射：用3~25ml添加抗凝血剂（如肝素）的生理盐水溶解本品4~8mg（效价）作一次动脉内注射或持续动脉内注射 4. 成人每次剂量为8mg（效价），通常每周给药2~3次。根据患者情况可增加或减少至每日1次到每周1次。显示疗效的剂量一般为80~160mg（效价）。一个疗程的总剂量为240mg（效价） 5. 肿瘤消失后，应适当加给药，如每周1次8mg（效价）静注10次左右 6. 治疗血管瘤及淋巴管瘤：平阳霉素瘤体内注射治疗淋巴管瘤：每次4~8mg，溶入注射用水2~4ml，有囊尽可能抽尽囊内液后注药，间歇期至少1月，5次为1个疗程。3个月以下新生儿暂不使用或减量使用。治疗血管瘤：每次注射平阳霉素4~8mg，用生理盐水或利多可因注射液3~5ml稀释。注入瘤体内，注射1次未愈者，间歇7~10天重复注射，药物总量一般不超过70mg（效价） 7. 治疗鼻息肉：取平阳霉素1支（含8mg）用生理盐水4ml溶解，用细长针头行息肉内注射，每次息肉注射2~4ml，即一次注射1~2个息肉。观察15~30分钟有无过敏反应，每周1次，5次为1个疗程，一般1~2个疗程
注意事项	1. 发热，给药后如患者出现发热现象，可给予退热药。对出现高热的患者，在以后的治疗中应减少剂量，缩短给药时间，并在给药前后给予解热药或抗过敏药剂 2. 患者出现皮疹等过敏症状时应停止给药，停药后症状可自然消失 3. 患者如出现咳嗽、咳痰、呼吸困难等肺炎样症状，同时胸部X线片出现异常，应停止给药，并给予甾体激素和适当的抗菌药物 4. 偶尔出现休克样症状（血压低下，发冷发热、喘鸣、意识模糊等），应立即停止给药，对症处理 5. 局部用药的用法用量供临床医师参考 6. 需按医师处方，指示用药
禁忌	1. 对博来霉素类抗菌药物有过敏史的患者禁用 2. 对有肺、肝、肾功能障碍的患者慎用
不良反应	平阳霉素的不良反应主要有发热、胃肠道反应（恶心、呕吐、食欲不振等）、皮肤反应（色素沉着、角化增厚、皮炎、皮疹等）、脱发，肢端麻痛和口腔炎症等，肺部症状（肺炎样病变或肺纤维化）出现率低于博来霉素
特殊人群用药	肝、肾功能不全患者：慎用 儿童、老年人、妊娠与哺乳期妇女：未进行该项实验且无可靠参考文献
药典	Chin. P.
国家处方集	CNF
医保目录	【保（甲）】

基本药物目录	
其他推荐依据	罗博文，卢雄才，乔飞．平阳霉素联合微波热凝治疗小儿体表血管瘤的临床疗效观察［J］．广西医科大学学报，2017，34（5）：759-761.
■ 药品名称	**参芎葡萄糖注射液**　Salivae Miltiorrhizae Ligustrazine Hydrochloride and Glucose Injection
□ 其他名称	佰塞通
适应证	用于闭塞性脑血管疾病及其他缺血性血管疾病；有文献报道本品可用于椎动脉型颈椎病、骨折术后等
制剂与规格	注射液：100ml：丹参素 20mg、盐酸川芎嗪 100mg
用法与用量	静脉滴注，每天 1 次，每次 100~200ml，或遵医嘱，儿童及老年患者应遵医嘱
注意事项	1. 静脉滴注速度不宜过快 2. 糖尿病患者用药可在医生指导下使用 3. 本品不宜与碱性注射剂一起配伍
禁忌	1. 对本品过敏者禁用 2. 脑出血及有出血倾向的患者忌用
不良反应	未发现明显的不良反应，偶见有皮疹
特殊人群用药	妊娠与哺乳期妇女、儿童：尚不明确 老年人：老年不稳定心绞痛患者按规定使用一疗程（14 天），治疗前后血尿常规、血糖、血脂、肝功能无明显变化；30 例平均年龄 66 岁慢性肺心病患者按规定使用本品 10~14 天未见不良反应。其他疾病的老年患者在使用本品的过程中，按规定用法用量均未见有明显不良反应报道，建议老年患者应在医生的指导下使用
药典	
国家处方集	
医保目录	部分省份【保（乙）】
基本药物目录	
其他推荐依据	洪英杰，杨雪芹，张二力，等．参芎葡萄糖注射液治疗老年椎动脉型颈椎病的疗效及对血液流变学的影响［J］．中国老年学杂志，2015，35（8）：2106-2107.
■ 药品名称	**酮咯酸氨丁三醇注射液**　Ketorolac Tromethamine Injection
□ 其他名称	尼松
适应证	适用于需要阿片水平镇痛药的急性较严重疼痛的短期治疗，通常用于手术后镇痛，不适用于轻度或慢性疼痛的治疗
制剂与规格	注射剂：1ml：30mg
用法与用量	成年患者：肌注剂量，65 岁以下，一次 60mg；65 岁或以上、肾损伤或体重低于 50kg，一次 30mg。静注剂量，65 岁以下，30mg；65 岁或以上、肾损伤或体重低于 50kg，次 15mg

续　表

	儿科患者（2~16 岁）：肌注剂量，一次 1mg/kg，最大剂量不超过 30mg；静注剂量，一次 0.5mg/kg，最大剂量不超过 15mg 成人多次给药：静注或肌注，65 岁以下，建议每 6 小时静注或肌注 30mg，最大日剂量不超过 120 mg；65 岁或以上、肾损伤或体重低于 50kg，建议每 6 小时静注或肌注 15mg，最大日剂量不超过 60 mg 对于反跳性疼痛，无需增大给药剂量或者频率。除非属于禁忌，应考虑同时给予低剂量阿片类药物来消除疼痛
注意事项	1. 避免与其他非甾体抗炎药，包括选择性 COX-2 抑制剂合用用药 2. 最短治疗时间内使用最低有效剂量，可使不良反应降到最低 3. 治疗过程中的任何时候，都可能出现胃肠道出血、溃疡和穿孔的不良反应 4. 临床试验提示，本品可能引起严重心血管血栓性不良事件、心肌梗死和中风的风险增加，其风险可能是致命的 5. 可导致新发高血压或使已有的高血压症状加重，其中的任何一种都可导致心血管事件的发生率增加。同时服用噻嗪类或髓袢利尿剂时，可能会影响这些药物的疗效 6. 有高血压和（或）心力衰竭（如液体潴留和水肿）病史的患者应慎用
禁忌	1. 已知对本品过敏的患者禁用 2. 服用阿司匹林或其他非甾体类抗炎药后诱发哮喘、荨麻疹或过敏反应的患者禁用 3. 禁用于冠状动脉搭桥手术（CABG）围手术期疼痛的治疗 4. 有应用非甾体抗炎药后发生胃肠道出血或穿孔病史的患者禁用 5. 有活动性消化道溃疡/出血，或者既往曾复发溃疡/出血的患者禁用 6. 重度心力衰竭患者禁用
不良反应	治疗过程中可能的并发症：胃肠道溃疡、出血、穿孔，术后出血，肾功能衰竭，过敏及过敏样反应和肝功能衰竭（详见说明书）
特殊人群用药	儿童：不推荐 2 岁以下儿童使用。仅单次静注或肌注给药，肌注剂量不超过 30mg，静注剂量不超过 15mg 老年人：老年人使用时需特别慎重或减少用量 妊娠与哺乳期妇女：禁用
药典	
国家处方集	
医保目录	【保（乙）】
基本药物目录	
推荐依据	Masoumi B, Farzaneh B, Ahmadi O, et al. Effect of Intravenous Morphine and Ketorolac on Pain Control in Long Bones Fractures［J］. Advanced Biomedical Research, 2017, 6（1）: 91.
■ 药品名称	复方骨肽注射液　CompoundOssotide Injection
□ 其他名称	谷强
适应证	用于治疗风湿、类风湿性关节炎、骨质增生、骨折
制剂与规格	注射剂：2ml：30mg

用法与用量	1. 肌内注射：一次 2~4ml，一日 1 次 2. 静脉滴注：一次 4~10ml，15~30 天为一疗程 3. 亦可在痛点或穴位注射
注意事项	1. 如果本品出现浑浊，即停止使用 2. 过敏体质者慎用 3. 当药品性状发生改变时禁止使用
禁忌	对本品过敏者、严重肾功能不全者、孕妇禁用
不良反应	偶有发热、皮疹等过敏反应
特殊人群用药	肝、肾功能不全患者：严重肾功能不全者禁用 儿童：未进行该项实验且无可靠参考文献 老年人：尚不明确 妊娠与哺乳期妇女：孕妇禁用
药典	
国家处方集	
医保目录	部分省份【保（乙）】
基本药物目录	
其他推荐依据	祝雁冰 . 复方骨肽注射液治疗胸腰椎骨质疏松性骨折临床分析［J］. 实用药物与临床，2013，16（5）：454-455.

第十四章

中成药治疗用药

■ 药品名称	血塞通软胶囊　Xuesaitong Ruanjiaonang
□ 其他名称	理洫王
药物组成	三七总皂苷
功能与主治	活血祛瘀、通脉活络。用于瘀血闭脉络证的中风中经络恢复期，症见偏瘫，半身不遂，口舌歪斜，舌强言塞或不语。或用于心血瘀阻型冠心病心绞痛，证见胸闷，胸痛，心慌，舌紫暗或有瘀斑
临床应用	1. 中风：用于瘀阻脑络所致的中风，症见偏瘫，半身不遂，口舌歪斜，偏身麻木，舌强言塞或不语，舌质暗，脉涩；脑卒中见上述证候者 2. 胸痹：用于瘀阻心脉所致的胸痹心痛，症见胸闷，胸痛，甚则胸痛彻背，痛处固定不移，入夜尤甚，心悸气短，舌紫暗，或有瘀斑，脉弦涩；冠心病、心绞痛见上述证候者
制剂与规格	软胶囊剂：每粒装 0.33g（含三七总皂苷 60mg）
用法与用量	口服，一次 2 粒，一日 2 次
注意事项	尚不明确
禁忌	孕妇禁用
不良反应	尚不明确
特殊人群用药	肝、肾功能不全患者：尚不明确 儿童：尚不明确 老年人：尚不明确 妊娠与哺乳期妇女：妊娠妇女禁用，哺乳期妇女用药尚不明确
药典	
医保目录	【保（乙）】
国家处方集	
基本药物目录	
其他推荐依据	王健，张佐伦，张伟，等．血塞通软胶囊辅助治疗髌骨软骨病 38 列［J］．中国中西医结合杂志，2015（3）：235.
■ 药品名称	灯盏花素　Dengzhanhuasu
药物组成	灯盏花素
功能与主治	活血化瘀，通络镇痛。用于中风后遗症、冠心病、心绞痛

续 表

临床应用	1. 瘀阻脑脉所致的中风后遗症，临床表现为半身不遂、肢体无力、半身麻木、言语謇涩、舌质黯或有瘀点瘀斑、脉涩。西医临床主要适用于缺血性脑血管病，如脑供血不足、椎-基底动脉供血不足、脑出血后遗症 2. 瘀血阻络所致胸痹，症见胸部刺痛、痛有定处，心悸失眠，舌质暗紫，脉沉涩。西医临床主要适用于冠心病、心绞痛、心肌梗死及高黏血症等
制剂与规格	薄膜衣片，片芯为淡黄色；味淡或微咸；规格 40mg
用法与用量	口服，一次 40mg（1 片），一日 3 次
注意事项	孕妇忌服。不宜用于脑出血急性期或有出血倾向患者
禁忌	见"注意事项"
不良反应	个别有皮疹、乏力、口干等，但不影响治疗
特殊人群用药	妊娠与哺乳期妇女：孕妇忌服
药典	Chin. P.
国家处方集	
医保目录	【保（甲）】
基本药物目录	【基】
其他推荐依据	
■ 药品名称	**云南白药胶囊** Yunnan Baiyao Jiaonang
药物组成	国家保密方，本品含草乌（制），其余成分略
功能主治	化瘀止血，活血镇痛，解毒消肿。用于跌打损伤，瘀血肿痛，吐血，咯血，便血，痔血，崩漏下血，手术出血，疮疡肿毒及软组织挫伤，闭合性骨折，支气管扩张及肺结核咯血，溃疡病出血，以及皮肤感染性疾病
临床应用	1. 软组织挫伤：因软组织损伤所致瘀血阻滞，症见伤处青红紫斑，痛如针刺，掀肿闷胀，不敢触摸，活动受限，舌质紫暗；可用于闭合性骨折辅助治疗 2. 非心脑血管手术的围术期出血
制剂与规格	胶囊：每粒装 0.25g
用法与用量	刀、枪、跌打诸伤，无论轻重，出血者用温开水送服；瘀血肿痛与未流血者用酒送服；妇科各症，用酒送服；但月经过多、红崩，用温水送服。毒疮初起，服 1 粒，另取药粉，用酒调匀，敷患处，如已化脓，只需内服。其他内出血各症均可内服 口服。一次 1~2 粒，一日 4 次（2~5 岁按 1/4 剂量服用；6~12 岁按 1/2 剂量服用） 凡遇较重的跌打损伤可先服保险子 1 粒，轻伤及其他病症不必服
注意事项	1. 服药 1 日内，忌食蚕豆、鱼类及酸冷食物 2. 外用前务必清洁创面 3. 临床上确需使用大剂量给药，一定要在医师的安全监控下应用 4. 用药后若出现过敏反应，应立即停用，视症状轻重给予抗过敏治疗，若外用可先清除药物 5. 运动员慎用 6. 保险子放置在泡罩的中间处

续　表

	7. 本品所含草乌（制）为炮制后的乌头属类药材，通过独特的炮制、生产工艺，其毒性成分可基本消除，在安全范围内
禁忌	孕妇忌用；过敏体质及有用药过敏史的患者应慎用
不良反应	极少数患者服药后导致过敏性药疹，出现胸闷、心慌、腹痛、恶心呕吐、全身奇痒、躯干及四肢等部位出现荨麻疹
特殊人群用药	肝肾功能不全患者、儿童、老年人：尚不明确 妊娠与哺乳期妇女：孕妇禁用
药典	Chin. P.
国家处方集	
医保目录	【保（甲）】
基本药物目录	【基】
其他推荐依据	国家药典委员会. 中华人民共和国药典临床用药须知（2010年版）［M］. 北京：中国医药科技出版社，2011.
■ 药品名称	**雷公藤多苷**　TripterygiumGlycosides
药物组成	雷公藤多苷
功能与主治	祛风解毒、除湿消肿、舒筋通络。有抗炎及抑制细胞免疫和体液免疫等作用
临床应用	用于风湿热瘀、毒邪阻滞所致的类风湿性关节炎、肾病综合征、贝赫切特三联症、麻风反应、自身免疫性肝炎等
制剂与规格	片剂：10mg
用法与用量	口服。按体重每1kg每日1~1.5mg，分3次饭后服用，或遵医嘱
注意事项	1. 服药期间可引起月经紊乱，精子活力及数目减少，白细胞和血小板减少，停药后可恢复 2. 有严重心血管病和老年患者慎用 3. 孕妇忌用 4. 本品在医师指导下严格按照说明书规定剂量用药，不可超量使用 5. 用药期间应注意定期随诊并检查血、尿常规及心电图和肝肾功能，必要时停药并给予相应处理 6. 连续用药一般不宜超过3个月。如继续用药，应由医师根据患者病情及治疗需要决定
禁忌	1. 儿童、育龄期有孕育要求者、孕妇和哺乳期妇女禁用 2. 心、肝、肾功能不全患者禁用；严重贫血、白细胞和血小板降低者禁用 3. 胃、十二指肠溃疡活动期患者禁用 4. 严重心律失常者禁用
不良反应	1. 消化系统：口干、恶心、呕吐、乏力、食欲缺乏、腹胀、腹泻、黄疸、转氨酶升高；严重者可出现急性中毒性肝损伤、胃出血 2. 血液系统：白细胞、血小板下降；严重者可出现粒细胞缺乏和全血细胞减少 3. 泌尿系统：少尿或多尿、水肿、肾功能异常甚至急性肾衰竭 4. 心血管系统：心悸、胸闷、心律失常、血压升高或下降、心电图异常生殖、内分泌系统：女子月经紊乱、月经量少或闭经；男子精子数量减少、活力下降

续　表

	5. 神经系统：头晕、头晕、嗜睡、失眠、神经炎、复视 6. 其他：皮疹、瘙痒、脱发、面部色素沉着
特殊人群用药	肝、肾功能不全患者：禁用 儿童：慎用 老年人：慎用 妊娠与哺乳期妇女：禁用
药典	Chin. P.
国家处方集	CNF
医保目录	【保（甲）】
基本药物目录	【基】
其他推荐依据	
■ 药品名称	三花接骨散　Sanhuajiegu San
药物组成	三七、西红花、当归、川芎、血竭、桂枝、大黄、地龙、马钱子粉、煅自然铜、土鳖虫、续断、牛膝、烫骨碎补、木香、沉香、冰片、白芷
功能主治	活血化瘀，消肿镇痛，接骨续筋。用于骨折筋伤，瘀血肿痛等
临床应用	跌打损伤：因外伤、扭挫而致，症见伤处青红紫斑，痛如针刺，焮肿闷胀，不敢触摸，活动受限，舌质紫黯，脉弦涩；软组织损伤、挫伤见上述证候者 筋骨折伤：由外伤而致，症见伤处剧烈疼痛，肢体畸形，活动受限，焮肿疼痛，青紫斑块，舌红或黯，脉弦或弦数；骨折、脱臼见上述证候者
制剂与规格	散剂：每袋装 5g
用法与用量	口服，一次 5g，一日 2 次。14 日为一疗程，可连续服用 2 疗程或遵医嘱
注意事项	1. 本品为含马钱子制剂，不宜超量服用 2. 个别患者出现稀便，不妨碍用药
禁忌	孕妇禁用
不良反应	尚不明确
特殊人群用药	肝、肾功能不全患者、儿童、老人：尚不明确 妊娠与哺乳期妇女：孕妇禁用
药典	
国家处方集	
医保目录	
基本药物目录	
其他推荐依据	国家药典委员会．中华人民共和国药典临床用药须知：中药成方制剂卷（2010 年版）［M］．北京：中国医药科技出版社，2010.

续　表

■ 药品名称	痹祺胶囊　Biqi Jiaonang
□ 其他名称	痹祺
药物组成	马钱子粉、地龙、党参、茯苓、白术、川芎、丹参、三七、牛膝、甘草
功能与主治	益气养血，祛风除湿，活血镇痛。用于气血不足，风湿瘀阻，肌肉关节酸痛，关节肿大、僵硬变形或肌肉萎缩，气短乏力；风湿、类风湿性关节炎，腰肌劳损，软组织损伤属上述证候者
临床应用	痹病：因气血不足，风湿瘀阻所致。症见肌肉关节酸楚疼痛，抬举无力，局部肿胀，僵硬，变形，甚则肌肉挛缩，不能屈伸，或见皮肤结节瘀斑，伴倦怠乏力，心悸，气短，汗出，舌胖苔少或无苔，脉细无力或细数无力；类风湿关节炎、风湿性关节炎、骨性关节炎软组织损伤见上述证候者
制剂与规格	胶囊剂：每粒装 0.3g
用法与用量	口服，一次 4 粒，一日 2~3 次
注意事项	孕妇禁服；运动员慎用
禁忌	尚不明确
不良反应	尚不明确
特殊人群用药	妊娠与哺乳期妇女：孕妇禁服
药典	Chin. P.
国家处方集	
医保目录	【保（乙）】
基本药物目录	
其他推荐依据	中国中西医结合学会风湿病专业委员会. 常见风湿病中西医结合诊疗指南（草案）骨关节炎中西医结合诊疗指南［J］. 中药药理与临床，2013（6）：150-155.
■ 药品名称	复方伤痛胶囊　Fufangshangtong Jiaonang
药物组成	大黄（酒炙）、当归、柴胡、天花粉、桃仁（去皮）、红花、醋延胡索、甘草
功能与主治	活血化瘀，行气止痛。用于急性胸壁扭挫伤之瘀滞证。也可用于急性软组织损伤血瘀气滞证，症见局部疼痛、肿胀、瘀斑，舌质紫暗或有瘀斑、脉弦涩
临床应用	急性筋伤：多因外力诸如跌打、扭挫，使瘀血阻滞、经络不通所致。症见局部疼痛，皮肤青肿，活动受限，舌质紫暗，脉弦涩；急性软组织损伤见上述证候者 急性胸壁扭挫伤：多因外力诸如搬物屏气、扭挫致经络气血运行不畅。症见胸胁疼痛，痛呈走窜，胸闷气急，说话呼吸时有牵掣痛；急性胸部软组织损伤见上述证候者
制剂与规格	胶囊：每粒装 0.3g
用法与用量	口服，一次 3 粒，一日 3 次，疗程为 10 天
注意事项	长期慢性腹泻者慎用。年老体弱者慎用

续　表

禁忌	孕妇忌用
不良反应	个别患者服用后出现大便频次增加
特殊人群用药	肝肾功能不全患者、儿童、老年人：尚不明确 妊娠与哺乳期妇女：孕妇忌用，哺乳期妇女用药尚不明确
药典	
国家处方集	
医保目录	【保（乙）】
基本药物目录	
其他推荐依据	徐创龙，张根印，余红超 . 复方伤痛胶囊治疗急性软组织损伤 80 例［J］. 西部中医药，2011，24（8）：12-14.
■ 药品名称	金乌骨通胶囊　Jinwu Gutong Jiaonang
药物组成	金毛狗脊、乌梢蛇、葛根、淫羊藿、木瓜、土牛膝、土党参、姜黄、威灵仙、补骨脂
功能与主治	滋补肝肾，祛风除湿，活血通络。用于肝肾不足，风寒湿痹、骨质疏松、骨质增生引起的腰腿酸痛，肢体麻木等症
临床应用	痹病：因寒湿阻络所致。症见肢体关节疼痛，喜温畏寒，或关节肿胀，局部僵硬，肢体麻木，活动不利，或颈肩腰背疼痛，遇寒痛增，苔白腻，脉弦紧；类风湿关节炎、骨质疏松、骨质增生见上述证候者
制剂与规格	胶囊：0.5 克/粒
用法与用量	口服。一次 3 粒，一日 3 次；或遵医嘱
注意事项	1. 忌寒凉及油腻食物 2. 本品宜饭后服用 3. 不宜在服药期间同时服用其他泻火及滋补性中药 4. 热痹者不适用，主要表现为关节肿痛如灼、痛处发热，疼痛窜痛无定处，口干唇燥 5. 有高血压、心脏病、肝病、糖尿病、肾病等慢性病严重者应在医师指导下服用 6. 服药 7 天症状无缓解，应去医院就诊 7. 严格按照用法用量服用，年老体弱者应在医师指导下服用 8. 过敏体质者慎用 9. 本品性状发生改变时禁止使用 10. 请将本品放在儿童不能接触的地方 11. 如正在使用其他药品，使用本品前请咨询医师或药师
禁忌	孕妇忌服；对本品过敏者禁用
不良反应	尚不明确
特殊人群用药	肝、肾功能不全患者：在医师指导下服用 儿童：尚不明确 老年人：在医师指导下服用 妊娠与哺乳期妇女：孕妇禁用

续　表

药典	
国家处方集	
医保目录	【保（乙）】
基本药物目录	
其他推荐依据	葛京化，侯宝兴，沈卫东，等．金乌骨通胶囊治疗骨性关节炎临床观察［J］．上海中医药杂志，2004，38（9）：38-39.
■ 药品名称	祛风止痛胶囊　Qufeng Zhitong Jiaonang
药物组成	老鹳草，槲寄生，续断，威灵仙，独活，制草乌，红花
功能与主治	祛风寒，补肝肾，壮筋骨。用于风寒湿邪闭阻，肝肾亏虚所致的痹病，症见关节肿胀、腰膝疼痛、四肢麻木
临床应用	痹病：因感受风寒湿邪，兼肝肾亏虚所致。症见关节疼痛，重着，或麻木，局部畏寒，遇阴寒天气疼痛加重，腰膝疼痛，头晕，耳鸣，舌苔白，脉弦；类风湿性关节炎、骨关节炎见上述证候者
制剂与规格	胶囊：0.3g
用法与用量	口服，一次6粒，一日2次
注意事项	尚不明确
禁忌	孕妇忌服
不良反应	尚不明确
特殊人群用药	尚不明确
药典	Chin. P.
国家处方集	
医保目录	【保（乙）】
基本药物目录	
其他推荐依据	李晓强，贾春颖，辛宁．祛风止痛胶囊辅助治疗类风湿关节炎的临床分析［J］．中国实用医药，2010，5（7）：137-138.
■ 药品名称	藤黄健骨胶囊　Tenghuangjiangu Jiaonang
药物组成	熟地黄、鹿衔草、骨碎补（烫）、肉苁蓉、淫羊藿、鸡血藤、莱菔子（炒）
功能与主治	补肾，活血，止痛。用于肥大性脊椎炎，颈椎病，跟骨刺，增生性关节炎，大骨节病
临床应用	骨痹：多由骨髓空虚，邪气乘隙侵袭，血气衰弱，肝肾不足所致。症见肢体麻木无力，骨骼疼痛，关节僵硬变形，活动受限等；骨关节炎、肥大性脊椎炎、跟骨刺、大骨节病见上述证候者 项痹：因长期伏案，年老体虚，经气不利所致。症见颈部疼痛麻木，连及头、肩、上肢，并可伴有眩晕等；颈椎病见上述证候者

续　表

制剂与规格	胶囊：每粒装 0.25g
用法与用量	口服。一次 4~6 粒，一日 2 次
注意事项	尚不明确
禁忌	尚不明确
不良反应	尚不明确
特殊人群用药	尚不明确
药典	
国家处方集	
医保目录	【保（乙）】
基本药物目录	
其他推荐依据	胡新阳．藤黄健骨胶囊治疗膝关节骨关节炎疗效观察［J］．浙江创伤外科，2014（2）：225-226.
■ 药品名称	云南白药膏　Yunnanbaiyao Gao
药物组成	国家保密方，本品含草乌（制）、雪上一支蒿（制）、其余成分略
功能主治	活血散瘀，消肿镇痛，祛风除湿。用于跌打损伤，瘀血肿痛，风湿疼痛等症
临床应用	跌打损伤：因软组织损伤所致瘀血阻滞，症见伤处青红紫斑，痛如针刺，焮肿闷胀，不敢触摸，活动受限，舌质紫黯。 痹病：因风湿瘀阻经络而致关节疼痛，痛处不移或痛而重着，肢体麻木，筋骨拘急
制剂与规格	橡胶膏剂：6.5cm×10cm
用法与用量	贴患处
注意事项	1. 皮肤破伤处不宜使用 2. 皮肤过敏者停用，过敏体质者慎用 3. 每次贴于皮肤的时间少于 12 小时，使用中发生皮肤发红，瘙痒等轻微反应时可适当减少粘贴时间 4. 本品性状发生改变时禁止使用 5. 请将本品放在儿童不能接触的地方 6. 如正在使用其他药品，使用本品前请咨询医师或药师 7. 本品为外用制剂，所含草乌（制）、雪上一支蒿（制）分别为中药炮制品，通过炮制，毒性降低，请仔细阅读说明书并按说明使用或在药师指导下购买和使用
禁忌	孕妇禁用；对本品过敏者禁用
不良反应	过敏性体质患者可能有胶布过敏反应或药物接触性瘙痒反应
特殊人群用药	肝、肾功能不全患者：尚不明确 儿童、老年人：在医师指导下使用，儿童必须在成人的监护下使用 妊娠与哺乳期妇女：孕妇禁用
药典	
国家处方集	

续　表

医保目录	【保（甲）】
基本药物目录	【基】
其他推荐依据	非创伤性出血急诊处理专家组．非创伤性出血的急诊处理专家共识/意见［J］．中华急诊医学杂志，2017，26（8）：850-856.
■ 药品名称	云南白药气雾剂
药物组成	国家保密方，本品含草乌（制）、雪上一支蒿（制）、其余成分略
功能主治	活血散瘀，消肿镇痛。用于跌打损伤，瘀血肿痛，肌肉酸痛及风湿疼痛
临床应用	跌打损伤：因软组织损伤所致瘀血阻滞，症见伤处青红紫斑，痛如针刺，掀肿闷胀，不敢触摸，活动受限，舌质紫黯 痹病：因风湿瘀阻经络而致关节疼痛，痛处不移或痛而重着，肢体麻木，筋骨拘急
制剂规格	气雾剂：云南白药气雾剂 50 克/瓶；云南白药气雾剂保险液 60 克/瓶
用法与用量	外用，喷于伤患处。使用云南白药气雾剂，一日 3~5 次。凡遇较重闭合性跌打损伤者，先喷云南白药气雾剂保险液，若剧烈疼痛仍不缓解，可间隔 1~2 分钟重复给药，一天使用不得超过 3 次。喷云南白药气雾剂保险液间隔 3 分钟后，再喷云南白药气雾剂
注意事项	1. 本品只限于外用，切勿喷入口、眼、鼻 2. 皮肤过敏者停用 3. 使用云南白药气雾剂保险液时先振摇，喷嘴离皮肤 5~10cm，喷射时间应限制在 3~5 秒，以防局部冻伤 4. 皮肤受损者勿用 5. 使用时勿近明火，切勿受热，应置于阴凉处保存 6. 对酒精及本品过敏者禁用，过敏体质者慎用 7. 本品形状发生改变时禁止使用 8. 儿童必须在成人监护下使用 9. 请将本品放在儿童不能接触的地方 10. 如正在使用其他药品，使用本品前请咨询医师或药师 11. 本品为外用制剂，所含草乌（制）、雪上一支蒿（制）分别为中药炮制品，通过炮制，毒性降低，请仔细阅读说明书并按说明使用或在药师指导下购买和使用
禁忌	孕妇禁用；对云南白药过敏者忌用
不良反应	极少数患者用药后导致过敏性药疹，出现全身奇痒、躯干及四肢等部位出现荨麻疹，停药即消失
特殊人群用药	肝、肾功能不全患者：尚不明确 儿童、老年人：在医师指导下使用 妊娠与哺乳期妇女：孕妇禁用
药典	
国家处方集	
医保目录	【保（甲）】
基本药物目录	【基】

其他推荐依据	非创伤性出血急诊处理专家组 . 非创伤性出血的急诊处理专家共识/意见［J］. 中华急诊医学杂志，2017，26（8）：850-856.
■ **药品名称**	**金天格胶囊 Jintiange Jiaonang**
药物组成	人工虎骨粉
功能与主治	具有健骨作用。用于腰背疼痛，腰膝酸软，下肢痿弱，步履艰难等症状的改善
临床应用	骨痿：因肝肾不足，筋骨失养所致，症见背痛，腰痛膝软，骨脆易折；骨质疏松症见上述证候者
制剂与规格	胶囊剂：每粒装 0.4g
用法与用量	口服：一次 3 粒，一日 3 次。1 个疗程为 3 个月
注意事项	服药期间多饮水
禁忌	尚不明确
不良反应	未发现明显不良反应。偶见个别患者服药后出现口干
特殊人群用药	尚不明确
药典	
国家处方集	
医保目录	【保（乙）】
基本药物目录	
其他推荐依据	中华医学会骨质疏松和骨矿盐疾病分会 . 原发性骨质疏松症诊疗指南（2017）［J］. 中华骨质疏松和骨矿盐疾病杂志，2017，10（5）：413-443.
■ **药品名称**	**致康胶囊 Zhikang Jiaonang**
药物组成	大黄、黄连、三七、白芷、阿胶、龙骨（煅）、白及、醋没药、海螵蛸、茜草、龙血竭、甘草、珍珠、冰片
功能与主治	清热凉血止血，化瘀生肌定痛。用于创伤性出血，崩漏、呕血及便血等
临床应用	跌打损伤 因外伤扭挫，瘀血阻滞，经络不通所致，症见局部疼痛，皮肤青肿，活动受限，舌质紫黯，脉弦涩；软组织损伤见上述证候者
制剂与规格	胶囊：每粒装 0.3g
用法与用量	口服：一次 2-4 粒，一日 3 次；或遵医嘱
注意事项	1. 在服用本品期间，尤其用于胃及十二指肠溃疡、急慢性胃炎、溃疡性结肠炎、痔疮、直肠炎等消化系统疾病患者，饮食宜清淡，忌酒及辛辣、生冷、油腻食物 2. 忌愤怒、忧郁，保持心情舒畅 3. 过敏体质者慎用 4. 在治疗剂量内未发现有血栓形成的倾向，长时间超剂量服用应在医师指导下进行 5. 本品性状发生改变时禁止使用 6. 请将本品放在儿童不能接触的地方

续　表

禁忌	尚不明确
不良反应	尚不明确
特殊人群用药	肝、肾功能不全患者：尚不明确 儿童：必须在成人监护下使用 老年人：尚不明确 妊娠与哺乳期妇女：孕妇禁用
药典	Chin. P.（2015 年版）
国家处方集	
医保目录	【保（乙）】
基本药物目录	部分省份【基】增补
其他推荐依据	张自强，常保生，高超. 致康胶囊治疗四肢软组织损伤的疗效观察［J］. 宁夏医科大学学报，2007，29（6）：664-665.
■ 药品名称	壮骨关节胶囊　Zhuangguguanjie Jiaonang
药物组成	狗脊、淫羊藿、独活、骨碎补、续断、补骨脂、桑寄生、鸡血藤、熟地黄、木香、乳香、没药
功能与主治	补益肝肾，养血活血，舒筋活络，理气止痛。用于肝肾不足，气滞血瘀，经络痹阻所致的退行性骨关节病，腰肌劳损
临床应用	骨痹：因肝肾不足、风寒湿邪凝滞于经络所致，症见颈、腰、膝部痛有定处，重着而痛，遇风寒湿邪加重，得温热减轻，苔白腻，脉沉而迟缓；骨性关节炎、强直性脊柱炎、脊柱骨关节病、骨质疏松症见上述证候者 腰痛：因肝肾不足、血瘀气滞、脉络痹阻所致，症见腰部酸软疼痛，屈伸不利，遇劳加重，舌淡，脉沉细；腰肌劳损见上述证候者
制剂与规格	胶囊剂：每粒装 0.45g
用法与用量	口服：一次 2 粒，一日 2 次，早晚饭后服用。疗程为 1 个月
注意事项	1. 肝功能异常者慎用，定期检查肝功能 2. 孕妇或哺乳期妇女尚无临床研究资料 3. 30 天为一疗程。目前尚未长期服用的临床资料
禁忌	严重肝功能损害患者禁用
不良反应	偶见个别病例转氨酶升高，停药后恢复正常。偶有轻度恶心、胃痛等胃肠道反应、胸闷、口干
特殊人群用药	肝、肾功能不全患者：严重肝功能损害患者禁用，肝功能异常者慎用 儿童：尚不明确 老年人：尚不明确 妊娠与哺乳期妇女：尚无临床研究资料
药典	
国家处方集	

续　表

医保目录	【保（乙）】
基本药物目录	
其他推荐依据	Zhang XL, Yang J, Yang L, et al. Efficacy and Safety of Zhuanggu Joint Capsules in Combination with Celecoxib in Knee Osteoarthritis: A Multi-center, Randomized, Double-blind, Double-dummy, and Parallel Controlled Trial [J]. Chinese Medical Journal, 2016, 129 (8): 891-897.

第十五章

手术预防用抗菌药物

第一节　抗菌药物预防性应用的基本原则

根据《抗菌药物临床应用指导原则》（卫医发〔2004〕285号）、《卫生部办公厅关于抗菌药物临床应用管理有关问题的通知》（卫办医政发〔2009〕38号）和《2012年全国抗菌药物临床应用专项整治活动方案》（卫办医政发〔2012〕32号），对临床使用抗菌药物进行如下简介，供手术预防用抗菌药物使用参考。

（一）内科及儿科预防用药

1. 用于预防一种或两种特定病原菌入侵体内引起的感染，可能有效；如目的在于防止任何细菌入侵，则往往无效。

2. 预防在一段时间内发生的感染可能有效；长期预防用药，常不能达到目的。

3. 患者原发疾病可以治愈或缓解者，预防用药可能有效。原发疾病不能治愈或缓解者（如免疫缺陷者），预防用药应尽量不用或少用。对免疫缺陷患者，宜严密观察其病情，一旦出现感染征兆时，在送检有关标本作培养同时，首先给予经验治疗。

4. 通常不宜常规预防性应用抗菌药物的情况：普通感冒、麻疹、水痘等病毒性疾病，昏迷、休克、中毒、心力衰竭、肿瘤、应用肾上腺皮质激素等患者。

（二）外科手术预防用药

1. 外科手术预防用药目的　预防手术后切口感染，以及清洁-污染或污染手术后手术部位感染及术后可能发生的全身性感染。

2. 外科手术预防用药基本原则　根据手术野有否污染或污染可能，决定是否预防用抗菌药物。

（1）清洁手术：手术野为人体无菌部位，局部无炎症、无损伤，也不涉及呼吸道、消化道、泌尿生殖道等人体与外界相通的器官。手术野无污染，通常不需预防用抗菌药物，仅在下列情况时可考虑预防用药：

1）手术范围大、时间长、污染机会增加。

2）手术涉及重要脏器，一旦发生感染将造成严重后果者，如头颅手术、心脏手术、眼内手术等。

3）异物植入手术，如人工心瓣膜植入、永久性心脏起搏器放置、人工关节置换等。

4）高龄或免疫缺陷者等高危人群。

（2）清洁-污染手术：上下呼吸道、上下消化道、泌尿生殖道手术，或经以上器官的手术，如经口咽部大手术、经阴道子宫切除术、经直肠前列腺手术，以及开放性骨折或创伤手术。由于手术部位存在大量人体寄殖菌群，手术时可能污染手术野致感染，故此类手术需预防用抗菌药物。

（3）污染手术：由于胃肠道、尿路、胆道体液大量溢出或开放性创伤未经扩创等已造成手术野严重污染的手术。此类手术需预防用抗菌药物。

术前已存在细菌性感染的手术，如腹腔脏器穿孔腹膜炎、脓肿切除术、气性坏疽截肢术等，属抗菌药物治疗性应用，不属预防应用范畴。

（4）外科预防用抗菌药物的选择及给药方法：抗菌药物的选择视预防目的而定。为预防术后切口感染，应针对金黄色葡萄球菌（以下简称金葡）选用药物。预防手术部位感染或全身性感染，则需依据手术野污染或可能的污染菌种类选用，如结肠或直肠手术前应选用对大肠埃希菌和脆弱拟杆菌有效的抗菌药物。选用的抗菌药物必须是疗效肯定、安全、使用方便及价格相对较低的品种。

给药方法：接受清洁手术者，在术前 0.5~2 小时内给药（万古霉素、克林霉素、喹诺酮类滴注时间另有规定），或麻醉开始时给药，使手术切口暴露时局部组织中已达到足以杀灭手术过程中入侵切口细菌的药物浓度。如果手术时间超过 3 小时，或失血量大（>1500ml），可手术中给予第 2剂。抗菌药物的有效覆盖时间应包括整个手术过程和手术结束后 4 小时，总的预防用药时间不超过24 小时，个别情况可延长至 48 小时。手术时间较短（<2 小时）的清洁手术，术前用药 1 次即可。接受清洁-污染手术者的手术时预防用药时间亦为 24 小时，必要时延长至 48 小时。污染手术可依据患者情况酌量延长。对手术前已形成感染者，抗菌药物使用时间应按治疗性应用而定。

常见手术预防用抗菌药物表

手术名称	抗菌药物选择
颅脑手术	第一、二代头孢菌素，头孢曲松
颈部外科（含甲状腺）手术	第一代头孢菌素
经口咽部黏膜切口的大手术	第一代头孢菌素，可加用甲硝唑
乳腺手术	第一代头孢菌素
周围血管外科手术	第一、二代头孢菌素
腹外疝手术	第一代头孢菌素
胃十二指肠手术	第一、二代头孢菌素
阑尾手术	第二代头孢菌素或头孢噻肟，可加用甲硝唑
结、直肠手术	第二代头孢菌素或头孢曲松或头孢噻肟，可加用甲硝唑
肝胆系统手术	第二代头孢菌素，有反复感染史者可选头孢曲松 或头孢哌酮或头孢哌酮/舒巴坦
胸外科手术（食管、肺）	第一、二代头孢菌素，头孢曲松
心脏大血管手术	第一、二代头孢菌素
泌尿外科手术	第一、二代头孢菌素，环丙沙星
一般骨科手术	第一代头孢菌素
应用人工植入物的骨科手术（骨折内固定术、脊柱融合术、关节置换术）	第一、二代头孢菌素，头孢曲松
妇科手术	第一、二代头孢菌素或头孢曲松或头孢噻肟，涉及阴道时可加用甲硝唑

续 表

手术名称	抗菌药物选择
剖宫产	第一代头孢菌素（结扎脐带后给药）

注: 1. Ⅰ类切口手术常用预防抗菌药物为第一代头孢菌素：头孢唑林、五水头孢唑林钠、头孢拉定和头孢替唑等
2. Ⅰ类切口手术常用预防抗菌药物单次使用剂量：头孢唑林 1~2g；五水头孢唑林钠 1~2g；头孢拉定 1~2g；头孢呋辛 1.5g；头孢曲松 1~2g；甲硝唑 0.5g。头孢菌素应在 30 分钟内滴完
3. 对 β-内酰胺类抗菌药物过敏者，可选用克林霉素预防葡萄球菌、链接菌感染，可选用氨曲南预防革兰阴性杆菌感染。必要时可联合使用
4. 耐甲氧西林葡萄球菌检出率高的医疗机构，如进行人工材料植入手术（如人工心脏瓣膜置换、永久性心脏起搏器置入、人工关节置换等），也可选用万古霉素或去甲万古霉素预防感染
5. 下消化道手术也可以使用第一代头孢菌素，对预防切口感染有利，但预防危害程度更大的深部器官-腔隙感染力度不够。基本用药应是第二代头孢菌素，复杂大手术可用第三代头孢菌素

第二节　第一代头孢菌素类

■ 药品名称	头孢唑林　Cefazolin
□ 其他名称	新泰林
抗菌谱与适应证	第一代头孢菌素。除肠球菌属、耐甲氧西林葡萄球菌属外，对其他革兰阳性球菌均有良好抗菌活性，肺炎链球菌和溶血性链球菌对其高度敏感，对部分大肠埃希菌、奇异变形杆菌和肺炎克雷伯菌有良好抗菌活性。临床用于敏感菌所致的呼吸道感染，尿路感染，皮肤软组织感染，骨和关节感染，肝胆系统感染，感染性心内膜炎，败血症，眼、耳、鼻、咽喉部感染；外科手术预防用药
制剂与规格	(1) 注射用头孢唑林钠：①0.5g；②1g；③1.5g；④2g (2) 注射用五水头孢唑林钠：①0.5g；②1g；③1.5g；④2g
用法与用量	成人：常用剂量一次 0.5~1g，一日 2~4 次，严重感染可增至一日 6g，分 2~4 次静脉给予，或遵医嘱。用于预防外科手术后感染时，一般为术前 0.5~1 小时肌内注射或静脉给药 1g，手术时间超过 6 小时者术中加用 0.5~1g，术后每 6~8 小时给药 0.5~1g，至手术后 24 小时止 儿童：一日 50~100mg/kg，分 2~3 次静脉缓慢推注、静脉滴注或肌内注射
注意事项	1. 交叉过敏反应：对青霉素过敏患者应用本品时应根据患者情况充分权衡利弊后决定 2. 对诊断的干扰：应用本品和其他头孢菌素的患者抗球蛋白（Coombs）试验可出现阳性；孕妇产前应用这类药物，此阳性反应也可出现于新生儿。当应用本品的患者尿中头孢类含量超过 10mg/ml 时，以磺基水杨酸进行尿蛋白测定可出现假阳性反应。以硫酸铜法测定尿糖可呈假阳性反应。血清丙氨酸氨基转移酶、门冬氨酸氨基转移酶、碱性磷酸酶和血尿素氮在应用本品过程中皆可升高。如采用 Jaffe 反应进行血清和尿肌酐值测定时可有假性增高 3. 有胃肠道疾病史者，特别是溃疡性结肠炎、局限性肠炎或抗菌药物相关性结肠炎（头孢菌素类很少产生假膜性结肠炎）者和肾功能减退者应慎用头孢菌素类
禁忌	对头孢菌素过敏者及有青霉素过敏性休克或即刻反应史者禁用本品

不良反应	应用头孢唑林的不良反应发生率低,静脉注射发生的血栓性静脉炎和肌内注射区域疼痛均较头孢噻吩少而轻。药疹发生率为 1.1%,嗜酸性粒细胞增多的发生率为 1.7%,单独以药物热为表现的过敏反应仅偶有报道。本品与氨基糖苷类抗菌药物合用是否增加后者的肾毒性尚不能肯定。临床上本品无肝损害现象,但个别患者可出现暂时性血清氨基转移酶、碱性磷酸酶升高。肾功能减退患者应用高剂量(每日 12g)的头孢唑林时可出现脑病反应。白色念珠菌二重感染偶见
特殊人群用药	肝、肾功能不全患者:临床上本品无肝损害现象,但肝功能不全患者也应慎用。肾功能减退者的肌酐清除率>50ml/min 时,仍可按正常剂量给药;肌酐清除率≤50ml/min 时,应在减少剂量情况下谨慎使用。与庆大霉素或其他肾毒性抗菌药物合用有增加肾损害的危险性 儿童:早产儿及 1 个月以下的新生儿不推荐应用本品 老年人:本品在老年人中清除半衰期较年轻人明显延长,应按肾功能适当减量或延长给药间期 妊娠与哺乳期妇女:哺乳期妇女应用头孢菌素类虽尚无发生问题报道,但其应用仍须权衡利弊后决定
药典	Chin. P.
国家处方集	CNF
医保目录	部分省份【保(乙)】 【保(甲)】
基本药物目录	【基】
其他推荐依据	《中国国家处方集》编委会. 中国国家处方集 [M]. 北京:人民军医出版社,2010.
■ 药品名称	头孢拉定 Cephradine
抗菌谱与适应证	第一代头孢菌素,适用于外科手术预防用药
制剂与规格	注射用头孢拉定:①0.5g;②1.0g
用法与用量	静脉给药,常规单次剂量:1~2g
注意事项	应用头孢拉定的患者以硫酸铜法测定尿糖时可出现假阳性反应
禁忌	对头孢菌素过敏者及有青霉素过敏性休克或即刻反应史者禁用
不良反应	恶心、呕吐、腹泻、上腹部不适等胃肠道反应较为常见
特殊人群用药	肝、肾功能不全患者:头孢拉定主要经肾排出,肾功能减退者需减少剂量或延长给药间期 儿童:慎用 老年人:肾功能减退的老年患者应适当减少剂量或延长给药时间 妊娠与哺乳期妇女:孕妇及哺乳期妇女慎用,妊娠安全性分级为 B 级,哺乳期妇女应用时需权衡利弊
药典	USP、Eur. P.、Chin. P.
国家处方集	CNF
医保目录	【保(乙)】
基本药物目录	【基】

续　表

其他推荐依据	
■ 药品名称	头孢硫脒　Cefathiamidine
抗菌谱与适应证	第一代头孢菌素，适用于外科手术预防用药
制剂与规格	注射用头孢硫脒：①0.5g；②1.0g；③2.0g
用法与用量	静脉滴注，一次 2g，一日 2~4 次
注意事项	1. 有胃肠道疾病史者，特别是溃疡性结肠炎、局限性肠炎或抗生素相关性结肠炎者应慎用 2. 应用本品的患者抗球蛋白试验可出现阳性
禁忌	对头孢菌素类抗生素过敏者或对青霉素过敏性休克者禁用
不良反应	偶见荨麻疹、哮喘、瘙痒、寒战、高热、血管神经性水肿、非蛋白氮、ALT 及 AST 升高
特殊人群用药	肝、肾功能不全患者：肾功能减退者须适当减量 老年人：老年患者肾功能减退，应用时须适当减量 妊娠与哺乳期妇女：妊娠早期妇女慎用；哺乳妇女使用需权衡利弊
药典	Chin. P.
国家处方集	CNF
医保目录	【保（乙）】
基本药物目录	
其他推荐依据	
■ 药品名称	头孢西酮钠　Cefazedone Sodium
抗菌谱与适应证	第一代头孢菌素，适用于外科手术预防用药。本品对金黄色葡萄球菌、凝固酶阴性葡萄球菌、肺炎链球菌、β-溶血链球菌等革兰阳性菌具有良好的抗菌活性
制剂与规格	注射用头孢西酮钠：①0.5g；②1.0g
用法与用量	静脉给药，成人一日 1~4g，分 2~3 次用药。4 周以上儿童一日 50mg/kg，分 2~3 次，静脉注射或静脉滴注
注意事项	青霉素过敏者慎用
禁忌	对本品或其他头孢菌素类抗生素过敏者禁用；早产儿及新生儿禁用
不良反应	发热、皮疹、红斑等过敏反应
特殊人群用药	肝、肾功能不全患者：肾功能不全者慎用 儿童：早产儿及新生儿禁用 妊娠与哺乳期妇女：孕妇、哺乳期妇女用药要权衡利弊
药典	
国家处方集	韩国抗生物质医药品基准（韩抗基）
医保目录	
基本药物目录	

续　表

其他推荐依据	
■ **药品名称**	**头孢替唑钠**　Ceftezole Sodium
抗菌谱与适应证	第一代头孢菌素，适用于外科手术预防用药。本品对革兰阳性菌，尤其是球菌，包括产青霉素酶和不产生青霉素酶的金黄色葡萄球菌、化脓性链球菌、肺炎球菌、B组溶血性链球菌、草绿色链球菌、表皮葡萄球菌，以及白喉杆菌、炭疽杆菌皆比较敏感
制剂与规格	注射用头孢替唑钠：①0.5g；②0.75g；③1.0g；④1.5g；⑤2.0g
用法与用量	静脉给药，成人一次0.5~4g，一日2次。儿童日用量为20~80mg/kg体重，分1~2次静脉给药
注意事项	青霉素过敏者慎用
禁忌	对本品或其他头孢菌素类抗生素过敏者禁用；对利多卡因或酰基苯胺类局部麻醉剂有过敏史者禁用本品肌注
不良反应	少见过敏反应，如皮疹、荨麻疹、皮肤发红、瘙痒、发热等；偶见血肌酐升高；罕见严重肾功能异常、粒细胞减少、白细胞减少等
特殊人群用药	肝、肾功能不全患者：肾功能不全者慎用 妊娠与哺乳期妇女：孕妇、哺乳期妇女用药要权衡利弊
药典	Chin. P.
国家处方集	日本抗生物质医药品基准（日抗基）
医保目录	
基本药物目录	
其他推荐依据	

第三节　第二代头孢菌素类

■ **药品名称**	**头孢呋辛钠**　Cefuroxime Sodium
抗菌谱与适应证	第二代头孢菌素，适用于颅脑手术，周围血管外科手术，胃十二指肠手术，阑尾手术，结、直肠手术，肝胆系统手术，胸外科手术、心脏大血管手术，泌尿外科手术，应用人工植入物的骨科手术，妇科手术的预防用药
制剂与规格	注射用头孢呋辛钠：①0.25g；②0.5g；③0.75g；④1.0g；⑤1.5g；⑥2.0g；⑦2.25g；⑧2.5g；⑨3.0g
用法与用量	静脉给药，常规单次剂量：1.5g

续　表

注意事项	1. 对青霉素类药物过敏者，慎用
	2. 使用时应注意监测肾功能，特别是对接受高剂量的重症患者
	3. 肾功能不全者应减少一日剂量
	4. 头孢呋辛能引起抗生素相关性肠炎，应警惕。抗生素相关性肠炎诊断确立后，应给予适宜的治疗。轻度者停药即可，中、重度者应给予液体、电解质、蛋白质补充，并需选用对梭状芽胞杆菌有效的抗生素类药物治疗
	5. 有报道少数患儿使用本品时出现轻、中度听力受损
禁忌	对头孢菌素过敏者及有青霉素过敏性休克史者禁用
不良反应	过敏反应（皮疹、瘙痒、荨麻疹等），局部反应（血栓性静脉炎），胃肠道反应（腹泻，恶心、抗生素相关性肠炎等）等
特殊人群用药	肝、肾功能不全患者：严重肝、肾功能不全患者慎用
	儿童：5 岁以下小儿禁用
	老年人：老年患者口服本药，不必根据年龄调整剂量
	妊娠与哺乳期妇女：妊娠安全性分级为 B 级；哺乳妇女用药应权衡利弊，如需使用，应暂停哺乳
药典	USP、Eur. P.、Chin. P.
国家处方集	CNF
医保目录	【保（甲）】
基本药物目录	【基】
其他推荐依据	

■ 药品名称	头孢替安　Cefotiam
抗菌谱与适应证	第二代头孢菌素，适用于颅脑手术，周围血管外科手术，胃十二指肠手术，阑尾手术，结、直肠手术，肝胆系统手术，胸外科手术，心脏大血管手术，泌尿外科手术，应用人工植入物的骨科手术，妇科手术的预防用药
制剂与规格	注射用盐酸头孢替安：①0.5g；②1g
用法与用量	静脉给药，常规单次剂量：1~2g
注意事项	1. 有胃肠道疾病史者，特别是溃疡性结肠炎、局限性肠炎或抗生素相关性结肠炎者慎用
	2. 本品可引起血象改变，严重时应立即停药
禁忌	对头孢菌素过敏者及有青霉素过敏性休克史者禁用
不良反应	偶见过敏、胃肠道反应、血象改变及一过性 AST 及 ALT 升高；可致肠道菌群改变，造成维生素 B 和 K 缺乏；偶可致继发感染；大量静脉注射可致血管和血栓性静脉炎
特殊人群用药	肝、肾功能不全患者：肾功能不全者应减量并慎用
	儿童：早产儿和新生儿使用本药的安全性尚未确定
	老年人：老年患者用药剂量应按其肾功能减退情况酌情减量
	妊娠与哺乳期妇女：孕妇或可能已妊娠的妇女、哺乳妇女应权衡利弊后用药
药典	USP、Eur. P.、Chin. P.
国家处方集	CNF

续　表

医保目录	【保（乙）】
基本药物目录	
其他推荐依据	
■ 药品名称	头孢西丁　Cefoxitin
抗菌谱与适应证	第二代头孢菌素，适用于颅脑手术，周围血管外科手术，胃十二指肠手术，阑尾手术，结、直肠手术，肝胆系统手术，胸外科手术、心脏大血管手术，泌尿外科手术，应用人工植入物的骨科手术，妇科手术的预防用药
制剂与规格	注射用头孢西丁钠：①1g；②2g
用法与用量	静脉给药，常规单次剂量：1~2g
注意事项	1. 青霉素过敏者慎用 2. 肾功能损害者及有胃肠疾病史（特别是结肠炎）者慎用 3. 本品与氨基糖苷类抗生素配伍时，会增加肾毒性
禁忌	对头孢菌素过敏者及有青霉素过敏性休克史者禁用
不良反应	最常见的为局部反应，静脉注射后可出现血栓性静脉炎，肌内注射后可有局部硬结压痛；偶见变态反应、低血压、腹泻等
特殊人群用药	儿童：3个月以内婴儿不宜使用本药 妊娠与哺乳期妇女：妊娠安全性分级为B级；哺乳妇女应权衡利弊后用药
药典	USP、Eur. P.、Chin. P.
国家处方集	CNF
医保目录	【保（乙）】
基本药物目录	
其他推荐依据	
■ 药品名称	头孢美唑　Cefmetazole
抗菌谱与适应证	第二代头孢菌素，适用于颅脑手术，周围血管外科手术，胃十二指肠手术，阑尾手术，结、直肠手术，肝胆系统手术，胸外科手术、心脏大血管手术，泌尿外科手术，应用人工植入物的骨科手术，妇科手术的预防用药
制剂与规格	注射用头孢美唑钠：①1g；②2g
用法与用量	静脉给药，常规单次剂量：1~2g
注意事项	1. 下述患者慎用：对青霉素类抗生素有过敏史者，或双亲、兄弟姐妹等亲属属于过敏体质者，严重肾损害者（有可能出现血药浓度升高、半衰期延长），经口摄食不足患者或非经口维持营养者、全身状态不良者（通过摄食，可能出现维生素K缺乏）等 2. 给药期间及给药后至少1周内避免饮酒
禁忌	对本品有过敏性休克史者禁用
不良反应	过敏反应（如皮疹、瘙痒、荨麻疹、红斑、发热），罕见休克、肝功能异常等

续　表

特殊人群用药	肝、肾功能不全患者：严重肝、肾功能障碍者慎用
	儿童：早产儿、新生儿慎用
	老年人：慎用
	妊娠与哺乳期妇女：慎用
药典	USP、Eur. P.、Chin. P.
国家处方集	CNF
医保目录	【保（乙）】
基本药物目录	
其他推荐依据	

第四节　第三代头孢菌素类

■ 药品名称	头孢曲松　Ceftriaxone
抗菌谱与适应证	第三代头孢菌素，适用于颅脑手术，结、直肠手术，有反复感染史患者的肝胆系统手术，胸外科手术，应用人工植入物的骨科手术，妇科手术的预防用药
制剂与规格	注射用头孢曲松钠：①0.25g；②0.5g；③0.75g；④1.0g；⑤1.5g；⑥2.0g；⑦3.0g；⑧4.0g
用法与用量	静脉给药，成人：每24小时1~2g或每12小时0.5~1g，最高剂量一日4g。小儿常用量，按体重一日20~80mg/kg
注意事项	1. 对青霉素过敏患者应用本品时应根据患者情况充分权衡利弊后决定。有青霉素过敏性休克或即刻反应者，不宜再选用头孢菌素类
	2. 有胃肠道疾病史者，特别是溃疡性结肠炎、局限性肠炎或抗生素相关性结肠炎（头孢菌素类很少产生抗生素相关性肠炎）者应慎用
禁忌	1. 禁用于对本品及其他头孢菌素抗生素过敏的患者。有青霉素过敏性休克史的患者避免应用本品
	2. 头孢曲松不得用于高胆红素血症的新生儿和早产儿的治疗。体外研究显示头孢曲松可从血清蛋白结合部位取代胆红素，从而引起这些患者的胆红素脑病
	3. 在新生儿中，不得与补钙治疗同时进行，否则可能导致头孢曲松的钙盐沉降的危险
不良反应	胃肠道反应、过敏反应等
特殊人群用药	儿童：出生体重<2kg的新生儿使用本药的安全性尚未确定。本药可将胆红素从血清白蛋白上置换下来，患有高胆红素血症的新生儿（尤其是早产儿），应避免使用本药
	老年人：除非患者虚弱、营养不良或有重度肾功能损害时，老年人应用头孢曲松一般不需调整剂量
	妊娠与哺乳期妇女：妊娠安全性分级为B级；哺乳期妇女权衡利弊后应用
药典	USP、Eur. P.、Chin. P.

续　表

国家处方集	CNF
医保目录	【保（甲）】
基本药物目录	【基】
其他推荐依据	
■ 药品名称	头孢噻肟　Cefotaxime
抗菌谱与适应证	第三代头孢菌素，适用于颅脑手术，结、直肠手术，有反复感染史患者的肝胆系统手术，胸外科手术，应用人工植入物的骨科手术，妇科手术的预防用药
制剂与规格	注射用头孢噻肟钠：①0.5g；②1g；③2g
用法与用量	1. 成人静脉给药一日 2~6g，分 2~3 次给药 2. 儿童：静脉给药：新生儿一次 50mg/kg；7 日内新生儿每 12 小时 1 次；7~28 日新生儿每 8 小时 1 次
注意事项	1. 有胃肠道疾病者慎用 2. 用药前须确定是否需进行过敏试验 3. 本品与氨基糖苷类抗生素不可同瓶滴注
禁忌	对头孢菌素过敏者及有青霉素过敏性休克史者禁用
不良反应	不良反应发生率低（3%~5%），包括皮疹和药物热、静脉炎、腹泻、恶心、呕吐、食欲缺乏等
特殊人群用药	肝、肾功能不全患者：严重肾功能减退患者应用本药时须根据肌酐清除率调整剂量 儿童：婴幼儿不宜做肌内注射 老年人：老年患者应根据肾功能适当减量 妊娠与哺乳期妇女：妊娠安全性分级为 B 级；哺乳期妇女用药时宜暂停哺乳
药典	USP、Eur. P.、Chin. P.
国家处方集	CNF
医保目录	【保（甲）】
基本药物目录	
其他推荐依据	
■ 药品名称	头孢哌酮　Cefoperazone
抗菌谱与适应证	第三代头孢菌素，适用于有反复感染史患者的肝胆系统手术的预防用药
制剂与规格	注射用头孢哌酮钠：①0.5g；②1.0g；③1.5g；④2.0g
用法与用量	1. 成人：一次 1~2g，每 12 小时 1 次 2. 儿童：一日 50~200mg/kg，分 2~3 次给药
注意事项	1. 肝病、胆道梗阻严重或同时有肾功能减退者，用药剂量应予以适当调整 2. 部分患者可引起维生素 K 缺乏和低凝血酶原血症，用药期间应进行出血时间、凝血酶原时间监测
禁忌	对头孢菌素过敏者及有青霉素过敏性休克史者禁用

续 表

不良反应	皮疹较为多见；少数患者尚可发生腹泻、腹痛；嗜酸性粒细胞增多，轻度中性粒细胞减少；暂时性 AST 及 ALT、碱性磷酸酶、尿素氮或血肌酐升高等
特殊人群用药	儿童：新生儿和早产儿用药须权衡利弊 妊娠与哺乳期妇女：妊娠安全性分级为 B 级；哺乳期妇女用药时宜暂停哺乳
药典	USP、Eur. P.、Chin. P.
国家处方集	CNF
医保目录	
基本药物目录	
其他推荐依据	
■ 药品名称	头孢哌酮舒巴坦　Cefoperazone and Sulbactarm
抗菌谱与适应证	第三代头孢菌与含 β-内酰胺酶抑制剂适用于有反复感染史患者的肝胆系统手术的预防用药
制剂与规格	注射用头孢哌酮钠舒巴坦钠（1:1）：①1.0g；②2.0g
用法与用量	成人：一次 2~4g，每 12 小时 1 次
注意事项	接受 β-内酰胺类或头孢菌素类抗生素治疗的患者可发生严重的及偶可发生的致死性过敏反应。一旦发生过敏反应，应立即停药并给予适当的治疗
禁忌	对头孢菌素过敏者及有青霉素过敏性休克史者禁用
不良反应	皮疹较为多见；少数患者尚可发生腹泻、腹痛；嗜酸性粒细胞增多，轻度中性粒细胞减少；暂时性 AST 及 ALT、碱性磷酸酶、尿素氮或血肌酐升高等
特殊人群用药	肝、肾功能不全患者：根据患者情况调整用药剂量 儿童：新生儿和早产儿用药须权衡利弊 老年人：老年人呈生理性的肝、肾功能减退，因此应慎用本药并需调整剂量 妊娠与哺乳期妇女：妊娠安全性分级为 B 级；哺乳期妇女用药时宜暂停哺乳
药典	USP、Eur. P.、Chin. P.
国家处方集	CNF
医保目录	【保（乙）】
基本药物目录	
其他推荐依据	

第五节　其他类别抗菌药

■ 药品名称	环丙沙星　Ciprofloxacin
抗菌谱与适应证	适用于泌尿外科手术预防用药

制剂与规格	环丙沙星注射液：100ml：0.2g。环丙沙星葡萄糖注射液：100ml：0.2g。乳酸环丙沙星注射液：①100ml：0.1g；②100ml：0.2g；③250ml：0.25g。乳酸环丙沙星0.9%氯化钠注射液：①100ml：0.2g；②200ml：0.4g。注射用乳酸环丙沙星：①0.2g；②0.4g
用法与用量	一次0.1~0.2g，每12小时1次
注意事项	1. 宜空腹服用 2. 患中枢神经系统疾病者（如癫痫、脑动脉硬化患者）慎用
禁忌	对环丙沙星及任何一种氟喹诺酮类药过敏的患者禁用；孕妇、哺乳期妇女及18岁以下者禁用
不良反应	胃肠道反应较为常见，可表现为腹部不适或疼痛、腹泻、恶心或呕吐；中枢神经系统反应可有头晕、头痛、嗜睡或失眠；过敏反应有皮疹、皮肤瘙痒、面部潮红、胸闷等
特殊人群用药	肝、肾功能不全患者：慎用 儿童：18岁以下患者禁用 老年人：应减量给药 妊娠与哺乳期妇女：禁用
药典	USP、Eur. P.、Chin. P.
国家处方集	CNF
医保目录	【保（甲/乙）】
基本药物目录	【基】
其他推荐依据	
■ 药品名称	甲硝唑 Metronidazole
抗菌谱与适应证	适用于经口咽部黏膜切口的大手术，阑尾手术，结、直肠手术，涉及阴道的妇科手术
制剂与规格	甲硝唑注射液：①20ml：100mg；②100ml：0.2g；③100ml：0.5g；④250ml：0.5g；⑤250ml：1.25g 甲硝唑葡萄糖注射液：250ml，内含甲硝唑0.5g，葡萄糖12.5g。 注射用甲硝唑磷酸二钠：0.915g
用法与用量	静脉给药，常规单次剂量：0.5g
注意事项	1. 出现运动失调或其他中枢神经系统症状时应停药 2. 用药期间应戒酒，饮酒后出现腹痛、呕吐、头痛等症状
禁忌	对本药或其他硝基咪唑类药物过敏或有过敏史者、活动性中枢神经系统疾病者、血液病者、孕妇及哺乳期妇女禁用
不良反应	1. 消化系统：恶心、呕吐、食欲缺乏、腹部绞痛，一般不影响治疗 2. 神经系统：头痛、眩晕，偶有感觉异常、肢体麻木、共济失调、多发性神经炎等，大剂量可致抽搐 3. 少数病例发生荨麻疹、面部潮红、瘙痒、膀胱炎、排尿困难、口中金属味及白细胞减少等，均属可逆性，停药后自行恢复
特殊人群用药	肝、肾功能不全患者：肝功能不全患者慎用 老年人：老年患者应注意监测血药浓度并调整剂量 妊娠与哺乳期妇女：孕妇及哺乳期妇女禁用，妊娠安全性分级为B级

续 表

药典	USP、Eur. P.、Chin. P.
国家处方集	CNF
医保目录	【保（甲/乙）】
基本药物目录	【基】
其他推荐依据	
■ 药品名称	克林霉素 Clindamycin
抗菌谱与适应证	适用于对 β-内酰胺类抗菌药物过敏者，预防葡萄球菌、链球菌感染的外科手术
制剂与规格	盐酸克林霉素注射液：①4ml∶0.3g；②8ml∶0.6g；③2ml∶0.3g 注射用盐酸克林霉素：0.5g 克林霉素磷酸酯注射液：①2ml∶0.3g；②4ml∶0.6g 注射用克林霉素磷酸酯：①0.3g；②0.6g；③1.2g
用法与用量	静脉给药，常规单次剂量：0.6~0.9g
注意事项	1. 有胃肠疾病或病史者，特别是溃疡性结肠炎、克罗恩病或假膜性肠炎患者、有哮喘或其他过敏史者慎用 2. 本品不能透过血-脑脊液屏障，故不能用于脑膜炎 3. 不同细菌对本品的敏感性可有相当大的差异，故药敏试验有重要意义
禁忌	本品与林可霉素有交叉耐药性，对克林霉素或林可霉素有过敏史者禁用
不良反应	1. 消化系统：恶心、呕吐、食欲缺乏、腹部绞痛，一般不影响治疗 2. 血液系统：偶可发生白细胞减少、中性粒细胞减少、嗜酸性粒细胞增多和血小板减少等 3. 少数病例发生荨麻疹、潮红、瘙痒、膀胱炎、排尿困难、口中金属味及白细胞减少等，均属可逆性，停药后自行恢复
特殊人群用药	肝、肾功能不全患者：肝功能不全者、严重肾功能障碍者慎用 儿童：新生儿禁用，4岁以内儿童慎用，16岁以内儿童应用应注意重要器官功能监测 老年人：老年患者用药时需密切观察
	妊娠与哺乳期妇女：孕妇应用需充分权衡利弊，FDA 妊娠安全性分级为 B 级；哺乳期妇女慎用，用药时宜暂停哺乳
药典	USP、Eur. P.、Chin. P.
国家处方集	CNF
医保目录	【保（甲）】
基本药物目录	【基】
其他推荐依据	
■ 药品名称	氨曲南 Aztreonam
抗菌谱与适应证	适用于对 β-内酰胺类抗菌药物过敏者，预防革兰阴性杆菌感染的外科手术
制剂与规格	注射用氨曲南：①0.5g；②1.0g；③2.0g

续　表

用法与用量	静脉给药，常规单次剂量：1~2g
注意事项	1. 氨曲南与青霉素之间无交叉过敏反应，但对青霉素、头孢菌素过敏及过敏体质者仍需慎用 2. 有不同程度的抗生素相关性肠炎
禁忌	对氨曲南有过敏史者禁用
不良反应	常见为恶心、呕吐、腹泻及皮肤过敏反应等
特殊人群用药	老年人：老年人用药剂量应按其肾功能减退情况酌情减量 妊娠与哺乳期妇女：妊娠安全性分级为 B 级，哺乳期妇女使用时应暂停哺乳
药典	USP、Eur. P.、Chin. P.
国家处方集	CNF
医保目录	【保（乙）】
基本药物目录	
其他推荐依据	
■ 药品名称	万古霉素　Vancomycin
抗菌谱与适应证	适用于耐甲氧西林葡萄球菌检出率高的医疗机构进行工人材料植入手术（如人工心脏瓣膜置换、永久性心脏起搏器置入、人工关节置换等）预防感染
制剂与规格	注射用盐酸万古霉素：①0.5g（50 万 U）；②1.0g（100 万 U）
用法与用量	静脉给药，一次 1g，每 12 小时给药 1 次
注意事项	1. 听力减退或有耳聋病史者慎用 2. 不宜肌内注射，静脉滴注时尽量避免药液外漏，且应经常更换注射部位，滴速不宜过快 3. 在治疗过程中应监测血药浓度
禁忌	对万古霉素过敏者，严重肝、肾功能不全患者，孕妇及哺乳期妇女禁用
不良反应	休克、过敏样症状、急性肾功能不全等
特殊人群用药	肝、肾功能不全患者：严重肝、肾功能不全患者禁用 儿童：儿童（尤其是低体重出生儿、新生儿）应监测血药浓度，慎重给药 老年人：老年患者确有指征使用时必须调整剂量或调整用药间隔 妊娠与哺乳期妇女：禁用
药典	USP、Eur. P.、Chin. P.
国家处方集	CNF
医保目录	【保（乙）】
基本药物目录	
其他推荐依据	
■ 药品名称	去甲万古霉素　Norvancomycin
抗菌谱与适应证	适用于耐甲氧西林葡萄球菌检出率高的医疗机构进行工人材料植入手术（如人工心脏瓣膜置换、永久性心脏起搏器置入、人工关节置换等）预防感染

续　表

制剂与规格	注射用盐酸去甲万古霉素：①0.4g（40万U）；②0.8g（80万U）
用法与用量	静脉给药，一次400~800mg，每12小时给药1次
注意事项	1. 听力减退或有耳聋病史者慎用 2. 不可肌内注射或静脉注射 3. 治疗期间应定期检查听力，检查尿液中蛋白、管型、细胞数及测定尿相对密度等
禁忌	对本药或万古霉素类抗生素过敏者禁用
不良反应	可出现皮疹、恶心、静脉炎等；可引致耳鸣、听力减退、肾功能损害等
特殊人群用药	肝、肾功能不全患者：肾功能不全患者慎用，如有应用指征时需在治疗药物浓度监测下，根据肾功能减退程度减量应用 儿童：新生儿、婴幼儿用药必须充分权衡利弊 老年人：用于老年患者有引起耳毒性与肾毒性的危险（听力减退或丧失）。老年患者即使肾功能测定在正常范围内，使用时应采用较小治疗剂量 妊娠与哺乳期妇女：妊娠期患者避免应用；哺乳期妇女慎用
药典	Chin. P.
国家处方集	CNF
医保目录	【保（乙）】
基本药物目录	
其他推荐依据	

注：1. Ⅰ类切口手术常用预防抗菌药物为第一代头孢菌素：头孢唑林或头孢拉定等
　　2. Ⅰ类切口手术常用预防抗菌药物单次使用剂量：头孢唑林1~2g；头孢拉定1~2g；头孢呋辛1.5g；头孢曲松1~2g；甲硝唑0.5g；其他详见具体药品表单。头孢菌素应在30分钟内滴完
　　3. 对β-内酰胺类抗菌药物过敏者，可选用克林霉素预防葡萄球菌、链球菌感染，可选用氨曲南预防革兰阴性杆菌感染。必要时可联合使用
　　4. 耐甲氧西林葡萄球菌检出率高的医疗机构，如进行人工材料植入手术（如人工心脏瓣膜置换、永久性心脏起搏器置入、人工关节置换等），也可选用万古霉素或去甲万古霉素预防感染

第十六章

治疗用抗菌药物

第一节　青　霉　素　类

■ 药品名称	**青霉素　Benzylpenicillin**
抗菌谱与适应证	适用于溶血性链球菌、肺炎链球菌、不产青霉素酶葡萄球菌的感染；炭疽、破伤风、气性坏疽等梭状芽胞杆菌感染及梅毒、钩端螺旋体病、回归热、白喉。与氨基糖苷类药物联合用于治疗草绿色链球菌心内膜炎。亦可用于流行性脑脊髓膜炎、放线菌病、淋病、樊尚咽峡炎、莱姆病、鼠咬热、李斯特菌病、除脆弱拟杆菌以外的厌氧菌感染。风湿性心脏病或先天性心脏病患者手术前预防用药
制剂与规格	注射用青霉素钠：①0.12g（2万U）；②0.24g（40万U）；③0.48g（80万U）；④0.6g（100万U）；⑤0.96g（160万U）；⑥2.4g（400万U） 注射用青霉素钾：①0.125g（20万U）；②0.25g（40万U）；③0.5g（80万U）；④0.625g（100万U）
用法与用量	1. 肌内注射：成人：一日80万~200万U，分3~4次给药；小儿：按体重2.5万U/kg，每12小时给药1次 2. 静脉滴注：成人一日200万~2000万U，分2~4次给药；小儿每日按体重5万~20万U/kg，分2~4次给药
注意事项	1. 应用前询问药物过敏史并进行青霉素皮肤试验 2. 对一种青霉素过敏者可能对其他青霉素类药物、青霉胺过敏，有哮喘、湿疹、花粉症、荨麻疹等过敏性疾病患者应慎用 3. 大剂量使用时应定期检测电解质
禁忌	有青霉素类药物过敏史或青霉素皮肤试验阳性患者禁用
不良反应	青霉素过敏反应较常见，包括荨麻疹等各类皮疹、白细胞减少、间质性肾炎、哮喘发作等和血清病样反应
特殊人群用药	肝、肾功能不全患者：轻、中度肾功能损害者使用常规剂量不需减量，严重肾功能损害者应延长给药间隔或调整剂量 妊娠与哺乳期妇女：妊娠期妇女给药属FDA妊娠风险B级；哺乳期妇女用药时宜暂停哺乳
药典	USP、Eur. P.、Chin. P.
国家处方集	CNF
医保目录	【保（甲）】
基本药物目录	【基】

续　表

其他推荐依据	
■ 药品名称	青霉素 V　Phenoxymethylpenicillin
抗菌谱与适应证	1. 青霉素敏感菌株所致的轻、中度感染，包括链球菌所致的扁桃体炎、咽喉炎、猩红热、丹毒等 2. 肺炎球菌所致的支气管炎、肺炎、中耳炎、鼻窦炎及敏感葡萄球菌所致的皮肤软组织感染等 3. 螺旋体感染和作为风湿热复发和感染性心内膜炎的预防用药
制剂与规格	青霉素 V 钾片：①100 万 U；②60 万 U；③0.25g（40 万 U）；④0.5g（80 万 U）
用法与用量	口服：①成人：链球菌感染：一次 125~250mg，每 6~8 小时 1 次，疗程 10 日。肺炎球菌感染：一次 250~500mg，每 6 小时 1 次，疗程至退热后至少 2 日。葡萄球菌感染、螺旋体感染：一次 250~500mg，每 6~8 小时 1 次。预防风湿热复发：一次 250mg，一日 2 次。预防心内膜炎：在拔牙或上呼吸道手术前 1 小时口服 2g，6 小时后再加服 1g（27kg 以下小儿剂量减半）。②小儿：按体重，一次 2.5~9.3mg/kg，每 4 小时 1 次；或一次 3.75~14mg/kg，每 6 小时 1 次；或一次 5~18.7mg/kg，每 8 小时 1 次
注意事项	1. 对头孢菌素类药物过敏者及有哮喘、湿疹、花粉症、荨麻疹等过敏性疾病患者应慎用 2. 患者一次开始服用前，必须先进行青霉素皮试 3. 长期或大剂量服用者，应定期检查肝、肾、造血系统功能和检测血清钾或钠
禁忌	青霉素皮试阳性反应者、对青霉素类药物过敏者及传染性单核细胞增多症患者禁用
不良反应	常见恶心、呕吐、上腹部不适、腹泻等胃肠道反应及黑毛舌；皮疹、荨麻疹等过敏反应
特殊人群用药	肝、肾功能不全患者：肾功能减退者应根据血浆肌酐清除率调整剂量或给药间期 老年人：老年患者应根据肾功能情况调整用药剂量或用药间期 妊娠与哺乳期妇女：妊娠期妇女给药属 FDA 妊娠风险 B 级；哺乳期妇女慎用或用药时暂停哺乳
药典	USP、Eur. P.
国家处方集	CNF
医保目录	【保（甲）】
基本药物目录	
其他推荐依据	
■ 药品名称	普鲁卡因青霉素　Procaine Benzylpenicillin
抗菌谱与适应证	1. 与青霉素相仿，但由于血药浓度较低，故仅限于青霉素高度敏感病原体所致的轻、中度感染，如 A 组链球菌所致的扁桃体炎、猩红热、肺炎链球菌肺炎、青霉素敏感金黄色葡萄球菌所致皮肤软组织感染、樊尚咽峡炎等 2. 可用于治疗钩端螺旋体病、回归热和早期梅毒等
制剂与规格	注射用普鲁卡因青霉素：①40 万 U [普鲁卡因青霉素 30 万 U，青霉素钠（钾）10 万 U]；②80 万 U [普鲁卡因青霉素 60 万 U，青霉素钠（钾）20 万 U]
用法与用量	肌内注射，每次 40 万~80 万 U，每日 1~2 次

续 表

注意事项	1. 哮喘、湿疹、花粉症、荨麻疹等过敏性疾病患者应慎用本品 2. 应用前需详细询问药物过敏史并进行青霉素、普鲁卡因皮肤试验
禁忌	有青霉素类药物或普鲁卡因过敏史者禁用；青霉素或普鲁卡因皮肤试验阳性患者禁用
不良反应	过敏反应（如荨麻疹、间质性肾炎、白细胞减少等）；赫氏反应和治疗矛盾；二重感染等
特殊人群用药	妊娠与哺乳期妇女：妊娠期妇女给药属 FDA 妊娠风险 B 级；哺乳期妇女用药时宜暂停哺乳
药典	USP、Eur. P.、Chin. P.
国家处方集	CNF
医保目录	【保（乙）】
基本药物目录	
其他推荐依据	
■ 药品名称	苄星青霉素 BenzathineBenzylpenicillin
抗菌谱与适应证	用于预防风湿热、治疗各期梅毒也可用于控制链球菌感染的流行
制剂与规格	注射用苄星青霉素：①30 万 U；②60 万 U；③120 万 U
用法与用量	肌内注射：成人，一次 60 万~120 万 U，2~4 周 1 次；小儿一次 30 万~60 万 U，2~4 周 1 次
注意事项	同青霉素
禁忌	有青霉素类药物过敏史者或青霉素皮肤试验阳性患者禁用
不良反应	过敏反应（同青霉素）；二重感染等
特殊人群用药	妊娠与哺乳期妇女：妊娠期妇女给药属 FDA 妊娠风险 B 级；哺乳期妇女用药时宜暂停哺乳
药典	USP、Eur. P.、Chin. P.
国家处方集	CNF
医保目录	【保（甲）】
基本药物目录	【基】
其他推荐依据	
■ 药品名称	阿莫西林 Amoxicillin
抗菌谱与适应证	适用于治疗敏感菌所致的下列感染：①中耳炎、鼻窦炎、咽炎、扁桃体炎等上呼吸道感染；②急性支气管炎、肺炎等下呼吸道感染；③泌尿、生殖道感染；④皮肤、软组织感染；⑤适用于治疗急性单纯性淋病；⑥尚可用于治疗伤寒、伤寒带菌者及钩端螺旋体病；⑦亦可与克拉霉素、兰索拉唑联合治疗幽门螺杆菌感染
制剂与规格	片剂：①0.125g；②0.25g 胶囊：①0.125g；②0.25g 干混悬剂：袋装，①0.125g；②0.25g。瓶装，①1.25g；②2.5g 颗粒剂：125mg 注射用阿莫西林钠：①0.5g；②2g

续 表

用法与用量	口服：成人一次 0.5g，每 6~8 小时 1 次，日剂量不超过 4g；小儿每日按体重 20~40mg/kg，每 8 小时 1 次；3 个月以下婴儿：一日 30mg/kg，每 12 小时 1 次 肌内注射或稀释后静脉滴注：成人一次 0.5~1g，每 6~8 小时 1 次；小儿一日 50~100mg/kg，分 3~4 次给药 肾功能不全时剂量：肌酐清除率为 10~30ml/min 者，一次 0.25~0.5g，每 12 小时 1 次；肌酐清除率<10ml/min 者，一次 0.25~0.5g，每 24 小时 1 次 透析时剂量：每次血液透析后应补充给予 1g 剂量
注意事项	1. 巨细胞病毒感染、淋巴细胞白血病、淋巴瘤等患者不宜使用 2. 传染性单核细胞增多症患者应避免使用 3. 哮喘、湿疹、花粉症、荨麻疹等过敏性疾病史者慎用
禁忌	有青霉素类药物过敏史者或青霉素皮肤试验阳性患者禁用
不良反应	恶心、呕吐、腹泻及抗生素相关性肠炎等胃肠道反应；皮疹、药物热和哮喘等过敏反应；贫血、血小板减少、嗜酸性粒细胞增多等
特殊人群用药	肝、肾功能不全患者：肾功能严重损害者慎用 老年人：老年人用药时可能需要调整剂量 妊娠与哺乳期妇女：妊娠期妇女应仅在确有必要时应用本品；由于乳汁中可分泌少量阿莫西林，哺乳期妇女服用后可能导致婴儿过敏
药典	Eur. P、Chin. P.
国家处方集	CNF
医保目录	【保（甲）】
基本药物目录	【基】
其他推荐依据	
■ 药品名称	磺苄西林　Sulbenicillin
抗菌谱与适应证	适用于敏感的铜绿假单胞菌、某些变形杆菌属以及其他敏感革兰阴性菌所致肺炎、尿路感染、复杂性皮肤软组织感染和败血症等。对本品敏感菌所致腹腔感染、盆腔感染宜与抗厌氧菌药物联合应用
制剂与规格	注射用磺苄西林钠：1.0g：100 万 U
用法与用量	静脉滴注或静脉注射；中度感染成人一日剂量 8g，重症感染或铜绿假单胞菌感染时剂量需增至一日 20g，分 4 次静脉给药；儿童根据病情每日剂量按体重 80~300mg/kg，分 4 次给药
注意事项	1. 使用本品前需详细询问药物过敏史并进行青霉素皮肤试验，呈阳性反应者禁用 2. 对一种青霉素过敏者可能对其他青霉素类药物、青霉胺过敏
禁忌	有青霉素类药物过敏史者或青霉素皮肤试验阳性患者禁用
不良反应	过敏反应较常见，包括皮疹、发热等，偶见过敏性休克，一旦发生须就地抢救，保持气道畅通、吸氧并给予肾上腺素、糖皮质激素等治疗措施；恶心、呕吐等胃肠道反应；实验室检查异常包括白细胞或中性粒细胞减少，ALT 及 AST 一过性增高等
特殊人群用药	肝、肾功能不全患者：严重肝、肾功能不全患者慎用 妊娠与哺乳期妇女：妊娠期妇女应仅在确有必要时应用本品

续　表

药典	Chin. P.
国家处方集	CNF
医保目录	【保（乙）】
基本药物目录	
其他推荐依据	
■ 药品名称	替卡西林　Ticarcillin
抗菌谱与适应证	对大肠埃希菌、奇异变形杆菌、普通变形杆菌等肠杆菌属、流感嗜血杆菌、沙门菌属、铜绿假单胞菌等具有良好的抗菌活性。①适用于治疗敏感菌所致的下呼吸道感染、骨和骨关节感染、皮肤及软组织感染、尿路感染及败血症等；②与氨基糖苷类、喹诺酮类等抗菌药联用，可用于治疗铜绿假单胞菌所致感染
制剂与规格	注射用替卡西林钠：①0.5g；②1g；③3g；④6g
用法与用量	成人：肌内注射：泌尿系统感染，一次 1g，一日 4 次；静脉给药：一日 200~300mg/kg，分次给药。儿童：①静脉给药：一日 200~300mg/kg，分次给药；②婴儿：一日 225mg/kg，分次给药；③对7 日龄以下新生儿：一日 150mg/kg，分次给药
注意事项	对头孢菌素过敏者、凝血功能异常者慎用
禁忌	对本品或其他青霉素类过敏者禁用
不良反应	低钾血症及出血时间延长；皮疹、瘙痒、药物热等过敏反应较多见
特殊人群用药	肝、肾功能不全患者：严重肝、肾功能不全患者慎用 妊娠与哺乳期妇女：妊娠期妇女慎用，妊娠安全性分级为 B 级；哺乳期妇女慎用
药典	USP、Eur. P.
国家处方集	CNF
医保目录	
基本药物目录	
其他推荐依据	
■ 药品名称	注射用哌拉西林　Piperacillin for Injection
抗菌谱与适应证	1. 治疗铜绿假单胞菌和敏感革兰阴性杆菌所致的各种感染，如败血症、尿路感染、呼吸道感染、胆道感染、腹腔感染、盆腔感染以及皮肤、软组织感染等 2. 与氨基糖苷类药联用治疗粒细胞减少症免疫缺陷患者的感染
制剂与规格	注射用哌拉西林钠（按哌拉西林计）：①0.5g；②1g；③2g
用法与用量	成人：中度感染一日 8g，分 2 次给药；严重感染一次 3~4g，每 6 小时 1 次。一日最大剂量不可超过 24g 儿童：①婴幼儿和 12 岁以下儿童：一日 100~200mg/kg；②新生儿：体重<2kg 者：出生后第 1 周内，一次 50mg/kg，每 12 小时 1 次；1 周以上，一次 50mg/kg，每 8 小时 1 次；体重2kg 以上者：出生后第 1 周内，一次 50mg/kg，每 8 小时 1 次；1 周以上，一次 50mg/kg，每 6 小时 1 次

续　表

注意事项	1. 有出血史者，溃疡性结肠炎、克罗恩病或假膜性肠炎者，体弱者慎用 2. 哌拉西林不可加入碳酸氢钠溶液中静脉滴注
禁忌	对青霉素、头孢菌素或其他 β-内酰胺类抗生素过敏或有过敏史者禁用
不良反应	青霉素类药物过敏反应较常见；局部注射部位疼痛、血栓性静脉炎等；腹泻、稀便、恶心、呕吐等
特殊人群用药	肝、肾功能不全患者：慎用 儿童：12 岁以下儿童的用药安全性剂量尚未正式确定，应慎用 老年人：慎用 妊娠与哺乳期妇女：妊娠期妇女应仅在确有必要时才能使用本药，妊娠安全性分级为 B 级；哺乳期妇女用药应权衡利弊或暂停哺乳
药典	USP、Eur. P.、Chin. P.
国家处方集	CNF
医保目录	【保（甲）】
基本药物目录	【基】
其他推荐依据	

■ 药品名称	注射用美洛西林钠　Mezlocillin Sodium for Injection
抗菌谱与适应证	用于大肠埃希菌、肠杆菌属、变形杆菌等革兰阴性杆菌中敏感菌株所致的呼吸系统、泌尿系统、消化系统、妇科和生殖器官等感染，如败血症、化脓性脑膜炎、腹膜炎、骨髓炎、皮肤和软组织感染以及眼、耳、鼻、喉科感染
制剂与规格	注射用美洛西林钠：①0.5g；②1.0g；③1.5g；④2.0g；⑤2.5g；⑥3.0g；⑦4.0g
用法与用量	肌内注射、静脉注射或静脉滴注。肌内注射临用前加灭菌注射用水溶解，静脉注射通常加入 5% 葡萄糖氯化钠注射液或 5%~10% 葡萄糖注射液溶解后使用。成人一日 2~6g，严重感染者可增至8~12g，最大可增至 15g。儿童，按体重一日 0.1~0.2g/kg，严重感染者可增至0.3g/kg；肌内注射一日 2~4 次，静脉滴注按需要每 6~8 小时 1 次，其剂量根据病情而定，严重者可每 4~6 小时静脉注射 1 次
注意事项	1. 用药前须做青霉素皮肤试验，阳性者禁用 2. 下列情况应慎用：有哮喘、湿疹、花粉症、荨麻疹等过敏性疾病史者 3. 应用大剂量时应定期检测血清钠
禁忌	对青霉素类抗生素过敏或有过敏史者禁用
不良反应	食欲缺乏、恶心、呕吐、腹泻、肌内注射局部疼痛和皮疹，且多在给药过程中发生，大多程度较轻，不影响继续用药，重者停药后上述症状迅速减轻或消失
特殊人群用药	肝、肾功能不全患者：肾功能减退患者应适当降低用量 老年人：老年患者肾功能减退，须调整剂量 妊娠与哺乳期妇女：妊娠安全性分级为 B 级；哺乳期妇女应权衡利弊用药
药典	Chin. P.
国家处方集	CNF

续　表

医保目录	【保（乙）】
基本药物目录	
其他推荐依据	
■ 药品名称	注射用美洛西林钠舒巴坦钠　Mezlocillin Sodium and Sulbactam Sodium for Injection
抗菌谱与适应证	本品含 β-内酰胺酶抑制剂舒巴坦钠，适用于产酶耐药菌引起的中重度下列感染性疾病，包括： 1. 呼吸系统感染：如中耳炎、鼻窦炎、扁桃体炎、咽炎、肺炎、急性支气管炎和慢性支气管炎急性发作、支气管扩张、脓胸、肺脓肿等 2. 泌尿生殖系统感染：如肾盂肾炎、膀胱炎和尿道炎等 3. 腹腔感染：如胆道感染等 4. 皮肤及软组织感染：如蜂窝织炎、伤口感染、疖病、脓性皮炎和脓疱病；性病：淋病等 5. 盆腔感染：妇科感染、产后感染等 6. 严重系统感染：如脑膜炎、细菌性心内膜炎、腹膜炎、败血症、脓毒症等。对于致命的全身性细菌感染、未知微生物或不敏感微生物所致感染、重度感染及混合感染等，如使用本品，建议与其他抗菌药联合用药治疗
制剂与规格	注射用美洛西林钠舒巴坦钠：①0.625g（美洛西林 0.5g 与舒巴坦 0.125g）；②1.25g（美洛西林 1.0g 与舒巴坦 0.25g）；③2.5g（美洛西林 2.0g 与舒巴坦 0.50g）；④3.75g（美洛西林 3.0g 与舒巴坦 0.75g）
用法与用量	静脉滴注，用前用适量注射用水或氯化钠注射液溶解后，再加入 0.9%氯化钠注射液或 5%葡萄糖氯化钠注射液或 5%~10%葡萄糖注射液 100ml 中静脉滴注，每次滴注时间为 30~50分钟。成人剂量：每次 2.5~3.75g（美洛西林 2.0~3.0g，舒巴坦 0.5~0.75g），每 8 小时或 12 小时 1 次，疗程 7~14 天
注意事项	过敏性体质患者使用时必须谨慎
禁忌	对青霉素类药物或舒巴坦过敏者禁用
不良反应	青霉素类药物过敏反应较常见；局部注射部位疼痛、血栓性静脉炎等；腹泻、稀便、恶心、呕吐等
特殊人群用药	肝、肾功能不全患者：肝功能不全患者用药应谨慎 儿童：1~14 岁儿童及体重超过 3kg 的婴儿，每次给药 75mg/kg，每日 2~3 次。体重不足 3kg者，每次给药 75mg/kg 体重，每日 2 次 老年人：老年用药可参照成人用剂量，但伴有肝、肾功能不良的患者，剂量应调整 妊娠与哺乳期妇女：本品可透过胎盘和进入乳汁，妊娠和哺乳期妇女慎用
药典	
国家处方集	
医保目录	【保（乙）】
基本药物目录	
其他推荐依据	

续 表

■ 药品名称	注射用阿洛西林　Azlocillin for Injection
抗菌谱与适应证	敏感的革兰阳性及革兰阴性菌（包括铜绿假单胞菌）所致的呼吸道、泌尿道、生殖器官、胆道、胃肠道、败血症、脑膜炎、心内膜炎等严重感染，手术、烧伤后感染，骨、皮肤及软组织感染
制剂与规格	注射用阿洛西林钠：①0.5g；②1g；③2g；④3g
用法与用量	成人：一日6~10g，严重病例可增至10~16g，分2~4次滴注。儿童：一次75mg/kg，一日2~4次。婴儿及新生儿：一次100mg/kg，一日2~4次
注意事项	同美洛西林
禁忌	对青霉素类抗生素过敏者禁用
不良反应	恶心、呕吐、腹泻及抗生素相关性肠炎等胃肠道反应；皮疹，药物热和哮喘等过敏反应
特殊人群用药	肝、肾功能不全患者：肾功能减退患者应适当降低用量 老年人：老年患者肾功能减退，须调整剂量 妊娠与哺乳期妇女：妊娠安全性分级为B级；哺乳期妇女应权衡利弊用药
药典	Pol. P.
国家处方集	CNF
医保目录	【保（乙）】
基本药物目录	
其他推荐依据	

第二节　头孢菌素类

一、第一代头孢菌素类

■ 药品名称	头孢唑林　Cefazolin
□ 其他名称	**新泰林**
抗菌谱与适应证	第一代头孢菌素。除肠球菌属、耐甲氧西林葡萄球菌属外，对其他革兰阳性球菌均有良好抗菌活性，肺炎链球菌和溶血性链球菌对其高度敏感，对部分大肠埃希菌、奇异变形杆菌和肺炎克雷伯菌有良好抗菌活性。临床用于敏感菌所致的呼吸道感染，尿路感染，皮肤软组织感染，骨和关节感染，肝胆系统感染，感染性心内膜炎，败血症，眼、耳、鼻、咽喉部感染；外科手术预防用药
制剂与规格	（1）注射用头孢唑林钠：①0.5g；②1g；③1.5g；④2g （2）注射用五水头孢唑林钠：①0.5g；②1g；③1.5g；④2g

用法与用量	成人：常用剂量一次 0.5~1g，一日 2~4 次，严重感染可增至一日 6g，分 2~4 次静脉给予，或遵医嘱。用于预防外科手术后感染时，一般为术前 0.5~1 小时肌内注射或静脉给药 1g，手术时间超过 6 小时者术中加用 0.5~1g，术后每 6~8 小时给药 0.5~1g，至手术后 24 小时止 儿童：一日 50~100mg/kg，分 2~3 次静脉缓慢推注、静脉滴注或肌内注射
注意事项	1. 交叉过敏反应：对青霉素过敏患者应用本品时应根据患者情况充分权衡利弊后决定 2. 对诊断的干扰：应用本品和其他头孢菌素的患者抗球蛋白（Coombs）试验可出现阳性；孕妇产前应用这类药物，此阳性反应也可出现于新生儿。当应用本品的患者尿中头孢类含量超过 10mg/ml 时，以磺基水杨酸进行尿蛋白测定可出现假阳性反应。以硫酸铜法测定尿糖可呈假阳性反应。血清丙氨酸氨基转移酶、门冬氨酸氨基转移酶、碱性磷酸酶和血尿素氮在应用本品过程中皆可升高。如采用 Jaffe 反应进行血清和尿肌酐值测定时可有假性增高 3. 有胃肠道疾病史者，特别是溃疡性结肠炎、局限性肠炎或抗菌药物相关性结肠炎（头孢菌素类很少产生假膜性结肠炎）者和肾功能减退者应慎用头孢菌素类
禁忌	对头孢菌素过敏者及有青霉素过敏性休克或即刻反应史者禁用本品
不良反应	应用头孢唑林的不良反应发生率低，静脉注射发生的血栓性静脉炎和肌内注射区域疼痛均较头孢噻吩少而轻。药疹发生率为 1.1%，嗜酸性粒细胞增多的发生率为 1.7%，单独以药物热为表现的过敏反应仅偶有报道。本品与氨基糖苷类抗菌药物合用是否增加后者的肾毒性尚不能肯定。临床上本品无肝损害现象，但个别患者可出现暂时性血清氨基转移酶、碱性磷酸酶升高。肾功能减退患者应用高剂量（每日 12g）的头孢唑林时可出现脑病反应。白色念珠菌二重感染偶见
特殊人群用药	肝、肾功能不全患者：临床上本品无肝损害现象，但肝功能不全患者也应慎用。肾功能减退者的肌酐清除率>50ml/min 时，仍可按正常剂量给药；肌酐清除率≤50ml/min 时，应在减少剂量情况下谨慎使用。与庆大霉素或其他肾毒性抗菌药物合用有增加肾损害的危险性 儿童：早产儿及 1 个月以下的新生儿不推荐应用本品 老年人：本品在老年人中清除半衰期较年轻人明显延长，应按肾功能适当减量或延长给药间期 妊娠与哺乳期妇女：哺乳期妇女应用头孢菌素类虽尚无发生问题报道，但其应用仍须权衡利弊后决定
药典	Chin. P.
国家处方集	CNF
医保目录	部分省份【保（乙）】 【保（甲）】
基本药物目录	【基】
其他推荐依据	《中国国家处方集》编委会. 中国国家处方集 [M]. 北京：人民军医出版社，2010.
■ 药品名称	头孢拉定　Cefradine
抗菌谱与适应证	第一代头孢菌素。适用于治疗敏感菌所致的轻、中度感染，如：急性咽炎、扁桃体炎、中耳炎、支气管炎急性发作、肺炎等呼吸道感染、泌尿生殖道感染及皮肤软组织感染等

续　表

制剂与规格	头孢拉定胶囊：①0.25g；②0.5g 头孢拉定片：①0.25g；②0.5g 头孢拉定颗粒：①0.125g；②0.25g 头孢拉定干混悬剂①0.125g；②0.25g；③1.5g；④3g 注射用头孢拉定：①0.5g；②1g
用法与用量	1. 成人：口服给药，一次0.25~0.5g，每6小时1次；严重感染时可增至一次1g，一日最高剂量为4g。肌内注射及静脉给药，一次0.5~1g，每6小时1次。一日最高剂量为8g 2. 儿童：口服给药，一次6.25~12.5mg/kg，每6小时1次。肌内注射及静脉给药，1周岁以上小儿，一次12.5~25mg/kg，每6小时1次 3. 肌酐清除率>20ml/min时，其推荐剂量为每6小时0.5g；肌酐清除率为5~20ml/min时，其剂量为每6小时0.25g；肌酐清除率<5ml/min时，其剂量为每12小时0.25g
注意事项	应用头孢拉定的患者以硫酸铜法测定尿糖时可出现假阳性反应
禁忌	对头孢菌素过敏者及有青霉素过敏性休克或即刻反应史者禁用
不良反应	恶心、呕吐、腹泻、上腹部不适等胃肠道反应较为常见
特殊人群用药	肝、肾功能不全患者：头孢拉定主要经肾排出，肾功能减退者需减少剂量或延长给药间期 儿童：慎用 老年人：肾功能减退的老年患者应适当减少剂量或延长给药时间 妊娠与哺乳期妇女：慎用。妊娠安全性分级为B级，哺乳期妇女应用时需权衡利弊
药典	USP、Eur. P.、Chin. P.
国家处方集	CNF
医保目录	【保（甲/乙）】
基本药物目录	【基】
其他推荐依据	
■ 药品名称	**注射用头孢硫脒　Cefathiamidine for Injection**
抗菌谱与适应证	第一代头孢菌素。用于敏感菌所引起呼吸系统、肝胆系统、五官、尿路感染及心内膜炎、败血症
制剂与规格	注射用头孢硫脒：①0.5g；②1g；③2g
用法与用量	1. 成人：肌内注射，一次1.5~1g，一日4次；静脉滴注，一次2g，一日2~4次 2. 儿童：肌内注射，一日50~150mg/kg，分3~4次给药；静脉滴注，一日50~100mg/kg，分2~4次给药
注意事项	1. 有胃肠道疾病史者，特别是溃疡性结肠炎、局限性肠炎或抗生素相关性结肠炎者应慎用 2. 应用本品的患者抗球蛋白试验可出现阳性
禁忌	对头孢菌素类抗生素过敏者或对青霉素过敏性休克者禁用
不良反应	偶见荨麻疹、哮喘、瘙痒、寒战、高热、血管神经性水肿、非蛋白氮、ALT及AST升高
特殊人群用药	肝、肾功能不全患者：肾功能减退者须适当减量 老年人：老年患者肾功能减退，应用时须适当减量 妊娠与哺乳期妇女：妊娠早期妇女慎用；哺乳期妇女慎用，用药需权衡利弊

续　表

药典	
国家处方集	CNF
医保目录	【保（乙）】
基本药物目录	
其他推荐依据	
■ 药品名称	头孢氨苄　Cefalexin
抗菌谱与适应证	第一代口服头孢菌素。用于金黄色葡萄球菌、大肠埃希菌、肺炎杆菌、流感杆菌等敏感菌所致的下列感染： 1. 扁桃体炎、扁桃体周炎、咽喉炎、支气管炎、肺炎、支气管扩张感染以及手术后胸腔感染 2. 急性及慢性肾盂肾炎、膀胱炎、前列腺炎及泌尿生殖系感染 3. 中耳炎、外耳炎、鼻窦炎 4. 上颌骨周炎、上颌骨骨膜炎、上颌骨骨髓炎、急性腭炎、牙槽脓肿、根尖性牙周炎、智齿周围炎、拔牙后感染 5. 睑腺炎、睑炎、急性泪囊炎 6. 毛囊炎、疖、丹毒、蜂窝织炎、脓疱、痈、痤疮感染、皮下脓肿、创伤感染、乳腺炎、淋巴管炎等
制剂与规格	头孢氨苄胶囊：①125mg；②250mg 头孢氨苄片：①125mg；②250mg 头孢氨苄颗粒：①50mg；②125mg 头孢氨苄干混悬剂：1.5g 头孢氨苄泡腾片：125mg
用法与用量	1. 成人：口服，一般剂量一次250~500mg，每6小时1次。一日最高剂量为4g。单纯性膀胱炎、单纯皮肤软组织感染以及链球菌咽峡炎一次500mg，每12小时1次 2. 儿童：口服，一日25~50mg/kg，一日4次。皮肤软组织感染及链球菌咽峡炎一次12.5~50mg/kg，每12小时1次
注意事项	有胃肠道疾病史者，特别是溃疡性结肠炎、局限性肠炎或抗生素相关性结肠炎者应慎用
禁忌	对头孢菌素过敏者及有青霉素过敏性休克或即刻反应史者禁用
不良反应	恶心、呕吐、腹泻和腹部不适较为多见；皮疹、药物热等过敏反应
特殊人群用药	肝、肾功能不全患者：慎用 儿童：6岁以下小儿慎用 老年人：老年患者应根据肾功能情况调整用药剂量或用药间期 妊娠与哺乳期妇女：妊娠早期妇女慎用；哺乳妇女慎用，用药需权衡利弊
药典	USP、Eur. P.、Chin. P.
国家处方集	CNF
医保目录	【保（甲）】
基本药物目录	【基】

续　表

其他推荐依据	
■ 药品名称	头孢羟氨苄　Cefadroxil
抗菌谱与适应证	第一代口服头孢菌素。主要用于敏感菌所致的尿路感染，呼吸道感染，皮肤软组织感染，骨关节感染
制剂与规格	头孢羟氨苄胶囊：①0.125g；②0.25g；③0.5g 头孢羟氨苄片：①0.125g；②0.25g 头孢羟氨苄颗粒：①0.125g；②0.25g
用法与用量	1. 成人：口服，一次 0.5~1g，一日 2 次。肾功能不全者首次给予 1g 负荷剂量，然后根据肌酐清除率（Ccr）调整剂量。Ccr 为 25~50ml/min 者，一次 0.5g，每 12 小时 1 次；Ccr 为 10~25ml/min 者，一次 0.5g，每 24 小时 1 次；Ccr 为 0~10ml/min 者，一次 0.5g，每 36 小时 1 次 2. 儿童：口服，一次 15~20mg/kg，一日 2 次。A 组溶血性链球菌咽炎或扁桃体炎：一次 15mg/kg，每 12 小时 1 次，共 10 日
注意事项	有胃肠道疾病史者，特别是溃疡性结肠炎、局限性肠炎或抗生素相关性结肠炎者应慎用
禁忌	对头孢菌素过敏者及有青霉素过敏性休克或即刻反应史者禁用
不良反应	以恶心、上腹部不适等胃肠道反应为主；少数患者尚可发生皮疹等过敏反应
特殊人群用药	肝、肾功能不全患者：慎用 老年人：老年患者肾功能减退，用药时需调整剂量 妊娠与哺乳期妇女：妊娠安全性分级为 B 级；哺乳期妇女须权衡利弊后应用
药典	USP
国家处方集	CNF
医保目录	【保（乙）】
基本药物目录	
其他推荐依据	

二、第二代头孢菌素类

■ 药品名称	头孢呋辛　Cefuroxim
抗菌谱与适应证	第二代注射用头孢菌素。对革兰阳性球菌的活性与第一代头孢菌素相似或略差，但对葡萄球菌和革兰阴性杆菌产生的 β-内酰胺酶显得相当稳定。适用于治疗敏感菌或敏感病原体所致的下列感染：①呼吸系统感染；②泌尿生殖系统感染；③骨和关节感染；④皮肤软组织感染；⑤预防手术感染；⑥其他，如败血症、脑膜炎等严重感染
制剂与规格	头孢呋辛酯片：①0.25g；②0.125g 头孢呋辛酯干混悬剂：0.125g 头孢呋辛酯胶囊：0.125g 注射用头孢呋辛钠：①0.25g；②0.5g；③0.75g；④1.0g；⑤1.5g；⑥2.0g；⑦2.25g；⑧2.5g；⑨3.0g

用法与用量	1. 成人：口服，一日 0.5g；下呼吸道感染，一日 1g；泌尿道感染，一日 0.25g；无并发症的淋病，单剂口服 1g 2. 儿童：口服，急性咽炎或扁桃体炎等一般感染，一次 10mg/kg，一日 2 次，一日最大剂量为 0.5g；急性中耳炎、脓疱病等严重感染，一次 15mg/kg，一日 2 次，一日最大剂量为 1g
注意事项	1. 对青霉素药物过敏者慎用 2. 使用时应注意监测肾功能，特别是对接受高剂量的重症患者
禁忌	对头孢菌素过敏者及有青霉素过敏性休克史者禁用
不良反应	过敏反应（皮疹、瘙痒、荨麻疹等），局部反应（血栓性静脉炎），胃肠道反应（腹泻、恶心、抗生素相关性肠炎等）等
特殊人群用药	肝、肾功能不全患者：严重肝、肾功能不全患者慎用 儿童：5 岁以下小儿禁用 老年人：老年患者口服本药，不必根据年龄调整剂量 妊娠与哺乳期妇女：妊娠安全性分级为 B 级；哺乳妇女用药应权衡利弊，如需使用，应暂停哺乳
药典	USP、Eur. P.、Chin. P.
国家处方集	CNF
医保目录	【保（甲/乙）】
基本药物目录	【基】
其他推荐依据	
■ 药品名称	**注射用头孢替安**　Cefotiam for Injection
抗菌谱与适应证	第二代注射用头孢菌素。用于敏感菌所致的肺炎、支气管炎、胆道感染、腹膜炎、尿路感染以及手术和外伤所致的感染和败血症
制剂与规格	注射用盐酸头孢替安：①0.5g；②1g
用法与用量	肌内注射或静脉给药。成人：一日 1~2g，分 2~4 次给予；败血症时可增至一日 4g。儿童：一日 40~80mg/kg，分 3~4 次给予，重症感染时可增至一日 160mg/kg。肌酐清除率 ≥ 16.6ml/min 者，不需调整剂量；肌酐清除率<16.6ml/min 者，每 6~8 小时用量应减为常用剂量的 75%
注意事项	1. 有胃肠道疾病史者，特别是溃疡性结肠炎、局限性肠炎或抗生素相关性结肠炎者慎用 2. 本品可引起血象改变，严重时应立即停药
禁忌	对头孢菌素过敏者及有青霉素过敏性休克史者禁用
不良反应	偶见过敏、胃肠道反应、血象改变及一过性 AST 及 ALT 升高；可致肠道菌群改变，造成维生素 B 和 K 缺乏；偶可致继发感染；大量静脉注射可致血管和血栓性静脉炎
特殊人群用药	肝、肾功能不全患者：肾功能不全者应减量并慎用 儿童：早产儿和新生儿使用本药的安全性尚未确定 老年人：老年患者用药剂量应按其肾功能减退情况酌情减量 妊娠与哺乳期妇女：孕妇或可能妊娠的妇女、哺乳妇女应权衡利弊后用药
药典	USP、Jpn. P.

续　表

国家处方集	CNF
医保目录	【保（乙）】
基本药物目录	
其他推荐依据	
■ 药品名称	头孢丙烯　Cefprozil
抗菌谱与适应证	第二代口服头孢菌素。用于敏感菌所致的下列轻、中度感染： 1. 呼吸道感染，如化脓性链球菌性咽炎或扁桃体炎；肺炎链球菌、流感嗜血杆菌和卡他莫拉菌引起的中耳炎或急性鼻窦炎、急性支气管炎继发细菌感染和慢性支气管炎急性发作 2. 金黄色葡萄球菌（包括产青霉素酶菌株）和化脓性链球菌等引起的非复杂性皮肤和皮肤软组织感染
制剂与规格	头孢丙烯片：①0.25；②0.5g 头孢丙烯分散片：0.25g
	头孢丙烯咀嚼片：0.25g 头孢丙烯胶囊：①0.125g；②0.25g 头孢丙烯颗粒：0.125g 头孢丙烯干混悬剂：①0.125g；②0.75g；③1.5g；④3.0g
用法与用量	口服。成人：呼吸道感染，一次 0.5g，一日 1~2 次；皮肤或皮肤软组织感染，一日 0.5g，分 1~2 次给药；严重病例，一次 0.5g，一日 2 次。儿童：①对 0.5~12 岁患儿：中耳炎，一次 15mg/kg，一日 2 次；急性鼻窦炎，一次 7.5mg/kg，一日 2 次；严重感染，一次 15mg/kg，一日 2 次。②对 2~12 岁患儿：急性扁桃体炎、咽炎，一次 7.5mg/kg，一日 2 次；皮肤或皮肤软组织感染，一次 20mg/kg，一日 1 次。肾功能不全时，根据肌酐清除率进行剂量调整。肝功能不全患者无需调整剂量
注意事项	1. 有青霉素过敏史者慎用。对青霉素类药物所致过敏性休克或其他严重过敏反应者不宜使用 2. 如发生过敏反应，应停止用药 3. 长期使用可诱发二重感染，尤其是抗生素相关性肠炎 4. 同时服用强利尿药治疗的患者使用头孢菌素应谨慎，因这些药物可能会对肾功能产生有害影响 5. 患有胃肠道疾病，尤其是肠炎患者慎用
禁忌	对头孢丙烯及其头孢菌素类过敏患者禁用
不良反应	1. 胃肠道反应：软便、腹泻、胃部不适、食欲减退、恶心、呕吐、嗳气等 2. 过敏反应，常见为皮疹、荨麻疹、嗜酸性粒细胞增多、药物热等。儿童发生过敏反应较成人多见，多在开始治疗后几天内出现，停药后几天内消失
特殊人群用药	儿童：慎用 老年人：65 岁以上老人使用本药，与健康成人志愿者对比，药物浓度-时间曲线下面积增高 35%~60%，肌酐清除率下降 40% 妊娠与哺乳期妇女：妊娠安全性分级为 B 级。哺乳妇女应慎用或暂停哺乳
药典	USP
国家处方集	CNF

续　表

医保目录	【保（乙）】
基本药物目录	
其他推荐依据	
■ 药品名称	**注射用头孢尼西**　Cefonicid for Injection
抗菌谱与适应证	适用于敏感菌引起的下列感染：下呼吸道感染、尿路感染、败血症、皮肤软组织感染、骨和关节感染，也可用于手术预防感染。在外科手术前单剂量注射1g头孢尼西可以减少由于手术过程中污染或潜在污染而导致的术后感染发生率。在剖宫产手术中使用头孢尼西（剪断脐带后）可以减少某些术后感染发生率
制剂与规格	注射用头孢尼西钠：①0.5g；②1.0g
用法与用量	肾功能正常患者： 1. 一般轻度至中度感染：成人每日剂量为1g，每24小时1次；在严重感染或危及生命的感染中，可每日2g，每24小时给药1次 2. 无并发症的尿路感染：每日0.5g，每24小时1次 3. 手术预防感染：手术前1小时单剂量给药1g，术中和术后没有必要再用。必要时如关节成形手术或开胸手术可重复给药2天；剖宫产手术中，应脐带结扎后才给予本品。疗程依病情而定 肾功能不全患者：对于肾功能损害患者使用本品必须严格依据患者的肾功能损害程度调整剂量。初始剂量为7.5mg/kg，维持剂量应根据肌酐清除率进行调整，患者在进行透析之后，无需再追加剂量
注意事项	1. 有青霉素过敏史或其他药物过敏病史者应慎用。对麻醉药过敏患者禁止使用利多卡因作为溶剂 2. 本品治疗开始和治疗中可引起肠道紊乱，严重的导致假膜性肠炎，出现腹泻时应引起警惕。一旦出现，轻度停药即可，中、重度患者应给予补充电解质、蛋白质以及适当的抗生素（如万古霉素）治疗 3. 重症患者在大剂量给药或合用氨基糖苷类抗生素治疗时，必须经常注意肾功能情况
禁忌	对头孢菌素类抗生素过敏者禁用
不良反应	1. 对青霉素过敏患者也可能对本品过敏 2. 长期使用任何广谱抗生素都可能导致其他非敏感菌过度生长，可诱发二重感染
特殊人群用药	肝、肾功能不全患者：肾脏或肝脏损害患者在使用该药物时，应加倍小心
药典	USP、Eur. P.、Chin. P.
国家处方集	
医保目录	
基本药物目录	
其他推荐依据	
■ 药品名称	**头孢克洛**　Cefaclor
抗菌谱与适应证	第二代口服头孢菌素。适用于敏感菌所致下列部位的轻、中度感染： 1. 呼吸系统感染

续　表

	2. 泌尿生殖系统感染 3. 皮肤软组织感染 4. 口腔科感染 5. 眼科感染
制剂与规格	头孢克洛胶囊：125mg；250mg 头孢克洛缓释胶囊：187.5mg 头孢克洛片：250mg 头孢克洛缓释片：375mg 头孢克洛分散片：①125mg；②375mg 头孢克洛颗粒：①100mg；②125mg；③250mg 头孢克洛混悬液：①30ml：0.75g；②60ml：1.5g
用法与用量	1. 成人：口服，一次250mg，每8小时1次；较重的感染或敏感性较差的细菌引起的感染，剂量可加倍，但一日总量不超过4g 2. 儿童：口服，一日20mg/kg，分3次（每8小时1次）给药，宜空腹服用；重症感染可增至一日40mg/kg，但一日总量不超过1g
注意事项	1. 对于有胃肠道病史（特别是结肠炎）的患者、使用抗生素（包括头孢菌素）要慎重 2. 长期使用的患者应细心观察，如发生二重感染，必须采取适当措施
禁忌	禁用于已知对头孢菌素类过敏者
不良反应	过敏反应（皮疹、瘙痒、荨麻疹等）；腹泻等胃肠道反应
特殊人群用药	肝、肾功能不全患者：肾功能轻度不全者可不减量；肾功能中度和重度减退者的剂量应分别减为正常剂量的1/2和1/4 儿童：新生儿用药的安全性尚未确定 老年人：老年患者除虚弱、营养不良或严重肾功能损害外，一般不需要调整剂量 妊娠与哺乳期妇女：妊娠安全性分级为B级；哺乳期妇女应慎用或用药时暂停哺乳
药典	USP、Eur. P.、Chin. P.
国家处方集	CNF
医保目录	【保（乙）】
基本药物目录	
其他推荐依据	
■ 药品名称	头孢呋辛酯　Cefuroxime Axetil
抗菌谱与适应证	第二代口服头孢菌素。适用于溶血性链球菌、金黄色葡萄球菌（耐甲氧西林株除外）及流感嗜血杆菌、大肠埃希菌、肺炎克雷伯菌、奇异变形杆菌等肠杆菌科细菌敏感菌株所致成人急性咽炎或扁桃体炎、急性中耳炎、上颌窦炎、慢性支气管炎急性发作、急性支气管炎、单纯性尿路感染、皮肤软组织感染及无并发症淋病奈瑟菌性尿道炎和宫颈炎。儿童咽炎或扁桃体炎、急性中耳炎及脓疱病等
制剂与规格	头孢呋辛酯片：①0.125g；②0.25g

用法与用量	口服。①成人：一般一日 0.5g；下呼吸道感染患者一日 1g；单纯性下尿路感染患者一日 0.25g。均分 2 次服用。单纯性淋球菌尿道炎单剂疗法剂量为 1g；②5～12 岁小儿：急性咽炎或急性扁桃体炎，按体重一日 20mg/kg，分 2 次服用，一日不超过 0.5g；急性中耳炎、脓疱病，按体重一日 30mg/kg，分 2 次服用，一日不超过 1g
注意事项	1. 有胃肠道疾病史者，特别是溃疡性结肠炎、局限性肠炎或抗生素相关性结肠炎者慎用 2. 应于餐后服用，以增加吸收，提高血药浓度，并减少胃肠道反应
禁忌	对本品及其他头孢菌素类过敏者、有青霉素过敏性休克或即刻反应史者及胃肠道吸收障碍者禁用
不良反应	常见腹泻、恶心和呕吐等胃肠反应；少见皮疹、药物热等过敏反应
特殊人群用药	肝、肾功能不全患者：肾功能减退及肝功能损害者慎用 儿童：5 岁以下小儿禁用胶囊剂、片剂，宜服用头孢呋辛酯干混悬液 老年人：85 岁以上的老年患者的血浆消除半衰期可延至约 3.5 小时，因此应在医师指导下根据肾功能情况调整用药剂量或用药间期 妊娠与哺乳期妇女：仅在有明确指征时，孕妇方可慎用；哺乳期妇女应慎用或暂停哺乳
药典	USP、Eur. P.、Chin. P.、Jpn. P.
国家处方集	CNF
医保目录	【保（甲）】
基本药物目录	
其他推荐依据	

三、第三代头孢菌素类

■ 药品名称	注射用头孢唑肟　Ceftizoxime for Injection
抗菌谱与适应证	第三代注射用头孢菌素。用于治疗由敏感菌引起的下呼吸道感染、胆道感染、腹腔感染、盆腔感染、尿路感染、脑膜炎、皮肤软组织感染、骨和关节感染、败血症、感染性心内膜炎及创伤、烧伤、烫伤后的严重感染
制剂与规格	注射用头孢唑肟钠：①0.5g；②1g；③2g
用法与用量	静脉滴注。成人：一次 1～2g，每8～12 小时 1 次；严重感染，剂量可增至一次 3～4g，每 8 小时 1 次。治疗非复杂性尿路感染，一次 0.5g，每 12 小时 1 次。儿童：6 个月及 6 个月以上的婴儿和儿童常用量，按体重一次 50mg/kg，每6～8 小时 1 次。肾功能损害的患者在给予 0.5～1g 的首次负荷剂量后，需根据其损害程度调整剂量
注意事项	1. 青霉素类过敏史患者，有指征应用本品时，必须充分权衡利弊后在严密观察下慎用 2. 有胃肠道疾病病史者，特别是结肠炎患者慎用
禁忌	对本品及其他头孢菌素过敏者禁用
不良反应	皮疹、瘙痒和药物热等变态反应、腹泻、恶心、呕吐、食欲缺乏等
特殊人群用药	儿童：6 个月以下小儿使用本药的安全性和有效性尚未确定 老年人：老年患者常伴有肾功能减退，应适当减少剂量或延长给药时间

续　表

	妊娠与哺乳期妇女：妊娠期妇女仅在有明确指征时应用，妊娠安全性分级为 B 级；哺乳期妇女应用本药时应暂停哺乳
药典	USP
国家处方集	CNF
医保目录	【保（乙）】
基本药物目录	
其他推荐依据	
■ 药品名称	注射用头孢噻肟　Cefotaxime for Injection
抗菌谱与适应证	第三代注射用头孢菌素。用于敏感细菌所致的肺炎及其他下呼吸道感染、尿路感染、脑膜炎、败血症、腹腔感染、盆腔感染、皮肤软组织感染、生殖道感染、骨和关节感染等。头孢噻肟可以作为小儿脑膜炎的选用药物
制剂与规格	注射用头孢噻肟钠：①0.5g；②1g；③2g
用法与用量	肌内注射或静脉给药。成人：肌内注射 0.5~2g，每 8~12 小时 1 次。静脉给药一日 2~6g，分 2~3 次给药；严重感染者，每 6~8 小时 2~3g，一日最高剂量为 12g。无并发症的肺炎链球菌肺炎或急性尿路感染：每 12 小时 1g。儿童：静脉给药，新生儿一次 50mg/kg，7 日内新生儿每 12 小时 1 次，7~28 日新生儿每 8 小时 1 次
注意事项	1. 有胃肠道疾病者慎用 2. 用药前须确定是否需进行过敏试验 3. 本品与氨基糖苷类抗生素不可同瓶滴注
禁忌	对头孢菌素过敏者及有青霉素过敏性休克或即刻反应史者禁用
不良反应	不良反应发生率低，3%~5%。有皮疹和药物热、静脉炎、腹泻、恶心、呕吐、食欲缺乏等
特殊人群用药	肝、肾功能不全患者：严重肾功能减退患者应用本药时须根据肌酐清除率调整减量 儿童：婴幼儿不宜做肌内注射 老年人：老年患者应根据肾功能适当减量 妊娠与哺乳期妇女：妊娠安全性分级为 B 级；哺乳期妇女用药时宜暂停哺乳
药典	USP、Eur. P.、Chin. P.
国家处方集	CNF
医保目录	【保（甲）】
基本药物目录	
其他推荐依据	
■ 药品名称	注射用头孢曲松　Ceftriaxone for Injection
抗菌谱与适应证	第三代注射用头孢菌素。用于敏感致病菌所致的下呼吸道感染、尿路、胆道感染，以及腹腔感染、盆腔感染、皮肤软组织感染、骨和关节感染、败血症、脑膜炎等及手术期感染预防。本品单剂可治疗单纯性淋病
制剂与规格	注射用头孢曲松钠：①0.25g；②0.5g；③0.75g；④1g；⑤1.5g；⑥2g；⑦3g；⑧4g

续　表

用法与用量	肌内注射或静脉给药。成人：每 24 小时 1~2g 或每 12 小时 0.5~1g。最高剂量一日 4g。小儿：常用量静脉给药，按体重一日 20~80mg/kg
注意事项	1. 对青霉素过敏患者应用本品时应根据患者情况充分权衡利弊后决定。有青霉素过敏性休克或即刻反应者，不宜再选用头孢菌素类 2. 有胃肠道疾病史者，特别是溃疡性结肠炎、局限性肠炎或抗生素相关性结肠炎（头孢菌素类很少产生抗生素相关性肠炎）者应慎用
禁忌	1. 禁用于对本品及其他头孢菌素抗生素过敏的患者。有青霉素过敏性休克史的患者避免应用本品 2. 头孢曲松不得用于高胆红素血症的新生儿和早产儿的治疗。体外研究显示头孢曲松可从血清蛋白结合部位取代胆红素，从而引起这些患者的胆红素脑病 3. 在新生儿中，不得与补钙治疗同时进行，否则可能导致头孢曲松的钙盐沉降的危险
不良反应	胃肠道反应、过敏反应等
特殊人群用药	儿童：出生体重<2kg 的新生儿使用本药的安全性尚未确定。本药可将胆红素从血清白蛋白上置换下来，患有高胆红素血症的新生儿（尤其是早产儿），应避免使用本药 老年人：除非患者虚弱、营养不良或有重度肾功能损害时，老年人应用头孢曲松一般不需调整剂量 妊娠与哺乳期妇女：妊娠安全性分级为 B 级；哺乳期妇女应权衡利弊后应用
药典	USP、Eur. P.、Chin. P.
国家处方集	CNF
医保目录	【保（甲）】
基本药物目录	【基】
其他推荐依据	
■ 药品名称	**注射用头孢哌酮　Cefoperazone for Injection**
抗菌谱与适应证	第三代注射用头孢菌素。用于治疗敏感菌所致的呼吸道感染、泌尿道感染、胆道感染、皮肤软组织感染、败血症、脑膜炎、创伤及手术后感染。与抗厌氧菌药联用，用于治疗敏感菌所致的腹膜炎、盆腔感染
制剂与规格	注射用头孢哌酮钠：①0.5g；②1g；③1.5g；④2g
用法与用量	肌内注射或静脉给药。成人：一般感染：一次 1~2g，每 12 小时 1 次；严重感染：一次 2~3g，每 8 小时 1 次。一日剂量不宜超过 9g，但免疫缺陷患者伴严重感染时剂量可增至一日 12g。儿童：一日 50~200mg/kg，分 2~3 次给药
注意事项	1. 肝病、胆道梗阻严重或同时有肾功能减退者，用药剂量应予以适当调整 2. 部分患者可引起维生素 K 缺乏和低凝血酶原血症，用药期间应进行出血时间、凝血酶原时间监测
禁忌	对头孢菌素过敏者及有青霉素过敏性休克史者禁用
不良反应	皮疹较为多见；少数患者尚可发生腹泻、腹痛；嗜酸性粒细胞增多，轻度中性粒细胞减少；暂时性 AST 及 ALT、碱性磷酸酶、尿素氮或血肌酐升高等

续　表

特殊人群用药	儿童：新生儿和早产儿用药须权衡利弊 妊娠与哺乳期妇女：妊娠安全性分级为 B 级；哺乳期妇女用药时宜暂停哺乳
药典	USP、Eur. P.、Chin. P.
国家处方集	CNF
医保目录	
基本药物目录	
其他推荐依据	

■ 药品名称	注射用头孢他啶　Ceftazidime for Injection
抗菌谱与适应证	第三代注射用头孢菌素。用于敏感革兰阴性杆菌所致的败血症、下呼吸道感染、腹腔和胆道感染、复杂性尿路感染和严重皮肤软组织感染等。对于由多种耐药革兰阴性杆菌引起的免疫缺陷者感染、医院内感染以及革兰阴性杆菌或铜绿假单胞菌所致中枢神经系统感染尤为适用
制剂与规格	注射用头孢他啶：①0.25g；②0.5g；③1g；④2g
用法与用量	静脉注射或静脉滴注。①败血症、下呼吸道感染、胆道感染等，一日 4~6g，分 2~3 次静脉滴注或静脉注射；②泌尿系统感染和重度皮肤软组织感染等，一日 2~4g，分 2 次静脉滴注或静脉注射；③对于某些危及生命的感染、严重铜绿假单胞菌感染和中枢神经系统感染，可酌情增量至一日 0.15~0.2g/kg，分 3 次静脉滴注或静脉注射；④婴幼儿常用剂量为一日 30~100mg/kg，分 2~3 次静脉滴注
注意事项	在应用头孢他啶治疗前应仔细询问对头孢菌素类、青霉素类或其他药物的过敏反应史
禁忌	禁用于对本品及其他头孢菌素过敏的患者
不良反应	感染和侵袭性疾病，血液和淋巴系统紊乱，免疫系统紊乱等
特殊人群用药	肝、肾功能不全患者：肾功能不全患者用药时，剂量需根据肾功能的降低程度而相应减少 儿童：早产儿及 2 个月以内新生儿慎用 妊娠与哺乳期妇女：妊娠初期和妊娠早期 3 个月妇女应慎用，妊娠安全性分级为 B 级；哺乳期妇女须权衡利弊后用药
药典	USP、Eur. P.、Chin. P.
国家处方集	CNF
医保目录	【保（乙）】
基本药物目录	【基】
其他推荐依据	

■ 药品名称	头孢地尼　Cefdinir
抗菌谱与适应证	第三代口服头孢菌素。用于对本品敏感的葡萄球菌、大肠埃希菌、克雷伯杆菌、奇异变形杆菌等引起的下列感染： 1. 咽喉炎、扁桃体炎、支气管炎急性发作、肺炎 2. 中耳炎、鼻窦炎

	3. 肾盂肾炎、膀胱炎、淋菌性尿道炎 4. 附件炎、宫内感染、前庭大腺炎 5. 乳腺炎、肛门周围脓肿、外伤或手术伤口的继发感染 6. 皮肤软组织感染 7. 眼睑炎、睑板腺炎、猩红热
制剂与规格	头孢地尼胶囊：①50mg；②100mg 头孢地尼分散片：①50mg；②100mg
用法与用量	口服：成人一次 100mg，一日 3 次。儿童 9~18mg/kg，分 3 次服用。严重肾功能障碍者应酌减剂量及延长给药间隔时间。血液透析患者，建议剂量为一次 100mg，一日 1 次
注意事项	1. 因有出现休克等过敏反应的可能，应详细询问过敏史 2. 下列患者应慎重使用：对青霉素类抗生素有过敏史者；本人或亲属中有易发生支气管哮喘、皮疹、荨麻疹等过敏症状体质者；患有严重基础疾病、不能很好进食或非经口摄取营养者、恶病质等患者
禁忌	对本品有休克史者禁用；对青霉素或头孢菌素有过敏史者慎用
不良反应	常见腹泻、腹痛、皮疹、瘙痒、AST 及 ALT 升高等
特殊人群用药	肝、肾功能不全患者：严重的肾功能障碍者慎用 儿童：新生儿和小于 6 个月婴儿的安全性和疗效尚未确定；可用于儿童急性上颌鼻窦炎 老年人：高龄者慎用；老年患者可能会有出血倾向，应根据对患者的临床观察调整剂量和给药间隔 妊娠与哺乳期妇女：妊娠安全性分级为 B 级；哺乳期妇女仅在利大于弊时，才能使用
药典	Chin. P.
国家处方集	CNF
医保目录	【保（乙）】
基本药物目录	
其他推荐依据	
■ 药品名称	头孢克肟　Cefixime
抗菌谱与适应证	第三代口服头孢菌素。用于敏感菌所致的咽炎、扁桃体炎、急性支气管炎和慢性支气管炎急性发作、中耳炎、尿路感染、单纯性淋病等
制剂与规格	头孢克肟片：①0.05g；②0.1g 头孢克肟分散片：0.1g 头孢克肟咀嚼片：①0.05g；②0.1g 头孢克肟胶囊：①0.05g；②0.1g 头孢克肟颗粒：0.05g
用法与用量	口服。成人：一次 50~100mg，一日 2 次；严重感染时，可增加至一次 200mg，一日 2 次。 儿童：体重 30kg 以下一次 1.5~3mg/kg，一日 2 次；严重感染时，一次 6mg/kg，一日 2 次
注意事项	1. 因有出现休克等过敏反应的可能，应详细询问过敏史 2. 下列患者应慎重使用：对青霉素类抗生素有过敏史者；本人或亲属中有易发生支气管哮喘、皮疹、荨麻疹等过敏症状体质者；经口给药困难或非经口摄取营养者、恶病质等患者

续　表

禁忌	对头孢克肟及其成分或其他头孢菌素类药物过敏者禁用
不良反应	主要不良反应有腹泻等消化道反应、皮疹等皮肤症状、临床检查值异常，包括肝功能指标升高、嗜酸性粒细胞增多等
特殊人群用药	肝、肾功能不全患者：严重的肾功能障碍者应根据肾功能状况适当减量，给药间隔应适当增大 儿童：6 个月以下儿童使用本药的安全性和有效性尚未确定 老年人：老年人使用本药的血药浓度峰值和 AUC 可较年轻人分别高 26% 和 20%，老年患者可以使用本品 妊娠与哺乳期妇女：妊娠安全性分级为 B 级；哺乳期妇女使用时应暂停哺乳
药典	USP、Eur. P.
国家处方集	CNF
医保目录	【保（乙）】
基本药物目录	
其他推荐依据	
■ 药品名称	头孢泊肟酯　Cefpodoxime Proxetil
抗菌谱与适应证	第三代口服头孢菌素。适用于敏感菌引起的下列轻至中度感染：①呼吸系统感染；②泌尿、生殖系统感染；③皮肤及皮肤附件感染：如毛囊炎、疖、痈、丹毒、蜂窝织炎、淋巴管（结）炎、化脓性甲沟（周）炎、皮下脓肿、汗腺炎、感染性粉瘤、肛周脓肿等；④耳鼻喉感染：中耳炎、鼻窦炎等；⑤其他：乳腺炎等
制剂与规格	头孢泊肟酯片：①100mg；②200mg 头孢泊肟酯分散片：100mg 头孢泊肟酯胶囊：100mg 头孢泊肟酯颗粒：40mg 头孢泊肟酯干混悬剂：①50mg；②100mg
用法与用量	餐后口服。成人：上呼吸道感染：一次 0.1g，一日 2 次，疗程 5~10 天；下呼吸道感染：慢性支气管炎急性发作：一次 0.2g，一日 2 次，疗程 10 天；急性社区获得性肺炎：一次 0.2g，一日 2 次，疗程 14 天；单纯性泌尿道感染：一次 0.1g，一日 2 次，疗程 7 天；急性单纯性淋病：单剂 0.2g；皮肤和皮肤软组织感染：一次 0.4g，一日 2 次，疗程 7~14 天。儿童：急性中耳炎：每日剂量 10mg/kg，一次 5mg/kg，每 12 小时 1 次，疗程 10 天。每日最大剂量不超过 0.4g。扁桃体炎、鼻窦炎：每日剂量 10mg/kg，一次 5mg/kg，每 12 小时 1 次，疗程 5~10 天。每日最大剂量不超过 0.2g
注意事项	1. 避免与抗酸药、H_2 受体拮抗药、质子泵抑制药同时服用 2. 下列患者应慎重使用：易引起支气管哮喘、荨麻疹、湿疹等过敏症状体质的患者，全身营养状态不佳者
禁忌	对头孢菌素过敏者及有青霉素过敏性休克或即刻反应史者禁用
不良反应	严重不良反应包括休克、严重肠炎等，其他不良反应包括腹泻等消化道反应、皮疹等过敏反应等

续　表

特殊人群用药	肝、肾功能不全患者：严重的肾功能损害者应慎用，如必须使用时，应调节给药剂量和给药间隔 老年人：老年患者多见生理功能降低，易出现不良反应及维生素 K 缺乏引起的出血倾向，应慎用 妊娠与哺乳期妇女：妊娠安全性分级为 B 级；哺乳期妇女使用时应停止哺乳或换用其他药物
药典	USP、Jpn. P.
国家处方集	CNF
医保目录	
基本药物目录	
其他推荐依据	

四、第四代头孢菌素类

■ **药品名称**	注射用头孢吡肟　Cefepime for Injection
抗菌谱与适应证	第四代头孢菌素。用于治疗敏感菌所致的下列中、重度感染： 1. 下呼吸道感染，如肺炎、支气管炎等 2. 泌尿系统感染 3. 非复杂性皮肤或皮肤软组织感染 4. 复杂性腹腔内感染 5. 妇产科感染 6. 其他，如败血症、儿童脑脊髓膜炎及中性粒细胞减少性发热患者的经验治疗
制剂与规格	注射用盐酸头孢吡肟：①0.5g；②1g
用法与用量	肌内注射或静脉滴注。成人：一次 1~2g，每 12 小时 1 次；轻、中度感染：一次 0.5~1g，每 12 小时 1 次；重度泌尿道感染：一次 2g，每 12 小时 1 次；严重感染、中性粒细胞减少性发热的经验治疗：一次 2g，每 8 小时 1 次。儿童：对 2 月龄至 12 岁儿童或体重<40kg 的患儿：最大剂量不可超过成人剂量，按体重一次 40mg/kg，每 12 小时 1 次，疗程 7~14 日
注意事项	1. 可诱发抗生素相关性肠炎 2. 有胃肠道疾患，尤其是肠炎患者慎用
禁忌	禁用于对头孢吡肟或 L-精氨酸，头孢菌素类药物，青霉素或其他 β-内酰胺类抗生素有过敏反应的患者
不良反应	常见腹泻，皮疹和注射局部反应，如静脉炎、注射部位疼痛和炎症；其他可见呕吐、恶心、过敏、瘙痒等
特殊人群用药	肝、肾功能不全患者：肝、功能不全患者应监测凝血酶原时间；对肾功能不全的患者，用量应根据肾功能调整 儿童：对 13 岁以下儿童的疗效尚不明确，须慎用 老年人：老年患者使用本药的半衰期延长，且 65 岁及以上老年患者的药物总清除率下降 妊娠与哺乳期妇女：妊娠安全性分级为 B 级；哺乳期妇女应慎用或用药时暂停哺乳

续　表

药典	USP、Jpn. P.
国家处方集	CNF
医保目录	【保（乙）】
基本药物目录	
其他推荐依据	

■ 药品名称	注射用头孢匹罗　Cefpirome for Injection
抗菌谱与适应证	第四代头孢菌素。适用于治疗敏感菌引起的下列严重感染： 1. 严重的下呼吸道感染（如大叶性肺炎、肺脓肿、支气管扩张合并感染等） 2. 严重的泌尿道感染（如复杂性尿路感染） 3. 严重的皮肤及软组织感染 4. 中性粒细胞减少患者所患严重感染 5. 败血症、化脓性脑膜炎、腹腔内感染、肝胆系统感染、盆腔内感染
制剂与规格	注射用头孢匹罗：①0.25g；②0.5g；③1g；④2.0g
用法与用量	静脉给药。成人：上、下泌尿道合并感染，严重皮肤及软组织感染：一次1g，每12小时1次；严重下呼吸道感染：一次1~2g，每12小时1次；败血症：一次2g，每12小时1次；中性粒细胞减少患者所患严重感染：一次2g，每12小时1次。肾功能不全时剂量：先给予1~2g负荷剂量，再根据肌酐清除率进行剂量调整。血液透析患者（肌酐清除率<5ml/min），一次0.5~1g，一日1次，透析后再给予0.25~0.5g的补充剂量
注意事项	1. 本品与氨基糖苷类或袢利尿药合用时应监测肾功能 2. 一旦发生假膜性结肠炎，应立即停止用药并开始特异性的抗生素治疗 3. 应事先询问患者是否有β-内酰胺抗生素过敏史 4. 疗程超过10日，应监测血象
禁忌	对头孢菌素过敏者、儿童、妊娠及哺乳期妇女禁用
不良反应	1. 超敏反应：过敏性皮肤反应如皮疹、荨麻疹、瘙痒、药物热；有可能发生严重的急性过敏反应；血管性水肿、支气管痉挛 2. 胃肠道反应：恶心、呕吐、腹泻 3. 局部反应：静脉壁炎性刺激及注射部位疼痛
特殊人群用药	儿童：小于12岁儿童用药的有效性及安全性尚未确定。不推荐在该年龄组使用本药 妊娠与哺乳期妇女：妊娠期间用药应权衡利弊。哺乳妇女用药应权衡利弊
药典	Jpn. P.
国家处方集	CNF
医保目录	【保（乙）】
基本药物目录	
其他推荐依据	

第三节 其他 β-内酰胺类

■ 药品名称	注射用头孢美唑 Cefmetazole for Injection
抗菌谱与适应证	第二代注射用头霉素类，抗菌活性与第二代头孢菌素相近。适用于葡萄球菌、大肠埃希菌、克雷伯杆菌、变形杆菌、脆弱拟杆菌、消化球菌等所致的下列感染：①呼吸道感染；②尿路感染；③胆管炎、胆囊炎；④腹膜炎；⑤女性生殖系统感染；⑥败血症；⑦颌骨周围蜂窝织炎、颌炎
制剂与规格	注射用头孢美唑钠：①1g；②2g
用法与用量	静脉给药。成人：一日1~2g，分2次给药；重度感染剂量可至一日4g，分2~4次静脉滴注。儿童：一日25~100mg/kg，分2~4次给药；重度感染一日150mg/kg，分2~4次静脉滴注。肾功能不全者本药血药浓度升高，半衰期延长，应调整用量
注意事项	1. 下述患者慎用：对青霉素类抗生素有过敏史者，或双亲、兄弟姐妹等亲属属于过敏体质者，严重肾损害者（有可能出现血药浓度升高、半衰期延长），经口摄食不足患者或非经口维持营养者、全身状态不良者（通过摄食，可能出现维生素K缺乏）等 2. 给药期间及给药后至少1周内避免饮酒
禁忌	对本品有过敏性休克史者禁用
不良反应	过敏反应（如皮疹、瘙痒、荨麻疹、红斑、发热），罕见休克，肝功能异常等
特殊人群用药	儿童：早产儿、新生儿慎用 老年人：慎用 妊娠与哺乳期妇女：妊娠安全性分级为B级。哺乳期妇女慎用
药典	USP
国家处方集	CNF
医保目录	【保（乙）】
基本药物目录	
其他推荐依据	

■ 药品名称	注射用头孢西丁 Cefoxitin for Injection
抗菌谱与适应证	第二代注射用头霉素类。适用于治疗敏感菌所致的下呼吸道、泌尿生殖系统、骨、关节、皮肤软组织、心内膜感染以及败血症。尤适用于需氧菌和厌氧菌混合感染导致的吸入性肺炎、糖尿病患者下肢感染及腹腔或盆腔感染
制剂与规格	注射用头孢西丁钠：①1g；②2g
用法与用量	肌内注射或静脉给药。成人，一次1~2g，每6~8小时1次。①单纯感染：每6~8小时1g，一日总量3~4g；②中、重度感染：每4小时1g或每6~8小时2g，一日总量6~8g；③严重感染：每4小时2g或每6小时3g，一日总量12g；④肾功能不全者首次剂量为1~2g，此后按其肌酐清除率制订给药方案

续　表

注意事项	1. 青霉素过敏者慎用 2. 有胃肠疾病史（特别是结肠炎）者慎用 3. 本品与氨基糖苷类抗生素配伍时，会增加肾毒性
禁忌	对本品及头孢菌素类抗生素过敏者禁用
不良反应	最常见的为局部反应，静脉注射后可出现血栓性静脉炎，肌内注射后可有局部硬结压痛；偶见变态反应、低血压、腹泻等
特殊人群用药	肝、肾功能不全患者：肾功能损害者慎用 儿童：3 个月以内婴儿不宜使用本药 妊娠与哺乳期妇女：妊娠安全性分级为 B 级；哺乳妇女应权衡利弊后用药
药典	USP、Eur. P.
国家处方集	CNF
医保目录	【保（乙）】
基本药物目录	
其他推荐依据	
■ 药品名称	注射用头孢米诺　Cefminox for Injection
抗菌谱与适应证	第三代头霉素类，抗菌活性与第三代头孢菌素相近。用于治疗敏感菌所致的下列感染：①呼吸系统感染；②腹腔感染；③泌尿生殖系统感染：肾盂肾炎、膀胱炎、盆腔腹膜炎、子宫附件炎、子宫内感染、盆腔炎、子宫旁组织炎；④其他：败血症等
制剂与规格	注射用头孢米诺钠：①0.5g；②1g；③1.5g；④2g
用法与用量	静脉给药。成人：一次 1g，一日 2 次。败血症和重症感染，一日 6g，分 3~4 次给药。儿童：一次 20mg/kg，一日 3~4 次
注意事项	1. 对 β-内酰胺类抗生素有过敏史的患者慎用 2. 本人或双亲、兄弟为支气管哮喘、皮疹、荨麻疹等过敏体质者慎用 3. 用药期间及用药后至少 1 周避免饮酒
禁忌	对头孢米诺或头孢烯类抗生素过敏的患者禁用
不良反应	严重不良反应包括休克、全血细胞减少症、假膜性肠炎、史-约综合征、中毒性表皮坏死症、急性肾衰竭、溶血性贫血、间质性肺炎、肺嗜酸性粒细胞浸润症、变态反应（如皮疹、发红、瘙痒、发热等）等
特殊人群用药	肝、肾功能不全患者：肾功能不全者可调整剂量使用，严重肾功能损害患者慎用 儿童：新生儿、早产儿的用药安全尚未确定，满月后的小儿可参照体重用药 老年人：老年患者有可能出现维生素 K 缺乏引起的出血倾向 妊娠与哺乳期妇女：孕妇、哺乳期妇女用药应权衡利弊
药典	Jpn. P.
国家处方集	CNF
医保目录	【保（乙）】
基本药物目录	

续 表

其他推荐依据	
■ 药品名称	**注射用拉氧头孢** Latamoxef for Injection
抗菌谱与适应证	第三代注射用头霉素类，抗菌性能与第三代头孢菌素相近。适用于治疗敏感菌所致的下列感染： 1. 呼吸系统感染，如肺炎、支气管炎、支气管扩张症继发感染、肺脓肿、脓胸等 2. 消化系统感染，如胆囊炎、胆管炎等 3. 腹腔内感染，如肝脓肿、腹膜炎等 4. 泌尿生殖系统感染 5. 骨、关节、皮肤和软组织感染等 6. 其他严重感染，如败血症、脑膜炎等
制剂与规格	注射用拉氧头孢钠：①1g；②2g
用法与用量	静脉给药。成人：一次 0.5~1g，一日 2 次。重度感染，一日剂量可增加至 4g。儿童：一日 60~80mg/kg，分 3~4 次给药。危重病例剂量可递增至一日 150mg/kg
注意事项	1. 对青霉素有过敏史者、胆道阻塞患者慎用 2. 大量静脉注射应选择合适部位，缓慢注射，以减轻对管壁的刺激及减少静脉炎的发生
禁忌	对本品过敏者禁用
不良反应	常见皮疹、荨麻疹、瘙痒、恶心、呕吐、腹泻、腹痛等；少见过敏性休克，偶见 AST 及 ALT 升高，停药后均可自行消失
特殊人群用药	肝、肾功能不全患者：严重肾功能不全者慎用 儿童：新生儿、早产儿慎用 妊娠与哺乳妇女：妊娠安全性分级为 C 级；哺乳期妇女慎用
药典	Jpn. P.
国家处方集	CNF
医保目录	【保（乙）】
基本药物目录	
其他推荐依据	
■ 药品名称	**注射用舒巴坦** Sulbactam for Injection
抗菌谱与适应证	β-内酰胺酶抑制剂，与青霉素类或头孢菌素类药合用，治疗敏感菌所致的尿路感染、肺部感染、支气管感染、胆道感染、腹腔和盆腔感染、耳鼻喉科感染、皮肤软组织感染、骨和关节感染、周围感染、败血症等
制剂与规格	注射用舒巴坦：①0.25g；②0.5g；③1.0g
用法与用量	舒巴坦与氨苄青霉素以 1：2 剂量比应用。一般感染，成人剂量为舒巴坦每日 1~2g，氨苄西林每日 2~4g，一日量分 2~3 次，静脉滴注或肌注；轻度感染可舒巴坦每日 0.5g，氨苄青霉素 1g，分 2 次，静脉滴注或肌注；重度感染可增大剂量至每日舒巴坦 3~4g，氨苄青霉素 6~8g，一日量分 3~4 次，静脉滴注

续　表

注意事项	1. 本品必须和 β-内酰胺类抗生素联合使用，单独使用无效 2. 本品配成溶液后必须及时使用，不宜久置 3. 当与青霉素类药物合用时，用药前须做青霉素皮肤试验，阳性者禁用
禁忌	对青霉素类药物过敏者禁用
不良反应	注射部位疼痛、皮疹，静脉炎、腹泻、恶心等反应偶有发生。偶见一过性嗜酸性粒细胞增多，血清 ALT、AST 升高等。极个别患者发生剥脱性皮炎、过敏性休克
特殊人群用药	肝、肾功能不全患者：肾功能减退者，根据血浆肌酐清除率调整用药 老年人：老年患者肾功能减退，须调整剂量 妊娠与哺乳期妇女：妊娠及哺乳期妇女应用仍须权衡利弊
药典	USP、Eur. P.、Chin. P.、Jpn. P.
国家处方集	CNF
医保目录	【保（乙）】
基本药物目录	
其他推荐依据	
■ 药品名称	注射用氨曲南　Aztreonam for Injection
抗菌谱与适应证	单环 β-内酰胺类，适用于治疗敏感需氧革兰阴性菌所致的多种感染，如败血症、下呼吸道感染、尿路感染、腹腔内感染、子宫内膜炎、盆腔炎、术后伤口及烧伤、溃疡等皮肤软组织感染等
制剂与规格	注射用氨曲南：①0.5g；②1.0g；③2.0g
用法与用量	肌内注射或静脉给药。成人：泌尿道感染，一次 0.5~1g，每 8~12 小时 1 次；中度感染，一次 1~2g，每 8~12 小时 1 次；危重患者或由铜绿假单胞菌所致的严重感染，一次 2g，每 6~8 小时 1 次，一日最大剂量不宜超过 8g。肾功能不全时剂量：应根据肌酐清除率调整剂量；每次血液透析后，除维持量外，应另给予起始量的 1/8
注意事项	1. 氨曲南与青霉素之间无交叉过敏反应，但对青霉素、头孢菌素过敏及过敏体质者仍需慎用 2. 有不同程度的抗生素相关性肠炎
禁忌	对氨曲南有过敏史者禁用
不良反应	常见为恶心、呕吐、腹泻及皮肤过敏反应等
特殊人群用药	儿童：婴幼儿的安全性尚未确立应慎用 老年人：老年人用药剂量应按其肾功能减退情况酌情减量 妊娠与哺乳期妇女：妊娠安全性分级为 B 级，哺乳期妇女使用时应暂停哺乳
药典	USP、Jpn. P.
国家处方集	CNF
医保目录	【保（乙）】
基本药物目录	
其他推荐依据	

第四节　碳青霉烯类

■ 药品名称	注射用亚胺培南西司他丁　Imipenem and Cilastatin for Injection
抗菌谱与适应证	对大多数革兰阳性、革兰阴性的需氧菌和厌氧菌有抗菌作用。适用于治疗敏感革兰阳性菌及革兰阴性杆菌所致的严重感染（如败血症、感染性心内膜炎、下呼吸道感染、腹腔感染、盆腔感染、皮肤软组织感染、骨和关节感染、尿路感染）以及多种细菌引起的混合感染
制剂与规格	注射用亚胺培南西司他丁钠（1∶1）：①0.5g；②1g；③2g
用法与用量	静脉滴注。成人：轻度感染，每6小时0.25g；中度感染，一次1g，一日2次；严重感染，每8小时1g。日最高剂量不超过4g。儿童：体重<40kg，一次15mg/kg，每6小时1次。一日总剂量不超过2g。肾功能不全时剂量：肌酐清除率为30~70ml/min者，每6~8小时用0.5g；肌酐清除率为20~30ml/min者，每8~12小时用0.25~0.5g；肌酐清除率<20ml/min者，每12小时用0.25g。透析时建议血液透析后补充1次用量
注意事项	1. 患过胃肠道疾病尤其是结肠炎的患者，需慎用 2. 有癫痫史或中枢神经系统功能障碍者发生痉挛、意识障碍等不良反应增加
禁忌	本品禁用于对本品任何成分过敏的患者
不良反应	局部反应（红斑、局部疼痛和硬结、血栓性静脉炎）；过敏反应/皮肤（皮疹、瘙痒、荨麻疹、多形性红斑、Stevens-Johnson综合征等）；胃肠道反应（恶心、呕吐、腹泻等）等
特殊人群用药	肝、肾功能不全患者：严重肾功能不全患者应根据肌酐清除率调节用量 儿童：婴儿及肾功能不全的儿童使用本药须权衡利弊 妊娠与哺乳期妇女：妊娠安全性分级为C级，哺乳期妇女使用时应暂停哺乳
药典	USP、Eur. P.、Jpn. P.
国家处方集	CNF
医保目录	【保（乙）】
基本药物目录	
其他推荐依据	
■ 药品名称	注射用美罗培南　Meropenem for Injection
抗菌谱与适应证	1. 对大多数革兰阳性、革兰阴性需氧菌和厌氧菌有抗菌活性。比同类产品增加了脑膜炎的适应证。适用于由单一或多种敏感细菌引起的成人及儿童的严重感染、混合感染和耐药菌感染，包括：肺炎及院内获得性肺炎，败血症，腹腔内感染，尿路感染，妇科感染，皮肤及软组织感染和脑膜炎 2. 对于被推断患有感染的中性粒细胞减低的发热患者，可用本药作为单方经验治疗
制剂与规格	注射用美罗培南：①0.25g；②0.5g

续　表

用法与用量	静脉给药：成人：每8小时1次，一次0.5~1g；脑膜炎，每8小时1次，一次2g；中性粒细胞减少伴发热的癌症患者、腹膜炎，每8小时1次，一次1g；皮肤和软组织感染、尿路感染，每8小时1次，一次0.5g。儿童：3个月~12岁的患儿，一次10~20mg/kg，每8小时1次；体重超过50kg的患儿，按成人剂量给药；脑膜炎，一次40mg/kg，每8小时1次治疗的剂量和疗程需根据感染的类型和严重程度及患者的情况决定，最大可用到每日6g
注意事项	1. 美罗培南与其他碳青霉烯类和β-内酰胺类抗生素、青霉素和头孢菌素局部交叉过敏反应 2. 严重肾功能障碍的患者，需根据其肌酐清除率调节用量；严重肝功能障碍的患者，有可能加重肝功能障碍 3. 进食不良或全身状况不良的患者，有可能引起维生素K缺乏症状 4. 有癫痫史或中枢神经系统功能障碍的患者，发生痉挛、意识障碍等中枢神经系统症状的可能性增加
禁忌	1. 对本品及其他碳青霉烯类抗生素有过敏史的患者 2. 使用丙戊酸钠的患者
不良反应	1. 严重不良反应（发生率<0.1%）：可能有过敏性休克，急性肾衰竭等严重肾功能障碍，抗生素相关性肠炎，间质性肺炎、肺嗜酸性粒细胞浸润症，痉挛、意识障碍等中枢神经系统症状 2. 其他不良反应：过敏反应，如皮疹、荨麻疹、红斑、瘙痒等；血液系统，如粒细胞减少、嗜酸性粒细胞增多、血小板增多或减少等；消化系统，如腹泻、恶心、呕吐、腹痛、食欲减退；二重感染，如口腔黏膜炎、念珠菌感染
特殊人群用药	肝、肾功能不全患者：严重肾功能不全的患者应根据肌酐清除率调节用量 儿童：3个月以下婴幼儿使用本药的有效性和安全性尚未确定 妊娠与哺乳期妇女：妊娠安全性分级为B级。哺乳期妇女用药应权衡利弊
药典	USP、Eur. P.、Chin. P.
国家处方集	CNF
医保目录	【保（乙）】
基本药物目录	
其他推荐依据	
■ 药品名称	注射用比阿培南　Biapenem for Injection
抗菌谱与适应证	用于治疗由敏感细菌所引起的败血症、肺炎、肺部脓肿、慢性呼吸道疾病引起的二次感染、难治性膀胱炎、肾盂肾炎、腹膜炎、妇科附件炎等
制剂与规格	注射用比阿培南：0.3g
用法与用量	静脉滴注。成人：一次0.3g，滴注30~60分钟，一日2次。一日的最大给药量不得超过1.2g。缩短给药间隔时间至每8小时一次或延长静脉滴注时间至1~3小时可以增加疗效。由于老年患者生理功能下降，需注意调整用药剂量及用药间隔时间
注意事项	1. 对青霉素、碳青霉烯类及头孢类抗生素药物过敏者慎用 2. 本人或直系亲属有易诱发支气管哮喘、皮疹、荨麻疹等症状的过敏性体质者慎用 3. 有癫痫史者及中枢神经系统疾病患者慎用
禁忌	对本品过敏者禁用

续　表

不良反应	常见皮疹、瘙痒、恶心、呕吐及腹泻等
特殊人群用药	肝、肾功能不全患者：严重肾功能不全的患者应根据肌酐清除率调节用量 儿童：用药的安全性尚不明确 老年人：慎用 妊娠与哺乳期妇女：用药安全性尚不明确
药典	USP、Eur. P.、Jpn. P.
国家处方集	CNF
医保目录	【保（乙）】
基本药物目录	
其他推荐依据	

■ 药品名称	注射用帕尼培南倍他米隆　Panipenem Betamipron for Injection
抗菌谱与适应证	用于敏感的金黄色葡萄球菌、表皮葡萄球菌、大肠杆菌、肺炎杆菌、流感杆菌、阴沟杆菌、变形杆菌、枸橼酸杆菌、类杆菌属、对铜绿假单胞菌等所致的下列感染：①呼吸系统感染；②腹腔感染；③泌尿、生殖系统感染；④眼科感染、皮肤、软组织感染；⑤耳、鼻、喉感染；⑥骨、关节感染；⑦其他严重感染，如败血症、感染性心内膜炎等
制剂与规格	注射用帕尼培南倍他米隆（1∶1）：①250mg（以帕尼培南计）；②500mg（以帕尼培南计）
用法与用量	静脉滴注：成人，一日1g，分2次给药；重症或顽固性感染疾病，剂量可增至一日2g，分2次静滴。儿童，一日30~60mg/kg，分3次静滴；重症或顽固性感染疾病，剂量可增至一日100mg/kg，分3~4次静滴。一日总量不超过2g
注意事项	1. 既往对碳青霉烯类、青霉素类及头孢菌素类等抗生素有过敏体质者，经口摄食品不足患者或非经口维持营养患者，全身状态不良者需慎用 2. 推荐使用前需进行皮试 3. 本品禁止与丙戊酸钠合并使用
禁忌	既往对本品的成分发生过休克反应或正在使用丙戊酸钠的患者禁用
不良反应	腹泻、恶心、呕吐，肝功能损害，皮疹，抽搐等；临床检验值异常，如 ALT 及 AST 上升，嗜酸性粒细胞增多等
特殊人群用药	肝、肾功能不全患者：严重肾功能损害患者慎用 儿童：用药的安全性尚未确定，早产儿、新生儿不宜使用 老年人：慎用 妊娠与哺乳期妇女用药：孕妇用药的安全性尚未确定，用药应权衡利弊；对哺乳的影响尚不明确
药典	Jpn. P.
国家处方集	CNF
医保目录	【保（乙）】
基本药物目录	
其他推荐依据	

续　表

■ 药品名称	注射用厄他培南　Ertapenem for Injection
抗菌谱与适应证	用于敏感菌引起的下列感染： 1. 社区获得性肺炎 2. 复杂性皮肤和（或）皮下组织感染 3. 复杂性腹部感染 4. 复杂性泌尿道感染 5. 急性盆腔感染
制剂与规格	注射用厄他培南：1g
用法与用量	13岁及以上患者中的常用剂量是1g，每日1次。3个月至12岁患者中的剂量是15mg/kg，每日2次（每天不超过1g）。静脉输注给药，最长可使用14天；肌内注射给药，最长可使用7天
注意事项	1. 治疗以前必须向患者仔细询问有关对青霉素、头孢菌素、其他β-内酰胺类抗生素及其他过敏原的过敏情况 2. 肌内注射本品时应避免误将药物注入血管 3. 已知或怀疑中枢神经系统障碍（包括）癫痫病史者慎用
禁忌	1. 对本品中任何成分或对同类的其他药物过敏者 2. 由于使用盐酸利多卡因作为稀释剂，所以对酰胺类局麻药过敏的患者、伴有严重休克或心脏传导阻滞的患者禁止肌内注射本品
不良反应	最常见的有腹泻、输药静脉的并发症、恶心和头痛；常见的有头痛、静脉炎、血栓性静脉炎、腹泻、恶心、呕吐、皮疹、阴道炎；偶见的有头晕、嗜睡、失眠、癫痫发作等
特殊人群用药	儿童：不推荐用于儿童脑膜炎患者 妊娠与哺乳期妇女用药：妊娠安全性分级为B级；哺乳期妇女使用时应权衡利弊
药典	USP、Eur. P.、Jpn. P.
国家处方集	CNF
医保目录	
基本药物目录	
其他推荐依据	

■ 药品名称	法罗培南　Faropenem
抗菌谱与适应证	用于由葡萄球菌、链球菌、肺炎球菌、肠球菌、柠檬酸杆菌、肠杆菌、消化链球菌、拟杆菌等所致的下列感染：①泌尿系统感染；②呼吸系统感染；③子宫附件炎、子宫内感染、前庭大腺炎；④浅表性皮肤感染症、深层皮肤感染症、痤疮；⑤淋巴管炎、淋巴结炎、乳腺炎、肛周脓肿、外伤、烫伤和手术创伤等继发性感染
制剂与规格	法罗培南钠片：①0.15g；②0.2g 法罗培南钠胶囊：0.1g
用法与用量	口服。成人：①浅表性皮肤感染症、深层皮肤感染症等轻度感染：一次150~200mg，一日3次。②肺炎、肺脓肿、肾盂肾炎、膀胱炎、前列腺炎、睾丸炎、中耳炎、鼻窦炎：一次200~300mg，一日3次。老年人剂量：老年患者应从一次150mg开始用药

续　表

注意事项	1. 对青霉素类、头孢菌素类或碳青霉烯类药有过敏史者慎用 2. 本人或亲属为易于发生支气管哮喘、皮疹、荨麻疹等过敏反应体质者慎用 3. 经口摄取不良的患者或正接受非口服营养疗法患者、全身状态不良患者（有时会出现维生素 K 缺乏症）慎用
禁忌	对本品过敏者禁用
不良反应	常见腹泻、腹痛、稀便、皮疹、恶心、ALT 及 AST 升高、嗜酸性粒细胞增多；偶见休克、过敏样症状、急性肾功能不全、假膜性肠炎、史-约综合征、中毒性表皮坏死症、间质性肺炎、肝功能不全、黄疸、粒细胞缺乏症、横纹肌溶解症
特殊人群用药	儿童：儿童的安全性尚未确立 老年人：老年患者用药可能因维生素 K 缺乏而发生出血倾向，应慎用 妊娠与哺乳期妇女用药：孕妇用药应权衡利弊；哺乳期用药应避免哺乳
药典	Jpn. P.
国家处方集	CNF
医保目录	【保（乙）】
基本药物目录	
其他推荐依据	

第五节　β-内酰胺类复方制剂

■ 药品名称	阿莫西林克拉维酸钾　Amoxicillin and Clavulanate Potassium
抗菌谱与适应证	1. 上呼吸道感染：鼻窦炎、扁桃体炎、咽炎等 2. 下呼吸道感染：急性支气管炎、慢性支气管炎急性发作、肺炎、肺脓肿和支气管合并感染等 3. 泌尿系统感染：膀胱炎、尿道炎、肾盂肾炎、前列腺炎、盆腔炎、淋病奈瑟菌尿路感染 4. 皮肤和软组织感染：疖、脓肿、蜂窝织炎、伤口感染、腹内脓毒症等 5. 其他感染：中耳炎、骨髓炎、败血症、腹膜炎和手术后感染等
制剂与规格	阿莫西林克拉维酸钾片：①375mg；②1g 阿莫西林克拉维酸钾分散片：①156.25 mg；②228.5mg 阿莫西林克拉维酸钾咀嚼片：228.5mg 阿莫西林克拉维酸钾颗粒：①156.25 mg；②187.5mg；③228.5 mg 阿莫西林克拉维酸钾干混悬剂：①1g∶156.25mg；②1.5g∶228.5mg；③2g∶156.25mg 阿莫西林克拉维酸钾混悬液：①5ml∶228mg；②5ml∶312.5mg 注射用阿莫西林钠克拉维酸钾：①0.6g；②1.2g
用法与用量	1. 口服。成人：轻至中度感染，一次 375mg，每 8 小时 1 次，疗程 7～10 日；肺炎及其他中度严重感染，一次 625mg，每 8 小时 1 次，疗程 7～10 日。3 个月以下婴儿：每 12 小时 15mg/kg。儿童（40kg 以下）：一般感染，每 12 小时 25mg/kg，或每 8 小时 20mg/kg；严重感染，每 12 小时 45mg/kg，或每 8 小时 40mg/kg，疗程 7～10 日。儿童（40kg 以上）：可按成人剂量给药

续　表

	2. 静脉滴注。成人及 12 岁以上儿童：一次 1.2g，一日 2~3 次，疗程 7~14 日；严重感染者可增加至一日 4 次。3 个月以下婴儿：一次 30mg/kg，每 12 小时 1 次，随后加至每 8 小时 1 次。3 个月至 12 岁儿童：一次 30mg/kg，一日 2~3 次，疗程 7~14 日
注意事项	1. 对头孢菌素类药物过敏者及有哮喘、湿疹、花粉症、荨麻疹等过敏性疾病史者慎用 2. 长期使用本品，应定期检查肝、肾、造血系统功能和检测血清钾或钠
禁忌	青霉素皮试阳性反应者、对本品及其他青霉素类药物过敏者及传染性单核细胞增多症患者禁用；孕妇禁用
不良反应	少数患者可见恶心、呕吐、腹泻等胃肠道反应；偶见荨麻疹、皮疹；可见过敏性休克、药物热和哮喘等
特殊人群用药	肝、肾功能不全患者：严重肝功能障碍者、中度或中度肾功能障碍者慎用，肾功能减退者应根据肌酐清除率调整剂量 老年人：老年患者应根据肾功能情况调整剂量 妊娠与哺乳期妇女用药：孕妇禁用；哺乳期妇女慎用或用药期间暂停哺乳
药典	USP、Eur. P.、Chin. P.、Jpn. P.
国家处方集	CNF
医保目录	【保（甲/乙）】
基本药物目录	【基】
其他推荐依据	
■ 药品名称	**注射用氨苄西林钠舒巴坦钠　Ampicillin Sodium and Sulbactam Sodium for Injection**
抗菌谱与适应证	1. 用于治疗敏感菌（包括产 β-内酰胺酶菌株）所致的呼吸道感染、肝胆系统感染、泌尿系统感染、皮肤软组织感染 2. 用于治疗需氧菌与厌氧菌混合感染（特别是腹腔感染和盆腔感染）
制剂与规格	注射用氨苄西林钠舒巴坦钠：①0.75g（氨苄西林钠 0.5g、舒巴坦钠 0.25g）；②1.5g（氨苄西林钠 1g、舒巴坦钠 0.5g）；③2.25g（氨苄西林 1.5g、舒巴坦 0.75g）；④3g（氨苄西林钠 2g、舒巴坦钠 1g）
用法与用量	深部肌内注射、静脉注射或静脉滴注。成人一次 1.5~3g，每 6 小时 1 次。肌内注射一日剂量不超过 6g，静脉用药一日剂量不超过 12g（舒巴坦一日剂量最高不超过 4g）。儿童按体重一日 100~200mg/kg，分次给药
注意事项	1. 传染性单核细胞增多症、巨细胞病毒感染、淋巴细胞白血病、淋巴瘤等患者不宜应用 2. 下列患者应慎用：有哮喘、湿疹、花粉症、荨麻疹等过敏性疾病史者
禁忌	禁用于对任何青霉素类抗生素有过敏反应史的患者
不良反应	注射部位疼痛，过敏性反应和过敏性休克，胃肠道反应（恶心、呕吐、腹泻等），皮肤反应（瘙痒、皮疹）等
特殊人群用药	肝、肾功能不全患者：肾功能减退者应根据血浆肌酐清除率调整剂量 老年人：老年患者肾功能减退，剂调整剂量 妊娠与哺乳期妇女用药：孕妇及哺乳期妇女应用仍须权衡利弊
药典	USP、Eur. P.、Chin. P.、Jpn. P.

续　表

国家处方集	CNF
医保目录	【保（乙）】
基本药物目录	
其他推荐依据	
■ 药品名称	注射用替卡西林钠克拉维酸钾　Ticarcillin Disodium and Clavulanate Potassium for Injection
抗菌谱与适应证	适用于治疗敏感菌所致的败血症、腹膜炎、呼吸道感染、胆道感染、泌尿系统感染、骨和关节感染、术后感染、皮肤和软组织感染、耳鼻喉感染等
制剂与规格	注射用替卡西林钠克拉维酸钾：①1.6g（替卡西林钠1.5g、克拉维酸钾0.1g）；②3.2g（替卡西林钠3g、克拉维酸钾0.2g）
用法与用量	1. 成人：静脉滴注，一次1.6~3.2g，每6~8小时1次；最大剂量，一次3.2g，每4小时1次 2. 肾功能不全时剂量：肌酐清除率>30ml/min者，每8小时3.2g；肌酐清除率为10~30ml/min者，每8小时1.6g；肌酐清除率<10ml/min者，每16小时1.6g 3. 儿童：小儿用量，一次80mg/kg，每6~8小时1次 4. 早产儿及足月新生儿：一次80mg/kg，每12小时1次
注意事项	1. 对头孢菌素过敏者、凝血功能异常者慎用 2. 注射用溶液应随用随配，配制好的注射液应立即使用 3. 与氨基糖苷类抗生素合用治疗，两种药物应分别给药
禁忌	对β-内酰胺类抗生素过敏者禁用
不良反应	低钾血症及出血时间延长；皮疹、瘙痒、药物热等过敏反应较多见；可发生胃肠道反应
特殊人群用药	肝、肾功能不全患者：严重肝、肾功能不全患者慎用 老年人：老年患者肾功能减退，须调整剂量 妊娠与哺乳期妇女用药：孕妇用药应权衡利弊；可用于哺乳期妇女
药典	USP、Eur. P.、Jpn. P.
国家处方集	CNF
医保目录	【保（乙）】
基本药物目录	
其他推荐依据	
■ 药品名称	注射用哌拉西林舒巴坦　Piperacillinand Sulbactam for Injection
抗菌谱与适应证	用于对哌拉西林耐药对本品敏感的产β-内酰胺酶致病菌引起的感染： 1. 呼吸系统感染（如急性支气管炎、肺炎、慢性支气管炎急性发作、支气管扩张伴感染等） 2. 泌尿生殖系统感染（如单纯型泌尿系感染、复杂型泌尿系感染等）
制剂与规格	注射用哌拉西林钠舒巴坦钠：①1.25g；②2.5g
用法与用量	1. 成人：静脉滴注一次2.5~5g，每12小时1次；严重或难治性感染时，每8小时1次。一日最大用量不得超过20g（舒巴坦最大剂量为一日4g）。疗程通常为7~14日

续　表

	2. 肾功能不全时应酌情调整剂量
	3. 老年患者剂量酌减
注意事项	1. 用前需做青霉素皮肤试验
	2. 哌拉西林可能引起出血，有出血倾向的患者应检查凝血时间、血小板聚集时间和凝血酶原时间
	3. 哌拉西林钠与溶栓药合用时可能发生严重出血，不宜同时使用
禁忌	对青霉素类、头孢菌素类或 β-内酰胺酶抑制药过敏或对上述药物有过敏史者禁用
不良反应	仅少数患者可能发生，包括胃肠道反应、皮肤反应、变态反应等
特殊人群用药	肝、肾功能不全患者：肾功能不全者慎用
	老年人：老年患者（>65 岁）由于肾功能减退，用药剂量宜酌减
	妊娠与哺乳期妇女用药：用药应权衡利弊
药典	USP、Eur. P.、Chin. P.
国家处方集	CNF
医保目录	【保（乙）】
基本药物目录	
其他推荐依据	
■ 药品名称	注射用哌拉西林钠他唑巴坦钠　Piperacillin Sodium and Tazobactam Sodium for Injection
抗菌谱与适应证	用于对哌拉西林耐药，但哌拉西林他唑巴坦敏感的产 β-内酰胺酶的细菌引起的中、重度感染：
	1. 大肠埃希菌和拟杆菌属所致的阑尾炎、腹膜炎
	2. 金黄色葡萄球菌所致的中、重度医院获得性肺炎、非复杂性和复杂性皮肤软组织感染
	3. 大肠埃希菌所致的产后子宫内膜炎或盆腔炎性疾病
	4. 流感嗜血杆菌所致的社区获得性肺炎
制剂与规格	注射用哌拉西林钠他唑巴坦钠：①1.125g（哌拉西林钠 1g、他唑巴坦钠 0.125g）；②2.25g（哌拉西林钠 2g、他唑巴坦钠 0.25g）；③3.375g（哌拉西林钠 3g、他唑巴坦钠 0.375g）；④4.5g（哌拉西林钠 4g、他唑巴坦钠 0.5g）
用法与用量	1. 成人：静脉滴注。一般感染，一次 3.375g，每 6 小时 1 次，或 4.5g，每 8 小时 1 次，疗程 7~10 日。医院获得性肺炎，起始量 3.375g，每 4 小时 1 次，疗程 7~14 日，也可根据病情及细菌学检查结果进行调整
	2. 肾功能不全者应根据肌酐清除率调整剂量
	3. 血液透析者一次最大剂量为 2.25g，每 8 小时 1 次，并在每次血液透析后可追加 0.75g
注意事项	1. 有出血史，溃疡性结肠炎、克罗恩病或假膜性肠炎慎用
	2. 用药期间应定期检查血清电解质水平、造血功能等
禁忌	对青霉素类、头孢菌素类抗生素或 β-内酰胺酶抑制药过敏者禁用
不良反应	皮肤反应（皮疹、瘙痒等）；消化道反应（腹泻、恶心、呕吐等）；过敏反应；局部反应（注射局部刺激反应、疼痛等）
特殊人群用药	肝、肾功能不全患者：严重肝、肾功能障碍者慎用
	妊娠与哺乳期妇女用药：妊娠安全性分级为 B 级；哺乳期妇女慎用

药典	USP、Eur. P.、Chin. P.
国家处方集	CNF
医保目录	【保（乙）】
基本药物目录	
其他推荐依据	

■ 药品名称	注射用头孢哌酮舒巴坦　Cefoperazone and Sulbactam for Injection
抗菌谱与适应证	用于治疗敏感细菌所致的下列感染： 1. 呼吸系统感染 2. 腹内感染，如腹膜炎、胆囊炎、胆管炎 3. 泌尿、生殖系统感染，如尿路感染、盆腔炎、子宫内膜炎、淋病等 4. 皮肤、软组织感染 5. 骨、关节感染 6. 其他严重感染，如败血症、脑膜炎等
制剂与规格	注射用头孢哌酮钠舒巴坦钠（1∶1）：①1g（头孢哌酮钠0.5g、舒巴坦钠0.5g）；②2g（头孢哌酮钠1g、舒巴坦钠1g） 注射用头孢哌酮钠舒巴坦钠（2∶1）：①1.5g（头孢哌酮钠1g、舒巴坦钠0.5g）；②3g（头孢哌酮钠2g、舒巴坦钠1g）
用法与用量	静脉滴注： 1. 成人：一日2~4g，严重或难治性感染可增至一日8g。分等量每12小时静脉滴注1次。舒巴坦每日最高剂量不超过4g 2. 儿童：常用量一日40~80mg/kg，等分2~4次滴注。严重或难治性感染可增至一日160mg/kg。等分2~4次滴注。新生儿出生第一周内，应每隔12小时给药1次。舒巴坦每日最高剂量不超过80mg/kg
注意事项	接受β-内酰胺类或头孢菌素类抗生素治疗的患者可发生严重的及偶可发生的致死性过敏反应。一旦发生过敏反应，应立即停药并给予适当的治疗
禁忌	已知对青霉素类，舒巴坦、头孢哌酮及其他头孢菌素类抗生素过敏者禁用
不良反应	皮疹较为多见；少数患者尚可发生腹泻、腹痛；一过性嗜酸性粒细胞增多，轻度中性粒细胞减少；暂时性AST及ALT、碱性磷酸酶、尿素氮或血肌酐升高等
特殊人群用药	肝、肾功能不全患者：根据患者情况调整用药剂量 儿童：新生儿和早产儿用药须权衡利弊 老年人：老年人呈生理性的肝、肾功能减退，因此应慎用本药并需调整剂量 妊娠与哺乳期妇女：妊娠安全性分级为B级；哺乳期妇女用药时宜暂停哺乳
药典	USP、Eur. P.、Chin. P.
国家处方集	CNF
医保目录	【保（乙）】
基本药物目录	
其他推荐依据	

第六节　氨基糖苷类

■ 药品名称	注射用链霉素　Streptomycin for Injection
抗菌谱与适应证	1. 与其他抗结核药联合用于治疗结核分枝杆菌所致的各种结核病或其他分枝杆菌感染 2. 用于治疗土拉菌病，或与其他抗菌药联合用于治疗鼠疫、腹股沟肉芽肿、布鲁杆菌病、鼠咬热 3. 与青霉素联合用于预防或治疗草绿色链球菌或肠球菌所致的心内膜炎
制剂与规格	注射用硫酸链霉素：①0.75g（75万U）；②1g（100万U）；③2g（200万U）；④5g（500万U）
用法与用量	肌内注射。成人：①结核病：一次0.5g，每12小时1次；或一次0.75g，一日1次；②草绿色链球菌心内膜炎：一次1g，每12小时1次，连续用药1周；然后一次0.5g，每12小时1次，连续用药1周；③肠球菌心内膜炎：一次1g，每12小时1次，连续用药2周；然后一次0.5g，每12小时1次，连续用药4周；④土拉菌病、鼠疫：一次0.5~1g，每12小时1次；⑤布鲁菌病：一日1~2g，分2次给药
注意事项	下列情况应慎用链霉素：①脱水，可使血药浓度增高，易产生毒性反应；②第Ⅷ对脑神经损害，因本品可导致前庭神经和听神经损害；③重症肌无力或帕金森病，因本品可引起神经肌肉阻滞作用，导致骨骼肌软弱；④肾功能损害，因本品具有肾毒性
禁忌	对链霉素或其他氨基糖苷类过敏的患者禁用
不良反应	血尿、排尿次数减少或尿量减少、食欲减退、口渴等肾毒性症状，少数可产生血液中尿素氮及肌酐值增高。影响前庭功能时可有步履不稳、眩晕等症状；影响听神经出现听力减退、耳鸣、耳部饱满感
特殊人群用药	肝、肾功能不全患者：肾功能不全患者慎用 儿童：慎用 老年人：老年患者应采用较小治疗量，并且尽可能在疗程中监测血药浓度 妊娠与哺乳期妇女：妊娠安全性分级为D级；哺乳期妇女用药期间暂停哺乳
药典	USP、Eur. P.、Chin. P.、Jpn. P.
国家处方集	CNF
医保目录	【保（甲）】
基本药物目录	【基】
其他推荐依据	
■ 药品名称	庆大霉素　Gentamicin
抗菌谱与适应证	1. 适用于治疗敏感革兰阴性杆菌，如大肠埃希菌、克雷伯菌属、肠杆菌属、铜绿假单胞菌以及甲氧西林敏感的葡萄球菌所致的严重感染，如败血症、下呼吸道感染、肠道感染、盆腔感染、腹腔感染、皮肤软组织感染、复杂性尿路感染等。治疗腹腔感染及盆腔感染应与抗厌氧菌药物合用。与青霉素（或氨苄西林）合用治疗肠球菌属感染 2. 用于敏感细菌所致中枢神经系统感染，可鞘内注射作为辅助治疗

制剂与规格	硫酸庆大霉素片（每 10mg 相当于 1 万 U）：①20mg；②40mg 硫酸庆大霉素注射液：①1ml：20mg；②1ml：40mg；③2ml：80mg 硫酸庆大霉素颗粒：10mg
用法与用量	1. 肌内注射、静脉滴注：①成人，一次 80mg，或按体重一次 1~1.7mg/kg，每 8 小时 1 次；体重<60kg 者，一日 1 次给药 3mg/kg；体重>60kg 者，总量不超过 160mg，每 24 小时 1 次。疗程为 7~10 日。②小儿，一次 2.5mg/kg，每 12 小时 1 次；或一次 1.7mg/kg，每Ⅷ小时 1 次。疗程为 7~10 日 2. 鞘内及脑室内给药：成人一次 4~8mg，小儿（3 个月以上）一次 1~2mg，每 2~3 日 1 次 3. 肾功能减退患者根据肌酐清除率调整剂量
注意事项	1. 下列情况应慎用：①脱水，可使血药浓度增高，易产生毒性反应；②第Ⅷ对脑神经损害，因本品可导致前庭神经和听神经损害；③重症肌无力或帕金森病，因本品可引起神经肌肉阻滞作用，导致骨骼肌软弱；④肾功能损害，因本品具有肾毒性 2. 长期应用可能导致耐药菌过度生长 3. 不宜用于皮下注射；本品有抑制呼吸作用，不得静脉注射
禁忌	对本品或其他氨基糖苷类过敏者禁用
不良反应	用药过程中可能引起听力减退、耳鸣或耳部饱满感等耳毒性反应，影响前庭功能时可发生步态不稳、眩晕。也可能发生血尿、排尿次数显著减少或尿量减少、食欲减退、极度口渴等肾毒性反应。发生率较低者有因神经肌肉阻滞或肾毒性引起的呼吸困难、嗜睡、软弱无力等。偶有皮疹、恶心、呕吐、肝功能减退、白细胞减少、粒细胞减少、贫血、低血压等
特殊人群用药	肝、肾功能不全患者：肾功能不全患者慎用 儿童：慎用 老年人：应采用较小治疗量且尽可能在疗程中监测血药浓度 妊娠与哺乳期妇女：妊娠安全性分级为 D 级；哺乳期妇女用药期间暂停哺乳
药典	USP、Eur. P.
国家处方集	CNF
医保目录	【保（甲/乙）】
基本药物目录	【基】
其他推荐依据	
■ 药品名称	妥布霉素　Tobramycin
抗菌谱与适应证	1. 适用于铜绿假单胞菌、大肠埃希菌、克雷伯菌属、沙雷菌属所致的新生儿脓毒血症、败血症、中枢神经系统感染、泌尿生殖系统感染、肺部感染、胆道感染、腹腔感染及腹膜炎、骨骼感染、烧伤感染、皮肤软组织感染、急性及慢性中耳炎、鼻窦炎等 2. 与其他抗菌药物联合用于治疗葡萄球菌所致感染（耐甲氧西林菌株感染除外）
制剂与规格	硫酸妥布霉素注射液（每 10mg 相当于 1 万 U）：2ml：80mg
用法与用量	肌内注射或静脉滴注。成人：一次 1~1.7mg/kg，每 8 小时 1 次，疗程 7~14 日。儿童：早产儿或 0~7 日小儿，一次 2mg/kg，每 12~24 小时 1 次；大于 7 日小儿，一次 2mg/kg，每 8 小时 1 次
注意事项	1. 前庭功能或听力减退者、脱水、重症肌无力或帕金森病慎用 2. 本品不宜皮下注射；不能静脉注射

续　表

禁忌	对本品或其他氨基糖苷类过敏者、本人或家族中有人因使用链霉素引起耳聋或其他耳聋者禁用；肾衰竭者禁用；孕妇禁用
不良反应	发生率较多者有听力减退、耳鸣或耳部饱满感（耳毒性）、血尿、排尿次数显著减少或尿量减少、食欲减退、极度口渴（肾毒性）、步态不稳、眩晕（耳毒性、影响前庭、肾毒性）。发生率较低者有呼吸困难、嗜睡、极度软弱无力（神经肌肉阻滞或肾毒性）。本品引起肾功能减退的发生率较庆大霉素低
特殊人群用药	肝、肾功能不全患者：肾功能不全、肝功能异常患者慎用 儿童：儿童慎用 老年人：慎用，老年患者应采用较小治疗量且尽可能在疗程中监测血药浓度 妊娠与哺乳期妇女：孕妇禁用；哺乳期妇女慎用或用药期间暂停哺乳
药典	USP
国家处方集	CNF
医保目录	【保（乙）】
基本药物目录	
其他推荐依据	
■ 药品名称	阿米卡星　Amikacin
抗菌谱与适应证	1. 对大肠埃希菌、铜绿假单胞菌及其他假单胞菌、变形杆菌、克雷伯杆菌、不动杆菌、沙雷杆菌和肠杆菌等敏感革兰阴性杆菌与葡萄球菌属所致严重感染，如下呼吸道感染、腹腔感染，胆道感染，骨、关节、皮肤及软组织感染，泌尿系统感染，细菌性心内膜炎，菌血症或败血症等 2. 对庆大霉素、妥布霉素和卡那霉素耐药菌株所致的严重感染
制剂与规格	硫酸阿米卡星注射液：①1ml：100mg（10 万 U）；②2ml：200mg（20 万 U） 注射用硫酸阿米卡星：200mg
用法与用量	肌内注射或静脉滴注。①成人：单纯性尿路感染：每 12 小时 200mg；其他全身感染：每 8 小时 5mg/kg，或每 12 小时 7.5mg/kg，一日不超过 1.5g；烧伤合并感染：一次 5～7.5mg/kg，每 6 小时 1 次。②肾功能不全者根据肌酐清除率调整剂量。③儿童：首剂 10mg/kg，然后每 12 小时 7.5mg/kg
注意事项	脱水患者、重症肌无力或帕金森患者慎用。其他见链霉素
禁忌	对阿米卡星或其他氨基糖苷类过敏的患者禁用
不良反应	患者可发生听力减退、耳鸣或耳部饱满感，少数患者亦可发生眩晕、步态不稳等症状。听力减退一般于停药后症状不再加重，但个别在停药后可能继续发展至耳聋
特殊人群用药	肝、肾功能不全患者：肾功能损害患者慎用 儿童：慎用 老年人：老年患者应用本药后较易产生各种毒性反应 妊娠与哺乳期妇女：孕妇使用前应充分权衡利弊，妊娠安全性分级为 D 级；哺乳期妇女在用药期间暂停哺乳
药典	USP、Eur. P.、Chin. P.

国家处方集	CNF
医保目录	【保（甲）】
基本药物目录	【基】
其他推荐依据	
■ 药品名称	注射用奈替米星　Netilmicin for Injection
抗菌谱与适应证	1. 主要适用于治疗敏感革兰阴性杆菌所致的严重感染。如大肠埃希菌、肠杆菌属、变形杆菌、铜绿假单胞菌等所致的下呼吸道感染、复杂性尿路感染、腹腔感染、胃肠感染、骨及关节感染、皮肤软组织感染、烧伤或创伤感染、手术感染、败血症等 2. 与其他抗菌药物联合用于治疗葡萄球菌感染（耐甲氧西林葡萄球菌除外） 3. 某些耐庆大霉素菌株所致严重感染
制剂与规格	注射用硫酸奈替米星：①1ml（5万U）；②2ml（10万U）
用法与用量	肌内注射或静脉滴注。成人 1.3~2.2mg/（kg·8h）或 2~3.25mg/（kg·12h），疗程 7~14日。一日最高剂量不超过 7.5mg/kg；复杂性尿路感染：一次 1.5~2mg/kg，每 12 小时 1 次，疗程 7~14 日。一日最高剂量不超过 7.5mg/kg；肾功能不全者：按照血药浓度进行调整，或根据肌酐清除率计算调整剂量
注意事项	脱水、第Ⅷ对脑神经损害、重症肌无力或帕金森病患者慎用
禁忌	对奈替米星或任何一种氨基糖苷类抗生素过敏或有严重毒性反应者禁用；孕妇和新生儿禁用
不良反应	1. 肾毒性轻微并较少见。常发生于原有肾功能损害者，或应用剂量超过一般常用剂量的感染患者 2. 神经系统毒性：可发生第Ⅷ对脑神经的毒性反应，但本品的毒性发生率较低，程度亦较轻，易发生在原有肾功能损害者，或治疗剂量过高、疗程过长的感染患者，表现为前庭及听力受损的症状，如出现头晕、眩晕、听觉异常等 3. 其他：偶可出现头痛、全身不适、视觉障碍、心悸、皮疹、发热、呕吐及腹泻等
特殊人群用药	肝、肾功能不全患者：肝、肾功能损害者慎用 儿童：儿童（尤其是早产儿及新生儿）慎用。新生儿禁用 老年人：老年患者使用时按轻度肾功能减退者减量用药，且尽可能在疗程中监测血药浓度 妊娠与哺乳期妇女：妊娠安全性分级为 D 级，孕妇禁用；哺乳期妇女在用药期间暂停哺乳
药典	USP、Eur. P.、Chin. P.
国家处方集	CNF
医保目录	【保（乙）】
基本药物目录	
其他推荐依据	
■ 药品名称	注射用依替米星　Etimicin for Injection
抗菌谱与适应证	用于敏感菌所致的感染： 1. 呼吸系统感染：如急性支气管炎、慢性支气管炎急性发作、社区肺部感染、支气管扩张并发肺部感染等

续 表

	2. 泌尿生殖系统感染：如急性肾盂肾炎、膀胱炎、前列腺炎、慢性肾盂肾炎或慢性膀胱炎急性发作等 3. 皮肤软组织感染 4. 创伤和手术后感染
制剂与规格	注射用硫酸依替米星：①50mg（5 万 U）；②100mg（10 万 U）
用法与用量	静脉滴注：一次 100~150mg，每 12 小时 1 次，疗程为 5~10 日；肾功能不全者：应调整剂量，并应监测本药血药浓度
注意事项	1. 在用本品治疗过程中应密切观察肾功能和第Ⅷ对脑神经功能的变化，并尽可能进行血药浓度检测 2. 本品可能发生神经肌肉阻滞现象 3. 大面积烧伤患者、脱水患者慎用
禁忌	对本品及其他氨基糖苷类抗生素过敏者禁用
不良反应	不良反应为耳、肾的毒性，发生率和严重程度与奈替米星相似
特殊人群用药	肝、肾功能不全患者：肾功能不全患者慎用 儿童：用药须权衡利弊 老年人：老人需调整给药剂量与用药间期 妊娠与哺乳期妇女：孕妇用药须权衡利弊；哺乳期妇女在用药期间暂停哺乳
药典	
国家处方集	CNF
医保目录	【保（乙）】
基本药物目录	
其他推荐依据	
■ 药品名称	新霉素　Neomycin
抗菌谱与适应证	1. 敏感菌所致肠道感染 2. 用于肠道感染和结肠手术前准备
制剂与规格	硫酸新霉素片（以新霉素计）：①100mg（10 万 U）；②250mg（25 万 U）
用法与用量	口服给药。①成人：常用剂量一次 250~500mg，一日 4 次；感染性腹泻，一次 8.75mg/kg，每 6 小时 1 次，疗程 2~3 日；结肠手术前准备，每小时 700mg，用药 4 小时；继以每 4 小时 700mg，共 24 小时；肝性脑病的辅助治疗，一次 500~1000mg，每 6 小时 1 次，疗程 5~6 日；②儿童：一日 25~50mg/kg，分 4 次服用
注意事项	下列情况应慎用：脱水、第Ⅷ对脑神经损害、重症肌无力、帕金森病、溃疡性结肠炎及有口腔牙病患者（新霉素可引起口腔刺激或疼痛）
禁忌	对本品及其他氨基糖苷类抗生素过敏者、肠梗阻者禁用
不良反应	1. 可引起食欲减退、恶心、腹泻等 2. 较少发现听力缺乏、耳鸣或耳部饱满感；头晕或步态不稳；尿量或排尿次数显著减少或极度口渴 3. 偶可引起肠黏膜萎缩而导致吸收不良综合征及脂肪性腹泻，甚至抗生素相关性肠炎

特殊人群用药	肝、肾功能不全患者：肾功能损害患者慎用 儿童：慎用 老年人：应采用较小治疗量且尽可能在疗程中监测血药浓度 妊娠与哺乳期妇女：妊娠安全性分级为 D 级；哺乳期妇女用药期间暂停哺乳
药典	USP、Eur. P.、Chin. P.、Jpn. P.
国家处方集	CNF
医保目录	【保（乙）】
基本药物目录	
其他推荐依据	
■ 药品名称	异帕米星　Isepamicin
抗菌谱与适应证	用于治疗敏感菌所致肺炎、支气管炎、肾盂肾炎、膀胱炎、腹膜炎、败血症、外伤或烧伤创口感染
制剂与规格	硫酸异帕米星注射液：①2ml：200mg（20 万 U）；②2ml：400mg（40 万 U）
用法与用量	肌内注射或静脉滴注。成人：一日 400mg，分 1~2 次注射。静脉滴注时一日 400mg，分 1~2 次滴注
注意事项	1. 前庭功能或听力减退者、脱水、依靠静脉高营养维持生命的体质衰弱者、重症肌无力或帕金森病患者慎用 2. 本品不能静脉注射
禁忌	对本品或其他氨基糖苷类及杆菌肽过敏者、本人或家族中有人因使用其他氨基糖苷类抗生素引起耳聋者禁用；肾衰竭者及妊娠期妇女禁用；早产儿、新生儿和婴幼儿禁用
不良反应	常见听力减退、耳鸣或耳部饱满感（耳毒性）、血尿、排尿次数显著减少或尿量减少、食欲减退、极度口渴（肾毒性）、步态不稳、眩晕（耳毒性，影响前庭）、恶心或呕吐（耳毒性，影响前庭；肾毒性）
特殊人群用药	肝、肾功能不全患者：严重肝、肾功能不全患者慎用，肾衰竭者禁用 儿童：儿童慎用。早产儿、新生儿和婴幼儿禁用 老年人：年老体弱者慎用 妊娠与哺乳期妇女：孕妇禁用；哺乳期妇女应慎用或暂停哺乳
药典	Jpn. P.
国家处方集	CNF
医保目录	【保（乙）】
基本药物目录	
其他推荐依据	

第七节 四环素类

■ 药品名称	四环素　Tetracycline
抗菌谱与适应证	1. 立克次体病，包括流行性斑疹伤寒、地方性斑疹伤寒、落基山斑疹热、恙虫病和 Q 热 2. 支原体属感染 3. 回归热 4. 布鲁菌病（与氨基糖苷类联合应用） 5. 霍乱 6. 鼠疫（与氨基糖苷类联合应用） 7. 兔热病
制剂与规格	盐酸四环素片：①0.125g；② 0.25g 盐酸四环素胶囊：0.25g 注射用盐酸四环素：①0.125g；② 0.25g；③0.5g
用法与用量	1. 口服给药：成人一次 0.25~0.5g，每 6 小时 1 次；8 岁以上小儿一日 25~50mg/kg，分 4 次服用，疗程一般为 7~14 日 2. 静脉滴注：成人一日 1~1.5g，分 2~3 次给药；8 岁以上小儿一日 10~20mg/kg，分 2 次给药，一日剂量不超过 1g 3. 支原体肺炎、布鲁菌病需 3 周左右
注意事项	长期用药期间应定期随访检查血常规及肾功能
禁忌	有四环素类药物过敏史者禁用
不良反应	胃肠道症状如恶心、呕吐、上腹不适、腹胀、腹泻等，偶可发生胰腺炎等；可致肝毒性；变态反应，多为斑丘疹和红斑等
特殊人群用药	肝、肾功能不全患者：肝、肾功能不全患者慎用 儿童：8 岁以下儿童不宜使用 老年人：慎用 妊娠与哺乳期妇女：孕妇应避免使用本药，如确有指征应用时每日静滴剂量以 1g 为宜，不应超过 1.5g，其血药浓度应保持在 15μg/ml 以下；妊娠安全性分级为 D 级。哺乳期妇女用药须权衡利弊或暂停哺乳
药典	USP、Eur. P.
国家处方集	CNF
医保目录	【保（甲/乙）】
基本药物目录	
其他推荐依据	
■ 药品名称	土霉素　Oxytetracycline
抗菌谱与适应证	1. 立克次体病，包括流行性斑疹伤寒、地方性斑疹伤寒、落基山斑疹热、恙虫病和 Q 热 2. 支原体属感染

续　表

	3. 衣原体属感染，包括鹦鹉热、性病淋巴肉芽肿、非特异性尿道炎、输卵管炎、宫颈炎及沙眼 4. 回归热 5. 布鲁菌病（与氨基糖苷类药联用） 6. 霍乱 7. 鼠疫（与氨基糖苷类药联用） 8. 兔热病 9. 软下疳
制剂与规格	土霉素片：0.25g
用法与用量	口服给药：①成人：一次 250~500mg，每 6 小时 1 次；②儿童：8 岁以上患儿，一次 6.25~12.5mg/kg，每 6 小时 1 次
注意事项	1. 长期用药期间应定期随访检查血常规及肝肾功能 2. 口服本品时，宜饮用足量水（约 240ml） 3. 本品宜空腹口服，即餐前 1 小时或餐后 2 小时服用
禁忌	有四环素类药物过敏史者禁用；本品可导致恒牙黄染，牙釉质发育不良和骨生长抑制，8 岁以下小儿禁用；妊娠及哺乳期妇女禁用
不良反应	胃肠道症状如恶心、呕吐、上腹不适、腹胀、腹泻等，偶可发生胰腺炎等；可致肝毒性；变态反应，多为斑丘疹和红斑等；偶可引起溶血性贫血、血小板减少等
特殊人群用药	肝、肾功能不全患者：慎用 儿童：8 岁以下小儿禁用 老年人：慎用 妊娠与哺乳期妇女：孕妇应避免使用本药，妊娠安全性分级为 D 级；哺乳期妇女禁用
药典	USP、Eur. P.
国家处方集	CNF
医保目录	
基本药物目录	
其他推荐依据	
■ 药品名称	多西环素　Doxycycline
抗菌谱与适应证	1. 首选药用于：立克次体病、支原体属感染、衣原体属感染、回归热、布鲁菌病（与氨基糖苷类药联用）、霍乱、鼠疫（与氨基糖苷类药联用）、兔热病、软下疳 2. 可用于治疗对青霉素类过敏患者的破伤风、气性坏疽、梅毒、淋病和钩端螺旋体病 3. 中、重度痤疮患者的辅助治疗
制剂与规格	盐酸多西环素片：①50mg；②100mg 盐酸多西环素胶囊：①250mg；②100mg
用法与用量	口服给药，成人：一般感染，首次 200mg，以后一次 100mg，一日 1~2 次，疗程为 3~7 日；抗寄生虫感染，第 1 日，一次 100mg，每 12 小时 1 次；以后一次 100~200mg，一日 1 次（或一次 50~100mg，每 12 小时 1 次）；淋病奈瑟菌性尿道炎和宫颈炎、沙眼衣原体所致的单纯性尿道炎、宫颈炎或直肠感染，一次 100mg，一日 2 次，疗程至少 7 日；梅毒，一次 150mg，每 12 小时 1 次，疗程至少 10 日

续　表

注意事项	1. 应用本品时可能发生耐药菌的过度繁殖。一旦发生二重感染，即停用本品并予以相应治疗 2. 长期用药时应定期随访检查血常规及肝功能
禁忌	有四环素类药物过敏史者禁用
不良反应	胃肠道症状如恶心、呕吐、上腹不适、腹胀、腹泻等，偶可发生胰腺炎等；可致肝毒性；变态反应，多为斑丘疹和红斑等；偶可引起溶血性贫血、血小板减少等
特殊人群用药	肝、肾功能不全患者：原有肝病患者慎用；肾功能减退患者可以应用，不必调整剂量，应用时通常亦不引起血尿素氮的升高 儿童：8 岁以下小儿禁用 妊娠与哺乳期妇女：孕妇不宜使用本药，妊娠安全性分级为 D 级；本药可分泌入乳汁，哺乳期妇女应用时应暂停哺乳
药典	USP、Eur. P.
国家处方集	CNF
医保目录	【保（甲）】
基本药物目录	【基】
其他推荐依据	

■ 药品名称	米诺环素　Minocycline
抗菌谱与适应证	用于对本品敏感的葡萄球菌、链球菌、肺炎球菌、淋病奈瑟菌、大肠埃希菌、克雷伯菌、变形杆菌、衣原体、梅毒螺旋体等引起的感染： 1. 浅表性化脓性感染 2. 深部化脓性疾病：乳腺炎、淋巴管（结）炎、骨髓炎、骨炎等 3. 呼吸道感染 4. 痢疾、肠炎、感染性食物中毒、胆管炎、胆囊炎等 5. 泌尿生殖道感染等 6. 败血症、菌血症
制剂与规格	盐酸米诺环素片：①50mg（5 万 U）；②100mg（10 万 U） 盐酸米诺环素胶囊：①50mg（5 万 U）；②100mg（10 万 U）
用法与用量	口服给药： 1. 成人：每 12 小时 100mg；或每 6 小时 50mg 2. 儿童：8 岁以上儿童，每日 2~4mg/kg，分 1~2 次口服，首剂量 4mg/kg
注意事项	1. 食管通过障碍者、口服吸收不良或不能进食者及全身状态恶化患者（因易引发维生素 K 缺乏症）慎用 2. 用药期间应定期检查肝、肾功能
禁忌	对本品及其他四环素类药物过敏者禁用
不良反应	米诺环素引起菌群失调较为多见；消化道反应如食欲减退、恶心、呕吐、腹痛、腹泻、口腔炎、舌炎、肛门周围炎等；影响牙齿和骨发育等
特殊人群用药	肝、肾功能不全患者：肝、肾功能不全患者慎用 儿童：8 岁以下小儿禁用 老年人：老年患者慎用本药，对有肾功能障碍者，推荐减少给药剂量

续　表

	妊娠与哺乳期妇女：妊娠安全性分级为 D 级；哺乳期妇女须权衡利弊后用药或暂停哺乳
药典	USP、Eur. P.、Jpn. P.
国家处方集	CNF
医保目录	【保（乙）】
基本药物目录	
其他推荐依据	

第八节　大环内酯类

■ 药品名称	红霉素　Erythromycin
抗菌谱与适应证	1. 作为青霉素过敏患者治疗下列感染的替代用药：溶血性链球菌、肺炎链球菌所致的急性扁桃体炎、急性咽炎、鼻窦炎；溶血性链球菌所致的猩红热、蜂窝织炎；白喉及白喉带菌者；气性坏疽、炭疽、破伤风；放线菌病；梅毒；李斯特菌病等 2. 肺炎支原体肺炎、肺炎衣原体肺炎 3. 军团菌病 4. 百日咳 5. 泌尿生殖系统感染 6. 沙眼衣原体结膜炎 7. 空肠弯曲菌肠炎 8. 厌氧菌所致口腔感染
制剂与规格	红霉素片：①0.125g；②0.25g 红霉素软膏：1%；0.5% 红霉素栓剂：①0.1g；②0.2g 硬脂酸红霉素片：①0.05g；②0.125g；③0.25g 硬脂酸红霉素胶囊：①0.1g；②0.125g 硬脂酸红霉素颗粒：50mg 注射用乳糖酸红霉素：①0.25g；②0.3g
用法与用量	口服给药： 1. 成人：一日 0.75~2g，分 3~4 次；军团菌病，一日 1~4g，分 3 次服用；风湿热复发的预防，一次 250mg，一日 2 次；感染性心内膜炎的预防，术前 1 小时口服 1g，术后 6 小时再服用 500mg 2. 儿童：一日 20~40mg/kg，分 3~4 次服用 静脉滴注： 1. 成人：一次 0.5~1.0g，一日 2~3 次。军团菌病，一日 3~4g，分 4 次 2. 儿童：一日 20~30mg/kg，分 2~3 次 栓剂直肠给药：成人一次 0.1g，一日 2 次；儿童一日 20~30mg/kg
注意事项	用药期间定期随访肝功能
禁忌	对红霉素类药物过敏者禁用

续　表

不良反应	胃肠道反应多见，有腹泻、恶心、呕吐、中上腹痛、口舌疼痛等；肝毒性少见，偶见黄疸；过敏性反应表现为药物热、皮疹等
特殊人群用药	肝、肾功能不全患者：慎用 妊娠与哺乳期妇女：孕妇用药应权衡利弊，妊娠安全性分级为 B 级；哺乳期妇女应慎用
药典	USP、Eur. P.、Chin. P.、Jpn. P.
国家处方集	CNF
医保目录	【保（甲）】
基本药物目录	【基】
其他推荐依据	
■ 药品名称	阿奇霉素　Azithromycin
抗菌谱与适应证	1. 用于化脓性链球菌引起的急性咽炎、急性扁桃体炎以及敏感细菌引起的鼻窦炎、急性中耳炎、急性支气管炎、慢性支气管炎急性发作 2. 用于肺炎链球菌、流感杆菌以及肺炎支原体所致的肺炎 3. 用于衣原体及非多种耐药淋病奈瑟菌所致的尿道炎、宫颈炎及盆腔炎 4. 用于敏感菌所致的皮肤软组织感染
制剂与规格	阿奇霉素片（每 100mg 相当于 10 万 U）：①250mg；②500mg 阿奇霉素分散片：①125mg；②250mg 阿奇霉素胶囊：①125mg；②250mg 阿奇霉素颗粒：①100mg；②250mg；③500mg 阿奇霉素干混悬剂：2g：0.1g 阿奇霉素混悬剂：①0.125g；②0.25g 阿奇霉素糖浆：25ml：500mg 注射用乳糖酸阿奇霉素（以阿奇霉素计）：①125mg；②250mg；③500mg 阿奇霉素注射液：①2ml：125mg；②2ml：250mg；③5ml：500mg 阿奇霉素葡萄糖注射液：①100ml（阿奇霉素 125mg、葡萄糖 5g）；②100ml（阿奇霉素 200mg、葡萄糖 5g）
用法与用量	口服：饭前 1 小时或餐后 2 小时服用。成人：沙眼衣原体、杜克嗜血杆菌或敏感球菌所致的性传播疾病，仅需单次口服 1g；其他感染的治疗，第一日，0.5g 顿服，第 2～5 日，一日 0.25g 顿服；或一日 0.5g 顿服，连服 3 日；儿童：中耳炎、肺炎，第 1 日 10mg/kg 顿服，一日最大量不超过 500mg；第 2～5 日，一日 5mg/kg 顿服，一日最大量不超过 250mg；咽炎、扁桃体炎，一日 12mg/kg 顿服（一日最大量不超过 0.5g），连用 5 日 静脉滴注：成人社区获得性肺炎，静脉滴注至少 2 日后转为口服给药，一次 500mg，一日 1 次，7～10 日为一疗程；盆腔炎，静脉滴注 1～2 日后转为口服给药，一次 250mg，一日 1 次，7 日为一疗程
注意事项	1. 用药期间如果发生过敏反应（如血管神经性水肿、皮肤反应、Stevens-Johnson 综合征及中毒性表皮坏死松解症等），应立即停药，并采取适当措施 2. 进食可影响阿奇霉素的吸收，口服用药需在饭前 1 小时或餐后 2 小时服用
禁忌	对阿奇霉素、红霉素或其他任何一种大环内酯类药物过敏者禁用

续　表

不良反应	常见反应为胃肠道反应如腹泻、腹痛、稀便、恶心、呕吐等；局部反应如注射部位疼痛、局部炎症等；皮肤反应如皮疹、瘙痒；其他反应如畏食、头晕或呼吸困难等
特殊人群用药	肝、肾功能不全患者：严重肝功能不全者、严重肾功能不全者不应使用 儿童：用于 6 个月以下幼儿中耳炎或社区获得性肺炎及 2 岁以下小儿咽炎或扁桃体炎的疗效与安全性尚未确定 妊娠与哺乳期妇女：孕妇须充分权衡利弊后用药，妊娠安全性分级为 B 级；哺乳期妇女须充分权衡利弊后用药
药典	USP、Eur. P.、Chin. P.
国家处方集	CNF
医保目录	【保（甲/乙）】
基本药物目录	【基】
其他推荐依据	
■ 药品名称	地红霉素　　Dirithromycin
抗菌谱与适应证	用于 12 岁以上患者，对本品敏感菌所致的轻、中度感染：慢性阻塞性肺疾病急性加重或慢性支气管炎急性发作、急性支气管炎、社区获得性肺炎、咽炎和扁桃体炎、单纯性皮肤和软组织感染
制剂与规格	地红霉素肠溶胶囊：250mg
用法与用量	口服给药： 1. 慢性支气管炎急性发作：一次 500mg，一日 1 次，疗程5~7 日 2. 急性支气管炎：一次 500mg，一日 1 次，疗程 7 日 3. 社区获得性肺炎：一次 500mg，一日 1 次，疗程 14 日 4. 咽炎和扁桃体炎：一次 500mg，一日 1 次，疗程 10 日 5. 单纯性皮肤和软组织感染：一次 500mg，一日 1 次，疗程5~7 日
注意事项	可能产生假膜性结肠炎。轻度者停药即能奏效，对于中度至严重病例，应采取适当的治疗措施
禁忌	对地红霉素、红霉素和其他大环内酯类抗生素严重过敏的患者禁用；可疑或潜在菌血症患者禁用
不良反应	常见的有头痛、腹痛、腹泻、恶心、消化不良、眩晕/头晕、皮疹、呕吐等
特殊人群用药	肝、肾功能不全患者：轻度肝损伤、肾功能不全者，不必调整剂量。肝功能不全者慎用 妊娠与哺乳期妇女：孕妇慎用，妊娠安全性分级为 C 级；哺乳期妇女用药应权衡利弊后
药典	USP、Eur. P.
国家处方集	CNF
医保目录	【保（甲）】
基本药物目录	【基】
其他推荐依据	

续 表

■ 药品名称	琥乙红霉素 Erythromycin Ethylsuccinate
抗菌谱与适应证	适用于治疗敏感菌或敏感病原体引起的下列感染性疾病： 1. 呼吸系统感染：轻、中度呼吸道感染；肺炎支原体及肺炎衣原体所致的肺炎；白喉（辅助抗毒素作用）；军团菌病；李斯特菌病；百日咳 2. 泌尿生殖系统感染：淋球菌引起的急性盆腔炎；梅毒；沙眼衣原体、衣原体引起的孕期泌尿生殖器感染及成人无并发症的尿道、宫颈或直肠感染等 3. 轻、中度皮肤和软组织感染 4. 其他：肠阿米巴病；空肠弯曲菌肠炎；厌氧菌所致口腔感染；沙眼衣原体结膜炎；放线菌病；猩红热；气性坏疽、炭疽；破伤风。预防风湿热初发或复发；细菌性心内膜炎
制剂与规格	琥乙红霉素片：①200mg；②400mg
用法与用量	口服给药： 1. 成人：一般用量，每6小时400mg；预防链球菌感染，一次400mg，一日2次；军团菌，一次400~1000mg，一日4次；沙眼衣原体和解脲脲原体引起的尿道炎，一次800mg，一日3次，连服7日 2. 儿童：一般感染，一日30~50mg/kg，分4次服用，每6小时服1次；可每12小时服药1次，一次服日剂量的一半；也可每8小时服药1次，一次服日剂量的1/3；对于更严重的感染，剂量可加倍；百日咳，一次10~12.5mg/kg，一日4次，疗程14日；肠阿米巴，一日40~50mg/kg，分4次服，连服5~14日
注意事项	用药期间定期检查肝功能
禁忌	对本品或其他红霉素制剂过敏者、慢性肝病患者、肝功能损害者及孕妇禁用
不良反应	服药数日或1~2周后患者可出现乏力、恶心、呕吐、腹痛、皮疹、发热等，有时出现黄疸，停药后常可恢复；胃肠道反应有腹泻、恶心、呕吐、中上腹痛、口舌疼痛、胃纳减退等
特殊人群用药	肝、肾功能不全患者：轻度肝功能不全者慎用，严重肝功能不全者禁用 妊娠与哺乳期妇女：孕妇用药应权衡利弊，妊娠安全性分级为B级；哺乳期妇女慎用或暂停哺乳
药典	USP、Eur. P.、Chin. P.、Jpn. P.
国家处方集	CNF
医保目录	【保（乙）】
基本药物目录	
其他推荐依据	
■ 药品名称	罗红霉素 Roxithromycin
抗菌谱与适应证	1. 呼吸道感染：化脓性链球菌引起的咽炎及扁桃体炎；敏感菌所致的鼻窦炎、中耳炎、急性支气管炎、慢性支气管炎急性发作；肺炎支原体或肺炎衣原体所致的肺炎 2. 泌尿生殖系统感染：沙眼衣原体引起的尿道炎和宫颈炎 3. 皮肤软组织感染
制剂与规格	罗红霉素片：150mg 罗红霉素胶囊：50mg；150mg 罗红霉素细粒剂：50mg

用法与用量	口服给药： 1. 成人一次 150mg，一日 2 次；或一次 300mg，一日 1 次。疗程一般为 5~12 日 2. 肾功能不全者可发生累计效应，肾功能轻度减退者不需调整剂量，严重肾功能不全者给 　药时间延长 1 倍（一次 150mg，一日 1 次） 3. 严重肝硬化者的半衰期延长至正常水平 2 倍以上，如确实需要使用，则 150mg 一日 1 次给药 4. 儿童一次 2.5~5mg/kg，一日 2 次
注意事项	1. 进食后服药会减少吸收，与牛奶同服可增加吸收 2. 服用本品后可影响驾驶及机械操作
禁忌	对本药过敏者禁用
不良反应	常见腹痛、腹泻、呕吐等胃肠道反应；偶见皮疹、头晕、头痛等
特殊人群用药	肝、肾功能不全患者：慎用 妊娠与哺乳期妇女：慎用
药典	Eur. P.、Chin. P.、Jpn. P.
国家处方集	CNF
医保目录	【保（乙）】
基本药物目录	
其他推荐依据	
■ 药品名称	乙酰螺旋霉素　Acetylspiramycin
抗菌谱与适应证	1. 适用于治疗敏感菌所致的呼吸系统感染和皮肤软组织感染，包括：咽炎、扁桃体炎、急 　性支气管炎、慢性支气管炎急性发作、肺炎、脓皮病、丹毒和猩红热等 2. 适用于治疗敏感菌所致的口腔及耳鼻咽喉科感染，如中耳炎、牙周炎、急性鼻窦炎等 3. 可作为治疗隐孢子虫病以及弓形虫病的选用药物
制剂与规格	乙酰螺旋霉素片：100mg（10 万 U）
用法与用量	口服给药。成人：一日 800~1200mg，分 3~4 次服；重症一日可用至 1600~2000mg；儿童： 一日量为 20~30mg/kg，分 2~4 次给药
注意事项	如有变态反应，立即停药
禁忌	对本品、红霉素及其他大环内酯类药物过敏的患者禁用
不良反应	腹痛、恶心、呕吐等胃肠道反应，常发生于大剂量用药时，程度大多轻微，停药后可自行 消失。变态反应极少，主要为药疹
特殊人群用药	肝、肾功能不全患者：严重肝、肾功能不全患者慎用 妊娠与哺乳期妇女：本品可透过胎盘屏障，故孕妇慎用，妊娠安全性分级为 C 级；哺乳期 妇女应用时应暂停哺乳
药典	Eur. P.、Jpn. P.
国家处方集	CNF
医保目录	【保（乙）】
基本药物目录	

续　表

其他推荐依据	
■ 药品名称	克拉霉素　Clarithromycin
抗菌谱与适应证	适用于敏感菌所致下列感染：①耳鼻咽喉感染：急性中耳炎、扁桃体炎、咽炎、鼻窦炎；②下呼吸道感染：急性支气管炎、慢性支气管炎急性发作、肺炎；③皮肤软组织感染：脓疱病、丹毒、蜂窝织炎、毛囊炎、疖及伤口感染；④沙眼衣原体感染的尿道炎及宫颈炎；⑤与其他药物联用，可根除幽门螺杆菌，减低十二指肠溃疡复发率
制剂与规格	克拉霉素片：①125mg；②250mg 克拉霉素分散片：①50mg；②125mg；③250mg 克拉霉素缓释片：500mg 克拉霉素胶囊：①125mg；②250mg 克拉霉素颗粒：①2g：125mg；②2g：100mg 克拉霉素干混悬剂：①1g：125mg；②2g：125mg；③2g：250mg
用法与用量	口服给药。①成人：轻症一次250mg，一日2次；重症，一次500mg，一日2次。疗程5~14日；②儿童：6个月以上的小儿，一般感染可一次7.5mg/kg，一日2次。根据感染的严重程度应连续服用5~10日
注意事项	1. 与红霉素及其他大环内酯类药物之间有交叉过敏和交叉耐药性 2. 可能出现真菌或耐药细菌导致的严重感染 3. 可空腹口服，也可与食物或牛奶同服，与食物同服不影响其吸收
禁忌	对克拉霉素或大环内酯类药物过敏者禁用；孕妇、哺乳期妇女禁用；严重肝功能损害者、水电解质紊乱患者、服用特非那丁者禁用；某些心脏病（包括心律失常、心动过缓、QT间期延长、缺血性心脏病、充血性心力衰竭等）患者禁用
不良反应	主要有口腔异味，腹痛、腹泻、恶心、呕吐等胃肠道反应，头痛，AST及ALT短暂升高
特殊人群用药	肝、肾功能不全患者：肝功能不全者、中度至重度肾功能不全者慎用 儿童：6个月以下小儿中的疗效和安全性尚未确定 妊娠与哺乳期妇女：妊娠安全性分级为C级，孕妇禁用；可分泌入乳汁，哺乳期妇女使用应暂停哺乳
药典	USP、Eur. P.、Chin. P.、Jpn. P.
国家处方集	CNF
医保目录	【保（乙）】
基本药物目录	【基】
其他推荐依据	

第九节　酰 胺 醇 类

■ 药品名称	氯霉素　Chloramphenicol
抗菌谱与适应证	1. 用于敏感菌所致伤寒、副伤寒

	2. 用于沙门菌属感染的胃肠炎合并败血症 3. 用于耐氨苄西林的 B 型流感杆菌脑膜炎、青霉素过敏者的肺炎链球菌脑膜炎、脑膜炎球菌脑膜炎及敏感的革兰阴性杆菌脑膜炎 4. 用于需氧菌和厌氧菌混合感染的耳源性脑脓肿 5. 可与氨基糖苷类药联用治疗腹腔感染、盆腔感染以及敏感菌所致的其他严重感染，如败血症及肺部感染 6. 用于 Q 热、落基山斑疹热、地方性斑疹伤寒和立克次体病
制剂与规格	氯霉素片：0.25g 棕榈氯霉素片：0.05g 氯霉素胶囊：0.25g 棕榈氯霉素颗粒：0.1g 棕榈氯霉素混悬液：1ml：25mg 氯霉素注射液：①1ml：0.125g；②2ml：0.25g 注射用琥珀氯霉素：①0.125g；② 0.25g；③ 0.5g 氯霉素甘油滴耳液：10ml：0.25g
用法与用量	1. 成人：口服给药一日 1.5~3.0g，分 3~4 次给药；静脉静滴一次0.5~1g，一日 2 次 2. 儿童：口服给药一日 25~50mg/kg，分 3~4 次给药；新生儿必需用药时，一日不能超过 25mg/kg，分 4 次给药；静脉静滴一日 25~50mg/kg，分次给药
注意事项	1. 可能发生不可逆性骨髓抑制，应避免重复疗程使用 2. 体弱患者慎用
禁忌	对本品过敏者禁用；精神病患者禁用；孕妇和哺乳期妇女禁用
不良反应	血液系统反应如贫血、淤点、淤斑、鼻出血等；灰婴综合征；周围神经炎和视神经炎；过敏反应较少见；消化道反应如腹泻、恶心及呕吐等
特殊人群用药	肝、肾功能不全患者：肝、肾功能损害者慎用 儿童：新生儿（尤其早产儿）不宜应用本药，确有指征必须用药时应在监测血药浓度条件下使用 老年人：慎用 妊娠与哺乳期妇女：妊娠期尤其是妊娠末期或分娩期禁用，妊娠安全性分级为 C 级；禁用于哺乳期妇女，必须应用时应暂停哺乳
药典	USP、Eur. P.、Chin. P.、Jpn. P.
国家处方集	CNF
医保目录	【保（甲/乙）】
基本药物目录	
其他推荐依据	

第十节　林可霉素类

■ 药品名称	林可霉素　Lincomycin
抗菌谱与适应证	1. 适用于治疗敏感葡萄球菌属、链球菌属、肺炎球菌及厌氧菌所致的呼吸道感染、腹腔感

续　表

	染、女性生殖道感染、盆腔感染、皮肤软组织感染等 2. 用于对青霉素过敏的或不适于用青霉素类药物的感染性疾病的治疗
制剂与规格	盐酸林可霉素片：①0.25g；②0.5g 盐酸林可霉素胶囊：①0.25g；②0.5g 盐酸林可霉素口服溶液：①10ml：0.5g；②100ml：5g 盐酸林可霉素注射液：①1ml：0.2g；②2ml：0.6g
用法与用量	1. 成人：口服给药，一日 1.5~2g，分 3~4 次给药；肌内注射，一日 0.6~1.2g，分次注射；静脉滴注，严重感染时一次 0.6~1g，每 8~12 小时 1 次 2. 儿童：口服给药，一日 30~60mg/kg，分 3~4 次给药；肌内注射，一日 10~20mg/kg，分次注射；静脉滴注，剂量同肌内注射，分 2~3 次给药
注意事项	肠道疾病或有既往史者（特别如溃疡性结肠炎、局限性肠炎或抗生素相关肠炎）、既往有哮喘或其他过敏史者慎用，白色念珠菌阴道炎和鹅口疮患者慎用。用药期间需密切注意抗生素相关性肠炎的可能
禁忌	对林可霉素和克林霉素有过敏史的患者禁用；新生儿、深部真菌感染者禁用
不良反应	消化系统反应如恶心、呕吐、腹痛、腹泻等症状，严重者有肠绞痛、腹部压痛、严重腹泻等；偶可发生白细胞减少、中性粒细胞减低等；过敏反应可见皮疹、瘙痒等；静脉给药可引起血栓性静脉炎，快速滴注可能发生低血压、心电图变化甚至心跳、呼吸停止
特殊人群用药	肝、肾功能不全患者：肝功能减退和肾功能严重减退者慎用 儿童：新生儿禁用 老年人：患有严重基础疾病的老年人用药时需密切观察 妊娠与哺乳期妇女：妊娠安全性分级为 C 级；哺乳期妇女用药时应暂停哺乳
药典	USP、Eur. P.、Chin. P.、Jpn. P.
国家处方集	CNF
医保目录	【保（甲/乙）】
基本药物目录	
其他推荐依据	
■ 药品名称	克林霉素　Clindamycin
抗菌谱与适应证	用于革兰阳性菌和厌氧菌引起的感染： 1. 呼吸系统感染 2. 泌尿系统感染 3. 厌氧菌所致的妇产科感染如子宫内膜炎、非淋病奈瑟球菌性卵巢-输卵管脓肿、盆腔炎等 4. 皮肤软组织感染 5. 骨、关节感染，如骨髓炎（是金黄色葡萄球菌性骨髓炎的首选治疗药物）、化脓性关节炎 6. 腹腔内感染 7. 其他如心内膜炎、败血症、扁桃体炎和口腔感染等
制剂与规格	盐酸克林霉素胶囊：①75mg；②150mg 注射用盐酸克林霉素：0.5g 盐酸克林霉素注射液：①2ml：0.3g；②4ml：0.3g；③8ml：0.6g 注射用克林霉素磷酸酯：①0.3g；②0.6g；③1.2g

	克林霉素磷酸酯注射液：①2ml：0.3g；②4ml：0.6g；③1ml：0.15g 盐酸克林霉素棕榈酸酯颗粒：①1g：37.5mg；②2g：75mg；③24g：0.9g 盐酸克林霉素棕榈酸酯分散片：75mg
用法与用量	1. 成人：肌内注射或静脉滴注，一次量不宜超过600mg；中度感染或革兰阳性需氧菌感染，一日0.6~1.2g，分2~4次给药，每12或8或6小时1次；严重感染或厌氧菌感染，一日1.2~2.4g，分2~4次给药，每12或8或6小时1次 2. 轻中度肾功能损害的患者不需调整剂量，无尿及重度肾功能损害患者的剂量应减至正常剂量的一半 3. 中度以上肝功能损害患者应避免使用本药，如确有指征使用时应减量 4. 儿童：用于4周及4周以上患儿。静脉滴注，一日15~25mg/kg，分3~4次给药，每8或6小时1次；重度感染，一日25~40mg/kg，分3~4次给药，每8或6小时1次
注意事项	有胃肠疾病或病史者，特别是溃疡性结肠炎、克罗恩病或假膜性肠炎患者，有哮喘或其他过敏史者慎用
禁忌	本品与林可霉素、克林霉素有交叉耐药性，对克林霉素或林可霉素有过敏史者禁用
不良反应	消化系统反应如恶心、呕吐、腹痛、腹泻等症状，严重者有腹绞痛、腹部压痛、严重腹泻等；偶可发生白细胞减少、中性粒细胞减低等；过敏反应可见皮疹、瘙痒等；肝肾功能异常；静脉滴注可能引起静脉炎，肌内注射局部可能出现疼痛、硬结和无菌性脓肿；其他如耳鸣、眩晕、念珠菌感染等
特殊人群用药	肝、肾功能不全患者：肝功能不全者、严重肾功能障碍者慎用 儿童：新生儿禁用，4岁以内儿童慎用，16岁以内儿童应用时应注意重要器官功能监测 老年人：用药时需密切观察 妊娠与哺乳期妇女：孕妇用药须充分权衡利弊，妊娠安全性分级为B级；哺乳妇女慎用，用药时宜暂停哺乳
药典	USP、Eur. P.、Chin. P.、Jpn. P.
国家处方集	CNF
医保目录	【保（甲/乙）】
基本药物目录	【基】
其他推荐依据	

第十一节　多肽类抗生素

■ 药品名称	万古霉素　Vancomycin
抗菌谱与适应证	1. 用于耐甲氧西林金黄色葡萄球菌、肠球菌所致严重感染（如心内膜炎、脑膜炎、骨髓炎、肺炎、败血症或软组织感染等）；亦用于对β-内酰胺类抗生素过敏者的上述严重感染 2. 用于血液透析患者发生葡萄球菌属所致的动静脉分流感染 3. 口服适用于对甲硝唑无效的难辨梭状芽胞杆菌相关性肠炎或葡萄球菌性肠炎

续　表

制剂与规格	注射用盐酸万古霉素：①500mg（50万U）；②1000mg（100万U） 盐酸万古霉素胶囊：①125mg（12.5万U）；②250mg（25万U）
用法与用量	1. 成人：口服给药，难辨梭状芽胞杆菌引起的假膜性结肠炎，经甲硝唑治疗无效者一次 125~500mg，每6小时1次，治疗5~10日，每日剂量不宜超过4g；静脉滴注，通常用盐 酸万古霉素每天2g（效价），可分为每6小时500mg或每12小时1g，每次静滴在60分 钟以上，可根据年龄、体重、症状适量增减。老年人每12小时500mg或每24小时1g， 每次静滴在60分钟以上 2. 儿童：口服给药，肠道感染一次10mg/kg，每6小时1次，治疗5~10日。静脉滴注，一 次10mg/kg，每6小时1次；或一次20mg/kg，每12小时1次
注意事项	1. 听力减退或有耳聋病史者慎用 2. 不宜肌内注射，静脉滴注时尽量避免药液外漏，且应经常更换注射部位，滴速不宜过快 3. 在治疗过程中应监测血药浓度 4. 治疗葡萄球菌性心内膜炎，疗程应不少于4周
禁忌	对万古霉素过敏者，严重肝、肾功能不全患者，孕妇及哺乳期妇女禁用
不良反应	休克、过敏样症状、急性肾功能不全等
特殊人群用药	肝、肾功能不全患者：严重肝、肾功能不全患者禁用 儿童：儿童（尤其是低体重出生儿、新生儿）应监测血药浓度，慎重给药 老年人：老年患者确有指征使用时必须调整剂量或调整用药间隔 妊娠与哺乳期妇女：应充分权衡利弊
药典	USP、Eur. P.、Jpn. P.
国家处方集	CNF
医保目录	【保（乙）】
基本药物目录	
其他推荐依据	

■ 药品名称	去甲万古霉素　Norvancomycin
抗菌谱与适应证	1. 可用于对青霉素过敏的肠球菌、棒状杆菌属心内膜炎患者的治疗 2. 可用于对青霉素类或头孢菌素类药过敏，或经上述抗生素治疗无效的严重葡萄球菌所致 心内膜炎、骨髓炎、肺炎、败血症或软组织感染患者的治疗 3. 可用于治疗血液透析患者发生葡萄球菌属所致动静脉分流感染
制剂与规格	注射用盐酸去甲万古霉素：①400mg（40万U）；②800mg（80万U）
用法与用量	1. 成人：静脉滴注一日800~1600mg，分2~3次给药 2. 肾功能减退者需减少维持剂量。可延长给药间期，每次剂量不变，或减少每次剂量，给 药间期不变； 3. 儿童：静脉滴注一日16~24mg/kg，一次或分次给药
注意事项	1. 听力减退或有耳聋病史者慎用 2. 不可肌内注射或静脉注射 3. 治疗期间应定期检查听力、尿液中蛋白、管型、细胞数及测定尿相对密度等
禁忌	对万古霉素类抗生素过敏者禁用

续　表

不良反应	可出现皮疹、恶心、静脉炎等；可引致耳鸣、听力减退，肾功能损害等
特殊人群用药	肝、肾功能不全患者：肾功能不全患者慎用，如有应用指征时需在治疗药物浓度监测下，根据肾功能减退程度减量应用 儿童：新生儿、婴幼儿用药必须充分权衡利弊 老年人：用于老年患者有引起耳毒性与肾毒性的危险（听力减退或丧失）。老年患者即使肾功能测定在正常范围内，使用时应采用较小治疗剂量 妊娠与哺乳妇女：妊娠期患者避免应用；哺乳期妇女慎用
药典	Chin. P.
国家处方集	CNF
医保目录	【保（乙）】
基本药物目录	
其他推荐依据	
■ 药品名称	替考拉宁　Teicoplanin
抗菌谱与适应证	1. 用于治疗严重的革兰阳性菌感染，尤其是不能用青霉素类及头孢菌素类抗生素治疗或用上述抗生素治疗失败的严重葡萄球菌感染，或对其他抗生素耐药的葡萄球菌感染。皮肤和软组织感染、泌尿道感染、呼吸道感染、骨和关节感染、败血症、心内膜炎及持续不卧床腹膜透析相关性腹膜炎 2. 作为万古霉素和甲硝唑的替代药
制剂与规格	注射用替考拉宁：200mg
用法与用量	1. 成人肌内、静脉滴注或静脉注射：中度感染，负荷量为第1日单次给药400mg；维持量为一次200mg，一日1次；严重感染，负荷量为一次400mg，每12小时1次，共给药3次；维持量为一次400mg，一日1次；严重烧伤感染或金黄色葡萄球菌心内膜炎，维持量可能需达一日12mg/kg 2. 儿童肌内、静脉滴注或静脉注射：中度感染，推荐前3次剂量为10mg/kg，每12小时1次，随后剂量为6mg/kg，一日1次；严重感染和中性粒细胞减少的患儿（2个月以上），推荐前3次剂量为10mg/kg，每12小时1次，随后维持量为一次10mg/kg，一日1次；严重感染和中性粒细胞减少的新生儿，第1日的推荐剂量为16mg/kg，只用1剂；以后维持剂量为一次8mg/kg，一日1次
注意事项	治疗期间定期做血液及肝、肾功能的检查
禁忌	对本药过敏者，对万古霉素、去甲万古霉素等糖肽类抗生素过敏者禁用
不良反应	局部反应可见注射部位疼痛、血栓性静脉炎；过敏反应可见皮疹、瘙痒、支气管痉挛、药物热等；胃肠道反应可见恶心、呕吐、腹泻等；神经系统反应可见头痛、嗜睡等
特殊人群用药	肝、肾功能不全患者：肾功能不全患者慎用 儿童：可用于2个月以上儿童的革兰阳性菌感染 老年人：除非有肾损害，否则老年患者无需调整剂量 妊娠与哺乳妇女：本药一般不应用于妊娠期或可能妊娠的妇女，除非权衡利弊后必须使用；建议哺乳期妇女用药时暂停哺乳
药典	Jpn. P.

续　表

国家处方集	CNF
医保目录	【保（乙）】
基本药物目录	
其他推荐依据	

■ 药品名称	黏菌素　Colistin
抗菌谱与适应证	用于肠道手术前准备，用于大肠埃希性肠炎和对其他药物耐药的菌痢
制剂与规格	硫酸黏菌素片：①50万U；②100万U；③300万U 硫酸黏菌素颗粒：1g：100万U 注射用黏菌素：50mg
用法与用量	1. 成人：口服一日100万~150万U，分2~3次服用；肌内注射或静脉滴注，一日100万~150万U 2. 儿童：口服一日2万~3万U/kg，分2~3次服用。肌内注射或静脉滴注一日2万~3万U/kg
注意事项	不宜与其他肾毒性药物合用
禁忌	对黏菌素过敏者禁用
不良反应	食欲减退、恶心和呕吐等胃肠道反应和皮疹、瘙痒等过敏反应
特殊人群用药	肝、肾功能不全患者：肾功能不全患者慎用 妊娠与哺乳期妇女：孕妇用药应权衡利弊，妊娠安全性分级为B级
药典	USP、Eur. P.、Chin. P.、Jpn. P.
国家处方集	CNF
医保目录	
基本药物目录	
其他推荐依据	

第十二节　其他抗菌药

■ 药品名称	呋喃妥因　Nitrofurantoin
抗菌谱与适应证	1. 用于治疗敏感菌如大肠埃希菌、肠球菌属以及克雷伯菌属、肠杆菌属所致的急性单纯性下尿路感染 2. 也可用于尿路感染的预防
制剂与规格	呋喃妥因片：50mg 呋喃妥因肠溶胶囊：50mg 呋喃妥因栓：①50mg；②100mg

用法与用量	口服给药。①成人：尿路感染，一次 50~100mg，一日 3~4 次；单纯性下尿路感染用低剂量，疗程不低于 1 周，或用至尿培养阴性后至少 3 日，不宜超过 14 日；预防尿路感染，对尿路感染反复发作者，可一日 50~100mg 作预防应用，临睡前服用。②儿童：尿路感染，1 个月以上儿童，一日 5~7mg/kg，分 4 次服；疗程不低于 1 周，或用至尿培养阴性后至少 3 日；预防尿路感染，一日 1mg/kg，临睡前服用
注意事项	1. 宜与食物同服，以减少对胃肠道的刺激 2. 疗程至少 7 日，或继续用药至药液中细菌清除 3 日以上 3. 葡萄糖-6-磷酸脱氢酶缺乏症患者、周围神经病变者、肺部疾病患者慎用
禁忌	新生儿、孕妇、哺乳期妇女、肾功能减退及对硝基呋喃类药过敏者禁用
不良反应	常见恶心、呕吐、食欲减退和腹泻；少见药物热、皮疹、粒细胞减少等变态反应；偶见头痛、头晕、嗜睡、肌痛等
特殊人群用药	肝、肾功能不全患者：肾功能减退者禁用 儿童：新生儿禁用 老年人：慎用，必须使用时宜根据肾功能调整给药剂量。老年患者的前列腺感染不宜使用本药 妊娠与哺乳期妇女：孕妇不宜应用，妊娠晚期妇女禁用，妊娠安全性分级为 B 级；哺乳期妇女用药期间应暂停哺乳
药典	Eur. P.、Chin. P.
国家处方集	CNF
医保目录	【保（甲）】
基本药物目录	【基】
其他推荐依据	
■ 药品名称	**呋喃唑酮 Furazolidone**
抗菌谱与适应证	主要用于治疗细菌性痢疾、肠炎、霍乱。也可用于治疗伤寒、副伤寒、梨形鞭毛虫病和阴道滴虫病。还可与制酸剂等药物合用于治疗幽门螺杆菌所致的胃窦炎
制剂与规格	呋喃唑酮片：①10mg；②30mg；③100mg
用法与用量	口服给药：肠道感染疗程为 5~7 日，梨形鞭毛虫病疗程为 7~10 日。成人一次 100mg，一日 3~4 次；儿童一日 5~10mg/kg，分 4 次服用
注意事项	1. 不宜用于溃疡病或支气管哮喘患者 2. 用药期间和停药后 5 日内禁止饮酒 3. 葡萄糖-6-磷酸脱氢酶缺乏症患者、溃疡病患者、支气管哮喘患者慎用
禁忌	对本药或其他硝基呋喃类药过敏者、新生儿、哺乳妇女禁用
不良反应	主要有恶心、呕吐、腹泻、头痛、头晕、药物热、皮疹、肛门瘙痒、哮喘、直立性低血压、低血糖、肺浸润等，偶可出现溶血性贫血、黄疸及多发性神经炎
特殊人群用药	肝、肾功能不全患者：肾功能不全者慎用 儿童：新生儿禁用 妊娠与哺乳期妇女：妊娠安全性分级为 C 级；哺乳期妇女禁用

续　表

药典	USP、BP、Fr. P.
国家处方集	CNF
医保目录	【保（甲）】
基本药物目录	
其他推荐依据	
■ 药品名称	甲硝唑　Metronidazole
抗菌谱与适应证	1. 用于治疗阴道滴虫病 2. 可用于治疗肠道及组织内阿米巴病 3. 可用于治疗小袋虫病和皮肤利什曼病、麦地那龙线虫感染、贾第虫病等 4. 适用于治疗各种厌氧菌感染
制剂与规格	甲硝唑注射液：①20ml∶100mg；②100ml∶200mg；③100ml∶500mg；④250ml∶500mg； ⑤250ml∶1250mg 甲硝唑葡萄糖注射液：250ml（甲硝唑 0.5g、葡萄糖 12.5g） 甲硝唑片：0.2g 甲硝唑胶囊：0.2g 甲硝唑阴道泡腾片：0.5g 甲硝唑栓：①0.5g；②1g 甲硝唑口含片：①2.5mg；②3mg
用法与用量	1. 成人口服给药：滴虫病，一次 0.2g，一日 4 次，疗程 7 日，可同时使用栓剂。厌氧菌感染，一次 0.5g，一日 3 次，疗程不低于 7 日。一日最大剂量不宜超过 4g 2. 成人静脉滴注：厌氧菌感染，首次剂量为 15mg/kg，继以 7.5mg/kg 维持，一次最大剂量不超过 1g，每 6~8 小时 1 次，疗程不低于 7 日 3. 成人阴道栓剂：用于滴虫病，每晚 0.5g 置入阴道内，连用 7~10 日 4. 儿童口服给药：滴虫病，一日 15~25mg/kg，分 3 次给药，服用 7~10 日。厌氧菌感染，一日 20~50mg/kg 5. 儿童静脉滴注剂量同成人
注意事项	1. 出现运动失调或其他中枢神经系统症状时应停药 2. 用药期间应戒酒，饮酒后出现腹痛、呕吐、头痛等症状
禁忌	对本药或其他硝基咪唑类药物过敏或有过敏史者、活动性中枢神经系统疾病者、血液病者、孕妇及哺乳期妇女禁用
不良反应	1. 消化系统：恶心、呕吐、食欲缺乏、腹部绞痛，一般不影响治疗 2. 神经系统：头痛、眩晕，偶有感觉异常、肢体麻木、共济失调、多发性神经炎等，大剂量可致抽搐 3. 少数病例发生荨麻疹、潮红、瘙痒、膀胱炎、排尿困难、口中金属味及白细胞减少等，均属可逆性，停药后自行恢复
特殊人群用药	肝、肾功能不全患者：肝功能不全患者慎用 老年人：应注意监测血药浓度并调整剂量 妊娠与哺乳期妇女：禁用，妊娠安全性分级为 B 级
药典	USP、Eur. P.、Chin. P.

续　表

国家处方集	CNF
医保目录	【保（甲/乙）】
基本药物目录	【基】
其他推荐依据	
■ 药品名称	替硝唑　Tinidazole
抗菌谱与适应证	1. 用于治疗多种厌氧菌感染，如败血症、骨髓炎、腹腔感染、盆腔感染、鼻窦炎、支气管感染、肺炎、皮肤蜂窝织炎、口腔感染及术后伤口感染 2. 用于结肠或直肠手术、妇产科手术及口腔手术的术前预防用药 3. 也可用于肠道及肠道外阿米巴病、阴道滴虫病、贾第虫病的治疗 4. 还可作为甲硝唑的替代药，用于治疗幽门螺杆菌所致的胃窦炎及消化性溃疡
制剂与规格	替硝唑片：0.5g 替硝唑注射液：①100ml：0.4g；②200ml：0.8g 替硝唑葡萄糖注射液：①100ml：0.2g；②100ml：0.4g；③200ml：0.4g 替硝唑栓：0.2g
用法与用量	成人：口服给药：厌氧菌感染，常用量为一次1g，一日1次，首剂加倍，疗程多为5~6日，口腔感染时疗程3日；外科预防用药，一次2g，术前12小时单次服用。阴道滴虫病、贾第虫病，一次2g，单次服用。必要时3~5日可重复1次。滴虫感染时也可一次1g，一日1次，首剂加倍，连服3日。静脉滴注：厌氧菌感染，一次0.8g，一日1次。疗程为5~6日。外科预防用药，总量为1.6g，分1~2次给药，第一次于术前2小时，第二次于术中或术后12~24小时内给药。阴道给药：一次0.2g，一日2次
注意事项	1. 如疗程中发生中枢神经系统不良反应，应及时停药 2. 用药期间不应饮用含乙醇的饮料，因可引起体内乙醇蓄积，干扰乙醇的氧化过程，导致双硫仑样反应，患者可出现腹部痉挛、恶心、呕吐、头痛、面部潮红等 3. 念珠菌感染者应用本品，其症状会加重，需同时抗真菌治疗 4. 治疗阴道滴虫病时，需同时治疗其性伴侣
禁忌	1. 对替硝唑或吡咯类药物过敏患者 2. 有活动性中枢神经疾病和血液病者
不良反应	1. 不良反应少见而轻微，主要为恶心、呕吐、上腹痛、食欲下降及口腔金属味，可有头痛、眩晕、皮肤瘙痒、皮疹、便秘及全身不适 2. 高剂量时也可引起癫痫发作和周围神经病变
特殊人群用药	肝、肾功能不全患者：肝功能不全者慎用 儿童：12岁以下禁用 老年人：用药时应注意监测血药浓度并调整剂量 妊娠与哺乳期妇女：妊娠早期禁用本药，妊娠中、晚期应充分权衡利弊后谨慎使用。FDA妊娠安全性分级为C级。哺乳妇女暂停哺乳，治疗结束3日后方可重新哺乳
药典	USP、Eur. P.、Chin. P.
国家处方集	CNF
医保目录	【保（甲/乙）】

续　表

基本药物目录	【基】
其他推荐依据	
■ 药品名称	奥硝唑　Ornidazole
抗菌谱与适应证	1. 用于由厌氧菌感染引起的多种疾病 2. 用于男女泌尿生殖道毛滴虫、贾第鞭毛虫感染引起的疾病（如阴道滴虫病） 3. 用于肠、肝阿米巴病（如阿米巴痢疾、阿米巴肝脓肿） 4. 用于手术前预防感染和手术后厌氧菌感染的治疗 5. 阴道栓用于细菌性阴道病、滴虫性阴道炎
制剂与规格	奥硝唑注射液：5ml∶500mg 注射用奥硝唑：250mg 奥硝唑氯化钠注射液：100ml（奥硝唑250mg、氯化钠825mg） 奥硝唑葡萄糖注射液：100ml（奥硝唑500mg、葡萄糖5g）
用法与用量	成人：静脉滴注：①厌氧菌感染：手术前后预防感染，术前1~2小时滴注1000mg，术后12小时滴注500mg，术后24小时滴注500mg。治疗厌氧菌引起的感染，初始剂量为500~1000mg。然后每12小时滴注500mg，连用3~6日。②治疗严重阿米巴病：初始剂量为500~1000mg，以后每12小时滴注500mg，连用3~6日。阴道给药：一次500mg，每晚1次，连续5~7日。儿童：静脉滴注，一日20~30mg/kg，每12小时滴注1次，时间为30分钟
注意事项	中枢神经系统疾病患者、肝脏疾病患者、多毛性硬化症患者、酗酒者慎用
禁忌	对本药或其他硝基咪唑类药物过敏者、各种器官硬化症、造血功能低下、慢性酒精中毒患者、有脑和脊髓病变的患者禁用
不良反应	1. 消化系统：胃部不适、胃痛、口腔异味 2. 神经系统：头痛及困倦、眩晕、颤抖、运动失调、周围神经病、癫痫发作、痉挛等 3. 过敏反应：皮疹、瘙痒等 4. 局部反应：刺感、疼痛等
特殊人群用药	儿童：慎用，建议3岁以下儿童不用 妊娠与哺乳期妇女：建议孕妇（特别是妊娠早期）、哺乳期妇女慎用本药
药典	USP、Eur. P.、Chin. P.
国家处方集	CNF
医保目录	【保（乙）】
基本药物目录	
其他推荐依据	
■ 药品名称	磷霉素　Fosfomycin
抗菌谱与适应证	1. 口服制剂适用于治疗敏感菌所致的单纯性下尿路感染、肠道感染（包括细菌性痢疾）、呼吸道感染、皮肤软组织感染、眼科感染及妇科感染等 2. 注射制剂适用于治疗敏感菌所致的呼吸道感染、尿路感染、皮肤软组织感染等。也可与其他抗菌药联合用于治疗敏感菌所致的严重感染（如败血症、腹膜炎、骨髓炎等）

续 表

制剂与规格	磷霉素钙片：①0.1g；②0.2g；③0.5g 磷霉素钙胶囊：0.1g 磷霉素钙颗粒：0.5g 注射用磷霉素钠：①1.0g；②2.0g；③4.0g
用法与用量	成人：口服给药，治疗尿路感染等轻症感染，一日2~4g，分3~4次服用。静脉给药，治疗中度或重度系统感染，一日4~12g，严重感染可增至16g，分2~3次静脉滴注或缓慢静脉推注。肌内注射，一日2~8g，分3~4次肌内注射。儿童：口服给药，一日0.05~0.1g/kg，分3~4次服用。静脉滴注，一日0.1~0.3g/kg，分2~3次静脉滴注。肌内注射，一日0.05~0.2g/kg，分3~4次肌内注射
注意事项	1. 静脉滴注速度宜缓慢，静脉滴注时间1~2小时 2. 应用较大剂量时应监测肝功能
禁忌	对磷霉素过敏者、妊娠及哺乳期妇女、5岁以下儿童
不良反应	主要有恶心、食欲减退、腹部不适、稀便或轻度腹泻；偶见皮疹，嗜酸性粒细胞增多，红细胞、血小板、白细胞降低，头晕、头痛等反应；注射部位静脉炎等
特殊人群用药	肝、肾功能不全患者：肝、肾功能减退者慎用 儿童：5岁以上儿童应减量及慎用 老年人：应酌减剂量并慎用 妊娠与哺乳期妇女：建可透过胎盘屏障，迅速进入胎儿循环，但对胎儿的影响尚无足够和严密的对照观察，妊娠安全性分级为B级；哺乳期妇女应避免使用，必须用药时应暂停哺乳
药典	Eur. P.、Chin. P.、Jpn. P.
国家处方集	CNF
医保目录	【保（甲/乙）】
基本药物目录	【基】
其他推荐依据	
■ 药品名称	夫西地酸　Fusidic Acid
抗菌谱与适应证	1. 用于敏感菌所致的骨髓炎或皮肤、软组织感染 2. 用于其他抗生素治疗失败的深部感染，如败血症、肺炎、心内膜炎等
制剂与规格	夫西地酸片：250mg 注射用夫西地酸：①0.125g；②0.5g 夫西地酸混悬液：5ml：250mg 夫西地酸乳膏：15g：0.3g
用法与用量	口服给药：成人：一次500mg，一日3次；重症加倍。对1岁以下患儿：一日50mg/kg，分3次给药。对1~5岁患儿：一次250mg，一日3次。对5~12岁患儿：用法与用量同成人 局部给药：一日2~3次，涂于患处，疗程为7日。治疗疖疮时可根据病情需要延长疗程 静脉注射：成人一次500mg，一日3次；儿童及婴儿一日按体重20mg/kg，分3次给药
注意事项	1. 早产儿、黄疸、酸中毒及严重病弱的新生儿使用时需留意有无胆红素脑病症状 2. 静脉注射时不能与卡那霉素、庆大霉素、万古霉素、头孢噻啶或阿莫西林混合；亦不可与全血、氨基酸溶液或含钙溶液混合

续　表

禁忌	对夫西地酸过敏者禁用；妊娠初始 3 个月内禁用
不良反应	静脉滴注可能导致血栓性静脉炎和静脉痉挛等
特殊人群用药	肝、肾功能不全患者：肝功能不全者慎用 儿童：早产儿、严重病弱的新生儿使用时需留意有无胆红素脑病症状 妊娠与哺乳期妇女：在动物实验中有致胎仔畸形的报道，但目前尚无临床对照研究；可经皮肤吸收，哺乳期妇女禁止局部用于乳房部位的皮肤感染
药典	Eur. P.
国家处方集	CNF
医保目录	【保（乙）】
基本药物目录	
其他推荐依据	
■ 药品名称	利奈唑胺　Linezolid
抗菌谱与适应证	1. 用于由肺炎链球菌（包括多重耐药株）或金黄色葡萄球菌（甲氧西林敏感株）引起的社区获得性肺炎 2. 用于由肺炎链球菌（包括多重耐药株）或金黄色葡萄球菌（甲氧西林敏感和耐药株）引起的医院内获得性肺炎 3. 用于由金黄色葡萄球菌、化脓性链球菌或无乳链球菌引起的复杂性皮肤和皮肤组织感染 4. 用于由金黄色葡萄球菌或化脓性链球菌引起的非复杂性皮肤和皮肤组织感染 5. 用于耐万古霉素的粪肠球菌感染
制剂与规格	利奈唑胺注射液：①100ml：200mg；②300ml：600mg 利奈唑胺片：①200mg；②600mg 利奈唑胺口服混悬液：5ml：100mg
用法与用量	口服或静脉滴注。①复杂性皮肤或皮肤软组织感染、社区获得性肺炎，包括伴发的菌血症、院内获得性肺炎、甲氧西林耐药金葡菌感染：成人和青少年（12 岁及以上）每 12 小时，600mg。儿童患者（出生至 11 岁）每 8 小时，10mg/kg。②万古霉素耐药的屎肠球菌感染，包括伴发的菌血症，成人和青少年（12 岁及以上）每 8 小时，10mg/kg。儿童患者（出生至 11 岁）每 8 小时，10mg/kg。③非复杂性皮肤和皮肤软组织感染，成人每 12 小时口服 400mg，青少年每 12 小时口服 600mg；<5 岁，每 8 小时，10mg/kg 口服；5~11 岁，每 12 小时，10mg/kg 口服
注意事项	有骨髓抑制病史者、苯丙酮尿症患者、类癌综合征患者、未控制的高血压患者、嗜铬细胞瘤患者、未治疗的甲状腺功能亢进患者慎用
禁忌	对本药过敏者禁用
不良反应	常见失眠、头晕、头痛、腹泻、恶心、呕吐、便秘、皮疹、瘙痒、发热、口腔念珠菌病、阴道念珠菌病、真菌感染等
特殊人群用药	肝、肾功能不全患者：肾功能不全者慎用 儿童：不推荐本品经验性用于儿童患者的中枢神经系统感染 妊娠与哺乳期妇女：孕妇慎用，妊娠安全性分级为 C 级；哺乳期妇女慎用
药典	

续　表

国家处方集	CNF
医保目录	【保（乙）】
基本药物目录	
其他推荐依据	
■ 药品名称	小檗碱　Berberine
抗菌谱与适应证	主要用于治疗敏感病原菌所致的胃肠炎、细菌性痢疾等胃肠道感染
制剂与规格	盐酸小檗碱片：①50mg；②100mg
用法与用量	成人：口服，胃肠道感染，一次0.1~0.3g，一日 3 次
注意事项	本品静脉注射后可发生严重溶血性贫血和循环障碍，严格禁止静脉给药
禁忌	对本药过敏者禁用；溶血性贫血患者禁用；对葡萄糖-6-磷酸脱氢酶缺乏儿童禁用
不良反应	口服给药时有令人不快的鱼腥味，也偶见皮疹等过敏反应症状，但停药后可自行消退；静脉给药时有出现呼吸困难、过敏性休克的报道
特殊人群用药	妊娠与哺乳期妇女：慎用
药典	Chin. P.、Jpn. P.
国家处方集	CNF
医保目录	【保（甲）】
基本药物目录	【基】
其他推荐依据	
■ 药品名称	利福昔明　Rifaximin
抗菌谱与适应证	治疗由敏感菌所致的肠道感染，包括急慢性肠道感染、腹泻综合征、夏季腹泻、旅行者腹泻和小肠结肠炎等
制剂与规格	利福昔明胶囊：100mg
用法与用量	口服给药。①成人：一次 200mg，一日 3~4 次；②儿童：6~12 岁，一次 100~200mg，一日 4 次；12 岁以上儿童，剂量同成人。一般连续用药不宜超过 7 日
注意事项	长期大剂量用药或肠黏膜受损时，会有极少量（<1%）被吸收，导致尿液呈粉红色
禁忌	对本药或其他利福霉素类药过敏者、肠梗阻者、严重的肠道溃疡性病变者禁用
不良反应	常见恶心、呕吐、腹胀、腹痛；少见荨麻疹、足部水肿等
特殊人群用药	儿童：连续服用本药不能超过 7 日；6 岁以下儿童不要服用本药 妊娠与哺乳期妇女：妊娠期妇女需权衡利弊后用药；哺乳期妇女可在有适当医疗监测的情况下服用本药
药典	USP、Eur. P.、Chin. P.、Jpn. P.
国家处方集	CNF

续　表

医保目录	【保（乙）】
基本药物目录	
其他推荐依据	

第十三节　磺胺类与甲氧苄啶

■ 药品名称	磺胺甲噁唑　Sulfamethoxazole
抗菌谱与适应证	1. 治疗敏感菌所致的急性单纯性尿路感染 2. 与甲氧苄啶联用，治疗对其敏感的流感杆菌、肺炎链球菌和其他链球菌所致的中耳炎 3. 与乙胺嘧啶联用，治疗鼠弓形虫引起的弓形虫病 4. 治疗星形奴卡菌病 5. 作为治疗沙眼衣原体所致宫颈炎、尿道炎、新生儿包含体结膜炎的次选药物 6. 作为治疗杜克雷嗜血杆菌所致软下疳的可选药物 7. 预防敏感脑膜炎球菌所致的流行性脑脊髓膜炎 8. 作为对氯喹耐药的恶性疟疾治疗的辅助用药
制剂与规格	磺胺甲噁唑片：0.5g 复方磺胺甲噁唑片：磺胺甲噁唑 0.4g 和甲氧苄啶 80mg
用法与用量	口服给药 1. 成人：一般感染，首次剂量为 2g，以后一日 2g，分 2 次服用。治疗尿路感染时疗程至少为 7~10 日 2. 肾功能不全患者用量应调整为常用量的 1/2 3. 儿童：2 个月以上患儿的一般感染，首次剂量为 50~60mg/kg（总量不超过 2g），以后一日 50~60mg/kg，分 2 次服用
注意事项	1. 葡萄糖-6-磷酸脱氢酶缺乏者、血卟啉病患者、艾滋病患者、休克患者慎用 2. 治疗中须注意检查：全血象，尿液，肝、肾功能
禁忌	对磺胺类药过敏者、巨幼红细胞性贫血患者、孕妇、哺乳期妇女、小于 2 个月的婴儿和重度肝肾功能损害者禁用
不良反应	过敏反应较为常见，可表现为药疹、剥脱性皮炎等；中性粒细胞减少或缺乏症、血小板减少症及再生障碍性贫血等
特殊人群用药	肝、肾功能不全患者：肝、肾功能损害者慎用 儿童：2 个月以下婴儿禁用 老年人：慎用 妊娠与哺乳期妇女：妊娠安全性分级为 C 级，孕妇、哺乳妇女禁用
药典	USP、Eur. P.、Chin. P.、Jpn. P.
国家处方集	CNF
医保目录	【保（甲）】

基本药物目录	【基】
其他推荐依据	
■ 药品名称	磺胺嘧啶　Sulfadiazine
抗菌谱与适应证	1. 用于预防、治疗敏感脑膜炎球菌所致的流行性脑膜炎 2. 用于治疗敏感菌所致的急性支气管炎、轻症肺炎、中耳炎及皮肤软组织等感染 3. 用于治疗星形诺卡菌病 4. 作为治疗沙眼衣原体所致宫颈炎和尿道炎的次选药物 5. 作为治疗由沙眼衣原体所致的新生儿包含体结膜炎的次选药物 6. 可作为对氯喹耐药的恶性疟疾治疗的辅助用药 7. 与乙胺嘧啶联合用药治疗鼠弓形虫引起的弓形虫病
制剂与规格	磺胺嘧啶片：0.5g 注射用磺胺嘧啶钠：①0.4g；②1g 磺胺嘧啶混悬液：10%（g/ml）
用法与用量	成人：①口服给药：一般感染，首剂量为2g，以后一次1g，一日2次。治疗流行性脑膜炎，首次量为2g，维持量一次1g，一日4次。②静脉给药：一般感染，一次1~1.5g，一日3次。治疗流行性脑膜炎，首剂量为50mg/kg，维持量一日100mg/kg，分3~4次静脉滴注或缓慢静脉注射。儿童：①口服给药：2个月以上婴儿及儿童的一般感染，首剂量为50~60mg/kg（总量不超过2g），以后一次25~30mg/kg，一日2次。②静脉给药：一般感染，一日50~75mg/kg，分2次静脉滴注或缓慢静脉注射。流行性脑膜炎，一日100~150mg/kg，分3~4次静脉滴注或缓慢静脉注射
注意事项	葡萄糖-6-磷酸脱氢酶缺乏者、血卟啉病患者、艾滋病患者、休克患者慎用
禁忌	对本药或其他磺胺类药过敏者、严重肝肾功能不全者、孕妇、哺乳期妇女、小于2个月的婴儿禁用
不良反应	过敏反应较为常见，可表现为药疹、剥脱性皮炎等；中性粒细胞减少或缺乏症、血小板减少症及再生障碍性贫血等；溶血性贫血及血红蛋白尿；高胆红素血症和新生儿胆红素脑病
特殊人群用药	肝、肾功能不全患者：轻、中度肝肾功能损害者慎用 儿童：2个月以下婴儿禁用 老年人：慎用 妊娠与哺乳期妇女：孕妇、哺乳妇女禁用，妊娠安全性分级为B级（妊娠早、中期）、D级（妊娠晚期）
药典	USP、Eur. P.、Chin. P.
国家处方集	CNF
医保目录	【保（甲）】
基本药物目录	【基】
其他推荐依据	
■ 药品名称	甲氧苄啶　Trimethoprim
抗菌谱与适应证	1. 可单独用于治疗敏感菌所致的急性单纯性尿路感染和细菌性前列腺炎

续　表

	2. 与磺胺甲噁唑或磺胺嘧啶联用，可用于治疗敏感菌所致的败血症、脑膜炎、中耳炎、肺部感染、急慢性支气管炎、菌痢、尿路感染、肾盂肾炎、肠炎、伤寒等 3. 与磺胺-2,6-二甲氧嘧啶联用，还可用于治疗对氯喹耐药的疟疾
制剂与规格	甲氧苄啶片：100mg 甲氧苄啶颗粒：1g：50mg
用法与用量	口服给药。①成人：治疗急性单纯性尿路感染，一次 0.1g，每 12 小时 1 次；或一次 0.2g，每 12 小时 1 次。疗程为 7~10 日。预防尿路感染，一次 0.1g，一日 1 次。②肾功能不全者根据肌酐清除率调整剂量。肌酐清除率<15ml/min，不宜使用。③儿童：对 6 个月至 5 岁患儿，甲氧苄啶颗粒一次 1g（含甲氧苄啶 50mg）；一日 2 次；对 6~12 岁患儿，甲氧苄啶颗粒一次 2g（含甲氧苄啶 100mg）；一日 2 次
注意事项	1. 由于叶酸缺乏的巨幼细胞贫血或其他血液系统疾病患者慎用 2. 用药期间应定期进行周围血象检查
禁忌	对本药过敏者、早产儿、新生儿、严重肝肾疾病患者、严重血液病患者禁用
不良反应	可出现白细胞减少，血小板减少或高铁血红蛋白性贫血等；过敏反应：可发生瘙痒、皮疹，偶可呈严重的渗出性多形红斑；恶心、呕吐、腹泻等胃肠道反应等
特殊人群用药	肝、肾功能不全患者：轻、中度肝肾功能损害者慎用 儿童：早产儿、新生儿、2 个月以下婴儿禁用 老年人：老年患者应减少用量 妊娠与哺乳期妇女：妊娠期间应权衡利弊后用药，妊娠安全性分级为 C 级；哺乳期妇女用药应权衡利弊
药典	USP、Eur. P.、Chin. P.
国家处方集	CNF
医保目录	【保（乙）】
基本药物目录	
其他推荐依据	

第十四节　氟喹诺酮类

■ 药品名称	吡哌酸　PipemidicAcid
抗菌谱与适应证	用于治疗敏感菌所致的尿路感染及肠道感染
制剂与规格	吡哌酸片：①0.25g；②0.5g 吡哌酸胶囊：0.25g
用法与用量	口服给药　成人一次 0.5g，一日总量 1~2g，疗程不宜超过 10 日
注意事项	1. 本品可与饮食同服，以减少胃肠道反应 2. 长期应用，宜定期监测血常规和肝、肾功能

	3. 有中枢神经系统疾病患者慎用
禁忌	禁用于对本品和萘啶酸过敏的患者；孕妇、哺乳期妇女禁用；18 岁以下小儿及青少年禁用
不良反应	主要为恶心、嗳气、上腹不适、食欲减退、稀便或便秘等胃肠道反应；皮疹或全身瘙痒少见，偶见眩晕、头痛等。停药后可自行恢复
特殊人群用药	肝、肾功能不全患者：严重肝、肾功能损害者慎用 儿童：婴幼儿及 18 岁以下青少年不宜使用 老年人：应减少用量 妊娠与哺乳期妇女：禁用
药典	USP、Chin. P.、Jpn. P.
国家处方集	CNF
医保目录	【保（甲）】
基本药物目录	
其他推荐依据	
■ 药品名称	诺氟沙星　Norfloxacin
抗菌谱与适应证	主要用于敏感菌所致的下列感染：泌尿生殖道感染，消化系统感染，呼吸道感染如急性支气管炎、慢性支气管炎急性发作、肺炎，急慢性肾盂肾炎，膀胱炎，伤寒等
制剂与规格	诺氟沙星片：100mg 诺氟沙星胶囊：100mg 诺氟沙星注射液：100ml∶200mg 诺氟沙星葡萄糖注射液：100ml（诺氟沙星 200mg、葡萄糖 5g） 诺氟沙星栓：200mg 诺氟沙星药膜：20mg
用法与用量	成人口服给药：①一般用法：一次 100~200mg，一日 3~4 次；②下尿路感染：一次 400mg，一日 2 次；③复杂性尿路感染：剂量同上，疗程 10~21 日；④单纯性淋菌性尿道炎：单次 800~1200mg；⑤急、慢性前列腺炎：一次 400mg，一日 2 次，疗程 28 日；⑥一般肠道感染：一次 300~400mg，一日 2 次，疗程 5~7 日。成人静脉滴注：一日 200mg，分 2 次，急性感染 7~14 日为一疗程，慢性感染 14~21 日为一疗程
注意事项	1. 不宜静脉注射，静脉滴注速度不宜过快 2. 本类药物可引起中、重度光敏反应，应避免过度暴露于阳光，发生后需停药 3. 有癫痫病史者、有胃溃疡史者、重症肌无力患者慎用
禁忌	对本药及其他喹诺酮类药过敏者、糖尿病患者、孕妇、哺乳期妇女、18 岁以下儿童禁用
不良反应	胃肠道反应较为常见，可表现为腹部不适或疼痛、腹泻、恶心或呕吐；中枢神经系统反应可有头晕、头痛、嗜睡或失眠；过敏反应有皮疹、皮肤瘙痒、面部潮红、胸闷等
特殊人群用药	肝、肾功能不全患者：肝、肾功能减退者慎用 儿童：不宜用于 18 岁以下患者。如感染由多重耐药菌引起者，细菌仅对喹诺酮类药呈敏感时，可在充分权衡利弊后应用 老年人：老年患者常有肾功能减退，因本品部分经肾排出，须减量应用 妊娠与哺乳期妇女：妊娠安全性分级为 C 级；哺乳期妇女应用时应停止哺乳

续 表

药典	USP、Eur. P.、Chin. P.、Jpn. P.
国家处方集	CNF
医保目录	【保（甲/乙）】
基本药物目录	【基】
其他推荐依据	
■ 药品名称	氧氟沙星　Ofloxacin
抗菌谱与适应证	用于敏感菌所致的下列感染： 1. 泌尿生殖系统感染，包括单纯性及复杂性尿路感染、细菌性前列腺炎、淋球菌尿道炎、宫颈炎（包括产酶株所致者）等 2. 呼吸系统感染，包括急性支气管炎、慢性支气管炎急性发作、肺炎及其他肺部感染等 3. 消化系统感染，包括胃肠道、胆道、腹腔的沙门菌属感染等 4. 骨、关节、皮肤软组织感染及败血症 5. 结核病，作为抗结核病的二线药物，多与异烟肼、利福平等合用
制剂与规格	氧氟沙星片：0.1g 氧氟沙星颗粒：0.1g 氧氟沙星注射液：100ml：200mg 氧氟沙星氯化钠注射液：100ml（氧氟沙星200mg、氯化钠900mg）
用法与用量	口服或静脉给药。成人： 1. 下呼吸道感染：一次300mg，一日2次，疗程7~14日 2. 急性单纯性下尿路感染：一次200mg，一日2次，疗程5~7日 3. 复杂性尿路感染：一次200mg，一日2次，疗程10~14日。缓释片，一次400mg，一日1次，疗程10日 4. 细菌性前列腺炎：一次300mg，一日2次，疗程6周 5. 衣原体宫颈炎或尿道炎：一次300mg，一日2次，疗程7~14日 6. 单纯性淋病：单次口服400mg 7. 铜绿假单胞菌感染或重度感染：一次400mg，一日2次 8. 抗结核：一日300mg，一日1次
注意事项	患有中枢神经系统疾病者（如癫痫、脑动脉硬化者）慎用
禁忌	对本药及其他喹诺酮类药过敏者、妊娠期及哺乳期妇女、18岁以下儿童禁用
不良反应	胃肠道反应较为常见，可表现为腹部不适或疼痛、腹泻、恶心或呕吐；中枢神经系统反应可有头晕、头痛、嗜睡或失眠；过敏反应有皮疹、皮肤瘙痒、面部潮红、胸闷等
特殊人群用药	肝、肾功能不全患者：严重肝功能减退者、严重肾功能不全者慎用 儿童：18岁以下患者用药的安全性尚未确立，不宜使用 老年人：老年患者多有肾功能减退，应减量给药 妊娠与哺乳期妇女：妊娠安全性分级为C级；哺乳期妇女全身用药时，应暂停哺乳
药典	USP、Eur. P.、Chin. P.、Jpn. P.
国家处方集	CNF

续 表

医保目录	【保（甲/乙）】
基本药物目录	
其他推荐依据	
■ **药品名称**	**环丙沙星 Ciprofloxacin**
抗菌谱与适应证	可用于敏感菌所致的下列感染： 1. 泌尿生殖系统感染：包括单纯性或复杂性尿路感染、细菌性前列腺炎、淋球菌尿道炎、肾盂肾炎、宫颈炎（包括产酶株所致者）等 2. 呼吸系统感染：包括扁桃体炎、咽炎、急性支气管炎及肺部感染等 3. 消化系统感染：包括胃肠道感染、胆囊炎、肛周脓肿等 4. 其他：还可用于骨关节感染、皮肤软组织感染及败血症等
制剂与规格	盐酸环丙沙星片：0.25g 盐酸环丙沙星胶囊：0.25g 乳酸环丙沙星注射液：①100ml：0.1g；②100ml：0.2g；③250ml：0.25g 注射用乳酸环丙沙星：0.2g 盐酸环丙沙星栓：0.2g 乳酸环丙沙星阴道泡腾片：0.1g
用法与用量	成人：口服，①常用量：一日0.5~1.5g，分2~3次口服；②骨、关节感染：一日1~1.5g，分2~3次服，疗程不低于4~6周；③肺炎、皮肤软组织感染：一日1~1.5g，分2~3次服，疗程7~14日；④肠道感染：一日1g，分2次服，疗程5~7日；⑤伤寒：一日1.5g，分2~3次服，疗程10~14日；⑥急性单纯性下尿路感染：一日0.5g，分2次服，疗程5~7日；复杂性尿路感染：一日1g，分2次服，疗程7~14日。静脉滴注，常用量：一次0.1~0.2g，每12小时1次。严重感染或铜绿假单胞菌感染可加大剂量至一次0.4g，一日2~3次
注意事项	1. 宜空腹服用 2. 患中枢神经系统疾病者（如癫痫、脑动脉硬化患者）慎用
禁忌	对环丙沙星及任何一种氟喹诺酮类药过敏的患者禁用；孕妇、哺乳期妇女及18岁以下者禁用
不良反应	胃肠道反应较为常见，可表现为腹部不适或疼痛、腹泻、恶心或呕吐；中枢神经系统反应可有头晕、头痛、嗜睡或失眠；过敏反应有皮疹、皮肤瘙痒、面部潮红、胸闷等
特殊人群用药	肝、肾功能不全患者：肝、肾功能不全患者慎用 儿童：18岁以下患者禁用 老年人：应减量给药 妊娠与哺乳期妇女：禁用
药典	USP、Eur. P.、Chin. P.
国家处方集	CNF
医保目录	【保（甲/乙）】
基本药物目录	【基】
其他推荐依据	
■ **药品名称**	**左氧氟沙星 Levofloxacin**
抗菌谱与适应证	用于敏感细菌引起的下列中、重度感染：①呼吸系统感染；②泌尿系统感染；③生殖系统

续　表

	感染：急性前列腺炎、急性附睾炎、宫腔感染、子宫附件炎、盆腔炎（疑有厌氧菌感染时可合用甲硝唑）；④皮肤软组织感染；⑤肠道感染；⑥败血症、粒细胞减少及免疫功能低下患者的各种感染；⑦其他感染：乳腺炎、外伤、烧伤及手术后伤口感染、腹腔感染（必要时合用甲硝唑）、胆囊炎、胆管炎、骨与关节感染以及五官科感染等
制剂与规格	左氧氟沙星片：①0.1g；②0.2g；③0.5g 甲磺酸左氧氟沙星片：100mg 盐酸左氧氟沙星片：100mg 盐酸左氧氟沙星分散片：100mg 盐酸左氧氟沙星胶囊：0.1g 盐酸左氧氟沙星注射液：①2ml：0.1g；②2ml：0.2g；③3ml：0.3g；④100ml：0.1g；⑤100ml：0.2g；⑥100ml：0.3g 左氧氟沙星注射液：100ml 乳酸左氧氟沙星注射液：①100ml：100mg；②100ml：200mg 乳酸左氧氟沙星氯化钠注射液：100ml 甲磺酸左氧氟沙星注射液 100ml：200mg 甲磺酸左氧氟沙星氯化钠注射液：250ml：500mg 注射用盐酸左氧氟沙星：①100mg；②200mg
用法与用量	成人：口服，一日 300~400mg，分 2~3 次服用，如感染较重或感染病原敏感性较差者剂量可增至一日 600mg，分 3 次服用。①呼吸道感染：一次 200mg，一日 2 次；或一次 100mg，一日 3 次，疗程为 7~14 日；②急性单纯性下尿路感染：一次 100mg，一日 2 次，疗程 5~7 日；③复杂性尿路感染：一次 200mg，一日 2 次；或一次 100mg，一日 3 次，疗程 10~14 日；④细菌性前列腺炎：一次 200mg，一日 2 次，疗程 6 周。静脉滴注，一次 100~200mg，一日 2 次。重度感染患者或病原菌对本药敏感性较差者，一日剂量可增至 600mg，分 2 次静脉滴注
注意事项	1. 癫痫史者、低钾血症或心肌病患者避免使用 2. 皮肤有药物过敏使者禁用本药软膏 3. 有中枢神经系统疾病史者慎用
禁忌	对左氧氟沙星及氟喹诺酮类药过敏者、妊娠及哺乳期妇女、18 岁以下儿童禁用
不良反应	胃肠道反应较为常见，可表现为腹部不适或疼痛、腹泻、恶心或呕吐；中枢神经系统反应可有头晕、头痛、嗜睡或失眠；过敏反应有皮疹、皮肤瘙痒、面部潮红、胸闷等
特殊人群用药	肝、肾功能不全患者：肝、肾功能受损者慎用 儿童：18 岁以下儿童禁用 老年人：应减量给药 妊娠与哺乳期妇女：禁用，妊娠安全性分级为 C 级
药典	USP、Eur. P.、Chin. P.
国家处方集	CNF
医保目录	【保（甲/乙）】
基本药物目录	【基】
其他推荐依据	

续　表

■ 药品名称	氟罗沙星　Fleroxacin
抗菌谱与适应证	用于敏感菌所致的下列感染： 1. 呼吸系统感染：急性支气管炎，慢性支气管炎急性发作及肺炎等 2. 泌尿生殖系统感染：膀胱炎、肾盂肾炎、前列腺炎、附睾炎、淋病奈瑟菌性尿道炎等 3. 消化系统感染：伤寒沙门菌感染、细菌性痢疾等 4. 其他：皮肤软组织、骨、关节、耳鼻喉、腹腔及盆腔感染
制剂与规格	氟罗沙星片：①100mg；②150mg；③200mg
用法与用量	口服。成人，一次200mg，一日1~2次，一般疗程为7~14日。重症患者一次300~400mg，3~5日后剂量减至常用量
注意事项	有中枢神经系统疾病（包括脑动脉硬化或抽搐及癫痫史）者慎用
禁忌	对本品或喹诺酮类药物过敏者禁用；妊娠、哺乳期妇女及18岁以下儿童禁用
不良反应	胃肠道反应较为常见，可表现为腹部不适或疼痛、腹泻、恶心呕吐、食欲缺乏等；中枢神经系统反应可有头晕、头痛、兴奋、嗜睡或失眠；变态反应有皮疹、皮肤瘙痒等
特殊人群用药	肝、肾功能不全患者：肝、肾功能损害者慎用 儿童：18岁以下儿童禁用 老年人：高龄患者慎用 妊娠与哺乳期妇女：禁用
药典	Chin. P.
国家处方集	CNF
医保目录	
基本药物目录	
其他推荐依据	
■ 药品名称	吉米沙星　Gemifloxacin
抗菌谱与适应证	1. 慢性支气管炎急性发作 2. 社区获得性肺炎 3. 急性鼻窦炎
制剂与规格	甲磺酸吉米沙星片：320mg
用法与用量	口服。成人：一次320mg，一日1次，慢性支气管炎急性发作、社区获得性肺炎和急性鼻窦炎的疗程分别为5日、7日和5日。不应超过推荐的剂量和疗程
注意事项	1. 以下情况慎用：QT间期延长、心动过缓、急性心肌缺血等心脏疾病患者，葡萄糖-6-磷酸脱氢酶缺乏症患者，患中枢神经系统疾病者，未治疗的电解质紊乱（低血钾或低血镁）者 2. 用药前后及用药时应当检查或监测：全血细胞计数及白细胞分类、细菌培养及药敏试验、血药浓度监测、尿液分析
禁忌	对本品或其他氟喹诺酮类抗生素过敏者，妊娠及哺乳期妇女，18岁以下患者禁用

续　表

不良反应	可引起头痛、眩晕等中枢神经系统反应；腹泻、恶心、腹痛、呕吐等胃肠道症状；ALT、AST 升高，皮疹等
特殊人群用药	儿童：18 岁以下患者用药的安全性及有效性未确定 妊娠与哺乳期妇女：妊娠安全性分级为 C 级；哺乳期妇女用药应权衡利弊
药典	USP
国家处方集	CNF
医保目录	【保（乙）】
基本药物目录	
其他推荐依据	
■ 药品名称	洛美沙星　Lomefloxacin
抗菌谱与适应证	用于敏感菌所致的下列感染： 1. 泌尿生殖系统感染 2. 呼吸系统感染 3. 消化系统感染，包括肠炎、胆囊炎、肛周脓肿等 4. 如结膜炎、角膜炎、角膜溃疡、泪囊炎等 5. 中耳炎、外耳道炎、鼓膜炎 6. 其他：伤寒、骨和关节、皮肤软组织感染以及败血症等全身感染
制剂与规格	盐酸洛美沙星片：①0.1g；②0.2g；③0.3g；④0.4g 盐酸洛美沙星胶囊：①0.1g；②0.2g 盐酸洛美沙星注射液：①2ml：100mg；②10ml：100mg；③10ml：200mg；④100ml：200mg；⑤250ml：200mg
用法与用量	口服：成人一次 400mg，一日 1 次；或一次 300mg，一日 2 次；急性单纯性尿路感染：一次 400mg，一日 1 次；单纯性淋病：一次 300mg，一日 2 次。静脉滴注：一次 200mg，一日 2 次；尿路感染：一次 100mg，每 12 小时 1 次
注意事项	1. 中枢神经系统疾病患者（包括脑动脉硬化或癫痫病史者）慎用 2. 本品每次滴注时间不少于 60 分钟 3. 本品可引起光敏反应 4. 当出现皮肤灼热、发红、肿胀、水疱、皮疹、瘙痒及皮炎时应停药
禁忌	对本品或其他氟喹诺酮类抗生素过敏者，妊娠及哺乳期妇女，18 岁以下患者
不良反应	口服时个别患者可出现中上腹部不适、食欲缺乏、恶心、口干、轻微头痛、头晕等症状，偶可出现皮疹、皮肤瘙痒等过敏反应和心悸、胸闷等，偶有 ALT、AST 或尿素氮（BUN）值升高
特殊人群用药	肝、肾功能不全患者：肝功能不全者、肾功能减退者慎用 儿童：18 岁以下患者禁用 妊娠与哺乳期妇女：禁用。妊娠安全性分级为 C 级
药典	USP、Eur. P.、Chin. P.
国家处方集	CNF

续　表

医保目录	【保（乙）】
基本药物目录	
其他推荐依据	
■ 药品名称	莫西沙星　Moxifloxacin
抗菌谱与适应证	用于敏感菌所致的呼吸道感染，如慢性支气管炎急性发作、社区获得性肺炎（包括青霉素耐药的社区获得性肺炎）、急性鼻窦炎等。也可用于皮肤及软组织感染
制剂与规格	盐酸莫西沙星片：0.4g 盐酸莫西沙星氯化钠注射液：250ml（莫西沙星0.4g、氯化钠2.25g）
用法与用量	成人：口服给药：一次0.4g，一日1次。慢性支气管炎急性发作疗程为5日；急性鼻窦炎、皮肤及软组织感染的疗程为7日；社区获得性肺炎的疗程为10日。静脉滴注：推荐剂量为一次0.4g，一日1次，滴注时间为90分钟。慢性支气管炎急性发作疗程为5日；急性鼻窦炎、皮肤及软组织感染的疗程为7日；社区获得性肺炎采用序贯治疗，疗程为7~14日
注意事项	1. 避免用于QT间期延长的患者、患有低钾血症及接受Ⅰa类（如奎尼丁、普鲁卡因胺）或Ⅲ类（如胺碘酮、索托洛尔）抗心律失常药物治疗的患者 2. 转氨酶高于正常值上限5倍以上者禁用 3. 在致心律失常的条件（如严重的心动过缓或急性心肌缺血）存在时慎用 4. 有或怀疑有可导致癫痫发作或降低癫痫发作阈值的中枢神经系统疾病的患者慎用
禁忌	对莫西沙星任何成分或其他喹诺酮类或任何辅料过敏者；妊娠和哺乳期妇女；18岁以下儿童禁用
不良反应	常见腹痛、头痛、恶心、腹泻、呕吐、消化不良、肝功能实验室检查异常、眩晕等；少见乏力、口干、胃肠失调、便秘等
特殊人群用药	肝、肾功能不全患者：严重肝功能损害者禁用 儿童：18岁以下儿童禁用 妊娠与哺乳期妇女：禁用。妊娠安全性分级为C级
药典	USP、Eur. P.、Chin. P.
国家处方集	CNF
医保目录	【保（乙）】
基本药物目录	
其他推荐依据	
■ 药品名称	帕珠沙星　pazufloxacin
抗菌谱与适应证	本品适用于敏感细菌引起的下列感染： 1. 慢性呼吸道疾病继发性感染，如慢性支气管炎、弥漫性细支气管炎、支气管扩张、肺气肿、肺间质纤维化、支气管哮喘、陈旧性肺结核、肺炎、肺脓肿 2. 肾盂肾炎、复杂性膀胱炎、前列腺炎 3. 烧伤创面感染，外科伤口感染 4. 胆囊炎、胆管炎、肝脓肿

续　表

	5. 腹腔内脓肿、腹膜炎 6. 生殖器官感染，如子宫附件炎、子宫内膜炎、盆腔炎
制剂与规格	甲磺酸帕珠沙星注射液：①100ml：0.3g；② 100ml：0.5g
用法与用量	静脉滴注。①（100ml：0.3g）一次 0.3g，一日 2 次，静脉滴注时间为 30~60 分钟，疗程为 7~14 天。可根据患者的年龄和病情酌情调整剂量；②（100ml：0.5g）一次 0.5g，一日 2 次，静脉滴注时间为 30~60 分钟。可根据患者的年龄和病情酌情减量，如一次 0.3g，一日 2 次。疗程为 7~14 天
注意事项	下列情况下慎用：支气管哮喘、皮疹、荨麻疹等过敏性疾病家族史的患者，心脏或循环系统功能异常者，有抽搐或癫痫等中枢神经系统疾病的患者，葡萄糖-6-磷酸脱氢酶缺乏患者，有休克病史者
禁忌	对帕珠沙星及喹诺酮类药物有过敏史的患者禁用
不良反应	腹泻、皮疹、恶心、呕吐，实验室检查可见 ALT、AST、ALP、γ-GTP 升高，嗜酸性粒细胞增加等
特殊人群用药	肝、肾功能不全患者：肾功能不全患者慎用或调整剂量 儿童：用药的安全性尚未确立，建议儿童禁用本品 老年人：应用本品时应注意剂量 妊娠与哺乳期妇女：孕妇及有可能怀孕的妇女禁用；因药物可通过乳汁分泌，哺乳期妇女应用时应停止哺乳
药典	USP、Eur. P.、Chin. P.
国家处方集	
医保目录	
基本药物目录	
其他推荐依据	

第十五节　抗结核药

■ 药品名称	利福平　Rifampicin
抗菌谱与适应证	1. 与其他抗结核药联用于结核病初治与复治，包括结核性脑膜炎的治疗 2. 可与其他药物联合用于麻风、非结核分枝杆菌感染的治疗 3. 与万古霉素可联合用于耐甲氧西林金黄色葡萄球菌（MRSA）所致的感染 4. 可与红霉素合用治疗军团菌感染 5. 可用于无症状脑膜炎球菌带菌者，以消除鼻咽部奈瑟脑膜炎球菌
制剂与规格	利福平片：150mg 利福平胶囊：①150mg，②300mg 利福平注射液：5ml：0.3g 注射用利福平：①0.15g；②0.45g；③0.6g

续　表

用法与用量	1. 成人口服给药：抗结核，与其他抗结核药合用，一日 450~600mg，早餐前顿服；脑膜炎球菌带菌者（无症状），成人 5mg/kg，每 12 小时 1 次，连续 2 日；其他感染，一日600~1000mg，分 2~3 次，餐前 1 小时服用 2. 肝功能不全：一日不超过 8mg/kg。严重肝功能不全者禁用 3. 老年人一日口服 10mg/kg，顿服 4. 儿童口服给药：抗结核，1 个月以上患儿，一日 10~20mg/kg，顿服；新生儿，一次 5mg/kg，一日 2 次；脑膜炎球菌带菌者（无症状），1 个月以上患儿一日 10mg/kg，每 12 小时 1 次，连服 4 次
注意事项	1. 酒精中毒者慎用 2. 可能引起白细胞和血小板减少，并导致齿龈出血和感染、伤口愈合延迟等。用药期间应避免拔牙等手术，并注意口腔卫生、刷牙及剔牙。用药期间应定期检查周围血象 3. 应于餐前 1 小时或餐后 2 小时服用，最好清晨空腹一次服用，因进食影响吸收
禁忌	对本药及其他利福霉素类药物过敏者、严重肝功能不全者、胆道阻塞者、3 个月以内孕妇禁用
不良反应	1. 多见消化道反应，如厌食、恶心、呕吐、上腹部不适、腹泻等胃肠道反应，但均能耐受 2. 肝毒性为主要不良反应 3. 变态反应
特殊人群用药	肝、肾功能不全患者：肝功能不全者慎用，肾功能减退者不需减量 儿童：婴儿慎用，5 岁以下小儿慎用 老年人：老年患者肝功能有所减退用药应酌减 妊娠与哺乳期妇女：妊娠早期妇女禁用，妊娠中、晚期妇女应慎用，妊娠安全性分级为 C 级；哺乳期妇女慎用
药典	USP、Eur. P.、Chin. P.、Jpn. P.
国家处方集	CNF
医保目录	【保（甲）】
基本药物目录	【基】
其他推荐依据	
■ 药品名称	异烟肼　Isoniazid
抗菌谱与适应证	1. 与其他抗结核药联合用于治疗重症或不能口服给药的多型结核病，包括结核性脑膜炎以及部分非结核分枝杆菌感染 2. 单用或与其他抗结核药联合用于预防结核病
制剂与规格	异烟肼片：①50mg；②100mg；③300mg 异烟肼注射液：①2ml：50mg；②2ml：100mg 异福片（胶囊）0.25g 异福酰胺片（胶囊）0.45g 异烟肼/利福平片：用于结核病的治疗。①利福平 150mg，异烟肼 75mg；体重<50kg，一日 3 片。②利福平 300mg，异烟肼 150mg

续 表

用法与用量	成人：口服治疗，结核病：①预防：一日 300mg，顿服。②治疗：与其他抗结核药合用时，一日 5mg/kg，最高日剂量为 300mg。或一次 15mg/kg，最高 900mg，一周 2~3 次。③急性粟粒型肺结核、结核性脑膜炎：适当增加剂量，一日 400~600mg。④间歇疗法：一日最高剂量为 900mg 或 10~15mg/kg，一周 2~3 次，用前亦可先用正规剂量 1~3 个月。肌内注射，结核病：一日 5mg/kg，最高日剂量为 300mg；或一日 15mg/kg，最高 900mg，一周 2~3 次。静脉滴注：一日 300~400mg，或 5~10mg/kg。儿童：口服给药，一日 10~20mg/kg，最高日剂量为 300mg，顿服。肌内注射和静脉滴注，治疗剂量为一日 10~20mg/kg，最高日剂量为 300mg；某些严重结核病患儿，一日剂量可增加至 30mg/kg，但最高日剂量为 500mg
注意事项	1. 有精神病史者、癫痫病史者、嗜酒者慎用本品或剂量酌减 2. 如疗程中出现视神经炎症状，需立即进行眼部检查，并定期复查 3. 慢乙酰化患者较易产生不良反应，故宜用较低剂量
禁忌	对本药及乙硫异烟胺、吡嗪酰胺、烟酸及其他化学结构相关的药物过敏者，精神病患者，癫痫患者，有本药引起肝炎病史者禁用
不良反应	常用剂量的不良反应发生率低。剂量加大至 6mg/kg 时，不良反应发生率显著增加，主要为周围神经炎及肝脏毒性，加用维生素 B_6 虽可减少毒性反应，但也可影响疗效
特殊人群用药	肝、肾功能不全患者：有严重肾功能损害者慎用 儿童：新生儿用药时应密切观察不良反应 老年人：50 岁以上患者使用本药肝炎的发生率较高 妊娠与哺乳期妇女：本品可透过胎盘，导致胎儿血药浓度高于母体血药浓度；孕妇应用时须权衡利弊，妊娠安全性分级为 C 级。在乳汁中浓度可达 12μg/ml，与血药浓度相近，哺乳期妇女用药须权衡利弊，如需使用应暂停哺乳
药典	USP、Eur. P.、Chin. P.、Jpn. P.
国家处方集	CNF
医保目录	【保（甲）】
基本药物目录	【基】
其他推荐依据	
■ 药品名称	利福霉素　Rifamycin
抗菌谱与适应证	1. 用于治疗结核杆菌感染 2. 用于治疗耐甲氧西林的金黄色葡萄球菌、表皮葡萄球菌的重症感染 3. 用于难治性军团菌感染的联合治疗
制剂与规格	利福霉素钠注射液：5ml：0.25g（25 万 U，以利福霉素计）
用法与用量	1. 成人：静脉滴注，轻度感染，一次 500mg，用 5% 葡萄糖注射液 250ml 溶解，一日 2 次；中、重度感染，一次 1000mg，一日 2 次。静脉注射：一次 500mg，一日 2~3 次 2. 儿童：静脉滴注：一日 10~30mg/kg，一日 2 次
注意事项	1. 胆道阻塞者、慢性酒精中毒者慎用 2. 用药期间应监测肝功能 3. 本品不宜与其他药物混合使用，以免药物析出 4. 用药后患者尿液呈红色，属于正常现象

续　表

禁忌	对本药过敏者、肝病或严重肝损害者禁用
不良反应	滴注过快时可出现暂时性巩膜或皮肤黄染；少数患者可出现一过性肝脏损害、黄疸及肾损害；其他不良反应有恶心、食欲缺乏及眩晕，偶见耳鸣及听力下降、过敏性皮炎等
特殊人群用药	肝、肾功能不全患者：肝功能不全者慎用，肝病或严重肝损害者禁用 妊娠与哺乳期妇女：用药应权衡利弊
药典	Eur. P.
国家处方集	CNF
医保目录	【保（乙）】
基本药物目录	
其他推荐依据	
■ 药品名称	乙胺丁醇　Ethambutol
抗菌谱与适应证	1. 与其他抗结核药联合治疗结核分枝杆菌所致的肺结核和肺外结核，也适用于不能耐受链霉素注射的患者 2. 可用于治疗结核性脑膜炎及非典型结核分枝杆菌感染
制剂与规格	盐酸乙胺丁醇片：0.25g 盐酸乙胺丁醇胶囊：0.25g
用法与用量	成人：口服给药 1. 结核初治：①一次 0.015g/kg，一日 1 次，顿服；②一次 0.025~0.03g/kg，最高 2.5g，一周 3 次；③一次 0.05g/kg，最高 2.5g，一周 2 次 2. 结核复治：一次 0.025g/kg，一日 1 次，连续 60 日，继以一次 0.015g/kg，一日 1 次，顿服 3. 非结核分枝杆菌感染：一日 0.015~0.025g/kg，顿服 儿童：口服，13 岁以上用量与成人相同，13 岁以下不宜应用本药
注意事项	1. 痛风患者、视神经炎患者、糖尿病已发生眼底病变者慎用 2. 治疗期间应检查眼部，如视野、视力、红绿鉴别力等，以及血清尿酸浓度 3. 单用时可迅速产生耐药性，必须与其他抗结核药联合应用
禁忌	对本药过敏者、已知视神经炎患者、酒精中毒者禁用
不良反应	常见视物模糊、眼痛、红绿色盲或视力减退、视野缩小等；少见畏寒、关节肿痛等
特殊人群用药	肝、肾功能不全患者：肝、肾功能减退患者慎用 儿童：13 岁以下儿童禁用 老年人：老年患者因生理性肾功能减退，应按肾功能调整用量 妊娠与哺乳期妇女：妊娠安全性分级为 B 级；哺乳期妇女用药时须权衡利弊
药典	USP、Eur. P.、Chin. P.、Jpn. P.
国家处方集	CNF
医保目录	【保（甲）】
基本药物目录	【基】

续 表

其他推荐依据	
■ 药品名称	吡嗪酰胺　Pyrazinamide
抗菌谱与适应证	本药对人型结核杆菌有较好的抗菌作用，而对其他非结核分枝杆菌不敏感。与其他抗结核药（如链霉素、异烟肼、利福平及乙胺丁醇）联合用于治疗结核病，也可用于结核性脑膜炎
制剂与规格	吡嗪酰胺片：①0.25g；②0.5g 吡嗪酰胺胶囊：0.25g
用法与用量	成人：口服，与其他抗结核药联合，一日 15~30mg/kg，顿服，或者一次 50~70mg/kg，每周 2~3 次。每日服用者最大剂量为一日 3g，每周服 2 次者最大剂量为一次 4g。亦可采用间歇给药法，一周用药 2 次，一次 50mg/kg
注意事项	糖尿病患者、痛风患者、血卟啉病患者、慢性肝病患者慎用
禁忌	对本药及乙硫异烟胺、异烟肼、烟酸或其他与本药化学机构相似的药物过敏者不宜使用，急性痛风患者、高尿酸血症患者、儿童禁用
不良反应	常见肝损害、关节痛，偶见过敏反应
特殊人群用药	肝、肾功能不全患者：慢性肝病及严重肝功能减退者、肾功能不全患者慎用 儿童：禁用 妊娠与哺乳期妇女：妊娠安全性分级为 C 级
药典	USP、Eur. P.、Chin. P.、Jpn. P.
国家处方集	CNF
医保目录	【保（甲）】
基本药物目录	【基】
其他推荐依据	
■ 药品名称	利福喷汀　Rifapentine
抗菌谱与适应证	1. 与其他抗结核药联合应用于治疗各类型、各系统初治与复治的结核病；对骨关节结核疗效较好，但不宜用于治疗结核性脑膜炎 2. 可用于治疗非结核性分枝杆菌感染 3. 可与其他抗麻风药联合治疗麻风病 4. 也可用于对其他抗金黄色葡萄球菌抗生素耐药的重症金黄色葡萄球菌感染
制剂与规格	利福喷汀胶囊：①100mg；②150mg；③200mg；④300mg
用法与用量	成人口服给药，抗结核：一次 600mg，一日 1 次，空腹时用水送服（体重<55kg 者应酌减）；一周服药1~2 次。需与其他抗结核药物联合应用，疗程 6~9 个月
注意事项	1. 嗜酒者及酒精中毒者慎用 2. 应用过程中，应经常检查血象和肝功能的变化情况 3. 应在空腹时（餐前 1 小时）用水送服；服利福平出现胃肠道刺激症状时患者可改服利福喷汀 4. 单独用于治疗结核病可能迅速产生细菌耐药性，必须与其他抗结核药合用

续　表

禁忌	对本药或其他利福霉素类抗菌药过敏者、胆道阻塞者、肝病及肝功能异常者（尤其是黄疸患者）、血细胞显著减少者、孕妇禁用
不良反应	少数病例可出现白细胞、血小板减少；AST 及 ALT 升高；皮疹、头晕、失眠等。少见胃肠道反应
特殊人群用药	儿童：5 岁以下小儿应用的安全性尚未确定 老年人：老年患者肝功能有所减退，用药量应酌减 妊娠与哺乳期妇女：孕妇禁用，妊娠安全性分级为 C 级；哺乳期妇女使用时须权衡利弊后决定，用药应暂停哺乳
药典	
国家处方集	CNF
医保目录	【保（甲）】
基本药物目录	
其他推荐依据	
■ 药品名称	利福布汀　Rifabutin
抗菌谱与适应证	1. 用于耐药、复发性结核病治疗 2. 用于鸟复合型分枝杆菌（MAC）感染 3. 用于预防及治疗早期 HIV 感染患者中的 MAC 复合体疾病
制剂与规格	利福布汀胶囊：150mg
用法与用量	成人：口服给药，抗结核：一日 150~300mg，一日 1 次。抗鸟复合型分枝杆菌：一日 300mg，一日 1 次
注意事项	1. 中性粒细胞减少或血小板减少患者，肌炎或眼葡萄膜炎患者慎用 2. 胆管梗阻、慢性酒精中毒患者应适当减量
禁忌	对本药或其他利福霉素类药物过敏者、用药后出现过血小板减少性紫癜的患者禁用
不良反应	常见皮疹、胃肠道反应、中性粒细胞减少症等
特殊人群用药	肝、肾功能不全患者：肝功能不全患者慎用 妊娠与哺乳期妇女：慎用。妊娠初始 3 个月内应避免使用
药典	USP、Eur. P.
国家处方集	CNF
医保目录	【保（乙）】
基本药物目录	
其他推荐依据	
■ 药品名称	对氨基水杨酸钠　Sodium Aminosalicylate
抗菌谱与适应证	适用于结核分枝杆菌所致的肺及肺外结核病。静脉滴注可用于治疗结核性脑膜炎及急性血行播散型结核病

续　表

制剂与规格	对氨水杨酸钠片：0.5g 对氨水杨酸钠肠溶片：0.5g 注射用对氨水杨酸钠：①2g；②4g
用法与用量	成人：口服给药，结核病一日8~12g，分4次服。静脉滴注，结核性脑膜炎及急性血行播散型结核病一日4~12g。儿童：口服给药，一日0.2~0.3g/kg，分3~4次服，一日剂量不超过12g。静脉滴注，一日0.2~0.3g/kg
注意事项	充血性心力衰竭患者、消化性溃疡患者、葡萄糖-6-磷酸脱氢酶缺乏者慎用
禁忌	对本药及其他水杨酸类药过敏者禁用
不良反应	常见食欲缺乏、恶心、呕吐、腹痛、腹泻；过敏反应有瘙痒、皮疹、药物热、哮喘、嗜酸性粒细胞增多
特殊人群用药	肝、肾功能不全患者：严重肝、肾功能损害者慎用 妊娠与哺乳妇女：妊娠安全性分级为C级；哺乳期妇女使用时须权衡利弊
药典	USP
国家处方集	CNF
医保目录	【保（甲）】
基本药物目录	【基】
其他推荐依据	
■ 药品名称	帕司烟肼　Pasiniazid
抗菌谱与适应证	1. 常与其他抗结核药合用于治疗结核病 2. 可作为与结核相关手术的预防用药
制剂与规格	帕司烟肼片：①100mg；②140mg 帕司烟肼胶囊：100mg
用法与用量	成人：与其他抗结核药合用，一日10~20mg/kg，顿服。儿童：一日20~40mg/kg，顿服。预防：一日按体重10~15mg/kg，顿服
注意事项	1. 精神病及癫痫患者、充血性心力衰竭患者、消化性溃疡患者、葡萄糖-6-磷酸脱氢酶缺乏者慎用 2. 用药期间应定期进行肝功能检查 3. 如疗程中出现视神经炎症状，需立即进行眼部检查，并定期复查
禁忌	对本药过敏者、曾因使用异烟肼而致肝炎的患者禁用
不良反应	偶见头晕、头痛、失眠、发热、皮疹、恶心、乏力、黄疸、周围神经炎、视神经炎及血细胞减少等不良反应发生
特殊人群用药	肝、肾功能不全患者：慢性肝病及肾功能不全患者慎用 儿童：12岁以下儿童慎用 妊娠与哺乳妇女：孕妇使用应权衡利弊；哺乳期妇女应暂停哺乳
药典	
国家处方集	CNF

续　表

医保目录	【保（乙）】
基本药物目录	
其他推荐依据	
■ 药品名称	卷曲霉素　Capreomycin
抗菌谱与适应证	主要用于经一线抗结核药（如链霉素、异烟肼、利福平和乙胺丁醇等）治疗失败者，或用于因药物毒性或细菌产生耐药性而不适用上述一线抗结核药者
制剂与规格	注射用硫酸卷曲霉素：①0.5g（50万U）；②0.75g（75万U）
用法与用量	成人：肌内注射，一日1g，连用60~120日，然后改为一次1g，每周2~3次。现多推荐一次0.75g，一日1次
注意事项	1. 脱水患者、听力减退者、重症肌无力患者、帕金森病患者慎用 2. 用药期间应注意检查：听力、前庭功能、肝肾功能、血钾浓度 3. 卷曲霉素单用时细菌可迅速产生耐药，故只能与其他抗菌药物联合用于结核病的治疗 4. 注射时需作深部肌内注射，注射过浅可加重疼痛并发生无菌性脓肿
禁忌	对本药过敏者、孕妇、哺乳期妇女禁用
不良反应	具有肾毒性、对第Ⅷ对脑神经有损害、有一定神经肌肉阻滞作用等
特殊人群用药	肝、肾功能不全患者：肾功能不全患者慎用 儿童：不推荐在儿童患者中使用 老年人：需根据肾功能调整剂量 妊娠与哺乳期妇女：禁用
药典	USP、Chin. P.
国家处方集	CNF
医保目录	【保（乙）】
基本药物目录	
其他推荐依据	
■ 药品名称	丙硫异烟胺　Protionamide
抗菌谱与适应证	与其他抗结核药联合用于结核病经一线药物（如链霉素、异烟肼、利福平和乙胺丁醇）治疗无效者。本药仅对分枝杆菌有效
制剂与规格	丙硫异烟胺肠溶片：100mg
用法与用量	成人：口服给药，与其他抗结核药合用，一次250mg，每8~12小时1次；儿童：口服给药，与其他抗结核药合用，一次4~5mg/kg，每8小时1次
注意事项	1. 糖尿病患者、营养不良者、酗酒者、卟啉病患者慎用 2. 治疗期间须进行丙氨酸氨基转移酶、天冬氨酸氨基转移酶及眼部检查
禁忌	对本药及异烟肼、吡嗪酰胺、烟酸或其他与本化学结构相近的药物过敏者禁用

续　表

不良反应	精神忧郁、步态不稳或麻木、针刺感、烧灼感等
特殊人群用药	肝、肾功能不全患者：严重肝功能减退者慎用 儿童：12 岁以下儿童不宜服用 妊娠与哺乳期妇女：本药可致畸胎，孕妇禁用
药典	Jpn. P.、Chin. P.
国家处方集	CNF
医保目录	【保（乙）】
基本药物目录	
其他推荐依据	

第十六节　抗病毒药

■ 药品名称	阿德福韦酯　Adefovir Dipivoxil
抗菌谱与适应证	用于治疗乙型肝炎病毒活动复制并伴有 ALT 或 AST 持续升高的肝功能代偿的成年慢性乙型肝炎患者
制剂与规格	阿德福韦酯片：10mg
用法与用量	用法：口服，饭前或饭后均可。用量：成人（18~65 岁）推荐剂量为每日 1 粒，每粒 10mg
注意事项	1. 患者停止治疗会发生急性加重，停止治疗的患者应密切监测肝功能，若必要，应重新进行抗乙肝治疗 2. 使用前应进行人类免疫缺陷病毒（HIV）抗体检查。使用药物，可能出现 HIV 耐药 3. 单用核苷类似物或合用其他抗反转录病毒药物会导致乳酸性酸中毒和严重的伴有脂肪变性的肝大，包括致命事件 4. 建议用阿德福韦酯治疗的育龄妇女要采取有效的避孕措施
禁忌	对阿德福韦酯过敏者禁用
不良反应	常见虚弱、头痛、恶心、腹痛、腹胀、腹泻和消化不良
特殊人群用药	肝、肾功能不全患者：肾功能不全者慎用 儿童：不宜使用本药 老年人：65 岁以上患者用药的安全及有效性尚未确定 妊娠与哺乳期妇女：妊娠安全性分级为 C 级；哺乳妇女用药期间应暂停哺乳
药典	
国家处方集	CNF
医保目录	【保（乙）】
基本药物目录	

续　表

其他推荐依据	
■ **药品名称**	拉米夫定　Lamivudine
抗菌谱与适应证	1. 用于乙型肝炎病毒（HBV）感染：治疗伴有 HBV 复制的慢性乙型肝炎；用于慢性肝硬化活动期 2. 与其他抗反转录病毒药联用于治疗人类免疫缺陷病毒（HIV）感染
制剂与规格	拉米夫定片：100mg
用法与用量	用于治疗 HBV：每日口服 1 次，每次 100mg。儿童剂量每日 3mg/kg。艾滋病患者合并慢性乙型肝炎时剂量需加大至每日口服 2 次，每次 150mg；并需与其他抗 HIV 药联合应用。拉米夫定-齐多夫定片：齐多夫定 300mg，拉米夫定 150mg。用于治疗 HIV 感染。口服：12 岁以上患者，一次 1 片，一日 2 次
注意事项	1. 治疗期间应对患者的临床情况及病毒学指标进行定期检查 2. 少数患者停止使用后，肝炎病情可能加重。因此如果停用，需对患者进行严密观察，若肝炎恶化，应考虑重新使用拉米夫定治疗 3. 肌酐清除率<30ml/min 者，不建议使用。肝脏损害者不影响拉米夫定的药物代谢过程 4. 拉米夫定治疗期间不能防止患者感染他人，故应采取适当保护措施
禁忌	对拉米夫定或制剂中任何成分过敏者及妊娠早期 3 个月内的患者禁用
不良反应	常见上呼吸道感染样症状、头痛、恶心、身体不适、腹痛和腹泻，症状一般较轻并可自行缓解
特殊人群用药	肝、肾功能不全患者：严重肝大和肝脏脂肪变性者慎用 妊娠与哺乳期妇女：妊娠早期 3 个月内禁用；哺乳期妇女用药期间应暂停哺乳；妊娠安全性分级为 C 级
药典	USP、Eur. P.
国家处方集	CNF
医保目录	【保（乙）】
基本药物目录	
其他推荐依据	
■ **药品名称**	恩夫韦地　Enfuvirtide
抗菌谱与适应证	本药为 HIV 融合抑制药，为 HIV-1 跨膜融合蛋白 gp41 内高度保守序列衍生而来的一种合成肽类物质，可防止病毒融合及进入细胞内。用于 HIV 感染，常与其他抗反转录病毒药联用
制剂与规格	注射用恩夫韦地：每瓶内含恩夫韦肽 108mg
用法与用量	成人：恩夫韦地的推荐剂量为每次 90mg，每日 2 次。注射于上臂、前股部或腹部皮下。每次注射的部位应与前次不同，并且此部位当时没有局部注射反应。儿童：对 6~16 岁儿童患者推荐剂量为一次 2mg/kg，最大剂量为一次 90mg，一日 2 次
注意事项	1. 与其他抗反转录病毒药物一样，本品必须作为联合方案中的一部分使用 2. 对非 HIV-1 感染个体（如用于暴露后预防）使用可能会诱导产生抗恩夫韦肽抗体，可能导致抗 HIV ELISA 测试出现假阳性结果

续　表

禁忌	已知对本品或所含成分过敏的患者禁用
不良反应	注射部位轻至中度疼痛或不适，不影响日常活动。少量引起的过敏反应，包括皮疹、发热、恶心呕吐、颤抖、僵直、低血压和血清 ALT 及 AST 升高等
特殊人群用药	肝、肾功能不全患者：慎用 儿童：6 岁以下儿童用药的安全性及有效性尚未确定 妊娠与哺乳期妇女：妊娠安全性分级为 B 级。正在使用本品者停止母乳喂养
药典	
国家处方集	CNF
医保目录	
基本药物目录	
其他推荐依据	
■ 药品名称	恩曲他滨　Emtricitabine
抗菌谱与适应证	1. 用于成人人类免疫缺陷病毒 1 型（HIV-1）感染，常与其他抗反转录病毒药联用 2. 用于慢性乙型肝炎
制剂与规格	恩曲他滨胶囊：200mg
用法与用量	成人：口服给药，一次 200mg，一日 1 次或 2 次，空腹或餐后服用
注意事项	心功能不全者慎用
禁忌	对本品过敏者禁用
不良反应	常见有恶心、呕吐、腹泻、嗜睡、咽炎、疲乏、无力、感染、咳嗽、鼻炎等反应
特殊人群用药	肝、肾功能不全患者：肾功能不全者慎用 儿童：不推荐使用 老年人：慎用 妊娠与哺乳期妇女：妊娠安全性分级为 B 级；哺乳期妇女用药期间应避免哺乳
药典	
国家处方集	CNF
医保目录	【保（乙）】
基本药物目录	
其他推荐依据	
■ 药品名称	恩替卡韦　Entecavir
抗菌谱与适应证	用于治疗病毒复制活跃、血清丙氨酸氨基转移酶（ALT）持续升高或肝脏组织学显示有活动性病变的慢性成人乙型肝炎
制剂与规格	恩替卡韦片：0.5mg

续　表

用法与用量	口服给药，一次 0.5mg，一日 1 次，餐前或餐后至少 2 小时空腹服用。拉米夫定治疗时发生病毒血症或出现耐药突变者，一次 1mg，一日 1 次
注意事项	1. 有慢性乙型肝炎患者停止治疗后，出现重度急性肝炎发作的报道。应在医师的指导下改变治疗方法 2. 核苷类药物在单独或与其他抗反转录病毒药物联合使用时，已经有乳酸型酸中毒和重度的脂肪性肝大，包括死亡病例的报道 3. 使用恩替卡韦治疗并不能降低经性接触或污染血源传播 HBV 的危险性。因此，需要采取适当的防护措施
禁忌	对恩替卡韦或制剂中任何成分过敏者禁用
不良反应	常见 ALT 升高、疲乏、眩晕、恶心、腹痛、腹部不适、肝区不适、肌痛、失眠和皮疹
特殊人群用药	肝、肾功能不全患者：接受肝移植者，脂肪性肝大者，肾功能损害者慎用 儿童：16 岁以下患儿用药的安全性和有效性尚未建立 妊娠与哺乳期妇女：妊娠安全性分级为 C 级；不推荐哺乳期妇女使用
药典	
国家处方集	CNF
医保目录	【保（乙）】
基本药物目录	
其他推荐依据	
■ 药品名称	替比夫定　Telbivudine
抗菌谱与适应证	本药用于有病毒复制证据以及有血清氨基转移酶（ALT 或 AST）持续升高或肝组织活动性病变证据的慢性乙型肝炎成人患者
制剂与规格	替比夫定片：600mg
用法与用量	口服给药：推荐剂量为一次 600mg，一日 1 次。本品可用于有肾功能受损的慢性乙型肝炎患者。对于肌酐清除率 ≥50ml/min 的患者，无须调整推荐剂量。对于肌酐清除率 <50ml/min 的患者及正接受血透治疗的终末期肾病（ESRD）患者需要调整给药间隔。对于终末期肾病患者，应在血透后服用本品 替比夫定在肾功能不全患者中的给药间隔调整：肌酐清除率 ≥50 ml/min，600 mg，每天 1 次；肌酐清除率 30~49 ml/min，600 mg，每 48 小时 1 次；肌酐清除率 <30 ml/min（无须透析），600 mg，每 72 小时 1 次；终末期肾疾病患者，600 mg，每 96 小时 1 次
注意事项	1. 停止治疗可能发生肝炎急性加重，停止治疗时应密切监测肝功能，若必要，应重新进行抗乙肝治疗 2. 单用核苷类药物或合用其他抗反转录病毒药物会导致乳酸性酸中毒和严重的伴有脂肪变性的肝大，包括致命事件 3. 在治疗过程中可出现肌无力、触痛或疼痛，应及时报告医师 4. 使用替比夫定治疗并不能降低经性接触或污染血源传播 HBV 的危险性，需要采取适当的防护措施 5. 服用本品期间，应当定期监测乙型肝炎生化指标、病毒学指标和血清标志物，至少每 6 个月 1 次

续　表

禁忌	对替比夫定及本品的其他任何成分过敏的患者禁用
不良反应	常见恶心、腹泻、腹胀、消化不良、头晕、头痛、皮疹、血淀粉酶升高、脂肪酶升高、ALT 升高、CK 升高等
特殊人群用药	肝、肾功能不全患者：在肾功能障碍或潜在肾功能障碍风险的患者，使用时应调整给药间隔，并密切监测肾功能 儿童：不推荐儿童使用本药 老年人：慎用 妊娠与哺乳期妇女：妊娠安全性分级为 B 级。对妊娠妇女只有在利益大于风险时，方可使用。建议用药时停止哺乳
药典	
国家处方集	CNF
医保目录	【保（乙）】
基本药物目录	
其他推荐依据	
■ 药品名称	奥司他韦　Oseltamivir
抗菌谱与适应证	1. 用于治疗成人和 1 岁及以上儿童的甲型和乙型流行性感冒 2. 用于预防成人和 13 岁及以上青少年的甲型和乙型流行性感冒
制剂与规格	磷酸奥司他韦胶囊：75mg
用法与用量	成人和青少年（13 岁以上）：口服给药，①预防：推荐用量为一次 75mg，一日 1 次。与感染者密切接触后，预防用药的时间不少于 7 日，流感流行期间则应为 6 周。②治疗：推荐用量为一次 75mg，一日 2 次，连用 5 日。儿童（1 岁以上）治疗用药：体重≤15kg，一次 30ml，一日 2 次，共 5 日。体重23~40kg，一次 60ml，一日 2 次，共 5 日。体重>40kg，一次 75mg，一日 2 次，共 5 日
注意事项	1. 奥司他韦不能取代流感疫苗；其使用不应影响每年接种流感疫苗；只有在可靠的流行病学资料显示社区出现了流感病毒感染后才考虑用于治疗和预防 2. 对肌酐清除率 10~30ml/min 的患者，用于治疗和预防的推荐剂量应做调整。不推荐用于肌酐清除率<10ml/min 的患者和严重肾衰竭需定期进行血液透析和持续腹膜透析的患者 3. 应对患者自我伤害和谵妄事件进行密切监测
禁忌	对奥司他韦及其制剂中任何成分过敏者禁用
不良反应	极少见皮肤发红、皮疹、皮炎和大疱疹、肝炎和 AST 及 ALT 升高、胰腺炎、血管性水肿、喉部水肿、支气管痉挛、面部水肿、嗜酸性粒细胞增多、白细胞减少和血尿
特殊人群用药	肝、肾功能不全患者：肌酐清除率（Ccr）<10ml/min 或严重肾衰竭需定期血液透析或持续腹膜透析者不推荐使用，肾功能不全者（Ccr 为 10~30ml/min）慎用 儿童：慎用 妊娠与哺乳期妇女：妊娠安全性分级为 C 级；哺乳期妇女应权衡利弊后使用
药典	
国家处方集	CNF

续　表

医保目录	【保（乙）】
基本药物目录	
其他推荐依据	
■ 药品名称	利巴韦林　Ribavirin
抗菌谱与适应证	1. 主要用于呼吸道合胞病毒（RSV）引起的病毒性肺炎与支气管炎 2. 用于流感病毒感染 3. 用于皮肤疱疹病毒感染 4. 局部用于单纯疱疹病毒性角膜炎 5. 与干扰素 α-2b 联用，用于治疗慢性丙型肝炎
制剂与规格	利巴韦林片：①20mg；②50mg；③100mg 利巴韦林含片：①20mg；②100mg 利巴韦林分散片：100mg 利巴韦林胶囊：①100mg；②150mg 利巴韦林颗粒：①50mg；②100mg；③150mg 利巴韦林泡腾颗粒：①50mg；②150mg
用法与用量	成人：口服，①体重<65kg 者，一次 400mg，一日 2 次；②体重 65～85kg 者早 400mg，晚 600mg；③体重>85kg 者一次 600mg，一日 2 次
注意事项	长期或大剂量服用对肝功能、血象有不良反应。有严重贫血、肝功能异常者慎用
禁忌	对本药过敏者，有心脏病史或心脏病患者，肌酐清除率<50ml/min 的患者，有胰腺炎症状或胰腺炎患者，自身免疫性肝炎患者，活动性结核患者，地中海贫血和镰状细胞贫血患者，孕妇和可能妊娠的妇女，计划妊娠妇女的男性配偶禁用
不良反应	常见贫血、乏力等，停药后即消失。少见疲倦、头痛、失眠、食欲减退、恶心、呕吐、轻度腹泻、便秘等
特殊人群用药	肝、肾功能不全患者：肝、肾功能异常者慎用 老年人：不推荐使用 妊娠与哺乳期妇女：妊娠安全性分级为 X 级。孕妇及可能妊娠的妇女禁用，不推荐哺乳期妇女使用
药典	USP、Eur. P.、Chin. P.
国家处方集	CNF
医保目录	【保（甲）】
基本药物目录	【基】
其他推荐依据	
■ 药品名称	金刚烷胺　Amantadine
抗菌谱与适应证	1. 用于原发性帕金森病，脑炎、一氧化碳中毒、老年人合并脑动脉硬化所致的帕金森叠加综合征及药物诱发的锥体外系反应 2. 也用于预防或治疗亚洲 A-Ⅱ型流感病毒引起的呼吸道感染

续　表

制剂与规格	盐酸金刚烷胺片：100mg 盐酸金刚烷胺胶囊：100mg
用法与用量	成人：口服给药，抗帕金森病：一次 100mg，一日 1~2 次。一日最大剂量为 400mg；抗病毒，一次 200mg，一日 1 次；或一次 100mg，每 12 小时 1 次。儿童：口服给药，①1~9 岁儿童，抗病毒，每 8 小时用 1.5~3mg/kg，或每 12 小时用 2.2~4.4mg/kg，也有推荐每 12 小时用 1.5mg/kg。一日最大量不宜超过 150mg。疗程 3~5 日，不宜超过 10 日。②9~12 岁儿童，抗病毒，每 12 小时口服 100mg。③12 岁或 12 岁以上儿童，抗病毒，同成人用量
注意事项	1. 有癫痫史、精神错乱、幻觉、充血性心力衰竭、肾功能不全、外周血管性水肿或直立性低血压的患者应在严密监护下使用 2. 治疗帕金森病时不应突然停药 3. 用药期间不宜驾驶车辆、操纵机械或高空作业 4. 每日最后一次服药时间应在下午 4 时前，以避免失眠
禁忌	对金刚烷胺过敏、新生儿和 1 岁以下婴儿、哺乳期妇女禁用
不良反应	常见眩晕、失眠和神经质，恶心、呕吐、畏食、口干、便秘
特殊人群用药	肝、肾功能不全患者：肾功能不全者，肝脏疾病患者慎用 老年人：慎用 妊娠与哺乳期妇女：妊娠安全性分级为 C 级；孕妇慎用；哺乳妇女禁用
药典	USP、Eur. P.、Chin. P.、Jpn. P.
国家处方集	CNF
医保目录	【保（甲）】
基本药物目录	【基】
其他推荐依据	
■ 药品名称	金刚乙胺　Rimantadine
抗菌谱与适应证	1. 本药适用于预防成人 A 型（包括 H1N1、H2N2、H3N2）流感病毒感染 2. 本药适用于预防儿童 A 型流感病毒感染
制剂与规格	盐酸金刚乙胺片：0.1g 盐酸金刚乙胺口服颗粒：2g：50mg
用法与用量	成人及 10 岁以上儿童：口服给药，①预防：一次 100mg，一日 2 次。②治疗：一次 100mg，一日 2 次。从症状开始连续治疗约 7 日。肾功能不全时剂量：对于肾衰竭（Ccr≤10ml/min）患者，推荐剂量为一日 100mg。肝功能不全时剂量：对于严重的肝功能不全患者，推荐剂量为一日 100mg。老年人剂量：对于中老年家庭护理患者，推荐剂量为一日 100mg。儿童（10 岁以下）：口服给药用于预防：5mg/kg，一日 1 次，但总量不超过 150mg
注意事项	癫痫患者慎用。金刚烷类药物可改变患者的注意力和反应性
禁忌	对金刚烷类药物过敏者及严重肝功能不全者禁用
不良反应	1. 胃肠道反应：恶心、呕吐、腹痛、食欲缺乏、腹泻 2. 神经系统障碍：神经过敏、失眠、集中力差、头晕、头痛、老年人步态失调 3. 其他：无力、口干

续　表

特殊人群用药	肝、肾功能不全患者：慎用 儿童：本药用于 1 岁以下儿童的有效性和安全性尚不明确 老年人：慎用 妊娠与哺乳期妇女：妊娠安全性分级为 C 级；哺乳期妇女用药应权衡利弊
药典	USP
国家处方集	CNF
医保目录	【保（乙）】
基本药物目录	
其他推荐依据	
■ 药品名称	伐昔洛韦　Valaciclovir
抗菌谱与适应证	1. 主要用于带状疱疹 2. 用于治疗单纯疱疹病毒感染及预防复发，包括生殖器疱疹的初发和复发
制剂与规格	盐酸伐昔洛韦片：①150mg；②300mg
用法与用量	口服给药：1 次 0.3g，一日 2 次，饭前空腹服用。带状疱疹连续服药 10 日。单纯性疱疹连续服药 7 日
注意事项	1. 严重免疫功能缺陷者长期或多次应用本品治疗后可能引起单纯疱疹和带状疱疹病毒对本品耐药 2. 服药期间应给予患者充分的水，防止药物在肾小管内沉淀 3. 生殖器复发性疱疹感染以间歇短程疗法给药有效。生殖器复发性疱疹的长期疗法也不应超过 6 个月
禁忌	对本品及阿昔洛韦过敏者禁用
不良反应	偶有头晕、头痛、关节痛、恶心、呕吐、腹泻、胃部不适、食欲减退、口渴、白细胞减少、蛋白尿及尿素氮轻度升高、皮肤瘙痒等
特殊人群用药	肝、肾功能不全患者：慎用 儿童：2 岁以下儿童禁用，2 岁以上儿童慎用 老年人：老年患者由于生理性肾功能衰退，剂量与用药间期需调整 妊娠与哺乳期妇女：孕妇禁用。妊娠安全性分级为 B 级；哺乳妇女应慎用
药典	Chin. P.
国家处方集	CNF
医保目录	【保（乙）】
基本药物目录	
其他推荐依据	
■ 药品名称	沙奎那韦　Saquinavir
抗菌谱与适应证	与其他抗反转录病毒药物联用，治疗 HIV-1 感染
制剂与规格	甲磺酸沙奎那韦片：600mg

续　表

用法与用量	口服给药：一次 600mg，一日 3 次，饭后服用
注意事项	糖尿病或高血糖症患者，A 型和 B 型血友病患者慎用
禁忌	对本药过敏者，严重肝功能受损者禁用
不良反应	腹泻、恶心和腹部不适
特殊人群用药	肝、肾功能不全患者：严重肝功能受损者禁用；中度肝功能受损者，严重肾功能不全者慎用 儿童：16 岁以下患者使用本药的安全性及有效性尚不明确 老年人：60 岁以上老年患者用药研究尚不充分 妊娠与哺乳期妇女：妊娠安全性分级为 B 级；用药妇女应暂停哺乳
药典	USP
国家处方集	CNF
医保目录	【保（乙）】
基本药物目录	
其他推荐依据	
■ 药品名称	阿昔洛韦　Aciclovir
抗菌谱与适应证	1. 单纯疱疹病毒（HSV）感染：①口服用于生殖器疱疹病毒感染初发和复发患者；对反复发作患者可用作预防。②静脉制剂用于免疫缺陷者初发和复发性皮肤黏膜 HSV 感染的治疗以及反复发作患者的预防；也用于单纯疱疹性脑炎的治疗。③外用可用于 HSV 引起的皮肤和黏膜感染 2. 带状疱疹病毒（HZV）感染：①口服用于免疫功能正常者带状疱疹和免疫缺陷轻症患者的治疗；②静脉制剂用于免疫缺陷者严重带状疱疹或免疫功能正常者弥散型带状疱疹的治疗；③外用可用于 HZV 引起的皮肤和黏膜感染 3. 免疫缺陷者水痘的治疗 4. 眼部疾病：①结膜下注射或全身用药（口服或静脉滴注）：用于急性视网膜坏死综合征（ARN）、视网膜脉络膜炎、HSV 性葡萄膜炎；②局部用药：滴眼液或眼膏，用于 HZV 性角膜炎、结膜炎、眼睑皮炎及 HSV 性角膜炎
制剂与规格	阿昔洛韦片：①100mg；②200mg；③400mg 阿昔洛韦咀嚼片：①400mg；②800mg 阿昔洛韦胶囊：①100mg；②200mg 注射用阿昔洛韦：①250mg；②500mg 阿昔洛韦氯化钠注射液：①100ml（阿昔洛韦 100mg、氯化钠 900mg）；②250ml（阿昔洛韦 250mg、氯化钠 2.25g）
用法与用量	口服给药： 1. 急性带状疱疹：①片剂、分散片、咀嚼片：一次 200~800mg，每 4 小时 1 次，一日 5 次，连用 7~10 日；②缓释片：一次 1600mg，每 8 小时 1 次，连用 10 日 2. 生殖器疱疹： （1）初发：①片剂、分散片、咀嚼片：一次 200mg，每 4 小时 1 次，一日 5 次，连用 10 日；②缓释片、缓释胶囊：一次 400mg，每 8 小时 1 次，连用 10 日

	（2）慢性复发：①片剂、分散片、咀嚼片：一次 200～400mg，一日 2 次，持续治疗 4～6 个月或 12 个月，然后进行再评价。根据再评价结果，选择一次 200mg，一日 3 次，或一次 200mg，一日 5 次的治疗方案。在症状初期，可及时给予间歇性治疗：一次 200mg，每 4 小时 1 次，一日 5 次，连用 5 日以上。②缓释片、缓释胶囊：一次 200～400mg，一日 3 次，持续治疗 6～12 个月，然后进行再评价。根据再评价结果，选择适宜的治疗方案 3. 水痘：①片剂、分散片、咀嚼片：一次 800mg，一日 4 次，连用 5 日。②缓释片：一次 1600mg，一日 2 次，连用 5 日 静脉滴注：一日最大剂量为 30mg/kg 1. 重症生殖器疱疹初治：一次 5mg/kg，每 8 小时 1 次，共 5 日 2. 免疫缺陷者皮肤黏膜单纯疱疹或严重带状疱疹：一次 5～10mg/kg，每 8 小时 1 次，滴注 1 小时以上，共 7～10 日 3. 单纯疱疹性脑炎：一次 10mg/kg，每 8 小时 1 次，共 10 日 4. 急性视网膜坏死综合征：一次 5～10mg/kg，每 8 小时 1 次，滴注 1 小时以上，连用 7～10 日，然后改为口服给药，一次 800mg，一日 5 次，连续用药 6～14 周
注意事项	1. 对本品不能耐受者，精神异常或对细胞毒性药出现精神反应者（因静脉应用本药易产生精神症状），脱水者慎用 2. 宜缓慢静脉滴注，以避免本品在肾小管内沉淀，导致肾功能损害，并应防止药液漏至血管外，以免引起疼痛及静脉炎
禁忌	对阿昔洛韦过敏者禁用
不良反应	常见注射部位的炎症或静脉炎、皮肤瘙痒或荨麻疹、皮疹、发热、轻度头痛、恶心、呕吐、腹泻、蛋白尿、血液尿素氮和血清肌酐值升高、肝功能异常如 AST、ALT、碱性磷酸酶、乳酸脱氢酶、总胆红素轻度升高等
特殊人群用药	肝、肾功能不全患者：慎用 儿童：儿童用药尚未发现特殊不良反应，但仍应慎用 老年人：无充分的研究资料表明对 65 岁以上老人用药和年轻人用药有明显不同，但老年人用药仍应谨慎 妊娠与哺乳期妇女：能透过胎盘，孕妇用药应权衡利弊，妊娠安全性分级为 B 级；哺乳妇女用药应权衡利弊
药典	USP、Eur. P.、Chin. P.
国家处方集	CNF
医保目录	【保（甲/乙）】
基本药物目录	【基】
其他推荐依据	
■ **药品名称**	泛昔洛韦 Famciclovir
抗菌谱与适应证	用于治疗带状疱疹和原发性生殖器疱疹
制剂与规格	泛昔洛韦片：①125mg；②250mg 泛昔洛韦胶囊：125mg
用法与用量	口服给药：一次 250mg，每 8 小时 1 次。治疗带状疱疹的疗程为 7 日，治疗急性原发性生殖器疱疹的疗程为 5 日

续　表

注意事项	泛昔洛韦不能治愈生殖器疱疹，是否能够防止疾病传播尚不清楚
禁忌	对泛昔洛韦及喷昔洛韦过敏者禁用
不良反应	常见头痛、恶心。此外尚可见头晕、失眠、嗜睡、感觉异常、腹泻、腹痛、消化不良、疲劳、发热、寒战、皮疹、皮肤瘙痒等
特殊人群用药	肝、肾功能不全患者：肾功能不全者慎用 儿童：不推荐使用 老年人：需注意调整剂量 妊娠与哺乳期妇女：本药的妊娠安全性分级为 B 级；哺乳期妇女用药时应暂停哺乳
药典	Chin. P.
国家处方集	CNF
医保目录	【保（乙）】
基本药物目录	
其他推荐依据	

■ 药品名称	喷昔洛韦　Penciclovir
抗菌谱与适应证	用于口唇及面部单纯疱疹、生殖器疱疹等
制剂与规格	喷昔洛韦乳膏：①2g：20mg；②5g：50mg；③10g：100mg 注射用喷昔洛韦：250mg
用法与用量	局部给药：外涂患处，一日 4~5 次，应尽早（有先兆或损害出现时）开始治疗。静脉滴注：一次 5mg/kg，每 12 小时 1 次
注意事项	1. 仅用静脉滴注给药，且应缓慢（1 小时以上），防止局部浓度过高，引起疼痛及炎症 2. 溶液配制后应立即使用，不能冷藏，用剩溶液应废弃，稀释药液时出现白色浑浊或结晶则不能使用 3. 软膏不用于黏膜，因刺激作用，勿用于眼内及眼周
禁忌	对喷昔洛韦及泛昔洛韦过敏者禁用
不良反应	注射后可见头痛、头晕、肌酐清除率少量增加，血压轻度下降等。外用时偶见头痛、用药局部灼热感、疼痛、瘙痒等
特殊人群用药	儿童：12 岁以下儿童用药的安全性和有效性尚未确立 妊娠与哺乳期妇女：妊娠安全性分级为 B 级
药典	
国家处方集	CNF
医保目录	【保（乙）】
基本药物目录	
其他推荐依据	

续　表

■ 药品名称	更昔洛韦　Ganciclovir
抗菌谱与适应证	1. 主要用于免疫缺陷患者（包括艾滋病患者）并发巨细胞病毒（CMV）视网膜炎的诱导期和维持期治疗 2. 也用于接受器官移植的患者预防 CMV 感染 3. 用于单纯疱疹病毒性角膜炎
制剂与规格	更昔洛韦胶囊：250mg 更昔洛韦注射液：①10ml：500mg；②5ml：250mg 注射用更昔洛韦：①50mg；②150mg；③250mg；④500mg 更昔洛韦滴眼液：8ml：8mg 更昔洛韦眼膏：2g：20mg 更昔洛韦眼用凝胶：5g：7.5mg
用法与用量	静脉滴注： 1. 治疗 CMV 视网膜炎：①初始剂量：5mg/kg，每 12 小时 1 次，连用 14~21 日；②维持剂量：5mg/kg，一日 1 次，一周 5 日；或 6mg/kg，一日 1 次，一周 5 日 2. 预防器官移植受者的 CMV 感染：①初始剂量：5mg/kg，每 12 小时 1 次，连用 7~14 日；②维持剂量：5mg/kg，一日 1 次，一周 7 日；或 6mg/kg，一日 1 次，一周 5 日 口服给药： 1. CMV 视网膜炎的维持治疗：在诱导治疗后，推荐维持量为一次 1000mg，一日 3 次。也可在非睡眠时一次服 500mg，每 3 小时 1 次，一日 6 次。维持治疗时若 CMV 视网膜炎有发展，则应重新进行诱导治疗 2. 晚期 HIV 感染患者 CMV 感染的预防：预防剂量为一次 1000mg，一日 3 次 3. 器官移植受者 CMV 感染的预防：预防剂量为一次 1000mg，一日 3 次。用药疗程根据免疫抑制的时间和程度确定。经眼给药：一次 1 滴，一日 4 次，疗程 3 周
注意事项	1. 本品可引起中性粒细胞减少、血小板减少，并易引起出血和感染，用药期间应注意口腔卫生 2. 用药期间应每 2 周进行血清肌酐或肌酐清除率的测定
禁忌	对本药或阿昔洛韦过敏者，严重中性粒细胞减少（<0.5×10⁹/L）或严重血小板减少（<25×10⁹/L）的患者禁用
不良反应	1. 常见的为骨髓抑制 2. 可出现中枢神经系统症状，如精神异常、紧张、震颤等 3. 可出现皮疹、瘙痒、药物热、头痛、头晕、呼吸困难等
特殊人群用药	儿童：由于本药有致癌和影响生殖能力的远期毒性，在儿童中静脉或口服使用本药应充分权衡利弊后再决定是否用药 妊娠与哺乳期妇女：孕妇应充分权衡利弊后再决定是否用药。妊娠安全性分级为 C 级；哺乳妇女在用药期间应停止哺乳
药典	USP、Chin. P.
国家处方集	CNF
医保目录	【保（乙）】
基本药物目录	
其他推荐依据	

续　表

■ 药品名称	碘苷　Idoxuridine
抗菌谱与适应证	用于治疗带状疱疹病毒感染、单纯疱疹性角膜炎和牛痘病毒性角膜炎
制剂与规格	碘苷滴眼液：①8ml：8mg；②10ml：10mg
用法与用量	经眼给药：滴于患侧结膜囊内，一次1~2滴，每1~2小时1次
注意事项	1. 碘苷对单纯疱疹病毒Ⅱ型感染无效 2. 可与睫状肌麻痹药、抗生素与肾上腺皮质激素合用。激素能促使病毒感染扩散，故禁用于浅层角膜炎，但可用于基质性角膜炎、角膜水肿或虹膜炎
禁忌	眼外科手术创伤愈合期，对本药及碘制剂过敏的患者禁用
不良反应	有畏光、局部充血、水肿、痒或疼痛等不良反应；也可发生过敏反应眼睑水肿。长期滴用，可引起接触性皮炎、点状角膜病变、滤泡性结膜炎、泪点闭塞等
特殊人群用药	儿童：儿童用药尚缺乏资料，一般不用于婴幼儿 妊娠与哺乳期妇女：孕妇不宜使用；哺乳期妇女不宜使用
药典	USP、Eur. P.、Chin. P.、Jpn. P.
国家处方集	CNF
医保目录	
基本药物目录	
其他推荐依据	

■ 药品名称	阿糖腺苷　Vidarabine
抗菌谱与适应证	用于治疗疱疹病毒感染所致的口炎、皮疹、脑炎及巨细胞病毒感染
制剂与规格	注射用阿糖腺苷：200mg 注射用单磷酸阿糖腺苷：①100mg；②200mg
用法与用量	肌内注射或缓慢静脉注射：成人，按体重一次5~10mg/kg，一日1次
注意事项	如注射部位疼痛，必要时可加盐酸利多卡因注射液解除疼痛症状
禁忌	妊娠与哺乳期妇女禁用
不良反应	可见注射部位疼痛
特殊人群用药	肝、肾功能不全患者：慎用 妊娠与哺乳期妇女：孕妇禁用。妊娠安全性分级为C级；哺乳妇女禁用
药典	USP
国家处方集	CNF
医保目录	
基本药物目录	
其他推荐依据	

续　表

■ 药品名称	酞丁安　Ftibamzone
抗菌谱与适应证	1. 用于各型沙眼 2. 用于单纯疱疹、带状疱疹 3. 用于尖锐湿疣、扁平疣 4. 用于浅部真菌感染，如体癣、股癣、手足癣等
制剂与规格	酞丁安滴眼液：0.1%（8ml：8mg） 酞丁安搽剂：5ml：25mg 酞丁安软膏：①10g：100mg；②10g：300mg
用法与用量	经眼给药：摇匀后滴眼，一次1滴，一日2~4次。局部给药：①单纯疱疹、带状疱疹：涂于患处，一日3次；②尖锐湿疣、扁平疣：涂于患处，一日3次；③浅部真菌感染：涂于患处，早晚各1次，体癣、股癣连用3周，手足癣连用4周
注意事项	1. 软膏剂、搽剂使用时注意勿入口内和眼内 2. 涂布部位有灼烧感、瘙痒、红肿等，应停止用药，洗净
禁忌	对制剂药品中任何成分过敏者禁用
不良反应	少数病例有局部瘙痒刺激反应，如皮肤红斑、丘疹及刺痒感
特殊人群用药	儿童：儿童用药尚缺乏资料，一般不用于婴幼儿 妊娠与哺乳期妇女：哺乳期妇女不宜使用；孕妇禁用，育龄妇女慎用
药典	
国家处方集	CNF
医保目录	
基本药物目录	
其他推荐依据	

■ 药品名称	膦甲酸钠　Foscarnet Sodium
抗菌谱与适应证	1. 主要用于免疫缺陷者（如艾滋病患者）的巨细胞病毒性视网膜炎 2. 免疫功能损害患者耐阿昔洛韦单纯疱疹病毒性皮肤黏膜感染
制剂与规格	膦甲酸钠注射液：①100ml：2.4g；②250ml：3g；③250m：6g；④500ml：6g 膦甲酸钠氯化钠注射液：①100ml：2.4g；②250ml：3g 膦甲酸钠乳膏：①5g：150mg；②10g：300mg
用法与用量	静脉滴注： 1. 艾滋病患者巨细胞病毒性视网膜炎：①诱导期，推荐初始剂量60mg/kg，每8小时1次，连用2~3周，视治疗后的效果而定，也可每12小时90mg/kg；②维持期，维持剂量一日90~120mg/kg，滴注时间不得少于2小时。如患者在维持期视网膜炎症状加重时，应仍恢复诱导期剂量 2. 艾滋病患者巨细胞病毒性鼻炎：初始剂量60mg/kg，每8小时1次，滴注时间至少1小时，连用2~3周。根据患者肾功能和耐受程度调整剂量和给药时间。维持量一日90~120mg/kg，滴注2小时

续　表

	3. 耐阿昔洛韦的皮肤黏膜单纯疱疹病毒感染和带状疱疹病毒感染：推荐剂量一次 40mg/kg，每 8 小时（或 12 小时）1 次，滴注时间不得少于 1 小时，连用 2~3 周或直至治愈。外用：耐阿昔洛韦的皮肤黏膜单纯疱疹病毒感染：乳膏，一日 3~4 次，连用 5 日为一疗程
注意事项	1. 用药期间必须密切监测肾功能，根据肾功能情况调整剂量 2. 不能与其他肾毒性药物同时使用，不能与喷他脒联合静脉滴注，以免发生低钙血症 3. 注射剂避免与皮肤、眼接触，若不慎接触，应立即用清水洗净 4. 乳膏剂严格限用于免疫功能损害患者耐阿昔洛韦的单纯疱疹病毒性皮肤、黏膜感染
禁忌	对膦甲酸钠过敏者禁用
不良反应	肾功能损害、电解质紊乱、惊厥、贫血或血红蛋白降低、注射部位静脉炎、生殖泌尿道刺激症状或溃疡等
特殊人群用药	肝、肾功能不全患者：肌酐清除率<0.4ml/（min·kg）者禁用。肝肾功能不全者慎用 儿童：用药应权衡利弊 老年人：老年患者的肾小球滤过率下降，故用药前及用药期间应检查肾功能 妊娠与哺乳期妇女：妊娠安全性分级为 C 级；哺乳期妇女用药期间应暂停哺乳
药典	Eur. P.
国家处方集	CNF
医保目录	【保（乙）】
基本药物目录	
其他推荐依据	

第十七节　抗真菌药

■ 药品名称	两性霉素 B　AmphotericinB
抗菌谱与适应证	1. 用于治疗隐球菌病、北美芽生菌病、播散性念珠菌病、球孢子菌病、组织胞质菌病 2. 用于治疗由毛霉菌、根霉属、犁头霉菌属、内胞霉属和蛙粪霉属等所致的毛霉病 3. 用于治疗由申克孢子丝菌引起的孢子丝菌病 4. 用于治疗由烟曲菌所致的曲菌病 5. 外用制剂适用于着色真菌病、烧伤后皮肤真菌感染、呼吸道念珠菌、曲菌或隐球菌感染、真菌性角膜溃疡
制剂与规格	注射用两性霉素 B：①5mg（5000U）；②25mg（2.5 万 U）；③50mg（5 万 U） 注射用两性霉素 B 脂质体：①2mg（2000U）；②10mg（1 万 U）；③50mg（5 万 U）；④100mg（10 万 U）
用法与用量	静脉滴注：①起始剂量为 1~5mg 或按体重一次 0.02~0.1mg/kg，以后根据患者耐受情况每日或隔日增加 5mg，当增加至一次 0.6~0.7mg/kg 时即可暂停增加剂量。②最高单次剂量不超过 1mg/kg，每日或隔 1~2 日给药 1 次，总累积量 1.5~3g，疗程 1~3 个月，视患者病情也可延长至 6 个月。治疗鼻脑毛霉病时，累积治疗量至少 3~4g，治疗白色念珠菌感染，疗

	程总量约为 1g；治疗隐球菌脑膜炎，疗程总量约为 3g。③对敏感真菌所致的感染宜采用较小剂量，即一次 20~30mg，疗程也宜较长。鞘内注射对隐球菌脑膜炎，除静脉滴注外尚需鞘内给药。首次剂量为 0.05~0.1mg，以后逐渐增至一次 0.5mg，最大一次不超过 1mg，每周 2~3 次，总量 15mg 左右。雾化吸入：5~10mg，一日分 2 次喷雾，疗程 1 个月。两性霉素 B 脂质体：静脉注射，起始剂量一日 0.1mg/kg，如无不良反应，第 2 日开始增加一日 0.25~0.5mg/kg，剂量逐日递增至维持剂量一日 1~3mg/kg。输液速度以不大于 0.15mg/ml 为宜
注意事项	1. 治疗期间定期严密随访血、尿常规，肝肾功能，血钾，心电图等，如血尿素氮或血肌酐明显升高时，则需减量或暂停治疗，直至肾功能回复 2. 为减少不良反应，给药前可给非类固醇抗炎药和抗组胺药 3. 本品宜缓慢避光滴注，每剂滴注时间至少 6 小时 4. 药液静脉滴注时应避免外漏，因其可致局部刺激
禁忌	对两性霉素 B 过敏及严重肝病患者禁用
不良反应	1. 静脉滴注过程中或静脉滴注后发生寒战、高热、严重头痛、食欲缺乏、恶心、呕吐，有时可出现血压下降、眩晕等 2. 几乎所有患者在疗程中均可出现不同程度的肾功能损害，尿中可出现红细胞、白细胞、蛋白和管型、血尿素氮和肌酐增高，肌酐清除率降低，也可引起肾小管性酸中毒 3. 低钾血症 4. 血液系统毒性反应有正常红细胞性贫血，偶有白细胞或血小板减少
特殊人群用药	肝、肾功能不全患者：肝病患者，肾功能损害者慎用。严重肝病患者禁用 老年人：减量慎用 妊娠与哺乳期妇女：妊娠安全性分级为 B 级。哺乳期妇女应避免应用本药或用药时暂停哺乳
药典	USP、Eur. P.、Chin. P.、Jpn. P.
国家处方集	CNF
医保目录	【保（乙）】
基本药物目录	
其他推荐依据	
■ 药品名称	氟康唑　Fluconazol
抗菌谱与适应证	1. 念珠菌病：①全身性念珠菌病：如念珠菌败血症、播散性念珠菌病及其他非浅表性念珠菌感染等，包括腹膜、心内膜、肺部、尿路的感染；②黏膜念珠菌病：包括口咽部及食管感染、非侵入性肺及支气管感染、念珠菌尿症等；③阴道念珠菌病 2. 隐球菌病：用于治疗脑膜以外的新型隐球菌病；也用于两性霉素 B 与氟胞嘧啶联用初治后的维持治疗 3. 皮肤真菌病：如体癣、手癣、足癣、头癣、指（趾）甲癣、花斑癣等，还可用于皮肤着色真菌病 4. 用于真菌感染所引起的睑缘炎、结膜炎、角膜炎等 5. 预防真菌感染的发生，常见于恶性肿瘤、免疫抑制、骨髓移植、接受细胞毒类药化疗或放疗等患者 6. 球孢子菌病、芽生菌病、组织胞质病等

续　表

制剂与规格	氟康唑片：①50mg；②100mg；③150mg；④200mg 氟康唑胶囊：①50mg；②100mg；③150mg 氟康唑注射液：①50ml：100mg；②100ml：200mg
用法与用量	静脉滴注： 1. 念珠菌败血症、播散性念珠菌病及其他非浅表性念珠菌感染：常用剂量为第 1 日 400mg，以后一日 200mg。根据临床症状，可将日剂量增至 400mg 2. 口咽部念珠菌病：常用剂量为一次 50mg，一日 1 次，连用 7~14 日 3. 食管感染、非侵入性肺及支气管感染、念珠菌尿症等：剂量为一次 50mg，一日 1 次，连用 14~30 日。对异常难以治愈的黏膜念珠菌感染，剂量可增至一次 100mg，一日 1 次 4. 阴道念珠菌病：单剂 150mg 5. 隐球菌性脑膜炎及其他部位隐球菌感染：常用剂量为第 1 日 400mg，以后一日 200 ~ 400mg，疗程根据临床症状而定，但对隐球菌性脑膜炎，疗程至少为 6~8 周。为防止艾滋病患者的隐球菌性脑膜炎的复发，在完成基本疗程治疗后，可继续给予维持量，一日 200mg 6. 预防真菌感染（如恶性肿瘤患者等）：患者在接受化疗或放疗时，一次 50mg，一日 1 次
注意事项	1. 需定期监测肝肾功能，用于肝肾功能减退者需减量应用 2. 在免疫缺陷者中的长期预防用药，已导致念珠菌属等对氟康唑等吡咯类抗真菌药耐药性的增加，应避免无指征预防用药 3. 与肝毒性药物合用、需服用氟康唑 2 周以上或接受多倍于常用剂量的本品时，可使肝毒性的发生率增高，需严密观察
禁忌	对氟康唑或其他吡咯类药物有过敏史者禁用
不良反应	1. 常见恶心、呕吐、腹痛或腹泻等 2. 过敏反应，可表现为皮疹，偶可发生严重的剥脱性皮炎、渗出性多形红斑 3. 肝毒性，治疗过程中可发生轻度一过性 AST 及 ALT 升高 4. 可见头晕、头痛
特殊人群用药	肝、肾功能不全患者：肝、肾功能损害者慎用 儿童：本药对小儿的影响缺乏充足的研究资料，用药需谨慎 妊娠与哺乳期妇女：孕妇用药须权衡利弊。妊娠安全性分级为 C 级；不推荐哺乳期妇女使用
药典	USP、Chin. P.
国家处方集	CNF
医保目录	【保（乙）】
基本药物目录	【基】
其他推荐依据	
■ 药品名称	伊曲康唑　Itraconazole
抗菌谱与适应证	1. 注射液：用于全身性真菌感染，如曲霉病、念珠菌病、隐球菌病（包括隐球菌性脑膜炎）、组织胞质菌病、孢子丝菌病、巴西副球孢子菌病、芽生菌病和其他多种少见的全身性或热带真菌病。用于口腔、咽部、食管、阴道念珠菌感染以及真菌性结膜炎、真菌性角膜炎

	2. 胶囊剂：适用于治疗肺部及肺外芽生菌病；组织胞质菌病，包括慢性空洞性肺部疾病和非脑膜组织胞质菌病，以及不能耐受两性霉素 B 或两性霉素 B 治疗无效的肺部或肺外曲霉病。浅部真菌感染，如手足癣、体癣、股癣、花斑癣等。口腔、咽部、食管、阴道念珠菌感染，以及真菌性结膜炎、真菌性角膜炎。用于皮肤癣菌和（或）酵母菌所致甲真菌病 3. 口服液：适用于粒细胞缺乏患者怀疑真菌感染的经验治疗，口咽部和食管念珠菌病的治疗 4. 静脉注射液：适用于粒细胞缺乏患者怀疑真菌感染的经验治疗，还适用于治疗肺部及肺外芽生菌病；组织胞质菌病，包括慢性空洞性肺部疾病和非脑膜组织胞质菌病；以及不能耐受两性霉素 B 或两性霉素 B 治疗无效的肺部或肺外曲霉病
制剂与规格	伊曲康唑胶囊：100mg 伊曲康唑口服液：150ml∶1.5g 伊曲康唑注射液：25ml∶250mg
用法与用量	口服给药： 1. 体癣、股癣：一日 100mg，疗程 15 日；手足癣：一次 200mg，一日 2 次，疗程 7 日，或一日 100mg，疗程 30 日 2. 花斑癣：一次 200mg，一日 1 次，疗程 7 日 3. 甲真菌病：①冲击疗法：一次 200mg，一日 2 次，连服 1 周。指（趾）甲感染分别需要 2 个和 3 个冲击疗程，每个疗程间隔 3 周。②连续治疗：一次 200mg，一日 1 次，连用 3 个月 4. 真菌性角膜炎：一次 200mg，一日 1 次，疗程 21 日 5. 曲霉病：一次 200mg，一日 1 次，疗程 2~5 个月；对侵袭性或播散性感染者，可增加剂量至一次 200mg，一日 2 次 6. 念珠菌病：①常用量一次 100~200mg，一日 1 次，疗程 3 周至 7 个月；②口腔念珠菌病：一次 100mg，一日 1 次，疗程 15 日；③念珠菌性阴道炎：一次 200mg，一日 1 次，疗程 3 日 7. 非隐球菌性脑膜炎：一次 200mg，一日 1 次，疗程 2 个月至 1 年 8. 隐球菌性脑膜炎：一次 200mg，一日 2 次，疗程 2 个月至 1 年。维持量一日 1 次
注意事项	1. 对持续用药超过 1 个月者，及治疗过程中出现畏食、恶心、呕吐、疲劳、腹痛或尿色加深的患者，建议检查肝功能。如出现异常，应停止用药 2. 发生神经系统症状时应终止治疗 3. 对有充血性心力衰竭危险因素的患者，应谨慎用药，并严密监测
禁忌	1. 禁用于已知对伊曲康唑及辅料过敏的患者 2. 注射液禁用于不能注射 0.9%氯化钠注射液的患者 3. 注射液禁用于肾功能损伤患者肌酐清除率<30ml/min 者 4. 禁止与特非那定、阿司咪唑、咪唑斯汀、西沙比利、多非利特、奎尼丁等合作
不良反应	1. 常见畏食、恶心、腹痛和便秘 2. 已有潜在病理改变并同时接受多种药物治疗的大多数患者，长疗程治疗时可见低钾血症、水肿、肝炎和脱发等症状
特殊人群用药	肝、肾功能不全患者：肝、肾功能不全患者，肝酶升高、活动性肝病或有其他药物所致肝毒性史者不宜使用本药 儿童：用药应权衡利弊 老年人：慎用 妊娠与哺乳期妇女：孕妇用药应权衡利弊。本药的妊娠安全性分级为 C 级；哺乳期妇女用药应权衡利弊

续　表

药典	Eur. P.
国家处方集	CNF
医保目录	【保（乙）】
基本药物目录	
其他推荐依据	
■ 药品名称	伏立康唑　Voriconazole
抗菌谱与适应证	1. 侵袭性曲霉病 2. 对氟康唑耐药的念珠菌（包括克柔念珠菌）引起的严重侵袭性感染 3. 由足放线病菌属和镰刀菌属引起的严重感染 4. 非中性粒细胞减少患者的念珠菌血症 5. 应主要用于治疗免疫功能减退患者的进展性、可能威胁生命的感染
制剂与规格	伏立康唑薄膜衣片：①50mg；②200mg 伏立康唑干混悬剂：40mg/ml 注射用伏立康唑：200mg
用法与用量	口服给药： 1. 患者体重≥40kg：①用药第 1 日给予负荷剂量：一次 400mg，每 12 小时 1 次；②开始用药 24 小时后给予维持剂量：一次 200mg，一日 2 次 2. 患者体重<40kg：①用药第 1 日给予负荷剂量：一次 200mg，每 12 小时 1 次；②开始用药 24 小时后给予维持剂量：一次 100mg，一日 2 次 静脉给药： 1. 用药第 1 日给予负荷剂量：一次 6mg/kg，每 12 小时 1 次 2. 开始用药 24 小时后给予维持剂量：一次 4mg/kg，一日 2 次 3. 如果患者不能耐受维持剂量，可减为一次 3mg/kg，一日 2 次
注意事项	1. 治疗前或治疗期间应监测血电解质，如有电解质紊乱应及时纠正 2. 连续治疗超过 28 日者，需监测视觉功能 3. 片剂应在餐后或餐前至少 1 小时服用，其中含有乳糖成分，先天性的半乳糖不能耐受者、Lapp 乳糖酶缺乏或葡萄糖-半乳糖吸收障碍者不宜应用片剂 4. 在治疗中患者出现皮疹需严密观察，如皮损进一步加重则需停药。用药期间应避免强烈的、直接的阳光照射
禁忌	已知对伏立康唑或任何一种赋形剂有过敏史者、孕妇禁用
不良反应	常见视觉障碍、发热、皮疹、恶心、呕吐、腹泻、头痛、败血症、周围性水肿、腹痛及呼吸功能紊乱、肝功能试验值增高
特殊人群用药	肝、肾功能不全患者：严重肝功能减退患者慎用 儿童：12 岁以下儿童的用药安全性和有效性尚未建立 妊娠与哺乳期妇女：孕妇用药应权衡利弊。妊娠安全性分级为 D 级。哺乳期妇女用药应权衡利弊
药典	
国家处方集	CNF
医保目录	【保（乙）】

续　表

基本药物目录	
其他推荐依据	
■ 药品名称	卡泊芬净　Caspofungin
抗菌谱与适应证	1. 用于对其他药物治疗无效或不能耐受的侵袭性曲霉菌病 2. 用于念珠菌所致的食管炎、菌血症、腹腔内脓肿、腹膜炎及胸膜腔感染 3. 用于考虑系真菌感染引起的发热、中性粒细胞减少患者的经验治疗
制剂与规格	注射用醋酸卡泊芬净：①50mg；②70mg
用法与用量	静脉滴注：首日给予单次 70mg 的负荷剂量；之后给予一日 50mg 的维持剂量。对疗效欠佳且对本药耐受较好的患者，可将维持剂量加至一日 70mg
注意事项	与环孢素同时使用，需权衡利弊
禁忌	对本品任何成分过敏者、哺乳期及妊娠期妇女禁用
不良反应	常见发热、头痛、腹痛、疼痛、恶心、腹泻、呕吐、AST 升高、ALT 升高、贫血、静脉炎/血栓性静脉炎。静脉输注并发症、皮肤皮疹、瘙痒等
特殊人群用药	肝、肾功能不全患者：肝功能不全或肝脏疾病患者，肾功能不全患者慎用 儿童：不推荐 18 岁以下的患者使用本药 妊娠与哺乳期妇女：除非必要，孕妇不得使用本药。妊娠安全性分级为 C 级；用药期间不宜哺乳
药典	
国家处方集	CNF
医保目录	【保（乙）】
基本药物目录	
其他推荐依据	
■ 药品名称	米卡芬净　Micafungin
抗菌谱与适应证	由曲霉菌和念珠菌引起的下列感染：真菌血症、呼吸道真菌病、胃肠道真菌病
制剂与规格	注射用米卡芬净钠：50mg
用法与用量	静脉给药：成人一次 50~150mg，一日 1 次，严重或难治性患者，可增加至一日 300mg。切勿使用注射用水溶解本品。剂量增加至一日 300mg 用以治疗严重或难治性感染的安全性尚未完全确立。体重为 50kg 或以下的患者，一日剂量不应超过 6mg/kg
注意事项	1. 可能出现肝功能异常或黄疸，应严密监测患者的肝功能 2. 溶解本品时勿用力摇晃输液袋，因易起泡，且泡沫不易消失 3. 本品在光线下可慢慢分解，给药时应避免阳光直射
禁忌	禁用于对本品任何成分有过敏史的患者
不良反应	1. 血液学异常：中性粒细胞减少症、血小板减少或溶血性贫血 2. 可能发生休克、过敏样反应 3. 可能出现肝功能异常或黄疸 4. 可能发生严重的肾功能不全如急性肾衰竭

续　表

特殊人群用药	儿童：儿童静脉使用本药的安全性和有效性尚未建立 妊娠与哺乳期妇女：妊娠安全性分级为 C 级；哺乳妇女用药需权衡利弊
药典	
国家处方集	CNF
医保目录	【保（乙）】
基本药物目录	
其他推荐依据	
■ 药品名称	特比萘芬　Terbinafine
抗菌谱与适应证	1. 口服给药：①由毛癣菌、小孢子菌和絮状表皮癣菌等所致皮肤、头发和指（趾）甲的感染；由念珠菌所致皮肤酵母菌感染。②多种癣病，如体癣、股癣、手癣、足癣和头癣等。③由丝状真菌引起的甲癣 2. 局部给药：由皮肤真菌、酵母菌及其他真菌所致体癣、股癣、手癣、足癣、头癣、花斑癣
制剂与规格	盐酸特比萘芬片：①125mg；②250mg 特比萘芬乳膏：①1g：10mg（1%）；②10g：100mg（1%） 盐酸特比萘芬软膏：①10g：100mg；②15g：150mg 特比萘芬溶液剂：30ml：300mg（1%） 盐酸特比萘芬搽剂：15ml：150mg 盐酸特比萘芬喷雾剂：15ml：150mg 盐酸特比萘芬散：10g：100mg
用法与用量	口服给药：一次 125~250mg，一日 1 次。疗程视感染程度及不同的临床应用而定：体、股癣2~4 周；手、足癣 2~6 周；皮肤念珠菌病 2~4 周；头癣 4 周；甲癣 6~12 周。局部给药：涂（或喷）于患处及其周围。①乳膏、搽剂、散剂：一日 1~2 次。一般疗程：体癣、股癣1~2 周；花斑癣 2 周；足癣 2~4 周。②溶液剂：用于体癣、股癣，一日 2 次，连用 1~2 周；用于手癣、足癣、花斑癣，一日 2 次，连用 2~4 周。③喷雾剂：一日 2~3 次，1~2 周为一疗程，喷于患处
注意事项	1. 口服对花斑癣无效 2. 使用过程中如出现不良反应症状，应停止用药 3. 软膏、凝胶及擦剂仅供局部皮肤使用皮肤涂敷后，可不必包扎。不宜用于开放性伤口，不能用于眼内，避免接触鼻、口腔及其他黏膜
禁忌	对特比萘芬或萘替芬及本药制剂中其他成分过敏者禁用
不良反应	1. 最常见胃肠道症状（腹满感、食欲减退、恶心、轻度腹痛及腹泻）或轻型的皮肤反应（皮疹、荨麻疹等） 2. 个别严重的有皮肤反应病例，如 Stevens-Johnson 综合征、中毒性表皮坏死松解症
特殊人群用药	肝、肾功能不全患者：肝、肾功能不全患者慎用；严重肝、肾功能不全患者禁用 儿童：不推荐用于 2 岁以下的儿童 老年人：适当调整给药剂量 妊娠与哺乳期妇女：孕妇用药应权衡利弊。本药的妊娠安全性分级为 B 级；哺乳期妇女用药期间应暂停哺乳

续　表

药典	Eur. P.
国家处方集	CNF
医保目录	【保（乙）】
基本药物目录	
其他推荐依据	
■ 药品名称	氟胞嘧啶　Flucytosine
抗菌谱与适应证	用于治疗念珠菌属心内膜炎、隐球菌属脑膜炎、念珠菌属或隐球菌属真菌败血症、肺部感染和尿路感染
制剂与规格	氟胞嘧啶片：①250mg；②500mg 氟胞嘧啶注射液：250ml：2.5g
用法与用量	口服给药：一次 1000~1500mg，一日 4 次，用药疗程为数周至数月。为避免或减少恶心、呕吐，一次服药时间持续 15 分钟 静脉注射：一日 50~150mg/kg，分 2~3 次给药 静脉滴注：一日 100~150mg/kg，分 2~3 次给药，静脉滴注速度为 4~10ml/min
注意事项	1. 单用氟胞嘧啶在短期内可产生真菌对本品的耐药菌株。治疗播散性真菌病时通常与两性霉素 B 联合应用 2. 骨髓抑制、血液系统疾病或同时接受骨髓移植药物者慎用 3. 用药期间应检查周围血象、肝肾功能，肾功能减退者需监测血药浓度
禁忌	对本品过敏者禁用
不良反应	1. 可致恶心、呕吐、畏食、腹痛、腹泻等胃肠道反应 2. 皮疹、嗜酸性粒细胞增多等变态反应 3. 可发生肝毒性反应，一般表现为 ALT 及 AST 一过性升高，偶见血清胆红素升高 4. 可致白细胞或血小板减少，偶可发生全血细胞减少，骨髓抑制和再生障碍性贫血
特殊人群用药	肝、肾功能不全患者：肝、肾功能损害者，尤其是同时应用两性霉素 B 或其他肾毒性药物时慎用；严重肝、肾功能不全患者禁用 儿童：不宜使用 老年人：需减量 妊娠与哺乳期妇女：孕妇用药应权衡利弊。妊娠安全性分级为 C 级；哺乳期妇女用药应暂停哺乳
药典	USP、Eur. P.、Chin. P.、Jpn. P.
国家处方集	CNF
医保目录	【保（乙）】
基本药物目录	
其他推荐依据	
■ 药品名称	制霉菌素　Nystatin
抗菌谱与适应证	用于念珠菌属引起的消化道、口腔、阴道、皮肤等念珠菌感染

续　表

制剂与规格	制霉菌素片：①10万U；②25万U；③50万U 制霉菌素阴道片：10万U 制霉菌素阴道泡腾片：10万U 制霉菌素阴道栓：10万U 制霉菌素口含片：10万U 制霉菌素软膏：①1g：10万U；②1g：20万U
用法与用量	口服给药：①消化道念珠菌病：一次50万~100万U，一日3次，连用7~10日。小儿按体重一日5万~10万U/kg。②口腔念珠菌病：取适量糊剂涂抹，2~3小时一次；口含片一次1~2片，一日3次。 外用：皮肤念珠菌病，应用软膏，一日1~2次，一次1~2g或适量涂抹于患处 阴道给药：①阴道片或栓剂：阴道念珠菌病，一次10万U，一日1~2次；②阴道泡腾片：一次10万U，一日1~2次，置于阴道深处，疗程2周或更久
注意事项	1. 本品对全身真菌感染无治疗作用 2. 本品混悬剂在室温中不稳定，临用前宜新鲜配制并于短期用完
禁忌	对本品过敏者禁用
不良反应	只服较大剂量时可发生腹泻、恶心、呕吐和上腹疼痛等消化道反应，减量或停药后迅速消失。局部应用可引起过敏性接触性皮炎
特殊人群用药	儿童：5岁以下儿童慎用 妊娠与哺乳期妇女：妊娠安全性分级为C级。孕妇慎用；哺乳期妇女慎用
药典	USP、Eur. P.、Jpn. P.
国家处方集	CNF
医保目录	【保（甲）】
基本药物目录	【基】
其他推荐依据	

药品名称索引（汉英对照）

W

X

名词缩略语

AKP	血浆碱性磷酸酶	IP	印度药典
ALP	碱性磷酸酶	Jpn. P.	日本药典
ALT	丙氨酸转氨酶	KP	韩国药典
APTT	活化部分凝血活酶时间	LDH	乳酸脱氢酶
AST	天冬氨酸转氨酶	MIOS	多中心骨肉瘤协作组
BP	英国药典	MRA	磁共振血管成像
CABG	冠状动脉旁路移植术	MRI	磁共振成像
Chin. P.	中国药典	NDI	颈椎功能不良指数
CK	肌酸激酶	NSAID	非甾体抗炎药
CNF	中国国家处方集	NSTEMI	非 ST 段抬高心肌梗死
CSM	药品安全委员会	NYHA	纽约心脏病协会
CT	电子计算机 X 射线断层扫描技术	PCI	介入性治疗
CTA	CT 血管造影	PT	凝血酶原时间
DHFR	二氢叶酸还原酶	rhEPO	重组人红细胞生成素
DIC	弥漫性血管内凝血	rhG-CSF	重组人粒细胞集落刺激因子
DSA	数字减影血管造影	SAS	焦虑自评量表
dTT	稀释凝血酶时间	SDS	抑郁自评量表
ECT	蛇静脉酶凝结时间	SEE	全身性栓塞
ELT	优球蛋白溶解时间	SSRIs	血清素重吸收抑制剂
Eur. P.	欧洲药典	STEMI	ST 段抬高心肌梗死
FH2	二氢叶酸	t-PA	野生型组织型纤溶酶激活剂
FH4	四氢叶酸	TT	凝血酶时间
FIM	功能独立性侧测定	UCLA	加州大学洛杉矶医院
G-6-PD	葡萄糖-6-磷酸脱氢酶	US	不稳定型心绞痛
GCS	格拉斯哥昏迷量表	VAS	目测类比法
GUSS	吞咽功能评估表	VTE	静脉血栓形成
HST	肝素诱导血小板减少症	γ-GT	γ-谷氨酰转肽酶
ICD	国际疾病分类		

参考文献

［1］陈仲强，刘忠军，党耕町．脊柱外科学．北京：人民卫生出版社，2013.

［2］顾玉东，王澍寰，侍德．手外科学．3 版．北京：人民卫生出版社，2011.

［3］美国骨科医师协会（AAOS）．膝关节骨关节炎循证医学指南，第 2 版．2013.

［4］牛晓辉，郝林．骨肿瘤标准化手术．北京：北京大学医学出版社，2013.

［5］牛晓辉，王洁，孙燕，等．经典型骨肉瘤临床诊疗专家共识．临床肿瘤学杂志，2012，17（10）：931-933.

［6］牛晓辉，徐海荣．2014 年骨肿瘤 NCCN 指南更新与解读．肿瘤防治研究，2014，41（10）：1156-1158.

［7］邱贵兴．中国骨科大手术静脉血栓栓塞症预防指南．中华关节外科杂志（电子版），2009，3（3）：380-383.

［8］田伟，王满宜．骨折．2 版．北京：人民卫生出版社，2013.

［9］田伟．积水潭骨科教程．北京大学医学出版社，2006.

［10］田伟．积水潭实用骨科学．北京：人民卫生出版社，2016.

［11］王正义．足踝外科学．北京：人民卫生出版社，2006.

［12］韦加宁．韦加宁手外科手术图谱．北京：人民卫生出版社，2003.

［13］沃尔夫，等原著，田光磊，等主译．格林手外科手术学（第六版）．北京：人民军医出版社，2012.

［14］吴启秋．脊柱结核的化学治疗．中国脊柱脊髓杂志，2004（12）：58-60.

［15］胥少汀，葛宝丰，徐印坎．实用骨科学．北京：人民军医出版社，2012.

［16］徐万鹏，李佛保．骨与软组织肿瘤学．北京：人民卫生出版社，2008.

［17］赵玉沛．外科学（下册）．北京：人民卫生出版社，2017.

［18］中华医学会．临床诊疗指南·骨科分册．北京：人民卫生出版社，2008.

［19］中华医学会．临床诊疗指南·风湿病分册．北京：人民卫生出版社，2005.

［20］中华医学会．临床诊疗指南·骨科分册．北京：人民卫生出版社，2008.

［21］中华医学会骨科学分会．骨科常见疼痛的处理专家建议．中华骨科杂志，2008，28（1）：78-1.

［22］中华医学会骨科学分会骨肿瘤学组．骨转移瘤外科治疗专家共识．中华骨科杂志，2009，29（12）：1177-1184.

［23］《抗菌药物临床应用指导原则（2015 年版）》（国卫办医发〔2015〕43 号）.

［24］Abumi K, Takada T, Shono Y, et al. Posterior occipitocervical reconstruction using cervical pedicle screws and plate-rod systems. Spine, 1999, 24 (14): 1425-1434.

［25］Bracken MB. Steroids for acute spinal cord injury. Cochrane Database Syst Rev, 2012, 18 (1): CD001046.

［26］Campbell's Operative Orthopaedics. twelfth edition. Elsevier, 2013: 2887-2890.

［27］Court-Brown CM, Heckman JD, McQueen MM, et al. Rockwood and Green's Frctures in Adult. 8thed. Philadelphia: Wolters Kluwer Health, 2015.

［28］Fracture in Adults. seventh edition. Lippincott Williams & Wilkins, 2010: 882-905.

［29］Handbook of Fracture. fourth edition. Lippincott Williams & Wilkins, 2010: 257-268.

［30］Handbook of Fracture. fourth edition. Lippincott Williams & Wilkins, 2010: 11-24.

［31］North American Spine Society. Antibiotic Prophylaxis in Spine Surgery. 2nd, 2013.

［32］Peter O. Newton, Michael F. O'Brien, Harry L. Shufflebarger, et al. Idiopathic Scoliosis: The Harms Study Group Treatment Guide. New York: Thieme Medical Publishers Inc. , 2011.

［33］Robert F. Heary，Todd J. Albert. Spinal deformities：the essentials. Second edition. New York：Thieme Medical Publishers Inc.，2014.

［34］Skeletal trauma. 4th edition. Saunders，2008：197-217.

［35］Zhang XL，Yang J，Yang L，et al. Efficacy and Safety of Zhuanggu Joint Capsules in Combination with Celecoxib in Knee Osteoarthritis：A Multi-center，Randomized，Double-blind，Double-dummy，and Parallel Controlled Trial ［J］．中华医学杂志（英文版），2016，129（8）：891-897.

［36］中华医学会．临床技术操作规范·泌尿外科．北京：人民军医出版社，2008.

［37］中华医学会．临床诊疗指南·小儿外科分册．北京：人民卫生出版社，2004.

［38］中华人民共和国卫生部医政司，卫生部合理用药专家委员会．国家抗微生物治疗指南．北京：人民卫生出版社，2012.

［39］中华医学会小儿外科学分会内镜外科学组．腹腔镜肾盂输尿管连接部梗阻手术操作指南（2017版）．微创泌尿外科杂志，2017，6（3）：129-135.

［40］吴阶平．吴阶平泌尿外科学．济南：山东科学技术出版社，2004.

［41］郭应禄．男科学．北京：人民卫生出版社，2004.

［42］郭应禄，周利群，主译．坎贝尔-沃尔什泌尿外科学．北京：北京大学医学出版社，2009.

［43］孙颖浩．临床路径释义·泌尿外科学分册．北京：中国协和医科大学出版社，2015.

［44］王晓峰．中国男科疾病诊断治疗指南（2013版）．北京：人民卫生出版社，2013.

［45］叶章群，邓耀良，董诚．泌尿系结石．北京：人民卫生出版社，2003.

［46］那彦群，叶章群，孙颖浩，等．中国泌尿外科疾病诊断治疗指南（2014版）．北京：人民卫生出版社，2014.

［47］陈孝平，汪建平．外科学．北京：人民卫生出版社，2013.

［48］前列腺穿刺中国专家共识．中华泌尿外科杂志，2016，37（4）：241-244

［49］郭曲练．普外及泌尿外科手术麻醉．北京：人民卫生出版社，2011.

［50］郭振华，那彦群．实用泌尿外科学．2版．北京：人民卫生出版社，2013.

［51］M受体拮抗剂临床应用专家共识专家组．M受体拮抗剂临床应用专家共识．中华泌尿外科杂志，2014，35（2）：81-86.

［52］Rouprêt M，Babjuk M，Compérat E，et al.，European Association of Urology Guidelines on Upper Urinary Tract Urothelial Cell Carcinoma：2015 Update. Eur Urol，2015. 68（5）：p. 868-79.

［53］国家药典委员会．中国药典．北京：中国医药科技出版社，2010.

［54］津岛雄二．韩国抗生物质医药品基准（韩抗基）．东京：厚生省，1990.

［55］美国药典委员会．美国药典/国家处方集．31版．沪西书店，2013.

［56］欧洲药典委员会．欧洲药典（中文版）．北京：中国医药科技出版社，2010.

［57］日本抗生物质学术协议会．日本抗生物质医药品基准（日抗基）．东京：药业时报社，1998.

［58］日本要局方编辑委员会．日本药典．16版．东京：日本厚生省，2011.

［59］世界卫生组织专家委员会．国际药典．世界卫生组织，2011.

［60］希恩．C. 斯威曼（Sean C Sweetman）编．李大魁，金有豫，汤光，等译．马丁代尔大药典．第35版．北京：化学工业出版社，2008.

［61］许桓忠，张健．抗菌药合理临床应用指南．北京：化学工业出版社，2008.

［62］中国国家处方集编委会．中国国家处方集．北京：人民军医出版社，2010.

［63］中国国家处方集编委会．中国国家处方集（儿童版）．北京：人民军医出版社，2013.

致读者

本系列图书中介绍的药物剂量和用法是编委专家根据当前医疗观点和临床经验并参考本书附录中的相关文献资料慎重制定的，并与通用标准保持一致，编校人员也尽了最大努力来保证书中所推荐药物剂量的准确性。但是，必须强调的是，临床医生开出的每一个医嘱都必须以自己的理论知识、临床实践为基础，以高度的责任心对患者负责。本书列举的药物用法和用量主要供临床医师作参考，并且主要是针对诊断明确的疾病的典型患者。读者在选用药物时，还应该认真研读药品说明书中所列出的该药品的适应证、禁忌证、用法、用量、不良反应等，并参考《中华人民共和国药典》、《中国国家处方集》等权威著作为据。此书仅为参考，我社不对使用此书所造成的医疗后果负责。

中国协和医科大学出版社

《临床路径治疗药物释义》编辑室